中国穴位灸疗大全

ZHONGGUO XUEWEI JIULIAO DAQUAN

温木生 主编

倾情巨献
重磅推出

内蒙古出版集团
内蒙古科学技术出版社

图书在版编目（CIP）数据

中国穴位灸疗大全 / 温木生主编. —赤峰：内蒙古
科学技术出版社，2016. 6（2020.2重印）
ISBN 978-7-5380-2665-8

Ⅰ. ①中… Ⅱ. ①温… Ⅲ. ①针灸疗法—穴位. Ⅳ.
①R224. 2

中国版本图书馆CIP数据核字（2016）第123081号

中国穴位灸疗大全

作　　　者：	温木生
责任编辑：	许占武
封面设计：	永　胜
出版发行：	内蒙古出版集团　内蒙古科学技术出版社
地　　　址：	赤峰市红山区哈达街南一段4号
网　　　址：	www.nm-kj.cn
邮购电话：	（0476）5888903
排版制作：	赤峰市阿金奈图文制作有限责任公司
印　　　刷：	天津兴湘印务有限公司
字　　　数：	1150千
开　　　本：	787mm×1092mm　1/16
印　　　张：	54
版　　　次：	2016年6月第1版
印　　　次：	2020年2月第2次印刷
书　　　号：	ISBN 978-7-5380-2665-8
定　　　价：	198.00元

《中国穴位灸疗大全》编写委员会

内容提要

　　本书分为上、下两篇。上篇为总论，介绍了穴位灸疗的相关理论和操作基础，如源流与发展、治疗机理、特点与作用、热证可灸论、灸法分类、材料及制作、常用灸法、意外与反应、提高疗效的因素、适应证及注意事项、常用腧穴等。下篇为各论，主要介绍传染科、内科、外科、妇科、儿科、皮肤科和五官科237种疾病的灸疗方法，共1185个处方，每种疾病均按病因病理、诊断要点、治疗方法、治疗效果、处方荟萃及按语等作了详尽介绍。为临床实用，每病精选了行之有效的处方数则，供选用。本书适于临床相关科室医师、中西医研究人员和基层医务工作者及广大患者自疗时阅读参考。

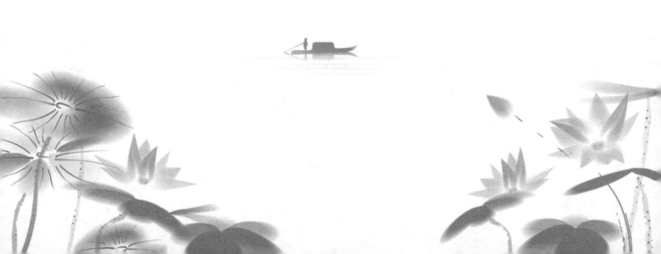

前　言

我第一次接触灸法并领略其神奇，是在上小学三年级的时候，有一次不小心患了感冒，出现寒战，全身颤抖，手不能握物，牙不能咀嚼，当时无医无药，有一医生用香烟在我的头顶熏烤，有微热的感觉，只几分钟，就不再寒战。这件事，成为我下决心学医的动力之一。

初涉临床，遇到一位带状疱疹病人，右胸部疼痛，皮肤上很快长出一些水疱，根据其他医生的经验，这水疱还会蔓延，可母亲用一根麻线点燃，围绕水疱点灸一圈，水疱就未再长，而且已长的逐渐消退，这种奇效，更令我对灸法刮目相看。

临床几十年，像这种神奇灸效已屡见不鲜。然而，由于种种原因，灸法到现在却日益凋零，使用的人已不多，许多绝技也已失传。后来，中医针灸"申遗"成功，说明了针灸的地位得到认可，但也有人说针灸成为遗产，说明已到急需抢救的地步。我虽不赞同这种说法，但灸法的现状，也确实应该引起大家的重视了。

有鉴于此，我们萌生了对灸法进行总结推广的念头，于是撰成此书，意在对现代最新的灸法成果进行总结和提炼，介绍给大家，让大家共同对灸法的发展作出努力。

本书分为上下两篇。上篇总论系统介绍了穴位灸疗的相关理论和操作基础，如源流与发展、治疗机理、特点与作用、热证可灸论、灸法分类、材料及制作、常用灸法、意外与反应、提高疗效的因素、适应证及注意事项等。下篇为各论，分别介绍了临床各科237种疾病的灸疗方法共1185个处方，每种疾病均按病因病理、诊断要点、治疗方法、治疗效果、处方荟萃及按语等作了详尽介绍，每病还精选处方数则以供临床选用。

　　本书是在重庆市巴南区卫生计生委鼓励及支持下，由重庆市巴南区中医院组成编委会，在许多同事共同参与下完成的，在此特向大家致谢。本人虽自幼研学针灸，至今已近五十载，但随着时间推移，越来越觉针灸奥秘深涵，所学难敷所用，自感水平有限，时间仓促，难免挂一漏万，错漏百出，敬请诸位斧正为感！

温木生

于重庆市巴南区中医院

2015年12月

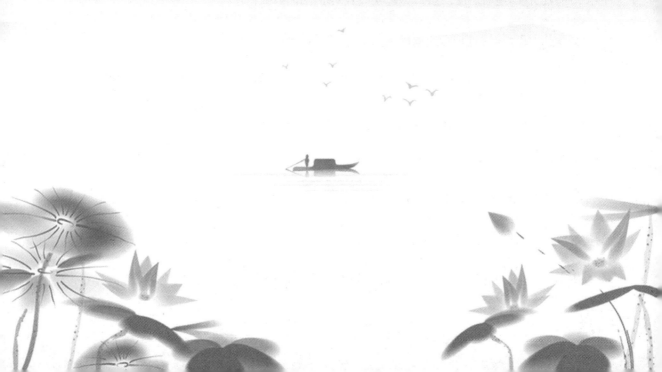

目录 *Mu Lu*

上篇 总论

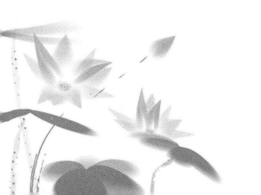
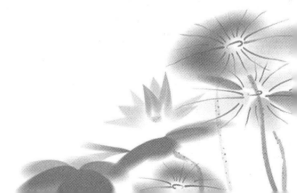

第一章　灸法的起源与发展

灸疗历史悠久，它是我国劳动人民在长期与疾病作斗争的过程中产生的，从古至今为中国人民的健康和长寿作出了巨大的贡献，为中华民族的繁衍昌盛发挥过较大的作用。它的产生、发展现状，与人类和中华民族的发展有密不可分的关系。

第一节　灸法的起源

灸法是在人类掌握用火之后逐渐发展起来的，因此与火的关系密切，属于外治法中的温热疗法。人类于原始社会的旧石器时代，即170万年前，云南元谋人就已开始用火。陕西蓝田人在100万年前就有用火的痕迹，北京周口店人在50万年前已经开始保存火种。火改变了人类的饮食结构，给人类带来了温暖。祖先们在使用火烘烤食物或取暖的过程中，往往会发生熏烤甚至灼伤，有时灼伤会使原有的病痛减轻或消除，就这样在用火的过程中，人们无意识地发现温热可以治病，逐渐发展到主动用火烧灼来治疗疾病，灸法从此产生。

自灸疗产生以来，最初是利用一般的树枝燃烧来烧灼、烫、熨，此后经过长年的临床筛选，最后选择了部分树枝、柴草等作为主要灸材，艾灸即在这一时期得到较好的发展。以后才逐渐选用艾为主要灸料。艾，自古以来就在我国广袤的土地上到处生长，其气味芳香，深透走窜，性温易燃，且火力缓和。"艾叶苦辛，性温，属纯阳之性，能回垂危之阳，通十二经，走三阴，理气血，逐寒湿，暖子宫……以之灸炎，能透诸病而除百病。"（《本草从新》）于是便取代一般的树枝燃料，而成为灸疗的最好材料。据《左传》记载：鲁成公10年（公元前581年），晋景公病，秦国太医令医缓来诊，医缓说："疾不可为也，在肓之上，膏之下，攻之不可，达之不及，药不治焉。"晋朝杜预注解："攻"指艾灸，"达"指针刺。汉代张仲景的《伤寒杂病论》中也有"可火"与"不可火"的记载，其所言之火，亦指艾灸。由此可见，灸法的产生，是与劳动人民的生活和劳动能力相联系的，其过程从无意到有意，从感性认识到理性认识，从而奠定了灸法的基础（图1-1）。

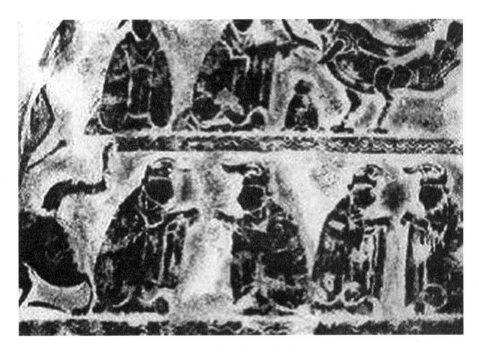

图1-1　扁鹊施灸图

第二节　灸法的发展

灸法的文献记载，可追溯到春秋战国时期。1973年湖南长沙马王堆三号汉墓出土的帛书《足臂十一脉灸经》、《阴阳十一脉灸经》，即是首次记载灸疗的医学典籍。与其同时出土的《五十二病方》、《脉法》，则详细地记载了施灸的部位。当时书中均作"久"字。"久"以后演变为"灸"字。汉代许慎《说文解字》曰："灸，灼也，从火。"解释为"灼"，是灼体疗病之意，在同时代的不少非医学书籍中，也有不少灸疗的记述。非医药文献中最早提及"灸"字的，则见于《庄子·盗跖》篇"丘所谓无病而自灸也"。《孟子·离娄》篇还提出了艾灸"今之欲王者，犹七年之病，求三年之艾也"。从上述可知，灸法不仅在医学著作中已经作为一种主要疗法应用于临床，而且一些非医家在引喻射事时亦多用灸疗，由此可见其影响已深入人心（图 1-2 ）。《黄帝内经》成书于战国时代，其中就有很多关于灸疗的记载，进一步为灸疗学的发展奠定了基础。《灵枢·官能》中曰："针所不为，灸之所宜"；《灵枢·经脉》曰："陷下则灸之"等，这些内容说明了灸疗可以补充针刺的不足。这充分表明，在我国春秋战国时期，灸疗之法已经相当盛行了，并已将艾叶确立为灸治的专用材料。

先秦两汉时期。这段时期是我国传统针灸医学的重要形成时期。温熨、艾灸、杂木灸在一段时期内是同时运用于临床的，直到后来艾灸以其便于搓捏、气味芳香、穿透力强等卓越的疗效而逐步占据了主要地位。汉代张仲景的《伤寒杂病论》有20余条涉及到灸法，对灸疗的应用和禁忌有所发挥，这些对后世医家都产生了重要的影响。三国曹操之子魏东平王曹翕曾撰集《曹氏灸方》7卷（已佚），《肘后备急方》、《千金要方》等对该书内容有所收录。华佗有《枕中灸刺经》（已佚），善灸术，取穴少而精，其所创华佗夹脊穴，至今还在临床广泛应用。

魏晋南北朝时期。这时期出现了艾炷器，隔物灸发展较快，越来越多的材料被用于隔物灸中。晋医家葛洪所撰《肘后备急方》开辟急症抢救用灸之先河，如治疗卒死、霍乱等疾病。他的《肘后备急方》记载了医方109条，其中99条是灸方，并首次记载了隔物灸。"疗瘰疮，巴豆（去心皮）和艾作炷，灸疮"（《师道兴造石像记并治疾方》），丰富了施灸的材料。值得注意的是出现瓦甑灸，记载于《肘后备急方》，这标志着开始将器械作为灸疗的工具。晋代皇甫谧编著的《针灸甲乙经》是我国现存最早的针灸学专著，书中针刺与灸法并论，明确提出了禁灸腧穴。

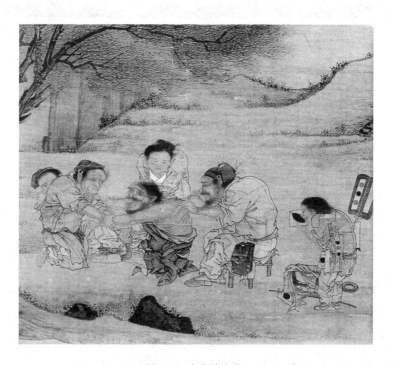

图1-2　古代施灸图

隋唐时期。这段时间的灸疗学在唐代已成为一门独立的学科。很多医书都收有关于灸的文章,以孙思邈的《千金要方》和《千金翼方》为代表。施灸材料较之以前也有了更进一步的发展,更多种类的隔物灸和加药灸出现。王焘《外台秘要》专设"明堂灸法"一章,通篇皆论灸法,倡言"汤药攻其内,以灸攻其外",对施灸的方法、材料以及灸法的禁忌等都有较详的叙述。著名医家孙思邈所著《备急千金要方》、《千金翼方》涉及妇科、儿科、五官科等多科疾病的诸多灸疗内容。他将灸法用于一些热证。认为灸法不一定用艾,可用竹茹等代替艾进行灸疗。他用"筒灸"治疗耳病,开创了灸疗利用器械的先河,成为近代温筒灸的鼻祖。

宋金元时期。宋代灸疗论著颇多,推动了灸疗学的进一步发展。宋朝宫廷内灸法比较盛行。宋元两代,一方面以艾为主的灸疗继续发展,另一方面出现了一些使用特殊灸材的灸疗方法。王执中《针灸资生经》首次记载了"天灸",宋·窦材《扁鹊心书》极力推崇烧灼法,提出灸法是保健措施,"虽未得长生,亦可保百年长寿"。金元时期,由于针法研究的崛起和针法应用的日益推广,灸法的发展受到一定影响。但以金元四大家为首的不少医家,在灸法的巩固和完善方面,仍作出了应有的贡献。元·刘守真等完善了"热证灸"的理论,明确提出"骨热……灸百会、大椎"等。

晋唐宋时期是我国针灸医学史上灸法发展的最重要的时期。表现在:①灸疗专著大量出现。如南宋针灸专家闻人耆年编《备急灸法》一卷,是我国首部灸治急性病证的专著;②医籍中灸法占据重要地位;③灸疗应用的专业化和普及化。随着灸疗的专门化,出现了专门从事灸疗业的灸师,同时灸法得到大力推广,非医者对灸疗也加以应用。灸疗在唐宋之际流传很广。

明清时期。明清时期是我国针灸医学从成熟而又逐步走向衰落的时期,明代是我国针灸史上重要的文献总结时期,而到了清代,更可认为是对我国灸法的总结时期。14世纪开始出现艾卷灸法,灸法从用艾炷的烧灼灸法,向用艾卷的温热灸法发展,后来发展为在艾卷中加进药物,进行辨证施灸,施灸方法的不断革新,产生了雷火神针、太乙神针。隔物灸进一步广泛应用,逐步出现了专门制作的灸器,丰富了灸治痈疽的理论及经验。出现了灸疮护理及晕灸处理的专论,并将局麻应用于灸法。清代后期的统治者认为"针刺火灸非奉君之所宜",清政府太医院等官方机构中废止针灸,清代医家重药而轻灸,灸疗渐入低谷,导致了整个针灸疗法的衰落。但灸法在民间仍广泛流行,使得灸法不但得以保存下来,还得到了一定的发展。

近代以来,由于战乱,艾灸发展速度减慢,但器具灸和灸疗仪的研制应用加速,出现了一系列的灸疗器具,如温盒灸、温筒灸、温罐灸、温篮灸。

新中国成立以后,由于现代科学技术的发展,灸疗器具在继承古代器具的精华的基础上,融入了现代科技成果,使其更加符合临床医师和病人的需要。如万向定位艾灸器、电热灸、红外线热灸、艾灸仿灸仪。出现了不少新的灸疗方法,扩大了灸法的治疗范围。

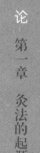

近20年来，灸法研究成果层出不穷，已从对灸疗临床疗效观察、古医籍整理方面，转移到灸法原理的实验研究、灸疗器具创新上来。自20世纪50年代起，灸疗法又开始引起医学界的注意，而且被用于治疗脾肿大、骨结核及药物毒性反应等多种病症。60～70年代，有关灸法的临床报道急剧增加，据统计，这一时期，单纯用灸或以灸为主治疗的病种就达一百余种之多。

公元550年，我国的灸法由朝鲜传入日本，灸法在日本基本上承袭了中国传统医学的理法，但也有较大的发展，特别是在近现代。主要表现在以下几个方面：①从灸治扩展到防病保健；②重视灸法的实验研究。除上述外，日本医家在施灸材料的改良、施灸方法的革新等方面也做了大量卓有成效的工作。

灸疗于17世纪中叶经由日本介绍至欧洲。赖尼在其1693年出版的《论关节炎》一书中对艾灸疗法就有明确的记载。施灸者多为从亚洲返回欧洲的医师。在选穴上，由于大多数人并不知道中医的理论，而是照本宣科，依样画葫芦，故多取病痛处或其附近的部位。在方法上，多先将施灸部位剃毛，在上面放一块湿布，中间开一个小孔作为安放灸炷之用。灸炷固定后施灸者往往采用不同方式促进艾炷燃烧：如用嘴吹火，或用玻璃管吹火，甚至用风箱吹火。西方早期的施灸者还创制了多种灸治之法，如棉絮温和灸、铁锤灸、石灰灸、火药灸、棉布灸、灸器灸。

我国的灸法传入西方后，曾在18世纪一度风行，但从19世纪中叶起逐步衰退。分析其原因：一方面是因为近现代西方医学的迅猛发展，另一方面还可能与传向西方的灸疗法本身不完善有关。

第三节　灸法的现状

自20世纪50年代起，全国解放后，由于党和政府对传统医学的倡导灸疗法又开始引起医学界的注意，而且被用于治疗脾肿大、骨结核及药物毒性反应等多种病症。60～70年代，有关灸法的临床报道急剧增加，据统计，这一时期，单纯用灸或以灸为主治疗的病种就达一百余种之多，而真正取得重要突破性进展的，则是在近20年。主要表现在以下几个方面。

一、灸疗防治范围进一步扩大。灸疗防治范围的扩大，首先是防治病种的迅速增多，截至1990年底，有关文献载述的能灸治的各类病症有近二百种，较之上世纪50～70年代几乎增加一倍。涉及人体各个系统。其次是，防治的病种已突破灸治传统病症和一般常见病，已开始用于不少难治性疾病的灸治。

二、临床观察不断趋向深入。临床观察的日益科学化、客观化，是近年灸疗法进展的又一个特点。对一些主要病症，往往采用大样本多指标进行研究，以探求其治疗规律。

三、灸治方法日益丰富。近几十年来，在灸治方法的发展上，广大灸疗工作者至少做了两方面工作。一方面是继承发掘传统的行之有效的方法，如核桃壳灸和苇管灸，还对其他民族的灸法进行验证和推广，如流行于广西壮族民间的药线灸、蒙古灸、藏医火灸等应用于多种常见或难治病症，收到了很好的效果。另一方面则是结合现代科技创制新的灸法，如光灸、冷冻灸、电热灸、铝灸等等。另外，在灸疗仪方面十余年来也有较大进展，且大多已成商品应用于临床。如药灸器、中频灸疗仪、固定式艾条熏灸器、近红外灸疗仪、远红外灸疗仪等（图1–3）。

四、机理研究系统开展。近十年来，在灸疗机理研究方面取得了长足进展，并获得了比较系统的结果。灸疗在对免疫系统的调节上已获得证实，艾灸对机体细胞免疫和体液免疫功能均有不同程度的影响，而且这种调节作用是双向的。

综上所述，灸法起源于远古，形成于秦汉，发展于晋唐宋，成熟于明代而衰落于清朝，在现代获得很大进展，呈现出多学科、多视角、多方位的全面发展趋势，取得突破性进展，并已展示了广阔的前景。但从不少研究工作来看，今后尚有很多问题值得更进一步探讨，如加强灸用材料研究，艾绒在不同灸法中的作用；克服弊端，提高疗效；借助现代科技，发掘灸法内在本质；单纯热刺激是否可代替艾灸，灸量与疗效的科学关系，灸量参数的客观化；促进灸法的国际交流问题，如此等等，均有待针灸界同仁继续努力。

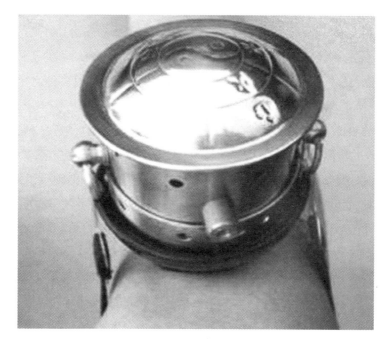

图1–3　现代施灸图

第二章　灸法的治疗机理

　　灸法在我国已有上千年的历史,其治疗效果已为无数临床实践所证实,但至今对其机理尚不十分明了。许多研究认为,灸法能够治疗的机理可以从以下四个方面分析。

第一节　温热刺激作用

　　灸法对人体局部组织的刺激,主要为一种温热性刺激,性温走窜的艾借助于火力,能使局部表皮上温度及其真皮下的温度升高。这种艾灸时产生的热恰到好处,除了使人感到特别舒适外,更是一种良性治疗因子,这种因子作用于腧穴,具有特别的亲和力。艾火的热力不仅影响穴位表层,还特别能通过腧穴沿着经络深入体内,通过多种途径影响经气,深透筋骨、脏腑以至全身,发挥整体调节作用,而用于治疗多种疾病。

　　艾灸产生的热传递遵循传导、对流、辐射三个方式,无论是接触灸或是非接触灸,艾灸在生物组织内的热传递以及艾灸引起的组织热损伤,均可归属生物传热学研究的范畴。从微观而言,热对生命系统的影响,本质上均体现在对蛋白质、细胞及组织性质的改变上。从宏观上讲,能量过程是生命系统中的基本过程,而热是能量过程的重要表现形式,生命现象的各个层次无不包含热效应。把艾灸热作为一种特殊的能量介入方式,提供一个温度场分布状况(或者说热过程或能量过程),可使生物组织恢复或稳定于正常状态,这是一个极有诱惑力的探索,也是艾灸治疗机理的一个重要方面。

　　实验表明,艾灸在燃烧时产生的辐射光谱是以靠近近红外区的红外辐射为主,其峰值在3.5μm附近。这一结果证实了温热刺激是艾灸疗法中起主要作用的因素,揭示了中医艾灸的热辐射物理特性。根据物理学的原理,任何物体都可以发射红外线和吸收红外线,人体既是一个红外辐射源，又是一个良好的红外吸收体，这种近红外辐射作用，是一种十分有效并适应于机体治疗的物理因子红外线，它对人体的穿透深度较远红外线深，最多可达10mm，并被机体吸收，形成一种有利于刺激穴位的信息照射，可激励人体穴位内生物分子的氢键，产生受激相干谐振吸收效应，借助于反馈调节机制，通过神经-体液系统传递人体细胞所需的能量。艾灸时的红外辐射可为机体细胞的代谢活动、免疫功能提供所必需的能量，也能给缺乏能量的病态细胞提供活化能，从而使灸的温热刺激产生一种良性的治疗作用。

根据以上原理，我们不难看出，由艾灸产生的近红外辐射具有较高的穿透能力，它作用于人体穴位时，使局部皮肤充血，毛细血管扩张，增强局部的血液循环与淋巴循环，缓解和消除平滑肌痉挛；使局部的皮肤组织代谢能力加强，促进炎症、瘢痕、浮肿、粘连、渗出物、血肿等病理产物消散吸收，并对人体体液机制发生影响，继之体液机制引起高级调节植物中枢方面的变化，从而呈现出对心血管、呼吸、消化、泌尿、神经、体液、内分泌等系统的良性调节作用。同时温热作用还能促进药物的吸收，故一般使用隔物灸时，往往会综合艾灸及药物的双重效应，从而产生更好的疗效。

第二节　药物治疗作用

吴师机在《理瀹骈文》中指出："外治之理，即内治之理，外治之药，即内治之药，所异者法耳。"灸疗的用药情况，虽比不得内治法丰富，但从各种隔物灸如太乙、雷火针灸在临床应用的情况看也可窥灸疗辨证论治之一斑。特别是灸法中丰富多彩的隔物灸法，更是根据疾病的性质来选取药物。可见，药物在灸疗中会起到一定的治疗作用。

药物的作用与药物的功效、吸收途径及药物剂型有关。现代医学认为，一般的药物如能透过表皮，都容易从真皮吸收，因为真皮有血管丰富的结缔组织，非常有利于药物的转运吸收。灸疗的局部加温及局部皮肤破损（烧焦或化脓），都有利于药物通过角质层，而被人体吸收。而且，灸疗中使用的药物多为辛香之品，含有较多挥发油和辛辣素，这些药物一是能够对表皮细胞产生刺激，造成良性损伤，由此增加了细胞膜的通透性，便于药物吸收；二是皮肤腺体的开口因辛辣刺激而增大，有利于大分子药物和脂溶性药物的吸收。以上这些有利因素，使灸疗充分发挥药物本身的药理作用。这种情况最常见于隔药灸法。

除药物以外，灸疗使用的材料主要是艾，据《本草从新》记载："艾叶苦辛，生温熟热，纯阳之性，能回垂绝之元阳，通十二经，走三阴，理气血，逐寒湿，暖子宫……以之灸火，能透诸经，而除百病。"其主要成分是精油，含正二十九烷、正三十一烷、二十二烷、三十一烷等，局部艾熏可分别抑制金葡菌、乙型链球菌、大肠杆菌和绿脓菌。因此，艾灸法中艾产生的治疗作用是肯定的。

艾的治疗作用并不只是建立在推理基础上，有学者对此有进一步的研究，他们发现把艾放在玻璃板上燃烧，可见褐色焦油样物质附着，称为"艾燃烧生成物"。认为艾燃烧生成物可通过受热由损伤的皮肤渗透进去，从而起到某种作用。这种物质，有抗氧化并清除自由基的作用，并且比未燃烧的艾的甲醇提取物作用更强。日本的西谷通过研究认为，灸法能引起施灸局部的皮肤中过氧化脂质显著减少，这并非由灸热引起，而是艾的燃烧生成物所致。艾的燃烧不仅没有破坏其有效药物成分，反而使之有所增强。艾燃烧生成物中的抗氧化物质，附着在穴位处皮肤上，通过灸热渗透进入体内而起作用的。

艾灸时产生的艾烟也有作用，临床上发现在有艾卷烟熏的病房中，部分病人的感冒可不治自愈，烟熏治疗对局部的带状疱疹、皮肤化脓性感染、皮癣等均有良好的作用。试验资料表明，艾卷的"烟"是杀菌作用的基本和唯一的因素，艾卷的"烟熏"作用与时间长短有关，时间长则杀菌作用强，故延长艾灸时间对杀灭细菌有着重要意义。

由此可见，灸法中，无论是使用艾条，或是艾灸时产生的艾烟，还是隔药灸时的药物，都可通过温热或辛辣的媒介透入人体穴位，从而起到药物的作用，产生治疗效果。

第三节　经络调节作用

经络学说是中医学说的重要内容，也是灸疗学的理论基础。灸法通过对腧穴进行热灸，必定会对经络产生一定的效应，而只有通过经络，这种效应才能达到脏腑及全身产生治疗作用。因此，在这里，经络是通过它的调节功能起作用的。

经络最主要的特点之一，是在刺激作用下会产生传导，这样才能达到调节作用。在经络学说的早期，灸法可能是使刺激量积累而引起经络感传的最主要方法。古时的灸法多是直接灸，直接灸的痛热刺激是最强的，能使痛热感持续积累而产生热循感。文献记载最早定经络的方法亦是灸法。汉·刘向《说苑·辨物篇》说："俞跗之为医也……炊灼九窍而定经络。""定经络"是记载感传的线路，"炊灼九窍"是指灸法。因此在腧穴上用艾灸法，口吹之使艾火旺以加强刺激，这便是古人定经络之方法。

经络还是灸法治疗疾病的特殊途径。刘龙彪对829例患者灸感观察分析，指出在灸治过程中，火气均衡持续并达到一定的作用量之后，在诸感觉的基础上有733例患者（占88.4%）出现感传现象。感传的路径可以归纳为三条：①循经感传，有582例患者（占70.2%）在灸治后感觉沿着灸治的穴位所属的经络进行传导。②异经感传，有120例患者

（占14.6%）在灸治后灸感在灸治穴位所属以外的另一条经络出现明显传导。③趋邪感传，有 30 例患者（占3.6%）在灸治后灸感先通过循经感传或异经感传后传导到病变所在的部位，即谓气至病所。这充分说明灸法的治疗是通过经络而起作用的。经络腧穴在灸法治疗中起到特殊的调节作用。

同样的证据也表现在最近盛行的热敏灸疗法，其表现就是热敏点对艾热异常敏感，产生一个"小刺激大反应"（艾灸热敏点极易发动循经感传，非热敏点对艾热仅产生局部和表面的热感），我们称这种现象为腧穴热敏化现象，发生热敏化现象的区域称为热敏点或热敏化腧穴，在热敏点上施治疗相关疾病的方法即为热敏灸疗法。

陈日新教授认为，灸法利用经络产生作用的特征：第一是透热，灸热从腧穴皮肤表面直接向深部组织穿透，甚至直达胸腹腔脏器；第二是传热，灸热从施灸点开始循某一方向传导；第三是扩热，灸热以施灸点为中心向周围扩散；第四是局部不（微）热远部热，施灸部位不（或微）热而远离施灸部位的病所处甚热；第五是其他非热觉，施灸（悬灸）部位或远离施灸部位产生酸、胀、压、重、痛、麻、冷等非热感觉。这些施灸部位产生的热、胀、痛等感觉发生深透远传，所到之处，病症随之缓解。

在这里，经穴是灸法作用的内因，而艾灸产生的药性和热是灸法作用的外因。内、外因素的有机结合，才能共同发挥灸法防治疾病的"综合效应"。这些研究证实了经、穴特殊作用途径的存在。由此我们可以认为，艾灸的药化物质，通过穴位皮肤进入腧穴后，也完全可能通过此途径到达病位和全身，并较快地起到治疗作用。

第四节　综合治疗作用

经络腧穴是艾灸施术的部位，灸法防治疾病的"综合效应"是由艾灸理化作用和经穴特殊作用的有机结合而产生的。其中温热刺激是物理作用，药物治疗是化学作用，经络调节是特殊的调节作用，三者同时对人体产生作用，形成一种综合的治疗作用。

首先，灸疗的治疗方式是综合的。在艾灸时，感受的温热刺激是物理的方式，药物渗透是化学方式，经络作用则是调节作用。整个过程即包括了局部刺激、药物及经络腧穴诸因素，它们相互之间是有机联系的，并不是单一孤立的，缺其一即失去了综合的治疗作用。

其二，治疗的作用是综合的。灸疗热的温热刺激是对体表和局部气血的调整，药物渗透是对体内产生作用，经络调节则作用于二者之间，但物理和化学作用均需通过经络运达全身各部。

其三，人体反应性是综合的。治疗手段（灸疗）——外因只能通过内因（人体反应性）起作用，温热作用于表，药物作用于里，经络调节于二者之间，通过人体不同的反应性进行综合治疗。

在刺激、药物、经络关系中，每种因素相互影响、相互补充、共同发挥着整体治疗作用，可产生如下效应。

一、温热刺激与药物作用

温热作用能促进药物的吸收，艾火的温热刺激配合药物，必然增加了药物的功效。芳香药物在温热环境中特别易于吸收，故一般使用隔物灸时，往往会综合艾灸及药物的双重效应，从而产生更好的疗效。

二、温热刺激与经络的调节作用

热则通，冷则凝，温热之作用于经络，易于打通经络，激发经气，调动经脉的功能使之更好地发挥行气血、和阴阳的整体作用。

三、经络与药物的关系

1. 经络腧穴对药物具有外敏性。即同样艾灸方法选择一定的腧穴与一般的体表点，其作用是明显不同的。胡氏等人研究艾灸感传现象发现，若使施艾部位偏离穴位，患者既不出现感传现象，治疗效果亦明显下降。

2. 经络腧穴对药物作用的放大性。经络是多层次、多功能、多形态的调控系统。在穴位上施灸时，影响其他多层次的生理功能。在这种循环感应过程中，它们之间产生相互激发、相互协同、作用叠加的结果，导致了生理上的放大效应。

3. 经络腧穴对药物的储存性。如冬病夏治，三伏天每伏1次，每次数小时，虽用药量小、时间短、力度不够，但药物的理化作用能较长时间停留在腧穴或释放到全身，会产生储存作用，逐渐对机体产生调节作用，使疾病得以痊愈。

综上所述，艾灸产生治疗作用的机理，虽然传统中医的认识源于临床经验的总结，但与现代研究的结果是基本一致的，现代研究结果为传统艾灸理论提供了实验依据。因此认为，灸法的作用是由艾灸燃烧时的物理因子和药化因子，与腧穴的特殊作用、经络的特殊途径相结合，而产生的一种"综合效应"。经络腧穴对机体的调节是灸法作用的内因，艾灸时艾的燃烧和所隔药物是灸法作用的外因，两者缺一不可。由此奠定了灸疗的治疗基础。

第三章　灸法的特点与作用

从总体上看，灸疗法和针刺法一样都通过刺激腧穴或特定部位激发经络、神经、体液的功能，调整机体各组织、系统的失衡状态，从而达到防病治病的目的。但是，灸疗法又有着自己较为独特的作用和特点。

第一节　灸法的特点

灸法是一种温热刺激，是用艾绒或其他药物作燃料在腧穴上烧灼、熨烫，借灸火的热力，透入肌层，通过经络的传导，达到温通气血、扶正祛邪、治病保健目的的一种外治方法。《灵枢·官能》篇指出："针所不为，灸之所宜。"《医学入门》中指出："凡病药之不及，针之不到，必须灸之。"说明灸在临床应用上有它自身的特点，由此深受人民大众欢迎。概括起来，主要有以下几个方面。

一、疗效确切，适应证广

灸法的适应病症是相当广泛的，不仅能治疗慢性疾病，也能治疗急性疾病，对腹痛、腰痛以及四肢关节痛等一切疼痛性疾患，往往可起到止痛之效。对中风脱证、急性吐泻等症导致肢冷、脉伏，元阳暴脱之危候，急取大艾炷灸气海、关元、神阙（隔盐灸）等穴，亦可奏回阳固脱之功。凡内科、儿科、妇科、男科、皮肤科、外科、骨伤科、眼科和耳鼻喉科诸多常见多发病都有较好的疗效。同时具有美容和保健的作用，有的用一次即可见效。即使对久治不愈的慢性疾病，只要耐心坚持治疗，亦多获奇效。《医学入门》说："寒热虚实，皆可灸之。"由此足见灸法的治病范围是极为广泛的。

灸法还可补针术之不足，正如《灵枢·官针》说："针所不为，灸之所宜，阴阳皆虚，火自当之。"针术与灸术各有特点，但都能达到良性刺激的治疗效果。针术偏于凉泻，灸术偏于温补，不适合用针的部位，如神阙穴却很适合用灸治，而且效果极佳。灸疗确有其独到之处，故灸法能补针术的一些不足，如配用针术又有相辅相成之效。

二、简便节约，方便及时

灸法具有简、便、验、廉的优势，所用的主要材料是艾叶，艾叶自生自长，不需栽培，遍布城乡，采集容易，自己加工制成艾炷和艾条，点燃即可治病。即使使用隔物灸法，也多为厨房作料之品或一般常见中草药，有的可以自行采集，取材甚便，花钱也少，能大大减轻患者的经济负担，而且节省药材、药品。在缺医少药的地区，特别是边远农村山区更适用本疗法。

灸法一般是不受设备和条件限制的，只需随身携带一些艾绒（或艾条）和火柴即可，不管在舟车旅行之际，或在田间劳动之时，凡遇病者便可为其灸治。其方便及时，正符合中医"贵在早治"的医疗观点。艾卷灸操作很简便，只要确定灸的部位和时间，患者可以自灸，也可以互灸，而且易于调节温度。对有些慢性疾病，可以避免每天到医院针灸，往返麻烦。

三、易学易用，便于推广

《新针灸学》说："灸没有像针术中有时发生滞针、弯针、断针和晕针等现象，一般人也容易学会使用，便于推行。"灸法简便、易行、易学、易会，一般只要熟悉和掌握人体经穴的位置和主治以及灸疗的操作方法、适应证与禁忌证等，便可灸疗。对有的疾病，还不必记腧穴，直接在某些部位即可自疗或他疗，即使取穴，也不像针术那样难，不必那么准确。因此，艾灸疗法简便易学，入门容易，比较容易掌握与应用，诸多民间医生和普通群众都会使用，并取得了很好的疗效，对于防病保健方面很有裨益，很适合城乡家庭民众互疗和自疗之用。因此，也便于推广，使之更广泛地为广大人民群众所掌握，成为与疾病作斗争的有力工具。

四、安全可靠，无副作用

艾灸疗法仅熏灸于体表，无任何副作用，比针刺疗法更加安全，它没有滞针、弯针、断针和晕针等现象，即使艾炷瘢痕灸会产生灸疮，也有助疗效的提高，若改用隔垫灸或艾条温和灸后则无灸疮的发生，医者只要掌握其操作常规，一般是较为安全的，也绝不会有事故发生。所以在家庭互疗和自疗中可以放心大胆使用，不必顾虑。不仅如此，而且往往在临床治病的应用上，不必担心似药物产生副作用和耐药性，也不会像针刺一样引起病人的紧张。正如《医学入门》所说："凡病药之不及，针之不到，必须灸之。"这又进一步说明灸法既施术安全，又有其特殊的效应了。

第二节　灸法的作用

灸法是通过使用施灸材料刺激穴位激发经络功能而起作用，从而达到调整身体各组织器官功能失调的目的。灸法的应用范围非常广泛，既可用于防病保健，使人延年益寿，又用于治疗体表或内脏的各种病症。综合起来，有以下几个方面的作用。

一、温经散寒，疏风解表

《素问·异法方宜论》："北方者天地所闭藏之域也。其地高陵居，风寒冰冽……藏寒生满病，其治宜灸焫。"《灵枢·刺节真邪》篇说："脉中之血，凝而留止，弗之火调，弗能取之。"《灵枢·禁服》也说："陷下者，脉血结于中，中有着血，血寒，故宜灸之。"从这些经文中，我们可以理解出灸法有温经逐寒的功能。

灸法是用艾绒等烧灼治病的方法，其热力能深透肌层，温经行气，而艾能温阳气、行气血、通诸经、逐寒湿，两者相合，更加强其温经气、散寒邪的作用。临床多用于因中焦寒邪和虚寒所致的一些病症，如呕吐、腹痛、泄泻等病。同时，温热还能使人体毛孔贲张，发汗祛风，故又可用于治疗外感风寒表证。

因此，凡是一切气血凝涩，没有热象的疾病，都可用温灸的方法来进行治疗。通过热灸对经络穴位的温热性刺激，可以温经散寒，加强机体气血运行，达到临床治疗目的。所以灸法可用于血寒运行不畅，留滞凝涩引起的痹证、腹泻等疾病，效果甚为显著。

二、行气通络，温经逐痹

古人云：气温则血滑，气寒则血涩，也就是说，气血的运行有遇温则散，遇寒则凝的特点。所以朱丹溪说："血见热则行，见寒则凝。"《灵枢·禁服》亦云："陷下者，脉血结于中，中有着血，血寒，故宜灸之。"灸法正是应用其温热刺激，起到温经通痹的作用。

灸法的温热刺激对经络气血有温熨、通行作用。它可以增强机体气血运行，通畅经络。《灵枢·官能》篇说："上气不足，推而扬之；下气不足，积而从之。"说明灸法对气血的运行，有使其推而上之、引而下之的作用。如果由于风、寒、暑、湿、燥、火等外淫的侵袭，人体或局部气血凝滞，经络受阻，即可出现肿胀疼痛等症状和一系列功能障碍，此时，灸治一定的穴位，可以起到调和气血、疏通经络、平衡机能的作用，

因为艾灸能行气活血，临床上可用于疮疡疖肿、冻伤、瘫闭、不孕症、扭挫伤等，尤以外科、伤科应用较多。用于治疗寒凝血滞、经络痹阻所致的各种痹证，也可取得良好的效

15

果。痹证的产生多由于气血失调，而灸法能通十二经，入三阴，温暖经络，宣通气血，化瘀散结，以治百病。故温经逐痹，乃为灸法的长项。

三、消瘀散结，祛痰除湿

古书中有"气得温则疾，气行则血行"之说。由于灸火的热力，能深透肌层，温经行气，所谓且灸必用艾，而艾的性能是生温熟热，有通诸经、逐寒湿的特点，两者结合，更能加强其消瘀散结、祛痰除湿的作用。《灵枢·刺节真邪》篇中说："脉中之血，凝而留止，弗之火调，弗能取之。"所以对寒邪运行不畅，留滞凝涩引起的瘰疬、瘿瘤等症，灸之可以达到消瘀散结的目的。

古人曰"湿为阴邪，非温不化"，是说痰湿为阴邪，须得阳气鼓动方可化解。《金匮要略》提出"病痰饮者，当以温药和之"的治疗方法，清代陈士铎《石室秘录》论气虚多痰之肥治法，对肥胖病的病因和治疗的方法，提出了"温养命门气自足，补火生土痰自消"的论点。这与现实生活中，利用高温使水湿之处湿气得到蒸腾，有异曲同工之妙。因此，用艾灸疗法以其温阳利水、健脾化湿、理气化痰的功效，达到祛除痰湿、调和气血的目的。

四、回阳固脱，升阳举陷

人体以阳气为生化之本，得其所则人寿，失其所则人夭，故阳病则阴盛，阴盛则为寒、为厥，或元气虚陷，脉微欲脱。由于艾叶有纯阳的性质，再加上火本属阳，两阳相得，往往可以起到扶阳固脱、回阳救逆、挽救垂危之疾的作用。宋代《针灸资生经》也提到："凡溺死，一宿尚可救，解死人衣，灸脐中即活。"《伤寒论》中说："少阴病吐利，手足逆冷，反发热者不死，脉不至者，灸少阴七壮。下利，手足厥冷，无脉者，灸之"，"伤寒六七日，脉微，手足逆冷，烦躁，灸厥阴，厥不还者死。"说明凡因寒邪直中，吐利而致阳气下陷或外脱的危症，急当用灸。凡大病危疾，阳气衰微，阴阳离决等症，出现大汗淋漓、四肢厥冷、脉微欲绝等病症，用大炷重灸，灸至汗止脉起体温回升为止。能祛除阴寒，回阳救脱。

灸疗不仅可以起到益气温阳、升阳举陷、安胎固经等作用，如由于阳气虚弱不固等原因可致上虚下实，气虚下陷，出现脱肛、阴挺、久泄久痢、崩漏、滑胎等，可用灸百会穴来提升阳气，以"推而上之"。又如《类经图翼》云："洞泄寒中脱肛者，灸水分百壮。"《灵枢·经脉》篇云"陷下则灸之"，故气虚下陷，脏器下垂之症多用灸疗。对卫阳不固、腠理疏松者，亦有效果。

五、拔毒泄热，止痛生肌

灸法治疗痈疽，首见于《黄帝内经》，历代医籍均将灸法作为本病证的一个重要治法。

唐代《备急千金要方》进一步指出灸法对脏腑实热有宣泄的作用，该书很多处还对热毒蕴结所致的痈疽及阴虚内热证的灸治作了论述，如载："小肠热满，灸阴都，随年壮。"又如"肠痈屈两肘，正灸肘尖锐骨各百壮，则下脓血，即差。"金元医家朱丹溪认为热证用灸乃"从治"之意，指出热证包括实热与虚热，而灸法有攻有补，并把灸法用于热证的作用归纳为"泄热排下"、"散火祛痰"、"养阴清热"三个方面。《医学入门》则阐明热证用灸的机理："热者灸之，引郁热之气外发，火就燥之义也。"总之，灸灼之所以能退热，是由于热证用灸，同气相求，引热邪外出。艾火的温热能使腠理开发，毛窍通畅，使热有路可去，即"以火引火"，以热引热，使热外出。灸能散寒，又能清热，表明对机体原来的功能状态起双向调节作用。特别是随着灸法临床应用范围的扩大，这一作用日益为人们所认识。

灸法同时具有消肿止痛，解毒生肌之效。用于治疗外科疮疡初起红肿热痛及瘰疬等。对于疮疡溃久不愈者，有促进愈合、生肌长肉的作用。《太平圣惠方》有"硫黄灸"治疗疮瘘的方法。《医学入门》有"桑枝灸法，治发背不起，发不腐"，适用于阴疮、臁疮、顽癣等。

六、防病保健，延年益寿

灸法不但能治病，而且有防病保健和延年益寿的功效。灸法的防病保健作用在古代就得以十分重视。《备急千金要方》提到以灸疗预防"瘴疬温疟毒气"。《扁鹊心法》指出："人于无病时，常灸关元、气海、命门、中脘，虽未得长生，亦可保百余年寿矣。"现代不仅已为大量的临床所证实，而且得以进一步发扬。同时，对灸法作用机理也进行了较为广泛和系统的探讨。

灸法之所以能够保健强身，是由于灸能扶阳培元。人体以阳气为本，有"卫外而为固"的作用，人若阳气常盛，则病邪不易侵犯，身体就会强健而不易发生疾病。常灸关元、气海、命门、足三里等穴可起保健作用。灸能扶阳培元。灸法可以调整机体脏腑功能，促进新陈代谢，增加血液中细胞的吞噬能力，增强免疫力，起到扶正祛邪的作用。现代医学研究提示，灸疗对细胞免疫和体液免疫都有一定的调整提高作用，从而加强了身体抵抗力，病邪难犯，达到防病保健之功。现代，灸疗的防病保健作用已成为重要保健方法之一。

第四章　热证可灸刍议

"热证可灸"从古至今一直是一个有争议的问题，早在东汉末年张仲景的《伤寒论》即提倡热证忌灸，后世医家多以此为经典，把阳证、热证、实证、阴虚乃至湿热之疾皆列于禁灸之列。直到现代，经过长期的临床实践和实验研究，针灸界才逐渐趋向于热证可灸。但是热证可灸的治疗机理何在呢，对此我们仍有必要进行深入的探讨。

一、皮肤之热，导而出之

大凡痈、疽、疮疡、丹毒等皮肤之疾，多由外感邪毒，内有蕴热，热毒壅滞经脉，外溢皮肤而成。对此类疾患，刘河间认为"当外灸之，引邪气出而方止"。《圣济总录》亦言"肿内热气被火导之，随火而出也"。即是说，灸治是"以火导之"，使热毒之邪移深就浅，"随火而出"，则郁结壅滞可散，热毒肿痛可消。对已成脓者，则可用灸法催脓、拔脓，脓既成，宜排之，热毒之邪随脓而出。许多患者灸后多产生灸疮，这也有益无害，《针灸资生经》曾说："凡著艾得疮发，所患即瘥，不得疮发，其疾不愈。"灸疮的产生可为热毒的泄散开辟门户，使之有外泄之路，有利于散热泻毒，加快愈合。同时，实验证明，艾灸能抑制炎症病灶，使血管通透性升高，从而减轻炎症区组织过度水肿，促使血流中的白细胞向组织间游离，使局部组织吞噬细胞增多，吞噬功能加强，达到抗炎目的。这为临床上用灸法消炎、退热、抗感染和促进病灶愈合提供了实验依据。

二、经络之热，温而通之

《灵枢》载："营卫稽留于经脉之中，则血滞而不行，不行则卫气从之而不通，故热。大热不止，热胜则肉腐，肉腐则为脓。"这说明经脉不通，气滞血瘀往往郁而化热，出现红肿热痛，甚至肉腐化脓。如扭伤导致的流注、腮腺炎、热痹等，治疗理应调理经气，使其通顺，灸法是重要的一种方法。《保婴撮要》曾记"一小儿跌伤，臂骨出臼，翌日接入，肿痛发热，不食，用葱熨之法，其痛即止"。故凡经络阻滞产生的热肿痛胀之症，皆可"治以针艾，各调其经气"，使经络疏通，血活瘀散，痛止热退而愈。

同时，内脏之脉阻滞化热和热结经脉等病症，用灸法亦有良效。曾治一胸痹患者，自觉胸部刺痛，伴心悸、盗汗、心烦等阴虚症状，此乃病延日久，心脉气血运行不畅，不能濡养心脏所致，灸其膻中、心俞及涌泉等穴，以通经祛瘀，引热下行，心阴自生，治之效如桴鼓，几次灸疗，病情基本控制。

总之，灸治经脉之热，主要机理就是"釜底抽薪"。以火就燥，同气相求，气血得热则行，行则通，通则散。郁滞即散，经脉已通，则化火之源已去，何愁瘀热不消。这就是"火以畅达，拔引热毒"，"火气已通，血脉乃行"之意。现代实验也证明，灸法可使局部血管扩张，穴位循经感传出现率达70%以上，且多呈双向性传导。说明灸法确可起到调理气血，疏通经络，以泄经络之热的作用。

三、脏腑之热，引而泄之

脏腑之热，有实热虚热之分，表热里热之别，灸治此热，主要机理在于热者灸之，引郁热之气外发。分而言之，不外宣散泄热、透邪泻热、清解里热、扶阳济阴、温阳除热几种。

1. 外感热病，宣散泄热。明·汪石山认为："实者灸之，使实邪随火气而发散也。"明确指出灸法有"发散"之功。灸法作用的发挥，一赖艾叶等药物之性味透入穴内，"通十二经"、"理气血"；二靠其热势以热引热，使热外出，经络气血得以畅通，卫气得固，腠理开泄，迫使热邪"随火气而发散"，则表热自解。临床观察证明，艾灸灸对大肠杆菌内毒素，致热家兔体温及微循环有明显退热和改善作用。可见，用灸法治疗外感热病是切实可行的。

2. 半表半里，透邪泻热。半表半里之热多出现寒热往来之象，灸治是借通经络之机，振奋经气，鼓舞正气，开辟门户，以引热邪外出而解，则内外阴阳平衡，营卫调和而诸症可愈。《承淡安针灸选集》一书中也载有灸大椎、间使、复溜、神道，治疗疟疾取得满意疗效的经验。笔者也曾治一患者寒热往来，热则如火烤，寒则周身发抖，急用艾条在百会穴灸之，数分钟即止，再加灸大椎，汗出热退，可见一斑。

3. 实热蕴结，清解里热。明·汪石山认为："实者灸之，使实邪随火气而发散也……热者灸之，引郁热之气外发，火就燥之义也。"阐明了灸治脏腑实热的主要机理，这对灸法临床很有指导意义。脏腑瘀热结聚是一种常见病机，诸如肺痈、肠痈、胃脘痛，均是瘀热相结的病例。治脏腑瘀热，一则"以热引热"而去，一则随经脉畅通而行，再则瘀滞散而断其化热之源，从而宣泄实热，调整脏腑。《千金翼方》中"胃中热痛，灸三里三十壮"，《外台秘要》中"疗热结，小便不利方……取盐填满脐中作大艾炷，灸热为良度"，即是治脏腑瘀热结聚之例。笔者临床上亦采用灸中府、肺俞治肺痈，灸麦氏点、上巨虚治肠痈和在中脘、胃俞艾灸或TDP照射治疗胃热疼痛,成功病例颇多,足以证明用灸治疗脏腑瘀热是可行的。

灸治脏腑湿热所致疾病古已有之,如《针灸逢源》载:"急黄,灸巨阙五七壮"即是灸治湿热黄疸的记载;《千金要方》有"五淋,不得小便,灸悬泉十四壮","五淋"即包括湿热为主因的热淋。证明灸法具有泄热燥湿,宣通三焦气机的功能,这不但是通过其"引郁热之气外出"而解除热郁,而且还通过艾火燥热之性,以燥胜湿,宣通三焦气化,从而使湿热之邪得到化解。如有人治湿热蕴结之菌痢36例,在关元、气海等穴用隔蒜灸之,取得5~8天内均得痊愈之效,即是明证。

此外,灸法还有泄热镇静的作用,特别对火邪太盛,重阳发狂等症有一定疗效。如《备急千金要方》载:"狂邪鬼语,灸天窗九壮。"《幼幼集成》更认为灸法"能疏风解表,行气利疾,解郁开胸,醒昏定搐,一切凶危之候,火到病除"。近人顾氏还观察到精神分裂症患者血液流变学有异常,灸治后全血比黏度和血小板聚集均明显改善,说明灸法还可通过引导火邪下泄,起到镇静泄热、安神定志的作用。

4. 阳虚内热,扶阳济阴。《丹溪心法》说:"大病虚脱,本是阴虚,用艾条灸丹田者,所以补阳,阳生则阴长也。"这不但说明阴虚内热者可灸,而且从理论上阐述了它的治疗机理是通过扶阳来接济阴虚,阳生阴长,阴精得护得生,虚火自能下行归元。《针灸集成》即有"骨蒸痨热,膏肓、足三里灸之",治疗阴虚肺痨的记载。有人观察,对阴虚型消渴病使用艾灸可使病人的糖耐量曲线及血浆胰岛素水平有不同程度改变,而且有的病例有持久疗效。说明艾灸确有扶阳济阴的作用。

5. 真寒假热,温阳除热。对阴寒内盛,格阳于外,反见热象者,用艾灸之法以治其本,是谓正治。《本草纲目》曰:"艾灸百病,能回绝气……起沉疴之人为康泰。"艾叶性温而辛香,能暖气血而温经脉,逐寒湿而止冷痛,更是温阳益气、回阳固脱的佳品。临床凡遇厥脱假热者,用大艾炷灸之,确有桴鼓之效,其机理在于利用其温热之性,以驱寒邪,寒邪去则阳气生,阳气生则引虚阳回归,假热现象自消。

第五章　灸法的分类

灸法种类很多，总的来说可分为艾灸法和非艾灸法两大类（图5-1）。

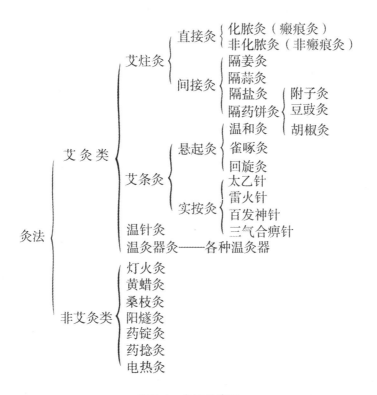

图5-1　灸法分类图

一、艾灸法

艾灸法是指运用艾叶为治疗材料的施灸方法。临床上艾灸法分艾炷灸、艾条灸、温针灸和温灸器灸。艾炷灸又有直接灸（着肤灸）、隔物灸（间接灸）之分，艾条灸则有温和灸、回旋灸、雀啄灸及按压灸、隔物悬灸等不同种类。

直接灸则是将细艾绒捏成艾炷直接放在穴位上燃烧，温度可达70℃。此法又可分为化脓灸和非化脓灸，前者又称为瘢痕灸、着肤灸、打脓灸，虽然对治疗慢性病、顽固性疾病均具有显著的效果，但因烧灼皮肤，痛苦异常，复有担心化脓后感染，现已较少应用。非化脓灸则因操作方便，无痛苦，易于为大众所接受。操作时取极细之艾绒，做成圆锥形艾炷，然后把它直立放置于穴位之上，再用香从顶尖轻轻接触点着，使之均匀向下燃烧，知痛即去掉或按灭，每穴一般灸三至五壮，局部发红为止，最多起小水疱，一般不致化脓，不需处理。用这种方法比较方便，但必须常灸，每次多灸几穴，才能收效。

隔物灸也叫间接灸、间隔灸，即利用其他药物当隔离物将艾炷和穴位皮肤隔开施灸，这样可以避免灸伤皮肤，另外还可以借间隔物之药力和灸的特性发挥协同作用，取得更大的效果。此法早已被广泛利用了，常用的有隔姜灸、隔蒜灸、隔附子饼灸、隔盐灸，操作起来都相对比较简单，唯在施灸时需悉心照料，防止烫伤和室内着火。

艾条灸。艾条又分为药艾卷、纯艾条、太乙针、雷火针等几种。主要分两大类：一类是实按温热灸法；另一类是悬起温和灸，是最为常用的灸法，一般有药无药之艾卷均能使用，比较方便易行。早期多由施灸者手持燃着艾卷垂直悬起，离皮肤3～4cm，直接照射在穴位上，使病人觉得温热舒服，或微有热痛感觉。

温针灸法又名传热灸、烧针尾，是针刺与艾灸相结合的一种方法。适用于既需要留针，又需要施灸的疾病。此法有一举两得之妙，既达留针之目的，又加热于针柄，借针体而传入深部，其适应证很广。

温灸器灸法。温灸器是一种专门用于施灸的器具，实为熨法的一种，是利用温灸器对穴位进行灸治的方法，又叫温灸器灸。施灸前，将艾绒及药末放入温灸器中点燃，用手持柄将温灸器置于拟灸部位来回熨烫，直到局部发红为止。

二、非艾灸法

非艾灸法是指不是以艾绒作为燃烧刺激源的灸法。非艾灸法又因其发热刺激源的不同而可以分为三类：一是以温热作为刺激源的热灸法；二是在常温下以某些对皮肤有一定刺激作用的物质进行灸治的冷灸法，也称为天灸法；三是以温度在摄氏零度以下的刺激物作用于穴区达到灸治目的的冰冻灸法。

非艾灸，尤其是热灸法和冷灸法在我国有悠久的历史，有灯火灸、神灯照法、药锭灸法、药捻灸法以及电热灸等法。在现代取得了较大的进展，一方面是对传统方法的扬弃，即将一些已不适应现代临床的灸法淘汰出局，而对一些确有价值的灸法予以挖掘、完善、推广、提高，特别是一些少数民族的灸法如壮族药线灸，更得以继承发扬。另一方面，随着现代科技的参与，出现了大量新的非艾灸法。

第六章　灸用材料与制作

第一节　施灸常用材料

灸用材料有许多种，其中艾叶是最常用的灸用材料，故自古以来，就将灸法称为艾灸疗法，因此，论及施灸材料，首先应该介绍艾叶的相关知识。

一、艾的生长与形态

艾为菊科多年生灌木状草本植物，由于有较好的治疗效果，几千年来，一直是施灸的主要材料，我国各地均有生长。古时以蕲州产者为佳，特称蕲艾。人们在很早以前就知道艾是一种灸用最好的原料。早在3000年前，聪明的中国人就发现了艾用作灸的原料最为适宜。由此有人就把灸法叫做"艾灸"。

艾的茎直立，高60~120cm，具有白色细软毛，在春天抽茎生长，茎具明显棱条，上部有分枝（图6-1）。茎中部单叶，互生，叶呈卵状三角形或椭圆形，有柄，羽状分裂，两侧2对裂片椭圆形至椭圆状披针形，中间又常3裂，裂片边缘均具锯齿，表面深绿色，被白色短棉毛。背面布有灰白色绒毛；顶端叶全绿，椭圆形、披针形或绒形。头状花序排列成复总状，总苞卵形，密被灰白色丝状绒毛；7~10月开花。瘦果呈椭圆形，艾叶有芳香型气味。在农历的4~5月间，当叶盛花未开时采收。

艾叶分两种：一是蕲艾，产于江北，叶宽而厚，绒毛多，绒质较硬，做出的为优质艾绒；二是野艾，产于江南，艾香不如蕲艾，做出的艾绒为劣质绒。李时珍在其著作中指出："艾叶自成化以来，则以蕲艾者为胜，用充方物，天下重之，谓之蕲艾。"艾叶以蕲州产者为佳，特称蕲艾，功力最大，为灸之无上妙品。每年3~5月，采收时将新鲜肥厚的艾叶摘下或连枝割下，放置阳光下暴晒干燥或阴干后备用。艾叶中纤维质较多，水分较少，同时还有许多可燃的有机物，故艾叶是理想的灸疗原料。然后进行研压，筛去灰尘、粗梗及杂质，反复多次，即成柔软如棉的艾绒。

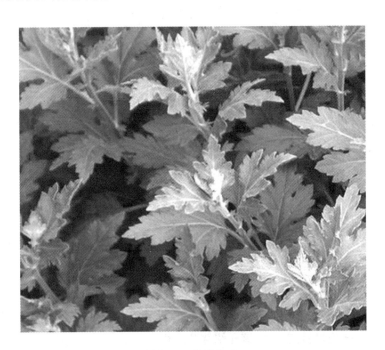

图6-1　新鲜艾叶

二、艾的功能与作用

　　艾本是一种中药，性味苦、辛、温，入脾、肝、肾。据古文献记载，艾叶的作用非常广泛，关于艾叶的性能，《本草纲目》载："艾叶能灸百病"，并记载有：艾以叶入药，性温、味苦、无毒、纯阳之性、通十二经，具回阳、理气血、逐湿寒、止血安胎等功效，亦常用于针灸。故又被称为"医草"，现在台湾正流行的"药草浴"，大多选用艾草。《本草从新》云："艾叶苦辛，性温，属纯阳之性，能回垂危之阳，通十二经，走三阴，理气血，逐寒湿，暖子宫……以之灸火，能透诸经而治百病。"又《神灸经论》云："夫灸取于人火性热而至速，体柔而刚用，能消阴翳，走而不守，善入脏腑，取艾之辛香作炷，能通十二经，入三阴，理气血，治百病，效如反掌。"

　　艾叶易燃，火力温和，烟气芳香宜人，既能治病又能起到引经的作用，所以艾叶是灸疗用的理想材料，故前人有"灸必用艾"之说。用艾叶做施灸材料，有通经活络、祛除阴寒、回阳救逆等多方面的作用。能宣理气血，温中逐冷，除湿开郁，生肌安胎，利阴气，暖子宫，杀蛔虫，灸百病，能通十二经气血，能回垂绝之元阳。艾叶用于内服有调经止血、安胎止崩、散寒除湿之效，治月经不调、经痛腹痛、流产、子宫出血，根治风湿性关节炎、头风、月内风等。因它可削冰令圆，又可灸百病，为医家最常用之药。

艾用于灸法，能灸治百病，强壮元阳而能补虚寒，温通经脉而能散郁结，驱风散寒而能除外感，舒筋活络而能活筋骨，回阳救逆而能起死回生。能使衰弱之机能旺盛，也能使亢进之功能得到抑制。无病者灸之可以健身延年。其功效确非我们意想所能及的。艾火的温热刺激能直达深部，经久不消，使人发生畅快之感。若以普通火热，则只觉表层灼痛，而无温煦散寒之作用。

《本草纲目》云："凡用艾叶，须用陈久者，治令细软，谓之熟艾。若生艾，则易伤人肌脉。"说明艾叶时间越长越好，以陈久者佳。有"七年之病必求三年之艾"的说法，因此，后世都把用作艾灸的艾叶叫"陈艾"。因新艾含挥发油多，燃之不易熄灭，令人灼痛；陈艾则易燃易灭，可以减少灼痛之苦。

现代实验研究证明，蕲（祈）艾含挥发油约0.002%，主要成分为苦艾醇、苦艾酮。此外尚含胆素钾盐以及维生素A、B、C、D等。苦艾醇、苦艾酮有兴奋中枢作用。苦艾中含有钾类、鞣酸等，故有解热、止血、镇痛、兴奋神经中枢的作用。艾叶具有抗菌及抗病毒，平喘、镇咳及祛痰，止血及抗凝血，镇静及抗过敏，护肝利胆等作用。艾草可做"艾叶茶"、"艾叶汤"、"艾叶粥"等，以增强人体对疾病的抵抗能力。

三、艾的保管与存放

中医对使用艾叶很讲究，除了没有枝梗外，最重要的就是艾叶陈放，根据艾叶放置的时间不同，一般分为：新艾叶、一年陈艾叶、二年陈艾叶、三年陈艾叶。三年陈艾叶一般加工高档艾绒。一般艾叶陈放：在端午节前后采摘艾叶，去其杂草、沙土、异物和枝梗，晒干，避阴放置。把晒干选好的艾叶，密封、避光陈放，隔年即可（图6-2）。很多人产生了一个误区，认为艾叶放的时间越长越好，实际上不是，不要放置太长时间，否则艾叶将失去药用价值。

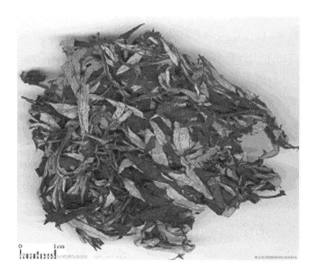

图6-2　陈艾叶

挑选晒干的优质艾叶，再次经过挑选，再次在太阳下晾晒。经过打包压实，即可作为陈放的原料。存放时，大量堆放，最好是整个仓库堆放满，注意完全避光，这一项非常重要。同时应注意防潮，仓库要求干燥，通风效果好，杜绝受潮生霉。经过一年陈放的艾叶，即可以使用，如果需要继续陈放，就应和新产的艾叶混合堆放储藏，但应倒换堆放地点。经过两年堆放的艾叶，如果还需要继续陈放，也应和陈放一年的艾叶和当年新产的艾叶一起堆放。这样就可使艾叶得到有效保存。

第二节　灸用材料的制作

一、艾绒的特点

（一）艾绒的特点

艾叶经过加工，制成细软的艾绒，更具优点。其一，易于变形，便于搓捏成大小不同的艾炷，易于燃烧，气味芳香；新制的艾绒，含挥发油较多，施灸时火力过强，故应选择陈久的艾绒为佳。正如《本草纲目》所说："凡用艾叶，须用陈久者，治令细软，谓之熟艾。若生艾，灸火则易伤人肌脉。"故《孟子·离娄》早有"求三年之艾"之说。其二，燃烧时热力温和，其温热能直透皮肤、肌肉深处，使人有舒快之感。劣质艾绒，燃烧时火力强，易使病人有灼痛感，难以忍受。其三，能根据需要与其他工具和方式结合，适合各种病情和条件，便于施治。

（二）艾绒的分类

艾绒往往根据原料加工（捣筛）程度不同、存放时间的不同而分成几类。除上述的细艾绒和粗艾绒之分外，还分为青艾绒、金艾绒和陈艾绒。青艾绒是选用当年初夏采摘的艾叶，经过天然干燥后加工而成；陈年艾绒是用初夏采摘的艾叶经过陈放加工而成；金艾绒是用初夏采摘的艾叶经过陈放三年加工而成。

二、艾绒的制备

（一）艾绒的制作

艾绒是用干燥的艾叶捣研后除去杂质而成，柔软如绒，故称艾绒。艾绒必须预先备制。将采集的艾草去梗、去秆只留艾叶，并将艾叶放置日光下暴晒干燥，筛选干净，除去大的艾梗、艾秆，还有沙子、石子等杂质，置于石臼或其他器械中，充分捣杵，千锤百炼，至少要捣3000下，筛去灰尘及杂质梗，再焙燥，即成艾绒。再晒再捣再筛，如此反复多次，就成为淡黄色洁净细软的艾绒。艾绒按加工（捣筛）程度不同，分粗细几种等级。一般有两种

（图6-3），按上法炮制者为粗艾绒（青艾绒），一斤可得六七两，适用于一般灸法。如再精细加工，经过数十日晒，筛拣数十次者，一斤只得二三两，变为土黄色者，为细艾绒（金艾绒），临床根据病情的需要而选用。一般若作直接灸，可用细艾绒；若作间接灸，可用粗一点艾绒。现在有机制艾绒成品出售，细艾绒用放大镜一看，好像一堆小毛毛虫，干干净净，没有一点杂质。

（二）艾绒的保存

艾绒以陈久者为佳，故有"求三年之艾"之说。所以艾绒制成后，要存放一定时间方能应用。但由于艾绒性善吸水，故易受潮、霉烂或虫蛀，影响燃烧。艾绒晾晒后放在干燥密闭的容器内，置于燥处储藏，勿使透气。梅雨季节尤应防潮，每年当天气晴朗时要反复暴晒几次，霉变的艾绒不要使用。使用时，取出一部分，置于紧密之小匣中，用完再取，则大部分不致受潮。

（三）艾绒的选择

艾绒质量的优劣，可直接影响到施灸的效果。新制的艾绒，含挥发油较多，施灸时火力过强，故应选择陈久的艾绒为佳，施灸的效力则更大，疗效愈佳。含杂质较多的杂质艾绒，燃烧时艾炷常有爆裂的流弊。所以用时应选择存放陈久的优质艾绒为佳。这种艾绒燃烧火力温和耐燃，不易散裂，其温热能直透皮肤、肌肉深处，使人有舒快之感。而劣质艾绒，一是新艾绒含油质多；二是混有杂质、粗糙成块；三是生硬潮湿、黑褐色者，若误取用之，既增加了患者灼痛难忍之感，又会影响治疗效果。

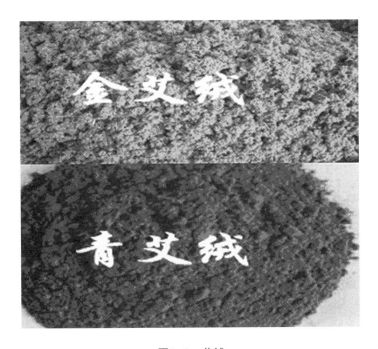

图6-3　艾绒

三、艾炷和艾条的制备

（一）艾炷的制作

在施灸时所燃烧的锥形艾绒团，称为艾炷。制作艾炷的方法，一般用手捻。取纯净陈久的艾绒置于平板上，其量根据要做的艾炷大小而定，将艾绒置于一堆，用拇、食、中三指指腹上段围住艾绒，边捏边旋转，把艾绒捏成上尖下平的圆锥形小体，要求搓捻紧实，捏得越紧越好。这样，艾炷不会散，也耐燃，而且不易爆裂。

有条件的可用艾炷器制作（图6-4）。用艾炷器制作的艾炷，艾绒紧密，大小一致，便于应用。艾炷器中有锥形空洞，洞下留一小孔，制作时将艾绒放入艾炷器的空洞中，用金属圆棒直插小孔内向下按压，使艾绒形成为圆锥形小体，倒出即成艾炷。

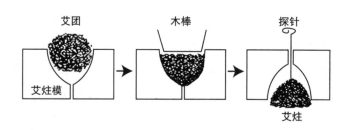

图6-4　用艾炷器制艾炷

根据临床需要，艾炷的大小常分为四种规格（图6-5），小麦粒艾炷小如麦粒，可直接放于穴位上燃烧（直接灸）；小艾炷底宽0.5cm，高0.8cm；中艾炷如半个枣核大，底宽0.8cm，高约1cm；大艾炷如半个橄榄核大，底宽1.2cm，高1.5cm，常用于间接灸（隔物灸）。每燃尽一个艾炷，称为一壮。用于直接灸时，艾炷要小；用于间接灸时，艾炷可大些。

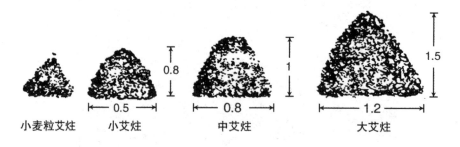

图6-5　艾炷规格图（单位：cm）

艾叶经过加工以后，称为艾绒。艾绒做成一定形状之小团，称为艾炷，艾炷燃烧一枚，称为一壮。艾炷之形状大小，因用途不同而各异。如用于直接灸，必须用极细之艾绒，一般如麦粒大，做成上尖底平、不紧不松之圆锥形，直接放在穴位上燃烧；用于间接灸法，可以用较粗之艾绒，做成蚕豆大或黄豆大，上尖下平之艾炷，放在姜片、蒜片或药饼上点燃。用于温针灸法则做成既圆又紧、如枣核之大小及形状,缠绕针柄上燃烧;用于艾卷灸,做成既匀又紧,如蜡烛之大小及形状的长条,点燃后温灸之。

(二)艾条的制作

艾条是指用艾绒卷成的圆柱形长条。艾条的规格,一般横断面的直径为1.2cm,长20cm。制作艾条既可手工制作,也可用简单卷烟器制作。当然有条件的可用专业机器卷制。制作时,取一张桑皮纸,约8寸(26cm)长、宽8寸(26cm),平铺在桌上,将制好的陈久艾绒24g,均匀地薄薄地铺在纸上,边缘留出0.3cm的纸作为粘合的地方,然后从一侧纸边卷起,逐渐向里裹卷,将其卷成直径约0.35寸(1.5cm)的圆柱形,越紧越好,再用胶水或浆糊封口而成。制好后在艾条上画刻线,每卷分划为6节段,每节段可燃烧约10分钟。艾卷上有了这种刻线,能较为方便掌握时间(图6-6)。

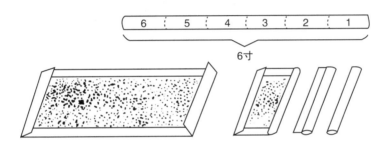

图6-6 艾条的制作

艾条根据是否含药物,又分为纯艾条(清艾灸)和药艾条两种。单纯用艾绒制成的艾条,就称纯艾条。如在艾绒中掺入药物而制成的艾条,就称药物艾条。药物艾条所用药物处方很多,可根据临床需要而定。主要包括普通药艾条、太乙针、雷火针三种。

普通药艾条取肉桂、干姜、木香、独活、细辛、白芷、雄黄、苍术、没药、乳香、川椒各等份,研成细末,将药末混入艾绒中,每支艾条加药末6g。再按艾条的制作方法即可制成药艾条。

太乙针:用人参250g,参三七250g,山羊血62.5g,千年健500g,钻地风500g,肉桂500g,川椒500g,乳香500g,没药500g,穿山甲(土炮)250g,小茴香500g,蕲艾2000g,甘草1000g,防风2000g,麝香少许,共研为末,取一宽41cm、长40cm的纸,用药末25g左右,内置纸内,卷紧成爆竹状,越紧越好,外用桑皮纸厚糊6~7层,阴干待用。

雷火针:用艾绒94g,沉香、木香、乳香、茵陈、羌活、干姜、穿山甲各9g,共研为细末,加入麝香少许。取棉皮纸两方,一方平置桌上,一方双折覆于上。再取洁净艾绒铺在上面,拿木尺等轻轻叩打使均匀成一平方形,然后将药料匀铺于艾绒上,一起卷成爆竹状,其壮比艾条大3~4倍,再外涂鸡蛋清,以桑皮纸厚糊6~7层,阴干,勿令泄气,待用(图6-7)。

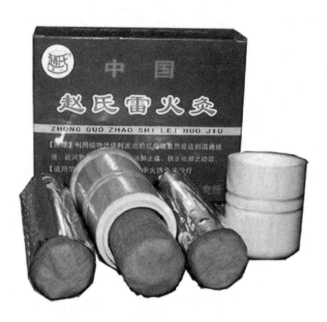

图6-7 赵氏雷火灸

四、部分灸法材料的制备

（一）艾灸各法材料制作

1. 隔药饼灸材料。药饼制作法分为三类。一是浓缩法：先根据病情选取不同配方，称取各味中药，加适量水，反复煎煮2次，滤取药汁，再以文火熬，浓缩至一定量，加入赋形剂，最后用特制的模子压成薄饼。二是调和法：根据病情选取药物后，将其研为极细末，过200目筛，根据临床需要临时用醋或酒、乙醇、姜汁、蜂蜜等调和剂调和，再用特制的模子压成药饼。三是混合法：先将药按上法研成极细末备用，临用时将药粉与大蒜、嫩姜、葱白等其中之一各取适量，混合后一齐捣烂，用模子压成药饼。

2. 隔药末灸材料。先根据病情选取不同配方，称取各味中药，烘干研为细末后制作各类药末，过200目筛，装瓶密封备用。施灸时再取药末按隔药灸法进行灸治。

3. 隔药纱灸材料。根据不同病证选择好各种药物。然后按照以下方法进行制备，其方法有三种：一是将配好的饮片加水煎煮3次，滤汁混和后放入容器内备用；二是将配好的饮片烘干后研成极细末，密封保存，临用时取适量，加水、醋等调匀备用；三是将配好的饮片放入醋中浸泡，临用时取出醋液适量备用。施灸时用纱布浸透以上药液隔纱布灸之。

4. 衬垫灸材料。衬垫的制作分两类。一类为通用衬垫：取干姜片15g煎汁300ml，与面粉调成稀浆糊状，涂敷在干净的白棉布（禁用化纤布）上，再将棉布折叠成5~6层晒干或烘干，制成硬衬，剪成5~10cm见方的方块备用。二是药物衬垫，根据病证要求，配成处方，将药物浓煎成汁，一般300~500ml，加入面粉按上法制成衬垫。以此为隔离物施灸。

5. 运动按灸材料。运动按灸使用的配方有三种。一种是由红花、片姜黄、丝瓜络、葛根各9g组成；第二种是由红花、片姜黄、丹参、灵仙各12g组成；第三种是根据病证自行配方。将以上药物烘干粉碎后，置于陈醋250g中浸泡0.5~2小时以上，滤出药汁，制成红花液。另据穴区大小，取（30~70）cm×（5~10）cm大的棉布一块，浸润以上药液，取出后晾干，再把棉布6折成长方形，施灸时以此为隔离物进行施灸。

6. 大灸法材料。灸具制备：取质量好的胡萝卜一根，放在缸内浸腌，冬腌3日，夏腌1日，以软为度，使用时将腌胡萝卜切成0.6cm厚、3cm见方的方块若干片，将鲜紫皮蒜捣烂如泥，平摊于萝卜片上，中间按一凹（深见萝卜），让蒜泥形成一圆圈。把艾绒做成艾球如花生米大；硬纸板一条，长21寸，宽1寸，备用。施术时按法施灸。

7. 长蛇灸材料。斑麝粉：按麝香粉50%，斑蝥粉20%，丁香粉、肉桂粉各15%的比例，混匀装瓶，密封备用。新鲜大蒜500g，去皮捣烂成泥，备用。施灸时按法灸之。

8. 核桃壳灸材料。处方一：柴胡12g，石斛、白菊花、蝉蜕、密蒙花、薄荷、谷精草、青葙子各10g。处方二：菊花60克。选择个大饱满的新核桃，剖成两半，取空核桃壳备用。将前药用细纱布包裹，放入药锅里，加冷水浸泡60分钟，然后用火煎至水沸后5分钟，将核桃壳放入药液里，浸泡30分钟。用直径2mm左右的细铁丝弯成眼镜框架样式，镜框大小视核桃壳大小调整，或者直接用金属眼镜架，在镜框前外侧各加一铁丝，弯成直角形的钩，高和底长均约2cm，与镜架固定在一起，供施灸时插艾炷。镜框四周用胶布包好以便隔热。

9. 多功能艾灸器。由灸罩、筒体、灸帽、螺杆、螺母、套箍、纸棒、艾条、按摩头、刮痧板等组成（图6-8）。灸罩有接灰作用，灸帽有闭火功能，灸条与灸罩之距离由螺母、螺杆控制，温度可调节，从而实现灸疗的补与泻。多功能灸具用优质木材、水牛角等精加工而成。可以手持筒体又可用按摩头或灸帽多角度、多部位直拉施以灸疗、按摩和刮痧治疗。

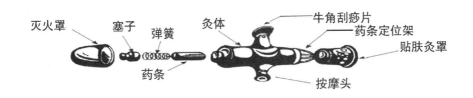

图6-8 多功能灸具结构图

10. 温灸盒。温灸盒为一种特制木制盒形灸具。取质好的木板（厚约0.5cm）制成长方形木盒，下面不安底，上面制作一个可随时取下的盖，并在盒内中下部安置铁窗纱一块，距底边3~4cm。分大、中、小三种规格（大号：长20cm、宽14cm、高8cm；中号：长15cm、宽10cm、高8cm；小号：长11cm、宽9cm、高8cm）。施治时将艾条放入即可灸之（图6-9）。

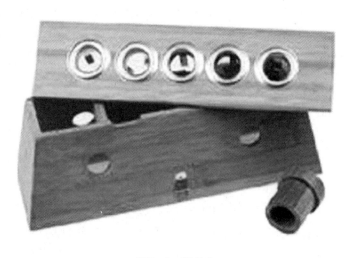

图6-9　温灸盒

11. 温灸筒。由内外两个金属圆筒构成，外筒筒身及筒底均有十数至数十个小孔，并装有一柄，可供手提操作。内筒亦有十数个小孔。其中，平面式，两个底面一般大，适用于较大面积灸治；圆锥式，上为平面形，底为圆锥形，适于小面积点灸用（图6-10）。

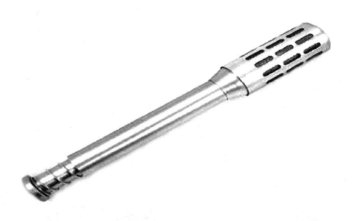

图6-10　温灸筒

12. 温灸管：温灸管分两种：一是苇管器，二是肛管灸具。前者有一节苇管器，其苇管口直径0.4～0.6cm，长5～6cm，苇管的一端做成半个鸭嘴形，另一端用胶布封闭，施灸时将其插入耳道内施灸。两节形苇管器一节口径较粗，直径0.8～1cm，成鸭嘴形，长约4cm，用于放置艾绒；另一节较细，直径为0.3～0.6cm，长3cm，两节相连，细节插入耳道施灸。肛管灸灸具是用金属制成直径为3cm的半圆形艾锅，上下各有一通气孔以连接耐热胶管，并在一端安有气囊，一端连接肛管。

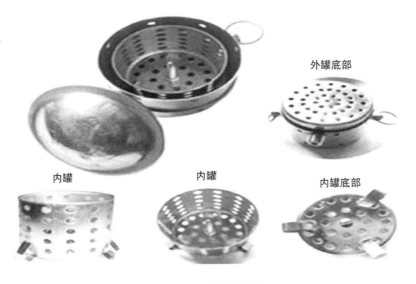

外罐底部

内罐　　　　　内罐　　　　内罐底部

图6-11　温灸罐结构图

13. 温灸架。温灸架是用金属焊制成的,可制成统一格式,亦可根据部位及病证的要求特制。如膝关节炎,可进行设计,先按膝关节的形状将12号铁丝气焊成灸架,架上焊7个铁丝柱,每个可插1个1寸的艾条段。

14. 温罐灸。①竹筒温灸罐:取长10cm,内径5~15cm的中空无节竹筒,削去外皮,在竹筒内1/2高度处按竹筒内径大小,将规格为50~100格/cm²的铁丝网冲压固定在筒壁上,筒口用薄板钉上,再用薄板做一个与筒口等大的盖子。②金属温灸罐:一种由内外两罐组成,外罐有盖无底,盖上留有多个小孔,内桶有底无盖,桶底用铁丝网焊接固定,四周可留有数十个小孔。另一种又称微烟灸疗器。由灸器和灸座组成,前者呈圆筒形,下部为网眼较细的铁丝网,上部为通风口,圆筒中间一分为二,可开闭;后者用塑料制作,用以安放灸器,并可升降调节灸器的位置(图6-11)。③温灸箱:为一箱形灸具。该箱两头有关节出入孔,中间隔有一层手动拉网,上有金属盖,可自行调节温度。

(二)非艾灸法材料

1. 药线灸材料。①药棉线:取雄黄10g、火硝10g、硼砂10g、樟脑3g、人造麝香1g和棉线50g。将以上药物分别放在乳钵内,研为极细末。但应注意不可将它们混合研磨,以免发生爆炸。再取棉线4~6股,搓紧成一根1.5~2.0mm粗细的线绳。用黄蜡将线绳反复擦捋,再用曲酒浸泡1日,取出趁湿撒上混合均匀之药末,并用手充分搓入线内。阴干后收入瓷瓶中置于干燥处,备用。②药线:取雄黄、沉香、檀香、龙涎香、细辛、藁本、川芎、白芷、人造麝香,一起研为细末。每年端午节时,将药末放入研钵内,再取陈年纺车线一丈,剪成两寸长的段,与药用杵缓缓研磨,在未时(下午3点)前将药末和线装入细口瓶内密闭保存1月后可使用。

2. 药捻灸材料。(1)麝绳药捻:先将麝香、雄黄、红花等40多味中草药一起研成粉末。

取丝棉纸一张，将药末薄铺于纸上，再将纸卷成如细绳一般，置于瓶内密闭备用。（2）线状药捻：①生川乌、生草乌、白芷、乳香、没药、黄连、苍术、千年健各10g，蜈蚣、全虫、细辛、甲珠各9g，共研末，取86g。②雄黄15g，樟脑片、麝香各3g，火硝120g，硫黄40g。研细方中药，再拌入黏合剂加水，搓成细条阴干，收贮瓶内备用。

3. 壮医药线点灸法材料。泡线药酒用生南星、生半夏、生川乌、生马钱子、大黄、苏木、乳香、红花、归尾、生草乌、没药、三棱、莪术、威灵仙、骨碎补、羌活、独活各10g，放在50%酒精1000ml中浸泡30天，过滤去渣后加麝香1g，密封保存。约可浸药线500g，取苎麻、黄麻或了哥王根皮搓成直径0.25~1mm，长15~30cm的线，浸于上述药酒中。一般须浸泡8~15天。或用适量雄黄、吴萸粉、樟脑、麝香等浸入95%乙醇中，配制成20%的雄黄酒备用。将麻线在雄黄酒中浸泡24小时，然后密封保存，保持湿润，用时取出。药线分为3种型号，1号药线直径为1mm，多在冬季用；2号药线直径为0.7mm，是最常用的一种；3号药线直径为0.25mm，用于灼灸皮肤嫩薄处、耳穴及小儿，药线长度均为30cm。

4. 闪火灸材料。①95%的乙醇或50度以上的白酒。②血竭3g、当归10g、红花10g、桂枝10g、甘松15g、田七5g、元胡10g、七叶一枝花15g、苏木15g、鸡血藤30g、川乌10g、土鳖虫10g，以50度以上白酒1000ml浸泡2周以上，过滤后备用。③红花20g，甘松香20g，在95%医用乙醇1000ml中浸泡2周以上，过滤后备用。④取山栀、白芷、续断、樟脑、田七、乳香、没药、苏木、两面针、丢了棒、了刁竹各等份，放入白酒中浸泡，7日后入蒸馏器中蒸馏后备用。

5. 喷灸材料。根据病情，将药物研成细末并加工成不同大小的药饼备用。如治疗软组织损伤所用药物为艾叶、泽兰、川乌、草乌、桂枝、防风、香附、羌独活、泽泻、大黄、红花、川芎、乳没、细辛等芳香辛窜之品。

6. 竹灸法材料。（1）竹灸筒：长约8.5cm，壁厚2mm，口径1.5~2cm，一头开口，口周整齐光滑，另一头为盲端。壁薄质轻，光滑。（2）竹灸汤：适用于各种痹证。①羌独活、制二乌、苏叶、麻黄、防风、川花椒、秦艽、牛膝、桂枝、威灵仙、苍术、荆芥、川芎各15g，红花15g，艾叶60g，为一剂量。②荆芥10g、血竭3g、地骨皮10g、透骨草12g、红花12g、当归10g、防风15g、草乌10g、川乌10g、杜仲12g、木瓜15g、徐长卿15~20g、丝瓜络15~20g。慢性咽炎：银花30g，红花15g，桔梗15g，艾叶30g。

7. 漆灸法材料。取适量陈醋倒入砚池中，其中添加一定比例的麝香、樟脑及蛋清少许，用精制香墨研磨成均匀糊状，以滴在纸上不易散开为度，然后倒入容器中密封备用。

8. 代灸膏材料。分两类：一类为工厂生产的成品，一类为临时制作的膏药。①成品代灸膏：温灸膏、舒康贴膏等。②临时制作的代灸膏：如僵椒膏，由僵虫、白胡椒、蓖麻仁、麝香及皮肤渗透剂等药适量组成。将僵虫、白胡椒等药低温烤干，粉碎后过120目筛，与捣烂成泥之蓖麻仁、麝香、皮肤渗透剂混合搅拌成膏密封备用。

第七章　常用灸法

第一节　艾灸法

一、艾炷直接灸法

艾炷直接灸是将艾炷直接放在穴区皮肤上施灸的一种方法（图7-1）。

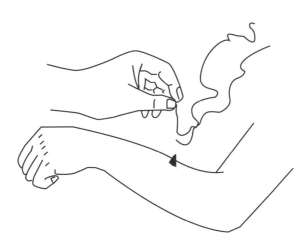

图7-1　直接灸法

（一）压灸

压灸，属于无瘢痕灸法。是指用艾炷或艾制物在直接灸时反复压灭的一种灸治方法。

1. 操作方法

选取穴位或痛点，如为头穴宜先剪去头发，露出皮肤如拇指甲大。涂少许凡士林，取艾炷直接放在穴位上。如以痛点灸，视痛点的大小取麦粒至半粒蚕豆大小艾炷，用线香从炷顶点燃,待艾炷燃至2/3或患者感到烫时用舌板压灭,将艾灰取掉,在留下的一层薄的未燃的艾绒上继续放置艾炷点燃。每次3~5壮,有时灸至数十壮,如灸百会穴,灸到25~50壮时(多可至100壮),患者可觉热力从头皮渗入脑内,有头脑清醒感,病情减轻。隔日1次,10次为一疗程。

2. 主治病证

艾炷压法适用于多种痛症,以及各种头部疾病、内耳眩晕病、颈性眩晕等疾病。

3. 注意事项

(1)灸时要注意操作上的熟练,使患者感到灼热时即及时压灭,避免Ⅱ、Ⅲ度烧伤。

(2)如灸后起小水疱,无需挑破,宜涂以龙胆紫,可自然吸收。

(3)如灸百会穴,半月内禁洗头。如形成灸疮,注意疮面清洁,1个月左右可愈,新发自生。

(二)无瘢痕灸

无瘢痕灸,即非化脓灸。是将艾炷直接置于穴位上点燃施灸,及时清除,不致起疱化脓的一种治疗方法(图7-2)。

1. 操作方法

选穴后用少许蒜汁或凡士林先涂抹于灸穴皮肤表面,将艾炷粘于穴位上。用火点燃艾炷尖端。当烧至患者稍觉烫时,不等艾火烧到皮肤,即用镊子夹去或压灭,另换一壮。对某些病情顽固者,亦可继续灸3~5秒钟再除去艾炷,隔1~2小时后可出现水疱。连续灸3~7壮,每日或隔日1次,7~10次为一疗程。

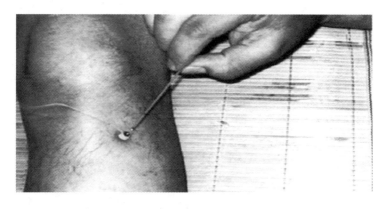

图7-2 足三里直接灸法

2. 主治病证

可治疗各种急慢性疾病,如急慢性腹泻、急性乳腺炎、哮喘、慢性咳嗽、眩晕、肱骨外上髁炎、皮肤病等病证。

3. 注意事项

(1)无瘢痕灸艾炷的大小须因人因病因部位而定,一般以绿豆至花生米大小为宜。

（2）使用无瘢痕灸，一般灸处仅出现红晕，不应出现水疱。如灸后出现水疱，不需挑破，消毒后可自行吸收；如水疱较大，可用消毒注射针具吸去疱液，用龙胆紫药水涂抹，均不遗留瘢痕。

（3）为增加灸时艾炷的黏合力，应先在灸处涂一些凡士林，同时可防止水疱发生。

（三）瘢痕灸法

瘢痕灸法即化脓灸，系指用艾炷在穴位皮肤上直接灸灼，并使其化脓，愈后形成瘢痕的一种灸法。

1. 操作方法

选用麦粒或枣核大的艾炷。在皮肤上涂一些葱汁、蒜汁或凡士林，将艾炷粘于皮肤上，用火燃着艾炷顶端后，待其逐渐燃尽，用浸有生理盐水的消毒纱布，拭去艾灰，抹净穴位皮肤。再灸第二壮。一般可灸7~9壮，对小儿可灸1~2壮。灸时患者感觉疼痛，医者可用手轻轻拍打或抓挠穴区四周，分散患者的注意力，以减轻施灸时的疼痛（图7-3）。对惧痛患者，可先在灸处注入利多卡因1ml做局部麻醉后再施灸，完成所灸壮数后，灸区多形成一焦痂，灸后将局部擦拭干净，用玉红膏或疮膏药涂焦痂处，或根据灸疮大小剪一块一般胶布，敷贴封口，以防止衣服摩擦灸疮，并促使其溃烂化脓。换药时用棉球擦干脓液后再敷贴胶布，每日换1次膏药或胶布。脓水多时可每日换2次。一般经1~2周，脓水渐少，30~40天后结痂脱落后留有瘢痕。

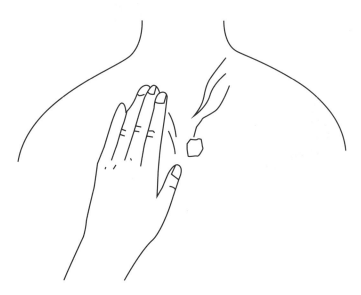

图7-3　瘢痕灸缓解疼痛拍打法

2. 主治病证

预防和治疗某些慢性疾病，有较好的提高免疫功能的作用，常用于治疗哮喘、慢性支气管炎、癫痫、溃疡病、脉管炎、瘰疬、痞块等。预防中风及其他慢性病发作。

3. 注意事项

（1）化脓灸要求灸后局部溃烂化脓，这是无菌性化脓反应，脓色较淡，多为白色。如护理不当，造成继发感染，脓色可由白色转为黄绿色，并可出现疼痛及渗血等，则须用消炎药膏或玉红膏涂敷。

（2）若灸疮久不收口，多因免疫功能较差所致，应做治疗。

（3）灸后宜多休息，禁房事，忌大怒、大劳、大饥、大饱、受热、冒寒，忌生冷瓜果和过厚毒味，避免酗酒。可多食一些营养丰富的食物，促使灸疮正常透发。

（4）身体虚弱、糖尿病、皮肤病及面部、关节部位不宜用本法。

二、艾炷隔物灸法

艾炷隔物灸又称间接灸，是指在艾炷与皮肤之间隔垫上某种物品而进行施灸的一种方法（图7-4）。

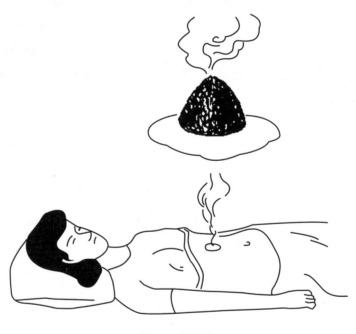

图7-4　隔物灸

（一）隔姜灸

隔姜灸是将生姜片置于艾炷灸火与皮肤间进行灸治的方法。

1. 操作方法

选新鲜老姜，沿生姜纤维纵向切成厚0.2～0.5cm的姜片，大小可据穴区部位所在和选用的艾炷的大小而定。中间用三棱针穿刺数孔。施灸时，将姜片放在应灸区域，将艾炷放在姜片上点燃。待患者有局部灼痛感时，将姜片稍许上提，再放下，以减轻疼痛,再行灸治,反复进行。如用一个艾炷灸叫单炷隔姜灸(图7-5),用多个艾炷一起放在姜片上灸叫多炷隔姜灸(图7-6)。施灸过程中,可以在姜片下衬一些纸片,放下再灸,也可更换艾炷再灸。一般每次灸5~10壮,以局部潮红为度。灸毕用正红花油涂于施灸部位。

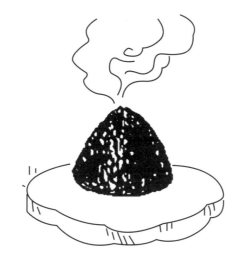

图7-5 单炷隔姜灸

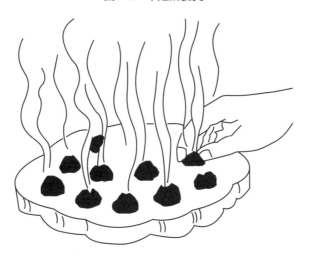

图7-6 多炷隔姜灸

2. 主治病证

本法多用于外感表证和虚寒性疾病,如感冒、咳嗽、风湿痹痛、呕吐、泄泻、脘腹隐痛、遗精、阳痿、痛经、周围性面神经麻痹等。

3. 注意事项

(1)隔姜灸用的姜应选用新鲜的老姜,不可用干姜或嫩姜。姜片宜现切现用。

(2)灸时姜片厚薄的选择:面部等较为敏感的部位及一般疾病,可用较厚的姜片,以减轻对局部的刺激;而急性或疼痛性病证及不太敏感的部位,宜选择较薄的姜片。

(3)灸时应注意患者的反应,以患者感到灼热即提起姜片为宜,不宜太过,不然会烫出水疱。

(二)隔纸灸

艾炷隔纸灸是将艾炷放在贴于皮肤的白表纸上进行灸治的方法。

1. 操作方法

取品质较好的半张面纸,反复折叠五次,使之成2.5cm见方之折纸,再用生理盐水或清水浸透面纸,然后轻轻压干。在面纸上放置艾炷,点燃后灸之,以患者感到灼热后换艾炷。每次灸5~7壮。如面纸灸时被艾火烘干,可用清水湿润后再灸。

2. 主治病证

主要用于治疗咳嗽、咯血及哮喘、瘰病、关节炎、腹痛及带状疱疹等某些皮肤病。

3. 注意事项

(1)灸时以局部汗湿,皮肤出现红晕而患者感到舒适为度,不宜起疱。

(2)灸后局部应避风寒。

(三)隔醋灸

隔醋灸是一种在灸处皮肤涂以食醋并在其上艾灸的方法。

1. 操作方法

隔醋灸多选用局部为灸治部位,多用食用白醋或米醋。用脱脂棉蘸上食醋,在局部反复涂抹数遍,然后以小或中壮艾炷置于施灸部位,点燃艾炷顶端,使其逐渐燃向皮肤,至患者觉热烫时,为减轻疼痛,可用镊子前后、左右移动艾炷,如进一步感到灼痛,则另换一艾炷。每次灸4~7壮,以局部皮肤温润为度。每日或隔日一次,10次为一疗程。疗程间隔3~5日。

2. 主治病证

本法主治某些疼痛、关节炎、骨质增生及皮肤病,如白癜风、牛皮癣等病证。

3. 注意事项

(1)隔醋灸治骨质增生时,可灸一壮涂1次醋,反复进行。因醋具有活血化瘀和消炎作用,也可用于各种关节炎患者。

(2)如初学针灸操作不熟练者,可改为用艾条隔醋做温和灸。时间约20分钟,可取得较好效果。

(四)隔蒜灸

隔蒜灸,又称蒜钱灸,是将蒜隔在艾炷与皮肤之间进行灸治的方法。

1. 操作方法

(1)隔蒜片灸:取新鲜独头大蒜,切成厚约0.5cm的蒜片,用针在蒜片中间刺数孔。将蒜片放于穴区或肿块上（如未化脓的脓头处），上置艾炷施灸，每灸3~4壮后换蒜片，继续灸治。每穴一次可灸5~7壮。每日灸1~2次。

（2）隔蒜泥灸：以新鲜大蒜适量，捣如泥膏状，制成厚0.2~0.4cm的圆饼，大小按病灶而定。置于选定之穴区按上法灸之，但中间不必更换蒜泥，直至患者感到灼热后更换艾炷。灸5~7壮。

2. 主治病证

本法多用于未溃痈、疽、疮、疖、疣、虫蛇蝎咬伤及腹中积块、肺痨等，近年来还用于肺结核等的辅助治疗。

3. 注意事项

（1）本法治疗痈、疮等皮肤急慢性感染，对初发者可消散，已化脓者可促其速溃。

（2）灸痈、疮时，痛者应灸至不痛，不痛者应灸至疼痛为度。

（3）蒜有较强刺激性，灸后应用敷料遮盖，防止发疱或摩擦溃烂。也可在灸后用清水洗净表面的残留蒜汁，以减轻刺激性。

（五）隔盐灸

隔盐灸是将盐用作隔离物进行艾炷灸治的方法（图7-7）。

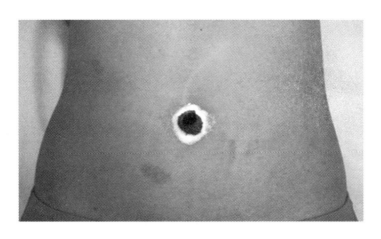

图7-7　隔盐灸法

1. 操作方法

取纯净干燥之细白盐适量，在铁锅内炒至温热，填入脐中，使与脐平。如患者脐部凹陷不明显者，可预先在脐周围围一湿面圈，再填入食盐。如须再隔其他药物施灸，一般宜先填入其他药物（药膏或药末），再放盐，然后上置艾炷施灸，至患者稍感烫热，即更换艾炷。一般灸3~5壮。

2. 主治病证

本法有回阳救逆之功，多用于急性腹痛、吐泻、痢疾、淋病、大汗亡阳、肢冷脉伏和脱证等。

3. 注意事项

（1）为避免食盐受火爆裂烫伤，可预先在盐上放一薄姜片再施灸。

（2）本法只适宜于灸神阙穴，但对急性病可多灸，不计壮数。一般灸5~9壮。

（六）隔鸡蛋灸

即艾炷灸时，用鸡蛋蛋白作为隔离物进行施灸的方法。

1. 操作方法

取一个较大的鸡蛋，煮熟后去蛋黄，取蛋白趁其温热之时盖于施灸部位上，四周用面饼圈上，然后在蛋白上点燃艾炷，每次灸3~7炷，隔日1次，10次为一疗程。

2. 主治病症

主治疔疮肿毒、麦粒肿。

3. 注意事项

（1）灸时注意鸡蛋蛋白不宜太烫，以免烫伤皮肤。

（2）煮熟的鸡蛋能吸毒，可使疮疡不致破溃而愈。

（七）隔附子灸

隔附子灸是将附子作为隔离物进行艾炷灸治的方法（图7-8）。

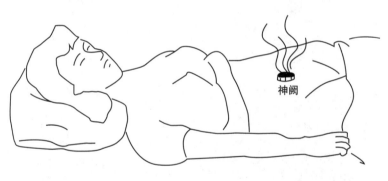

图7-8 神阙隔附子灸

1. 操作方法

（1）隔附子片灸：取熟附子用水浸透后，切片厚0.3~0.5cm，中间用针刺数孔，放于灸处，上置大艾炷点燃，艾炷燃完后换炷不换附子片，灸5~7壮，以患者感到温热舒适为度。

（2）隔附子饼灸：将附子切细研末，以黄酒调和，制作成饼状，厚约0.5cm，直径2cm，亦可用生附子3份、肉桂2份、丁香1份，共研细末，用蜂蜜调和制成0.5cm厚的药饼，或用附子粉加白及粉或面粉水调成0.4cm厚薄饼。将药饼用针穿刺数孔，放于穴位上置艾炷灸之，饼干则再换饼，直到灸处皮肤出现红晕为度。每日或隔日1次。

2. 主治病证

附子辛温大热，有温肾壮阳之功，适宜治疗阳痿、早泄、遗精及疮疡久溃不敛、指端麻木等病证。近年来又用以治疗痛经、桥本氏甲状腺炎、慢性溃疡性结肠炎等。

3. 注意事项

（1）施灸时要注意室内通风，并须在医务人员指导监视下进行。如医生或患者在施灸中出现有不同程度的头晕乏力、口唇鼻痒、咽痛、胸闷、恶心、腹痛、四肢微麻等类似乌头碱中毒症状，一般都发生于连续施灸时间长，与室内不通风的环境下吸进烟气有关，停灸后症状大多可逐渐缓解乃至消失。

（2）对阴盛火旺及过敏体质者、孕妇均禁用附子饼灸。

（3）若附子片或附子饼被艾炷烧焦，可以更换后再灸，直至穴区皮肤出现红晕停灸。

（八）隔药饼灸

隔药饼灸是用药物制成饼状物作为隔离物进行艾炷灸或艾条灸的一种间接灸法。

1. 操作方法

药饼制作法：分为三类。

（1）药汁浓缩法：按配方称取各味中药，加水适量煎汁浓缩，部分药物研末成粉，二者混和调匀后加入赋形剂，用特制的模子压成薄饼。

（2）研末调和法：可配方称取药物，研极细末，根据临床需要临时用醋、酒、乙醇、姜汁、蜂蜜等调和剂调和，再用特制的模子压成药饼。

（3）研末混合法：将药物研为极细末备用，临用时根据病情可分别选用大蒜、嫩姜、葱白等其中之一，与药粉各取适量，一齐捣烂，用模子压成药饼。

应用时，将药饼用针刺数孔，再置于穴位上，将中或大壮艾炷隔饼灸烧，患者觉烫时可略做移动，壮数多少据病情而定。灸疗过程中，如药饼烧焦，应易饼再灸。可每日或隔日1次。

2. 主治病证

隔药饼灸多用于难治性病证：骨质增生及脊髓空洞症、冠心病、慢性非特异性溃疡性结肠炎、小儿硬皮病、胃下垂、软组织损伤、足跟痛、过敏性鼻炎等。另外，还用于保健与抗衰老等。

3. 注意事项

（1）应根据辨证施治的原则选择药饼的配方及制作方法。

（2）药饼一般要求新鲜配制，现制现用。每只药饼只能使用一次。

（3）此种方法适用于其他以药为隔离物进行艾灸的方法。

（九）隔面饼灸

隔面饼灸，是用麦面与好米醋、姜汁或蒜汁等和成薄饼，敷在脐上，将艾炷置于饼上灸之的一种方法。

1. 操作方法

（1）面醋灸：取白面适量，用陈醋调和，做成直径3cm，厚约0.5cm的薄饼，放置于将灸之处，以拇指大的艾炷放于饼上，隔饼灸之，患者感觉灼烫则更换一个艾炷，每次4~5壮。

（2）面姜灸：取嫩生姜或大蒜适量，将其尽量捣烂，加入白面调和。制成厚约0.5~0.8cm，直径3~5cm的面饼。施灸时，先用针在面饼上刺穿数孔，再在灸处铺一厚纸，在纸上放面饼。可用重25~30g的特大壮艾炷点燃灸治。每次1~2壮，隔3~5日1次。

2. 主治病证

面醋灸多用于痈疽、痢疾等，面姜灸多用于功能性子宫出血等病证。

3. 注意事项

（1）隔面饼灸多取阿是穴（患处）和神阙穴。

（2）用本法时，应多准备若干新鲜面饼，以备灸至饼干时更换。

（十）隔药末灸

隔药末灸法是在穴区撒上药末或在药末上覆一层橡皮膏或姜片，再行施灸的方法。

1. 操作方法

先据疾病证型选用药物，制作各类药末，烘干研成极细末，过200目筛，装瓶密封备用。隔药末灸在具体操作上可分为两种。

（1）直灸法：在所选穴区上分别铺一层厚约1cm，直径2cm左右的药末。以小壮艾炷施灸，患者觉烫即用镊子夹去。每次灸3~5壮，7~10次为一疗程。

（2）贴灸法：选定穴区，将中药末分别在各穴区薄薄铺上一层，直径2~3cm，厚0.2~0.3cm。如为神阙穴，其厚度以填满脐孔为宜。再剪一块2~3cm见方的橡皮膏覆盖粘贴在药末上。然后，将小或中壮艾炷置于橡皮膏上，点燃施灸，待患者难以忍受时，用镊子除去，另换1壮，一般灸3~5壮。灸后再敷贴24小时，将橡皮膏及药末一起除去。隔日1次，3~5次为一疗程。亦可在药末上盖上一块厚约0.2~0.3cm的新鲜老姜（可用粗针在生姜上刺几个孔），以中壮艾炷施灸。

2. 主治病证

急慢性支气管炎、腱鞘炎、关节炎、泄泻、腹痛及用于保健灸等。

3. 注意事项

（1）用直灸法时，应注意药物要铺得平整，以免艾炷放置不稳导致烫伤。小儿及皮肤较嫩的部位可铺得略厚一些，以避免烫伤。

（2）贴灸法灸时要注意避免将橡皮膏烧焦。如操作不熟练，可改用艾条温和灸法。

（十一）隔竹圈盐灸

隔竹圈盐灸是运用竹圈填盐，在其上灸治的方法。

1. 操作方法

将竹子剖成小竹片，制作成内径3~5cm不等，高度1cm左右的空心竹圈，再用两层纱布包裹竹圈的底部，边缘纱布用橡皮筋系紧在竹圈的外围。选穴后，根据穴区情况选择不同型号的竹圈，在圈内均匀铺上食盐，其量以能遮盖纱布为限，然后在圈内再装满艾绒。用线香点燃竹圈内的艾绒，再将竹圈放在局部穴位上，让艾绒慢慢燃至底部盐层并有噼啪炸响声，1圈可灸20分钟至半小时以上。每日或隔日1次，7~10次为一疗程。

2. 主治病证

隔盐灸法取穴一般仅选神阙，治疗的病证也较为局限。隔竹圈盐灸则应用竹圈固定艾绒，就可用于躯干部和四肢的某些穴位，治疗疾病的范围也可有所扩大。可治疗肱骨外上髁炎、桡骨茎突部狭窄性腱鞘炎、新旧跌打损伤、风湿性关节炎等。

3. 注意事项

（1）装置艾绒时艾绒不宜过松，中央隆起，不可紧贴竹圈边，以免施灸时烧焦竹圈。盐要布满底部，遮盖住纱布。

（2）头面、四肢末端部以及凹凸不平的部位不宜施用竹圈盐灸法。

三、艾条悬灸法

艾条灸又称艾卷灸。系指用纸包裹艾绒卷成长圆筒状，一端点燃后，在穴位或病所熏灼的一种灸治方法。

（一）温和灸

温和灸，是指将艾条燃着端与施灸部位的皮肤保持一定距离，使患者只觉有温热而无灼痛的一种艾条灸法（图7-9）。

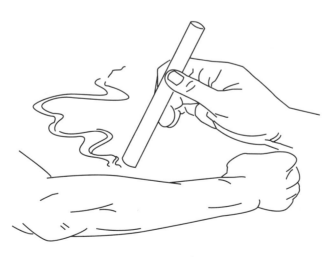

图7-9　温和灸法

1. 操作方法

将艾条燃着一端,在所选定之穴位上空熏灸不动。其距离以患者感觉局部温热舒适而不灼烫为宜,一般距皮肤约3cm。每次灸10~15分钟,以施灸部位出现红晕为度。每日1~2次,一般7~10次为一疗程。

2. 主治病证

可用于治疗各种慢性病,如慢性气管炎、关节炎、冠心病、疝气、胎位不正等适宜用灸法的病症。亦可用于保健灸。

3. 注意事项

(1)灸治时,应注意艾条与皮肤之间既要保持一定距离,又要达到足够的热力。随着灸治时间的延长,以及患者感温的变化而改变距离。

(2)温和灸不宜用于急重病证或慢性病证的急性发作期。

(3)当艾条燃到一定程度,燃端可积聚较多艾灰,应经常将其除去再灸。

(4)灸时可将左手中、示指放于被灸处以感知温度,及时调整距离。

(二)回旋灸

回旋灸法是指将燃着的艾条在穴区上方作往复回旋移动的一种艾条灸法(图7-10)。

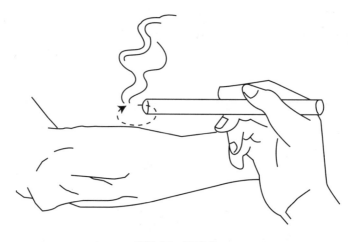

图7-10　回旋灸

1. 操作方法

回旋灸的操作法有两种:一种为平面回旋灸。将艾条点燃端在选定的穴区上空平行往复回旋施灸,其距离以患者局部有灼热感为宜,每次灸20~30分钟。视病灶范围,可适当延长灸治时间,以局部潮红为度。一种为螺旋式回旋灸,即将灸条燃着端反复从离穴区或病灶最近处,由近及远呈螺旋式施灸。

2. 主治病证

本法常用于治疗皮肤疾病,如神经性皮炎、牛皮癣、湿疹、股外侧皮神经炎、皮肤浅表溃疡、带状疱疹、褥疮等病损表浅而面积大者,对各种关节疼痛、肌肉疼痛及周围性面神经麻痹也有效果。也可用于近视眼、白内障、慢性鼻炎等五官疾病及妇科疾病。

3. 注意事项

(1)平面回旋灸适合灸疗面积较大之病灶;螺旋式回旋炎适用于病灶较小的痛点以及治疗急性病证,其热力较强,以局部出现深色红晕为宜。

(2)回旋灸的灸条分为清艾条(包括无烟艾条)和药艾条两种,可根据病情选用。

(三)雀啄灸

雀啄灸法是指将艾条燃着端对准穴区一起一落地进行灸治。施灸动作类似麻雀啄食,故名雀啄灸(图7-11)。

1. 操作方法

将艾条燃着端对准所选穴位,采用类似麻雀啄食般的一起一落、忽近忽远的手法施灸。一般每次灸治5~10分钟。亦有以艾条靠近穴区灸至患者感到灼烫提起为一壮,如此反复操作,每次灸3~7壮。以灸治局部出现深红色湿润为度。雀啄法治疗一般每日1~2次,10次为一疗程,或不计疗程。

2. 主治病证

主要用于感冒、慢性泄泻、网球肘、疖肿、脱肛、前列腺炎、急性疼痛、晕厥急救以及某些小儿急慢性病证等的治疗。

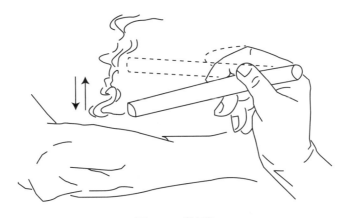

图7-11　雀啄灸

3. 注意事项

(1)雀啄灸在接近皮肤时不可太靠近皮肤,以免烫伤,尤其是对失去知觉或皮肤感觉迟钝的患者以及小儿患者更应注意。

(2)对小儿患者及皮肤知觉迟钝者,医者可以左手食指和中指分置穴区两旁,以感觉灸热程度,避免烫伤。

(四)齐灸

齐灸法是采用多根艾条同时灸治一个部位或用一根艾条多方位灸治的方法（图7-12）。

1. 操作方法

（1）多艾条法：即同时用多根艾条灸治的方法。一般取艾条2~3支。如为2支，点燃艾条的一端后，左右手各持1支，同时灸两个穴位。如为3支，右手拇、食指及中、无名指各挟持1支点燃的艾条，左手拇、食指挟持1支。以距皮肤1~2cm的距离为宜，同时在所选的穴位及上下施灸，使患者局部有温热感而无灼痛，施灸的时间约为15分钟，以局部皮肤潮红为度。每日或隔日一次，7~10次为一疗程。

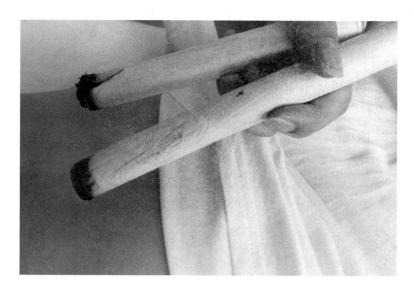

图7-12 齐灸法

（2）单艾条法：将单支艾条的一端点燃，对准选定的穴位施灸，距离以患者感到温热舒适为度，再在该穴上下各1cm的循经线上进行熏灸。一般每穴约灸5分钟，在每穴上下1cm处再各灸5分钟，使艾灸处的皮肤呈红晕为宜。每日或隔日一次，7~10次为一疗程。

2. 主治病证

主要用于风寒湿痹证、痿证等，但不适宜于急重病症及慢性病的急性发作时期。

3. 注意事项

（1）多根艾条可分别点燃，但要同时进行施灸。

（2）齐灸时火力较大，应注意艾火与皮肤的距离，不要烧伤皮肤。

（3）施灸过程中注意及时清除艾条的积灰。

（五）排灸

排灸法即用4~12支艾条，甚至更多艾条同时施灸的方法。

1. 操作方法

点燃艾条，每只手各拿3~6支艾条，所拿艾条左右做扇形排开。

（1）颈背部：患者端坐，医者两手各拿一排已点燃的艾条，从两侧风池穴开始灸至大椎，再向两侧分开灸到两侧肩峰为止。然后又重新合拢到大椎穴上，再沿着华陀夹脊到达骶椎，施灸时间根据病情需要和患者的忍受耐力情况而定，一般5分钟左右。

（2）胸腹部：患者平卧，术者双手持两排灸条，从膻中穴开始施灸至天突，再向下灸至关元，然后再从天突穴处慢慢向两侧肩峰处移动，一般1~2分钟。

（3）四肢部：施灸者双手各拿一排艾条，先从两肩开始，向下经肘关节曲池、外关，再旋转到内关，循行到合谷；然后再从下肢太溪开始沿大腿内侧向上灸治，经三阴交、阴陵泉，绕过膝关节，从足三里下到悬钟、昆仑。一般1~2分钟。

（4）头面部：施灸从额中央印堂开始，慢慢分开到两侧眼眶、太阳，最后结束在双耳周围。一般需1分钟左右。

以上四个部位全部做完约需10分钟。一般隔日施灸一次，10次为一疗程。

2.主治病证

本法适用于以虚寒为主的多种慢性难治病证。

3.注意事项

（1）施灸时要密切留意艾条点燃后的艾绒，灰烬要及时抖落在盘中，不要散落在患者皮肤上，以免造成烫伤或意外。

（2）发热、出血、肿瘤扩散期、身体极度虚弱或小儿患者难以合作者为本法禁忌证。

（3）灸后患者可全身微微出汗，温暖异常，有通体舒泰的感觉。病变部位及相应经穴可稍做重点处理，艾灸时间可适当延长。

（六）热敏灸

热敏灸是基于热敏化腧穴热刺激以激发经气运行治疗疾病的一种新疗法。

1.操作方法

（1）探穴：选取疾病相关经穴、特定穴、痛点和压痛点相应的脊柱节段，用点燃的艾条，在以上述部位为中心的3cm半径范围内，距离皮肤3~5cm施行回旋灸和温和灸，当患者感受到艾热发生透热、扩热、传热、局部不热远部热、表面不热深部热或其他非热感觉，如施灸部位或远离施灸部位产生酸、胀、压、重、痛、麻、冷等感觉时，此点即为热敏点，重复上述步骤，直至所有的热敏点被探查出，选择1~3个最敏感穴位予以灸疗。

（2）艾灸操作：先回旋灸打基础，继之雀啄灸加强灸量，激发经气，再温和灸温通经络。医生需以手感受掌握患者皮肤温度（以患者感温热但无灼痛为度），随时弹去艾灰，防止烧伤皮肤及烧坏衣物。

（3）灸量：艾灸的最佳剂量是以完成感传为度的灸量，直至热敏现象消失为一次施灸剂量。同时，随着病情改善，腧穴热敏现象也会减少，热敏出现的时间也会延长。一般从数分钟至1小时不等，每日1次。7次为1个疗程。

2. 主治病证

凡是产生了腧穴热敏化的病症都是新灸法的适应证。对以下病症有良好的效果：感冒、慢性支气管炎、支气管哮喘、消化性溃疡、功能性消化不良、肠易激综合征、便秘、原发性痛经、盆腔炎症、阳痿、偏头痛、面瘫、三叉神经痛、面肌痉挛、枕神经痛、疱疹后神经痛、脑梗塞、失眠、过敏性鼻炎、荨麻疹、颈椎病、腰椎间盘突出症、肩周炎、膝关节骨性关节炎、肌筋膜疼痛综合征、网球肘。

3. 注意事项

（1）施灸时，应向患者详细阐述腧穴热敏化艾灸疗法的操作过程，打消患者对艾灸的恐惧感或紧张感，以取得患者的合作。

（2）施灸时，应根据患者的年龄、性别、体质、病情，充分暴露施灸部位，采取舒适的且能长时间维持的体位。

（3）施灸剂量应根据是否完成四项过程为度，不应拘泥时间长短。

四、艾条隔物悬灸法

艾条隔物悬灸法是指将艾条点燃后在覆盖某种隔物的穴位进行悬起灸的一种灸疗（图7-13）。

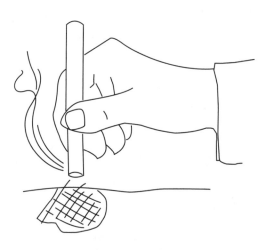

图7-13 艾条隔物悬灸法

（一）隔布灸

隔布灸法，古代主要用于艾条灸法，是指将布作为隔离物，艾条燃烧时药气隔布透入以取效的治疗方法。

1. 操作方法

取厚约0.2mm的纱布一块，灸单穴面积一般2cm见方，灸病灶则按病灶大小截取。用生理盐水或药液浸湿后，略拧干以不滴水为度，用一层纱布覆盖于应灸部位，左手固定布面，使纱布贴紧皮肤，右手持点燃的艾条，艾火接近布面，距离以患者感到灼热为度，行雀啄灸或回旋灸，布干后淋湿再灸。每次灸20~30分钟。每日或隔日一次，7~10次为一疗程。

2. 主治病证

主治痹证、颈椎病、带状疱疹、多发性神经炎等皮肤及运动系统疾病。

3. 注意事项

（1）隔布灸要注意不要将纱布灸得太干，以免灼伤肌肤。

（2）本法还可用于艾炷灸。

（二）隔药纱灸

隔药纱灸是将消毒纱布浸透药液置于穴区，再以艾条悬灸，达到治疗目的的灸法。

1. 操作方法

根据不同病证预先制备好各种药液。①将饮片加水煎三次形成药液；②将中药饮片研成极细末，加水、醋等调匀；③将饮片放入醋中浸泡形成药液。用边长为2~3cm的方形双层消毒纱布浸透药液，挤干至不滴药液为度，贴敷于应灸之处。医者手持点燃之艾条，艾火与皮肤距离以患者能耐受为度，在纱布上做雀啄灸、温和灸或回旋灸。纱布灸干后浸药后再灸，以灸满需灸时间为止。一般每日1~2次，7~10次为一疗程。

2. 主治病证

主治慢性支气管炎、颈腰椎骨质增生、各种关节炎、坐骨神经痛、急慢性扭挫伤、急慢性腹泻及慢性咽炎等。

3. 注意事项

（1）不论何种药液，要求保持较高的药物浓度。纱布亦应现浸现用。

（2）要注意不可将纱布灸得太干，以免烧焦纱布灼伤肌肤。

（3）对某些特殊病证，可另换药纱布或重新将纱布浸润后再灸。

（三）隔药液灸

隔药液灸是采用局部穴区涂上药液后再用艾条灸灼的方法，以达到艾灸的温热刺激与药物透皮吸收的双重治疗作用。

1. 操作方法

具体操作：本法多用于穴区面积较大的痛点及局部使用。根据不同病证选取适宜的药液，药液可用多种方法配制：一是将中药饮片煎成药液，二是将药粉配调水、醋等液体使用，三是将药物在醋中浸泡后使用。用时先用脱脂棉蘸取药液在穴区表面反复轻轻涂抹几遍，将艾条点燃，用回旋灸法在药液上方一定距离施灸，距离以患者感到温热为宜，药液烘干后，可再次涂抹。每次灸30分钟左右，以局部皮肤潮红为度。隔日1次，10次为一疗程。疗程间隔3~5日。亦可用温盒灸法代替艾条施灸。灸疗时间及疗程均同艾条灸。

2. 主治病证

本法多用于关节、肌肉疼痛疾患。

3. 注意事项

（1）用本法施灸时，应不宜等药液干后再灸，艾火会烤干药液，故宜边涂边灸，药液涂抹的面积可据病痛（灶）大小而定。

（2）在制作药液时，不能用乙醇等易燃物，以免灸疗时引起燃烧，造成意外。

（四）隔膏药灸

艾条隔膏药灸法，是将软膏或膏药作为隔离物，用艾条进行灸治的方法。

1. 操作方法

膏药主要有胶布类膏药、中药配制的软膏类膏药。治疗时多根据病灶或痛点大小，剪取1块胶布膏药或中药膏药，粘贴在痛处。亦可根据症状选取药物配方研成极细末，撒于膏药中心部位直径在2~3cm大的范围，或适量涂于穴区左右，厚度0.2~0.5cm。点燃艾条，用温和灸法或回旋灸法灸治。急性疼痛或痛疽等，可用雀啄灸法。每次灸10~15分钟，每日一次。7~10次为一疗程。

2. 主治病证

可用于治疗急性扭挫伤、腰椎间盘突出症、慢性肌肉劳损等疼痛性疾病，亦可用于痛疽、白癜风、冻疮等外科及皮肤科病证。

3. 注意事项

（1）施灸时应注意不要被膏药烫伤皮肤，雀啄灸时也应特别注意避免灼伤。

（2）如胶布烘焦发硬，可另易一张再灸。灸毕，取掉膏药；亦可保留膏药在穴区，至第二日灸时，更换新膏药。对胶布膏药过敏者，可在灸后即撕去，不予保留。

（五）隔药糊灸

隔药糊灸指在艾灸时把药末加汁液调制的糊状物作为间隔物的艾灸治疗方法。

1. 操作方法

将根据辨证选取的中药研成细末，用麻油、水、蜂蜜、黄酒、米醋、生姜汁等之一调制成稠糊状。将药糊置于艾灸区域，摊成厚0.3~0.5cm，直径2~3cm大小的药饼状。如为神阙穴，可以药糊填满脐眼为度。再将艾条点燃，在药糊上做温和灸或回旋灸。每次灸15~60分钟。每日或隔日灸治1次，7~10日为一疗程。

2. 主治病证

本法主要用于治疗支气管炎、哮喘、慢性胃炎、肠炎、小儿厌食、某些皮肤病等慢性疾病以及用于保健灸等。

3. 注意事项

（1）药糊应现使用现调制，不宜搁置过久。

（2）由于药糊易改变形状，对因体位改变而发生位移的部位，可预先在药糊上覆盖一层胶布以固定。

（3）灸后即可去除药糊，也可用橡皮胶布覆盖在药糊上，24小时后除去。

五、艾条压灸法

艾条压灸法，又称实按灸，系指将艾条等直接按压在隔离物上，通过传热对穴位进行施灸的一种方法（图7-14）。

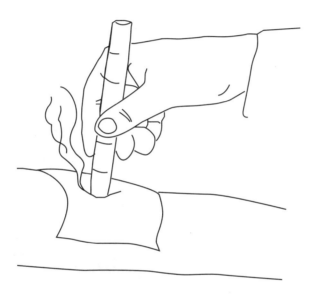

图7-14　艾条压灸法

（一）指灸

指灸法是用艾条熏烤医生手指，用其手指在患儿穴上按压传热的治疗方法。

1. 操作方法

取清艾条一支，点燃后灸烤医者一手大拇指内侧面，再将烤热的大拇指快速按压在患儿穴区上，这样反复烤按，治疗20~30分钟。

2. 主治病证

本法主要用于脾胃虚弱引起的小儿厌食、腹泻、久咳、脱肛等，亦可用于其他小儿体弱病证。

3. 注意事项

（1）本法适宜于2岁以内的幼儿。

（2）一切实证、热证所致脱肛，应慎用。

（3）操作时必须敏捷、快速，使穴区的热力达到均衡一致。

（二）衬垫灸

衬垫灸又称艾条衬垫灸法，是通过艾条按压特制的药物衬垫进行灸治来达到治疗目的的方法。

1. 操作方法

用干姜片15g，或根据病证选择药物，配成处方，将药物浓煎成300~500ml药液，加入面粉，调成稀浆糊状，涂敷在干净的白棉布上，再将棉布折叠成5~6层，晒干或烘干，制成硬衬，剪成5~10cm见方的方块备用。左手持衬垫置于艾灸区域，点燃一支艾条，将燃端按压在衬垫上，待局部感到灼热即提起艾条，需时约5秒钟，然后将衬垫稍转动一下，再以上法施灸，如艾条熄灭可另换一支。如此反复5~7次后更换穴位，以施灸处皮肤出现红晕为度。每日或隔日治疗1次，7~10次为一疗程。

2. 主治病证

常用于治疗各种痛证、呼吸道疾病、慢性胃肠病、遗尿、阳痿等病证。

3. 注意事项

（1）孕妇腹部不宜使用本法。

（2）衬垫的面积较大，在使用时要注意以其中心对准穴区，以准确施灸，取得良效。

（三）灸笔灸

灸笔灸法是应用万应点灸笔进行按灸的治疗方法（图7-15）。

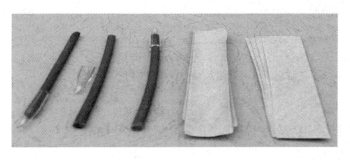

图7-15　周氏万应点灸笔

1. 操作方法

灸具采用成品灸笔和特制的药纸。

（1）取穴原则：一般均是单穴单用，双穴双用，就近或局部取穴配合循经或远道取穴，双耳尖、百会是应用本法的常规穴。

（2）操作步骤：用酒精灯或打火机将周氏万应点灸笔（简称点灸笔）点燃，将特制的药纸平铺在穴位上，将药笔隔纸对穴位进行点灼，点灸后立即搽少量薄荷油或特制的冰片蟾酥油，可以预防起疱。根据不同病证，每日可灸1~3次，不计疗程，以愈为期。

（3）点灸手法

①穴灸：对准穴位及周围快速点灸4~5下，呈梅花形。

②片灸：对局部进行片状点灸，范围依患处大小而定。

③围灸：是在患处周围进行点灸。

④条灸：根据经络分布与走向，进行条状点灸，达到疏通经络的要求。以上各法可以交叉或同时使用。

2. 主治病证

主治高血压、各种痛证与炎症。其他针灸的适应证用本法均有疗效。

3. 注意事项

（1）手法宜轻重适中，快速、熟练，纸不能与皮肤存有间隙。动作迅速避免烧穿药纸，造成局部烫伤。

（2）灸后外涂薄荷油，可防止或减少灸后1~2日出现的褐色痕迹，但该痕迹一般会自行脱落不留痕迹。

（3）灸笔灸的有效时间一般可以维持6~8小时或更长，故必须连续按时施治，不能间隔。随着治疗次数的增加，疗效亦趋巩固。病情愈急，则效果愈佳，疗程愈短。

（四）雷火针灸

雷火针法，古代又称为雷火神针法，是用特制的药物艾条点燃，隔纸十层，让热透入病处以治疗疾病的方法（图7-16）。

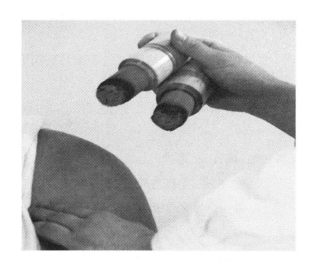

图7-16　雷火针灸

1. 操作方法

（1）传统法：确定施灸部位，铺上10余层面纸，也可用棉布5~7层，铺于灸处。取雷火针两支，点燃一端，另一支备用。医者以握笔状执住艾条，紧按在面纸或棉布上，稍留1~2秒钟，此时患者可感到温热药气透入深部，至病者感觉烫不可忍，稍微提起雷火针，待热减后再行按压施灸。如果在中途艾火熄灭,可取备用的药艾条接替施灸。如此反复进行,每次按压7~10遍,务使热力持续深透。每日或隔日1次,10次为一疗程。

（2）改进法：改进的雷火针法是利用现有材料进行加工而成,免除了繁杂的制作程序,先取普通药艾条一支,外用牛皮纸20cm×23cm将艾条缠裹加固,另用药膏放在80cm×5cm白布上,把布折成7~8层,做成药包垫（也可用市售膏药）,就成为一种简单的雷火针艾条。治疗时采用实按灸操作手法,将艾条点燃按在药包垫上,使药气随艾火热气通过穴位透入经络达到病所,从而治疗疾病。

使用时将药包垫放在施灸处,将点燃的灸条烧红直接实按在药包垫上,如患者感到烫,立即拿起灸条移开药包垫,此为1壮,一穴灸3~5壮即可。轻症1~5次,重症连续5次后再隔日灸1次,10次为一个疗程。

2. 主治病证

本法适宜治疗哮喘、慢性支气管炎、胃脘痛、腹泻、颈椎病、关节炎、扭挫伤、月经不调、近视眼及某些皮肤病等。

3. 注意事项

（1）使用改进型雷火针法,在配穴组方时,应强调辨证施治,用药可根据病情选用。

（2）将雷火针点燃时,一定要燃透,否则,面纸或棉布一包,或一按压,容易熄灭。

（3）施灸时将面纸或棉布捻紧,以免烧破面纸或棉布,灼伤皮肤。

（4）施灸时按在穴位上的力度、热度、时间长短以患者感觉最强为度,但应注意不宜烫伤皮肤。

（5）每壮间隔时间不宜太长,一般不超过3分钟,两针交替使用更佳。

（五）太乙针灸

太乙针灸,又称太乙神针,是在雷火针基础上改变处方而产生的一种药艾条实按灸疗法。

1. 操作方法

（1）压按法：取艾绒100g,硫黄6g,麝香、乳香、没药、松香、桂枝、杜仲、枳壳、皂角、细辛、川芎、独活、穿山甲、雄黄、白芷、全蝎各3g。按制作艾条方法制成太乙针灸灸条。操作时将两支太乙针同时点燃,将一支的燃端用10层面纸包裹,压按在施灸部位,患者可有温热感觉。如患者感觉太烫,可将艾条略提起,等热减再灸,如此反复施行。如艾火熄灭,可改用另一支点燃的药艾条同法施灸。如此反复施灸,每穴按灸10次左右。每日或隔日1次,10次为一疗程。

（2）点按法：取雄黄20g,冰片2g,麝香1g,火硝10g,川乌30g,草乌30g,白芷20g,精制艾绒60g,以上法将其卷成1.5~2mm的药艾条。医生将艾条一端点燃,对准施术部位雀啄食般快速点按,一触即起,此为1壮,每次3~6壮,以不灼伤皮肤为度。

2. 主治病证

主治同雷火灸法。

3. 注意事项

(1)注意在点灸头部时，应尽量拨开头发，使穴位充分暴露，以便操作。

(2)同雷火针法。

(六)运动按灸

运动按灸法，又称运动灸，是现代针灸工作者在雷火针、太乙针基础上研制出来的一种隔布实按灸法。

1. 操作方法

取市售清艾条3支，均点燃。先取1支，将点燃端用晾干的药棉布(药用红花、片姜黄、丝瓜络、葛根各9克，或红花、片姜黄、丹参、灵仙各12克，用陈醋浸泡30分钟)裹紧，在所选穴区，紧压在皮肤上，将艾条旋转揉按，先做上下按压搓揉，再向左或向右捻转360度，反复进行，以患者感到穴处温热胀麻为度，灸火熄灭或冷却后，再换另一支燃着的艾条，如此反复施灸，每灸1次为1壮。逆时针旋动为泻，每穴3~5壮；顺时针旋动为补，每穴4~6壮。每穴一般灸3~6分钟，每日或隔日1次，10次为一疗程。

2. 主治病证

主治各种急慢性痛证(腰痛、关节痛、足跟痛)、颈椎病、骨质增生、肌肉劳损、风寒湿痹等病证。

3. 注意事项

(1)浸润棉布用的药液，可根据病证自行配方，不必拘泥于上方。

(2)棉布包裹艾条时，要求松紧适宜，过紧艾火易熄灭，过松易燃着棉布。

六、铺灸法

铺灸法是指将艾绒铺摊在穴区，通过燃烧、温熨、热敷、日光照射等各种不同的方法，达到灸疗目的的一类灸法。

(一)大灸

大灸法，又称大灸疗法，是一种以萝卜片和蒜泥为隔离物行大面积灸疗的铺灸法。

1. 操作方法

(1)灸膀胱经：将蒜泥平摊于咸萝卜片(0.6cm厚，3cm见方)上，中间按一凹(深见萝卜)，把艾绒装入其中。患者俯卧，将一长70cm左右(21寸)，宽3.3cm左右(1寸)的硬纸板沿脊柱铺好固定，再把萝卜蒜泥片由大杼穴至白环俞和附分穴至秩边穴一个接一个排成左右两行，排列时，脊柱正中线放一条卫生纸以吸水。从上往下点燃艾绒，使其燃至将灭，接上艾球。灸部皮肤稍现深红色即停止灸治，一般每穴灸3~5壮。灸完背部，休息10分钟左右，再灸胸腹部。

（2）灸胸腹部：以膻中穴为中心放置9块萝卜片，鸠尾穴与神阙穴、妇女的石门穴各放一块不着蒜的萝卜片，不灸，两穴间放6片；神阙穴下至曲骨穴放5片，上腹部中间行的两侧各排一行，起点低半片，止点高半片；再在两侧各排一行，起点再低半片，止点再高半片，灸法如前。本法每隔7~10日灸1次，一般以灸2~4次为一疗程。

2. 主治病证

本法主治一切虚寒衰弱病证及久病不愈者。

3. 注意事项

（1）本法禁忌证为：急证、新证、热证、实证患者及小儿不宜。

（2）施灸过程中，若灼痛难忍时可将萝卜片夹离皮肤片刻，以皮肤出现深度红晕为度。要防止火力中断，不能发生灸疮。

（3）灸治完毕，针刺三阴交（泻法）不留针，配合十宣放血，以泻火邪，免生变证。

（4）所用腌好的胡萝卜最好冬腌3日，夏腌1日，以软为度。

（5）注意：鸠尾穴、神阙穴不灸，妇女石门穴不灸。腰腹部可适当多灸。

（二）长蛇灸

长蛇灸是在大椎至腰俞间督脉段用长段艾绒大面积施灸的灸法（图7-17）。

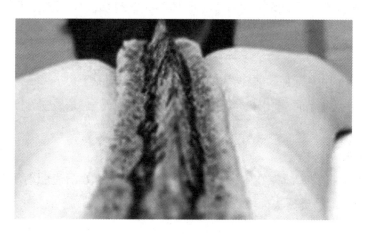

图7-17　长蛇灸

1. 操作方法

在脊柱（大椎穴至腰俞穴）正中线常规消毒后，涂上蒜汁，撒上斑蝥粉1~1.8g，粉上再铺以5cm宽、2.5cm高的蒜泥以形成一长条形，上铺3cm宽、2.5cm高的艾绒约200g，下宽上尖。形成三角形截面的长蛇形艾炷。然后，在艾炷头、身、尾3点用火点燃。燃尽后，再铺上艾绒复灸，每次灸2~3壮。灸后皮肤可出现深色潮红，可出水疱，3天后用消毒针具引出水疱液，覆盖1层消毒纱布。隔日1次涂以龙胆紫药水，直至结痂脱落愈合，一般不留瘢痕。灸后调养1月。

2. 主治病证

现代用于治疗类风湿性关节炎、脊柱炎、各种关节炎、慢性肝炎、顽固性哮喘，以及运动、呼吸和消化道疾病等。

3. 注意事项

（1）灸后1个月内忌生冷辛辣、肥甘厚味，鸡、鹅、鱼腥，禁冷水洗浴，避冷风，忌房事。

（2）体质过于虚弱者、老人、小儿及孕妇等慎用此法。

（3）以暑夏三伏天为宜。

（4）灸毕，移去蒜泥，用湿热纱布轻轻揩干穴区皮肤。出水疱后3天才能用消毒针刺破水疱。

（三）熨灸法

熨灸法是指将艾绒铺于穴区，用熨斗等工具在其上热熨，从而达到灸疗作用的一种铺灸法。

1. 操作方法

取适量的纯艾绒，均匀铺在将灸之处，再用几层布覆盖其上。如为药艾末，可将药装入布袋，压平铺于穴区。然后用加热过的熨斗或热水杯在上面往返熨灸。每次10~25分钟，每日1~2次。7~10日为一疗程。

2. 主治病证

主治胃痛、腰痛、风寒湿痹、痿证、寒性腹痛、腹泻等。

3. 注意事项

（1）艾绒中可据病情加入某些药物，通过热熨透入体内。

（2）用熨斗时，不要超过铺设的药和布，以免烫伤皮肤。

（3）灸后应在灸处用毛巾轻揉，并避免风寒。

（五）日光灸

日光灸是铺灸法的一种，系以艾绒平铺穴区在日光下暴晒，而起到类似灸治的治疗作用。

1. 操作方法

（1）聚光法：先将艾绒适量铺在施灸部位（多为腹背部），将聚光镜放于艾绒上方，借助镜面反光或聚光镜聚焦，将日光投射于艾绒层而施灸，以患者有温热感为度。

（2）散光法：宜周围数穴同取，先将艾绒适量铺在施灸部位（多为腹部穴），厚0.5~1cm，置于日光下暴晒。每次灸15~60分钟。每日或隔日1次，7~10次为一疗程。

2. 主治病证

主治风寒湿痹、慢性腰背痛及慢性虚弱性腹部疾病等。

3. 注意事项

（1）使用聚光法时注意不可聚焦太强烈而燃着艾绒。

（2）使用散光法时身体周围部位应用衣物遮盖好。

七、艾灸器灸法

艾灸器灸，是指用特制的灸器盛放艾绒或艾条，在穴位或特定部位上进行熨灸或熏灸的一种方法。

（一）温盒灸

温盒灸是应用特制的温灸盒作为灸器，内装艾条固定在一个部位进行治疗的一种灸法（图7-18）。

1. 操作方法

温灸盒分大、中、小三种规格（大号：长20cm、宽14cm、高8cm；中号：长15cm、宽10cm、高8cm；小号：长11cm、宽9cm、高8cm）。操作时在所选区域放置温灸盒，将3~5cm长的艾条段2~3段或艾团3~5团点燃，放在铁窗纱上，盖好封盖，火力小时可移开封盖，使火力增大，温度升高；火力大时可闭紧封盖，使火力变小，温度降低。以患者感到温热而无灼痛为宜。待艾条燃尽后将盒子取走即可。每次治疗20~30分钟。每日1~2次，一般7~10日为一疗程。

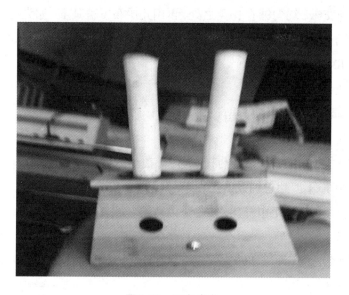

图7-18　温灸盒灸

2. 主治病证

适用于胃脘痛、腹痛、腹泻、遗尿、慢性腰背痛、慢性支气管炎、风寒湿痹、尿失禁等各种慢性疾病。

3. 注意事项

（1）用艾绒施灸时，要挑选金属罩网眼较小者，以防火星跌落，造成烫伤。

（2）灸时温灸盒要留有缝隙，以使空气流通，艾段燃烧充分。

（3）灸材除用艾条外，尚可在艾绒中掺入药物进行灸治；亦可先在穴区贴敷膏药或涂敷药糊等,行隔物灸法。

（二）温筒灸

温筒灸亦称温灸器灸,因为过去温灸器多制作成圆筒状,故名温筒。

1. 操作方法

温筒灸具由内外两个金属圆筒构成,外筒筒身及筒底均有十数至数十个小孔,并装有一柄,可供手提操作。内筒亦有十数个小孔。其中,平面式,两个底面一般大,适用于较大面积灸治;圆锥式,上为平面形,底为圆锥形,适于小面积点灸用。操作时打开灸具,在内部的小圆筒中放入艾绒或艾条,亦可掺入某些药末,点燃,在选定的施灸部位来回温熨,每次20~30分钟,以局部出现红晕为度。每日或隔日1次,7~10次为一疗程。

2. 主治病证

适用于各种可以灸治的慢性病证。

3. 注意事项

（1）应用温筒灸时,由于灸具形式多样,应根据病证情况加以选择。如大面积病灶可用平面形手提式温筒灸具,局限性病灶或以刺激穴位治疗全身性病证的,可用圆锥形手提式温灸具。

（2）本法多适用于妇女儿童及惧怕灸法的患者,患者较易接受。

（三）温管灸

温管灸,是用苇管（或竹管）作为灸器向耳内施灸的一种方法。因用苇管作为灸具,所以也称苇管灸（图7-19）。

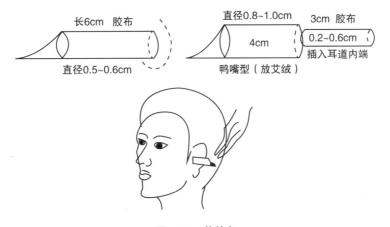

图7-19　苇管灸

1. 操作方法及灸具制作

（1）苇管灸:苇管器分一节形苇管器和两节形苇管器,前者直径0.4~0.6cm,长5~6cm,一端做成半个鸭嘴形,另一端封闭。后者一节口径较粗,直径0.8~1cm,呈鸭嘴形,长约4cm,用于放置艾绒;另一节较细,直径为0.3~0.6cm,长3cm,此节为插入耳道用。在苇管器的半个鸭嘴形处放入黄豆大细艾绒,点燃后用胶布封闭苇管器另一端,施灸时,插入耳内。灸时,耳内应有温热感。灸毕1壮后再灸,每次可灸3~9壮,10次为1疗程。

（2）肛管灸:肛管用金属制成,直径为3cm,呈半圆形艾锅,边缘有直口可使两锅连接在一起。用耐热胶管使艾锅通气孔连接,胶管一端安有气囊,一端连接透明塑料或玻璃制成的肛管。施灸时,在艾锅内装入艾绒,点燃后,两艾锅扣合。将肛管涂上润滑剂,插入肛门内,继续挤压气囊,艾烟将尽时,艾锅内放上新的艾绒,继续挤压气囊。每次可灸3~6锅艾绒,每日1次,病重者可日灸3次。一般灸治3次,即显效,灸治3次无改善,则难收效。

2. 主治病证

苇管灸主要用于治疗面肌瘫痪、耳聋耳鸣等头面部疾病。

肛管灸主治小儿慢惊风、慢脾风、小儿脐风等小儿疾病。

3. 注意事项

（1）用苇管灸时,泻法用嘴轻吹其火,补法则让艾炷自然燃尽。

（2）如艾烟进入肛门后,患儿排出矢气,为病愈之兆。若见艾烟从肛门排出,无大便及矢气,腹胀、抽搐如常,为病重难愈之征。

（四）温罐灸

温罐灸法是在温筒灸和温盒灸的基础上发展起来的以固定于穴区或病灶区进行施灸为特点的灸治方法。

1. 操作方法

（1）竹筒温罐灸法:竹筒温罐为中空无节竹筒,长10cm,内径5~15cm,竹筒内1/2高度处有铁丝网罩;施灸时,将灸罐置于需要灸治的部位,每次可同时置2~3罐。罐中放点燃的2~3cm长的艾条段,上盖时留一空隙通气,罐中温度以患者能耐受为度。每次灸25~30分钟,每日或隔日1次,7~10次为1疗程。

（2）金属温罐灸法:金属温罐分两种。一种由内外两罐组成,外罐有盖无底,盖上及四周留有多个小孔。施灸时用特制温灸罐1~2个,打开罐盖,将2~3cm长的艾段2~3段点燃后放入,或将适量艾绒（也可将艾绒与中药末均匀分层）铺在内桶后点燃,盖罐,将纱布垫于罐底,放于所选穴位上。将艾绒点燃施灸。每次灸30分钟,每日或隔日1次,7~10日为1疗程。另一种又称微烟灸疗器,由两部分组成。一为灸器,呈圆筒形,金属制作;另一为灸座,塑料制作,用以安放灸器,并可升降调节灸器的位置。将艾条切成1cm长的艾段,点燃,放入灸具内,关闭后置于灸座上,再放于所选的穴区,用胶布固定。根据需要适当调节灸具在灸座内的位置,以患者感到温暖舒适为度,每次一般灸20~25分钟。每日1~2次,7~10日为1疗程。

（3）温灸箱:为一箱形灸具。两头有关节出入孔,中间隔有一层手动拉网,上有金属盖,可自行调节温度。用时每次放多段药艾条,点燃放进箱内,罩于所选的患病关节。每次灸30分钟左右。每日或隔日1次,7~10次为1疗程。

2. 主治病证

本法可用于治疗颈腰椎病、各种痛证、腹泻、各种关节疼痛及肌肉劳损等病证。

3. 注意事项

（1）用上法时，为了防止艾火脱落，亦可在施灸处先铺一块以醋浸绞干的纱布，以同时产生醋的活血作用。

（2）多个灸罐同用时，要注意调节好每个罐的温度。

（3）调整灸罐时应小心，防止将艾火抖落引起烫伤。

（五）熏器灸

熏器灸法是指将艾条或艾绒置于特制的熏灸器内点燃后，以其艾烟熏灸患处的一种施灸方法。

1. 操作方法

灸器熏灸法：先将艾条切成小段，也可用艾绒或在艾绒中掺入其他药物，置于特制的手持艾烟熏灸器中（状如带烟囱的小炉），用0.9%的生理盐水清洗局部后，将艾条点燃，将熏灸器置于创面的稍下方距离皮肤3~5cm处，使烟囱口对准患处，用艾烟熏灸创面。使创面形成一薄层黄色油膜，周围皮肤红润、温热。每次熏灸30分钟。每日灸1~2次，10次为1疗程。灸毕，均采取对灸治疮面行消毒敷料包扎。每日熏灸，不间断，直至痊愈。

2. 主治病证

临床可主要用于外伤性感染、疮疡、疥疮、褥疮等治疗。

3. 注意事项

（1）用本法灸治时，一定要灸至足够的时间，尤其当疮面较大时，更须延长时间，否则难以奏效。一般金黄色葡萄球菌艾熏30分钟即可被杀灭，白色链球菌需40分钟，而绿脓杆菌则需60分钟，方可杀灭。

（2）疮面有脓性分泌物时，应清除后再进行熏灸。

（3）临床也可仅用艾条点燃熏灸，使艾烟能熏至患处，同时患处只感到温热而无灼痛。

（4）某些部位艾烟难以熏到的，如耳孔等，可用嘴往病灶方向轻吹，每次灸30~60分钟，使局部皮肤潮红，疮面形成一薄层黄色油膜。

（六）核桃壳灸

核桃壳灸，亦称隔核桃壳灸，是用核桃壳作为隔离物的一种灸法（图7-20）。

1. 操作方法

选择完整、个大饱满的1/2大新核桃的壳备用。取柴胡12g，石斛、白菊花、蝉蜕、密蒙花、薄荷、谷精草、青葙子各10g，用细纱布包裹，用冷水浸泡60分钟，然后用火煎至水沸后5分钟，将核桃壳放入药液里，浸泡30分钟。用直径2mm左右的细铁丝弯成眼镜框架样式，或者直接用金属眼镜架，在镜框前外侧各加一铁丝，弯成直角形的钩，高和底长均约2cm，与镜架固定在一起，镜框四周用胶布包好以便隔热。取2~3cm长清艾条1~2段，插入镜框前铁丝钩上，再

63

取1~2具完整的半个核桃壳, 镶入镜框上。先从内侧点燃艾条, 将镜架戴到双眼上, 艾段燃尽, 再插1段。每次据症情灸1~3壮。每日或隔日1次, 10次为1疗程。疗程间隔3~5日。

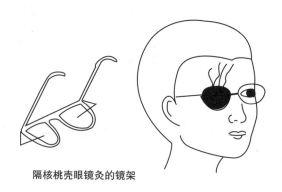

隔核桃壳眼镜灸的镜架

图7-20　核桃壳灸法

2. 主治病证

本法主要用于治疗眼病。

3. 注意事项

（1）一些难治性眼病, 如视神经萎缩、视网膜色素变性等, 单用隔核桃壳灸疗效往往不够理想, 应积极配合针刺及药物疗法。

（2）将镜架戴到双眼上, 半个核桃壳镶入镜框, 要求扣在眼上不漏气。

（七）多功能艾灸器灸

多功能艾灸器是一种科技含量较高、功能较多的灸疗器。本法是一种利用多功能艾灸器进行施灸的方法（图7-21）。

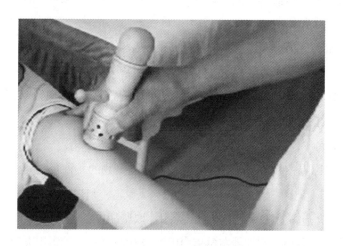

图7-21　多功能灸具施术图

1. 操作方法及灸具制备

多功能灸具用优质木材、水牛角（具有清热解毒、凉血散血功效）等精加工而成。由灸罩、筒体、灸帽、螺杆、螺母、套箍、纸棒、艾条、按摩头、刮痧板等组成。可以多角度、多部位直拉施以灸疗和按摩。也可根据病证配合刮痧治疗。取艾条一段点燃一端，放入筒体内，放入弹簧，盖上后盖。打开灸罩，将筒口放在施灸部位，使患者感到温热即可，每次灸20~30分钟，每天1次。灸后再将灸筒盖盖上，灸火即会熄灭。

2. 主治病证

适用于各类灸疗适应病证。目前，主要用于各种骨关节病、牙痛、胃痛、月经痛、腹泻、冠心病等。

3. 注意事项

（1）多功能艾灸器的功能较多，医者应熟练掌握操作技术及适应病证。

（2）患者应用多功能艾灸器自我治疗或保健时，必须在医生指导下进行。

（3）多功能灸具可作按摩和刮痧等治疗，灸的同时可配合使用。

八、温针灸法

温针灸法是一种艾灸与针刺相结合的治疗方法（图7-22）。

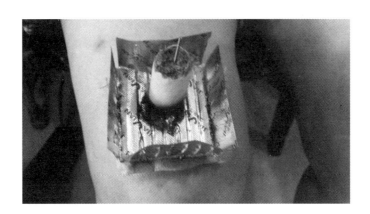

图7-22　温针灸

（一）温针法

温针法是近现代应用最广泛的灸法之一，是指针刺时在针柄上加艾灸以治疗疾病的方法。

1. 操作方法

穴位皮肤消毒后，将毫针刺入穴位得气，在留针过程中，于针柄上或裹以纯艾绒的艾团，或取约2cm长之艾条一段，套在针柄之上，距皮肤2~3cm，再从其下端点燃施灸。在燃烧过程中，如患者觉灼烫难忍，可在该穴区置一硬纸片，以稍减火力。每次如用艾团可灸3~4壮，艾条段则只须1~2壮。

2. 主治病证

可用于治疗风寒湿痹证、骨质增生、腰腿痛、冠心病、高脂血症、痛风、胃脘痛、腹痛、腹泻、关节痛等。

3. 注意事项

（1）为防止艾火脱落灼伤皮肤，可预先用一次性针灸针箔片2张十字交叉，下面再用几层纸用钉书钉钉牢，四周向上卷曲，形成一个小盒，小盒底部刺一小孔，毫针从小孔中穿过，再将艾段穿在针柄上点燃施灸。

（2）温针时，要嘱咐患者不要移动肢体，以防灼伤。

（二）隔姜温针灸法

隔姜温针灸法是温针法的一种发展，它综合了温针、隔姜灸及直接灸三者的特点。

1. 操作方法

选新鲜生姜洗净，切成0.5cm厚，5分硬币大的薄片，在姜片上用三棱针刺数十个小孔，穴位局部以70%乙醇消毒，穴位上贴姜片，将毫针从姜片孔中直刺进针，得气后将捏为圆锥形的小艾炷套于针柄上，紧贴生姜片，点燃艾炷头部让其自燃烧灼施灸。也可用艾条段插入针柄代替艾炷，待艾炷燃尽后，再换再灸，燃灸7~14壮，艾条段则用1~3段。灸毕移去艾灰，起针去姜片，用湿纱布轻轻擦干。

2. 主治病证

风寒湿性关节病、肱骨外上髁炎、慢性扭挫伤等病证。

3. 注意事项

（1）灸治时及灸治后要严格按规定操作，以防止感染的发生。

（2）每次选穴不可过多，可根据病证情况选取1~4穴。

（3）如灸后皮肤潮红发疱，至第3日用消毒针引流水疱液，擦干后，涂以龙胆紫药水，覆盖一层消毒纱布，以防感染，直至灸疮结痂脱落，皮肤愈合。一次未发疱者，可连灸2~3次，至发疱。

（三）隔橘皮温针法

隔橘皮温针灸法，即在温针灸的同时，用橘皮作为隔离物进行治疗的方法。

1. 操作方法

在选定穴位处皮肤消毒后，取1.5~2寸长的毫针刺入，得气后行平补平泻手法，取2cm²大小橘皮套在针身靠近皮肤处，使橘内皮贴近皮肤，再取一硬纸片隔在艾段与橘皮之间，然后将切成1.5cm长之艾段插于针柄顶端，点燃艾段。每次灸2~3段，每日或隔日1次，10次为一疗程。

2. 主治病证

适宜于治疗胃脘痞满、糖尿病等病证。

3. 注意事项

（1）本法主要用于糖尿病，故必须注意避免烫伤，以免造成严重后果。

（2）如治疗糖尿病时，应配合原有的各种治疗方法。

（四）神灯温针法

神灯温针法是指在针刺时用神灯（TDP）灼烤，热量通过毫针透入肌体的治疗方法。

1. 操作方法

穴位皮肤消毒后，将毫针刺入穴位，得气后施以补泻手法，在留针过程中，将神灯移行在毫针上方，距离以患者感到灼热为度。时间30分钟，每天治疗1次，10次为1疗程。

2. 主治病证

可用于治疗风寒湿痹证、骨质增生、腰腿痛、胃脘痛、腹痛、腹泻、关节痛等。

3. 注意事项

（1）用灯灼烤一定时间，应及时调整与皮肤的距离，以免灼伤皮肤。

（2）可同时使用电针疗法，以提高疗效。

第二节　非艾灸法

一、线灸法

线灸法又名点灸法，是用线形灸用材料对穴位进行点灸治疗的方法。

（一）药线灸

药线灸是以特制药线进行点灸的一种灸疗方法。

1. 操作方法

现代的药线材料有两种：一是以棉线等粘裹药末制成药线，一是将线浸泡于药液中制成药线。施灸时，根据病情，令患者取坐位或卧位，充分暴露所选定的穴区或病灶部位，严格消毒后，医者右手持药线，将一端在乙醇灯上点燃，对准穴区快速点灸，如雀啄食，一触即起，此为1壮，或以火灭为1壮。每穴3～5壮，每日或隔日1次，6～10次为1疗程。

2. 主治病证

主治痹证、头痛、胃脘痛、扁平疣、带状疱疹等病证。

3. 注意事项

（1）在药线灸的过程中，应吹灭明火，避免出现皮肤灼伤。

（2）点灸时，应快速点按，一触即起，不能缓慢进行。

（3）如灸后局部出现水疱，可用龙胆紫药水涂抹。

（二）麻线灸

麻线灸法是指使用麻线进行点灸的方法(图7-23)。

1. 操作方法

将一般苎麻用手搓成麻绳,麻绳直径一般在0.5~0.8mm,长度适中,晒干装瓶以防回潮,也可将麻绳在植物油中浸泡后晾干。灸前充分暴露将灸部位,局部皮肤消毒,医者右手持麻线,用乙醇灯点燃,吹熄明火,以珠火快速向皮肤点灸。一般点灸1次为1壮。每一穴区每次灸2~5壮,每日或隔日1次,病情重者可每日2次。7~10次为1疗程。

2. 主治病证

主治带状疱疹、湿疹、痛证、风寒痹证、腹泻等病证。

3. 注意事项

(1)灸治穴位区应清洗干净,去掉原外用药的残留物,并以生理盐水洗净抹干再行点灸。

(2)在药线灸的过程中,应吹灭明火,避免皮肤灼伤。

(3)麻绳要拧紧,以免灸治时线头散开影响灸疗效果。

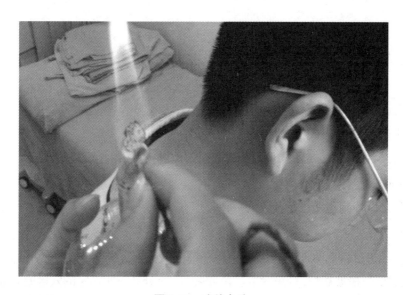

图7-23　麻线灸法

(三)药捻灸

药捻灸,是将药末用绵纸裹缠成细条点燃后进行施灸的一种方法。

1. 操作方法

(1)麝绳药捻灸:先将麝香、雄黄、红花等40多种中药研成粉,用绵纸裹缠药粉做成细条后施灸,方法有两种。一为直接灸,即将麝绳的一端点燃,对所选穴区进行点灸,每穴点灸1~2次;二为隔胶布灸,即在穴区贴好胶布后,进行点灸,灸至患者感灼痛为止。一般每日1次,7~10次为1疗程。

(2)线状药捻操作:操作分为两种,一是将线状药捻点燃,充分暴露施灸处皮肤,将灸火沿经络循行路线或在病灶表皮上点灸，每隔1寸烧灼1下。二是将药捻剪成小段，用胶布粘贴于穴区皮肤，点燃药捻施灸，病人觉灼痛即除去。状如艾炷灸法。每穴1~2壮，每日或隔日1次，10次为1疗程。

2. 主治病证

本法主治肩周炎、肱骨外上髁炎、腰肌劳损、末梢神经炎、肋间神经痛、关节痛、湿疹、癣等病证。

3. 注意事项

（1）药捻灸法，尤其是用粘贴灸法不宜灸头部穴区。

（2）余同药线灸法。

（四）灯火灸

灯火灸法又名灯草灸、油捻灸、爆火疗法等，江浙民间还称为打灯火，即点燃灯芯草后进行灸治的方法（图7-24）。

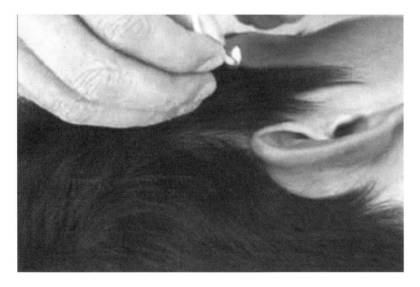

图7-24　灯火灸

1. 操作方法

（1）一般穴位操作法：取灯芯草3~4cm备用。选定施灸穴位之后，将灯芯草一端浸入植物油中约1cm使其浸透，取出后用软绵纸或脱脂棉吸去灯芯草上的浮油，以防油过多点燃后油珠滴落造成烫伤。施术者用拇食二指捏住灯芯草之上1/3处，将灯芯草在酒精灯上点燃，立即将燃端垂直点按到穴位处，此时灯芯草处会发出清脆的"啪、啪"爆淬声。灸治顺序为先上后下、先背后腹、先头身后四肢。一般3~5日1次，急性病可每日1次。5~7次为1疗程。

（2）特定穴操作法

①取穴：大椎穴区域（为全身疾病的反应区域。在此区域寻找阳性病理反应点，表现

为局部压痛、皮下条索状结节等。下同）、第七胸椎下至阳穴区域（是背部疾病的反应集中区。特定穴）、三阴交区域（是腹部疾病的反应集中点）。

②方法：取准并暴露穴位区域，用拇食指捏住灯芯草上1cm处，将其一端用火点燃，待火焰略变大，立即垂直点按穴位，此时发出一声"啪"的爆淬声，一般每穴每次淬1淬即可，个别可视病情淬2~5淬。即淬成"∴"形或"∶"形，视病情而采用。每日1次，2日1次或1周1次。

2. 主治病证

本法适于各科病证的治疗，如头痛、胃脘痛、胸痛、腰痛、痹证、疝气、外感、鼻衄、瘰疬、肉瘤、湿疹、月经不调、带下、痛经、乳疾等病证。流行性腮腺炎、小儿消化不良、惊厥、呃逆、腹痛以及功能性子宫出血、网球肘等更为常用。

3. 注意事项

（1）灸后局部要保持清洁，以防感染，灸后3日内不宜沾生水。

（2）灯芯草蘸油要适量，以不滴油为度，否则容易滴落烫伤皮肤。

（3）对儿童、体质敏感者、体弱者及颜面、眼眶周围等部位，灼炷要小，灼爆要轻，壮数要适当，不可太多；动脉浅表部、大静脉浅表部、孕妇腹部均不宜点淬。

（4）头为诸阳之会，若多淬容易导致头晕，切忌。

（5）第二次灸治应避开原灸点。

（6）如遇毛发处最好剪去，也可用手分开头发暴露点灸处。

（7）多数疾病灯火淬特定穴，随阳性反应点不断缩小及消失，疾病就显效至痊愈，反之则预后不良。

（五）壮医药线点灸

壮医药线点灸法是流传于广西壮族民间的一种灸疗方法。该疗法是通过以壮医秘方浸泡过的苎麻线点燃后直接灼灸在患者体表的一定穴位或部位，从而达到治疗疾病的目的（图7-25）。

1. 操作方法

（1）一般点灸法：以右手拇指、食指挟持药线的一端，并露出线头1~2cm，在乙醇灯上点燃，然后吹灭明火，只留线头珠火，对准选定的穴位，直接点按，一按火灭即起为1壮。1个穴位灸1壮。壮医药线点灸治疗手法分轻、中、重三种操作手法，点灸时间短于1秒且轻快迅速为轻法，点灸时间1~2秒且中等用力为中法，点灸时间超过2秒且较用力为重法。一般而言，轻病快速点灸，重病可点按片刻。每日1次，10次为1疗程。

（2）耳穴点灸法：先在耳穴上寻找阳性点，或取与脏腑病变相应点。常规消毒后，左手固定耳郭，右手持3号药线的一端，并露出线头1~2cm，在灯火上点燃，待线头呈不带火焰的珠火时，将火星线头直接点按于穴位上，一按火灭即起为1壮，一般1穴灸1壮，每天1次，每次灸一侧耳穴，双耳交替点灸，7次为1疗程，每疗程间隔5天。每次治疗以灸后患者有轻微灼热痛感，或耳郭发热、全身汗出为宜。

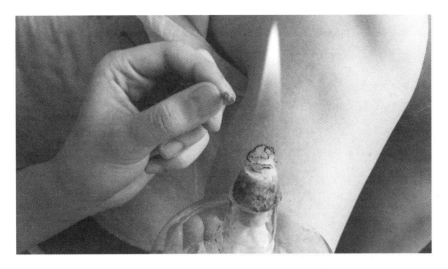

图7-25 壮医药线点灸法

（3）梅花点灸法：先确定病变部位的形状和大小，采用1号药线（直径为1mm），沿其周边点灸4个穴位，再加中间1个穴位。如病变部位面积较大，也可采用局葵法（局部葵花点灸法，即沿其周边或病损部位点灸9个穴位，再加中间4个穴位）。本法每日或隔日点灸1次，10天为1疗程。

（4）药线贴灸法：常用穴位为大椎、风门、肺俞、膏肓、心俞、肾俞。药物为冬病夏治"消喘膏"，用生姜汁及蜂蜜调成稠膏状备用。灸治时，以穴位为中心，在周围1cm的范围内用2号药线连续点灸5壮，然后将消喘膏做成2cm×2cm的药饼，直接贴在已点灸过的穴位上，并用追风膏固定，4~6小时后取下，如贴药处有灼热痛感可提前取下。治疗从每年的初伏开始进行，每10天灸贴1次，共做3次，连续灸贴3年。

2. 主治病证

壮医药线灸可用于多种病证，如耳穴点灸法多用于实证、热证或瘀证，如外感发热、头痛、痛经、麦粒肿、急性结膜炎、带状疱疹等病证。梅花点灸法适用于体表的良性肿块、异物及皮肤病变，如乳癖、梅核气、痄腮、带状疱疹、股癣、外痔等病证。灸贴疗法多用于呼吸系统疾患，如过敏性鼻炎、慢性支气管炎、支气管哮喘等病证。

3. 注意事项

（1）壮医药线灸后，局部可有灼热感或痒感，患者不可用手搓揉，以免抓破感染。灸治的穴区当天以不接触生水为宜。

（2）本疗法刺激量的大小以及点灸壮数及点灸手法轻重，应根据病情轻重、患者年龄、体质强弱而定。施灸手法的轻重是以施灸时火星接触穴位时间短者为轻，以火星接触穴位时间长为重，因此对于年老体弱及儿童病例、病情较轻者，应快速扣压，采取珠火接触穴位即灭的轻手法；相反，对于年轻、体质壮实而病情较重者，则用缓慢扣压，珠火较长时间接触穴位的重手法。

（3）点灸时注意，宜在线头火星最旺时点灼穴位，注意不要平按，要使线头圆火着穴。

二、条灸法

条灸法是利用像艾条形状的物品点燃后对穴区进行灸治的治疗方法 (图7-26)。

（一）线香灸

线香灸法又称柱香灸法，是以线香作为灸具的一种灸法。

1. 操作方法

（1）悬灸法：取市售之线香一根，点燃一端后对准穴区，距离以患者感到温热为宜，然后按艾卷温和灸或雀啄灸的操作方法，至穴区局部出现红晕即可。每日或隔日1次，7～10次为1疗程。本法主要用于耳穴，亦可用于体穴。

（2）吹烫法：取市售之线香1根，点燃，灸火在距穴区皮肤0.3～0.5cm处进行灸烫，一边灸烫，一边吹风，致灸处皮肤发红焦黄或起小水疱为止。一般1次灸烫1～2点，3～5日烫灸1次，5～7次为1疗程。本法多用于体穴及阿是穴。

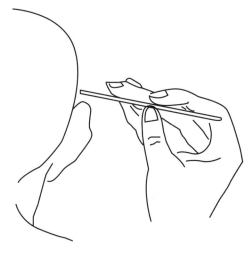

图7-26　线香灸法

2. 主治病证

主治带状疱疹、毛囊炎、哮喘、关节炎等病证。

3. 注意事项

（1）耳穴灸治时不可用吹烫法。

（2）耳部使用雀啄灸时应避免灼伤，以防引起感染。

（3）吹烫法要求操作熟练，故应多练习。

（二）香烟灸

香烟灸是以点燃的香烟进行施灸的一种治疗方法（图7-27）。

1. 操作方法

取市售香烟1~2支，将一端点燃，选定施灸的穴区，用烟火灸之。其方法参照艾条灸的方法，即悬灸法、回旋灸或雀啄灸，据病证而定。每穴灸5~20分钟，以局部皮肤潮红为度。每日1~2次，或隔日1次。7~10次为1疗程。

2. 主治病证

纠正胎位、落枕、高热、关节痛及其他适于艾条灸的常见病证。

3. 注意事项

（1）香烟灸时，注意防止烟灰脱落。

（2）施灸时，如灸火变暗，可口吸香烟以增加灸火的温度。

（3）如施灸部位较大，可用多根香烟同时灸之。

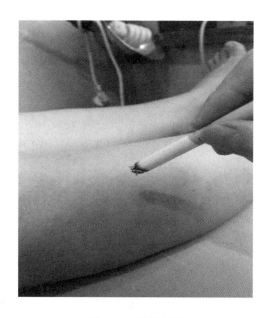

图7-27　香烟灸法

（三）火针灸

火针灸法是用小号火针，通过点灸表皮、真皮，产生轻度灼伤治疗疾病的方法（图7-28）。

1. 操作方法

一般用小型火针，在酒精灯上烧红亮后以点刺法在所选穴区施灸，深度仅达表皮、真皮，分为三度，Ⅰ度深1~1.5mm，Ⅱ度深为2~3mm，Ⅲ度深为5mm左右，产生轻度灼伤，点刺轻重及用力要适度轻巧稳准。手法分快、中、慢三种。快刺为用力轻，一触即去；慢刺为停留时间稍长,用力稍重;中刺介于快慢刺手法之间。点刺一下为1壮,两下为2壮,以此类推。每穴1~4壮,每日灸治1~2次。慢性病亦可隔日一次,7~10次为1疗程。

2. 主治病证

流行性出血热、扁平疣、雀斑等病证。

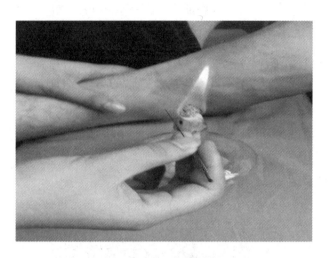

图7-28　火针灸

3. 注意事项

(1)要注意火针灸法仅是浅层点刺,点到即止。不可时间过久或刺得过深。

(2)火针灸要求病人密切配合,尤其是在面部点灸或是用于小儿病人时。

(四)火柴头灸(燎灸)

火柴头灸法是以火柴为灸具,点灸人体穴位,以治疗疾病的方法(图7-29)。

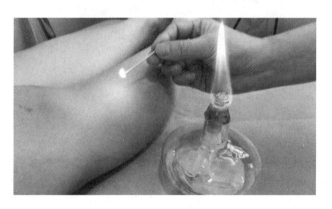

图7-29　火柴灸

1. 操作方法

先确定需灸的穴位并消毒,将火柴划燃,将火柴棍上的火星对准穴位,快速按压,使火星直接接触皮肤,发出"啪"、"咔"的响声,局部稍现红晕为度。根据病情选用补泻方法，火柴点燃灸后，暂不离去，而是稍待片刻，再按压穴位，使火气缓缓透入肌肤，是为补法。实热证用泻法，燃灸后火柴立即离开皮肤，不按穴，并吹气使火力速散。火柴头灸法的取穴、穴位点灸顺序、壮数及疗程大致与灯火灸法相同，操作如图7-29所示。

2. 主治病证

本法的适应证与灯火灸类似。目前多用于流行性腮腺炎、急性扁桃体炎、小儿泄泻及功能性子宫出血等。

3. 注意事项

（1）灸处形成暗红色的红痂，10～20日后，其结痂可自行脱落，一般不会留下瘢痕。

（2）灸后伤处3日内不沾水，避免感染。

（3）颜面、阴部、孕妇腰腹部、乳头及极度衰弱者忌用。

（4）亦可在火柴头上包一层脱脂药棉，蘸一点植物油进行点灸。此法火力较猛，适用于急重症及体格强壮者。

（5）可用中药复方粉剂与普通火柴成分共同配制成类似普通燎灸专用"药火柴"进行点灸，3日灸1次（痛证可每日1次），但应避开原灸点。

（五）油捻灸

油捻灸，是一种以纸或其他物质蘸植物油点燃后，在穴区施灸的非艾热灸治法。

1. 操作方法

（1）油捻灸：取面巾纸一张，裁成宽3cm的纸条，捻细，使之紧实，呈火柴棒样。施灸时，以纸捻蘸油少许，点燃后对准穴位，快速按压，使其直接接触皮肤，灸后一般局部只留一小红点。点灸1次为1壮。每穴1壮，每日或隔日1次，5～7次为1疗程。

（2）药捻灸：以朱砂、雄黄、没药各6g，麝香1.2g，共研成细末，每次取0.9g。再以宽3cm大小的面巾纸，平均薄撒药末于纸上，搓捻成药捻，灸时用油浸透后，用火点燃，在离穴区或病灶1.5～2cm处，从外向内缓慢灸治。每次以药捻灸完为1壮。每穴1壮，每日或隔日1次，5～7次为1疗程。

2. 主治病证

主治带状疱疹等皮肤病及软组织损伤等。

3. 注意事项

（1）纸捻蘸油后须沥干，以免滴落灼伤。

（2）点灸穴区时，动作要求熟练，避免局部烫伤。

三、仪器灸法

仪器灸法即使用仪器对穴位进行灸治的方法。

（一）喷灸

喷灸是应用喷灸仪，药物经仪器产生振荡脉冲后，热流直接将药物喷射在穴位上，既起到针刺的作用，又有艾灸的效果，同时药物可直接渗透到皮下组织，能起到较好的治疗效果。

1. 操作方法

根据病情，将药物研成细末并加工成不同大小的药饼备用。根据不同病证和部位选择不同型号的热流喷灸仪进行治疗，灸时将药饼放入仪器的喷枪贮药罐内，经仪器产生高温并在喷枪口形成一束热药流，射向人体的患处或穴位，以产生感传和疗效。每次每穴灸10~30分钟，每日或隔日1次，7~10次为1疗程。疗程间隔3~5日。

2. 主治病证

本法主要治疗关节疾病、软组织损伤、神经痛及多种妇科病证等。

3. 注意事项

（1）应严格按照喷灸仪的操作规程进行治疗。

（2）灸用药饼应根据病情进行辨证选取药物。

（二）光灸

光灸法是指通过二氧化碳激光治疗仪用低功率密度的二氧化碳激光照射穴位，对人体组织产生热效应以治疗疾病的一种方法。（图7-30）。

1. 操作方法

临床一般采用功率密度为100~200mW/cm^{2}二氧化碳激光。操作人员与患者配戴防护眼镜，首先打开水循环系统，并检查水流是否通畅，水循环系统如有故障时，不得开机。检查各机钮是否在零位后，接通电源，依次开启低压、高压开关，并调至激光器最佳工作电流量。如为激光灸，使用散焦镜头，功率密度调至100~200mW/cm^2。角质层厚的部位可略高但不宜超过250mW/cm^2。照射距离为150~200cm，以局部舒适有温热感为宜，勿使过热，每次治疗10~15分钟。如为瘢痕灸，使用聚焦镜头，功率密度250~477mW/cm^2。治疗结束，以开机相反顺序关闭各种机钮。

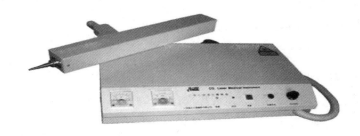

图7-30　光灸仪

2. 主治病证

对哮喘、支气管炎、冠心病心绞痛、风湿性及类风湿性关节炎、三叉神经痛、婴幼儿腹泻、阑尾周围水肿、乳房炎、切口感染、急慢性附件炎、带状疱疹、毛囊炎、过敏性鼻炎等均有良好的效果。

3. 注意事项

（1）光源对准照射部位之后，嘱患者切勿移动，以避免照射不准，影响效果。

（2）激光照射的剂量必须掌握好，剂量过小起不到治疗作用，过大则易发生副作用，应及时处理。在以后治疗时，对该患者宜增加照射距离，或缩短照射的时间或次数，反应明显者，则须改用其他疗法。

（3）在激光辐射的方向上应安置必要的遮光板或屏风。

（4）须注意在关闭机组15分钟之内勿关闭水循环。

（三）酒药灸

酒药灸法是以乙醇为热源，结合药物对穴区施灸，以逐寒湿，理气血，促进经络畅行，治疗疾病的方法。

1. 操作方法

酒药灸使用的灸器为一圆柱形金属小杯，容量1.5ml，底部包裹2层医用纱布，嵌入带柄的木板内。施灸前，应先根据病情以中药单味或复方加工成灸液备用。施灸时，先将杯底的医用纱布浸透灸液。灸器内装95%的乙醇并点燃，手持灸器木柄，按压在穴位上，做回旋移动。火熄后复加乙醇再燃，每加1次乙醇为1壮，每穴灸3~4壮，每日或隔日1次。7~10次为1疗程

2. 主治病证

酒药灸多用于关节痛证、风寒痹证、软组织损伤、腰腿痛、神经性头痛等，均有一定疗效。

3. 注意事项

（1）施灸时如局部感觉过烫，可略提高灸器做悬灸。

（2）乙醇为易燃物品，施灸时要避免溢出，造成灼伤。

（3）医用纱布浸灸液不宜过多，以不滴漏为度。

（四）电热灸

电热灸法是以电为热源的一种灸法（图7-31）。

1. 操作方法

（1）电热灸器：将电热灸器接通电源，打开调节开关，在所选的穴区或病变部位施治，待电热轮发热至患者感觉温热为宜，每穴每次10~30分钟。每日1~2次，7~10次为一疗程。

（2）仿灸治疗仪：将灸头对准穴位，灸头离皮肤距离为4~5cm，打开仿灸治疗仪开关，然后调节输出频率，一般每次治疗15~20分钟，每分钟50~60次，每次2~3穴。每日1次，10

次为1疗程。

（3）风灸仪：根据不同病证辨证配制中药方，选择好穴区后，开启风灸仪，调节好距离与风力，以患者能耐受为度，一般采用回旋方法进行施灸。每穴灸治3~15分钟，具体依病证而定。每日或隔日1次，7~10次为1疗程。

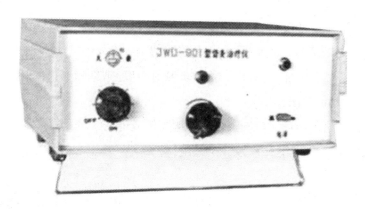

图7-31　仿灸治疗仪

2. 主治病证

本法主治各类痛证、风寒湿痹、腰肌劳损、腹痛腹泻、带状疱疹、肩周炎、小儿消化不良等疾病。

3. 注意事项

（1）严格按照规定的操作程序操作。

（2）注意仪器与皮肤间的距离，以患者能耐受为度。

（五）红外线灸

红外线灸法是指利用红外线辐射器的红外材料作为辐射源，在人体的经络穴位上照射，使经穴产生温热效应和红外辐射效应，以治疗疾病的方法。

1. 操作方法

（1）分类

本法分穴区照射和腧穴照射两类。前者是将其他非照射部位用白布遮盖，仅对所选穴区进行照射治疗。后者则系以某一腧穴为中心，包括邻近腧穴在内的某一局部进行照射治疗，照射部位的大小根据病情的需要而定，一般为60~90cm²。

（2）操作

病人取适当体位，暴露照射部位。开启电源，预热3分钟。将辐射头移至照射区上方，距离一般为：500W或以上者为50~60cm，250~300W者为30~40cm，200W或以下者为20cm左右。照射后3~5分钟宜反复询问患者温热感是否适宜。照射时间一般为15~40分钟。病变早期、急性期多用小剂量（300W以下），照射距心脏较近的穴区、老年、体弱患者,亦宜小剂量;反之,照射四肢部位或腰部的慢性风湿病,以及神经、肌肉、关节疾患,可用大剂量(800~1000W)或中等剂量(500W左右)。照射肌肉丰厚的腰、腹、四肢之肘膝以上各腧穴时,宜用波长为0.76~1.5μm的短波红外线;肌肉浅薄的头面、胸、背及四肢末端腧穴宜用波长为1.5~40μm的长波红外线。每日治疗1~2次,一个疗程为10~20次。

2. 主治病证

内科病证:慢性支气管炎、慢性风湿性关节炎、慢性胃炎、胃痉挛、幽门痉挛、胃肠神经官能症、阳痿、慢性腰腿痛、面神经麻痹等;外科病证:急性软组织损伤、慢性腰肌劳损、冻伤、肩关节周围炎、瘢痕痉挛、手术后粘连等。多发性末梢神经炎、湿疹、神经性皮炎等;妇产科:产后缺乳、乳头皲裂、外阴炎、慢性盆腔炎、痛经等。

3. 注意事项

(1)禁忌:①有出血倾向者、高热患者、活动性肺结核患者、心血管机能不全者、恶性肿瘤患者等。②闭塞性脉管炎等肢体血液循环障碍性疾病,使用红外线照射应极慎重。③有陈旧性瘢痕的部位。④急性炎症不宜用本法治疗。⑤感觉障碍处慎用本法。⑥禁灸的腧穴,一般来说,也不宜用红外线照射。

(2)在治疗时,若出现头晕、恶心欲呕、心悸、倦怠无力等情况,应立即停止治疗,进行观察,甚者宜进行必要处理。

(3)照射眼周围腧穴时,须用纱布蒙住双眼。后脑部穴区,不宜照射。

(4)使用过程中不得用金属针(棒)触及红外片,以免触电。

(5)治疗结束后令患者在诊室中休息10~15分钟。

(6)红外线照射时,患者应有舒适的温热感,皮肤可出现淡红色的均匀红斑。如出现大理石状红斑为过热表现,可致烧伤。

四、药灸法

药灸法是以药物为材料,通过燃烧及熏蒸对穴位及患处产生治疗作用的方法。

(一)桑枝灸

桑枝灸是以桑枝作为灸具施灸的一种灸法。

1. 操作方法

(1)枝灸法:取新鲜桑枝,劈成直径1cm左右、长约20cm的桑枝条若干,加工成铅笔状,将桑枝条燃着后,在所选穴区进行灸照,燃完1根为1壮。每次3~5壮,每日或隔日1次。或将桑枝条点燃后,过15~20秒钟后吹灭火焰,以火头灸穴区,至火头熄灭为1壮。每日2~3次。

(2)炭灸法:取桑木烧成炭,加工成小块备用。取特制灸器一具,形似漏勺,内置烧红的桑木炭,在穴区或病灶区由外向里用回旋灸法悬灸,以局部皮肤红润为度。每次15~20分钟,每日或隔日灸治1次,5~7次为1疗程。

2. 主治病证

主治痈疽、瘰疬、流注、臁疮、风寒湿痹等病证。

3. 注意事项

（1）熟悉操作过程，避免烫伤皮肤。

（2）局部有急性炎症时不能使用本法。

（二）蒸灸法

蒸灸法即以水煮药物用其热气熏灸穴区或患处的一种灸法（图7-32）。

1. 操作方法

选用陈艾或其他中药适量，以白酒或醋浸泡一定的时间。然后加热煮沸后离火，亦可不离火，沸后将火关小。将穴区或患处置于煮沸容器上方，进行熏蒸，距离以患者感到温热舒适，能耐受为度。温度降低后，再加热行蒸灸。每处施灸1~2次，每日或隔日1次，7~10次为1疗程。

2. 主治病证

主治周围性面神经炎、风寒痹证、牛皮癣、关节炎等病证。

3. 注意事项

（1）蒸灸时要注意蒸汽的温度不可太高，同时注意患肢与容器的距离，以免烫伤。

（2）蒸灸药液宜新鲜配制，以免影响效果。

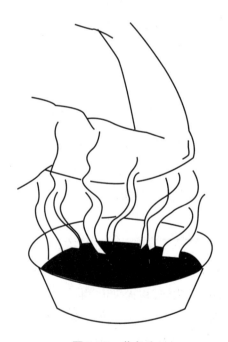

图7-32　蒸灸法

（三）药火灸

药火灸法，又称药火疗法，是将中药末制成球状点燃，然后灭熄，趁热置于病灶处，以达到治病的目的。

1. 操作方法

将樟脑结晶、雄黄粉、梅冰片、细辛、小皂角、麝香研末，按一定比例先后置于研钵中碾搅，捏成鸭蛋大小药球，密封备用。施灸时，将药球点燃，让其自燃10秒钟左右，灭熄1~2秒钟后趁热直接按压于预先选定的病变部位、压痛点或穴位上，时间3~5秒钟，使局部皮肤出现潮红（相当于Ⅰ度灼伤）为佳，特殊病例可使局部起水疱（相当于Ⅱ度浅灼伤）。一般5~7日治疗1次，3次为1疗程。

2. 主治病证

主治风寒湿痹证、软组织劳损等。

3. 注意事项

（1）药火灸灸药体积较大，应严格遵守操作规程，以防过度灼伤肌肤。

（2）对局部起水疱者，可用龙胆紫涂抹，防止感染。

（四）药棉灸

药棉灸是在棉花灸的基础上发展而成的。它是以药棉代替艾绒通过浸泡药液的隔物进行施灸的一种治疗方法。

1. 操作方法

隔物制备：

先制成以脱脂棉为衬里的直径为2cm、厚0.3cm的纱布垫，蘸上适量药液（艾绒20g、当归15g、川芎15g、红花10g、白芷10g、橘络10g，放入低度红曲酒1000ml中浸泡1个月），放置于所选的穴区。薄垫上放麦粒大小蘸有95%乙醇的棉球1枚，点燃施灸。熄火后，再在薄垫上洒少许药液，如上法再灸。熄火为1壮，每次灸3~5壮，每日或隔日1次，10次为1个疗程。

2. 主治病证

主治各种痹证、骨质增生、软组织损伤等。

3. 注意事项

（1）药棉灸施治的部位，应以皮肤红晕湿润而不起疱为度。

（2）施灸时，应使患者局部有温热感而无灼痛为宜。如有灼痛可稍移动隔物。

（五）手心药灸

手心药灸法是一种以手心作为特定穴区进行施灸的治疗方法。

1. 操作方法

取桂枝、白附子、全蝎、皂角、三七各20g，麝香0.03g，巴豆0.3g，共研细末，密封备用。每次取上药0.03g拌匀，置于健侧手掌心劳宫穴处，上放一饭碗，内加煮沸的开水，开水加至约2/3碗，通过水温使药物透入穴内，水温下降至温热时，即另换开水，一般须换水3次。治疗每日1~2次，5~10次为1疗程。

2. 主治病证

主治周围性面瘫、落枕等。

3. 注意事项.

(1)注意放碗的手掌要平，避免开水溢出烫伤。

(2)在健侧手心施灸时，患侧手同时按摩病灶或痛点。

(3)用本法治疗面瘫如效果不明显时，应做进一步检查，查明是否属于难治性面瘫，或改用他法。

(六)竹筒灸

1. 操作方法

取长约8.5cm、壁厚2mm、口径1.5~2cm的竹筒，另一头为盲端。制成口周整齐、光滑，壁薄，不漏气的灸疗筒。取羌独活、制二乌、苏叶、麻黄、防风、川花椒、秦艽、牛膝、桂枝、威灵仙、苍术、荆芥、川芎各15g，红花10g，艾叶60g，为1剂量。用布袋装好，放入煎药箱内，煎沸15分钟，将竹灸筒放入药液中1~2分钟。医者左手持大镊子，取出竹筒，右手戴棉纱手套，接拿竹灸筒底部，轻轻甩动，以排除筒内多余的药液。用密排法将8个竹灸筒分别吸附在穴区，以吸附牢固为妥。时间30分钟，每日1次，或隔日1次，10次为1疗程。

2. 主治病证

主治各种痹证、骨质增生、软组织损伤、腰腿痛、颞颌关节功能紊乱征、咽炎等。

3. 注意事项

(1)吸拔时要甩干筒中的沸水，防止烫伤。

(2)在治疗中个别患者局部可出现散在小水疱，一般不需特殊处理，次日能消散。若消散不完全，在下次竹灸时略微错开即可。

(3)1剂药用2~3天即可更换。

五、其他热灸法

(一)蜡灸法

蜡灸法是将黄蜡或白蜡烤热溶化，涂于皮肤，用以施灸的一种方法(图7-33)。

1. 操作方法

(1)单纯法：以湿面团沿着疮疡之肿根围成高3cm的一圈，圈外围布数层，圈内放入上等蜡片约1cm厚，随后用铜勺盛炭火在蜡上烘烤，使黄蜡熔化，皮肤有热痛感时即移去铜勺。灸完在蜡上洒冷水，冷却后揭去围布、面团及黄蜡。

（2）油葱法：以病灶局部为主穴，配穴可循径选距离病灶较近的1~2个腧穴。将黄蜡放入等量香油内熔化，趁热用葱白沾蜡油往病灶及腧穴部位上刷抹热熨，以患者能耐受为度，如此反复灸5~10分钟。最后将凝在疮口上的蜡油用敷料覆盖固定，下次施灸时可将蜡油刮去再行施灸，每日1次。

（3）醋蜡法：取医用石蜡与蜂蜡（比例为5∶1）及适量中药细末放入内层锅里，外层锅加水适量，加热至蜡熔化成液体状，倒入医用弯盘，约2.5cm厚，冷却至半固体状，此时药蜡表面温度为50℃左右，先以食醋涂于穴位皮肤表面，然后取盘蜡贴敷，外加棉垫包裹保温。每次治疗30分钟，每日或隔日1次，5~10次为1个疗程。

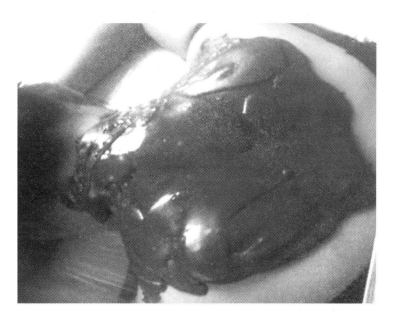

图7-33　蜡灸法

（4）药蜡法：用时将复方中药药末用白酒或50%乙醇调成饼状，敷于患处，一般0.3~0.5cm厚。上盖塑料薄膜，将熔化之白蜡用排笔均匀涂于薄膜上，稍凝即涂，厚度以1~2cm为宜。一般20分钟左右，待蜡温接近皮温时，将药饼及蜡取下。药饼3次一换。最后将准备好的塑料薄膜包在蜡的外面，再用毛巾裹好，以防热量散失。药蜡留置的时间一般为20~30分钟。隔日1次，疼痛较重的可每日1次，10次为1疗程。

2. 主治病证

主要用于风寒湿痹、关节疼痛、无名肿毒、痈疖及臁疮、胃脘痛、腹痛、痛经等病证。

3. 注意事项

（1）活动性肺结核、出血倾向、急性化脓性炎症、感染性或过敏性皮肤病、皮肤癌等均禁用本法。

（2）灸蜡配制加热时防止蜡液中渗有水滴，以免烫伤皮肤。

（二）扑火灸

扑火灸法是以乙醇或药酒燃烧后，对经络穴位进行直接扑打的一种灸法。

1. 操作方法

（1）手拍法：将置于搪瓷盆内的药酒或乙醇（30ml左右）点燃，术者以手蘸酒液，在施灸部位（多为疼痛麻木处）进行快速拍打，手法由轻渐重，直至火焰熄灭为止。如此反复施灸15~20分钟。每日或隔日1次，10次为1疗程。

（2）灯草法：取灯芯草适量，揉成团如鸭蛋大小，先放入药酒或乙醇中浸泡后，取出放在术者手中的湿毛巾上，再点燃毛巾中的灯芯草；用燃着的灯芯草先直接扑打患者身上的穴区，火苗熄灭后点燃后再扑打，反复进行，每处扑打15~20分钟，以皮肤有灼热感、出现红晕为度。每日1次，7~10日为1疗程。

（3）药棉法：寻找出阿是穴或痛点，将脱脂棉按痛点大小剪好，铺患处，倒上药水湿透药棉，用冷开水浸湿的绷带圈在药棉周围，点燃药棉；患者感到灼热后立即将火扑灭，待无热后又复燃，再熄再点，重复3~5次。至局部皮肤潮红，随后用胶布将药棉敷于患处，日灸1次，3~5次为1疗程。

2. 主治病证

主治风湿麻木、风寒湿痹证、关节疼痛、软组织扭挫伤、股外侧皮神经炎、腰肌劳损等。

3. 注意事项

（1）用乙醇浸湿时不宜过多，医者双手要配合协调，避免烧伤患者及烧毁衣物；术者蘸药酒即应迅速拍打，才不会烧伤。

（2）高血压、心脏病患者，妇女经期、妊娠期及局部皮肤病患者忌用本法。外感热证及阴虚患者忌用。头面部及毛发丛生处不宜使用。

（3）对于感觉麻痹患者，施灸不宜过量，以防烫伤。

（三）贴棉灸

贴棉灸法又称棉花灸法、棉灸法等，是一种以点燃脱脂棉为热源的非艾灸法。

1. 操作方法

（1）取脱脂棉少许，分层撕开，越薄越好，然后将薄棉片摊开展平成薄片，大小如5分硬币，或撕成病损区大小的薄片，贴于患部或所选穴位上，医者即点燃棉片之一端，急吹其火，使棉片一过性燃完。然后，用消毒酒精棉球擦去灰烬，更换新的薄棉片，照上法再灸，如此3~4次，以皮肤潮红为度。

（2）先用皮肤针叩刺局部微出血，再用上法灸之。此时患者一般仅有轻微之灼痛，无需做任何处理。每日或隔日1次，5~7次为1疗程。疗程间隔2~3日。

2. 主治病证

主治带状疱疹等皮肤疾病及阴疽等证。

3. 注意事项

（1）施灸用的脱脂棉片应撕展得又松又薄，越薄越好，但不要人为地将厚棉压薄。薄棉片中切勿有洞眼和空隙，以免灸烧时影响疗效。

（2）头面及有毛发的部位，不宜用本法。

（四）发灸法

发灸法是用人的头发蘸油后点燃进行灸治的方法。

1. 操作方法

取人的头发若干，清洁晾干后备用。选好穴区后，取核桃大一团人发，蘸麻油，沥干，以不滴油为度，点燃后擦病灶处或穴区，每穴处擦1次即为1壮。一般每穴区灸3~4壮。每日1次，7~10次为1疗程。急性病证可不计疗程。

2. 主治病证

主治部分皮肤病及软组织损伤。

3. 注意事项

（1）人发蘸油后须沥干油，以免滴落灼伤。

（2）操作时动作要求熟练，避免局部烫伤。

六、天灸法

天灸法亦称冷灸法、敷灸发疱法、无热源灸法，是指用某种或几种对皮肤有刺激作用的中药或草药做成适当的剂型涂抹或贴敷于穴位或病所，通过刺激肌表使之充血发疱而达到类似灸法作用的一种治疗方法。

（一）毛茛灸

毛茛灸是将毛茛科植物捣烂后外敷以代替灸法的一种外治法。

1. 操作方法

取毛茛新鲜全草适量，捣烂，制成药饼，选好穴区后，将药饼贴敷在穴区，外以医用胶布或塑料薄膜覆盖固定。开始时患者感到局部热辣，皮肤潮红，最后可出现水疱。敷贴时间一般为1~1.5小时，最长不宜超过6小时。每次可敷灸1~2个穴区。每日或隔日1次，3~5次为1疗程。同一穴区宜隔7~10日后再贴。

2. 主治病证

主治急性结膜炎、疟疾、寒湿关节炎、支气管哮喘、肝炎等病证。

3. 注意事项

（1）出现水疱后用紫药水涂抹，水疱较大时可用消毒注射器抽吸尽疱内液体，包扎，防止感染。

（2）发泡后，局部可有色素沉着，日后会自行消退。

（二）蒜泥敷灸

蒜泥敷灸是将大蒜捣烂如泥，敷于穴区，通过大蒜的刺激作来达到类似灸法作用的一种外治方法（图7-34）。

1. 操作方法

取紫皮蒜若干，捣成泥膏状。亦可根据病证需要，配入中药研为细末，放入蒜泥中调匀。每次取3~5g贴敷于穴区，外以消毒敷料固定。以后会逐渐出现局部发痒的感觉，每次敷灸时间为1~3小时，以局部发痒、发红或起疱为度。每日或隔日1次，每次取1~2穴，7~10次为1疗程。

2. 主治病证

主治咯血、急慢性咽喉炎、鼻炎、头痛、扁桃体炎、衄血、肺结核病等。

3. 注意事项

（1）由于个体差异，蒜泥敷贴后不同患者反应不一，宜严密观察，掌握敷贴时间。

（2）穴区不宜多次用灸，故应多穴轮流使用。

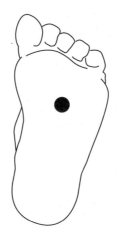

图7-34　蒜泥灸法

（三）代灸膏灸

代灸膏是指将药物加工成膏药的形式进行贴敷以代替灸法对穴位进行刺激的一种外治法（图7-35）。

1. 操作方法

（1）成品膏：为工厂生产的贴敷用的成品，如温灸膏、舒康贴膏等。将贴膏剪成方块，每片3~4cm见方。对穴位皮肤消毒后，将膏药在所选穴位进行贴敷。每次取3~4穴，每穴贴敷12小时，每日1次，7~10次为1疗程。

（2）临制膏：为临时制作的膏药。如僵椒膏由僵虫、白胡椒、蓖麻仁、麝香及皮肤渗透剂等药适量制成。将所选穴区皮肤常规消毒后,用皮肤渗透剂擦拭2~3遍,然后每穴放置药膏0.2g,以1.5cm×1.5cm橡皮膏将其粘贴固定1疗程(7日)后去除。每次可选4~5穴。一般2~3疗程。

2. 主治病证

温灸膏可用于各种适宜灸治的病证,如舒康贴膏主要用于小儿秋季腹泻,临制膏用于周围性面瘫。

3. 注意事项

(1)对橡皮膏过敏者慎用。

(2)治疗周围性面瘫超过1~2疗程未见效者,宜改换方法。

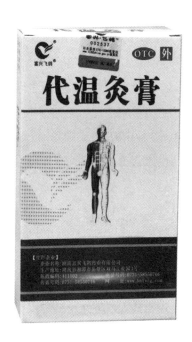

图7-35 代温灸膏

(四)葱姜敷灸

葱姜敷灸是将二者混合捣烂成泥后,敷贴于穴区,刺激穴区皮肤而达到治疗作用。

1. 操作方法

(1)灸药制备

根据不同病情,取生葱白、鲜生姜(以老姜为佳)各若干。将葱白剥去老皮与去皮鲜姜混合砸成糊状,放入容器内,可以保鲜纸覆盖密封备用。

(2)具体操作

治疗时,可将葱姜糊直接涂敷于穴区或涂于消毒纱布上,再贴敷于穴区。敷贴后局部皮肤可呈红色,后变褐色,数日后消退。敷贴时间较长时,可出现水疱,水疱多可自行吸收,不留下瘢痕。可每日施灸1次或隔日1次。

2. 主治病证

三叉神经痛、面瘫、支气管炎、支气管哮喘等病证。

3. 注意事项

（1）在面部穴区施灸时，尽量避免引起水疱。如出现水疱，要小心护理，防止感染。

（2）葱姜应取新鲜的，且以现制现用为佳。

（五）吴茱萸敷灸

吴茱萸敷灸是应用中药吴茱萸的成熟果实外敷以代替灸法治疗病证的一种外治法。

1. 操作方法

（1）吴茱萸粉：取吴茱萸适量，烘干，研细末，每次取3~5g用食醋5~7ml调成糊状。或直接置于穴区，上盖消毒敷料，以胶布固定；或加温至40℃左右，摊于2层约0.5cm厚的方纱布上，将四周折起，贴敷于穴区，以胶布固定。12~24小时后取下。每日或隔日1次，7~10次为1疗程。

（2）吴茱萸药锭：将吴茱萸、胡椒各30g碾成细粉，混合凡士林制成每粒含药粉1g的药锭。将所选穴区消毒后，放一枚药锭于穴上，上盖胶布加以固定。敷灸12~24小时换药1次，7~10日为1疗程。

2. 主治病证

主治高血压病、消化不良、慢性非特异性溃疡性结肠炎、口腔溃疡等。

3. 注意事项

（1）贴敷时间以患者感觉而定，当患处局部出现灼热发红或轻微刺痛，即可去除。

（2）贴药后皮肤出现红晕是正常现象，可外涂软膏保护之。如有水疱，小者外涂紫药水，大者消毒后刺破水疱外盖敷料。

（3）治疗后应戒食易化脓食物，如牛肉、烧鹅、花生等。

（六）白芥子敷灸

白芥子敷灸法是以白芥子研末水调外敷，以代替灸法的治疗方法。临床常根据病情加减药物后在三伏天贴治，故又称"伏天灸"或"三伏贴"（图7-36）。

1. 操作方法

（1）咳喘膏

取白芥子、延胡索、法半夏、甘遂、细辛、生甘草、百部、肉桂、葶苈子，依次按8：8：8：5：4：4：5：5：3的比例研末，用时取药末用50%姜汁调成较稠糊状。取药6~9g摊在直径为3cm医用胶布中间，敷贴于所选穴区，成人一般贴4~6小时，儿童一般贴1~2小时揭去。敷贴最佳节气常选择夏季伏天和冬季寒九天。10天贴敷1次，初伏、中伏、末伏各1次，每年共敷灸3次，连续治疗3年，共敷贴9次。

（2）关节膏

取白芥子、元胡、细辛、防己、半夏、南星、木瓜、制川草乌等，上药粉碎，每年初、中、末三伏的第一日各贴药1次。每穴药末3g，用生姜汁调膏，穴位用75%乙醇棉球擦后贴敷，外用敷料或塑料薄膜覆盖，胶布固定。贴药时间一般为3～4小时，可根据贴后的反应而缩短或延长贴药时间。若贴后热辣、烧灼感明显，可提前去药，以防烧伤皮肤；反之贴后微痒舒适可适当延长贴药时间。

（3）胃脘膏

取白芥子20g，白芷10g，甘遂10g，川乌10g，草乌10g，细辛5g，山栀子20g，芦荟10g，杏仁10g，桃仁10g，白胡椒5g，使君子10g，草决明10g，皂角10g，冰片2g，红花10g。上药并研细末，用时取适量，用鲜姜汁调成膏状，摊于方形硬纸上。每块药膏，小儿用3～5g，成人用5～8g，贴于穴位，胶布固定。48～72小时换穴换药，每次选6～10个穴位。3年为1疗程。

2. 主治病证

本法主治支气管哮喘、慢性支气管炎、小儿呼吸道感染、风寒性关节炎、周围性面瘫、胃脘疼痛、梅核气等。

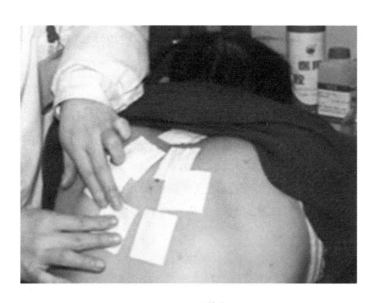

图7-36　三伏灸

3. 注意事项

（1）可根据贴后的反应而缩短或延长贴药时间。若贴后热辣、烧灼感明显，可提前去药，以防烧伤皮肤；反之贴后微痒舒适可适当延长贴药时间。

（2）贴敷时勿洗冷水澡，勿过劳。

（3）治疗后应戒食易化脓食物，如牛肉、烧鹅、花生等。

第八章　操作方法

第一节　灸前准备

一、灸治环境

由于艾灸的特殊性,所以十分强调施灸的环境,一般应注意以下几方面:

1. 排烟。施灸时难免有烟气与艾味,虽然有的人说艾烟在治疗中有一定的作用,但对大多数不必利用这种好处的医生与患者来说,却是一种"空气污染"。因此,临床使用艾灸法,应建立排烟设备,有的使用抽油烟机,虽费用较高,但较为适用。

2. 通风。艾灸室的烟气虽有抽油烟机抽烟,但难免遗留异味。因此在病人保暖的前提下,可以开窗调换空气,以保持艾灸室的空气清新。

3. 保温。施灸时要脱衣服,应特别注意室内的温度和内外隔障。尤其在冬季严寒,夏令酷暑之际,更应注意保温,不要使病人受凉或受热,应使病人感到舒适。

二、心理准备

《灵枢·官针篇》说"语徐而安静,手巧而心审谛者,可使行针艾。"大医学家孙思邈也在《大医精诚》中说"夫大医之体,欲得澄神内视,望之俨然,宽裕汪汪,不皎不昧,省病诊疾,致意深心……"由此可见,施灸对医生患者要求是很严格的。首先医生要态度严肃认真,专心致志,手眼并用,举止稳当,安详而持重,说话时要温和缓慢,切勿掉以轻心,草率从事;其次是手巧而心细,只有达到这种境界的医生才能进行施灸。同时,医生还应耐心做好病人的思想工作,要向患者宣传和讲解灸法的知识,使之相信灸法,解除他们对灸法的恐惧感,鼓励病人树立革命的乐观主义精神,要有信心和毅力,坚持治疗,与疾病作斗争。

三、灸法的体位

灸法因为治疗时间较长,对治疗体位有一定要求。因为它对正确取穴和施术都有很大影响,而且关系到治疗效果的好坏。其体位的选取主要从以下几方面来考虑:一要考虑是否方便取穴,只有取穴准确,才能取得预想效果。二要考虑医生灸治的方便,以准确地操作。三要考虑患者的舒适感,因为患者在治疗时都有不同程度的紧张或恐惧,此时,患者的舒适体位对缓解紧张有较大帮助。一般说来,对于体弱、精神紧张的易晕针者要尽量取卧位。四要考虑治疗后艾灰脱落的方向,以免沾染床单和衣物或引起火灾。

艾灸时体位有三种,即卧位、坐位和立位。卧位可分为仰卧位、侧卧位、俯卧位,坐位又可分为仰靠坐位、侧伏坐位、俯伏坐位等(图8-1)。

仰卧位:适用于灸治头、面、颈、胸、腹部和部分四肢的腧穴。

侧卧位:适用于灸治侧头、侧胸、侧腹、臂和下肢外侧等部位的腧穴。

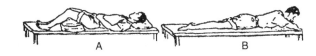

俯卧位:适用于灸治头、项、肩、背、腰、骶和下肢后面、外侧等部位的腧穴。

仰靠坐位:适用于灸治前头、面、颈、胸上部和上肢的部分腧穴。

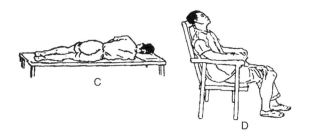

侧伏坐位:适用于灸治侧头、侧颈部的腧穴。

俯伏坐位:适用于灸治头顶、后头、项、肩、背部的腧穴。

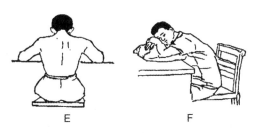

A.仰卧位　B.俯卧位　C.侧卧位　D.仰靠坐位
E.俯伏坐位　F.侧伏坐位

图8-1　灸法体位图

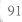

四、灸法的选择

医生通过望、闻、问、切，对患者病情进行了解后，会根据病情等因素选择施灸的方法。迄今为止，国内外临床上应用的灸法种类超过百种，面对十分繁多的灸治方法，在实际操作应用时，必须针对不同情况，选用最佳的灸法。常用的选择依据主要有以下几方面：

1. 因人而异。如老人、小儿尽量少用或不用直接艾炷灸。糖尿病患者因易出现严重的化脓感染，伤口不易愈合，因此禁用着肤灸。不同的身体部位也应有所不同，如面部，宜用艾条悬起灸或艾炷间接灸，而不能用直接灸等。

2. 因病而异。随着灸治方法的发展，出现了专病专法化的趋向，所以在选用灸疗时也要充分考虑到此点。大量临床经验表明，采用直接灸（化脓灸）的方法，防治慢性支气管炎和哮喘有良好的效果；又如用灯火灸或火柴灸治疗流行性腮腺炎，已在大陆普遍应用；又如麻线灸治女阴白斑，铺灸治类风湿性脊柱炎等等。总之，一定要因人因病，选择合适的灸疗方法。

3. 因部位而异。选择灸法还应考虑施灸的部位，如面部不宜选用瘢痕灸法；所取穴位皮肉浅薄者宜以小灸量，所以多选用麦粒灸或小直径的艾条灸；皮肉厚实者宜以大灸量，就可选用大艾炷灸和较大直径的艾条灸乃至用排灸、雷火灸及太乙灸等。

五、灸法的选穴与配穴

（一）选穴

正确地选取穴位进行治疗是针灸疗法治疗疾病的基础，灸法仍然要求通过四诊掌握充分的症状和体征，在辨证原则指导下，掌握主证，分清标本缓急选择有效的穴位进行治疗。临床上，灸法选穴方法主要有：局部选穴、阳性反应点选穴、辨证选穴、循经选穴、经验选穴、敏感点选穴、特定穴选穴及热敏腧穴选穴等。

1. 局部选穴

局部选穴是在病灶以及内脏病变相对应体表投影部选穴进行灸治，它是根据每一腧穴都能治疗所在部位的局部和邻近部位疾病和"以痛为腧"的特性确定的。旨在就近调整受病经络、器官、脏腑的阴阳气血，使之平衡。

灸法的局部选穴主要体现在两方面：①病灶局部，即阿是穴。如治网球肘，在痛点局部施灸。②选取内脏病变在体表的投影部位选穴，如胆囊炎在承满穴施灸。两者的作用机制，都是以调整局部功能为主，提高全身机能为辅的一种取穴法，凡与患病器官邻近的各穴均具有区域性的就近治疗的作用，在这些穴位或局部灸治，即可起到疏通经络、调整脏腑的作用。

2. 辨证选穴

辨证取穴，即根据全身症状、体征，通过脏腑、八纲、三焦等辨证方法，来确定疾病的病因、病机、病位证型，进而选取穴位的选穴方法。辨证取穴一般分为三种情况：一是通过对症状及体征推断出患病的相关内脏和经络，再按此脏或经选穴。如咳嗽，伴发热、脉浮数，病在肺，取肺经穴尺泽。二是推断出证型，再取穴，如腰痛，伴腰膝酸软、阳痿，是肾阳虚衰，取穴太溪、命门以补益肾阳。三是随着症状的出现而取穴，如咳嗽，伴发热，加取曲池；伴咽痛，加取合谷等。

3. 循经取穴

循经取穴是以经络循行的理论为主要指导进行的一种选穴方法，即某一经脉发生病变，就在病变所属的经络上选穴治疗，即所谓"辨证归经，按经取穴"。循经取穴在临床上也有两种情况：一是选取经过病变部位经脉的穴位，即"经脉所过，主治所及"。如《针灸聚英·四总穴歌》曰："肚腹三里留，腰背委中求，头项寻列缺，面口合谷收。"即是根据经脉经过患病部位而选取相应穴位的典型。二是根据辨证明确病变脏腑及经络，即选择此经穴施灸。如气喘属肺脏疾病，可取手太阴经穴中府治之。前者为狭义的循经取穴，后者为广义的循经取穴。这是针灸治病选穴的基本规律，也是灸法选穴的一个重要方法。

4. 经验选穴

经验选穴就是选取根据长期临床实践摸索出来的对某些病有特殊疗效的穴位。灸法也和针灸理论一样大量来自实践，许许多多医家的经验促成了这一新兴的疗法，而这些经验的发现过程仍在继续。灸法所取穴位与疗效关系甚大，所取腧穴均是通过长期临床实践，不断总结经验，找出有效穴位和部位，进行灸治，临床都有立竿见影的效果。

5. 敏感点选穴

有诸内必然形诸外，故内脏病变常可在体表的某些特定部位出现某些病理反应与病理现象，在体表的病变也易在其附近或远隔部位出现某种反应。这种反应点即称为敏感点。这个点的敏感情况往往能较准确地反映病变情况。灸法根据体表、内脏的经络关联特性，以临床症状为线索，运用点按、推移、滑动等法，探索出有痛、酸、麻、胀、热、针刺、触电、传导等患者感觉过敏的地方，或皮下条索状物、泡状软性物、凹陷等医生感觉异常的地方进行施灸，可产生较好效果。

压痛是敏感点最常见的表现形式，又称为"压痛点"。压痛穴的强弱、大小、多少和深浅，同病情的轻重有着密切的关系，有时可特别强烈，常能为患者自身所感知，或是为患者在无意中触及。当压痛穴一经发现与确定之后，即可采用多种方法对之施加影响与作用，如直接灸、间接灸、温和灸等，均可应用。老病以直接灸效果最为确实，新病则在其余诸法中任择一种即可。《疡医大全》灸痈疽法曰："屈指从四围按之遇痛处是根，就是重按深入，自觉轻快，即此灸之。"

6. 特定穴选穴

特定穴是指十四经中具有某种特殊治疗作用的穴位，由于它们紧密地和脏腑、经络"上下、内外相对应"，有其特殊的治疗功能，故在临床上经常应用。其中最常应用的是俞募穴，这是因为俞募穴是脏腑之气输注汇集于背部、胸部和腹部的穴位，且背腧穴均分布于足太阳经上，而此经又是十二经之核心。滑寿在《难经·六十七难》中也说："阴阳经络，气相交贯，脏腑腹背，气相通应。"其次还有八会穴、原穴、络穴、下合穴、郄穴、八脉交会穴等也较常用。临床上常根据它们特有的功能选穴，为选穴方法中的一个重要内容。

7. 热敏腧穴选穴

热敏灸是采用点燃的艾材产生的艾热悬灸热敏态穴位以治疗疾病的方法。该法在特定部位选取对艾灸敏感而出现传导现象的腧穴进行灸治，通过激发透热、扩热、传热、局部不（微）热远部热、表面不（微）热深部热、非热感觉等热敏灸感和经气传导，并施以个体化的饱和消敏灸量，从而提高艾灸疗效。古方有神灯照法，是用辛温窜透之品，卷成药捻点燃，在患处慢慢移动熏照。当照至敏感点时，每见火焰下沉，而局部之热感亦向深部窜透。或用艾条点燃慢慢熏烤，当熏至敏感点时，亦可使热感向内深透，或向远方传布。如有发现这就是最佳的灸点。

（二）配穴

施灸之前，进行选穴后，应将穴位进行组合配伍，这种配伍是根据不同病证的治疗需要选择主治相同或相似或起协同作用的2个以上穴位配合，以发挥其协调作用，使其相得益彰。配伍穴位的分工上，有的起主治作用，用以治疗主要病证；有的起辅助及加强作用，用以辅助及加强其主穴的治疗作用；有的起兼治作用，用以治疗主证以外的其他病证。灸法常用的配穴方法与针刺方法大同小异。

1. 循经配穴法

即根据经络的循行和与脏腑的关系进行配穴的方法。分为两个方面。

（1）本经配穴法，即某一脏腑、经脉发生病变，即选该脏腑经脉的穴位相配，多用于本经所过部位和所属脏腑疾病。可单独取1穴，也可2个以上穴位相配。

（2）异经配穴法。异经配穴法有两种含义：一是某一脏腑、经脉发生病变，既取本脏腑经脉的穴位，同时又取另一经穴位相配，以产生协同或兼治作用。二是某一脏腑、经脉发生病变，选与其经脉相关的另外的经穴进行配穴。

2. 分部配穴法

（1）前后配穴法。前，指胸腹部；后，指背腰部。前后配穴法即是以胸腰部和背腹部具有相似作用的穴位配伍施灸，以产生增强疗效的协同作用。多用来治疗相应部位的内脏疾病。这是根据"脏腑腰背，气相通应"的理论确定的，其中最有代表性的是俞募穴相配。如治疗胃病时, 在前面取胃的募穴中脘, 在背部取胃的腧穴胃俞施灸。

（2）上下配穴法。上下配穴法中, 上, 指上肢与腰部以上穴位; 下, 指下肢和腰以下穴位。这是经络手足上下联系规律的运用。如八脉交会穴的内关配公孙治心胸胃方面的痛证; 又如治咽神经官能症, 取在上的天突穴, 与在下的气海配合施灸。

（3）左右配穴法。左右配穴法即左右两侧穴位同用的刺法。是以人体经络循行, 穴位分布具有两侧相对应的规律为依据, 同时取两侧的同名穴位, 这在治疗内脏病和全身性疾病时常用。如同时取两侧胃俞和足三里治疗胃病。

（4）远近配穴法。远近配穴法即近部取穴与远部穴配合使用。这是根据标本、根结和经气上下、内外有对应作用的原理确定的。即头胸腹之"结"患病, 不但取头胸腹本部位的穴位, 同时取四肢之"根"的穴位相配合; 相反, 四肢之"根"有病, 不但取四肢本身穴位, 同时取头胸腹之"结"的穴位相配合。如治疗肠炎, 既取邻近穴位天枢, 又取四肢的上巨虚和合谷施灸; 同时, 局部、邻近选穴和循经、辨证取穴相配伍也可用远近配穴法。

以上配穴法, 临床上多配合使用, 而且往往一个配穴处方, 包含了多种配穴方法。如内关配阳陵泉, 既属异经配穴法, 也属上下配穴和左右配穴法。这种配伍的目的, 是为了形成一种前后、左右、上下、远近的相互呼应的阵势, 交通阴阳、沟通各经气血, 来达到协调脏腑气血阴阳以治疗疾病的目的。临床应用可酌情选用。

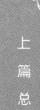

第二节　灸法操作

一、定穴

腧穴的正确定位是灸法取得疗效的关键之一, 灸疗效果的好坏, 与取穴的准确与否关系很大, 因此, 医生应在灸前根据处方的要求, 按照腧穴的定位方法和解剖情况取穴和定穴。

定位前必须注意不可移动体位, 因变换体位, 可以使腧穴因骨骼、肌肉的牵动而改变位置, 此外还须注意体位平直, 以便明显暴露腧穴, 防止艾炷放置不平, 燃烧时火力不集中, 热力不易深透而降低疗效, 同时为了防止施灸时艾炷掉下, 烫伤皮肤。

定穴的第一步是揣穴, 也就是通过触摸按压等方法对腧穴进行探测, 以确定穴位的解剖位置, 同时通过点按揣摩, 提高局部痛阈, 减轻灸时疼痛, 并激发经气, 为灸治时促进灸感做好准备。常用以下方法揣测。

1. 按压法。是用指端按压探测穴位的基本情况，确定穴位的解剖位置（图8-2），在临床上最为常用。如在腕横纹上2寸处的外关穴，先通过按压，确定桡骨与尺骨之间的距离，选定其正中的位置为外关穴。

2. 分拨法。对在肌腱、血管之间的穴位，可用分拨法进行探穴。即用手指按压在穴位处进行前后左右推拨，使其显露腧穴。如内关穴在腕上2寸两筋间，医生可用指尖掐入两筋之间探出酸胀之处，并左右分拨，显露出腧穴，并避开血管。

3. 运动法。运动法就是通过对运动关节和肌肉运动揣摩确定腧穴，一种是屈伸揣穴法，即上下屈伸活动关节使穴位开放，如取解溪穴；二是旋转揣穴法，即对一些被骨骼所阻的穴位，通过旋转肢体，使穴位显露，如养老穴；三是动肌揣穴法，即鼓起肌肉使穴位凸现，如承山穴。

经过触摸揣穴确定了腧穴的位置后，医生再用指甲在穴位上切掐一个"十"字痕，以锁定目标，再在"十"字中心点放置艾炷。

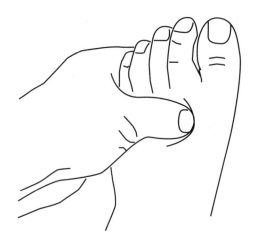

图8-2　定穴图

二、灸法的消毒

灸法作用的部位在皮肤，但由于一般灸法不损伤皮肤，故对消毒要求不太严格。只是在使用直接灸时，因其会损伤皮肤，为防止感染，应用碘伏或75%酒精消毒。消毒时应从中心向外绕圈拭擦，擦拭干净，防止灸后皮肤破溃，引发感染。而艾绒等材料均要通过燃烧，就不必消毒了。对医生的手，则不管是使用什么灸法，均需用肥皂水洗刷干净，再用75%酒精消毒，然后才进行操作。

三、置炷

定穴后，如为艾炷灸，可在施灸的穴位处涂以少量的葱、蒜汁或凡士林，以增强黏附和刺激作用，又能防止灸后起疱。如为隔物灸，则先将隔离物放置在已定穴位的"十"字划痕中央，再将艾炷放好后，用线香将之点燃。每灸完1壮，以纱布蘸冷开水抹净所灸穴位，复按前法再灸。置炷时需注意的是：定穴后，身体不能再更换体位，以免穴位处于不平状态，容易使艾炷掉落，引起烫伤和火灾。如用艾灸器灸法，可用艾灸器上的固定绳索固定，以免滑脱。

四、取火与点火

（一）取火

取火，即选用用以点燃艾条或艾炷等灸疗物品的火头。在古代，对取火是很讲究的，如《本草纲目·火部第六卷》中就说过："凡灸艾火者，宜用阳燧、火珠承日，取太阳真火。其次则钻槐取火，为良。若急卒难备，即用真麻油灯，或蜡烛火，以艾茎烧点于炷，滋润灸疮，至愈不痛也。其戛金、击石、钻燧入木之火，皆不可用。"这是因为"火无体，因物以为体，金石之火，烈于草木之火"。即是说，戛金、击石、钻燧入木之火比草木火要猛烈，只有高纯阳度的原始火，火中杂质才少，灸疗的效果才好。现在已基本否认这一说法，因火并不直接作用于皮肤和穴位，与疗效并无太大关系，所以临床多用酒精灯、打火机、蜡烛等，其原则一是安全，二是取材方便，三是能较方便地点火，均可取而用之。如用艾炷灸，就不能用酒精灯去点燃，可用血管钳夹一小酒精棉球，点燃后再去点燃艾炷。

（二）点火

取火之后，即可点火。点火主要涉及艾条、艾炷、温针等，操作时可有不同的工具和方式。图8-3为打火机点燃艾炷。

1. 艾条。点火前，应先对艾条燃端进行清理，目的是使艾火能迅速燃烧。如是初用的艾条，可先把艾条一端的桑皮纸撕破，让火直接与艾绒接触，可提高点燃的速度，以便于点燃；如为已用过的艾条，可先将已燃过的一端表面的灰烬抖掉，以使火较快与艾绒接触，使之尽快点燃。点火时，艾条点火端向下，将酒精灯或蜡烛等放在下方，使火苗的上段接触艾条，因此段火焰温度最高，可以加快艾条的燃烧。当艾条的横截面被点燃二分之一以上，即可用吹火的办法让燃烧火面扩大到整个截面。

2. 艾炷。艾炷较小，距皮肤距离近，不能直接用酒精灯及蜡烛去点燃，可用血管钳夹一小酒精棉球点燃后，将火与艾炷的顶端轻轻接触，点燃后使之均匀向下燃烧。

3. 温针灸。使用温针时，根据病情需要将艾条切成小段，插在针柄上，用血管钳夹一小酒精棉球点燃后，在艾段下方点燃，然后让其慢慢均匀地由下向上燃烧。为了防止艾火落下灼伤皮肤，可在针体处放一接艾灰的纸盒。也有的用火从艾段的上端开始点燃，使之逐渐下燃，但由于火力是向上的，故点燃较慢。

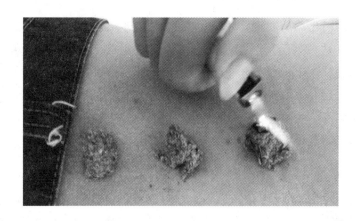

图8-3　点火图

五、燃艾

1. 用无瘢痕灸法。点燃艾炷尖端后,即可根据需要采用具体的燃艾操作。如用中等艾炷,待烧至患者稍觉烫时,即用镊子夹去,另换一壮;如用小艾炷灸,至患者有温热感时,不等艾火烧至皮肤即移去,再在其上安一艾炷,继续按上法施灸(图8-4)。

2. 用瘢痕灸法。燃着艾炷后,待艾炷逐渐燃至患者感觉疼痛,医者用手轻轻拍打或搔抓穴区四周皮肤,分散患者的注意力,以减轻施灸时的疼痛。艾炷燃尽,用浸有生理盐水的消毒敷料,拭去艾灰。再灸第二壮。

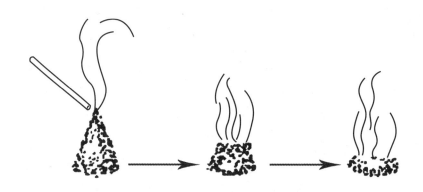

图8-4　艾炷燃烧过程示意图

3. 用艾条灸法。①悬起灸包括温和灸、回旋灸、雀啄灸。将艾卷点燃后悬放在距离穴位一定高度上进行熏烤,而不使艾卷点燃端直接接触皮肤。温和灸是将点燃艾卷相对固定在距穴位1.5~3cm的高度进行熏烤,使局部有温热感而无灼痛,一般每处灸3~5分钟,至皮肤稍有红晕为度。回旋灸又称熨热灸,将点燃的艾卷接近灸的部位平衡往复回旋熏灸(距皮肤约3cm),一般可灸20~30分钟。雀啄灸是艾条燃着的一端与施灸部位并不固定在一定距离,而是像鸟啄食一样,一上一下地移动,一般约灸5分钟。②实按灸。即太乙针灸和雷火针灸。点燃艾条一端,用布数层(一般为7层)包裹之后,然后立即紧按于穴位或患处,进行灸熨。灸冷则再燃再熨，如此反复7~10次即可。

六、穴位施灸顺序

古人对于施灸的顺序，有着明确的论述，如《千金要方》说："凡灸当先阳后阴。言从头向左而渐下，次后从头向右而渐下，乃先上后下也。"《明堂灸经》也指出："先灸上，后灸下；先灸少，后灸多。"先阳后阴，先上后下，先少后多是施灸顺序的操作原则。

这是说施灸的一般顺序是：就阴阳而言，即"先阳后阴"，先灸背部后灸腹部或先灸阳经后灸阴经，由阳及阴；就上下而言，即"先上后下"，先灸上部再灸下部，先灸头部再灸四肢；就壮数而言，即"先少后多"，先灸壮数少的穴位，而后灸壮数多的穴位，即由少逐渐增多；就大小而言，即"先小后大"，艾炷宜先小后大，每壮递增，以便患者逐渐适应；就时间而言，一般急性病、寒湿病、虚热病、内脏病可以选在上午施灸，炎热病、肌肉病、骨骼病可以选在下午施灸。就病情而言，急性病先灸，慢性病后灸，又如治疟疾，可在先表现症状的部位灸，而且一直灸到发病时间过后才停止，发作停止后，再灸其他穴位。

但是，人体疾病是变化的，治疗时仍应根据诸如急则治其标，缓则治其本；或先治其本，后治其标；或先治其标，后治其本；或标本兼治的原则进行。其壮数之多少，艾炷之大小，亦不宜拘泥固定，关键在于辨证论治，灵活运用，才能取得应有的疗效，不能死搬硬套。如脱肛时，即可先灸长强以收肛，后灸百会以举陷，因此不可过于拘泥。

七、灸感

与针法一样，灸法作为一种对穴位产生刺激以治疗疾病的方法，当刺激穴位时，也会循着经络发生感传现象，即平常所说的"得气"，日本人谓之"针之响"。这种感传现象在灸法中又称为灸感。

灸感，一般是指施用灸疗时患者的自我感觉。由于灸法主要是靠灸火直接或间接地在体表施以适当的温热刺激来达到治病和保健作用，除瘢痕灸外，一般以患者感觉灸处局部皮肤及皮下温热或微有灼痛为主，施行烧灼灸法则局部灼痛。但如集中在一个部位连续较长时间地施灸，温热刺激可直达深部，经久不消，就会出现温热感循经脉传导，称为灸感或灸法得气。艾灸疗法经络感传出现率为85%左右，其中出现长距离感传现象的占60%。艾灸疗法针对临床经络不通导致的诸多病症，以高效激发经络感传为途径，开通经络，疏通经气运行，达到治本的目的。

产生灸感使用的灸材一般以艾条为主。这是因为艾条比较容易控制灸量，包括灸的时间长短、灸的温度高低等，只艾炷灸、隔物灸等亦可引发灸感传导，只是这种感传的出现与年龄、病程的长短、病势的轻重、治疗时的环境，尤其是刺激量有直接关系。

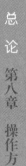

激发灸感应用一些特定的手法。医生手持点燃之艾条在穴区反复上下、左右移动，以产生一种动态的刺激。这种动态刺激必须是连续的均衡的，也就是说整个施灸过程中，火力必须均衡，作用不能中断，这主要有利于灸刺激量的积累，一般时间较长，约需半小时，才有可能出现灸感传导。治疗时，患者需保持体位舒适和全身肌肉放松，这样也有利于灸感的产生和传递。

灸感的表现多种多样，最多的是热流和气流样感觉，还有风吹样、蚁行感、灼痛感等。患者可以感觉到艾热通过体表深透进入到皮下深部组织，甚至进入胸腹腔脏器。此时在施灸部位，患者感到肌表不热而深部热；施灸部位不热而远离施灸部位温热；或者感觉一股热流沿着某种路线传导，直至病所；温热范围扩大，或热力传到远处部位。第一次出现灸感需要的时间较长，以后随着疾病的好转，有缩短的趋势，感传路线的宽窄与施灸面积的大小有关，感传所到处可有微汗、肌肉震颤及脏腑器官的功能活动，如胃肠蠕动、鼻腔通畅等。

灸感的最佳剂量是以完成Ⅲ相感传为度的灸量。所谓"Ⅲ相传导"是经络感传现象出现、发展和消失的三个时相。不管时间长短，只要完成经络感传的Ⅲ相传导，就等于完成了一次艾灸所需的剂量。因此，医者必须充分保持耐心，施足灸量，以达到最佳治疗效果。

灸法的感传也与针刺一样，与疗效有着特殊的联系。即是灸治过程中，如有感传出现而能达到气至病所之目的疗效最佳。激发感传，气至病所是痹阻的经络开通的标志，是针灸疗法的精髓与灵魂。一般来说中壮年，首次发病，病情缓和，温暖安静，着灸火力均衡，持续并达到一定的作用量时灸感易出现，疗效即能出现。《灵枢·九针十二原》篇说："刺之要，气至而有效，效之信，若风吹云，明乎若见苍天。"而且"气速至而速效"。一旦灸感出现，则灸感一般会直抵病所，症状也会随灸感的出现而明显缓解。这在实行热敏灸法时更有意义。热敏点灸极易激发感传气至病所，表明灸之要，仍然是气至而有效，与"刺之要，气至而有效"有异曲同工之妙。

八、灸法的补泻方法

灸法补泻系指根据不同症情，合理选择不同的灸治之法，以达到补虚泻实的作用。早在《黄帝内经》中就已明确指出灸疗补泻。如《灵枢·背俞》篇说："气盛则泻之，虚则补之，以火补者，毋吹其火，须自灭也；以火泄者，疾吹其火，传其艾，须其火灭也。"由此可见，灸法治病，既可补虚又可泻实；既可温寒又可散热；既可扶阳，又可养阴。临床上应用灸法治疗实证病变屡见不鲜，说明灸法本身应该是既能补虚又能泻实，具有双重调节作用。因此，使用灸法也应重视补泻之法。灸法的补泻一般从以下几方面进行。

(一)选穴补泻法

本法是根据疾病的性质选取具有补或泻的腧穴来达到补虚泻实的作用。每个穴位，一般都有其主治的特异性。选用不同的腧穴灸治，也常能收到不同的补泻治疗效果。应用灸法时可根据腧穴的特性合理选穴施灸。部分穴位如神阙、关元、命门、气海、足三里等穴偏于补虚，气海穴为补气要穴，对于气虚患者可予气海穴处行灸补法，则补益之效倍增，灸百会可升阳举陷，可治胃下垂、子宫脱垂及脱肛等病，而起到补气升提之功效。《太平圣惠方·卷一百》中就有记载："小儿脱肛泻血，每厕脏腑撮痛不可忍者，灸百会一穴三壮。"有的穴位则天然具有泻的作用，如涌泉、大椎、太冲、合谷、肺俞等，就适合泻实，肺俞穴为解表散寒穴，对于风寒表证者可在肺俞穴处化脓灸或一般灸泻法则可起疏风解表、宣肺散寒的作用。用蒜泥敷灸涌泉穴治疗咯血、鼻衄等，能起到滋阴泻火的作用。灸神阙可回阳固脱，对阳气暴脱，用大艾盒灸神阙，虽火力峻猛，其功效为峻补回阳救脱；而阴寒凝结的腹痛，用缓灸疗，亦能达到逐寒外出泻法之目的。这又是同一穴位产生不同的补泻作用，故临床时也不能太绝对，穴位虽有补泻，但也可因改变灸法而改变其性质。所以我们在临床中应用灸疗补泻时，可根据腧穴的特性合理选穴施灸，即可提高灸治疗效。

（二）选药补泻法

本法即根据不同疾病的性质，在治疗时按药物的性味、功能、主治等选择相应功效的施灸药物加入艾中（药艾），或是隔于艾下（隔物灸），或施灸材料（如桃枝、桑枝、硫黄、黄蜡等），产生不同的补泻效应。艾条有清艾条和药艾条之分，根据药艾条中药物组成的不同，或施灸的衬隔物不同，施灸时也能起到或补或泻的作用。临床根据隔物灸与敷灸时所用的药物，按药物的性味、功能、主治等予以选用。选用偏重于泻的药物进行隔物灸或敷灸就能起到泻的作用；选择偏重于补的药物进行隔物灸或敷灸就能起到补的作用。补虚常选择隔盐灸、隔附子饼灸，可起到回阳固脱的作用；隔姜灸可治虚寒病证；隔蒜灸可消肿、拔毒、定痛；隔巴豆灸用于治疗食积、腹痛；隔附子灸、隔麻黄饼灸可治疗老慢支、哮喘、风寒外袭之咳嗽；蒜泥直接灸善治"坐板疮"；甘遂敷灸则多能逐水泻水等。总之，由于所施加灸药的性味、功能、主治等不同，灸法产生的补泻效果也不一样，临床应详察之。

（三）选法补泻法

本法是指根据不同症情，合理选择不同的灸治之法，以达到补虚泻实的作用。施灸方法很多，应根据辨证分析，合理选择，更好地发挥其补泻作用。在临床中只有根据患者病情合理选择适当的施灸方法，才能更好地发挥其补泻作用。一般对于慢性虚寒性病证多选用刺激性弱的温和灸、回旋灸，使病人产生温热舒适感。每穴每次灸3~5分钟，可起到促进生理机能、解除过度抑制、引起正常兴奋的作用，即为补法，其他如温灸盒灸、隔附子灸、丁香敷灸、五倍子敷灸、隔盐灸均列为灸法之补法；而对于急性实热性病证，多采用瘢痕灸、雀啄灸等泻法，使病人产生强烈的温热刺激，以收到以热引热、泄热散邪之功效。即便灸后发疱形成灸疮，不但无害，反为毒邪的泻散开辟门户，有利于散热泻邪。如用艾条雀啄灸，每穴每次5~7分钟，点灸60~100下；并可根据病情适当延长时间或增加灸的强度，可起到镇静、缓解、制止、促进正常的抑制等作用。其他如艾条雀啄灸、回旋灸、隔姜灸、白胡椒敷灸、灯芯草灸、线香灸、斑蝥敷灸、毛茛敷、龙芮敷灸、威灵仙敷灸、板蓝根敷灸、甘遂敷灸、薄荷敷灸、天灸、黄蜡灸列为泻法。而隔姜灸、化脓灸既扶正气，又祛邪气，补泻功能均有。可见施灸方法不同，其补泻作用也不尽相同。临床上应参合病证选用适宜的灸法，才能收到事半功倍的治疗效果。

（四）灸量补泻

灸量即灸治时灸法对人体产生的能量。它与艾灸的数量、大小、灸的时间有关。艾灸补泻的艾炷大小与壮数多少是一致的。临床应做到"必火足气到，始能求愈"。补法多采用刺激性较弱的灸疗，泻法则采用刺激性较强的灸疗，使患者产生强烈的温热刺激。一般虚证、寒证用艾补法，艾炷宜大，壮数宜多（其艾炷大小与壮数多少视具体病情而定），灸至皮肤略红即可，对于实证、热证用艾泻法，艾炷宜小，壮数宜少，则以灸后发疱或形成灸疮为宜。如强刺激：其艾炷为大炷，捻成硬丸，12~15壮。中刺激：其艾炷为中炷，捻成中等硬丸，7~10壮。弱刺激：其艾炷为小炷，宜松软而不紧结，3~5壮。

灸治选择壮数时，还要考虑病人的体质及病位：①对初病、体质强壮者，使用壮数宜多；反之壮数宜少。②对病位浅表者，使用壮数宜少；对病位在内者，壮数宜多。③灸躯干、四肢肌肉丰厚处，使用壮数宜多；灸头面、四肢末端肌少皮薄处，使用壮数宜少。对于麻木、痹痛患者，壮数的多少则以"由痛灸至不痛，由不痛灸至痛"为原则。即对痛证患者施灸时，宜灸至其疼痛缓解甚至消失，疗效才好；而对麻木之症患者施灸时，宜灸至其有感觉，疗效才好。

（五）操作补泻法

1. 徐疾补泻。此法首见于《黄帝内经》："以火补者，毋吹其火，须自灭也；以火泻者，疾吹其火，传其艾，须其火灭也"（《灵枢·背俞》）。这说明了火灸的"疾徐"内寓补泻二法，即疾泻徐补。在实行艾炷灸补法时，点燃艾炷后，不吹艾火，待其徐燃自灭，火力微而温和，可使火力徐徐缓进，发挥温通经脉、驱散寒邪、扶阳益气、行气活血、强壮机能的温补作用。艾炷灸泻法即点燃艾炷后，速吹旺其火，火力较猛，快燃快灭，当患者感觉局部烧灼发烫时，即迅速更换艾炷再灸。这种灸法在技术操作上快灭其火，火力强而时间短暂。它可起到引热外出、疏散热邪的作用，是属于"泻法"范畴。

2. 开合补泻。临床应用艾炷灸时，对正气虚弱者要用补法，将艾炷点燃后，让其自燃自灭，灸后快速按压施灸部位，此谓真气聚而不散，为补法。如用此补法灸治肾虚阳痿病人，每次艾炷灸关元穴数十壮，5~10次后功能恢复正常。对于邪气偏盛者用泻法。可将艾炷点燃后，使其快燃快灭，灸后不按压穴位。此种灸法的火力较大，施灸完毕后不按其穴，此谓开其穴邪气散。如灸治带状疱疹，以灼热、红肿、疼痛、脉浮数为症状特点，证属实热证。笔者在临床治疗中，采用米粒大的艾炷直接灸法，放在中指指腹皮肤上，点燃后急吹其火，急按在穴上，点到即起，围灸多1次显效，灸后即可控制其发展的势头，有立竿见影的治疗效果。

3. 其他补泻法

（1）呼吸补泻：艾炷燃尽时，正可施补泻手法，即以大拇指用薄纸包齐，紧按垫灸物上。行补法，令病人鼻吸进气；行泻法，令病人口呼出气。

（2）奇偶补泻：以《周易》书中所提到的以奇数1，3，5，7……等属阳数，以阳数定作艾灸的壮数为补法；以偶数2，4，6，8……等属阴数，以阴数定作艾灸的壮数为泻法。

（3）贴膏补泻：点燃艾炷后，让其自燃自灭，可灸多炷，灸毕后用膏药贴于施灸部位为补法；点燃艾炷后，使其快燃快灭，待灸疮发后即用药膏贴施灸部位为泻法。

根据以上原理，可总结出艾炷灸和艾条灸的综合补泻方法，特介绍如下。

艾炷灸补法要求火力微而温和。即点燃艾炷后，不吹其艾火，等慢慢燃尽后自然熄灭，灸治时间宜长，使用壮数较多，艾炷也较大。灸治完毕后用手按压施灸穴位。

艾炷灸泻法要求火力较猛，快燃快灭。点燃艾炷后，用口迅速吹旺艾火，当患者感觉局部烧灼发烫时，即迅速更换艾炷再灸。灸治时间较短，使用壮数较少，艾炷小，施灸完毕后对穴位不加按压。

艾条灸补法，宜用艾条温和灸或回旋灸施治，艾条宜小而细，每穴每次灸3~5分钟。而用艾条雀啄灸属泻法，艾条宜大而粗，每穴每次灸5~7分钟，一般60~100下，并可根据病情适当延长时间或增加灸的强度。

九、灸治数量

灸量是施灸时向体内传导的热量，这主要取决于施灸时间长短、施灸面积大小及施灸距离所达到的热度。它是灸治所致的刺激强度和刺激时间的乘积，与施灸的方式，艾炷的大小、壮数的多少，施灸时或施灸后刺激效应的时间等因素有关。《医宗金鉴·刺灸心法要旨》云："凡灸诸病，必火足气到始能愈。"说明灸疗必须要有足够的"灸量"。用灸如用药，量太少不足以祛病，量太多则会损及身体。掌握最佳灸量，有助于提高疗效，防止不良反应。按古今医家的经验，大致上包括以下几方面。

（一）定量原则

对灸量多少的使用，古今医家在临床实践中积累了极其丰富的宝贵经验，其施灸的剂量标准可以依据以下情况而定。

1. 年龄、体质、性别定灸量。不同的年龄、体质和性别，其阴阳气血的盛衰及对灸的耐受性不同。凡男子、体质壮实者灸炷宜大，宜多；妇儿、老年及体弱者用艾炷宜小，壮数宜少。

2. 病情、病性定灸量。病深痼疾,一般灸量宜大。久病不愈,艾炷如麦粒大小以灸5~7壮为度。若患病不久,气血未伤,艾炷如绿豆大以灸7~10壮为度。急性病每日灸2~3次,慢性病隔3日、5日或7日灸1次。总之,应以病情为依据确定灸量。而老年或体弱之保健灸,灸量宜小,但须坚持日久。病在浅表,灸量可小;在内则灸量宜大。痈疽阴疮虽发于体表,但病根在内,故灸量亦须大。

3. 部位、穴位定灸量。所取穴位皮肉浅薄者宜以小灸量,皮肉厚实者宜以大灸量。如在肌肉丰厚的腰背、臀腹、臂等处宜大炷多灸;在肌肉浅薄的头面、颈项、四肢末端宜小炷少灸。《医学入门》云:"头面诸阳之会,胸膈二火之地,不宜多灸,背腹阴虚有火者,亦不宜灸,惟四肢穴最妙,凡上体及当骨处,针入浅而灸宜少,下体及肉厚处,针可入深,灸多无害。"实验也发现,肌肉浅薄之处的大椎、至阴穴,少灸则效果佳,多灸之后效反差。《针灸大成》说:"今以灸法言之,有手太阴之少商焉,灸不可过多……有足厥阴之章门焉,灸不可不及……脊背之膏肓也,腹中之中脘也,足之三里,手之曲池也,是皆由之章门焉,而灸之愈多,则愈善也。"可见,灸量也随着取穴之不同而不同了。

4. 天时、地理定灸量。如冬日灸量宜大,方能祛寒通痹,助阳回厥。另如北方风寒凛冽,灸量宜大;南方气候温暖,灸量宜小。

5. 患者感觉定灸量。患者感觉分两类:一为施灸后的灼热感。根据不同病情,有的仅要求局部温热感,有的则要求有烫灼感,可按患者口述而加以控制。另一类为灸的传导感觉,如隔蒜灸中的铺灸治疗虚劳顽痹,须灸至患者自觉口鼻中有蒜味时停灸。这也是一种控制灸量的依据。

(二) 施灸壮数

每燃烧1个艾炷为1壮,每灸一次少则3~5壮,多则可灸数十壮、数百壮。每次灸之壮数多少及大小,依据病人、病程、病情、病位、补泻、穴位、有无受灸经验、是否要求化脓及气候等条件而定。《医学入门》上说:"针灸穴治大同,但头面诸阳之会,胸膈二火之地,不宜多灸,背腹阴虚有火者,亦不宜多灸,惟四肢穴位最妙,凡上体及当骨处,针入浅而灸宜少,下肢及肉厚处,针可入深,灸多无害。"这是说:头面及胸膈以上,均不宜多灸;下肢及肉厚处,多灸不妨,总的说来,穴位在腹背四肢、有受灸经验、化脓灸、气候寒冷者艾炷宜多宜大;妇女、儿童、年老体弱、久病、病轻病缓、虚寒麻木、病在四肢头项者,用补法;穴位在头项、手足末梢、无受灸经验、非化脓灸者或在天气炎热时,艾炷宜少宜小。

一般说直接灸之艾炷,以麦粒大小为适宜。一般成年人,每穴5壮、7壮或9壮;小儿灸3壮或5壮,每次取3、5、7穴为标准。直接着肤灸一般每穴灸5~7壮,小儿宜灸3~5壮。急救之时,可不计壮数,以阳固脉起为止。

（三）施灸时间

灸治时间是指每次的施灸治疗时间长短和每天治疗时间的安排，灸治时间长短主要是指艾条灸治疗的时间。临床时不必拘泥书中某穴灸几壮、灸几分钟的限制，应根据病证、病情、体质掌握不同的施灸量。每穴灸治时间从10分钟至数十分钟不等，乃至灸1小时。如温和灸对于阳虚、寒邪为患的病证需长时间施灸，对顽证、痛证、里证、虚证等同样需要长时间施灸，方能取得最佳疗效。一般前3天每日灸1次，以后隔2~3天灸1次，急性病每日灸2~3次，慢性病隔3日、5日或7天灸1次亦可。保健灸则每月灸3~4次。

周楣声老师将灸法产生灸感的过程归纳为 3个阶段（又称灸感三相规律）：第1阶段：自熏灸点与病灶间发生气至病所的联系，出现温热感、水流样感觉等；第 2阶段：在病处出现温热感、虫行感、风吹样感觉等；第 3阶段：灸点与病灶间的联系消失。此 3阶段的产生，也须长时间（40分钟以上）施灸，甚或燃尽1根艾条（90~120分钟），才有助于提高艾灸治疗的效果。

长时间温和灸多可产生灸感。因此，在进行热敏灸法或要求产生灸感时，一般灸的时间均较长。临床上灸感产生与否与疗效有密切关系，若灸的时间达不到得气程度，则疗效甚微；若能达到得气的程度，则疗效显著。故在施灸时，应长时间进行灸治，方能达到得气的程度。

对每天治疗时间的安排，一般认为，上午和下午均可，阴晴天也不必避忌。但应注意某些疾病应根据病情进行特殊安排。如失眠症可在临睡前施灸，出血性疾病可随时灸之，止血后还应继续施灸一段时间，以免复发；或依病情何时发病就在何时施灸；或按子午流注一日十二时辰配合脏腑腧穴施灸。

同时，应该认识到，切忌妄施过量，否则会欲速则不达，当刺激达到一定量时，机体的反应可能出现饱和状态，刺激时间过长，有可能使高级中枢的兴奋转向抑制。说明艾灸作为一种外来刺激，只有达到一定的刺激量，才能使机体产生相应的反应，不及或太过，均会影响疗效。也有人认为，灸时由痛变为不痛，灸感出现后，又灸至无灸感，即为适宜时间，可供参考。

（四）施灸灸量大小

艾炷和艾条的大小是灸量的重要内容，决定了灸法的刺激量的大小。一般说来，凡青壮年男子、体质强壮者、生病不久者宜用大炷和直径较大的艾条。妇女、小儿及老年人，久病体虚者宜用小炷及直径小的艾条。从患病部位上讲，头面、胸背、四肢皮薄肌少之处，宜用小炷及直径小的艾条，腰腹部皮肉厚实处，可酌情使用较大的艾炷和较大直径的艾条。临床上如治疗风寒湿痹、上盛下虚的疾病，宜选用小炷及直径小的艾条；而对沉寒痼冷、元气将脱的证候，则宜用大炷灸之，以固元阳。

总而言之，在临床用灸，一般来说，虚证、寒证、重证，艾炷宜大、壮数宜多、灸治时间相对较长；实证、热证、轻证，艾炷宜小、壮数宜少、灸治时间相对较短。就病变部位而言，肉薄之处宜少，肉厚之处宜多；就年龄而言，年轻体壮者宜多，年老体弱者宜少。古人也常将灸疮作为判断灸量和治疗效果的一个主要指标。《针灸资生经》说："凡灼艾得疮，所患即瘥，不得疮发，其疾不愈。"认为只有灸后出现灸疮，才能达到良好的治疗效果。对于不出现灸疮的患者，采取加大灸量、增加壮数、局部热敷，并服用辛辣刺激的食物等方法以促使发疮。

十、治疗频率

施灸疗程就是治疗的过程及时间、频率的安排。灸法治疗的长短，是灸疗量的另一个方面，可以影响治疗的效果，应该根据病情灵活掌握，以需要而定，不必限制时间和次数。要根据具体情况全面考虑，这样和用药的分量一样，无太过不及之弊。一般初灸时，每日1次，以后间隔1日灸1次，或间隔两日灸1次，3次后改为2~3天1次。可连续灸治1个月、2个月、3个月，甚至半年或1年以上。急性病、偶发病疗程较短，有时只需灸治1~2次即可，亦可1天灸2~3次；慢性病、顽固性疾病患病时间较长，疗程也较长，灸从久，必须长期施行方能见功，可灸数月乃至1年以上。需长期灸治者，可隔2~3小时灸1次。如果用于健身灸，则可以每月灸三五次，终生使用，效果更好。

十一、艾条灸灭火法

使用艾条灸时，若施灸时间已到，而艾条还剩一节，为避免浪费，可用以下方法进行灭火。

1. 玻璃瓶灭火法。选择高度达到18cm的玻璃瓶子，同时瓶子要耐火，且瓶盖密封较好。按规定施灸后，将剩余艾条放在瓶中，拧紧瓶盖，火即熄灭（图8-5）。

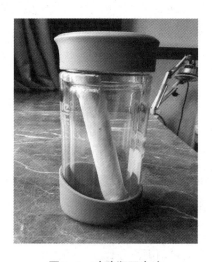

图8-5　玻璃瓶灭火法

2. 竹制灭火帽法。市场上有专用艾条灭火帽出售，图8-6即竹制灭火帽。用于直径小于20mm的各种艾条的熄灭，使用时将艾条燃烧端按入灭火帽槽内，保持一定压力，左右转动，直至艾条完全熄灭。

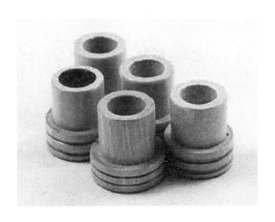

图8-6　竹制灭火帽

3. 自制竹筒灭火法。选择一节竹节，长约10cm，内空直径约3cm。一端带节有底，一端无节。灭火时，将燃着的艾条一端插入竹筒内，艾火由于缺少空气，自然熄灭。此法简单有效，成本极低。自制竹筒如图8-7所示。

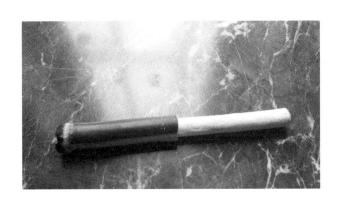

图8-7　自制艾条灭火筒

第九章 灸疗意外与灸后反应

　　《标幽赋》云："空心恐怯，直立侧而多晕，"而早在晋代也有记载："渊液……不可灸，灸之不幸，生肿蚀、马刀伤内，溃者死，"说明灸法虽然相对安全无副作用，但对一些意外及反应也应引起注意。

第一节　灸疗意外

　　灸疗意外是指在灸治过程中发生的不正常的反应，常见的有晕灸、过敏及中毒等。

一、晕灸

　　晕灸是在艾灸过程中产生的一种晕厥现象，在艾灸临床中并不多见。多为轻症，但也有症候较严重者。

　　（一）原因

　　晕灸的常见原因有以下几种。

　　1. 环境因素：如天气闷热、诊室中空气不通畅、混浊、喧闹之声不绝于耳等都可促使晕灸。

　　2. 刺激强度：灸时熏灼刺激过强，使用直接灸时也可致晕灸。

　　3. 体质因素：是最主要的诱因之一，如体质虚弱、饥饿、疲劳，特别是过敏体质、血管神经机能不稳定者，易导致精神过于紧张，从而产生晕灸。

　　如果存在以上原因，而患者灸时坐位或直立施灸时更易发生晕灸。

　　（二）临床表现

　　晕灸大多发生于灸治过程中，但也有少数患者在灸后数分钟乃至更长时间始出现症状，被称为延迟晕灸，应特别注意。在晕灸的先兆期，会出现眼花、耳鸣等不适感，上腹部或全身不适，面色苍白，出冷汗，打哈欠，心悸等。有些患者可无先兆期。在发作期，轻者头晕胸闷，恶心欲呕，肢体发凉，四肢发软，站立不稳。重者可见突然意识丧失，昏迷不醒，唇甲青紫，面色灰白，大汗淋漓，二便失禁。少数可伴惊厥发作。经及时处理恢复后，患者可有疲乏，面色苍白，嗜睡及汗出。轻症则仅有轻度不适。

（三）预防方法

主要从心理和生理上进行预防。

在心理预防上，主要针对有怀疑、恐惧心理，神经敏感、自主神经系统和内分泌功能改变者，均应预先用心理预防，可先进行语言诱导。施灸前，耐心解释，以取得患者的信任和配合；对紧张者先做放松训练，并转移注意力，促使局部组织放松。

在生理预防上，应有针对性处理，如饥饿患者，灸前宜适当进食；过度疲劳者，应令其休息至体力基本恢复。特别对有晕针或晕灸史者，最好采取卧位，简化穴位，减轻刺激量。

在施灸过程中，一旦患者有先兆晕灸症状，应立即处理。灸疗结束后，最好能嘱患者在诊室休息5~10分钟后再离开，以防延迟晕灸。

（四）处理方法

轻度晕灸应迅速停止施灸，将患者扶至空气流通处，抬高双腿，头部放低（不用枕头），静卧片刻，即可。如患者仍感不适，给予温热开水或热茶饮服。重度晕灸，立即停灸后平卧，如情况紧急，可令其直接卧于地板上。用药艾条点燃后在百会上做雀啄式温灸，直至知觉恢复，症状消退。如必要时可配合针刺或其他抢救措施。

二、灸疗过敏

灸法过敏是在灸治过程中或以后，机体出现程度不等的过敏反应。多以皮肤的过敏反应为主，也可引起呼吸道过敏反应。

（一）原因

患者本身属于过敏体质是导致过敏反应的主要原因，这种体质者多有哮喘、荨麻疹史，或对多种药物、花粉过敏。艾灸使用的艾叶往往含有某些致敏物质，可通过灸烟或艾炷接触皮肤或吸入呼吸道而导致发病。

（二）临床表现

艾灸过敏的反应时间多在灸后一至数小时，也有立即发病者，最长者可达10小时。如果是因艾灸引起过敏者，往往多次反复出现。过敏部位多以皮肤为主，常在灸治部位出现红色小疹，或全身性的风团样丘疹，瘙痒难忍，灼热不适。引起呼吸道过敏者可伴有胸闷，呼吸困难，甚至面色苍白，大汗淋漓，脉象细微等症。

（三）预防方法

灸前应仔细询问病史，了解有无过敏史，特别对艾灸有无过敏史。有过敏史者，应慎用艾灸疗法。艾灸过程中，如出现过敏反应先兆时，应立即停止艾灸疗法。

（四）处理方法

出现皮肤过敏者，一般于停止艾灸后几天内自然消退。严重者可用抗组织胺、维生素C等药物内服和外用，如症状严重，兼发烧、奇痒、口干、烦躁不安等症状时，可适当应用皮质类激素，应多饮水。也可用维丁胶性钙注射液在曲池穴注射，如在下半身过敏，可在血海穴注射。当表现为面色苍白，大汗淋漓，脉象细微时，除肌肉注射抗组织胺药物外，可肌注或静注肾上腺素，必要时，注射肾上腺皮质激素等药物。

三、灸疗中毒

灸疗中毒，多见于用药灸条施灸患者，吸入灸烟后出现。

（一）原因

药灸条中的外用药雄黄，在艾条点燃后可形成灸烟，烟中则含有砷，随灸烟经呼吸道进入人体，如果吸入过量，则易导致慢性甚至急性砷中毒。

（二）临床表现

一般于灸疗过程中或灸疗之后，出现流泪、咽痒、呛咳等症状，随之发生头晕头痛、流涎、乏力等症状，有的会出现心悸、胸闷、气急。严重者可有恶心，腹部出现阵发性绞痛，伴冷汗淋漓、吐泻交作等症。

（三）预防方法

由于雄黄有毒，在艾条中应尽量不使用，应研制开发不含砷的药灸条。或应限制用量（每次不超过半支），对孕妇、过敏体质者禁用；对长期应用药艾条的医患人员做砷的常规检查。

（四）处理方法

使用药灸条治疗过程中，出现中毒反应，症状轻微者，一般可口服绿豆汤（以200g绿豆煮成500g汤剂），并同时口服黄连素6片。每日分3次送服。症情重者应送医院治疗。

第二节　灸后反应

灸后反应是指在灸疗后出现的一些正常或异常现象。

一、灸疮

灸疮是因灸疗而形成之疮面。多是医家为达到治疗之目的而有意在局部用艾绒烧灼引起的疮面，易形成瘢痕，故又称为"化脓灸"、"瘢痕灸"、"直接灸"。也有因临床施灸时不小心误灼致疮所形成者。

对医者有意造成的灸疮，正是灸疗的最神奇之处。《小品方》上说："灸得脓坏，风寒乃出；不坏则病不除也。"《针灸资生经》说："凡灼艾得疮，所患即瘥，不得疮发，其疾不愈。"《针灸易学》说："灸疮一发，去病如抓。"这就是说直接灸造成的灸疮，必须使之化脓，病才能痊愈。灸疮出脓与一般的疮痈化脓或创伤性炎症截然不同，它不会产生感染。只要认真护理，除留有瘢痕外，一般不会造成其他伤害。

（一）原因

灸疮是因施灸时对皮肤产生烧灼，导致起疮而成。常见原因：一是施灸时因治疗的需要而故意使灸火接触皮肤，有意在局部烧灼引起疮面而形成瘢痕，名为"化脓灸"。二是施灸时不小心引起的艾火烫伤皮肤，其原因多为艾炷或艾条制作时捻得太松，燃时部分艾火脱落于皮肤上造成灼伤；或因艾炷大而壮数多，熏灼过度造成。三是因起疮后抓破感染。

（二）临床表现

1度：局部出现水肿或水疱，灼热疼痛，主要涉及表皮基底层以上的皮肤组织，可以在5~8天内结痂并自动脱落，愈后不留瘢痕。

2度：局部发生水肿、溃烂、体液渗出等，主要涉及皮肤基底层，但未损伤真皮组织。多在7~20天内结痂并自动脱落，留有永久性浅在瘢痕。

3度：连续灸后，被破坏皮肤发生干枯变白，而后水肿、溃烂，形成无菌性化脓。主要涉及大部分或全部真皮组织。多在20~50天结厚痂自动脱落，愈后留有较厚的永久性瘢痕。

（三）预防方法

对因治疗需要造成的灸疮主要注意不要烧灼太过。

对于非治疗作用的灸疮，可以从以下几方面加以预防。

1. 艾炷及艾条制作时要捻紧，避免艾火脱落造成烧伤。

2. 避免用大艾炷直接施灸，造成灸疮过大。

3. 如不是因治疗需要，应适量控制施灸量壮数和施灸时间，避免起水疱或起大水疱。

4. 起疮后，要保持局部清洁，绝对不可抓破，避免感染。

（四）处理方法

1度灸疮后，95%会发生水疱，一般直径为1cm左右，除局部皮肤给予消毒外，不需任何处理，待其吸收即可。直径2~3cm的水疱及时用消毒的针将水疱刺破，除去疱内水液，外涂龙胆紫以防感染，待结痂自愈。

2度伤面如有水疱,可在第五天剪开疱皮放水,并剪去疱皮,暴露被破坏的基底层。可用含有薄荷的杀菌软膏敷贴,每4日换药1次,待其自愈。

3度伤面不加任何处理,直接敷贴含薄荷的杀菌软膏即可,每4日换药1次。

对因治疗需要的灸疮,其无菌脓液不必清理,如灸疮已溃,可每天用消毒干棉球吸干表面脓液,在灸疮周围用75%的酒精棉球消毒,但不可以清理脓苔,否则不仅会引起灸疮疼痛,而且还会阻碍脓液外渗。可以用消毒敷料覆盖创面,再灸时揭开,灸后再盖上。如发生继发感染,可用消炎药膏或玉红膏(成药)涂抹。

如治疗需要灸疮化脓,可人为地采取措施,促使其尽快化脓,以达治疗目的。可在灸治结束后在灸痂上敷些干棉花,外面再盖一层保鲜膜,周围用胶布密封好。一般七八天,最多十三四天就可以化脓。如果十五天还未化脓,就必须再重灸一次。如因身体虚弱,精血亏损,气血无力造成化脓,在灸后半个月内未见化脓,应吃些鸡肉、羊肉、鱼等发物来辅助化脓,化脓后则禁食一切发物及姜等刺激性食物。

二、其他反应

由于个体差异的存在,有些患者艾灸后感觉很好,基本没有什么反应和副作用,而有些患者则反应明显,且不断有各种反应出现。常见的有以下几种。

(一)灸后水疱

灸后有时会出现水疱甚至化脓现象,又叫"灸花"或"灸疮",是邪气外排的表现。灸后出现灸花是由于患者体内有湿气、寒气,经络循行不畅而造成,邪气排除体外需要一个通道,灸花就是这个通道。局部皮肤出现小的水疱,是身体里病邪外发的表现。瘢痕灸出现灸疮是很正常的,出现这种情况也不要太惊慌。如果是很小的疱可以自行吸收,也可外涂紫药水以保护创面,大的水疱用无菌注射器抽干,再涂抹烫伤膏,也可用消毒后的针刺破水疱,排出水液,外涂紫药水。

(二)灸后疾病加重

有时治疗后原发疾病有加重的情况,这是正邪交战的正常现象,治疗过程中的排病反应是治疗效果的前奏和标志。在疾病未愈时经常易出现这种情况。此时病邪在体内不会轻易出来,通过艾灸治疗,可激发正气,正邪之间进行拉锯战,有时邪气占优势,疾病会加重,正气占优势时,疾病会减轻,一般排病反应越强烈,治疗效果会越显著。这时的病邪就会逐渐地被赶出体外了,疾病就会痊愈。

(三)灸后失眠

艾灸后常常会有失眠的症状,有两种情况:一是初次艾灸后失眠,同时可伴疲乏无力,或嗜睡。二是经过一段时间的艾灸后睡眠很少,但不出现疲乏无力的现象,反而因为艾灸,而显得精力充沛。对前一种情况,有的通过一段时间治疗后,可逐渐改善,也可在中脘处艾灸，可以较快地改善。后一种情况出现，只要精力是充沛的，就不必处理，以后可逐渐消失。

（四）走窜现象

灸后出现走窜现象，是身体在进行自我调节的表现，实际就是艾灸的循经感应。在走窜过程中，会对相关经络进行调整和打通。人体"阴阳"的升降是有其固定的规律的，该升的就自然会升，该降的就自然会降，元气逐渐充足了，经络打通了，"阴阳"就必定按照其规律运行，所以是一种正常的反应。

（五）上火现象

很多人开始艾灸后会出现口干舌燥，喉咙异常干痛，这也是艾灸的一种反应，主要有三种情况：一是病邪（寒邪）逐渐外发时的必然症状，表明阴阳正在调整，阳不胜阴，这时要多喝白开水，不必停灸。继续施灸，即可消失。二是灸火伤阴的现象，这种情况口干较重，且出现口渴、尿黄、便秘等症状，可予加味增液汤（生地黄、麦冬、玄参、肉苁蓉各15g，水煎服，每日1剂，即可消除）。三是因为艾灸过量，时间太久或经常灸引起阴虚症状，此时应减量和缩短时间，每次灸前灸后必须喝水，以排毒的同时制约阳气过盛产生热证。

（六）类过敏现象

有的人艾灸后身上出现很多红疹，此时多以为是过敏了，其实，这些表现出来的症状，都是真阳元气驱赶寒邪外出的表现。也是病邪在体表的反应。

（七）精神反应

有的人经过施灸后，会出现类似抑郁症的现象，这时可以找人倾诉，或大哭或大喊，一定要发泄出来，不要闷在心里，免得徒增新疾。

（八）排病反应

对治疗过程中出现的各种反应，需认真鉴别。首先要弄清楚这些反应是何因引起的，如果没有外界诱因诱发，纯属在治疗过程中出现的反应，则可以认定此反应属于排病反应。

1. 与排风寒有关的反应：多以打喷嚏，流鼻涕，浑身肌肉骨节酸痛，恶寒等反应形式出现，体温正常。

2. 与排郁气有关的反应：郁气的外排以烦躁易怒，悲伤易哭等情绪变化为主，多伴有呃逆、肛门排气等反应。

3. 与排痰湿有关的反应：多以咳吐、呕吐痰涎或腹痛、腹泻、胶冻样黏稠大便、浮肿、排尿困难或小便频数浑浊刺鼻，局部或全身出冷汗、黏汗。

4. 排火热邪毒有关的反应：多以疮痒，痈肿，发烧，类似湿疹伴奇痒，或大小便火烫灼热等反应形式外排。

5. 与排瘀血有关的反应：瘀阻在体表经络出现瘀斑，瘀阻在胃肠则多以深褐色或酱黑色大便排出，瘀阻于心肺则多以痰中带血丝血块为主外排，瘀阻于胞宫的多随经血外排，甚至里面有组织包块或烂肉。

6. 发热反应。发烧反应属于全身综合性的剧烈反应之一。多在自身康复机能完全发挥作用后出现，表示气血旺盛，体质增强，是机体由量变到质变的转折点。出现排病反应时，轻者可不处理，一般可自愈，重者可根据病情变化对症处理，以免变生他疾。

第十章 灸法的适应证、禁忌证和注意事项

第一节 适应证

  《灵枢·官能篇》说："针所不为，灸之所宜。"一方面表明灸法有特殊疗效，针刺灸法各有所长，灸法有一定的适应范围；另一方面，灸法还可补针药之不足，凡针药无效时，改用灸法往往能收到较为满意的效果。古人对灸法适应病证的长期大量的临床观察，表明灸法不仅能治疗体表的病证，也可治疗脏腑的病证；既可治疗多种慢性病证，又能救治一些急重危症。主要用于各种虚寒证的治疗，也可治疗某些实热证。其应用范围，涉及临床各科，从中医分类来讲，大致有以下几方面。

  1. 寒证。灸法可以温经散寒、活血、通痹止痛。用于治疗寒凝血滞、经络痹阻引起的各种病症，如风寒湿痹、痛经、经闭、寒疝腹痛等。同时可疏风解表，温中散寒。用于治疗外感风寒表证及中焦虚寒呕吐、腹痛、泄泻等。《素问·异法方宜论》说："脏寒生满病，其治宜灸焫。"对寒邪内伏者如受寒、饮冷而致脘腹胀满、消化不良者，均宜灸之，可起温中散寒、调理脾胃的功能。对沉寒痼冷，无脉阳绝者灸之亦效。汉代华佗在《中藏经》指出："当灸而不灸，则使人冷气重凝，阴毒内聚，厥气上冲分逆不散，以至消减。"明·高武在《针灸聚英》中深有体会地提出了灸治三则："一则沉寒痼冷；二则无脉知阳绝也；三则腹皮急而阳陷也，皆灸所宜也。"例如阴疽、瘰疬、瘿瘤等症，灸之可以通阳解凝，化痰散结。

  2. 虚证。灸法可温阳补虚，回阳固脱。用于治疗脾肾阳虚，元气暴脱之证，如久泄、久痢、遗尿遗精、阳痿、早泄、虚脱、休克等。亦可补中益气，升阳举陷。《灵枢·经脉》篇指出："陷下则灸之。"凡气虚下陷，脏器下垂之症，如胃下垂、子宫下垂、脱肛以及崩漏日久不愈等，均可施行灸法，可起温阳起陷，行气活血之效。

  《灵枢·官能篇》说："阴阳皆虚，火自当之；……经陷下者，火则当之，经络坚紧（寒

主收引），火所治之。"因此，对阴阳皆虚、结络坚紧者宜灸。凡气血虚弱或湿凝筋之证，如阳气虚陷、痿痹、疝气等症，灸之可起调补阴阳、温经散寒、解经通络的作用。如男子虚羸少气，妇女气虚血崩，老年阳衰尿频，小儿疳疾食滞诸疾，均宜灸之。

3. 慢性病。灸法不但能治疗急性病症，而且还能治疗许多慢性疾患，如瘰病灸膏肓、魄户、百劳、四花、华佗夹脊（长蛇灸法）、六之灸诸穴；遗精灸关元、气海、三阴交、肾俞、精宫、命门诸穴；盗汗灸合谷、复溜、阴郄、后溪诸穴；子宫下垂灸关元、气海、归来、提托诸穴；脱肛灸长强、上仙（十七椎下）、百会诸穴；肾虚泄泻灸天枢、十字灸穴（水分、神阙、气海）、四隅（梁门、大巨）、大肠俞诸穴。通过灸法，还可达到防病、保健、戒烟、抗衰老、抗疲劳等目的。《千金要方》记载："凡入吴蜀地游宦，体上常须三两处灸之，勿令疮暂瘥，则瘴疠瘟疫毒气不能着人也。"《扁鹊心书》云："人于无病时，常灸关元、气海、命门、中脘，虽未得长生，亦可保百余年寿矣。"可见，我们祖先早已十分重视艾灸在防病保健方面的作用了。

4. 热证。灸法可清热解毒，散结止痛生肌，用于治疗外科疮疡初起红肿热痛（灸灼之所以能退热，是由于艾火的温热能使腠理开发，毛窍通畅，使热有路可去，即"以火引火"）及瘰病等。对于疮疡溃久不愈者，有促进愈合、生肌长肉的作用。

明代李梴在《医学入门》中指出："热者灸之，引郁热之气外发也。"从临床实践证明，灸疗法不但对阴证、寒证、虚证有效，而且对阳证、热证、实证也有效，如疔疮、疖肿、甲沟炎、痔疮等疾患，于初起时灸之，辄获良效。

5. 瘀证。灸法可消瘀散结，拔毒泄热。用于治疗外科疮疡初起，以及瘰病等症。

6. 急症。灸法不但适用于慢性病也适用于暴病和急性病。《伤寒论》说："少阴病吐利，手足不逆冷，反发热者不死，脉不至者，灸少阴七壮。"又说："下刺手足厥冷，无脉者灸之。"说明灸疗对厥逆吐泻，脉微细弱者，颇有回阳救逆，镇吐止泻之效。《医学入门》说："凡病药之不及，针之不到，必须灸之。"如霍乱吐泻，四肢厥冷，脉微欲绝者，可取盐填脐中（隔盐灸）灸之，便可温中回阳；又如中风脱证，鼾呼痰鸣，面色苍白，多汗，手撒，目合，口张，遗尿，脉细而弱者，宜急取气海、关元、神阙（隔盐灸），用大艾炷灸之，即可回阳固脱。又如小儿惊风灸印堂；妇女崩漏（功能性子宫出血）灸隐白；鼻衄灸上星；昏晕卒仆灸人中等等。这些暴急病症，均属灸治病例。

第二节　禁忌证

灸法适应范围广泛，但和其他的穴位刺激疗法一样也有其禁忌，大致包括以下几方面。

1. 禁灸部位。凡头面部位,如颜面部、眼睛、脖子、双手、耳朵等,不应采用直接灸法施灸,以防形成瘢痕,影响美观。

皮薄、肌少、筋肉结聚处,妊娠期妇女的腰骶部、腹部,男女的乳头、阴部、睾丸等不要施灸。大血管走行处、心脏部位不要灸。

另外,关节活动处不宜用直接灸法,以防化脓、溃烂,尤其是瘢痕收缩更易造成功能障碍。

以上所举禁灸部位,仅属梗概。医者如能灵活运用施灸方式:将直接灸(化脓灸)改用间接灸(隔物灸)或艾条灸,则某些部位仍可温灸。如遇急性病、危重症,非此灸法不为功者,亦得辨证论治,酌情施灸。

2. 禁忌病证。某些传染病、高热、昏迷、抽风期间,或身体极度衰竭,形削骨立等忌灸。如高热、高血压危象、肺结核晚期、大量咯血、呕血、严重贫血、器质性心脏病伴心功能不全、急性传染性疾病、皮肤痈疽疔并伴有发热者,均不宜使用艾灸疗法。无自制能力的人,如精神病患者等忌灸。

3. 其他禁忌。对于过饱、过劳、过饥、醉酒、大渴、大惊、大恐、大怒者,慎用灸疗。另外,近年来还发现少数患者对艾叶发生过敏,此类患者可采用非艾灸疗法或其他穴位刺激法。

月经期妇女除了治疗妇科疾病一般不宜施灸。

第三节　注意事项

灸疗虽然方法简便,但在临床应用时,尚须注意以下各点,以保证其安全有效。

1. 术者举止端庄,态度和蔼,操作认真,专心致志。切忌操作马虎,一心二用。灸前必须做好病人思想工作,耐心解释,消除其顾虑和恐惧心理,以取得病人的信任和配合。若需要选用瘢痕灸时,必须征得病人的同意,方可使用。

2. 施灸前根据患者的体质和病情,选用合适的灸疗之法,并取得患者的合作。要辨证选方,施灸时取穴要准,令患者充分暴露施灸的部位,并采取舒适的且能长时间维持的体位。灸穴不要过多,火力宜均匀,壮数需足剂,切忌乱灸、暴灸。施灸时,既要注意施灸顺序,又要灵活掌握。

3. 要保持诊疗室内空气畅通,避免施灸时,冒出的艾烟过浓,会使空气浑浊,使人呼吸不舒畅、难受而引起咳嗽等。

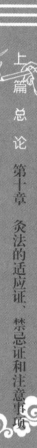

4. 在施完艾条灸后，务必将艾条熄灭，避免引起火灾。艾灰积压过多时，则须使艾条离开人体吹去，或手指轻击艾条，或用艾条轻击存灰杯口，除去艾灰后再灸。

5. 除非治疗需要，灸治时应防止起疱。要与皮肤保持适当距离；持艾条手要稳而有力，切忌晃动；制作艾条或艾炷时，不能太松，防止掉落火星等。要在靠近燃端处，都要用布或纸遮住，可防止灼烧衣服。艾炷或艾条灸治疗结束后，必须将燃着的艾绒熄灭，以防复燃事故发生。

6. 禁忌证、禁灸部位和穴位不要轻易施灸，但有些禁灸穴，如隐白、犊鼻，施灸很有疗效。颜面部、心区、大血管部和肌腱处不可用瘢痕灸，禁灸或慎灸穴位应慎用。

7. 施灸的壮数和时间、艾炷的大小，应根据病人之年龄大小和体质强弱酌情增减。腰背、腹部施灸，壮数可多；胸部四肢施灸壮数宜少；头颈部更少。青壮年施灸壮数可多，时间宜长；老人、小儿施灸壮数应少，时间宜短；孕妇的腹部和腰骶部不宜施灸。

8. 对于昏迷、局部知觉迟钝或知觉消失的患者，注意勿灸过量，避免过分灼伤，引起不良后果。

9. 非化脓灸时，灸灼过度如局部出现水疱，水疱不大，可用龙胆紫药水擦涂，并嘱患者不要抓破，一般数日后即可吸收自愈；如水疱过大，宜用消毒针具，引出水疱内液，外用消毒敷料保护，也可在数日内痊愈。

10. 凡化脓灸后在化脓期或灸后起疱破溃期，均应忌酒、鱼腥及刺激性食物，因为这些食物能助湿化热、生痰助风，并可刺激皮肤出现不良反应，从而使创面不易收敛或愈合。

第十一章　灸法常用腧穴

灸法所用穴位一般与针刺使用的穴位相同，遍布于全身头、躯干四肢。

第一节　十四经常用腧穴

一、手太阴肺经常用腧穴

1. 中府 Zhōng fǔ（LU1）

定位：在胸前壁外上方，任脉华盖穴旁开6寸，平第1肋间隙。

主治：咳嗽，气喘，胸痛，肺胀满，肩背痛。

解剖：浅层有头静脉经过，锁骨上神经中间支、第1肋神经外侧皮支分布；深层有胸前神经内侧支的外侧支、胸骨峰动脉和胸外侧动脉分布。

2. 尺泽 Chǐ zé（LU5）

定位：仰掌微屈肘，在肘横纹中，肱二头肌腱桡侧凹陷中。

主治：咳嗽，气喘，咳血，潮热，咽喉肿痛，胸部胀满，吐泻，乳痈，肘臂挛痛。

解剖：有桡侧副动脉前支通过，布有前臂外侧皮神经、桡神经。

3. 孔最 Kǒng zuì（LU6）

定位：在前臂掌侧，当尺泽穴与太渊穴的连线上，腕横纹上7寸。

主治：咳嗽，气喘，咽喉肿痛，失音，痔疮疼痛，肘臂挛痛。

解剖：浅层有头静脉经过和前臂外侧皮神经、桡神经浅支分布；深层有桡神经浅支和桡动脉经过，并有正中神经肌支、桡动脉深支和桡侧返动脉分布。

4. 列缺 Liè quē（LU7）

定位: 在桡骨茎突上方, 腕横纹上1寸5分。

主治: 偏正头痛, 项强, 咳嗽, 气喘, 咽喉肿痛, 半身不遂, 口眼歪斜, 齿痛, 手腕无力。

解剖: 浅层有前臂有外侧皮神经浅支分布; 深层有桡神经深支、正中神经肌支和桡动脉分布。

5. 太渊 Tài yuān (LU9)

定位: 腕横纹桡侧端, 桡动脉桡侧凹陷中。

主治: 咳嗽, 气喘, 咽喉肿痛, 缺盆中痛, 胸膺满痛, 脉病, 腕臂疼痛。

解剖: 浅层有前臂外侧皮神经分布; 深层有桡动、静脉干通过, 有正中神经肌支和骨间后神经分布。

6. 鱼际 Yú jì (LU10)

定位: 在第一掌骨中点, 当赤白肉际处取穴。

主治: 咳嗽, 咳血, 咽喉肿痛, 发热, 失音, 肘挛, 掌心热。

解剖: 有头静脉的小静脉支, 布有桡神经浅支。

7. 少商 Shào shāng (LU11)

定位: 在拇指桡侧端, 距指甲角1分许。

主治: 咳嗽, 气喘, 咽喉肿痛, 鼻衄, 手指挛急, 发热, 中风昏迷, 癫狂。

解剖: 有桡神经浅支、指掌侧固有神经指背支和拇主动脉分布。

二、手阳明大肠经常用腧穴

8. 商阳 Shāng yáng (LI1)

定位: 在食指末节桡侧, 距指甲角0.1寸。

主治: 咽喉肿痛, 齿痛, 颔肿, 手指麻木, 热病汗不出, 中风昏迷。

解剖: 有指掌固有神经指背支和指背动脉分布。

9. 合谷 Hé gǔ (LI4)

定位: 侧拳, 在手背部第1、2掌背之间, 约平第2掌骨中点处。

主治: 头痛, 目赤肿痛, 齿痛, 咽喉肿痛, 鼻衄, 鼻渊, 口眼歪斜, 牙关紧闭, 疟腮, 滞产, 闭经, 便秘, 痢疾, 高热, 抽搐, 高热无汗, 多汗, 小儿惊风, 疟疾。

解剖: 浅层有桡神经浅支、手背静脉网和掌背动脉分布; 深层有尺神经深支和食指桡侧动脉分布。

10. 阳溪 Yáng xī (LI5)

定位: 在腕背桡侧, 拇指翘起时, 当拇长伸肌腱与拇短伸肌腱之间的凹陷中取穴。

主治: 头痛, 目赤, 喉痛, 耳鸣, 耳聋, 目赤肿痛, 手腕痛。

解剖: 有头静脉分支, 桡动、静脉及其腕背支分支, 布有桡神经浅支。

11. 偏历 Piān lì（LI6）

定位：侧腕屈肘，在阳溪穴与曲池穴连线上，阳溪穴上3寸处。

主治：鼻衄，目赤，喉痛，耳聋，耳鸣，水肿，手臂酸痛。

解剖：浅层有前臂外侧皮神经、桡神经浅支和头静脉；深层有桡神经肌支和桡动脉。

12. 手三里 Shǒu sān lǐ（LI10）

定位：侧腕屈肘，在阳溪穴与曲池穴连线上，曲池穴下2寸处。

主治：齿痛颊肿，上肢不遂，手臂麻木，腹痛吐泻。

解剖：浅层有前臂外侧皮神经分布；深层有桡神经深支经过，并有桡神经肌支和桡侧返动脉分布。

13. 曲池 Qū chí（LI11）

定位：屈肘，在肘横纹桡侧端与肱骨外上髁连线的中点。

主治：发热，咽喉肿痛，齿痛，上肢不遂，手臂肿痛，瘰疬，瘾疹，腹痛吐泻。

解剖：有副头神经、桡侧返动、静脉的分支通过，布有前臂侧皮神经，内侧深层有桡神经通过。

14. 肩髃 Jiān yú（LI15）

定位：在肩峰前下方，当肩峰与肱骨大结节之间。

主治：肩臂疼痛，上肢不遂，风热瘾疹，瘰疬。

解剖：有旋肱前和旋肱后动、静脉通过，布有锁骨上神经后支及腋神经肌支。

15. 天鼎 Tiān dǐng（LI17）

定位：在扶突穴直下1寸，当胸锁乳突肌后缘。

主治：咽喉肿痛，暴喑，气梗，瘰疬，瘿气。

解剖：浅层有颈横神经分布；深层有臂神经丛经过，并有其分支、面神经颈支的颈升动脉分布。

16. 扶突 Fú tū（LI18）

定位：平喉结旁开3寸，在胸锁乳突肌的胸骨头与锁骨头之间，当人迎穴后1.5寸。

主治：咳嗽，气喘，咽喉肿痛，暴喑，瘰疬，瘿气。

解剖：浅层有颈横神经分布；深层有耳大神经、枕小神经、颈横神经和锁骨上神经穿过深筋膜处，并有面神经颈支、副神经和颈外动脉分布；再深层有颈血管鞘。

17. 迎香 Yíng xiāng（LI20）

定位：在鼻翼外缘中点旁开0.5寸，当鼻唇沟中。

主治：鼻塞，鼻渊，鼻衄，口㖞，面痒，面肿。

解剖：浅层有眶下神经分布；深层有面神经颊支、颧支和面动脉分布。

三、足阳明胃经常用腧穴

18. 四白 Sì baí（ST2）

定位：目正视，瞳孔直下，当眶下孔凹陷中。

主治：目赤肿痛，目翳，口眼歪斜，眼睑瞤动，头痛眩晕。

解剖：浅层有眶下神经分布；深层有眶下神经、动脉经过，并有面神经颧支分布。

19. 地仓 Dì cāng（ST4）

定位：在巨髎穴直下，口角旁0.4寸。

主治：口角歪斜，流涎，唇吻瞤动。

解剖：浅层有眶下神经、颊神经（下颌神经分支）分布；深层有面神经颊支和面动脉分布。

20. 颊车 Jiá chē（ST6）

定位：在下颌角前上方一横指凹陷中。

主治：口眼歪斜，颊肿，齿痛，口噤不语。

解剖：浅层有耳大神经、耳颞神经（下颌神经分支）分布；深层有面神经下颌支、下颌神经肌咬支和面动脉分布。

21. 下关 Xià guān（ST7）

定位：在颧弓与下颌切迹之间的凹陷中，合口有孔，张口即闭。

主治：齿痛，耳鸣，耳聋，口眼歪斜，牙关开合不利。

解剖：浅层有耳大神经和耳颞神经分布；深层有面神经颧支经过，并有下颌神经肌支和颞浅动脉分布；再深层卵圆孔处有下颌神经干经过。

22. 头维 Tóu wéi（ST8）

定位：在额角发际直上0.5寸，督脉神庭穴旁开4.5寸。

主治：头痛，目眩，目痛，迎风流泪，眼睑瞤动。

解剖：浅层有眶上神经（眼神经分支）和耳颞神经分布。

23. 缺盆 Quē pén（ST12）

定位：在锁骨上窝中央，任脉旁开4寸。

主治：咳嗽，气喘，咽喉肿痛，缺盆中痛，瘰疬。

解剖：浅层有锁骨上神经内侧支和颈外静脉分布；深层有臂神经丛和锁骨下动脉经过，并有面神经颈支分布；再深层有胸膜顶或锁骨下静脉。

24. 梁门 Liáng mén（ST21）

定位：在脐上4寸，当任脉中脘穴旁开2寸。

主治：胃痛，呕吐，食欲不振，遗尿，水肿。

解剖：浅层有肋间神经前皮支和胸腹壁静脉分布；深层有肋间神经、动脉和腹壁静脉分布。

25. 天枢 Tiān shū（ST25）

定位：在任脉神阙穴旁开2寸。

主治：绕脐腹痛，腹胀，肠鸣，痢疾，泄泻，便秘，肠痈，月经不调，痛经，水肿。

解剖：浅层有肋间神经前皮支和腹壁浅动、静脉分布；深层有肋间神经、动脉和腹壁上、下动脉分布。

26. 归来 Guī lái（ST29）

定位：在天枢穴直下4寸，当任脉中极穴旁开2寸。

主治：腹痛，疝气，经闭，阴挺，白带，阴冷肿痛。

解剖：浅层有髂腹下神经和腹壁浅动、静脉分布；深层有肋下神经和腹壁下动脉分布。

27. 气冲 Qì chōng（ST30）

定位：在天枢穴直下5寸，当耻骨结节外上方，任脉曲骨穴旁开2寸。

主治：外阴肿痛，腹痛，疝气，阳痿，月经不调，不孕，胎产诸疾。

解剖：浅层有髂腹下神经、髂腹股沟神经和腹壁浅动、静脉分布；深层有腹壁下动脉经过。

28. 髀关 Bì guān（ST31）

定位：当髂前上棘与髌底外侧端的连线上，屈股时平会阴，居缝匠肌外侧凹陷处。

主治：髀股痿痹，下肢不遂，腰腿疼痛，筋急不得屈伸。

解剖：浅层有股外侧皮神经分布；深层有臀上神经、股神经肌支和旋股外侧动脉分布。

29. 伏兔 Fú tù（ST32）

定位：当髂前上棘与髌底外侧端的连线上，髌底上6寸。

解剖：浅层有股前皮神经和股外侧皮神经；深层有股神经分支和旋股外侧动脉经过并分布。

30. 梁丘 Liáng qū（ST34）

定位：在髂前上棘与髌骨外上缘的连线上，髌骨外上缘上2寸的凹陷处。

主治：胃痛，膝肿，下肢不遂，乳痈。

解剖：浅层有股前前皮神经（股神经分支）和股外侧皮神经分布；深层有股神经肌支和旋股外侧动脉经过并分布。

31. 足三里 Zú sān lǐ（ST36）

定位：犊鼻穴下3寸，当胫骨前嵴外侧一横指处。

主治：胃痛，腹胀，呕吐，肠鸣，泄泻，便秘，痢疾，消化不良，头晕，癫狂，腰腿酸痛，水肿，疳积，虚劳羸瘦。

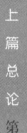

解剖: 有胫动、静脉通过, 布有腓肠外侧皮神经及隐神经分支, 深层下当腓深神经。

32. 上巨虚 Shàng jù xū (ST37)

定位: 在足三里穴外侧3寸, 当胫骨前嵴外侧一横指处。

主治: 腹痛, 痢疾, 肠鸣, 腹胀, 便秘, 泄泻, 中风瘫痪, 脚气。

解剖: 浅层有腓肠外侧皮神经分布; 深层有腓深神经肌支和胫前动脉分布; 小腿骨间膜深面有股神经和胫后动脉经过并分布。

33. 下巨墟 Xià jù xū (ST39)

定位: 小腿前外侧, 当犊鼻下9寸, 距胫骨前缘一横指(中指)。

主治: 小腹痛, 腰脊痛引睾丸, 乳痈, 下肢痿痹, 泄泻, 大便脓血。

解剖: 同足三里。

34. 丰隆 Fēng lóng (ST40)

定位: 在外踝高点上8寸, 当条口穴外侧一横指处。

主治: 痰多, 哮喘, 咳嗽, 胸痛, 头痛, 头晕, 咽喉肿痛, 便秘, 癫狂, 痫证, 下肢痿痹, 肿痛。

解剖: 有胫前浅静脉以及大、小隐静脉的交通支, 深层有胫前动脉。布有腓浅神经、腓深神经、腓肠外侧皮神经及隐神经的分支。

35. 解溪 Jiě xī (ST41)

定位: 在足背踝关节横纹的中央, 当拇长伸腱与趾长伸肌腱之间。

主治: 头痛, 眩晕, 面浮肿, 腹胀, 便秘, 下肢痿痹, 癫疾。

解剖: 穴处有胫前静脉, 可触及足背静脉搏动, 有腓浅神经、腓深神经、足背中间皮神经。

36. 内庭 Nèi tíng (ST44)

定位: 在足背面, 第2、3趾间的缝纹端。

主治: 齿痛, 口歪, 喉痹, 鼻衄, 腹痛, 腹泻, 痢疾, 足背肿痛, 热病。

解剖: 浅层有趾背神经; 深层有腓深神经、足背动脉分布。

37. 厉兑 Lì duì (ST45)

定位: 在足第2趾外侧端, 距趾甲角0.1寸。

主治: 面肿, 口歪, 齿痛, 鼻衄, 鼻流黄涕, 胸腹胀满, 多梦, 癫狂。

解剖: 有趾背神经和动脉分布。

四、足太阴脾经常用腧穴

38. 隐白 Yǐn bái (SP1)

定位: 在拇指内侧端, 距趾甲角0.1寸。

主治: 腹胀, 便血, 尿血, 月经过多, 崩漏, 癫狂, 多梦, 惊风。

解剖: 有足背内侧皮神经之趾背神经和趾背动脉分布。

39. 太白 Tài bái (SP3)

定位: 在足内侧缘, 当足大趾后下方赤白肉际凹陷处。

主治: 胃痛, 腹胀, 消化不良, 泄泻, 痢疾, 便秘, 痔疾, 脚气。

解剖: 有足背内侧神经、足底内侧神经皮支; 深层3趾足底总神经和跖足底动脉分布。

40. 公孙 Gōng sūn (SP4)

定位: 在足内侧, 第1跖骨基底部前下缘, 当赤白肉际处。

主治: 胃痛, 腹胀, 呕吐, 饮食不化, 肠鸣, 腹痛, 泄泻, 痢疾。

解剖: 浅层有足背内侧皮神经、隐神经分布; 深层有足底内侧神经和足底内侧动脉分支分布。

41. 商丘 Shāng qiū (SP5)

定位: 足内踝前下方凹陷处, 舟骨结节与内踝尖连线的中点, 当胫骨前肌腱内侧。

主治: 腹胀, 肠鸣, 腹泻, 消化不良, 便秘, 神经性呕吐, 急慢性胃炎, 肠炎, 黄疸, 痔疮, 便血等。

解剖: 浅层有隐神经和大隐静脉分布; 深层有内踝前动脉分布。

42. 三阴交 Sān yīn jiāo (SP6)

定位: 在内踝高点上3寸, 当胫骨内侧的后缘处。

主治: 脾胃虚弱, 肠鸣腹胀, 泄泻, 消化不良, 月经不调, 经闭, 崩漏, 带下, 阴挺, 不孕, 难产, 遗精, 阳痿, 阴茎痛, 水肿, 小便不利, 遗尿, 疝气, 足痿, 痹证, 脚气, 失眠。

解剖: 浅层有隐神经和大隐静脉分布; 深层有胫神经和胫后动脉的分支分布。

43. 地机 Dì jī (SP8)

定位: 在阴陵泉下3寸, 当胫骨后缘处。

主治: 腹胀, 腹痛, 泄泻, 痢疾, 水肿, 小便不利, 遗精, 月经不调, 痛经。

解剖: 浅层有隐神经和大隐静脉分布; 深层有胫神经和胫后动脉的分支分布。

44. 阴陵泉 Yīn líng quán (SP9)

定位: 在胫骨内侧髁下缘, 胫骨后缘与腓肠肌之间的凹陷中。

主治: 腹胀, 泄泻, 水肿, 黄疸, 小便不利或失禁, 遗精, 阴茎痛, 膝痛。

解剖: 有大隐静脉及其分支胫后静脉通过, 深层有膝下内侧动脉。有小腿内侧皮神经, 深层有胫神经。

45. 血海 Xuè hǎi (SP10)

定位: 在髌骨上缘上2寸, 当股四头肌内侧头的隆起处。

主治: 月经不调, 经闭, 痛经, 崩漏, 皮肤湿疹, 瘾疹, 丹毒, 股内侧痛。

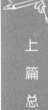

解剖：有股神经前皮支和大隐静脉属支；深层有股神经肌支和膝上内侧动脉分布。

46. 大横 Dà héng（SP15）

定位：在腹中部，当脐中上3寸，距前正中线6寸。

主治：腹痛、腹泻、大便秘结。

解剖：浅层有第10肋间神经外侧皮支分布；深层有第10肋间神经、动脉。

五、手少阴心经常用腧穴

47. 少海 Shào hǎi（HT3）

定位：屈肘，在肘横纹尺侧端，与肱骨内上髁之间。

主治：心痛，臂麻，手颤，肘挛，瘰疬。

解剖：有贵要静脉，并有尺侧下副动、静脉和尺返动、静脉通过。浅层有前臂内侧皮神经，深层有尺神经，偏桡侧处有正中神经通过。

48. 通里 Tōng lǐ（HT5）

定位：仰掌，在前臂掌侧，当尺侧腕曲肌腱的桡侧缘，腕横纹上1寸。

主治：心痛，心烦，失眠，健忘，怔忡，心悸，癫证，痫证，胁痛，掌中热。

解剖：浅层有前臂内侧皮神经，深层有尺神经、尺动脉的分支通过，并有尺神经、尺动脉的本干经过。

49. 神门 Shén mén（HT7）

定位：在腕横纹尺侧端，当尺侧腕屈肌腱的桡侧凹陷中。

主治：心痛，心烦，失眠，健忘，心悸，癫、狂、痫证，胁痛，掌中热。

解剖：浅层有前臂内侧皮神经；深层有尺神经、尺动脉的本干经过。

50. 少冲 Shào chōng（HT9）

定位：在手小指桡侧端，距指甲角0.1寸。

主治：心悸，心痛，胸胁痛，癫狂，热病，中风，昏迷。

解剖：有尺神经之指背神经和指背动脉分布。

六、手太阳小肠经常用腧穴

51. 少泽 Shào zé（SI1）

定位：在手小指尺侧端，距趾甲角0.1寸。

主治：热病，昏迷，乳汁少，乳痈，咽喉肿痛，目翳。

解剖：有指掌侧固有神经和动脉的分支经过。

52. 后溪 Hòu xī（SI3）

定位：握拳，在第5掌指关节尺侧后方，当横纹头赤白肉际。

主治：头项强痛，目赤，耳聋，癫狂，痫证，疟疾，热病，腰痛，肘臂及手指挛痛。

解剖：有尺神经手背支和掌背动脉；深层有尺神经的深支和小指尺侧动脉的分支分布。

53. 腕骨 Wàn gǔ（SI4）

定位：在手背尺侧，当第5掌骨基底与三角骨之间的凹陷处。

主治：头项强痛，目赤，耳聋，目翳，黄疸，热病汗不出，疟疾，指挛臂痛。

解剖：浅层有尺神经手背支和掌背动脉；深层有尺神经分支和尺动脉分支分布。

54. 阳谷 Yáng gǔ（SI5）

定位：在手腕尺侧，当尺骨茎突与三角骨之间凹陷中。

主治：头痛，目眩，耳鸣，耳聋，热病，癫狂痫，腕痛。

解剖：有前臂后皮神经和贵要静脉属支分布；深层有骨间后神经和动脉的分支分布。

55. 养老 Yǎng lǎo（SI6）

定位：当掌心向心时，在尺骨茎突桡侧缘的骨缝中定穴。

主治：目视不明，急性腰痛，肩、背、肘、臂酸痛。

解剖：有前臂后皮神经和贵要静脉属支分布；深层有骨间后神经和动脉的分支分布。

56. 支正 Zhī zhèng（SI7）

定位：在阳谷穴与小海穴的连线上，阳谷穴上5寸处。

主治：头痛，项强，目眩，肘挛，手指痛，热病，癫狂。

解剖：浅层有前臂内侧皮神经和贵要静脉属支分布；深层有骨间后神经和动脉的分支分布。

57. 小海 Xiǎo hǎi（SI8）

定位：屈肘，当尺骨鹰嘴与肱骨内上髁之间凹陷中。

主治：头痛，目眩，耳鸣，耳聋，颊肿，癫痫，颈项肩臂外侧疼痛。

解剖：浅层有前臂内侧皮神经和贵要静脉属支分布；深层有骨间后神经和动脉的分支。

58. 肩贞 Jiān zhēn（SI9）

定位：在腋后皱襞直上1寸。

主治：肩胛疼痛，手臂痛不能举，缺盆中痛，瘰疬，耳鸣，耳聋。

解剖：浅层有第2肋神经外侧皮支；深层有腋神经、桡神经和旋肱后动脉的分支分布。

59. 天宗 Tiān zōng（SI11）

定位：肩胛冈下窝的中央，约在肩胛冈下缘与肩胛骨下角连线的上1/3折点处。

主治：肩胛疼痛，肘臂后外侧痛，颊颔肿痛，气喘，乳痈。

解剖：有第4、5胸神经后支的皮支重叠分布；深层有肩胛上神经的分支和肩胛动脉网

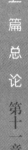

分布。

60. 肩外俞 Jiān wài yú（SI14）

定位：在第1胸椎棘突下，督脉陶道穴旁开3寸。

主治：肩背酸痛，颈项强直，肘臂冷痛。

解剖：浅层有第1胸神经后支的皮支分布；深层有副神经、肩胛背神经和肩胛上动脉的分支。

61. 天容 Tiān róng（SI17）

定位：在颈外侧部，当下颌角的后方，胸锁乳突肌前缘凹陷处。

主治：耳鸣，耳聋，咽喉痛，颈项强痛。

解剖：有耳大神经和颈外静脉属支分布；深层有面神经肌支、耳后动脉和枕动脉分支分布，并有颈内动脉、迷走神经本干经过。

62. 颧髎 Quán liáo（SI18）

定位：在目外眦直下，当颧骨下缘凹陷中。

主治：口眼歪斜，眼睑瞤动，齿痛，目黄。

解剖：有眶下神经分布；深层有面神经颧支和下颌神经的肌支分布。

63. 听宫 Tīng gōng（SI19）

定位：在耳屏前，下颌骨髁状突的后方，张口呈凹陷处。

主治：口眼歪斜，眼睑瞤动，齿痛，唇肿。

解剖：有耳颞神经和颞浅动脉的分支分布；深层有面神经的分支分布。

七、足太阳膀胱经常用腧穴

64. 攒竹 Cuán zhú（BL2）

定位：在眉毛内端，当眶上切迹处。

主治：头痛，目眩，眉棱骨痛，目赤肿痛，视物不明，流泪，眼睑瞤动，口眼歪斜。

解剖：有滑车上神经和动脉的分支；深层有面神经颞支和额动脉分支。

65. 眉冲 Mèi chōng（BL3）

定位：在眉头直上入发际0.5寸，当督脉神庭穴与曲差穴之间。

主治：头痛，眩晕，鼻塞，癫痫。

66. 玉枕 Yù zhěn（BL9）

定位：在后头部，当后发际正中直上2.5寸，旁开1.3寸，平枕外隆凸上缘凹陷处。

主治：头痛，目痛，鼻塞，呕吐。

解剖：有枕大神经和枕动脉的分支分布。

67. 天柱 Tiān zhù（BL10）

定位: 在督脉哑门穴旁1.3寸处, 当斜方肌的外缘定穴。

主治: 头痛, 项强, 鼻塞, 肩背痛。

解剖: 有第3颈神经后支和枕动脉的分支; 深层有枕大神经和枕动脉本干经过。

68. 风门 Fēngmén(BL12)

定位: 在第2胸椎棘突下, 督脉旁开1.5寸处。

主治: 伤风咳嗽, 发热头痛, 项强, 腰背痛。

解剖: 浅层有第2、3胸椎后支的皮支及其伴行动、静脉; 深层有副神经, 肩胛背神经, 第2、3胸神经后支及肩胛背动脉分支。

69. 肺俞 Fèishū(BL13)

定位: 在第3胸椎棘突下, 督脉旁开1.5寸处。

主治: 咳嗽, 气喘, 咳血, 骨蒸潮热, 盗汗。

解剖: 布有肋间动、静脉后支的内侧支, 并有胸神经后支内侧皮支及深层的外侧支通过。

70. 厥阴俞 Juéyīnshū(BL14)

定位: 在第4胸椎棘突下, 督脉旁开1.5寸处。

主治: 咳嗽, 胸闷, 心痛, 呕吐。

解剖: 布有肋间动、静脉后支的内侧支, 并有胸神经后支内侧皮支及深层的外侧支通过。

71. 心俞 Xīnshū(BL15)

定位: 在第5胸椎棘突下, 督脉神道旁开1.5寸处。

主治: 心痛, 惊悸, 健忘, 失眠, 心烦, 咳嗽, 吐血, 梦遗, 癫痫。

解剖: 布有肋间动、静脉后支的内侧支, 并有胸神经后支内侧皮支及深层的外侧支通过。

72. 督俞 Dūshū(BL16)

定位: 在第6胸椎棘突下, 督脉灵台旁开1.5寸处。

主治: 心痛, 胸闷, 腹痛, 寒热, 气喘。

解剖: 布有肋间动、静脉后支的内侧支, 并有胸神经后支内侧皮支及深层的外侧支通过。

73. 膈俞 Géshū(BL17)

定位: 在第7胸椎棘突下, 督脉至阳穴旁开1.5寸处。

主治: 呕吐, 呃逆, 饮食不下, 气喘, 咳嗽, 吐血, 潮热, 盗汗。

解剖: 布有肋间动、静脉后支的内侧支, 并有胸神经后支内侧皮支及深层的外侧支通过。

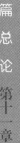

74. 肝俞 Gān shū（BL18）

定位：在第9胸椎棘突下，督脉筋缩穴旁开1.5寸处。

主治：黄疸，胁痛，吐血，鼻衄，目赤，眩晕，雀目，癫狂，痫证，脊背痛。

解剖：布有肋间动、静脉后支的内侧支，并有胸神经后支内侧皮支及深层的外侧支通过。

75. 胆俞 Dǎn shū（BL19）

定位：在第10胸椎棘突下，督脉中枢穴旁开1.5寸处。

主治：黄疸，口苦，胸胁痛，肺痨，潮热。

解剖：布有肋间动、静脉后支的内侧支，并有胸神经后支内侧皮支及深层的外侧支通过。

76. 脾俞 Pǐ shū（BL20）

定位：在第11胸椎棘突下，督脉脊中穴旁开1.5寸处。

主治：腹胀，黄疸，呕吐，泄泻，痢疾，便血，水肿，脾胃虚弱，背痛。

解剖：布有肋间动、静脉后支的内侧支，并有胸神经后支内侧皮支及深层的外侧支通过。

77. 胃俞 Wèi shū（BL21）

定位：在第12胸椎棘突下，督脉旁开1.5寸处。

主治：胸胁痛，胃脘痛，腹胀，肠鸣，反胃，呕吐，脾胃虚弱。

解剖：布有肋间动、静脉后支的内侧支，并有胸神经后支内侧皮支及深层的外侧支通过。

78. 肾俞 shèn Shū（BL23）

定位：在第2腰椎棘突下，督脉命门穴旁开1.5寸处。

主治：遗精，阳痿，遗尿，月经不调，白带，肾虚腰痛，目昏，耳鸣，耳聋，水肿。

解剖：布有肋间动、静脉后支的内侧支，并有胸神经后支内侧皮支及深层的外侧支通过。并有腰神经后支的外侧皮支，以及腰动、静脉。

79. 大肠俞 Dà cháng shū（BL25）

定位：在第4腰椎棘突下，督脉腰阳关穴旁开1.5寸处。

主治：腹痛，腹胀，肠鸣，便秘，泄泻，腰痛。

解剖：布有肋间动、静脉后支的内侧支，并有胸神经后支内侧皮支及深层的外侧支通过。并有腰神经后支的外侧皮支，以及腰动、静脉背侧分支。

80. 关元俞 Guān yuán shū（BL26）

定位：在腰部，当第5腰椎棘突下，旁开1.5寸。

主治：腹胀，泄泻，小便不利，遗尿，消渴，腰痛。

解剖：浅层有第5腰神经和第1骶神经后支皮支及其伴行动、静脉分布；深层有第5腰神经后支的肌支和腰最下动脉背侧支分支分布。

81. 膀胱俞 Páng guāng shū（BL28）

定位：在第2骶椎棘突下，督脉旁开1.5寸处。

主治：小便不通，遗尿，泄泻，便秘，腰脊强痛。

解剖：布有肋间动、静脉后支的内侧支，并有胸神经后支内侧皮支及深层的外侧支通过。并有腰神经后支的外侧皮支，以及腰动、静脉。

82. 会阳 Huì yáng（BL35）

定位：在骶部，尾骨端旁开0.5寸。

主治：阳痿，遗精，带下，痢疾，泄泻，痔疾。

解剖：浅层有肛门神经分布；深层有臀下神经和臀上、下动脉分支分布。

83. 承扶 Chéng fú（BL36）

定位：俯卧，在臀横纹中央。

主治：痔疾，腰骶臀股部疼痛。

解剖：有股后皮神经的分支；深层有臀下神经和臀下动脉分支，并有坐骨神经本干和股后皮神经本干经过。

84. 殷门 Yīn mén（BL37）

定位：在承扶与委中连线上，承扶穴下6寸处。

主治：腰脊强痛，不可俯仰，大腿疼痛。

解剖：有股后皮神经；深层有坐骨神经和股深动脉的分支分布，并有坐骨神经本干经过。

85. 委阳 Wěi yáng（BL39）

定位：在腘窝横纹外侧端，当股二头肌腱内缘处，屈膝取穴。

主治：腰脊强痛，小腹胀满，小便不利，腿足拘挛，疼痛。

解剖：有小静脉分支及膝上外侧静脉，布有股后皮神经、腓总神经。

86. 委中 Wěi zhōng（BL40）

定位：腘横纹中央。

主治：腰痛，髋关节屈伸不利，腘筋挛急，下肢痿痹，半身不遂，腹痛，吐泻，丹毒。

解剖：有小隐静脉分支、股内侧浅静脉，以及深浅静脉之间的交通支，深层内侧为腘静脉，深层外侧有腘动脉。布有股后皮神经、腓肠外侧皮神经，深层有胫神经、腓总神经。

87. 志室 Zhì shì（BL52）

定位：在第2腰椎棘突下，督脉命门穴旁开3寸。

主治：遗精，阳痿，小便不利，水肿，腰脊胀痛。

解剖:有第1、2腰神经后支外侧皮支及其伴行动、静脉;深层有第1、2腰神经后支的肌支和第1、2腰背动脉分支分布。

88.秩边 Zhì biān(BL54)

定位:在臀部,平第4骶后孔,骶正中嵴旁开3寸。

主治:腰腿痛,下肢痿痹,阴痛,痔疾。

解剖:浅层有臀中皮神经分布;深层有臀下神经和动脉分支分布,并有股后皮神经和坐骨神经经过。

89.承山 Chéng shān(BL57)

定位:在腓肠肌肌腹下方,伸小腿时,当肌腹下出现人字纹处。

主治:腰痛,腿痛转筋,痔疾,便秘,脚气。

解剖:有腓肠内侧皮神经分支分布;深层有胫神经和胫后动脉分支,并有腓肠内侧神经本干、小隐静脉、胫神经干和胫后动脉本干经过。

90.飞扬 Fēi Yáng(BL58)

定位:在昆仑穴直上7寸,当承山穴外下方处。

主治:头痛,目眩,鼻塞,鼻衄,腰痛,腿软无力。

解剖:有腓肠外侧皮神经分支和小隐静脉属支分布;深层有胫神经和腓动脉分支。

91.昆仑 Kūn lún(BL60)

定位:在外踝与跟腱之间的凹陷中,平外踝高点取穴。

主治:头痛,项强,目眩,鼻衄,癫痫,难产,腰骶疼痛,足跟肿痛。

解剖:有腓肠神经分支和小隐静脉属支,并有腓肠神经本干和小隐静脉本干经过;深层有外踝后动脉分支。

92.申脉 Shēn mài(BL62)

定位:在外踝正下方凹陷中。

主治:痫证,癫狂,头痛,眩晕,失眠,腰腿疼痛。

解剖:浅层有足背外侧皮神经分支和小隐静脉属支分布;深层有腓深神经肌支和腓动脉跟外侧支分布。

93.至阴 Zhì yīn(BL67)

定位:在足小趾外侧端,距趾甲角0.1寸。

主治:头痛,鼻塞,鼻衄,目痛,胎位不正,难产。

解剖:有趾背神经和动脉的分支分布。

八、足少阴肾经常用腧穴

94.涌泉 Yǒng quán(KI1)

定位: 在足底前1/3与后1/3交界处, 当足跖屈时呈凹陷中。

主治: 头痛, 头昏, 目眩, 失眠, 咽喉痛, 失音, 便秘, 小便不利, 小儿惊风, 癫狂, 昏厥。

解剖: 有足底外、内侧神经皮支; 深层有足底外侧神经肌支和足底内侧动脉分支, 并有第2趾底总神经干和第2跖底动脉本干经过。

95. 太溪 Tài xī (KI3)

定位: 在内踝与跟腱之间的凹陷中, 平内踝高点取穴。

主治: 月经不调, 遗精, 阳痿, 小便不利, 咽喉肿痛, 齿痛, 耳鸣, 耳聋, 失眠, 咳血, 气喘, 消渴, 腰痛, 足跟痛。

解剖: 有隐神经分支和大隐静脉属支; 深层有胫神经和胫动脉分支, 并有胫神经干和胫后动脉干经过。

96. 照海 Zhào hǎi (KI6)

定位: 在内踝下缘凹陷中。

主治: 月经不调, 赤白带下, 阴挺, 阴痒, 疝气, 小便频数, 癃闭, 便秘, 咽喉干痛, 癫痫, 失眠。

解剖: 有隐神经分支和大隐静脉属支; 深层有足底内侧神经肌支和胫后动脉的跟内侧支分支。

97. 复溜 Fù liū (KI7)

定位: 在太溪穴直上2寸, 当跟腱的前缘取穴。

主治: 水肿, 腹胀, 泄泻, 盗汗, 热病汗不出, 下肢痿痹。

解剖: 浅层有隐神经分支、小腿内侧皮神经和大隐静脉属支; 深层有胫神经肌支和胫后动脉分支分布。

九、手厥阴心包经常用腧穴

98. 曲泽 Qǔ zé (PC3)

定位: 仰掌, 肘部微屈, 在肘横纹上, 当肱二头肌腱的尺侧缘。

主治: 心痛, 心悸, 烦躁, 胃痛, 呕吐, 热病, 肘臂挛痛。

解剖: 有肘正中神经和贵要静脉通过, 深层有肱动、静脉通过。有正中神经主干。

99. 郄门 Xì mén (PC4)

定位: 仰掌, 腕横纹上5寸, 在桡侧腕曲肌腱与掌长肌腱之间。

主治: 心痛, 心悸, 呕血, 咳血, 衄血, 疔疮, 癫疾。

解剖: 有前臂内、外侧皮神经和前臂正中静脉分布, 深层有正中神经干及其伴行的正中动脉经过, 并有骨间前神经、骨间前动脉分布。

100. 间使 Jiān shǐ（PC5）

定位：仰掌，腕横纹上3寸，在桡侧腕屈肌腱与掌长肌腱之间。

主治：心痛，心悸，胃痛，呕吐，热病，烦躁，癫狂，痫证。

解剖：有前臂内、外侧皮神经和前臂正中静脉分布；深层有正中神经干及与其伴行的正中动脉经过，并有骨间前神经和骨间前动脉分布。

101. 内关 Nèi guān（PC6）

定位：仰掌，腕横纹上2寸，在桡侧腕屈肌腱与掌长肌腱之间。

主治：心痛，心悸，胃痛，呕吐，胸闷，胸痛，失眠，眩晕，偏头痛，疟疾，上肢痹痛，烦躁，癫狂，痫证。

解剖：同"间使"。

102. 大陵 Dà líng（PC7）

定位：仰掌，在腕横纹上，在桡侧腕屈肌腱与掌长肌腱之间。

主治：心痛，心悸，呕吐，胃痛，胸胁痛，癫狂，手腕痛。

解剖：浅层有腕掌侧浅静脉网和正中神经掌皮支分布；深层有正中神经和腕掌侧动脉网分布。

103. 中冲 Zhōng chōng（PC9）

定位：在中指尖端的中央。

主治：中风，昏迷，舌强不语，中暑，昏厥，热病，舌下肿痛，掌中热。

解剖：有指掌侧固有神经和指掌侧固有动、静脉所形成的动、静脉网分布。

十、手少阳三焦经常用腧穴

104. 关冲 Guān chōng（SJ1）

定位：在无名指尺侧端，距指甲角0.1寸。

主治：头痛，目赤，耳聋，咽喉肿痛，舌强，热病，昏厥。

解剖：同"中冲"。

105. 液门 Yè mén（SJ2）

定位：在手背部，当第4、第5指间，指蹼缘后方赤白肉际处。

主治：头痛，目赤，耳聋，耳鸣，喉痹，疟疾，手臂痛。

解剖：有指背神经和掌背动脉分布。

106. 中渚 Zhōng zhǔ（SJ3）

定位：握拳，在手背第4、5掌骨小头之间凹陷中，约当液门穴后1寸处。

主治：头痛，目赤，耳鸣，耳聋，咽喉肿痛，热病，肘臂痛，手指不能屈伸。

解剖：有尺侧手背静脉网和第4掌背动、静脉通过，布有尺神经手背支和桡神经浅支的分支。

107. 阳池 Yáng chí（SJ4）

定位：在腕背横纹上，指总伸肌腱尺侧凹陷中。

主治：手腕痛，肩臂痛，疟疾，耳聋，消渴口干。

解剖：有腕背静脉网，腕背动、静脉；尺神经手背支和前臂背侧皮神经末支。

108. 外关 Wài guān（SJ5）

定位：在腕背横纹上2寸，当尺桡骨之间。

主治：热病，头痛，颊肿，耳鸣，耳聋，目赤肿痛，胁痛，手指痛，手颤，肘臂屈伸不利。

解剖：浅层有前臂背侧皮神经分布；深层有骨间后神经和骨间后动脉分布。

109. 支沟 Zhī gōu（SJ6）

定位：在腕背横纹上3寸，当尺桡骨之间。

主治：耳鸣，耳聋，热病，暴喑，胁肋痛，呕吐，便秘，肩背酸痛。

解剖：同"外关"。

110. 四渎 Sì dú（SJ9）

定位：在前臂背侧，当阳池与肘尖连线上，肘尖下5寸，尺骨与桡骨之间。

主治：耳聋，暴喑，齿痛，手臂痛。

解剖：浅层有前臂背侧皮神经分布；深层有骨间背侧神经和骨间后动脉的分支分布。

111. 肩髎 Jiān liáo（SJ14）

定位：在肩峰后下方，上臂外展时，当肩髃穴后寸许凹陷中。

主治：臂痛，肩重不能举。

解剖：有锁骨上神经外侧支分布；深层有腋神经和旋肱动脉肌支分布。

112. 翳风 Yì fēng（SJ17）

定位：在乳突前下方，平耳垂后下缘的凹陷中。

主治：耳鸣，耳聋，颊肿，口眼歪斜，牙关紧闭，颊肿，瘰疬。

解剖：浅层有耳大神经、面神经耳支和耳后静脉；深层有面神经干通过，并有舌咽神经腮腺支、耳后动脉和翼静脉丛分布。

113. 角孙 Jiǎo sūn（SJ20）

定位：将耳郭前后对折，在耳尖所到的颞颥部。

主治：耳部肿痛，目翳，齿痛，唇燥，项强。

解剖：浅层有耳颞神经皮支分布；深层有耳颞神经肌支和颞浅动脉分布。

114. 耳门 Ěr mén（SJ21）

定位：在头部，折耳郭向前，当耳尖直上入发际处。

主治：颊肿，目翳，齿痛，项强。

解剖：浅层有耳颞神经皮支分布；深层有耳颞神经肌支和颞浅动脉分布。

115. 丝竹空 Sī zhú kōng（SJ23）

定位：在眉梢凹陷中。

主治：头痛，目眩，目赤痛，眼睑𥆧动，齿痛，癫痫。

解剖：浅层有上颌神经颧颞支和颞浅动脉分布；深层有面神经颞支和颞浅动脉肌支分布。

十一、足少阳胆经常用腧穴

116. 听会 Tīng huì（GB2）

定位：在面部，当耳屏间切迹的前方，下颌骨髁状突的后缘，张口有凹陷。

主治：耳鸣，耳聋，面痛，齿痛，口眼歪斜。

解剖：浅层有耳颞神经、耳大神经和颞浅动脉分布；深层有面神经丛、下颌神经肌支和舌咽神经腮腺支分布。

117. 上关 Shàng guān（GB3）

定位：在耳前，下关直上，当颧弓上缘凹陷中。

主治：头痛，耳鸣，耳聋，口眼歪斜，齿痛，瘛疭，惊痫。

解剖：浅层有上颌神经颧颞支和颞浅动脉分布；深层有面神经颞支和上颌动脉分布。

118. 率谷 Shuài gǔ（GB8）

定位：在头部，当耳尖直上入发际1.5寸处，角孙穴直上方。

主治：偏头痛，眩晕，呕吐，小儿急、慢惊风。

解剖：有耳颞神经、枕大神经和颞浅动脉分布；深层有下颌神经肌支分布。

119. 完骨 Wán gǔ（GB12）

定位：在头部，当耳后乳突的后下方凹陷处。

主治：头痛，颈项强痛，齿痛，口眼歪斜，疟疾，癫痫。

解剖：浅层有枕小神经、耳大神经、耳后动脉；深层有副神经、颈神经丛肌支和枕动脉分布。

120. 阳白 Yáng bái（GB14）

定位：在前额部，当瞳孔直上，眉上1寸。

主治：头痛，目痛，目眩，外眦疼痛，眼睑𥆧动，雀目。

解剖：浅层有眼神经的眶上神经和颞浅动脉分布；深层有面神经颞支和眶上动脉分布。

121. 脑空 Nǎo kōng（GB19）

定位：在头部，当枕外隆凸的上缘外侧，头正中线旁开2.25寸。

主治: 头痛, 目眩, 颈项强痛, 癫狂痫。

解剖: 有枕大神经和枕动脉分布, 深层有耳后神经分布。

122. 风池 Fēng chí (GB20)

定位: 在项部, 当枕骨之下, 与风府相平, 胸锁乳突肌与斜方肌上端之间凹陷中。

主治: 头痛, 眩晕, 颈项强痛, 目赤痛, 鼻衄, 鼻渊, 耳鸣, 感冒, 癫痫, 疟疾。

解剖: 浅层有枕小神经分布; 深层有枕大神经和枕动脉分布。

123. 肩井 Jiān jǐng (GB21)

定位: 在肩上, 前直乳中, 当大椎与肩峰连线中点。

主治: 头项强痛, 肩背疼痛, 上肢不遂, 难产, 乳痈, 乳汁不下, 中风, 瘰疬。

解剖: 有锁骨上神经内侧支分布; 深层有副神经、肩胛背神经和颈横动脉分布。

124. 带脉 Dài mài (GB26)

定位: 在侧腹部, 章门下1.8寸, 当第11肋骨游离端下方垂线与脐水平线的交点上。

主治: 经闭, 月经不调, 带下, 腹痛, 疝气, 腰胁痛。

解剖: 浅层有第10肋间神经外侧皮支分布; 深层有肋下神经和肋下动脉分布。

125. 维道 Wéi dào (GB28)

定位: 在侧腹部, 当髂前上棘的前下方, 五枢前下0.5寸。

主治: 腹痛, 疝气, 带下, 阴挺。

解剖: 有肋下神经前皮支、髂腹下神经皮支和旋髂浅动、静脉分布; 深层有髂腹下神经和髂腹股沟神经分布, 并有股外侧皮神经干经过。

126. 环跳 Huán tiào (GB30)

定位: 在腹外侧部, 侧卧屈侧, 当股骨大转子最高点与骶管裂孔边线的外1/3与中1/3交点处。

主治: 下肢痿痹, 腰痛, 半身不遂, 遍身风疹。

解剖: 浅层有臀下皮神经、髂腹下神经、臀上皮神经和股外侧皮神经分布; 深层有坐骨神经干经过, 并有臀下神经和臀下动脉分布。

127. 风市 Fēng shì (GB31)

定位: 在大腿外侧部的中线上, 当腘窝横纹上7寸, 或直立垂手时, 中指尖处。

主治: 下肢痿痹, 半身不遂, 遍身瘙痒, 脚气。

解剖: 浅层有股外侧皮神经分布; 深层有股神经肌支和旋股外侧动脉降支分布。

128. 膝阳关 Xī yáng guān (GB33)

定位: 在膝外侧, 当阳陵泉上3寸, 股骨外上髁上方的凹陷处。

主治: 膝腘肿痛挛急, 小腿麻木。

解剖: 有股外侧皮神经和股后皮神经; 深层有坐骨神经肌支和膝上外侧动脉分布。

129. 阳陵泉 Yáng líng quān(GB34)

定位: 在小腿外侧, 当腓骨小头前下方凹陷处。

主治: 胁痛, 口苦, 呕吐, 黄疸, 半身不遂, 下肢痿痹, 小儿惊风。

解剖: 有膝下外侧动、静脉通过, 布有腓浅及腓深神经支。

130. 阳交 Yáng jiāo(GB35)

定位: 在小腿外侧, 当外踝尖上7寸, 腓骨后缘。

主治: 胸胁胀满, 下肢痿痹, 癫狂。

解剖: 有腓肠外侧皮神经; 深层有胫神经肌支、腓浅神经肌支和腓动脉分布。

131. 悬钟 Xuán zhōng(GB39)

定位: 在小腿外侧, 当外踝尖上3寸, 腓骨前缘。

主治: 半身不遂, 胸腹胀满, 颈项强痛, 胁肋疼痛, 下肢痿痹, 脚气。

解剖: 浅层有小隐静脉的分支, 局部有腓动、静脉分支和胫前动、静脉分支。有腓肠外侧皮神经、腓浅神经。

132. 丘墟 Qiū xū(GB40)

定位: 在足外踝的前下方, 当趾长伸肌腱的外侧凹陷中处。

主治: 胸胁疼痛, 颈项强痛, 下肢痿痹, 腋下肿, 外踝肿痛, 疟疾。

解剖: 有小隐静脉的分支及足背静脉网, 足背中间和外侧皮神经的分支的腓浅神经的分支。

133. 足窍阴 Zú qiào yīn(GB44)

定位: 在第4趾外侧端, 距趾甲角0.1寸。

主治: 头痛, 目赤肿痛, 耳聋, 咽喉肿痛, 热病, 失眠, 胁痛, 咳逆, 月经不调。

解剖: 有趾背神经和趾背动脉分布。

十二、足厥阴肝经常用腧穴

134. 大敦 Dà dūn(LR1)

定位: 在足大指末节外侧端, 距趾甲角0.1寸。

主治: 疝气, 崩漏, 阴挺, 遗尿, 癫痫。

解剖: 有趾背神经和趾背动脉分布。

135. 行间 Xíng jiān(LR2)

定位: 在足背侧, 当第1、2趾间, 趾蹼缘后方赤白肉际。

主治: 头痛, 眩晕, 目赤肿痛, 口眼歪斜, 胁痛, 月经过多, 痛经, 疝气, 小便不利, 癫痫, 瘛疭, 中风, 失眠。

解剖: 有趾背神经和趾背动脉分布。

136. 太冲 Tài chōng（LR3）

定位：在足背侧，当第1跖骨间隙后方凹陷中。

主治：头痛，眩晕，目赤肿痛，口眼歪斜，疝气，崩漏，遗尿，癃闭，胁痛，小儿惊风，癫痫，下肢痿痹。

解剖：浅层有趾背神经和足背静脉网分布；深层有足底外侧神经和第1跖背动脉分布。

137. 中封 Zhōng fēng（LR4）

定位：在足背侧，当足内踝前，商丘与解溪连线之间，胫骨前肌腱的内侧凹陷处。

主治：疝气，遗精，小便不利，腹痛，内踝肿痛。

解剖：浅层有隐神经的足背内侧皮神经和大隐静脉；深层有腓深神经和足背动脉分布。

138. 曲泉 Qǔ quán（LR8）

定位：在膝内侧，屈膝，当膝关节内侧面横纹内侧端，股骨内侧髁的后缘，半腱肌、半膜肌止端的前缘凹陷中。

主治：腹痛，小便不利，月经不调，阴痒，阴挺，带下，遗精，癫狂。

解剖：浅层有隐神经和大隐静脉分布；深层有股神经肌支、闭孔神经肌支、胫神经肌支和膝内上、下动脉分布；再深层有胫神经干和腘动、静脉经过。

十三、督脉常用腧穴

139. 腰阳关 Yāo yáng guān（DU3）

定位：在腰部，当后正中线上，第4腰椎棘突下凹陷中。

主治：月经不调，遗精，阳痿，腰骶疼痛，下肢痿痹。

解剖：浅层有腰神经后支的皮支分布；深层有腰神经后支和腰动脉分布。

140. 命门 Mìng mén（DU4）

定位：在腰部，当后正中线上，第2腰椎棘突下凹陷中。

主治：遗精，阳痿，月经不调，带下，泄泻，腰脊强痛。

解剖：此处有腰动、静脉后支，深处有一对粗大肾动脉干，布有腰神经后支的皮支，以及尾骨神经分支。

141. 脊中 Jǐ zhōng（DU6）

定位：在背部，后正中线上，第11胸椎棘突下凹陷中。

主治：泄泻，黄疸，痔疾，癫痫，小儿疳积，脱肛，腰脊强痛。

解剖：浅层有胸神经后支；深层有胸神经后支和肋间后动脉背侧支分布。

142. 至阳 Zhì yáng（DU9）

定位：在背部，当后正中线上，第7胸椎棘突下凹陷中。

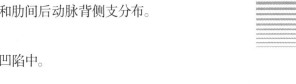

主治: 胁肋胀痛, 黄疸, 咳喘, 背痛, 脊强。

解剖: 浅层有胸神经后支的皮支分布; 深层有胸神经后支和肋间后动脉背侧支分布。

143. 灵台 Líng tái (DU10)

定位: 在背部, 当正中线上, 第6胸椎棘突下凹陷中。

主治: 咳嗽, 气喘, 疔疮, 背脊疼痛。

解剖: 同脊中穴。

144. 身柱 Shēn zhù (DU12)

定位: 俯卧, 在第3胸椎棘突下。

主治: 咳嗽, 气喘, 癫痫, 头痛, 身热, 脊背强痛。

解剖: 同脊中穴。

145. 大椎 Dà zhuī (DU14)

定位: 当后正中线上, 第7颈椎棘突下凹陷中。

主治: 热病, 疟疾, 咳嗽, 气喘, 骨蒸潮热, 头痛项强, 脊背强急, 癫痫。

解剖: 有椎后静脉丛, 棘突间静脉丛, 颈横向联合动、静脉分支。第一胸神经后支的内侧皮支及第8颈神经的后支分布。

146. 哑门 Yǎ mén (DU15)

定位: 在项部, 当后发际正中直上0.5寸处, 第1颈椎下。

主治: 癫狂, 痫证, 暴喑, 中风, 舌强不语。

解剖: 有颅骨枕导血管, 并分布有第3枕神经和颈髓3至5神经后支。

147. 风府 Fēng fǔ (DU16)

定位: 在项部, 当后发际正中直上0.5寸处, 枕外粗隆凸直下, 两侧斜方肌之间凹陷中。

主治: 头痛, 项强, 眩晕, 鼻衄, 咽喉红肿, 中风不语, 癫狂。

解剖: 有颅骨枕导血管, 并分布有第3枕神经和颈髓3至5神经后支。

148. 百会 Bǎi huì (DU20)

定位: 在头部, 当前发际正中直上5寸, 或两耳尖连线中点处。

主治: 头痛, 眩晕, 中风不语, 癫狂, 鼻塞, 脱肛, 阴挺。

解剖: 有眶上静脉、滑车上静脉、前额浅静脉、枕静脉, 头顶有顶导血管分布。有滑车上神经、眶上神经、额颞神经、耳颞神经、枕小神经、枕大神经等。

149. 上星 Shàng xīng (DU23)

定位: 在头部, 当前发际正中直上1寸。

主治: 头痛, 目痛, 鼻渊, 鼻衄, 癫狂。

解剖: 有滑车上动、静脉通过, 有颅骨导血管-额导血管穿颅骨而出分布此处。布有滑车上神经和眼神经。

150. 水沟 Shuǐ gōu（DU26）

定位：在人中沟上1/3与下2/3交点处。

主治：癫狂，痫证，小儿惊风，昏迷，牙关紧闭，口眼歪斜，面肿，腰脊强痛。

解剖：浅层有眶下神经分布；深层有面神经颊支和上唇动脉分布。

151. 兑端 Duì duān（DU27）

定位：在上唇尖端，当红唇与皮肤相接处。

主治：癫狂，牙龈肿痛，口歪唇动，鼻塞、衄血。

解剖：同"人中"。

152. 龈交 Yín jiāo（DU28）

定位：在上唇系带与齿龈相接处。

主治：癫狂，牙龈肿痛，鼻渊，鼻中息肉，痔疾。

解剖：有上颌神经和上齿槽动脉分布。

十四、任脉常用腧穴

153. 中极 Zhōng jí（RN3）

定位：在腹下部，前正中线上，当脐下4寸。

主治：崩漏，月经不调，经闭，带下，阴挺，阴痒，阳痿，遗精，遗尿，小便不利。

解剖：有腹壁浅动、静脉分支及腹壁下动、静脉分支通过，布有髂腹下神经的分支及第12脊神经的皮神经节。

154. 关元 Guān yuán（RN4）

定位：在下腹部，前正中线上，当脐下3寸。

主治：小便频数，尿闭，崩漏，月经不调，经闭，带下，阴挺，产后出血，疝气，小腹痛，泄泻，脱肛，中风脱证，虚劳羸瘦。

解剖：有腹壁浅动、静脉分支及腹壁下动、静脉分支通过，布有髂腹下神经的分支及第12脊神经的皮神经节。

155. 气海 Qì hǎi（RN6）

定位：在下腹部，前正中线上，当脐下1.5寸。

主治：腹痛，泄泻，便秘，遗尿，崩漏，疝气，遗精，月经不调，经闭，带下，痛经，水肿，中风脱证。

解剖：浅层有肋间神经前皮支和腹壁浅动脉分布；深层有肋间神经和腹壁下动脉分布。

156. 中脘 Zhōng wǎn（RN12）

定位：在上腹部，前正中线上，当脐上4寸。

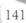

主治: 胃痛, 呕吐, 呃逆, 吞酸, 腹胀, 泄泻, 黄疸, 癫狂。

解剖: 浅层有肋间神经前皮支分布; 深层有肋间神经和腹壁上动脉分布。

157. 膻中 Tán zhōng(RN17)

定位: 在胸部, 当前正中线上, 平第4肋间, 两乳头连线中点。

主治: 咳嗽, 气喘, 胸痛, 噎膈, 呕吐, 乳痈, 乳少。

解剖: 浅层有第4肋间神经前皮支分布; 深层有第4肋间神经和胸廓内动脉前穿支分布。

158. 天突 Tiān tū(RN22)

定位: 在颈部, 当前正中线上, 胸骨上窝中央。

主治: 咳嗽, 气喘, 暴喑, 噎膈, 咽喉肿痛, 梅核气, 瘿气。

解剖: 有颈横神经和颈静脉弓属支分布, 深层有舌下神经降支和甲状腺下动脉分布。

159. 廉泉 Lián quán(RN23)

定位: 在颈部, 当前正中线上, 结喉上方, 舌骨上缘凹陷中。

主治: 舌下肿痛, 流涎, 舌强不语, 暴喑, 吞咽困难。

解剖: 浅层有颈横神经分布; 深层有下颌神经肌支、舌下神经、舌动脉和甲状腺上动脉分布。

160. 承浆 Chéng jiāng(RN24)

定位: 在颏唇沟中央。

主治: 口歪, 面肿, 龈肿, 齿痛, 流涎, 癫狂。

解剖: 浅层有颏神经分布; 深层有面神经下颌支和下唇动脉分布。

第二节　经外奇穴

1. 四神聪 Sì shén cōng(EX-HN1)

定位: 在头顶部, 当百会前后左右各1寸, 共4穴。

主治: 头痛, 眩晕, 失眠, 健忘, 癫痫。

解剖: 有枕大神经、滑车上神经、耳颞神经分布, 并有枕动脉、颞浅动脉、额动脉的吻合网分布。

2. 印堂 Yìn táng(EX-HN3)

定位: 在额部, 当两眉头的中间。

主治: 头痛, 眩晕, 鼻渊, 鼻衄, 小儿惊风, 产后血晕。

解剖: 有滑车上动、静脉通过, 有颅骨导血管-额导血管穿颅骨而出分布此处。布有滑车上神经和眼神经。

3. 鱼腰 Yú yāo(EX-HN4)

定位: 在额部, 瞳孔直上, 眉毛中。

主治: 目赤肿痛, 眼睑𥆧动, 眼睑下垂, 眉棱骨痛。

解剖: 浅层有眶上神经分布; 深层有面神经颞支和额动脉分布。

4. 太阳 Tài yáng(EX-HN5)

定位: 在颞部, 当眉梢与目外眦之间, 向后约一横指凹陷处。

主治: 头痛, 牙痛, 目赤肿痛, 面瘫。

解剖: 有颞浅静脉的额分布, 并有颞筋膜间静脉丛、颧眶动静脉, 颞深动、静脉通过。分布有颞神经、面神经, 深层有颧颞神经。

5. 金津、玉液 Jīn jīn、Yù yè(EX-HN12、EX-HN13)

定位: 在舌系带两侧静脉上, 左为金津, 右为玉液。

主治: 舌强不语, 消渴, 呕吐, 腹泻。

解剖: 浅层有舌神经和舌深静脉干经过; 深层有舌神经、舌下神经和舌动脉分布。

6. 牵正 Qiān zhèng

定位: 在面颊部, 耳垂前0.5至1寸处。

主治: 口眼歪斜、口疮。

解剖: 浅层有耳大神经分布; 深层有面神经颊支、下颌神经咬肌动脉分布。

7. 翳明 Yì míng(EX-HN14)

定位: 在项部, 当翳风后1寸。

主治: 头痛, 眩晕, 目疾, 耳鸣, 失眠。

解剖: 有耳大神经和枕小神经; 深层有副神经、颈神经后支, 耳后动脉分布; 再深层有迷走神经干、副神经干和颈内动、静脉经过。

8. 定喘 Dìng chuǎn(EX-B1)

定位: 在背部, 当第7颈椎棘突下旁开0.5寸。

主治: 哮喘, 咳嗽, 风疹, 颈项强痛。

解剖: 浅层有颈神经后支的皮支分布; 深层有颈神经后支的肌支、副神经和颈横动脉、颈深动脉分布。

9. 腰眼 Yāo yǎn(EX-B7)

定位: 在第4腰椎棘突下, 旁开3.5寸至4寸之间的凹陷中。

主治: 腰痛, 月经不调, 带下。

解剖: 浅层有第3腰神经后支的皮支分布; 深层有第4腰神经后支和腰动脉分布。

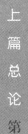

10. 夹脊 Jiá jǐ（EX–B2）

定位：在背腰部，当第1胸椎至第5腰椎棘突下两侧，后正中线旁开0.5寸，一侧17穴，左右共34穴。

主治：上胸背部穴主治心、肺、上肢病证；下胸背部主治脾胃、肠道病证；腰背部穴位主治腰、腹及下肢疾病。

解剖：浅层有胸或腰神经后支的皮支分布；深层有胸或腰神经后支和肋间后动脉、腰动脉分布。

11. 十七椎 Shí qī zhuī（EX–B8）

定位：在腰部，当后正中线上，第5腰椎棘突下。

主治：腰腿痛，下肢瘫痪，崩漏，月经不调。

解剖：浅层有第5后支的皮支分布；深层有第5腰神经后支的肌支和腰动脉分布。

12. 腰奇 Yāo qí（EX–B9）

定位：在骶部，当尾骨端直上2寸，骶角之间凹陷中。

主治：癫痫，头痛，失眠，便秘。

解剖：有臀中皮神经；深层有骶神经后支和骶中动脉分布。

13. 十宣 Shí xuān（EX–UE11）

定位：在手十指尖端，距指甲0.1寸，左右共10穴。

主治：昏迷，癫痫，高热，中暑，指端麻木。

解剖：有指掌侧固有神经和掌侧固有动脉分布。

14. 四缝 Sì fèng（EX–UE10）

定位：在手第2、3、4、5指掌间，当近端指间关节横纹中点处，左右共8穴。

主治：小儿疳积，百日咳。

解剖：浅层有掌侧固有神经和指掌固有动脉分布；深层有正中神经肌支和尺神经肌支分布。

15. 腰痛点 Yāo tòng diǎn（EX–UE7）

定位：在手背侧，当第2、3掌骨及第4、5掌骨之间，当腕横纹与掌指关节中点处，一侧2穴，左右共4穴。

主治：急性腰扭伤。

解剖：浅层有桡神经浅支的手背支和尺神经手背支分布；深层有桡神经肌支和掌背动脉分布。

16. 落枕穴 Lào zhěn xué

定位：在手背侧，当第2、3掌骨间，指掌关节后约0.5寸处。

主治：落枕。

解剖：浅层有桡神经手背支和手背静脉网；深层有尺神经深支和掌背动脉分布。

17. 八邪 Bā xié（EX-UE9）

定位：在手背侧，微握拳，第1至第5指间指蹼缘后方赤白肉际处，左右共8穴。

主治：手背肿痛，手指麻木，烦热，目痛，毒蛇咬伤，手背肿痛。

解剖：浅层有桡神经浅支的手背支、尺神经手背支的手背静脉网；深层有尺神经肌支和掌背动脉分布。

18. 鹤顶 Hè dǐng（EX-LE2）

定位：在膝上部，髌底的中点上方凹陷中。

主治：瘫痪，膝痛，下肢乏力。

解剖：浅层有股神经前皮支分布；深层有股神经肌支和膝关节动脉网络分布。

19. 膝眼 Xī yǎn（EX-LE5）

定位：屈膝，在髌韧带两侧凹陷中处，在内侧的称内膝眼，在外侧的称外膝眼。

主治：膝痛，腿脚重痛，脚气，瘫痪。

解剖：浅层有隐神经分支和股神经前皮支；深层有胫神经关节支和膝关节动脉网分布。

20. 胆囊 Dǎn náng（EX-LE6）

定位：在小腿外侧上部，当腓骨小头前下方凹陷中直下2寸。

主治：急、慢性胆囊炎，消化不良，下肢瘫痪。

解剖：浅层有腓肠外侧皮神经分布；深层有腓深神经干和胫前动、静脉经过，并有腓浅神经肌支和胫前动脉分布。

21. 阑尾 Lán wěi（EX-LE7）

定位：在小腿前侧上部，当犊鼻下5寸，胫骨前缘旁开一横指。

主治：急慢性阑尾炎、消化不良、下肢痿痹。

解剖：浅层有腓肠外侧皮神经分布，深层有腓深神经干和胫前动、静脉经过，并有腓深神经肌支、胫神经肌支和胫前动脉分布。

22. 八风 Bā fēng（EX-LE10）

定位：在足背侧，第1至第5趾间，趾蹼缘后方赤白肉际处，一足4穴，左右共8穴。

主治：足跗肿痛，毒蛇咬伤，脚气，趾痛。

解剖：有趾背神经、腓深神经终末支，八风2、3、4为腓浅神经终末支和趾背动脉分布。

注：腧穴位置见附赠彩图。

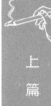

下 篇 各 论

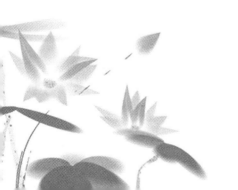
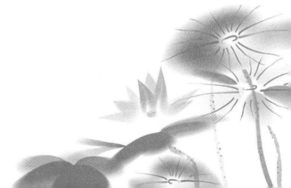

第十二章 内科疾病

第一节 传染性疾病

一、流行性感冒

流行性感冒是由感冒病毒引起的呼吸道传染病，中医学称之为"时行感冒"。

病因病理

本病乃因感染流感病毒，侵入呼吸道黏膜的上皮细胞内复制和扩散，引起呼吸道炎症及全身中毒反应。

中医学认为本病是因卫气不足，风寒或风热之邪趁虚外侵，或因非时之气侵袭所致。外感时邪由口鼻而入，首先犯肺卫，或寒邪客肺，或风热灼肺，导致肺气不宣或肺失清肃，从而导致本病。

诊断要点

1. 有本病和集体发病史及接触史。

2. 突起高热、全身酸痛、软弱无力等中毒症状较重，而呼吸道症状较轻，病程短。

3. 白细胞总数正常或略减少，淋巴细胞相对增多。继发细菌感染，白细胞总数及中性粒细胞均明显增高。

治疗方法

||方一||

1. 取穴　太阳、印堂、大杼、合谷。配穴：恶寒重者加列缺、风门、风池；发热重者加大椎、曲池、外关；鼻塞流涕加下迎香（即迎香与巨髎连线的中点处）、鼻通；头痛加攒竹、头维；咳嗽

加天突、肺俞;腰酸背痛者加附分、腰梅穴(按局部疼痛沿其周边和中央选取的一组穴位)。

2. **方法** 用药线点灸法。用食、拇指持线的一端,并露出线头1~2cm。将露出的线头点燃,如有火焰即扑灭,线头有火星即可。然后持有火星的线端对准穴位,并顺应腕关节和拇指关节屈曲动作,以拇指指腹稳重而敏捷地将火星线头直接按压在穴位上,1次火灭即为1壮,此时灸处以有轻度的灼热感为度。每天施灸1次(重症也可施灸2次),3天为1个疗程,若施灸1个疗程后无效者即停止用灸。

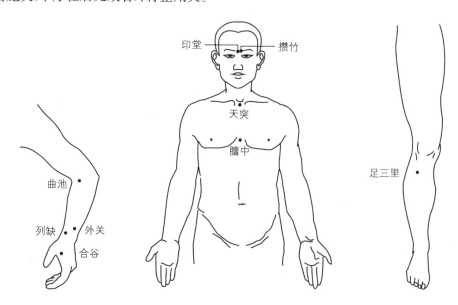

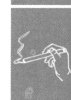

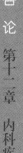

▌方二▌

1. **取穴** 足三里。

2. **方法** 用艾灸法。用艾条温灸双侧足三里穴10~15分钟,使局部皮肤微见潮红,1天1次,3天为1疗程。

▌方三▌

1. **取穴** 膻中。

2. **方法** 用隔药灸法。以甲级艾绒,捏成底面直径为2cm,高为2.5cm锥状艾炷,放在附子饼上灸膻中穴,待艾炷燃及一半时点燃另一炷备用,每次灸3壮,每日1次。

▌方四▌

1. **取穴** 大椎。

2. **方法** 用艾灸法和放血法。取大椎穴刺络拔罐与艾灸交替施用,即第1日刺络拔罐,第2日艾灸。发热、感染者加少商穴点刺放血,1天1次,共1~3次;咽喉肿痛、咳嗽者均加天突、膻中、双肺俞拔罐与艾灸交替施治1天1次;鼻塞、流涕者加灸双迎香穴,1天1次;老人小儿等体质虚弱且病程长(4日以上)者加灸双足三里和/或双脾俞,1天1次。患者取端坐位,充分暴露大椎穴,局部用75%酒精消毒后用三棱针快速刺入0.5~1.0cm后出针后用

闪火法拔罐5~10分钟, 约出血2~5ml; 少商穴点刺前, 医者先用手推挤拇指, 使局部充血,
消毒后持三棱针快速刺入0.3~0.5cm, 挤出血6~10滴。艾灸大椎等穴采用DN多功能艾灸仪
进行艾灸, 温度以病人能耐受为宜, 每穴每次灸治0.5~1小时。

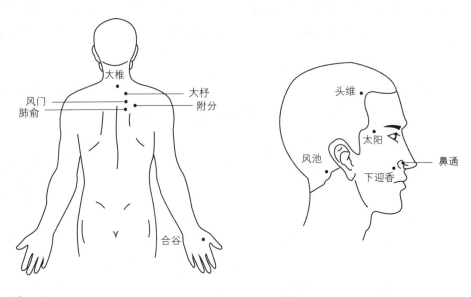

治**疗效果**

☞ 邓秋妹用"方一"治疗480例中, 痊愈161例, 占33.54%; 显效209例, 占43.54%; 好
转107例, 占22.30%; 无效3例, 占0.62%。总有效率99.36%(见《中国民族医药杂志》, 1998
年第1期)。

☞ 詹正明用"方二"治疗60例, 治愈18例, 好转40例, 未愈2例, 总有效率为96.66%
(见《中医外治杂志》, 2006年第5期)。

☞ 姚正钢用"方三"治疗38例中, 痊愈30例(79%), 好转5例(13%), 无效3例
(8%); 对照组38例中, 痊愈12例(32%), 好转19例(50%), 无效7例(18%)(见《上海针灸
杂志》, 1995年第5期)。

☞ 张梅用"方四"治疗100例, 治疗后痊愈51例, 显效36例, 有效13例, 总有效率
100%; 对照组痊愈18例, 显效39例, 有效32例, 无效1例, 总有效率89%(见《现代康复》,
1999年第11期)。

处**方荟萃**

1. 马冀芳用温和灸配合火罐法。取穴: 大椎、身柱。将清艾条的一端点燃, 对准穴位
距离皮肤0.5~1寸进行温灸, 使患者局部有温热感而无灼痛, 每穴灸10~15分钟, 至皮肤潮
红为度。以患者周身发热鼻通为佳, 每日1次, 5次为1个疗程。拔罐以背部大杼(双)、风门
(双)、肺俞(双)、定喘(双)为主。每穴留罐10~15分钟, 若恶寒严重者, 可采用走罐。先
在背部督脉、两侧膀胱经来回推拉数次至皮肤潮红为止。1天1次, 5次为1个疗程。(见《中

医外治杂志》，2003年第6期）。

2. 陆川用药线点灸法。取穴：主穴，攒竹、头维、风池；配穴：大椎、合谷、太阳、列缺、肺俞、天突。操作方法：采用1号、2号药线，按药线点灸标准操作。用右手食、拇指持线的一端，露出线头1~2cm，将露出的线头前端点燃，即轻轻甩灭，使之形成圆珠状火星，随即将此火星对准穴位，顺应腕和拇指屈曲动作，拇指指腹稳重而敏捷地将有火星的线头直接点按在穴位上，一按火灭为1壮，每天1~2次，3次为1个疗程。14岁以下用1号线，15岁以上用2号线。治疗后即饮温开水1杯，约300ml。主治风热感冒（见《中国民间疗法》，2004年第2期）。

3. 张鸿雁用艾灸和走罐法：嘱患者平卧于床，将灸盒置于患者的关元、中脘、足三里等穴位上，点燃艾条放入灸盒中，热度以温暖不烫为宜，灸30分钟；灸后嘱患者坐于椅上，暴露后背，取火罐置于大椎穴上，20分钟取火罐；在患者后背涂润滑油，沿督脉行走罐2~3次。以上操作每日1次，每次为1个疗程，主治胃肠型感冒（见《实用中医内科杂志》，2007年第8期）。

4. 郭之平用隔姜灸。取穴：风门、肺俞，均为双侧。选用大块生姜切成直径3~4cm，厚度约0.3cm姜片，用针在其中央部扎20~30个孔，以利于药力透达穴位。做大艾炷置其上并捏实，点燃后用手背感觉到姜片下面温热时，下垫2层小纱布放置于患者穴位上。病人感觉发烫时，将姜片轻轻抬起，调节到感觉热气向里透达而且能耐受为度。每穴灸2壮，换穴同时更换新姜片。日1次，7天为1个疗程。主治感冒愈后背部"透冷气"感（见《山东中医杂志》，2002年第12期）。

5. 常建军用艾灸法。患者端坐或俯卧于床上，将单孔灸疗器用松紧带固定在大椎穴上，将艾条的一头点燃插入单孔灸疗器内，距皮肤2cm处。灸疗时间：以患者感觉"寒战"减退，身体温热为度。主治感冒引起的寒战症状（见《中国社区医师》，2008年第10期）。

6. 殷昭红用药线点灸法。1岁8个月~10岁用3号线（直径0.25mm），11岁~50岁用2号线（直径0.7mm），51~76岁用1号线（直径1mm）。采用局部取穴和循经取穴相结合、主穴和配穴相结合的取穴原则：廉泉、人迎、水突、天突、气舍、膻中、尺泽、孔最、列缺、太渊、鱼际、少商、四缝、大杼、风门、肺俞、足三里。夜间多咳及盗汗者加三阴交；咳痰夹血丝者加库房、屋翳；咳痰者加丰隆、太白；咽痒者加天井、曲池；咽喉疼痛者加合谷、内庭、厉兑；有咽喉异物感及咽喉炎病史者加扶突、天鼎；紧者加定喘、中府。持线：以右拇指、食指挟持药线的一端，并露出线头1~2cm。点火：将露出的线端在煤油灯或蜡烛等灯火上点燃，然后吹灭明火，只留线头珠火即可。将线端珠火对准选定的穴位，顺应手腕和拇指屈曲动作，拇指指腹稳健而敏捷地将带有珠火的线头直接点按在预先选好的穴位上，一按火灭即起为一壮。一个穴位灸一壮，每天点灸1次，7次为1疗程，间隔3天可进行下一个疗程。主治感冒引起的咳嗽（见《中国民族民间医药杂志》，1999年第41期）。

 按语

1. 应用方一时，对病程长、症状重者，采用重灸手法；病程短、症状轻者，采用轻灸手法。即所谓"以轻应轻，以重应重"的原则。重手法可产生较强烈的刺激，温通的力较大，使患者出现一瞬间的灼热感，以至汗出热退，收到灸毕症状即减轻的效果。而轻手法其刺激量较弱，患者有温热舒适感觉，经多次施灸后，临床症状可逐步减轻乃至消失。

2. 用方二时对素有本证则另需较长时间的缓治，以每周1次用艾条温灸双侧足三里穴10~15分钟（时间不能长，经临床验证，时间愈长，疗效愈差），使局部皮肤微见潮红，7周为1疗程。全部患者在治疗1~2个疗程后，体质均有不同程度的改善，同治疗前对照，有较为明显的进步。这是一种外邪从内解散的变相解表法，用艾条施灸足三里穴之后，多见腹中觉有气体走动，并出现肠鸣、矢气频发的外邪内解之象，随着上述现象的持续和进展，疾病的临床表现也相应减轻甚至消失。

3. 感冒是可以预防的，特别是用灸法预防感冒，是我国早就有的有效方法。下面介绍两则：

（1）孟素云用天灸法。取穴：大椎、风门（双）、肺俞（双）、定喘（双）、膏肓俞（双）。将新鲜生姜切成5分硬币厚，2cm×2cm大小的姜片备用，取精细艾绒制作成底阔1cm大小的圆锥形艾炷数壮，每次敷贴药饼前先于大椎、风门行隔姜灸，每穴灸3壮，灸至皮肤潮红为度，然后将做好的药饼置于穴位上，用4cm×4cm的风湿膏固定。每次贴药时间视年龄而定，15岁以下者贴4~6小时，15岁以上者贴6~24小时，于每年夏季三伏天上午11时以前为佳，初、中、末伏各贴药1次。在贴药期间如皮肤感觉特别疼痛者可提前取下。按时取下者，如局部水疱较大，应用消毒针筒穿破水疱、排干，局部搽龙胆紫即可。治疗期间忌食生冷海鲜品（《实用中医内科杂志》，2006年第5期）。

（2）安华用艾灸法。取穴：大椎、风门、肺俞，每次取1~2穴，交替使用。采用艾条灸雀啄法10壮，每壮由距皮肤2.5cm处接近皮肤，以觉灼痛为度，每周1次（《中国针灸》，1993年第4期）。

二、流行性腮腺炎

流行性腮腺炎是由流行性腮腺病毒引起的急性传染病。中医学称为"痄腮"，俗称"蛤蟆瘟"。

病因病理

流行性腮腺炎是由腮腺炎病毒引起的急性、全身性感染。腮腺炎病毒经口、鼻侵入机体后，在上呼吸道上皮细胞内繁殖，引起局部炎症和免疫反应，增殖后的病毒进入血循环，发生病毒血症，播散入不同器官，如腮腺、中枢神经系统等。在这些器官中病毒再度繁殖并再次侵入血循环，散布至第一次未曾侵入的其他器官，引起炎症，临床呈现不同器官相继出现病变的症状。

中医学认为本病乃风温毒邪经口鼻而入，挟痰夹火，壅阻于少阳、阳明经脉，郁而不散,经脉失于疏泄,结于腮部而致腮颊漫肿实硬作痛。少阳与厥阴互为表里,足厥阴之脉循少腹、络阴器,若受邪较重,则常发少腹胀痛,而致睾丸或卵巢发炎。若温毒炽盛,热极生风,内窜心肝,蒙蔽神明,则出现高热、昏迷、痉厥等变证。

诊断要点

1. 流行病学,冬春季节,当地有本病流行,或患者于病前2~3周内有与流行性腮腺炎患者接触史。

2. 耳下部非化脓性肿大。肿大以耳垂为中心漫肿,边缘不清,按之有弹性感及压痛,咀嚼时疼痛,颊内腮腺管口红肿。

3. 血象,白细胞总数大多正常或略低,淋巴细胞相对增多,有并发感染时白细胞计数增多;淀粉酶检查,大多数病儿在急性期中,血清淀粉酶和尿淀粉酶含量均有明显升高,常与腮腺肿胀程度成正比。

治疗方法

▌方一▐

1. 取穴　患侧角孙穴。

2. 方法　用点灸法。以火柴1根划燃,待火柴头烧至通红时疾吹其火,趁火柴头火热时,对准穴位,迅速点灸,然后再快速离开穴位,此时可听到一声清脆的爆破声(无爆破声同样有效),即表示灸疗成功,施灸7根/次。一般不需要处理,如有轻度感染涂以龙胆紫即可。

▌方二▐

1. 取穴　耳尖穴。

2. 方法　取灯芯草寸许,蘸麻油浸透后点燃,斜对耳尖穴,急速点灼,听到轻微"啪"声,迅速将火移开,耳尖穴处可见轻度灼伤。治疗取穴为腮肿同侧耳尖穴(耳郭最高处,对折耳郭取穴),双侧腮肿则同时取双侧耳尖穴。若伴有颌下腺、舌下腺肿痛者加用耳穴压丸治疗(主要选下颌、舌、肾上腺、艇中、对屏尖等耳穴,以王不留行籽贴压。每日按压数次,每次数分钟)。2天后复查,肿胀未明显消退者复灸1次。

▌方三▐

1. 取穴　光彩(耳尖上0.2寸,平行向前约0.1寸凹陷中)或率谷。

2. 方法　用灯火灸法。先用2%碘酊在已选好的穴位行皮肤消毒,再用75%的酒精脱碘后,将酒精灯点燃,医生左手应将患者耳朵上缘压下,以防烫伤,右手将灯芯草点燃,迅速对准穴位烧灼(火即灭)并按压1分钟,然后用75%酒精消毒该处,涂少许的烫伤油,以防皮肤感染。一般腮腺炎即可明显消肿,如灸后肿块未明显消退,24小时内临床症状无好转,次日同法追加治疗1次。

▌方四▐

1. 取穴　少商穴。

2. 方法　用点灸法。在少商穴消毒后，用麻油浸泡后的灯芯草火在对侧或双侧少商穴处点灸，至局部皮肤呈粟粒状白点，同时服用抗病毒药剂。

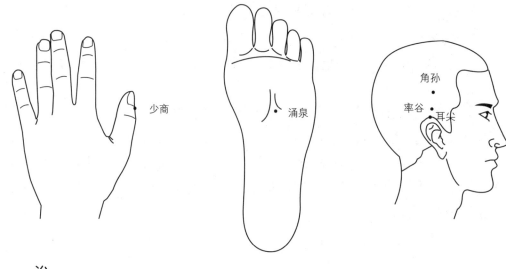

少商

涌泉

角孙
率谷
耳尖

治疗效果

☞ 朱寅圣用"方一"治疗336例，施灸1次。疗效最快5小时，最慢48小时，疗效100%。经治5~48小时后，全部热退肿消痊愈（见《时珍国医国药》，2006年第10期）。

☞ 张苗海用"方二"治疗600例，显效539例，占89.8%；有效48例，占8.0%；无效13例，占2.1%。总有效率为97.8%。其中灸2次者20例，占3.3%。全部病例均治愈（见《光明中医》，1998年第3期）。

☞ 魏艳用"方三"治疗200例患者中痊愈197例。其中1次治疗痊愈121例，占60.5%；2次治疗痊愈76例，占38.0%。无效3例，占1.5%。总有效率98.5%（见《中国民间疗法》，2005年第3期）。

☞ 易世新用"方四"治疗53例，全部患者经治疗后均获愈（见《中国民间疗法》，2001年第12期）。

处方荟萃

1. 刘宝林用点灸法配合放血法。取双侧耳穴施灸点（肾与小肠连线中点），常规消毒后，将火柴点燃后马上吹灭，迅速对准施灸点按灸5~10秒；然后取双侧耳尖、商阳、关冲穴，每次取2~4穴用三棱针点刺，挤压出血2~3滴。隔日1次，3次为1疗程（见《针灸临床杂志》，2002年第87期）。

2. 吴国琪用壮医药线点灸法。取穴：角孙、翳风、颊车、列缺、合谷、风池、大椎、局部梅花穴。睾丸肿痛者加曲泉、太冲。拇、食指持药线的一端，露出线头1~2cm，点燃线头，以拇、食指的屈伸运动，将有火星的线头稳准地按压在穴位上，一按即起为1壮，每穴灸2壮，每天灸1次，3天为1个疗程（见《中国民族医药杂志》，1996年第1期）。

3. 韦良玉用壮医药线点灸法。用3号线，直径约0.25mm。局部梅花穴（即按局部肿块的形状和大小，沿其周边和中心选取的一组穴位，因此组穴位呈梅花形故名）及耳尖穴。用左手拇指甲尖按压所取穴位，右手拇指和食指攥药线的一端，露出线头约1~2cm，将线头在酒精灯或蜡烛火上点燃，随后即将火焰甩灭，速将带有火星的药线头对准穴位直接点按于穴位上，每点灸一下即为1壮。一般一侧肿块采用梅花形点灸，即在肿块范围内点灸5~8壮，患侧耳尖点灸1壮，如双侧病则点灸双侧，每日1次。如伴有发热甚者可配合内服板蓝根冲剂或清热解毒的中药（见《中国针灸》，1998年第9期）。

壮医药线点灸是流传于壮族民间的一种医疗方法，具有通痹、止痛、止痒、祛风、消炎、活血化瘀、消肿散结等功效。近年来，通过实验研究证明，该疗法能提高人体自身免疫功能，增强抵抗力，促使腮腺肿痛消失，症状缓解。本疗法疗效确切，止痛消肿非常迅速，治愈率达100%，只需治疗1次。有些患者先用西药治疗疗效不显或症状未减，个别病例发热增高，肿胀加剧，而后改用火柴灸治，亦全部治愈。腮腺肿痛、发热平均2~3天消退，颌下腺、舌下腺肿要3~4天消退。病史长短和年龄大小无关，疗效相同。

用火柴代替灯芯草，也属于灯火灸法，说明灯芯草可用任何其他材料来代替。灯火灸具有疏风散结、清热解毒、软坚消肿之功。火柴灸疗法也具有同样的功效。清代陈复正《幼幼集成》对这种方法评价甚高，以为是"幼儿第一捷法"，"能疏风散表，行气利痰，解郁开胸，醒昏定搐"。

点灸在技术操作上是快灭其火，点灸的时间短暂，只需瞬间，火力强，时间短，可以起到引热外出、疏散热邪、消肿散结的作用，属于"泻法"范畴，其中手法是关键。若体温超过39.5℃，伴有恶心呕吐、精神状况差者忌穴灸。在灸过程中，必须注意手法，严格掌握"以轻应轻，以重对重"的原则，才能提高疗效。线头火星接触穴位时间短者为轻，长者为重。也就是说，快速按压，火星接触穴位即灭为轻；缓慢按压，火星较长时间接触穴位为重。施灸手法的原则也可概括为"以快应轻，以慢对重"。轻即轻病，重即重症。药线点灸火力强而集中，操作上快速，有一定量及一过性的温热刺激，借"温散之"引邪外出。正如《针灸大成》说："以火泻者，速吹其火，开其穴也。"须指出的是，灸灼之时，有爆响当为灸治之中一种特殊"得气"现象，有爆响之声者效果显著，否则，效果较差。

本病是一种传染性较强的传染病，患者应严密隔离，时间为发病之日起至腮腺肿胀完全消退止。对少数高热、食欲不振，并发脑膜炎、睾丸炎、卵巢炎、胰腺炎等患者应及时对症治疗。为防止对侧腮腺发病，灯火灸穴应两侧均做。治疗期间，应嘱患者发病期间禁酸、辣、油炸、腥等刺激性食物，多饮水，吃清淡食品，多吃水果。

翟爱华认为，灯火灸法不但能治疗腮腺炎，而且有较好的预防作用，在预防性治疗70例中，2个月内无1例出现病症，总有效率为100%。因此，此治疗方法能提高患儿的免疫、抗

病能力,能够预防控制此传染病的流行(见《中医外治杂志》,2006年第3期)。

三、艾滋病

艾滋病又称获得性免疫缺陷综合征,是一种后天性免疫缺陷综合征(AIDS),属于中医学"瘟疫"、"虚劳"、"恶核"等范畴。

病 因病理

艾滋病主要通过血液、性行为、吸毒和母婴遗传四种途径传播。本病是由于感染HIV病毒后,病毒破坏人的免疫系统,使人体丧失抵抗各种疾病的能力。当艾滋病病毒感染者的免疫功能受到病毒的严重破坏,以致不能维持最低的抗病能力时,感染者便发展为艾滋病病人。随着人体免疫力的降低,人会越来越频繁地感染上各种致病微生物,而且感染的程度也会变得越来越严重,最终会因各种复合感染而导致死亡。

本病属于中医学"瘟疫"、"虚劳"、"恶核"等范畴。《瘟疫论》认为"夫瘟疫之为病,非风、非寒、非湿、非暑,乃天地间别有一种异气所感";徐春甫说:"凡人平素,保养之气,爱惜血,不得而传;若夫纵欲多淫,若不自觉,精血内耗,邪气即乘……"其病机多为脏腑气血虚极,复感邪毒疫气而致,病变主要涉及肺、脾、肾三脏。

诊 断要点

1. 病毒抗体阳性,又具有下述任何一项者,可为实验确诊艾滋病病人。

(1)近期内(3~6个月)体重减轻10%以上,且持续发热38℃达一个月以上。

(2)近期内(3~6个月)体重减轻10%以上,持续腹泻(每日达3~5次)一个月以上。

(3)卡氏肺囊虫肺炎(PCR)。

(4)卡波济肉瘤KS。

(5)明显的霉菌或其他条件致病菌感染。

2. 若抗体阳性者体重减轻、发热、腹泻症状接近上述第1项时,可为实验确诊艾滋病病人。

(1)CD_4/CD_8(辅助/抑制)淋巴细胞计数比值<1,CD_4细胞计数下降。

(2)全身淋巴结肿大。

(3)明显的中枢神经系统占位性病变的症状和体征,出现痴呆,辨别能力丧失,或运动神经功能障碍。

治 疗方法

‖方一‖

1. 取穴　天枢、神阙、中脘、关元。

2. 方法　用艾条灸法。在采用西药抗反转录病毒治疗的基础上加用灸法。用苏州艾绒厂生产的清艾条点燃后悬于穴位皮肤上方,以微热不痛为宜,皮肤潮红为度,每天

15~20分钟, 每日1次。3个月为1疗程。

▌方二▐

1. **取穴** 关元、神阙。

2. **方法** 用艾炷灸法。选用艾炷, 点燃后置于穴位皮肤上, 以微热不痛为宜, 皮肤潮红为度, 时间约10分钟, 每日1次, 15天为1疗程。

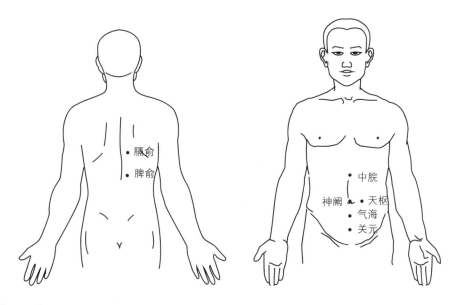

▌方三▐

1. **取穴** 三阴交、足三里、涌泉、膈俞、脾俞、溃疡面周围。

2. **方法** 用温和灸法。用温和灸或回旋灸治疗, 灸火距穴位皮肤约5~10cm, 以微热不引起疼痛为宜; 每次10~15分钟, 每天1次, 两周为1疗程。同时配合针刺合谷、曲池、外关、足三里、关元、气海、大椎等穴。

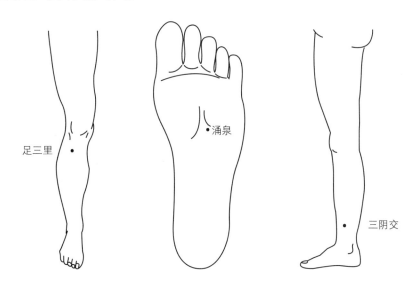

方四

1. **取穴** 足三里（双）、关元、神阙、气海。

2. **方法** 用艾箱灸。用28号1.5寸毫针分别刺入以上各穴，每穴针刺手法均用补法，留针30分钟，每隔10分钟行针1次，10次为1疗程，疗程间歇为1周；针刺的同时，艾箱灸关元、神阙、气海穴，温针灸足三里穴（双），10次为1疗程，疗程间歇为1周。

治疗效果

☞ 王江蓉用"方一"治疗33例，对照组33例，结果分别有效30、22例，稳定3、3例，无效0、8例（见《中国针灸》，2007年第12期）。

☞ 彭勃用"方二"治疗22例，有效17例（77.27%），稳定3例（13.64%），无效2例（9.09%），有效率90.91%（见《河南中医学院学报》，2006年第5期）。

☞ 甘子义用"方三"配合药物治疗274例，治疗后CD$_4$上升水平比单纯药物组显著增高，CD$_4$水平较治疗前平均上升34.5%，单纯药物治疗者升高17.2%（见《沈阳部队医药》，2009年第5期）。

☞ 李静用"方四"治疗100例，对照组100例，实验组53例好转，延长了患者的生命，提高了生存质量；47例无效，患者因病情加重而死亡；对照组30例好转，70例无效（见《河南中医》，2001年第5期）。

处方荟萃

1. 尹勇用艾灸配合针刺法：取穴：①中脘、关元、气海；②肾俞、命门、胃俞；③肺俞、大椎、曲池。操作：3组穴位交替使用，每次选用1组穴位，每日1次。气海、中脘、关元、肾俞、命门、胃俞、肺俞用纯艾条灸治，每穴10分钟；大椎、曲池采用针刺治疗，施平补平泻手法，留针30分钟。30次为1个疗程，休息3~5日后，继续下一个疗程（见《上海中医大学学报》，2002年第2期）。

2. 赵惠芳用艾炷灸法。选穴以足三里、关元、大椎、膏肓为主，治疗中可随症加减。如全身乏力者加膈俞、肾俞；自汗盗汗者加阴郄、复溜；纳差消瘦便溏者加脾俞、中脘；皮疹水疱者配血海、三阴交等。用艾炷灸，每灸5壮，1次/d，10次为1个疗程（见《湖北中医杂志》，1997年第2期）。

按语

甘子义认为，用艾灸法治疗艾滋病多配合针刺进行，但均需在药物治疗的基础上进行。针刺加艾灸可减轻艾滋病患者各种症状，尤其可明显改善患者的食欲不振、乏力、体重减轻、腹泻、咳嗽以及肢体麻木等症状。通过治疗能够延长患者的生命，控制并发症，缩短病程，这是因为针灸对机体免疫反应的影响，主要是对白细胞吞噬作用及抗体形成的影响。对于患者的症状改善优于单纯西药，虽然联合灸法的治疗对艾滋病患者CD+T细胞计数升高并不优于西药治疗，但对总淋巴细胞计数的增加，治疗前后差异有显著性意义，说明灸法可提高血清中多种特异淋巴细胞量，从而使总淋巴细胞数量增加（见《沈阳部队医药》，2009年第5期）。

施有奇对艾滋病患者并发带状疱疹者用针刺加艾灸法治疗：患者取卧位，暴露患处，选用毫针于疱疹区边缘处进行围刺。针数根据受损区大小而定，一般为6~12根针。同时用自制艾灸盒置于受损处，艾灸约60分钟。对疼痛较甚者，艾灸加用电针15分钟。疮面有脓疱疹者，用梅花针轻叩疱疹处，再擦去脓血后加用艾灸。病情较重者，每日治疗2次，其余每日治疗1次（见《上海针灸杂志》，1993年第3期）。

四、淋巴结核

淋巴结核，亦称瘰疬性皮肤结核，是一种皮肤结核。民间称其为"鼠疮"。中医称为"瘰疬"。

病 因病理

淋巴结核是结核杆菌通过上呼吸道或随食物在口腔及鼻咽部尤其是扁桃腺引起的原发灶上感染，后沿淋巴管到达颈部浅深层淋巴结。各部位多为单侧性淋巴结，受累咽部。重发病以上吸收后受累淋巴结核仍继续发展形成冷脓肿或溃疡。其次是原发结核感染后血中结核杆菌随血行进入内侧颈淋巴结，引起颈淋巴结核；还可以从腰腹部淋巴感染，然后侵及深部淋巴结群继发感染，在颈淋巴结结核发病中较为常见。

祖国医学认为，本病多因肝郁气滞、痰湿凝聚、痰火凝结或素体阴虚、肺肾亏耗、虚火内炽灼津为痰而致。

诊 断要点

1. 颈侧部或其他部位淋巴结肿大，结节状，无痛。多见于儿童和青年。

2. 初期为孤立结节，较光滑，可活动，以后结节融合成块，不规则，活动度差。肿块可形成脓肿，有波动感，破溃后可形成窦道，随皮肤下部潜行，经久不愈。

3. 分泌物稀薄，常含有干酪样物，创面肉芽不健康。

4. 可有低热、盗汗、乏力、消瘦等全身症状。

5. 有些患者可有肺部等结核病史或病变。

6. 取病变组织进行PCR检测，可呈阳性结果。

7. 病理活检可明确诊断。

治 疗方法

▍方一▍

1. 取穴　至阳、膈俞穴。

2. 方法　用艾灸法。根据经络穴位诊查法之一的体表按诊法，在脊椎棘突寻找压痛点，于第7胸椎棘突下的至阳穴和旁开1.5寸处的膈俞穴有压痛点，以痛为腧，灸其2穴，每穴用艾灸盒内装艾条灸40分钟。每日1次，10次为1疗程。

┃方二┃

1. 取穴　耳穴颈部的反应点。

2. 方法　用火柴灸法。取耳穴颈部的反应点，症状重的加肘尖。颈穴的部位是：对耳轮体部，将轮屏切迹至对耳轮上、下脚分叉处分为5等份，下1/5为颈椎，颈椎前部为颈穴。反应点的寻找是在自然光下明亮处仔细观察颈穴区，一般淋巴结核在颈穴区有片状或丘疹状充血红润有光泽，或用探棒、火柴棒以均匀的压力按颈穴区有明显的压痛点即为反应点。将火柴划着后对准所取耳穴迅速点灸一下，停1~2秒钟。每穴1~2次，双侧交替点灸。每隔3~4天灸1次，3次为1疗程。点灸要迅速，最好提前对准穴位，在火柴头爆燃的同时点在穴位上。这样火力较大，刺激较强，效果相对要好些。主治颈淋巴结核。

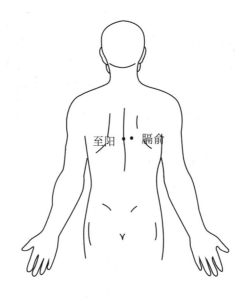

至阳 · · 膈俞

治 疗效果

☞ 袁志明用"方一"治疗65例，临床治愈61例，有效3例，无效1例，总有效率98.5%（见《中国针灸》，2004年第9期）。

☞ 马跃东用"方二"治疗淋巴结核26例，痊愈25例，有效1例，总有效率100.0%。其中1疗程治愈18例，2疗程治愈7例（见《中国针灸》，2003年第8期）。

处 方荟萃

1. 陈实功用艾灸法。冰蛳散：用大田螺5枚（去壳，日中线穿晒干），白矾3.6克（面裹煨熟），冰片0.3克，硇砂0.3克，用晒干螺肉切片，同煨熟；白矾碾为细末，加硇片再碾，小罐密收。凡用时先用艾炷灸核上7壮，次后灸疮起疱，以小针挑破，将前药0.03~0.06克用津唾调成饼，贴灸顶上；用厚纸以厚糊封贴核上，勿动以防泄气，7日后四边出现裂缝，再7日其核自落，换搽玉红膏，内服补药兼助收口。治瘰疬病日久，坚核不消，及服消药不效者；用此点落病核,如马刀根大面小及失荣等症忌用(见陈实功《外科正宗》卷二)。

2. 程爵棠用艾条灸法。天井、外关、太冲、足三里、三阴交、百劳。配穴:胸胁胀痛者,加阳陵泉;脘痞纳呆者,加中脘、内庭;潮热盗汗者,加阴郄、膏肓俞;咳嗽者,加肺俞、列缺。①用艾条温和灸,根据辨证每次取3~5穴,各灸15~20分钟,每日灸1次,10次为1个疗程。②用温针灸,每次取3~5穴,施以常规温针灸法,各灸2~3壮(或10~15分钟),每日或隔日灸1次,7次为1个疗程(见《艾灸疗法治百病》,2009年人民军医出版社出版)。

3. 隔蒜灸法。

(1)百劳、天井、肘尖、瘰疬局部;(2)肩髃、曲池、天池、天井、三间。两组依次轮流灸。(1)中每穴5~7壮,用小艾炷直接灸,结核局部用隔蒜灸,每天1次。取肩髃8壮,曲池、天池、天井穴各6壮,三间9壮,每天1次(引自"医源世界网")。

现代研究证明,灸治耳穴后,体内特异性抗体效价升高,清除病毒能力增强,以抑制病毒的散布、复制和增殖,起到抑制或抗病毒的作用。灸治穴位从调整脏腑、气血整体功能入手使人体正气恢复,整体抗病能力增强,达到治病的目的。同样的方法也可以用于腋下、腹股沟等部位的淋巴结核的治疗,有同样效果。

对已化脓者局部不宜直接针刺。治疗期间应加强营养,注意休息,避免过劳。淋巴结核患者,治疗时应该坚持按时用药,不能随便停药,保持乐观情绪,节制性欲,平时应增加营养,多吃含蛋白高的食物,蔬菜,水果。增强抗病能力,注意休息,勿过度疲劳。

吕洪清认为,结核患者接受化疗期间常出现不同程度胃肠道副反应,部分患者表现为脾胃虚弱,症见腹胀、腹痛、腹泻、食欲不振、恶心、呕吐、气短、神疲、舌淡苔少、脉虚等。严重者不得不停止化疗,延误了治疗。可在常规使用抗结核药的同时予以隔蒜灸,穴位选取中脘、天枢、神阙、气海、足三里、上巨虚、下巨虚。将独头蒜切成3~5mm厚蒜片,中间以针刺数孔,放在穴位上,艾绒制作成艾炷放在蒜片上施灸,每穴灸3壮。每日1次,10次为1疗程(见《上海针灸杂志》,2009年第2期)。

五、肺结核

肺结核是由结核杆菌通过呼吸道侵入人体肺组织而引发的一种具有强烈传染性的慢性呼吸道传染病。在中医称为"肺痨"。

肺结核病由结核杆菌侵入人体肺部而致。当人体抵抗力降低时,吸入感染的结核菌在肺部形成渗出性炎症病灶,多发生在上叶底部、中叶或下叶上部(肺通气较大部位),引起淋巴管炎和淋巴结炎。原发病灶和淋巴结都可发生干酪性坏死。

中医学认为,本病多为"痨虫"导致,既病之后的病理变化,一是肺阴直接损伤,肺失清肃，故咳嗽、短气；肺络伤则咯血；瘀血或水饮阻络则胸痛；肺阴既虚，内热即起，故潮热不休；肺合皮毛，肺虚则皮毛不固；内热蒸腾，则见盗汗。肺病日久，脾肾兼受其累，脾虚则食少、消瘦；肾阴不足，则内热益盛，热愈盛，阴精愈亏，气亦随之不足，遂致全身虚弱之症。

诊断要点

1. 乏力、体重减轻、发热、盗汗。

2. 咳痰，X线胸片示肺部浸润性改变。

3. 结核菌素试验阳性。

4. 痰液涂片抗酸染色阳性。

5. 痰培养结核杆菌阳性。

治疗方法

方一

1. 取穴　主穴：结核穴（双）、四花（膈俞与胆俞的全称，双）、膏肓（双）、三阴交（双）、膻中。配穴：盗汗加复溜；咯血加止红（腕横纹至肘横纹均分为三等分，在其上三分之一处曲泽穴下4寸）、涌泉；久痛体弱加五脏俞；食欲不振加中脘。

2. 方法　用艾灸法。主穴每次治疗必取，每穴9～15壮。X线片显示病灶在上肺者，重灸结核穴、膻中；病灶在下者重灸四花、膏肓。配穴多灸5～9壮，根据临床症状选用，除涌泉、止红取隔蒜灸外，余穴均取隔姜灸。每日1次，15天为1疗程，必要时中间休息2天后，再进行第2疗程。对病程久，病灶难以吸收者，征得患者同意，可施瘢痕灸。

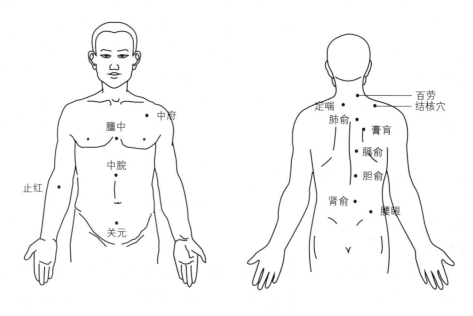

方二

1. 取穴　（1）百劳（双），肺俞（双），膏肓（双）；（2）中府（双），膻中，关元，足三里

162

（双）。

2．方法 用隔蒜灸。每周灸治3次，每次轮换灸治一组穴位，每次灸7壮，每壮含甲级纯艾绒250mg，3个月为1疗程。艾灸期间继续使用原来抗痨药物，不加用新抗痨药，一般症状对症处理。主治难治性肺结核。

‖方三‖

1．取穴 主穴为结核穴、肺俞。肺阴亏虚配穴为尺泽、膏肓俞；阴虚火旺配穴为尺泽、孔最；气阴两虚配穴为定喘、列缺；阴阳两虚配穴为肾俞、关元等。

2．方法 用艾灸法。点燃艾条，距穴位1~1.5寸，施以回旋灸法，以局部温热微红为宜。主穴每穴灸15分钟，配穴每穴灸10分钟，每日1次。15天为1个疗程。

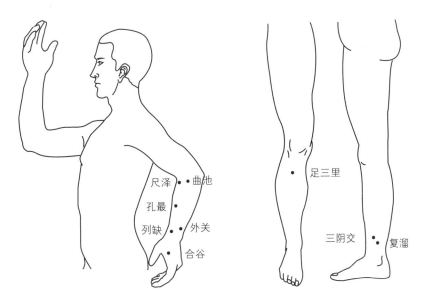

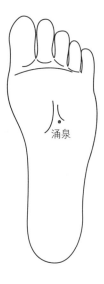

‖方四‖

1．取穴 （1）浸润期或吸收期：①主穴膏肓俞，配穴足三里及三阴交（交替用）；②主穴膈俞、胆俞，配穴足三里及三阴交（交替用）。（2）溶解期：①腰眼、三阴交；②膏肓俞、足三里。星期一、三、五取第①组穴，星期二、四、六取第②组穴。

2．用隔姜灸法：按病期选方，浸润期及吸收期取方①，主穴用艾炷隔姜灸，各灸3~10壮；配穴用艾条温和灸，每次灸10~15分钟。每日灸1次，施灸10日，休治10日。然后改用方②，灸法及休治时间同方①。直至满3个月为1个疗程，停用。进入溶解期灸治按上述用方，用艾炷隔姜灸，各灸5~7壮，星期日停灸。灸治10次，休息10日。主治肺结核（浸润型）。

治疗效果

☞ 王进喜用"方一"治疗刘×，男，42岁，因大咯血以"Ⅲ型肺结核"收入住院，治疗4个疗程后，X线片复查显示空洞闭合，病灶吸收（见《临床针灸杂志》，1994年第3期）。

☞ 赵粹英用"方二"治疗80例难治性肺结核患者，经艾灸治疗后，显效19例（23.75%），好转33例（41.25%），无效28例（35.0%），总有效率为65%（见《上海中医药大学上海中医药研究院学报》，1995年第2期）。

☞ 陈喜超用"方三"治疗33例，有效32例，无效1例（3.03%）；对照组中有效28例，无效2例（6.67%）（见《江西中医药》，2001年第4期）。

☞ 程爵棠用"方四"治疗400例，均有显著进步，对空洞的总有效率为64%（见《艾灸疗法治百病》）。

处方荟萃

1. 隔姜灸法。膏肓、足三里、三阴交穴。切0.3cm厚姜片，置于膏肓穴，用艾炷点燃，隔姜片灸；直接用艾卷灸足三里、三阴交。每次5~10分钟，10天为1疗程（引自"中国民间中医药网"）。

2. 水灸法。取大蒜若干（最好为紫皮蒜），捣成泥膏状。亦可根据病证需要，有蒜泥中配入中药细末，调匀。取3~5g贴敷于穴区，外以消毒敷料固定。每次敷灸时间为1~3小时，以局部发痒、发红或起疱为度。每日或隔日1次，每次取1~2穴，穴区宜轮换，7~10次为1疗程（引自"中医推拿网"）。

3. 艾条灸法取穴：肺俞、膏肓俞、太溪、足三里、三阴交。潮热盗汗配阴郄、照海；咯血配孔最；遗精配志室；经闭配血海；便溏配天枢。用艾条悬灸，每穴5~10壮，每日1次（引自"六二网"）。

按语

王进喜认为，肺结核在中医称为"肺痨"，治法多以滋阴补肺，强身健脾为主。临床上应用灸法治疗，有一定效果。实验表明，小白鼠艾灸后，巨噬细胞系统吞噬机能大大增强，其吞噬百分率和吞噬指数较相应对照组明显提高，艾灸后动物血清中IgG含量上升。可见，艾灸不仅能提高巨噬细胞对结核杆菌的吞噬杀灭作用，更能激发体液免疫中IgG的增多，促进人体抵抗力的增强（见《临床针灸杂志》，1994年第3期）。因此，在进行常规抗结核治疗的同时，配合使用艾灸治疗，可取得更好的治疗效果。

吕洪清认为，肺结核患者接受化疗治疗期间常出现不同程度胃肠道副反应，部分患者表现为脾胃虚弱，症见腹胀、腹痛、腹泻、食欲不振、恶心、呕吐、气短、神疲、舌淡苔少、脉虚等。严重者不得不停止化疗，延误了肺结核的治疗。有人在常规使用抗结核药的同时予以隔蒜灸，穴位选取中脘、天枢、神阙、气海、足三里、上巨虚、下巨虚。将独头蒜切成

3～5mm厚蒜片，中间以针刺数孔，放在穴位上，艾绒制作成艾炷放在蒜片上施灸，每穴灸3壮。每日1次。取得了总有效率90.0%的效果（见《上海针灸杂志》，2009年第4期）。

用大蒜施灸，在古代文献中还有"水灸"、"内灸"的记载。所谓水灸，是指用大蒜在体表外擦，如《理瀹骈文》："痃癖用大蒜擦脊梁，名水灸。"内灸则指内服生大蒜，如《医心方》载：将大蒜"合皮截却二头吞之，名为内灸"。目前临床已罕见应用。

肺结核在治疗过程中，应经常呼吸新鲜空气，并进行气功、太极拳等体育锻炼。做到生活有常，即生活方式合理化和规律化，亦即饮食有节，富营养，忌辛辣，并慎起居、避风寒、戒烟酒、远房事，劳逸适度。

六、病毒性肝炎
病毒性肝炎是由多种肝炎病毒引起的常见传染病，以损害肝脏为主的感染性疾病。

病因病理
病毒性肝炎是由肝炎病毒引起的，以损害肝脏为主的感染性疾病。它们是甲型、乙型、丙型、丁型、戊型病毒性肝炎病毒侵入人体后，形成短暂的病毒血症，并引起一系列的免疫反应。甲肝早期主要是甲肝病毒在肝细胞内复制而损伤肝细胞，引起炎症和坏死，后期可能主要是免疫病理损害，导致肝细胞破坏；乙肝主要是乙肝病毒与肝细胞结合，改变其抗原性，形成慢性肝炎。

中医学认为，本病主要为感受湿热疫毒之邪所致。脾胃每先受累，聚湿生热。肝胆为湿热所熏蒸，疏泄失畅，胆汁不循常道，浸渍面目，泛溢肌肤而成黄疸。若疫毒化燥生火，内攻脏腑，耗伤营血，蒙蔽心包，则发为急黄。若湿热疫毒留滞不去，正气渐损，则可累及肝肾，形成邪恋正虚之候，病程漫长。

诊断要点
1. 有接触史或受血史。

2. 近期出现无其他原因可以解释的乏力、食欲不振、厌油、肝大或黄疸，应考虑急性肝炎，半年未愈可考虑慢性迁延性或慢性活动性肝炎。

3. 肝功能检查和病原及血清学诊断可以辅助诊断并鉴别是甲型肝炎还是乙型肝炎。

治疗方法
‖方一‖

1. 取穴　神阙。

2. 方法　用隔药灸法。将艾绒、姜黄、黄柏、茵陈蒿等中药粉碎，制成直径为5cm的圆锥形退黄灸药3壮。将荞麦面用水搅匀制成直径7cm、厚1cm的薄饼。将荞麦面饼置于神阙穴，然后将退黄灸药放于荞麦面饼之上，用火点燃，灸3壮，日1次。主治黄疸型肝炎。

【方二】

1. 取穴　①大椎（女性用身柱）、至阳、肝俞、脾俞、胃俞；②膻中、中脘（女性用中庭）、期门、章门、关元。

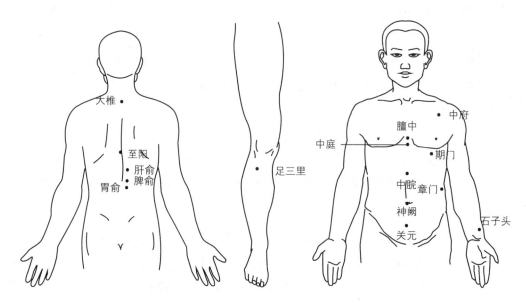

2. 方法　用天灸法加穴位注射法。每周1次，每次选2穴（3至4处），每处取灸药绿豆大小敷贴，12至24小时后表皮出现0.5~1cm直径水疱，刺破流出淡黄色液体，以创可贴保护，2~3天后即平复。抽取患者静脉血0.5ml加入维生素B₁注射液2ml轻摇匀后搁置片刻，取双侧足三里、内关、曲池、三阴交、阳陵泉等穴，每周1次，每次选2穴（4处），推入药液0.6ml。主治慢性肝炎。

【方三】

1. 取穴　经验穴（三角肌上缘）。

2. 方法　用天灸法。灸药制备：取甜瓜蒂、青黛、冰片、茵陈各2g，研成极细末。另取紫皮大蒜2~3瓣，剥皮捣成泥状，与上述药末调成糊状备用。将药蒜泥置塑料或玻璃器皿内，倒扣于三角肌上缘，用纱布固定。待局部贴敷发疱后（24小时内）取下复方蒜泥，用消毒针具刺破水疱，排除疱内液体，继用龙胆紫药水涂擦水疱皮肤，消毒纱布覆盖。3~5日结痂。一般为20日贴敷一次，2~3次为宜。主治肝炎降酶退黄。

【方四】

1. 取穴　①肝俞、脾俞、大椎、至阳、足三里；②期门、章门、中脘、膻中、石子头（石子头位置：太渊穴上3寸，为古人治疸消黄之验穴）。

2. 方法　用麦粒灸或药饼灸。可任选一种，亦可交替使用。每次选一组穴，两组交替。麦粒灸法为，取纯艾制成麦粒大小艾炷，先于施灸部位涂少许凡士林或大蒜汁，趁其未干时，将艾炷置于其上，点燃。当艾炷燃至一半左右，患者感到皮肤发烫或有灼痛时，即用镊子将剩下之艾炷夹去，换新艾炷施灸，以局部皮肤红晕为度。一般每次灸5~7壮，隔日1次，3个月为1疗程。一般治疗1疗程，如未见效，可隔1周后，续灸。

治疗效果

☞ 王科先用"方一"治疗黄疸型肝炎50例，观察组50例，分别治愈42、28例，好转6、16例，无效2、6例，总有效率84%、56%（见《山东中医杂志》，2008年第1期）。

☞ 许如璋用"方二"对慢性活动性肝炎的疗效最好，总有效率达72.2%，其中HBeAg转阴率42.1%，HBVDNA转阴率达到54.3%。慢性迁延性肝炎对以上二标志转阴率分别为28.5%与37.5%，总有效率为53.8%（见《浙江预防医学》，1997年第3期）。

☞ 陈立新用"方三"治疗380例，总有效率为91.58%（见《中医外治杂志》，2000年第2期）。

☞ 有人用"方四"观察24例，经3个月治疗后，患者的主要症状得到改善，以消化道诸症的改善最为明显，体征方面则以肝区叩痛减轻为主。肝脾肿大超过肋下2cm者，则艾灸后无明显回缩。艾灸后，还对血清谷丙转氨酶（S-GPT）、血清前白蛋白（PA）和血清α1酸性糖蛋白（α1-AG）、血清γ-GT等肝功指标有不同程度的影响（引自"中医药网络工具宣传箱网"）。

处方荟萃

1. 用天灸法。紫皮大蒜3~5枚，黄芥干粉2克，益肝散（青黛4份，甜甘蒂2份，冰片1克，茵陈末0.5克）。共捣如泥，放玻璃皿内，倒扣于上臂三角肌上端皮肤上（臂臑穴处），再用绷带固定，24小时取下，皮肤上出现水疱。常规消毒后，将水疱中液体用消毒注射器吸出，涂1%的龙胆紫，加盖消毒纱布固定。一般3~5天愈合。每2~3周治疗1次，每3次为1疗程。左右臂交替敷贴，一般不超过两个疗程。每次应稍偏离上次疤痕，一般应治疗3次。未满3次而肝功能恢复正常者，应停止治疗（引自"中医外治网"）。

2. 用天灸法。取新鲜毛茛30克。洗净，加食盐2克，捣烂成泥状，敷于脐下或臂部。约10小时后，局部起疱，去药，用生理盐水将局部洗净，再用消毒针头将疱轻轻挑破后，包上消毒纱布（来源同上）。

按语

用天灸法治疗肝炎，首先要明确病情，按疾病需要，选择发疱疗法药物。由于发疱的药物多有腐蚀性和刺激性，有些还有较大的毒性。所以发疱药物禁止口服和乱敷。药物敷用后应立即包扎好，防止药物外溢或滑脱。发疱后，可以将水疱挑破，也可以不挑破。但要注意局部清洁，用消毒纱布包扎，预防感染。如不慎擦破水疱，可用龙胆紫涂搽。如病情需要在原发疱处进行第二个疗程时，必须待发疱处皮肤愈合后再进行。发疱部位一般不会感染，愈合不留疤痕。如发疱处感染，即外涂或外敷消炎药物。

对病毒性肝炎呃逆患者,可先在患者双涌泉穴处涂少许小磨香油,再用研碎的1瓣生大蒜外敷该处,并用胶布固定,当患者觉双涌泉穴处发热微痛时撤去,如患者不觉涌泉穴处发热疼痛时再重复下1次。呃逆消失时间在0.5~1.5小时,平均0.9小时。。

沈轶群对重型肝炎引起的腹胀,取神阙穴,取新鲜生姜,切成厚约3~5mm片状,中间以针刺数孔,将20cm长艾条截成4~5段,一端点燃置于生姜片上(即隔姜灸)。患者局部有温热感而无灼痛感为宜,待艾条燃尽,除去灰尘,复加艾条再灸,每次15~30分钟,每日1~2次(见《浙江中西医结合杂志》,2005年第12期)。

林咸明对肝炎后高胆红素血症患者,用穴位天灸。取穴内关(双)、至阳、大椎。以中药斑蝥磨粉,白凡士林调膏密封备用。每次选用2个穴位点敷贴斑蝥膏,胶布固定,灸疱直径控制在2.0~3.0cm,发疱后用医用创可贴外敷保护,让其疱液自然吸收。穴位天灸每5天1次,上述穴位交替使用,共9次结束(见《中国中西医结合消化杂志》,2003年第1期)。

附: 乙型肝炎

乙型病毒性肝炎简称乙型肝炎,是具有慢性携带状态的传染病。相当于中医的"肝郁"、"胁痛"、"黄疸"等范畴。

病 因病理

本病由乙型肝炎病毒(HBV)引起,通过血液与体液传播,肝脏病变最明显,弥散于整个肝脏。基本病变为肝细胞变性、坏死、炎性细胞浸润,肝细胞再生,纤维组织增生。

中医认为,乙肝乃由饮食不节,内伤脾胃,久病体虚或运化失职,酿湿化热,复感疫毒之邪而致的本虚标实之证。

诊 断要点

1. 主要症状和体征:肝区胀痛隐痛或不适,疲乏无力,纳差,胁下痞块(肝脾肿大),舌淡红或暗,脉弦。

2. 确诊为急性乙肝6个月以上反复不愈者。

3. 病毒复制指标中,HBsAg、抗HBe、抗HBc、HBVDNA阳性,且肝功能反复持续异常者;或HBsAg、HBeAg、抗HBc持续阳性者。

4. 排除其他原因所致的肝脏损害,如肿瘤、胆道疾病及甲肝、丙肝者。

治 疗方法

‖方一‖

1. **取穴** 双侧足三里、三阴交。

2. **方法** 用化脓灸法。每次取1穴。治疗时在穴位上采用麦粒灸法,每穴7壮,每壮艾绒1.5mg直接在穴位皮肤上点燃施灸,灸毕贴以灸疮膏。以后每日换膏药1次,在该穴上不再施灸。化脓一般需1.5个月,疮口愈合后再取对侧另一穴施灸,左右上下交替取穴,所以在整个疗程中，每穴仅灸1次。6个月为1个疗程。

▎方二▎

1. 取穴　大椎、至阳、肝俞、脾俞、膏肓俞、章门、期门。

2. 方法　用隔姜灸法加放血法。艾炷如蚕豆大，每穴9壮，艾炷燃尽复易之，每日一次，7次1疗程。隔一天后行下1疗程。取太阳、曲池、足三里、三阴交、大椎等穴，用三棱针点刺穴位上或穴位附近的静脉血管，视体质的强弱决定出血量，一般控制在每穴2~6ml，30天一次，与艾灸同期进行。

▎方三▎

1. 取穴　A组：肝俞、期门、足三里、三阴交；B组：日月、肾俞、脾俞、关元。

2. 方法　用灯芯灸法。每次选用一组穴位，两组穴位交替使用，按常规灯芯灸疗法操作，每次每穴点灸2次，每周治疗3次，共3个月。同时予胸腺肽注射液160mg加5％葡萄糖注射液250ml静脉滴注，每周3次，2个月后改为每周2次，共用4个月。主治抗HBe阳性慢性乙型肝炎。

▎方四▎

1. 取穴　双侧足三里、三阴交、肝俞。

2. 方法　用灸炷灸法加服中药法。第1次治疗时，艾炷5壮，每壮1.5mg，点燃施灸，灸毕敷以化脓膏，每日换膏1次。中药茵虎汤（药用茵陈、虎杖、石见穿、板蓝根、半枝莲、白术、茯苓、丹参、赤芍、佛手），水煎服100ml／次，每日3次。主治慢性活动性乙型病毒性肝炎。

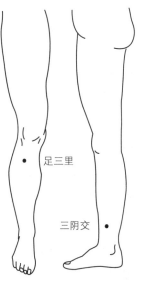

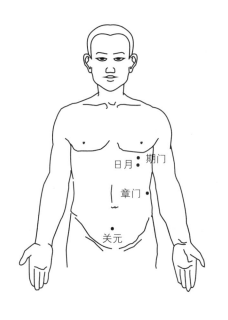

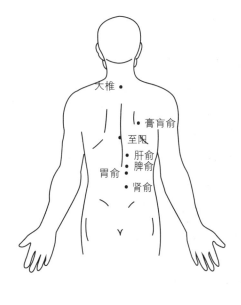

治疗效果

☞ 张海蒙用"方一"治疗19例，灸疗后有12项病毒指标得到改善（这12项指标分布在10例病人中），灸疗结束后，各项指标均得到好转，其中谷丙转氨酶（ALT）变化最明显（见《上海针灸杂志》，2000年第4期）。

☞ 刘新萌用"方二"治疗36例，经9~24个月治疗，痊愈7例（占19.4%），好转23例（占63.8%），无效6例（占16.696），总有效率83.3%（见《针刺研究》，1997年第3期）。

☞ 刘原龙用"方三"治疗抗HBe阳性慢性乙型肝炎治疗组综合疗效完全应答率及总应答率分别为44.2%和88.4%。对照组为22.5%和65.0%，两组比较P<0.05，随访疗效稳定（见《针灸临床杂志》，2003年第9期）。

☞ 胡卫东用"方四"治疗慢性活动性乙型病毒性肝炎104例，HBsAg、HBeAg转阴和抗HBe转阳方面，治疗组均明显优于对照组（P<0.05~P<0.01）（见《湖北中医杂志》，2005年第7期）。

处方荟萃

1. 彭长林：用艾炷灸法。用艾炷灸肝俞、脾俞、足三里，每日1次，每次1壮。3个月为一个疗程。益肝灵口服治疗，每次2片，每天3次，共治疗2个疗程（见《上海中医药杂志》，2002年第1期）。

2. 李忠贵：用艾灸法。肝穴、中脘、肝俞、足三里及耳穴的肝胆区等，每日施灸1次，每30次为1疗程。配合抗蛇毒中草药"乙肝转阴煎"：蛇总管、蝉翼藤、苦石莲、蛇见软、平地木、叶下珠等各30g，水煎，每日1剂，分早晚2次服，1个月为1疗程（见《中国民族民间医药杂志》，2000年第42期）。

按语

临床观察发现，治疗后临床症状有明显改善，其中全身乏力和巩膜黄染改善更明显。灸法治疗慢性乙型肝炎，不仅可以改善肝功能，而且对抑制乙型肝炎病毒复制具有一定的疗效，故能获得满意的临床疗效，不失为一种有效价廉的治疗方法。

张海蒙对"方一"19例病人进行跟踪随访，发现其远期疗效并不稳定，相隔若干时间后，一部分病人的肝功能又有反复。一部分病人已改善的病毒指标又恢复原样，可见问题并没有真正解决（见《上海针灸杂志》，2000年第4期）。因此，在疗程上，我们应该不只以初期疗效为准，在治疗有效后，应坚持治疗，以获全功。

从以上处方可见，用灸法治疗乙型肝炎，联合治疗组疗效明显优于对照组，差异具有显著性，说明灸法对乙型肝炎有效，与其他疗法联合使用可产生协同作用，提高疗效，取得较好的临床效果。因此，本疗法若与中药等联合进行综合治疗可望进一步提高疗效，改善此类患者的肝功能，提高生活质量，改善预后。

七、流行性出血热

流行性出血热又称肾综合征出血热，是由流行性出血热病毒引起的自然疫源性疾病，属中医"温疫"范畴。

病因病理

本病是由病毒引起，以鼠类为主要传染源的自然疫源性疾病。传染源主要是小型啮齿动物，一些家畜也携带EHFV，包括家猫、家兔、狗、猪等。病毒能通过宿主动物的血及唾液、尿、便排出，鼠向人的直接传播是人类感染的重要途径。病毒可直接损害毛细血管内皮细胞，造成广泛性的小血管损害，进而导致各脏器的病理损害和功能障碍，引起免疫损伤，导致多器官的病理损害和功能障碍。

中医学认为，本病属中医温病范畴。多为温热疫毒感染所致，其疫毒内侵，引动伏邪，弥漫三焦，阻塞气机，而致气滞血瘀之多种临床症候。

诊断要点

1. 疑似病例：疫区及流行季节，急性发热，全身高度衰竭，乏力，头痛，眼眶痛，腰痛，面、颈、上胸部潮红者，或伴少尿，低血压。

2. 确诊病例：①皮肤黏膜出血征象，末梢血小板减少，出现异型淋巴细胞，尿蛋白阳性。②病原学或血清学检验获阳性结果。

3. 临床诊断：疑似病例症状合并确诊病例症状中其中一项。

治疗方法

方一

1. 取穴　阿是穴（位于背部，系压痛最明显处）。备用穴：出血热早期加大椎；腰痛少尿明显加三阴交；脘腹闷胀、恶心呕吐加上脘、中脘、下脘；神志昏蒙加百会；低血压加巨阙或至阳；口渴口苦加内关、复溜、阳陵泉；衄血、龈血及内脏出血加膈俞、血愁（第二腰椎棘突上）；上部出血加尺泽、鱼际；下部出血加血海、三阴交；小便短少及尿血加列缺、照海。

2. 方法　用熏灸法和火针法。常用穴每次必取，一般选一穴点，不超过两穴点。备用穴根据不同症状及病变阶段而加用。常用穴操作，采取熏灸法。用特制熏灸器，内置艾卷段在穴位上熏灸，每次熏灸1.5~2小时。

备用穴采取火针代灸法：所谓火针代灸，与传统火针操作不一样。仅刺及表皮、真皮，灸疮既小又浅。要求为：①点刺深浅分为三度，Ⅰ度深1~1.5mm，Ⅱ度深2~3mm，Ⅲ度5mm左右。②点刺轻重，要求用力适度，轻巧稳准。手法分快、中、慢三种。快刺为用力轻，一触即去；慢刺为停留时间稍长，用力稍重；中刺则介于快、慢刺手法之间。③壮数计算。点刺一下为1壮，两下为2壮，以此类推。备用穴各穴壮数如下：大椎5壮，阴交4壮，上脘、中脘、下脘均为5壮，百会5壮，内关、复溜、阳陵泉3壮。巨阙、至阳则采用熏灸之法。另外，如局部有红肿青紫、硬皮肿痛，亦可以火针代灸。熏灸与火针代灸可同用，亦可交替使用，熏灸每次以一穴为准，火针则不超过5壮一穴。每日灸治1~2次，不计疗程，以愈为度，疗效不佳者可配合针刺及三棱针刺血。

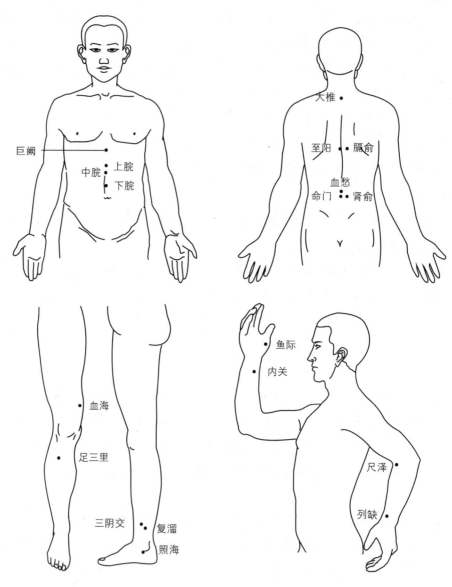

‖方二‖

1. 取穴　肾俞、命门。

2. 方法　用艾条灸法。患者取俯卧位，点燃艾条，将燃烧的艾条对准病人肾俞或命门穴，两腧穴交替灸，将皮肤灸红为度。每隔半小时重复上述方法，直至尿量增多为止。主治出血热少尿期。

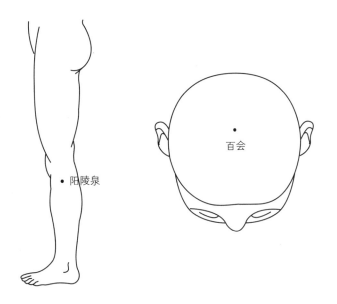

百会

阳陵泉

治 疗效果

☞ 周楣声用"方一"共治79例，痊愈56例，显效21例，无效2例，总有效率为97.5%（见《中国针灸》，1987年第4期）。另通过对106例流行性出血热患者的灸治观察也证实，灸法对退热、抗休克和防治肾功能损害的疗效，均优于西医常规疗法（见《中国针灸》，1990年第3期）。

☞ 张富芳用"方二"治疗少尿期60例患者，治疗组死亡2例，1例死于肾功衰竭，1例死于DIC，死亡率为3.33%。对照组死亡5例，1例因合并脑出血死亡，余4例均死于肾功衰竭及合并症，死亡率为8.33%（见《中国中医急症》，1996年第5期）。

处 方荟萃

宋小鸽用熏灸法和火针法。取穴为大椎、百会五针（百会、四神冲穴）、风池、巨阙、三阴交和涌穴等穴。以熏灸与火针代灸，并适当配合中药方剂及补液。每次治疗30分钟，每天1次，连续7天（见《中医研究》，1992年第3期）。

流行性出血热少尿期急性肾功衰竭及合并症病死率高，多属邪毒内陷，正不胜邪，多见四肢厥冷，脉微欲绝，小便不通等阳气欲脱之候而进入少尿期，此时抓住肾阳衰微这一主要病机，在常规治疗基础上，"方二"采用艾灸肾俞、命门，温补命门之火，振奋肾中阳气，治疗此期病人可缩短少尿期，减轻肾功损害，减少合并症，降低病死率，收效良好。对早期腰痛者，三阴交、命门、两肾俞穴（火针代灸）具有奇效，火针功效优于熏灸。对晚期腰痛尿少尿闭者，熏灸三阴交、涌泉优于火针。

周楣声教授运用艾灸法及火针代灸等法，在西医对症支持疗法的配合下，获得了较大的成功。该法可以有效地防止本病五期传变，缩短疗程，有效地提高本病的愈显率。宋小鸽通过艾灸感染流行性出血热病毒大鼠进行机理研究认为，艾灸对流行性出血热具有促进增强红细胞免疫活性和产生抗体、清除感染的作用（见《针刺研究》，1992年第4期）。此外，唐照亮还证实艾灸可明显降低其肺肾组织中的5-HT及5-HIAA的含量，使之趋近于正常，说明艾灸缓解流行性出血热病毒感染所引起的病理反应，一定程度上纠正了体液因素分泌和代谢的紊乱，促进机体内环境的改善和稳定（见《中国针灸》，1992年第2期）。

由于本病属急性传染病，在世界范围内流行，死亡率较高，可广泛损害小血管和毛细血管，引起发热和毒血症，严重者会危及生命，所以在进行艾灸治疗的同时，还应积极配合现代医学的治疗和抢救。针灸配合药物治疗本病，能够取得较好疗效，危重期以药物为主，针灸治疗为辅，在发热、低血压、少尿、出血等方面，可以发挥治疗作用，针灸治疗本病宜在各期出现前，即作预防性治疗。

八、痢疾

细菌性痢疾是由痢疾杆菌引起的急性肠道传染病，中医学称之为"肠澼"。

病因病理

本病是经口感染痢疾杆菌，当患者受凉、疲劳、饮食不当导致胃肠功能紊乱时，痢疾杆菌繁殖，引起肠黏膜炎性反应，导致局部黏膜缺血、缺氧，上皮细胞变性、坏死，形成浅表溃疡，产生本病。

中医认为，本病多由外受湿热、疫毒之气，内伤饮食生冷，损伤脾胃与肠腑而成。

诊断要点

1. 有不洁饮食史和接触史。

2. 急性菌痢起病急，有畏寒、发热、腹痛、腹泻、里急后重、排黏液脓血样大便等。中毒型菌痢起病急骤，高热、惊厥，迅速出现循环呼吸衰竭。慢性菌痢有痢疾史，时好时发，病程在2个月以上。

3. 血象检查可见急性者白细胞总数增高。慢性者大多正常，红细胞及血红蛋白降低。粪便镜检可见大量脓细胞、少量巨噬细胞及红细胞。

治疗方法

方一

1. 取穴 ①神阙；②关元、气海。配穴：阿是穴（气海穴旁开各4寸）。

2. 方法 用隔物灸法。主穴每次取一组，第1组加配穴。神阙隔盐灸，布盐于脐孔厚1mm或填满脐孔，上置艾炷，灸2～4壮（每壮约2g左右）；第2组穴用洗净的独头大蒜1枚，切成2.5～4mm厚的4片，艾卷在离蒜片5～10cm处以雀啄法熏灸，主穴约灸8分钟，配穴灸2～4分钟，均须出现红晕。每日灸3～6次。

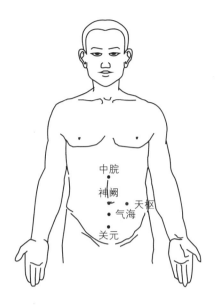

方二

1. 取穴　天枢(双侧)、上巨虚(双侧)、关元;后背部主要取穴:双侧的脾俞、胃俞、肾俞。辨证为虚寒痢,加下巨虚(双侧)、中脘;辨证为休息痢,加双侧足三里和三阴交;辨证为阴虚痢,加次髎和大肠俞。

2. 方法　用温针法。针刺得气后,将毫针留在适当的深度,取约2cm长艾卷1节,套在所选主穴的针柄上,从下端点燃,直至艾卷烧完为止,可以根据患者的具体情况连续灸2~3次,待针柄冷却后出针。也可用艾绒团代替艾卷。主治慢性细菌性痢疾。

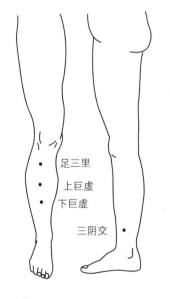

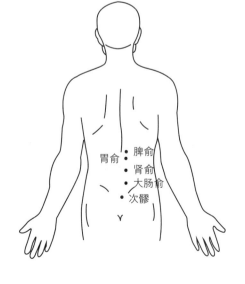

方三

1. 取穴　气海、天枢(双)。

2. 方法　用直接灸法加针刺法。病人仰卧取穴，常规消毒，以寸半毫针直刺1.2寸，行针刺手法，得气后出针，然后在该穴位上置麦粒大小艾炷，用香点燃，燃尽谓之一壮，易去艾灰，再置上艾炷，同样方法各穴均灸7壮。第二天开始贴灸疮膏，隔日换灸疮膏1次，让其无菌化脓1月左右。一般灸1次即愈，如有复发者，可复灸1次。主治阿米巴痢疾。

‖方四‖

1. 取穴　背部压痛点。

2. 方法　用熏灸法。先在胸椎及其两侧找到一处或多处压痛反应点，尤以第6、7胸椎处为常见。即或无反应穴出现，直接取用大椎或6、7胸椎也有良效。用艾条熏灸，其感传途径多是沿脊柱垂直下行而后折入腹腔，或是横抵前胸而后再下达腹腔。也可在脊柱深处向腹腔行进。每天治疗1次，10次为1疗程。

🈯 疗效果

☞ 毛长宏用"方一"治疗36例，22例获愈，14例配合中药后痊愈（见《陕西中医》，1985年第2期）。

☞ 戴文宏用"方二"配合中药辨证治疗25例，治愈12例，好转10例，未愈3例，总有效率88.00%；对照组25例中，治愈8例，好转7例，未愈10例，总有效率60.00%（见《中医外治杂志》，2009年第5期）。

☞ 梁德斐用"方三"治疗18例患者，经直接化脓灸后，均见临床症状消失，复查大便，未找到滋养体和包囊，追访1年以上无复发（见《浙江中医杂志》，1996年第10期）。曾治叶某，男，成年。赤痢2天，腹痛，里急后重，肠鸣亢进，至阳压痛"++"，熏灸，灸感有3～4指宽窄，沿脊柱下行，约当第14椎处进入腹中，集于脐周围，腹痛肠鸣大减。同日又复灸一次，泻痢未再见。隔日大便成形而愈。

🈯 方荟萃

1. 用温和灸法。主穴：神阙、天枢、上巨虚、气海或关元。发热配曲池、合谷；脓血便配命门、三阴交；便次多、水样便配阴陵泉；慢性病配关元、中脘、足三里、脾俞。温和灸，每穴灸10～20分钟，每日2次，5日1疗程。慢性者，每日1次，15次为1疗程。

2. 用艾灸法。取穴：天枢、下脘、关元、足三里、神阙。发热加大椎、曲池。操作：前四穴进针得气后，施以捻转提插平补平泻手法，留针30分钟。在留针时，每隔10分钟行针1次。神阙穴隔盐大艾炷灸2壮，每日1～2次，连续治疗7～10天。慢性痢疾：以艾条灸为主，取下脘、神阙、关元三穴隔盐艾条灸3壮；针刺天枢；足三里，用补法，每日1次，连续针灸7～14日。

🈯 按语

温针灸无副作用，长期使用，既不会产生抗药性，也不会引起菌群失调，可促进炎症的吸收，提高机体免疫能力。《灵枢·官能篇》指出："针所不为，灸之所宜。"温针法在针刺的同时，又起到灸治的作用，适用于既需要针刺又需要施灸的患者。

根据观察，运用现代针灸治疗急性菌痢的痊愈率可达92%以上，一般2~3日可控制症状，3~5日大便常规转阴，7日内大便培养转阴。对疫毒痢、噤口痢等病情危急者，应配合药物同时治疗。遇有脱水明显时，应配合输液。患者应进食易消化流食，并多饮水。症状较重者应住院治疗，彻底治愈至镜检大便阴性之后，再停止治疗。从现代医学分析，阿米巴原虫进入肠道，形成滋养体、包囊等多种形式寄生，用药物一时很难杀灭，致使疾病反复发作，迁延难愈。通过位于肠部的主治腧穴直接灸治，以无菌化脓这样一种持久的提高自身细胞吞噬作用的方法，达到根治目的。有的只需灸1~2次即愈。

在背及腹部的压痛点进行熏灸治疗痢疾及腹泻，有较好疗效。各型痢疾及腹泻一般均可在胸椎及其两侧出现一处或多处压痛反应点，尤以第6、7胸椎处为常见。即或无反应穴出现，直接取用大椎或6、7胸椎也有良效。其感传途径多是沿脊柱垂直下行而后折入腹腔，或是横抵前胸而后再下达腹腔。也可在脊柱深处向腹腔行进。

泻痢在背腰部所出现的压痛反应，常常是右重左轻或右有左无。其作用也是右优于左。因此在治疗泻痢时，应以在右半身取穴为宜，这是一个值得注意与研究的问题。

灸感在热感之过程中出现短暂之清凉感者常有发生，而自始至终为凉感者也时有所见。泻痢采用背腰部的反应穴与各要穴固属重要，而腹部特以脐周诸穴亦应重视。泻痢采用指（趾）尖及合谷穴也同样有效，其作用也是右优于左（引自"39健康网"）。

九、艾滋病腹泻

艾滋病腹泻是艾滋病的常见并发症，中医可归属于"腹泻"和"虚劳"范畴。

病 因病理

艾滋病引起的腹泻主要是由免疫系统引起的，感染艾滋病病毒后，免疫功能下降，机体很容易受到一些外界病毒或来自身体细菌的侵袭，从而引起艾滋病的并发症。艾滋病的腹泻主要是由病毒性与细菌性的肠道感染引起的。常见的病毒感染有：轮状病毒、Norwalk病毒、肠腺病毒，感染时，可发生小肠非炎症性腹泻。细菌感染有：霍乱弧菌和产毒性大肠杆菌，可致小肠非炎症性水泻；沙门菌属、志贺菌属、弯曲杆菌属、小肠结肠炎耶尔森氏菌、侵入性大肠杆菌、金黄色葡萄球菌、副溶血性弧菌、难辨性梭状芽孢菌可致结肠炎，产生脓血腹泻。

中医学认为，艾滋病患者长期受病毒侵袭，日久脏腑虚衰，调摄失宜，或者饮食不节，情志失调，湿盛内阻，以至脾失健运，大肠传导失司，引起泄泻。日久耗伤气阴，气机紊乱，脾阳不升，命门火衰，故临床上出现长期腹泻，反复发作，迁延不愈。

诊 断要点

1. 确诊为艾滋病者。

2. 大便每日3次以上（包括3次），质稀不成形，便量增加者。

3. 腹泻持续3周以上者。

4. 大部分病人伴有乏力、易疲劳，部分伴食欲欠佳，部分病人伴上腹部胀闷不适，进食后明显。

治疗方法

▌方一▐

1. 取穴　关元、神阙、足三里、天枢。脾肺气虚型配肺俞、大肠俞；脾胃虚弱型配脾俞、胃俞、中脘；脾肾阳虚型配肾俞、命门。

2. 方法　用艾条灸法。将艾条一端点燃，对准应灸的穴位，距皮肤2~3cm熏灸，以患者局部有温热感而无灼痛为宜。一般每穴灸5~10分钟，至皮肤潮红为度。若大便完谷不化或水样便5~10次/d，隔姜灸神阙穴；大便中有黏液者，隔盐灸神阙穴，每日1次，7日为1疗程。

▌方二▐

1. 取穴　天枢、阴陵泉；足三里、关元。

2. 方法　用艾条灸法。艾条点燃后距穴位皮肤约5cm，以患者局部有温热感而无灼痛为宜。上午灸天枢、阴陵泉，下午灸足三里、关元。每穴每次10分钟，共治疗15次为1疗程。

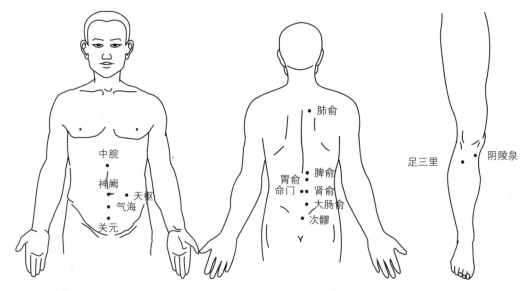

治疗效果

☞ 郭燕用"方一"治疗60例，临床缓解35例，占58%；有效21例，占35%；无效4例，占7%。有效率93%。对照组30例，临床缓解5例，占18%；有效率19例，占62%；无效6例，占20%。有效率80%（见《河南中医学院学报》，2005年第4期）。

☞ 李敏用"方二"治疗120例，其中临床治愈42例，有效69例，无效9例。总有效率92.5%。对照组60例，其中临床治愈11例，有效37例，无效12例。总有效率80.0%（见《上海针灸杂志》，1999年第5期）。

处 方荟萃

王金定用温和灸法：取穴，神阙、关元、足三里（双侧）。将艾条一端点燃，对准应灸的穴位，距皮肤2~3cm熏灸，以患者局部有温热感而无灼痛为宜。每穴灸10分钟，每日2次，15天为1疗程（见《河南中医学院学报》，2006年第1期）。

按语

临床实践表明，大多数病例经3次灸治病情即有好转，大便次数减少，稀便程度减轻；经6次灸治大便基本正常；少数病例经10次灸治恢复正常。个别病人经1次灸治后大便恢复正常，但考虑脾虚证的治疗需要一个巩固疗效的过程，故应嘱病人在腹泻缓解后继续灸治达4疗程。在选穴上，每日大便次数在2~4次者选用"方一"的前三穴位，大便在5次以上加用天枢穴。经过灸治数次后，病人体力及食欲即好转，1~2疗程后乏力症状及食欲明显改善。

初步的临床观察，说明在治疗艾滋病腹泻方面，艾灸疗法操作简单，患者依从性好。而且，很多穴位易于选用，基层医务人员易于掌握，甚至患者稍加培训即可自行灸治；艾源丰富，材料易得，费用低廉，可节省巨额医药经费和医药资源。因此，充分发挥艾灸法的优势，"以艾治艾"，前景广阔。

第二节　呼吸系统疾病

一、支气管炎

支气管炎是由多种因素引起的气管、支气管炎症。属于中医学"咳嗽"、"咳喘"范畴。

病 因病理

急性支气管炎是由于病毒、细菌感染，或因理化因素刺激所致，病变多限于黏膜。慢性者是由于理化因素刺激或病毒感染、过敏反应等使全身或局部抵抗力减弱所致。病损常波及支气管壁全层。

中医学认为多由外邪犯肺，肺卫失宣，津液失于敷布，聚而成痰阻塞气道而成，慢性者则因病情迁延日久，肺、脾、肾功能失调导致。

诊 断要点

1. 既往无慢性支气管炎史，而出现咳嗽、咳痰或喘息等症状，病程在1个月以下，并排除心肺及其他疾病引起者即可诊断为急性支气管炎。

2. 凡每年咳嗽、咳痰或喘息在2个月以上，连续2年以上发病，持续3个月以上，并排除心肺及其他疾病引起者，即可诊断为慢性支气管炎。

治疗方法

‖方一‖

1. 取穴　初伏：大椎、肺俞、天突、心俞。中伏：大杼、身柱、膻中、肾俞。末伏：定喘、风门、璇玑、脾俞。

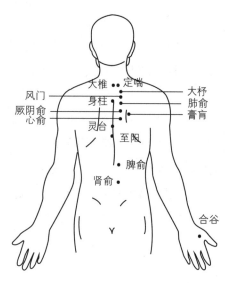

2. 操作　用天灸法。药物组成：白芥子、甘遂、麻黄、元胡、细辛、半夏等。以上各药按比例研粉后，装瓶密封备用。使用时用新鲜姜汁调成膏状，穴位常规消毒，取黄豆大小的药膏，用4cm×4cm胶布固定于上述穴位上。每伏各贴药一次，双侧取穴。若中伏为20天时，在中伏第二个10天内加贴一次。成人每次贴敷6~8小时，儿童应根据年龄酌减，贴药后皮肤有热感、灼痛感，若皮肤出现水疱，应注意保护创面，避免抓破引起感染。3年为1个疗程。

‖方二‖

1. 取穴　定喘、肺俞、膏肓俞、至阳。有哮鸣音者加天突，喘息加膻中、肾俞。

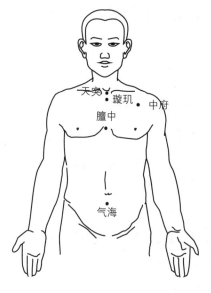
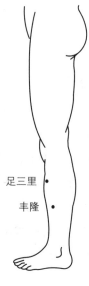

2. 操作　用隔药灸法。用75%酒精穴位消毒后，将药饼（用黄芪、白芥子、细辛、麻黄、鱼腥草、甘遂等以4∶3∶1∶1∶4∶1的比例制成药粉，加麝香0.1g，用鲜生姜汁调和后做成

直径1cm的药饼）贴敷在上述穴位上施艾灸至局部皮肤发热、红润，用胶布固定，24小时后取下。如贴药饼局部出现水疱的，嘱患者预防感染，溃破者可涂以龙胆紫。以上治疗均在每年夏天7~9月进行，每周贴1次，连续贴6次，共治3年。

▌方三▐

1. 取穴　第1组：肺俞（双，9壮）、大杼（双，9壮）、天突（5壮）；第2组：中府（5壮）、灵台（9壮）、膏肓（双，9壮）；第3组：气海（5壮）、风门（双，9壮）、大椎（9壮）、肾俞（双，9壮）、足三里（双，9壮）。随症加减，痰多者加丰隆；脾虚者加脾俞；喘甚者加定喘。

2. 方法　用艾炷灸法。用麻黄、桂枝、麝香等药按一定比例研制成粉与陈艾绒拌匀装瓶备用。施灸时将艾绒用手工做成直径0.6～0.8cm、高1～1.2cm的较紧圆锥体，每燃烧一炷为一壮。灸治穴位按照常规消毒，然后用1%普鲁卡因0.5～1ml局麻，再用大蒜汁涂拭麻醉的穴位上，施灸，完成所需壮数后，在穴位上贴上自制化脓灸药膏，3日后换药，每日2次。上述穴位在30天内灸完，第1次灸完第1组，每隔10天依次灸第2、3组，灸完3次为1疗程。

▌方四▐

1. 取穴　①风门、肺俞、定喘、肾俞；②大杼、脾俞、厥阴俞、膏肓俞。

2. 方法　用器械灸法。取白芥子、玄胡、甘遂、细辛、半夏、麻黄、沉香按2：2：1.5：1.5：1：1：1比例研成粉末，用鲜姜汁将药粉调匀，填放到中医灸疗仪的8个灸头药槽内，再在每个灸头上点少许麝香。患者俯卧位或坐位，将配制好的灸头放置在上述穴位上，均取双侧，用医用双面胶环固定。设置治疗温度在48℃左右，年龄小者温度可稍低，肥胖者可稍高，不同穴位可调节不同温度，以患者感觉温热能够耐受为宜，治疗时间30分钟。治疗完成后取下灸头，以施灸穴位留有明显红晕为宜，一般先采用①组穴位，若②组穴位皮肤颜色发紫，可轮换采用②组穴位。每日1次，10次为1疗程，间隔3天行第2疗程。

治疗效果

☞ 赵欲晓用"方一"治疗500例，一个疗程治疗临床治愈80例，占16%；显效245例，占49%；好转145例，占29%；无效30例，占6%。总有效率为94%（见《中国自然医学杂志》，2004年第4期）。

☞ 王小平用"方二"治疗67例，对照组治疗30例，临床控制分别为30、8例，显效15、9例，有效18、7例，无效4、5例，总有效率94%、83.3%（见《四川中医》，2000年第6期）。

☞ 康晓娥用"方三"治疗30例，对照组30例，分别显效23、4例，进步6、18例，无效1、8例，总有效率96.7%、73.3%（见《湖南中医杂志》，1994年20期）。

☞ 迟琳静用"方四"治疗59例，痊愈16例，显效20例，有效21例，无效2例，有效率96.6%（见《中国针灸》，2002年第9期）。

处方荟萃

1. 安培桢用艾条灸法。令患者取仰卧位或正坐位，暴露双脚前部，采用临床常用的药艾条两支，同时点燃，用艾火灼烤双隐白穴，患者自觉局部有灼热感为度，长时火力过猛亦可采用雀啄式灸法。一般施灸40~50分钟，灸后可见局部潮红。若见体质虚弱者可酌加足三里穴，一般情况可只灸隐白穴，1天1次，7次为1疗程。适用于痰湿阻肺证（见《中医外治杂志》，1996年第2期）。

2. 陈日新用热敏灸法。热敏化穴位以背部及腰骶部为高发区，多出现在风门、肺俞、至阳、次髎、命门、肾俞、脾俞等区域。先行回旋灸2分钟温热局部气血，继以雀啄灸1分钟加强敏化，循经往返灸1分钟激发经气，再施以温和灸发动感传、开通经络。风门穴双点温和灸，患者自觉感到热感透至胸腔并传至上肢，灸至感传消失；至阳、肺俞穴三角温和灸，患者自觉热感透至胸腔并沿督脉向上传导，灸至感传消失；次髎、命门T形温和灸，患者自觉热感扩散至整个腰部并向下肢传导，灸至感传消失；肾俞、脾俞穴同时双点温和灸，患者自觉热感透至深部并扩散至整个腰背部，灸至感传消失。感传以温热感为主，亦可见酸胀、疼痛（非施灸局部）、灼热（非施灸局部）、麻木等，少数患者可出现凉感，每天治疗1次，10次为1疗程（见《腧穴热敏化艾灸新疗法》，2006年，人民卫生出版社出版）。

3. 刘柄权用直接灸法。取第1胸椎~第6胸椎，背部足太阳膀胱经两行背俞穴，每次选4个背俞穴，双侧共8个，每穴用花生米大小艾炷，非化脓直接灸，每穴5壮，每日1次，6次为1疗程（见《云南中医杂志》，1999年第5期）。

4. 吕士琦用温和灸法。取肺俞、脾俞、膏肓俞3对穴位，交叉、交换使用。将点燃的艾条，距施灸部位2~3cm，使患者局部有温热感而无灼痛为宜，灸至皮肤灼红为度。每日1次，10次为1疗程（见《针灸临床杂志》，2009年第3期）。

5. 郭朝印用压灸法。阴阳丹配方由端阳艾、麝香、冰片、硫黄、雄黄、皂角等组成，按照机械压模制成。先确定敏感点（痛、肿、痒、麻、虚、陷、热、滑、汗出、湿冷特异或局部有青络脉显露者）。一般敏感点多在肺俞、定喘、膻中、膈俞、脾俞、心俞、华盖、足三里、丰隆。找对比差异性较大的3~5个穴位进行按压，外贴胶布固定，知痛痒为度，3~5天更换药丹一次。发泡过敏迅速的穴位为主灸穴位，发泡后即应取下，待吸收后重复按压。虚性敏感点反应性差，应适当延长治疗时间。主治哮喘性支气管炎（见《陕西中医》，1991年第12期）。

按语

灸法治疗慢性支气管炎，多选用"三伏天"治疗，而且多使用"天灸法"，此时腠理开泄，阳气升发，因此，多以三伏天作为治疗时间，"三九天"天灸是"三伏天"天灸的延续和补充。每年在三伏和三九天治疗可以起到既防且治的效果。具有明显的双向调节机体免疫功能的特点，且有抗感染、缓解支气管平滑肌痉挛、减轻炎细胞浸润、减少微血管的渗透性、减轻支气管上皮损伤、改善微循环、改善血液黏稠度、降低肺动脉高压的作用。

使用"方一"时，每个或每组穴位不宜连续贴敷过久，要交替使用，以免药物刺激太久，造成皮肤溃烂，影响继续治疗。小儿的皮肤嫩薄，不宜刺激太强，贴敷时间不要太长，应根据年龄酌减。贴敷以后，贴敷局部会有凉麻、发热、发痒或烧灼疼痛等感觉，患者应随时注意观察贴敷中的感觉，若有不适，要立即撤除药物。在贴敷期间，饮食方面要注意，不要吸烟、喝酒，不吃生冷、辛辣、鱼腥类食物。

经过多年的临床观察，我们发现凡经过3年或3年以上治疗者效果较断续治疗者为佳。经过治疗，许多病人发作症状明显减轻，发作间隔延长，尤其平素易感冒者大为减少，从而减少了慢性支气管炎的发作机会。

二、支气管哮喘

支气管哮喘是一种常见的发作性的肺部过敏性疾病，以冬春发病为多。中医学将其归属于"哮证"、"喘证"范畴。

病因病理

现代研究表明，本病与遗传因素、妊娠、病毒感染、吸烟、药物使用、过敏性鼻炎、食物以及肺炎衣原体感染等因素密切相关。一是通过免疫基因控制的特异性IgE或肥大细胞的作用。二是通过中枢或植物神经控制气道受体的反应性，使支气管黏膜敏感性增强所致的非特异性气管炎症。

中医认为，哮喘发病多由宿痰伏肺，遇因而发，病位在肺，反复发作，久病入络，肺失肃降，致脾肾亏虚，并有痰瘀内阻，造成本病反复发作，迁延不愈。

诊断要点

1. 反复发作喘息、呼吸困难、胸闷或咳嗽，多与接触变应原、病毒感染、运动或某些刺激物有关。

2. 发作时双肺可闻及散在或弥漫性、以呼气期为主的哮鸣音。

3. 上述症状可经治疗缓解或自行缓解。

4. 排除可引起喘息或呼吸困难的其他疾病。

治疗方法

‖ 方一 ‖

1. 取穴　大椎、定喘、风门、肺俞、哮喘穴（双手中、食指之间掌指关节处）。

2. 方法　用天灸加艾炷灸法。每次选3~4个穴位。白芥子、细辛、半夏、元胡、甘遂、肉桂、沉香，以上药物按量研末调鲜姜汁做成2cm×0.5cm药饼备用。以每年的"三伏天"加上"秋分灸"共4次。将鲜姜切成直径1~2cm、厚0.2~0.3cm的薄片，置于选定的穴位上，上面放小艾炷施灸，每穴灸1~3壮，使皮肤潮红不起疱为度，再将做好的药饼贴于穴位上，用止痛膏半片贴牢，每次贴4~24小时，或嘱患者感皮肤灼痛时除去药膏。

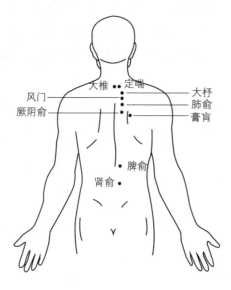
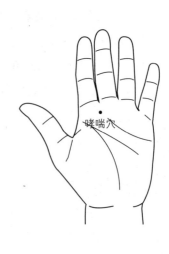

天椎　定喘
风门　　　　　　　大杼
厥阴俞　　　　　　肺俞
　　　　　　　　　膏肓
脾俞
肾俞

喘喘穴

【方二】

1. 取穴　大椎、风门（双侧）、肺俞（双侧）。

2. 方法　用化脓灸法。在"三伏天"时灸治，常规皮肤消毒，施灸时选用苍耳子大艾炷，先将施灸部位涂少量大蒜汁，撒上麝香，放置艾炷，用火点燃，每壮艾炷必须燃尽，每穴每次灸3~5壮，灸后用创可贴贴于创面。在正常情况下，灸后1周左右施灸部位化脓形成灸疮，每3~4天换药1次，先用0.01%新洁尔灭清洗创面，之后覆盖比灸疮略大的消毒凡士林纱布。如脓液多，应每天换药1次，避免感染，30~40天灸疮结痂，痂层脱落后遗留瘢痕。施灸时产生剧痛，可轻轻用手拍打皮肤，借以缓解疼痛。在施灸前，对施灸处进行局麻，每年灸1次，3次为1疗程。

【方三】

1. 取穴　初伏选用定喘、风门、肺俞；中伏选用大椎、厥阴俞、脾俞；末伏选用大杼、肾俞、膏肓俞。

2. 方法　用天灸法。天灸膏药物组成：甘遂、白芥子、麻黄、细辛等各等份，麝香0.3g。将各药研末，用时以姜汁调成膏状，做成约1cm×1cm大小的方块状药饼，在其中央挖一小孔加入麝香，然后用约3cm×3cm胶布固定敷贴于所选穴位上，儿童所用药膏及所选穴位均与成人相同，成人贴敷3~4小时，儿童贴敷1~2小时。在三伏天的初伏、中伏、末伏各进行贴药治疗1次，贴完3次为1疗程。

【方四】

1. 取穴　大椎、肺俞（双侧）、脾俞（双侧）、肾俞（双侧）、膻中、足三里（双侧）。

2. 方法　用药线点灸法。持线以右手拇指、食指夹持药线的一端，并露出线头1~2cm，在酒精灯上点燃，然后吹灭明火，即迅速点灸在穴位上，一按火灭即为1壮，1个穴点灸1壮。施灸时火星接触穴位时间长为重，接触穴位时间短为轻。每天施灸1~2次，7天为1疗程。总时间2个疗程。

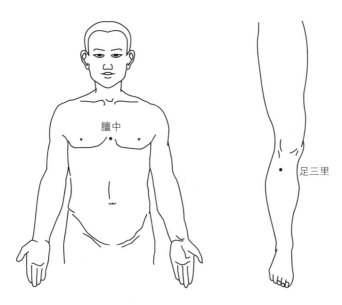

膻中

足三里

治疗效果

☞ 张建国用"方一"治疗120例患者，治愈60例，占50%；好转42例，占35%；无效18例，占15%。总有效率为85%（见《黑龙江中医药》，2007年第4期）。

☞ 井辉明用"方二"治疗44例，治愈21例，好转20例，无效3例，总有效率93%（见《河南中医》，2008年第11期）。

☞ 庄礼兴用"方三"治疗82例，显效35例，有效41例，无效6例，总有效率76%（见《针刺研究》，2007年第10期）。

☞ 李珪用"方四"治疗35例中，临床控制17例，有效13例，无效5例，临床控制率48.57%，总有效率85.71%（见《四川中医》，2008年第7期）。

处方荟萃

1. 何扬子用激光灸法。用YYJG—1A医用激光治疗器，装上自配光斑放大镜散焦照射。取穴①天突、肺俞；②膻中、定喘。照射距离5cm，照射范围约2cm，功率密度约0.1W/cm²。每穴照射3~5分钟。每周治疗6次，两组穴位交替使用，疗程4周（见《中国针灸》，1996年第12期）。

2. 贝时英用麝香灸法。用正宗麝香（不能用代用品）0.3g，生姜30g（切成薄片），灸用艾绒少量，普通膏药30张。取穴天突、大椎、气海、肺俞、膏肓。在穴上放上少许麝香，而后再放上2mm厚生姜一片，上置艾炷，大如半粒花生米。先灸3壮，然后去掉生姜，仅隔麝香，再灸4壮。至麝香成灰炭状，共为7壮。灸毕，在灸处贴上普通膏药一张。每24小时换一次。

数天之后，灸疮处化脓后，如脓液较多，可敷些红霉素软膏，贴上消毒纱布。约经30天，灸疮结痂，脱落，局部留有疤痕。化脓不透，脓汁稀少者，可服些发物，如酒、葱、蒜等，促使灸疮透发，以利提高疗效。每年夏季三伏天中的任何一天（一般在阳历7月10日~8月10日）。每年用灸1次，3次为1疗程（见《中医外治杂志》，1999年第6期）。

3. 陈日新用热敏灸法。穴位热敏化分布以背部及腰骶部为高发区，多出现在风门、肺俞、至阳、次髎、命门、肾俞、腰阳关、关元俞、神阙等区域。先行回旋灸3分钟温热局部气血，继以雀啄灸2分钟加强敏化，循经往返灸2分钟激发经气，再施以温和灸发动感传、开通经络。风门、肺俞穴同时双点温和灸，患者自觉热感透至胸腔并传至上肢，灸至感传消失；至阳、次髎穴T形温和灸，患者自觉热感透至胸腔并沿督脉向上传导，灸至感传消失；肾俞、腰阳关穴三角温和灸，患者自觉热感扩散至整个腰背部并向下肢传导，灸至感传消失；关元俞、命门穴三角温和灸，患者自觉热感透至深部并扩散至整个腰背部，灸至感传消失；神阙穴单点温和灸，患者自觉热感透至腹腔或出现沿带脉感传，灸至感传消失。感传以温热感为主，亦可见酸胀、疼痛（非施灸局部）、灼热（非施灸局部）、麻木等，少数患者可出现凉感。每天治疗1次，10天为1疗程（见《腧穴热敏化艾灸新疗法》，2006年人民卫生出版社出版）。

4. 迟琳静用器械灸法。取穴：①风门、肺俞、定喘、肾俞；②大杼、脾俞、厥阴俞、膏肓俞。取白芥子、玄胡、甘遂、细辛、半夏、麻黄、沉香按2∶2∶1.5∶1.5∶1∶1∶1比例研成粉末，用鲜姜汁将药粉调匀，填放到中医灸疗仪的8个灸头药槽内，再在每个灸头上点少许麝香。患者俯卧位或坐位，将配制好的灸头放置在上述穴位上，均取双侧，用医用双面胶环固定。设置治疗温度在48℃左右，年龄小者温度可稍低，肥胖者可稍高，不同穴位可调节不同温度，以患者感觉温热能够耐受为宜。治疗时间30分钟，治疗完成后取下灸头，以施灸穴位留有明显红晕为宜。一般先采用①穴位，若①穴位皮肤颜色发紫，可轮换采用②穴位。每日1次，10次为1疗程，间隔3天行第2疗程（见《中国针灸》，2002年第9期）。

5. 陈必通用艾炷灸法。将纯净的艾绒，放在平板上，用手搓捏成圆锥形艾炷，艾炷放在少商穴上点燃，灼痛后去掉，灸3~5壮，用直接灸，每日1次，10次为1疗程（见《中国针灸》，1995年第5期）。

洪海国观察，化脓灸法对发作期哮喘疗效明显低于缓解期，化脓灸治疗缓解期支气管哮喘疗效较好，尤其是对肺虚型与脾虚型疗效更好，因此，化脓灸似不适宜治疗发作期哮喘。各中医证型之间疗效无显著性差异（P>0.05），化脓灸也适用于阴虚型哮喘病人。但由于阴虚型哮喘病程短的患者化脓灸疗效好，故宜尽早治疗（见《中国针灸》，1997年第6期）。而用温和灸治疗时热力徐入体内，作用偏于温补，临床常用虚寒证的治疗。

邓筱娟认为，化脓灸能否获得理想的疗效，关键有三：一是灸疮的发与不发，这主要在于施灸方法、时间、灸处皮肤炭化的程度；二是灸疮脓量的多少，脓量越多，对穴位的刺激越强，邪气散发越多，则疗效越好；三是灸疮的愈合时间的长短，灸疮愈合时间越长，对穴位的刺激时间也越长，治疗作用也相应增加。所以正确的灸后护理显得非常重要。灸后一是适当食用公鸡、鲤鱼、猪头肉等发物，有助于促进灸疮化脓，增加脓量，延长愈合；二是灸疮化脓后，不清除疮面脓液，既可使脓液被疮面吸收，更好地发挥穴位刺激作用，又可刺激疮面脓液再生，延长灸疮愈合时间，同时不清除疮面脓液，避免了拭擦疮面的物理刺激，能防止疮面赘腐形成，从而促使邪气徐徐外达，透发完全，正气缓缓得复，提高治疗效果（见《河北中医》，2007年第11期）。

在使用天灸前应了解病人皮肤敏感程度，贴药时间一般为2~4小时，以局部有微痒痛、温热感为佳，若敷药后穴位皮肤灼热难忍，1~2小时后将药物取下。敷药后皮肤可出现红斑或水疱，直径<1cm属正常现象，忌搔抓，让其自行吸收；如水疱直径>1cm，在无菌操作下用注射器抽出水疱内液体，外涂1%龙胆紫或5%皮维碘，3~7天可愈合。贴药的部位，在10小时内不宜着冷水，也不可用肥皂等刺激性物品擦洗，敷药当天宜洗热水澡，敷药2天内禁食辛辣及致敏食物，忌烟酒。如个别患者贴药后出现发热、烦躁、口干舌燥等症状，应劝其不宜使用本法，并根据其出现的症状对症处理。

庄礼光在临床观察证实：①天灸疗法通过药物、经穴、时间（三伏天）共同发挥了作用，是治疗支气管哮喘等呼吸系统疾病的一种行之有效的方法；②该疗法除了在传统的三伏天施治外，也可在夏天三伏天前后的时间治疗，同样符合"冬病夏治"原则；③一年四季采用该疗法可作为天灸疗法的补充，可为该疗法的应用拓展更长的时间，值得临床推广应用（见《针刺研究》，2007年第10期）。

三、发热

任何原因使机体产热过多和（或）散热减少，致使体温上升超过正常值时称为发热。

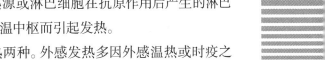 因病理

引起发热的原因依病原可分感染性和非感染性两大类，以前者最常见。内热源存在于多形核粒细胞和巨噬细胞内，当上述细胞在外热源或淋巴细胞在抗原作用后产生的淋巴活素的刺激下，即释放出内热源，内热源作用于体温中枢而引起发热。

中医学认为，发热分为外感发热和内伤发热两种。外感发热多因外感温热或时疫之邪，由口入气分所致。而内伤发热主要是由于劳倦过度、饮食失调、情志抑郁、血瘀内停、湿热滞留等因素引起脏腑、气血、阴阳失调所致。

 断要点

1. 人体腋温超过正常值。

2. 分为低热(37.1~38℃), 中度发热(38.1~39℃), 高热(39.1~41℃), 超高热(41℃以上)。

3. 常伴寒战、结膜充血、头痛、身痛等症状。

疗方法

‖方一‖

1. 取穴　百会。

2. 方法　用温和灸法。将艾条一端燃着, 在所选定之穴位上空熏灸。先反复测度距离, 至患者感觉局部温热舒适而不灼烫, 即固定不动(一般距皮肤约3cm)。每次灸10~15分钟, 以施灸部位出现红晕为度。每日1~2次, 一般7~10次为1疗程。主治输液反应导致的发热。

‖方二‖

1. 取穴　百会、大椎。

2. 方法　用温和灸法加刺络法。百会穴采用艾条温和灸, 每次20分钟, 每天1次。大椎穴常规消毒后, 用三棱针点刺3~5下, 然后用大号火罐拔罐15分钟, 出血量可达10~20ml, 出血越多越好。每日1次。

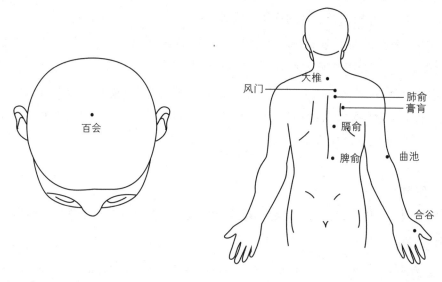

‖方三‖

1. 取穴　大椎、曲池(双)。配穴: 恶风或恶寒明显者, 加风门; 咳嗽重者, 加肺俞; 体质虚弱者, 加足三里。

2. 方法　用艾条温和灸, 艾条距施灸部位2~3cm, 每穴施灸10分钟。施灸时局部皮肤红润并有灼热感, 以不烫伤皮肤为度。每日灸1次。主治: 外感风寒发热。

‖方四‖

1. 取穴　脾俞、气海、足三里。配穴: 气虚者, 加百会、神阙、关元; 血虚者, 加膏肓俞、膈俞、合谷、绝骨。

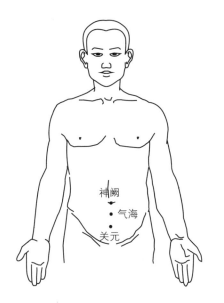
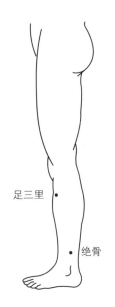

2. 方法　用艾条温和灸、温盒灸，每次选3~5穴，各灸10~15分钟，以局部皮肤红润温热为宜，每日灸1次，10次为1个疗程；或用艾炷隔姜灸，每次选3~5穴，各灸5~7壮，每日灸1次，10次为1个疗程。主治气血虚发热。

治 疗效果

☞ 封志英用"方一"治疗输液反应导致的发热15例，有13例发热，2例体温正常，最高体温为38.4℃，施灸20分钟后体温开始下降，35分钟体温降到正常的有6例，患者均无特殊不适（见《齐齐哈尔医学院学报》，2004年第7期）。

☞ 袁志太用"方二"治疗43例，痊愈25例，显效10例，有效8例。总有效率100.0%（见《中国针灸》，2003年第8期）。

☞ 程爵棠治疗64例，痊愈48例，好转13例，无效3例，总有效率为95%（见《艾灸疗法治百病》，2010年人民军医出版社出版）。

☞ 李某，长期低热，自汗，心悸，疲乏无力，劳累后加重，用"方四"治疗1个疗程，症状消失。

处 方荟萃

1. 程爵棠用艾条温和灸。取穴：①大椎、曲池、孔最、合谷；②十宣。取第①组穴，每穴灸10~15分钟，每日1次。或用艾炷隔姜灸，每穴灸3~5壮，每日1次。同时取第②组穴用三棱针点刺放血少许（见《艾灸疗法治百病》，2010年人民军医出版社出版）。

2. 用艾条灸法。穴位取大椎、身柱、至阳、百会。将艾条一端点燃，灸火距皮肤2~3cm，熏灸温度以局部皮肤感到灼热，灸10cm，皮肤潮红为度，每天治疗1次，10次为1疗程。

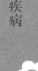

按语

传统的灸法是以艾为材,用火治病的一种方法。因其具有温热的刺激,因此对于发热性疾病长期存在"可灸"与"忌灸"的争论,当今学者从中医理论着手,对灸法治疗发热性疾病进行研究并指出,灸法退热的机理主要有五个方面:以热引热,发散透泄;开辟门户,引邪外出;行气活血,祛瘀散结;扶阳济阴,阳生阴长;热因热用,从治之法。有研究表明,皮温48℃灸法能有效地拮抗内毒素性皮肤缩血管反应,亦即对发热机体的体表散热过程具有明显的促进作用。此与中医"以热行热"、"引郁热之气外发"的观点是相契合的。

有人通过观察发现,艾灸能明显抑制内毒素感染性家兔的发热反应,在体温上升期抑制体温升高,在体温到高峰后,能加大退热幅度,并加快退热速度。同时,能提高白细胞总数嗜中性粒细胞分数,且外周血ANAE阳性率明显高于对照组,说明艾灸对细胞免疫有促进作用,能刺激机体增强抗感染能力。

发热是多种疾病的一个共同症状,根据急则治其标、缓则治其本的原则,对发热时应该给予退热治疗。但同时,应对引起发热的原发性疾病进行有效治疗,才能从根本上解除发热的原因。

四、咳嗽

咳嗽是一种保护性反射动作,借此可将呼吸道内的分泌物或异物排出体外。中医学也称其为"咳嗽"。

病因病理

本病多由呼吸道疾病、胸膜疾病、心血管疾病以及中枢性因素引起刺激,经迷走神经、舌咽神经和三叉神经与皮肤的感觉神经纤维传入,经喉下神经、膈神经和脊神经分别传到咽肌、声门、膈和其他呼吸肌,引起咳嗽动作,使呼吸道内分泌物或异物等也随之排出。

中医学认为咳嗽是因外感六淫,脏腑内伤,影响于肺所致有声有痰之证。《素问·病机气宜保命集》曰:"咳谓无痰而有声,肺气伤而不清也;嗽是无声而有痰,脾湿动而为痰也。咳嗽谓有痰而有声,盖因伤于肺气动于脾湿,咳而为嗽也。"总因外邪犯肺,或脏腑内伤,累及于肺所致,肺失宣肃,肺气不清所致。

诊断要点

1. 咳逆有声,或伴咽痒咳痰。

2. 外感咳嗽起病急,可伴有寒热等表证;内伤咳嗽每因外感反复发作,病程较长,可咳而伴喘。

3. 急性期查血白细胞总数和中性粒细胞增多。两肺听诊可闻及呼吸音增粗,或伴散在干湿性啰音。肺部X线摄片检查,正常或肺纹理增粗。

治疗方法

方一

1. 取穴　大椎、肺俞（双侧）、膏肓（双侧）。急性发作期加灸天突、膻中、风门（双侧）、丰隆。

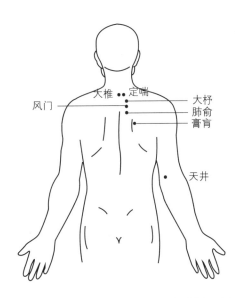

2. 方法　用点灸法和天灸法。采用广西中医学院提供的2号药线，点灸采用梅花形灸法（即在穴位1cm范围内点灸5壮）。将自制"冬病夏治消喘膏"加生姜汁调成稠膏饼状，分别摊在5块直径3cm的油纸上，贴于上述点灸的5个穴位，肺俞穴加放0.1g人工麝香，然后用橡皮膏固定。每年的初伏、中伏、末伏3天，各做1次，共做3次，以正午时分治疗为好。

方二

1. 取穴　天突、膻中、大椎、风门、肺俞。纳差加足三里；痰多加丰隆；上颌窦炎加迎香；额窦炎加印堂。

2. 方法　用艾条灸法。医者手持点燃的艾卷，距离穴位处1寸悬灸，以局部皮肤稍红为度，每穴约需5分钟，每日治疗1次，每次治疗时间45分钟。主治顽固性咳嗽。

方三

1. 取穴　廉泉、人迎、水突、天突、气舍、膻中、尺泽、孔最、列缺、太渊、鱼际、少商、四缝、大杼、风门、肺俞、足三里。夜间多咳及盗汗者加三阴交；咳痰夹血丝者加库房、屋翳；咳痰者加丰隆、太白；咽痒者加天井、曲池；咽喉疼痛者加合谷、内庭、厉兑；有咽喉异物感及咽喉炎病史者加扶突、天鼎；气紧者加定喘、中府。

2. 方法　用点灸法以右手拇指、食指挟持药线的一端，并露出线头1~2cm。将露出的线端在煤油灯或蜡烛等灯火上点燃，然后吹灭明火，只留线头珠火即可。将线端珠火对准选定的穴位，顺应手腕和拇指屈曲动作，拇指指腹稳健而敏捷地将带有珠火的线头直接点

191

按在预先选好的穴位上，一按火灭即起为1壮。1个穴位灸1壮。每天点灸1次，7次为1疗程，间隔3天可进行第2个疗程。主治感冒咳嗽。

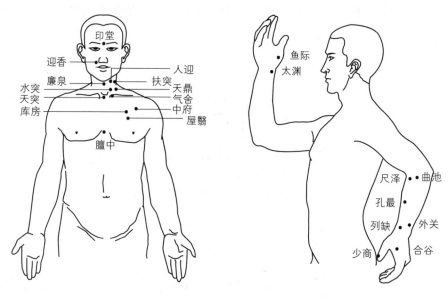

方四

1. **取穴** 风门（双侧）、肺俞（双侧）。

2. **方法** 用针刺加艾灸法。患者取伏卧位。用1~1.5寸毫针，从上至下取穴针刺，刺风门0.5~1寸深，刺肺俞0.5~0.8寸深，得气后施用泻法，每隔3~5分钟行针1次，留针30分钟后出针。出针后点燃艾条一端，温和施灸风门（双侧）、肺俞（双侧），共4穴。使患者施受部位有较强的温热感而无灼痛感，施灸时间为30分钟。每天上下午各治疗1次，3天为1疗程。

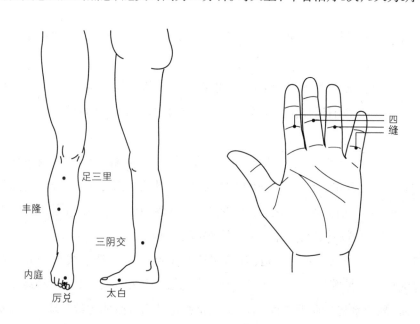

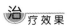治 疗效果

☞ 崔丽平用"方一"治疗103例,临床控制13例,显效40例,好转39例,无效11例,总有效率为89.3%(见《中国针灸》,1995年第1期)。

☞ 吴巧玲用"方二"结合耳穴贴压疗法治疗顽固性咳嗽49例,经治疗1个疗程(4~6天),痊愈47例,占95.9%;显效2例,占4.1%。总有效率100%(见《中国针灸》,2001年第10期)。

☞ 殷昭红用"方三"治疗感冒咳嗽59例中,痊愈42例(71.2%),好转11例(18.6%),无效6例(10.2%),总有效率89.8%(见《中国民间民族医药杂志》,1995年第6期)。

☞ 何汝益用"方四"治疗60例中,显效40例,好转19例,无效1例,总有效率为98.32%。在对照组60例中,显效20例,好转16例,无效24例,总有效率为60%(见《针灸临床杂志》,1997年第12期)。

处 方荟萃

1. 王远华用隔药灸法。取膻中、风门(双侧)。风寒型者配肺俞、内关;风热型配大椎、外关;头痛重者加太阳、涌泉;咽喉疼痛者加合谷;恶寒者加神阙;发热者加曲池、足三里。取生姜片一块擦穴位直至发红。再取药粉0.3~0.4g倒在穴位上,使成一小丘,上覆一块4cm×4cm胶布贴紧。取艾条一根用雀啄灸法灸烤5~10分钟。每隔3天换药1次,连贴3次为1疗程。对贴药不方便的穴位如太阳、涌泉、合谷、曲池、足三里等可采用针刺方法。行平补平泻手法运针3~5分钟。不留针。主治伤风咳嗽(见《甘肃中医》,1994年第4期)。

2. 赵莹用天灸法。白芥子30%,麻黄15%,甘遂30%,细辛15%,半夏10%,共为细末。用时加鲜姜汁调成稠糊状。第一组:双侧大杼、肺俞、厥阴俞、天突。第二组:双侧风门、心俞、肾俞、膻中。将药糊3g摊于3cm×3cm大小的蜡纸上,用胶布固定在穴位上即可,贴敷6~8小时。头伏取第一组穴位;伏取第二组;三伏取第一组穴位,每伏穴位贴敷1次,共贴三年即完成(见《针灸临床杂志》,1993年第6期)。

3. 用温和灸法。用刮痧板蘸麻油,刮督脉、足太阳膀胱经背部正中及两侧线及两臂的手太阴肺经,以刮出紫黑色痧点为度。继则在背部痧点集中的部位拔罐,10分钟起罐,再用艾条温和灸拔罐部位5分钟,结束上述治疗后,让患者喝温开水1杯。隔日操作1次,3次为1疗程。

按 语

咳嗽是一个常见的症状,最多见于支气管炎等呼吸道疾病,对急性期重在治标,慢性期重在治本。许多疾病都可以引起咳嗽,在治疗咳嗽的同时,还应积极地寻找出原发性疾病并进行有效治疗,方能彻底解决咳嗽的根本问题。

用点灸时,应注意:①对少儿患者,应采用3号细药线点灸,贴药时间减半。②对少数

皮肤药物起疱者,可在局部涂以龙胆紫,第二次灸贴时间应缩短。③若肺部感染、发热、合并支气管扩张经常咯血患者,不适合此疗法。

第三节　心血管系统疾病

一、冠心病

冠心病是由于冠状循环改变引起的冠状血流和心肌需求不平衡而导致的心肌损害。归属中医"胸痹"、"心痛"的范畴。

病因病理

本病产生的原因,与脂质代谢失常、血流动力学的改变和动脉壁本身的变化有关,由于体内脂质(如胆固醇和甘油三酯)的堆积和沉淀,血液黏稠度的增加,血流缓慢、冠状动脉血管内壁腔狭窄或闭塞,导致心肌缺血缺氧而引起心脏发生病变。

中医学认为本病因年老心肾阳衰或思虑劳倦伤脾,复以七情内伤,膏粱厚味,寒邪外袭,引起心阳不振,鼓动乏力,血运不畅,心脉瘀阻;或平素心阳不振,寒袭胸阳,心脉失却温煦而滞涩不通;或由中焦痰浊上犯,阻遏胸阳,气机不畅,心脉不通;或忧思愤懑,气机逆乱心脉不通;或因心血不足心脉失养,拘急而痛等均可导致本病的发生。

诊断要点

1. 有典型的心绞痛或心肌梗死症状。

2. 男性40岁,女性45岁以上的病人,休息时心电图有明显心肌缺血表现,或心电图运动试验阳性,无其他原因可查,并有下列三项中之两项者:①高血压;②高胆固醇血症;③糖尿病。

3. 40岁以上病人有心脏增大,心力衰竭,或乳头肌功能失调,伴有休息时心电图明显缺血表现,并有下列三项中之两项者:①高血压;②高胆固醇血症;③糖尿病。

治疗方法

‖方一‖

1. 取穴　肺俞至膈俞段。该段分布经穴有肺俞、厥阴俞、心俞、督俞、膈俞。

2. 方法　用温和灸法。用特制固定器固定两支清(或药)艾条,同时点燃。沿膀胱经一侧线肺俞至膈俞段,往复行温和灸(双翻)。时间不少于30分钟。患者自觉有股温暖之气由背部向胸部(心脏部位)连散者良。每日治疗1次,10次为1个疗程,休息1周继行第2个疗程。

▍方二▍

1. 取穴　内关（双侧）、膻中、心俞（双侧）。

2. 方法　用温和灸法。患者取平卧位，充分暴露腧穴部位。点燃艾条一端后，先施灸一侧内关穴，灸火距皮肤0.5~1寸，采用温和悬灸法，使患者局部有温热感而无灼痛为宜，施灸5分钟，以局部皮肤呈红晕为度。然后再以同样方法施灸另一侧内关穴，施灸5分钟。再依次以同样方法施灸膻中、心俞（双侧），各灸5分钟。每天灸治1次，灸治6次为1疗程，休息1天后再继续进行第2疗程治疗。

▍方三▍

1. 取穴　心俞、厥阴俞、膻中、内关。

配穴：心气虚型加足三里；气阴两虚型，加三阴交或太溪；气虚血瘀型加膈俞或足三里；气阴两虚兼血脉瘀阻型，加膈俞或三阴交。

2. 方法　用固定式艾条温灸器法。取主穴1~3个，一般以补法为主。虚中夹实者，适当结合泻法。补法：将燃着的艾条置于温灸器中，在距离穴位上方3~5cm处，任其慢慢燃烧，火力和缓，使局部皮肤温热红晕，温灸20~30分钟后，停灸，再用手指按压新灸穴位，至患者自觉酸胀为度。泻法：将燃着的艾条置于温灸器中，距穴位上方2~3cm处施灸，并用气吹火，促其燃烧，使其火力较猛。局部皮肤温热红晕，熏灸20~30分钟，而不按其穴。每日或隔日治疗1次，10次为1疗程。每1疗程间休息7天，前后共治疗3个疗程。

▍方四▍

1. 取穴　内关（双侧）、膻中、心俞（双侧）、至阳。

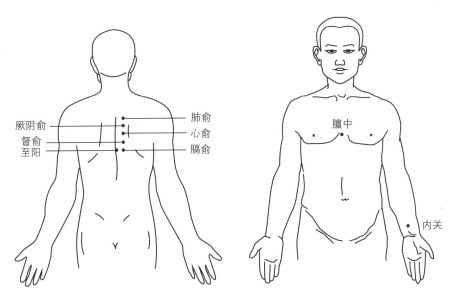

2. 方法　用温和灸法。患者取平卧位。点燃艾条一端后，先施灸一侧内关穴，灸火距皮肤0.5~1寸，采用温和悬灸法使患者局部皮肤呈红晕为度，然后再以同样方法施灸另一侧内关，施灸5分钟。再依次用同样方法施灸膻中、心俞（双侧）、至阳，各灸5分钟。每天灸治1次，6次为1疗程，休息1天后再继续进行第2疗程治疗。

治疗效果

☞ 李红霞用"方一"治疗30例，临床治愈5例，占16.6%；显效13例，占43.3%；有效10例，占33.3%；无效2例，占6%，总有效率93.3%（见《职业与健康》，2000年第3期）。

☞ 张登部用"方二"治疗138例，改善心电图疗效显效率为29.7%（42例/138例），对照组为33.3%（15例/45例）；其总有效率灸法组为63%（87例/138例），对照组为62.2%（28例/45例）（见《中医杂志》，1991年第3期）。

☞ 杨丹红用"方三"治疗44例，显效13例，改善21例，无效10例（见《中国针灸》，1989年第4期）。

☞ 刘振义用"方四"治疗62例，对照组40例，显效20、11例，改善22、14例，基本无效19、13例，加重1、2例（见《中医外治杂志》，1996年第3期）。

处方荟萃

1. 赵粹英用隔药饼灸法。将补肾健脾、活血化瘀中药碎成粉末，用80%酒精调匀，做成直径2cm、厚0.8cm药饼。共取2组穴。第1组取膻中、中脘、神阙、关元第2组取大椎、脾俞（双侧）、肾俞（双侧）、足三里（双侧）。穴位上放置药饼，药饼上放艾炷（隔药饼灸）。艾炷重1.2g，每穴灸3壮，2组穴位交替，每周灸3次，共计24次为1疗程，总计灸264壮（见《上海针灸杂志》，1994年第2期）。

2. 倪承浩用无疤痕灸法。灸膻中穴，先后灸5壮，约30分钟，每个艾炷重1g，底部直径为20mm。操作时嘱患者仰卧，在膻中穴上直接放一个艾炷，用火点燃其尖端。然后让其自然燃烧至患者感觉灼热而不能忍受时，更换新的艾炷，照此操作，共灸5壮。隔日1次，10次为1个疗程。在艾灸的同时，口服或舌下含服复方丹参滴丸，每次10粒。每日3次（见《上海针灸杂志》，2002年第6期）。

3. 吴长岩用温针法。主穴取心俞、厥阴俞、膻中；配穴取内关。患者先取俯卧位，两臂自然置于床上，皮肤常规消毒后，采用不锈钢毫针，向脊柱方向采用无痛针法斜刺主穴心俞、厥阴俞，缓慢进针0.5～0.8寸，行提插、捻转轻手法，待针下得气后留针。在两穴上施温针灸，剪取4段长2cm左右艾条，用牙签在艾段中间扎一小孔，然后将艾段插在针柄上，点燃施灸，共施3壮，留针30分钟。起针后，患者再取仰卧位，向下斜刺膻中穴0.3～0.5寸，直刺内关穴0.3～0.5寸，行针得气后，在两穴上施温针灸，取用1cm左右艾条，共施3壮，留针30分钟。每日1次，10天为1疗程，休息2天再进入下1疗程，共治疗3个疗程（见《针灸临床杂志》，2009年第6期）。

4. 廖瑜修用壮医药线点灸法。用中药和壮药制成的药酒，浸苎麻线制成壮医药线，将药线一头点火烧成小火炭，灭火后即将火炭用手压灼、点灸患者的体表穴位。穴位取内关、间使、厥阴俞、郄门、心俞、神堂、膻中，每一个穴位每日点灸1次（见《中国民族民间医药》，2009年第5期）。

 按语

内病外治的整体观念是中医基本理论之一，现应用于冠心病的治疗收到较好的疗效。采用灸法，旨在温阳、行气、活血。以艾条悬灸法治疗冠心病，对其胸闷憋气、心绞痛、心慌、头晕、乏力等主症有明显疗效，对改善心电图、降低血脂亦有较好效果。在心血管功能改变的同时患者自觉症状明显改善，主要表现为精神充沛，疲劳易恢复，怕冷畏寒减轻，冬天不易感冒，记忆力增强。同时提高免疫机能，调整机体内环境，增强机体抗病能力。甲皱循环的检查变化，说明本疗法有改善冠脉供血供氧的作用。同时，临床证实，温灸对气虚血瘀型冠心病疗效最佳，对气阴两虚、气阴两虚兼血脉瘀阻型也有一定疗效。

用灸法治疗冠心病主要是以"脾居中焦而运四旁"为思路，原因在于临床上常发现不论是胃病患者还是冠心病患者，常有胸闷不舒、喜太息的症状，而且在胸骨中间常能找到敏感点。在这个敏感点针刺后施灸，效果甚佳，能起到缓解病情与巩固疗效的双向作用。

二、心绞痛

心绞痛是冠状动脉供血不足，心肌急剧的、暂时缺血与缺氧所引起的以发作性胸痛或胸部不适为主要表现的临床综合征。属于中医学"胸痹"、"心痛"、"真心痛"、"厥心痛"范畴。

病 因病理

当冠状动脉的供血与心肌的需血之间发生矛盾，冠状动脉血流量不能满足心肌代谢的需要，引起心肌急剧的、暂时的缺血与缺氧时，即产生心绞痛。产生疼痛的直接因素，可能是在缺血缺氧的情况下，心肌内积聚过多的代谢产物，如乳酸、丙酮酸、磷酸等酸性物质；或类似激肽的多肽类物质，刺激心脏内植物神经的传入纤维末梢，经1~5胸交感神经节和相应的脊髓段，传至大脑，产生疼痛感觉。

中医学认为，其病机不外乎虚实两方面：实为寒凝、气滞、血瘀、痰阻闭遏胸阳，阻滞心脉；虚为心脾肝肾亏虚，心脉失养。总之本病属本虚标实之证，阴阳气血亏虚，阴寒、痰浊、血瘀闭阻心脉，胸阳不宣，以致心脉闭塞不通，"不通则痛"。

诊 断要点

1. 性质。心绞痛应是压榨紧缩、压迫窒息、沉重闷胀性疼痛，开始时较轻，逐渐增剧，然后逐渐消失，很少为体位改变或深呼吸所影响。

2. 部位。疼痛或不适处常位于胸骨或其邻近，也可发生在上腹至咽部之间的任何水平处。有时可位于左肩或左臂，偶尔也可伴于右臂、下颌、下颈椎、上胸椎、左肩胛骨间或肩胛骨上区。

3. 时限。1~15分钟，多数3~5分钟，偶有达30分钟的（中间综合征除外），疼痛持续仅数秒钟,不适感(多为闷感)持续整天或数天者均不似心绞痛。

4.诱发因素。以劳累为主,其次为情绪激动。体力活动再加情绪激动,则更易诱发。登楼、快步走、饱餐、寒冷都可诱发。晨间痛阈低,轻微劳力如刷牙、剃须、步行即可引起发作;上午及下午痛阈提高,则较重的劳力亦可不诱发。自发性心绞痛可在无任何明显诱因下发生。

5.硝酸甘油的效应。舌下含服硝酸甘油片如有效,心绞痛应于1~2分钟内缓解(也有需5分钟的,要考虑到病人可能对时间的估计不够准确)。对卧位型心绞痛,硝酸甘油可能无效。

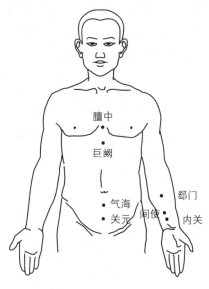

治疗方法

方一

1.取穴　内关、间使、厥阴俞、郄门、心俞、神堂、膻中。

2.方法　用壮医药线点灸法。用2号药线点灸,用拇、食指持线的一端,露出线头1~2cm,将线头在酒精灯上点燃,吹灭药线的火苗,快速用线头的火星对准穴位,顺应腕和拇指屈曲动作,拇指稳重而敏捷地将有火星线头直接点按于穴位上,火灭即起为1壮。灸处有轻微灼热感。每一个穴位每日点灸1次。28天为1个疗程。

方二

1.取穴　主穴:心俞、厥阴俞、膻中、内关。配穴:心血瘀阻证加膈俞、血海、地机;痰浊壅塞证加丰隆、阴陵泉;气阴两虚证加气海、三阴交、足三里;心肾阴虚证加肾俞、巨阙、关元、太溪。

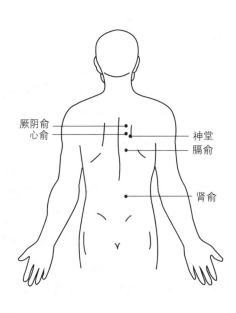

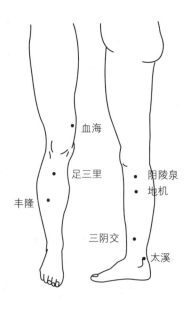

2.方法　用温针法。患者先取俯卧位,皮肤常规消毒后,采用不锈钢毫针,向脊柱方向采用无痛针法斜刺主穴心俞、厥阴俞,缓慢进针0.5~0.8寸,行提插、捻转轻手法,待针下得气后留针。在两穴上施温针灸,剪取4段长2cm左右艾条,用牙签在艾段中间扎一小孔,然后将艾段插在针柄上,点燃施灸,共施3壮,留针30分钟。起针后,患者再取仰卧位,向下斜刺膻中穴0.3~0.5寸,直刺内关穴0.3~0.5寸,行针得气后,在两穴上施温针灸,取用1cm左右艾条,共施3壮;配穴毫针常规操作,施以平补平泻手法,留针30分钟。第1个月每日1次,每隔10天休息2天,1个月后治疗改为每周1次,连续治疗3年。

‖方三‖

1.取穴　膻中、气海、膈俞。

2.方法　用温和灸法加鍉针法。患者平卧位,医者点燃2条艾条,温和灸膻中穴和气海穴,然后侧卧位灸双侧膈俞穴,每穴10~15分钟,至皮肤潮红为度,按照从上至下、从前至后的顺序进行。艾灸完毕后,让患者平卧位,酒精消毒膻中穴,用传统的浅针(鍉针)在膻中穴上搔刮,行平补平泻手法。直至9的倍数,达81次为度。每日治疗1次,12次为1个疗程。连续2个疗程。

‖方四‖

1.取穴　膻中。

2.方法　用温和灸法。患者取平卧位,充分暴露膻中穴部位,用清艾条作灸材。点燃艾条一端后,施灸膻中穴,灸火距皮肤5~10cm。采用温和悬灸法,使患者局部有温热感而无灼痛为宜;施灸10分钟,以局部皮肤呈红晕为度。每日灸治1次,灸治2周为1疗程。

治 疗效果

☞ 廖瑜修用"方一"治疗44例,对照组42例,结果分别显效13、7例,有效26、21例,无效5、14例,总有效率88.6%、66.6%(见《中国民族民间医药》,2009年第5期)。

☞ 吴长岩用"方二"治疗136例,针刺组68例,药物组68例,结果分别显效29、16、14例,有效97、42、43例,无效10、10、11例,总有效率92.6%、85.3%、83.8%(见《中医临床研究》,2009年第1期)。

☞ 林芳用"方三"治疗60例,对照组60例,结果分别显效27、4例,有效30、34例,无效3、22例,总有效率95.0%、63.3%(见《福建中医学院学报》,2008年第1期)。

☞ 沈桂玉用"方四"配合中药治疗84例,对照组83例,显效34、29例,有效45、37例,无效5、17例,总有效率94.1%、79.5%(见《吉林中医药》,2007年第4期)。

处 方荟萃

1.龚远明用温针法。取穴足三里、内关、三阴交、神门、曲池。左右交替取穴,每次取3~4穴。用毫针,垂直进针,平补平泻手法,得气后,针柄上插入1.5~2.0cm艾条,将艾条点燃进行温针灸,待艾条燃尽后取针。每日1次,10天为1疗程,每疗程间隔4天,可连续治疗

3个疗程（见《陕西中医》，1999年第9期）。

2. 谢云用温针法。取穴膻中、中脘、关元。患者平卧，毫针直刺膻中0.3寸，行捻转提插补法；中脘直刺1~1.5寸，行捻转提插泻法；关元直刺1.5~2寸，行补法。行补泻手法2~3分钟后，在以上3穴针柄上套置1~2cm长艾条段，温针灸15~20分钟。10天为1疗程（见《四川中医》，2000年第6期）。

3. 李相援用壮医药线点灸法。取穴：天应穴、心俞（双侧）、至阳、内关（双侧）、膻中以及特殊穴位莲花穴（即按照局部肿块的形状和大小，沿其周边和中部选取一组穴位，此组穴位呈莲花形）。用2号药线点灸，用拇、食指持线的一端，露出线头1~2cm，将线头在酒精灯上点燃，吹灭药线的火苗，快速用线头的火星对准穴位，顺应腕和拇指屈曲动作，拇指稳重而敏捷地将有火星线头直接点按于穴位上，火灭即起为1壮。灸处有轻微灼热感。一般病人1日1次，重者1日2次，10次为1疗程，疗程间休息2~3天（见《针灸临床杂志》，2002年第4期）。

按语

近年来的研究表明，心肌缺血预处理是一种较有效的内源性保护机制。有实验提示，缺血预处理、艾灸预处理均可通过内源性抗凋亡物质的增加而对缺血心肌组织起保护作用。艾灸预处理每日2次更能有效地预防性保护心肌，提高心肌抗凋亡能力，进而提高心肌组织对缺血的耐受性，减轻缺血性心肌损伤，达到预处理的目的。也有临床实验证明，温针灸能明显减少冠心病心绞痛发作频率，改善患者静息心电图ST段、T波，说明温针灸具有改善心肌缺血的作用，对冠心病心绞痛有较好的疗效。

心绞痛只是心脏疾病的一种症状，因此，治疗缓解后应及时治疗原发性疾病，心绞痛严重者需及时配合西药抢救。

在进行临床治疗的同时，还应注意饮食的调控，首先应控制盐的摄入量，少吃盐，每天的盐摄入量控制在6g以下。也要控制脂肪的摄入，减少食用植物油的摄入，每日的总用油量应限制在5~8茶匙。避免食用动物内脏，因为动物内脏含有丰富的脂肪醇，戒烟戒酒，尽量避免吃刺激性食物和胀气食物，如浓茶、咖啡、辣椒、咖喱等；注意少食多餐，切忌暴饮暴食，晚餐也不宜吃得过饱，以免诱发急性心肌梗死。多吃富含维生素和膳食纤维的食物，如新鲜蔬菜、水果、粗粮等；多吃海鱼和大豆有益于冠心病的防治；平时可多吃有利于降血糖和改善冠心病症状的食物，如大蒜、洋葱、山楂、黑木耳、大枣、豆芽、鲤鱼等食物。

三、心律失常

由于心脏激动的起源或传导异常所致的心律或心率改变叫心律失常。心律失常属于中医"心悸"、"怔忡"、"胸痹"、"心痛"等范畴。

病因病理

心律失常可见于各种器质性心脏病，其中以冠心病、心肌病、心肌炎和风心病为多见，尤其在发生心力衰竭或急性心梗时。发生在基本健康者或自主神经功能失调患者中的心律失常也不少见。其他病因尚有电解质或内分泌失调、麻醉、低温、胸腔或心脏手术、药物作用和中枢神经系统疾病等因素引起心肌细胞自律性增高以及折返活动所致。

中医学则认为此症的形成，多由于脏腑气血阴阳虚损、内伤七情、气滞血瘀交互作用致心失所养、心脉失畅而引起，常与心虚胆怯、心血不足、心阳衰弱、水饮内停、瘀血阻络等因素有关，且往往内外因结合而引发。

诊断要点

1. 心律失常表现为心率和心律的异常。

2. 心率异常主要表现为快（每分钟超过100次）或慢（每分钟低于60次）。

3. 心律异常主要表现为早搏、扑动、颤动、停搏、逸搏等。

4. 室上性心动过速可出现心悸、晕厥，心力衰竭；室性心动过速可出现低血压、晕厥、呼吸困难、心绞痛和少尿；房颤可出现晕厥、心力衰竭；室扑和室颤可迅速出现阿—斯综合征；病态窦房结综合征可见头晕乏力、失眠、记忆力减退、反应迟钝，重者可出现阿—斯综合征；房室传导阻滞可出现头昏、乏力、晕厥、抽搐及心功能不全。

治疗方法

▌方一▐

1. 取穴　双侧内关、神门、足三里、三阴交。

2. 方法　用温针法。用毫针直刺1~1.5寸，得气后分别在所选穴位上套上艾灸条2cm，点燃后，温针灸2壮，30分钟后取针，手法为平补平泻。每日1次。10次为1疗程。主治早搏。

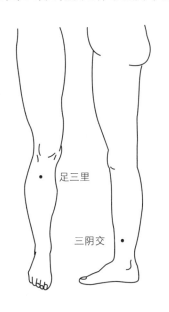
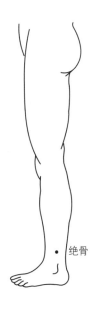

足三里

三阴交

绝骨

▌方二▐

1. 取穴　双侧内关、足三里、三阴交。

2. 方法　用温针法。上穴隔日左右交替使用。操作: 患儿平卧, 全身放松, 选准内关、左足三里、右三阴交, 常规消毒后, 选用直径0.30mm, 长40~60mm毫针, 直刺13~25mm。得气后分别在所选穴位上温针灸2壮, 20分钟后取针。每天1次, 10天为1疗程。主治小儿心律不齐。

▌方三▌

1. 取穴　足三里、绝骨。根据不同病症酌加辅穴。

2. 方法　将陈年细艾绒, 搓捻成黄豆大小的圆锥状艾炷。穴位表面涂抹蒜汁后放上艾炷, 以线香点燃, 待其逐渐燃尽, 去灰, 贴上医用胶布, 促"灸疮"自发。灸后2周内酌进豆类食品等助发物。每次取双侧穴治疗, 每穴仅灸1壮, 1次为1疗程。主治频发性室性早搏。

▌方四▌

1. 取穴　心俞、内关、足三里。心动过速加间使; 心动过缓加厥阴俞、脾俞、郄门; 心律不齐加中脘、关元; 早搏加阴郄、三阴交; 房颤加神门、膻中。

2. 方法　用温和灸法。患者取平卧位, 充分暴露膻中穴部位, 用清艾条作灸材; 点燃艾条一端后, 施灸膻中穴, 灸火距皮肤5~10cm。采用温和悬灸法, 使患者局部有温热感而无灼痛为宜; 每穴灸15~30分钟, 每日1~2次, 10次为1疗程。

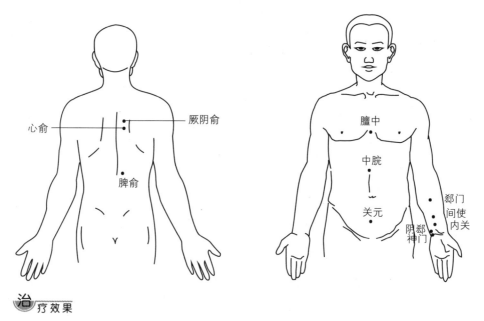

治疗效果

☞ 王晓英用"方一"配合加味附子理中汤治疗早搏45例, 对照组治疗后有效率为88.89%, 治疗组为93.33%。在改善症状上, 治疗组明显优于对照组(见《世界中西医结合杂志》, 2009年第10期)。

☞ 滕旭用"方二"治疗心律失常2个疗程, 结果痊愈12例, 占80.0%; 有效3例, 占

20.0%。总有效率100.0%。其中室性期前收缩12例，痊愈10例，有效2例；室上性期前收缩3例，痊愈2例，有效1例（见《中国针灸》，2005年第11期）。

邓柏颖用"方三"治疗丁某，女，48岁，患频发性室性早搏，胸闷心慌反复发作5年，首诊即取主穴化脓灸，灸后1周灸疮迅发，持续流出脓水60余天，不适之症消失。仅治疗1次便告痊愈（见《四川中医》，2002年第6期）。

穆腊梅用"方四"治疗钱某，男，58岁，心律不齐，自觉心跳，每日灸2次，共灸8次后痊愈（见《实用保健灸法》，1994年华中理工大学出版社出版）。

方荟萃

1. 陈国民用隔药灸法。取姜片厚约3mm，直径约为2.5cm。将艾绒和预先加工成粉状的中药以10:1的量调拌均匀。药用：当归15g，制附子12g，肉桂9g，肉苁蓉、川断、狗脊各12g，丹皮9g，茯苓、益智仁、牛膝各2~3g，木香6g，广郁金9g，泽泻12g，鸡内金6g。上药磨成粉入罐备用。取姜片，上置已调拌均匀的艾绒与中药的混合剂，用手加工成高约2.5cm的圆柱体，分别置于腹部的中脘、神阙、气海、关元、中极、天枢和背部的肾俞、命门、腰阳关、脾俞、胃俞、三焦俞诸穴。在姜片之下垫入纱布进行灸疗。每穴1~2壮，每壮约20分钟。主治早搏（见《辽宁中医杂志》，2001年第5期）。

2. 唐巍用温针法。主穴：膻中、关元、双侧内关、神门。心阳虚衰加命门；阳虚血瘀加双侧膈俞；痰湿壅塞加双侧丰隆。平刺膻中穴，直刺关元、内关及神门。施捻转与提插平补平泻手法；直刺命门穴，施捻转与提插补法，直刺膈俞与丰隆穴，施捻转与提插泻法。诸穴均留针30分钟。留针期间，关元穴施温针灸，即将段长约2cm的艾卷置于关元穴针柄上，将艾卷点燃直至燃尽。针刺与艾灸均每日1次，连续治疗1个月。主治窦性心动过缓（见《针灸临床杂志》，1999年第3期）。

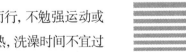

《针灸甲乙经》说："心澹澹而善惊恐，心悲，内关主之"，《内经》也说："阴维为病苦心痛"，故内关是治疗心律失常的主要穴位。内关穴施以温针灸法可达温阳通脉、活血化瘀、祛湿逐痰之目的。临床上心律不齐主要表现为心动过速或心动过缓。针刺内关对脉率具有双向调节作用，故对心动过速和心动过缓者均有一定的疗效。

灸法对心律失常有很好的保健作用，要坚持施灸。治疗期间，患者生活要规律，养成按时作息的习惯，保证睡眠，因为失眠可诱发心律失常。运动要适量，量力而行，不勉强运动或运动过量，不做剧烈及竞赛性活动，可做气功、打太极拳。洗澡水不要太热，洗澡时间不宜过长。养成按时排便习惯，保持大便通畅。饮食要定时定量。节制性生活，不饮浓茶不吸烟。避免着凉，预防感冒。不从事紧张工作，不从事驾驶员工作。对病情严重者，应给予综合治疗。

四、慢性肺源性心脏病

慢性肺源性心脏病又称肺心病，是指由肺部胸廓或肺动脉的慢性病变引起的肺循环阻力增高，致肺动脉高压和右心室肥大，伴或不伴有右心衰竭的一类心脏病。属于中医学"咳喘""肺胀""痰饮"、"水肿"等范畴。

病因病理

慢性肺源性心脏病是由于肺、胸部或肺动脉的慢性病变所致的肺循环阻力增加、肺动脉高压进而引起右心室肥厚、扩大甚至右心衰竭。此病的基础因素是长期的呼吸系统疾患引起肺泡壁毛细血管床的减损和管腔狭窄或闭塞及血液黏稠度加大。

中医认为，肺胀的发生多因久病体虚，反复感邪，致肺虚不能化津，肾虚不能纳气，脾不能转输，痰浊潴留，水气壅肺，阻塞气道，肺气郁滞，不能调节心气血的循行，心气心阳虚衰，无力推动血脉，致使血瘀与痰饮互为影响，气失肃降所致。

诊断要点

1. 有慢性支气管炎、肺气肿及其他引起肺的结构或功能损害而导致肺动脉高压、右心肥大的疾病。

2. 有慢性咳嗽、咯痰症状及肺气肿体征，剑突下有增强的收缩期搏动和（或）三尖瓣区心音明显增强或出现收缩期杂音，肺动脉瓣区第二心音明显亢进（心肺功能代偿期）。在急性呼吸道感染或较剧烈活动后出现心悸、气短及紫绀等症状及右心功能不全的表现（心肺功能失代偿期）。

3. 胸部X线诊断、心电图检查、超声心电图检查、肺功能检查等亦有助于诊断。

治疗方法

1. 取穴　太白（双）、隐白（双）、丰隆（双）、足三里（双）、脾俞（双）、大椎、肺俞（双）、肾俞（双）、内关（双）、膻中。

2. 方法　用艾炷灸法加穴位注射法。将上述穴位分为两组，第一组为太白、丰隆、内关、脾俞、肾俞；第二组为隐白、足三里、大椎、肺俞、膻中。用艾绒做成黄豆大小的艾炷，每穴灸5~7壮。施灸时以患者皮肤潮红为度，注意勿灸伤皮肤，治疗时患者全身有发热感，两组穴位交替使用。穴位注射选用肺俞、肾俞、足三里和大椎穴，缓解期选用鱼腥草注射液4ml，急性发作期在西医对症治疗基础上（治疗方法同对照组的急性期治疗）用青霉素（注射前须作皮试）40万~80万U，以苯甲醇4ml溶解，每个穴位注射1ml注射液，注射时要求患者有酸、胀、麻、痛的感觉。每日治疗1次，10次为1疗程，疗程之间休息5天。

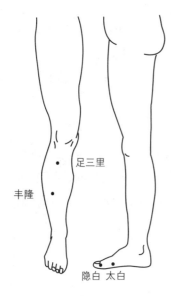

丰隆　足三里　隐白　太白

▍方二▍

1. 取穴　太白、隐白、丰隆、足三里、脾俞、大椎、肺俞、内关、膻中为主穴,随症酌加太渊、定喘等穴。

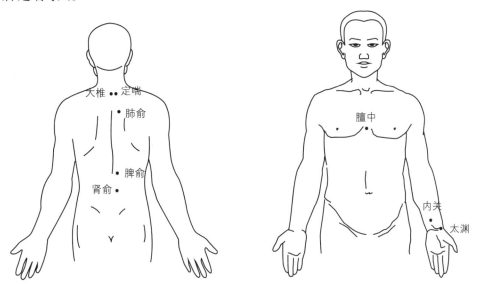

2. 方法　用隔姜灸法。将主穴分为两组,每组4~5个穴位,切取厚约2mm的生姜4~5片,在中心用针穿刺数孔,上置艾炷施灸,每穴3~5壮,以皮肤潮红为度,患者感全身发热,注意勿烫伤皮肤,两组穴位交替使用。穴位注射选用肺俞和大椎穴,缓解期注射药选用鱼腥草针剂4ml,急性发作期用青霉素(注射前需作皮试)40万~80万U,用苯甲醇2ml溶解。穴位局部消毒,根据患者体型选用6~8号针头,每次注射两个穴位,使患者感觉酸胀痛为佳。治疗每日1次,10次为1疗程,疗程间休息5天。

治疗效果

☞ 陈启波用"方一"治疗30例,对照组29例,临床治愈3、0例,显效11、2例,有效13、10例,无效3、17例,有效率90.0%、41.4%(见《广西中医药》,2003年第2期)。

☞ 邹敏用"方二"治疗本病,治疗组疗效明显优于对照组(P<0.05),观察期间治疗组冬春季急性呼吸道感染发生率及严重并发症发生率均明显低于对照组(P<0.05、P<0.01)(见《中国针灸》,1998年第7期)。

处方荟萃

1. 用艾灸法。急性期:取大椎、风门、肺俞、中脘、膻中、内关穴。采用艾炷灸,每穴每次3~5壮,隔日1次,5次为1个疗程。或采用艾条灸,每穴每次3~5分钟,隔日1次,7次为1个疗程。缓解期:取膏肓俞(第4胸椎棘突下,脊柱正中线旁开3寸)、膻中、肺俞、肾俞、足三里穴。采用艾炷灸,每穴每次3~5壮,隔日1次,5次为1个疗程。或采用艾条灸,每穴每次灸3~5分钟,隔日1次,7次为1个疗程。

2. 胡智慧用温针法。取双侧尺泽（平补平泻）、列缺（平补平泻）、太渊（补法）、足三里（补法）、丰隆（泻法）、内关（平补平泻）、气海（补法）。喘甚加定喘、天突；阴虚火旺加三阴交、太溪。将艾段套罩存针柄上，近端离皮肤约2.5cm，在艾段近皮肤端点燃，燃尽后除去灰烬，连灸5个艾段后拔针。以上穴位每天治疗1次，连续针灸10次，期间不休息（见《中国针灸》，2002年第7期）。

按悟

现代研究认为，艾灸有抗感染、改善微循环、改善血液黏稠度的功能，能明显改善肺部的毛细血管床，降低肺动脉高压。缓解期穴位注射鱼腥草注射液能清热解毒，排痰止咳；急性发作期穴位注射青霉素使药物的抗菌消炎作用与针刺对呼吸系统的调节作用有机地结合起来，有效地控制了此病的发作。

五、高血压

原发性高血压是高级神经中枢功能失调引起的全身性疾病，属中医"眩晕"、"头痛"、"肝风"等范畴。

病因病理

原发性高血压西医发病机制至今不十分清楚，目前认为本病是在一定的遗传基础上由多种后天因素作用所致，如饮酒、吸烟、肥胖、社会心理因素及膳食高盐和过多的饱和脂肪酸，交感神经功能失调是其重要环节，交感—肾上腺系统、肾素—血管紧张素系统、血管内皮细胞功能异常及胰岛素抵抗等因素都起着重要的作用。患者血压升高的一个重要原因是外周阻力增高，究其原因是外周小血管痉挛收缩，造成管壁受压、缺血缺氧。这些因素影响了血压的调节功能，从而导致高血压。

中医学认为，导致高血压发病的主要病因如情志过度、劳逸过度、饮食不节等，以及体质、年龄、性别等因素对其发病均有一定的影响，这些因素都或多或少地影响脾胃功能，脾胃功能的异常变化，又影响气血之冲和，以致气血紊乱导致升降失常、阴阳失调，从而使血压升高。

诊断要点

1. 血压增高达到高血压标准并除外继发性高血压者，即可诊断为高血压病。

2. 可有头痛、头晕、头涨、耳鸣、失眠、心悸、注意力不集中、烦躁易怒、乏力等。

3. 根据脏器受累的程度可分为三期。

4. 症状性高血压可有原发病证候。

治疗方法

‖方一‖

1. 取穴　涌泉。

2. 方法　用温和灸法。用纯艾条作灸料，选涌泉穴（足底前1/3与后2/3交叉点），同时悬灸双侧穴位。灸火距皮肤0.5~1.5寸,采用温和悬灸法,使患者有温热感,而无灼痛为宜。持续30分钟。

▌方二▐

1. 取穴　足三里。

2. 方法　用瘢痕灸法。患者仰卧位,取双侧足三里穴,做好标记,常规消毒。取2%利多卡因1ml,穴处皮肤局麻后用自制底直径为0.5cm的锥形艾炷直接置于穴位上,点燃后待其自燃。艾灸以穴位处皮肤有灼伤为度,灸2~4壮;擦净艾炷灰烬,胶布密封,2天后清除灸疮处的皮肤,再次敷以胶布促其化脓,3~4天后即可清疮除脓。局部消毒处理后,形成一直径为0.8~1cm、深为0.2~0.3cm的灸疮。待其自行干燥结痂,约两个月结痂脱落,形成瘢痕,此间不定期测量血压。

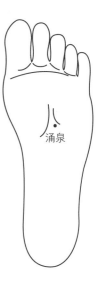

▌方三▐

1. 取穴　主穴:百会、太阳(双侧)、风池(双侧)、太冲(双侧)、内关(双侧)、合谷(双侧)、曲池(双侧)。配穴:肝阳上亢加取行间(双侧);痰湿内阻加取足三里(双侧)、丰隆(双侧);阴阳两虚加取关元、足三里(双侧)、太溪(双侧)。

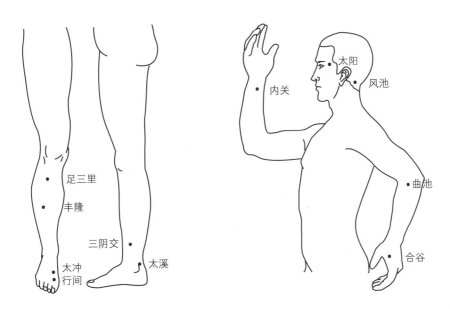

2. 方法　用周氏点灸笔法。病人取坐位或卧位。将所需取穴处垫上药纸,快速点灸5~7次,重点穴位点灸7~10次。一般不起水疱,个别起水疱者不需处理可自愈。肝阳上亢型,一般可快速点灸5~7次。痰湿内阻者,快速点灸穴位5~10次,重点穴重灸2~3次,有水疱不需要处理。阴阳两虚型点灸5~10次,重点穴快速点灸10~15次。

▌方四▐

1. 取穴　神阙。

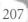

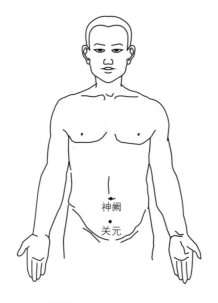
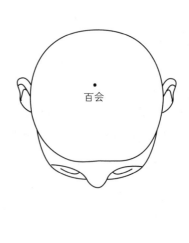

2．方法　用隔药灸法。先以温开水调面粉，然后捏成圆圈状（周长约12cm，粗约2cm），面圈的中间孔应与患者的脐孔大小一致（直径约1.5cm），备用。令患者仰卧位，充分暴露脐部，用75%酒精对脐部常规消毒后，将面圈绕脐一周，取少许麝香（如小米粒大）置于脐内，然后取自制药末适量（8~10g），填满脐孔，取艾炷（直径约2cm，高约2cm）置于药末上，连续施灸10壮，约2小时。灸后用医用胶布固封脐中药末，2天后自行揭下，并用温开水清洗脐部。每周治疗2次，连续治疗1个月为1疗程。主治高血压肝阳上亢证。

治 **疗效果**

☞ 安素琪用"方一"治疗50例，其收缩压和舒张压疗效分别为无效14、6例，有效16、15例，显效20、29例，总有效率72%、88%（见《北京中医》，1995年第6期）。

☞ 王国明用"方二"治疗178例，其中显效66例，占37.08%；有效91例，占51.12%；无效21例，占11.80%。总有效率为88.20%（见《中国中医药信息杂志》，2006年第1期）。

☞ 张碧波用"方三"治疗350例，肝阳上亢211例，湿痰内阻107例，气血两虚32例，有效率100%（见《针灸临床杂志》，1997年第12期）。

☞ 张昆用"方四"治疗高血压肝阳上亢型30例，对照组21例，显效12、3例，有效15、12例，无效3、6例，总有效率90.0%、71.4%（见《浙江中医杂志》，2007年第7期）。

处 **方荟萃**

1．任宇丁用艾炷灸法。取穴：肝肾阴虚型取关元、足三里（双侧）、涌泉（双侧）；痰湿瘀阻型取百会、神阙、足三里（双侧）（见《新疆中医药》，2003年第4期）。

（1）肝肾不足型：患者取仰卧位，于双涌泉穴上分别涂少量凡士林，将高0.5cm，底部直径0.5cm，如麦粒大小艾炷置于穴位上，用线香点燃艾炷，燃至患者感觉有灼热感后用镊子取下, 换另一艾炷进行艾灸, 每穴各灸27壮。关元穴、双足三里穴分别用高1cm, 底部直径1cm的艾炷直接置于穴位上, 用线香点燃艾炷, 燃至患者感觉有灼热感时用镊子取下, 换另一艾炷进行灸治, 每穴各灸21壮, 共治疗10天。

（2）痰湿瘀阻型：患者先取坐位, 于百会穴上置高0.5cm, 底部直径0.5cm, 如麦粒大小的艾炷, 用线香点燃, 燃至患者感觉到有灼热感后用镊子取下, 换另一艾炷进行艾灸, 共灸27壮。患者接着取仰卧位, 在神阙穴上放置食盐至与腹壁平齐, 将艾炷分别置于神阙穴及双足三里穴上（艾炷高1cm, 底部直径1cm）, 用线香点燃艾炷, 患者感觉到灼热时用镊子取下, 换另一艾炷进行艾灸, 每穴各灸21壮, 共治疗10天。

2. 金日霞用艾灸仪法。用DAJ—10型多功能艾灸仪进行灸法治疗。取穴：百会、内关、关元、双侧足三里、双侧涌泉穴。选用多功能艾灸仪, 每日灸1次, 施灸材料选用艾绒, 每次30分钟, 温度40~50℃, 10日为1疗程（见《辽宁中医杂志》, 2008年第7期）。

3. 王宁用隔药灸法。先以温开水调面粉成圆圈状（长约12cm, 粗约2cm）, 面圈的中间孔应与患者脐孔大小一致（直径约1.5cm）, 备用。芪香散药末制作：生黄芪、杜仲、益母草、桑寄生、夜交藤、茯神、栀子、黄芩各9g, 田七、五味子、川牛膝、天麻、钩藤各12g等, 将药物混合, 进行超微粉碎, 取药末备用; 麝香1g单用。令患者仰卧位, 充分暴露脐部, 用75%酒精在脐局部常规消毒后, 将面圈绕脐一周, 取少许麝香（如小米粒大）置于脐内, 然后取自制药末适量（8~10g）, 填满脐孔, 将艾炷（直径约2cm, 高约2cm）置于药末上, 连续施灸10壮, 约2小时。灸后用医用胶布封固脐中药末, 2天后自行揭下, 并用温开水清洗脐部。每周治疗2次, 连续治疗1个月为1疗程（见《四川中医》, 2007年第4期）。

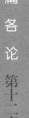

4. 袁明用化脓灸法。用米粒状艾炷直接灸足三里、绝骨穴, 两足两穴交替使用（即左足三里右绝骨）。每穴艾炷连灸7壮后, 用胶布封固, 目的是促成灸疮。灸疮形成后, 每天换胶布, 灸疮周围用75%酒精棉球消毒, 灸疮处用干棉球吸干。每月灸1次。8次为1个疗程。第2疗程分季节灸, 即二分二至、四立（春分、秋分、冬至、夏至, 立春、立秋、立夏、立冬）（见《上海针灸杂志》, 1995年第3期）。

按语

有人观察证明, 针刺、艾灸和针加灸均有较好的降压作用。但从降压有效率来看, 艾灸组偏低, 虽然经统计处理三组间无差异, 但在高血压病即时降压方法的选择上, 似以针刺和针加灸为好, 因此, 在临床时, 最好使用针刺加灸或用温针灸效佳, 但在辨证分型上, 对虚证还是应以灸为主。故不能一概而论。另外, 从显效率来看治疗重型病人明显优于中、轻型, 说明血压越高, 下降效果越明显。辨证分型上, 治疗阴阳两虚型明显优于其他两型, 其次为肝火上亢型。

临床上, 有一种高血压是由颈椎病引起, 叫颈性高血压, 有人用温针灸加药物离子透入治疗, 取得较好疗效。取穴：①风池（双）、百劳（双）；②经外奇穴；③取颈华佗夹脊十二穴。三组穴每天一组，交替交叉针灸。每穴均用温针灸，1寸艾炷插在针柄上灸2次。针灸后，将中药煎剂用脉冲骨质增生治疗仪在颈部药离子导入30分钟。中药处方：葛根、公英、干姜、威灵仙、草决明各30g，防己、秦艽、桃仁、白芷、羌活、红花、生川草乌（各）、生乳没（各）、牛膝各20g。每日1次，12次为1疗程，每个疗程间隔3~5天。治疗3个疗程。

六、低血压

低血压是指动脉血压的收缩压低于90mmHg，舒张压低于60mmHg。中医将其归为"眩晕"、"心悸"、"虚劳"的范畴。

病因病理

急性低血压是指患者血压由正常或较高的水平突然而明显下降，临床上常因脑、心、肾等重要脏器缺血出现头晕、眼黑、肢软、冷汗、心悸、少尿等症状，严重者表现为晕厥或休克。慢性低血压是指血压持续低于正常范围的状态，其中多数与患者体质、年龄或遗传等因素有关，临床称之为体质性低血压；部分患者的低血压发生与体位变化（尤其直立位）有关，称为体位性低血压；而与神经、内分泌、心血管等系统疾病有关的低血压称之为继发性低血压。

中医学认为，本病由先天不足加之后天失养所致，或久病致虚，或思虑过度劳损心脾，致气血不足。气虚为阳虚之渐，阳虚为气虚之甚，即低血压病机是气虚或阳虚，气血失畅。病位在心、脾、肾，病理变化为气虚或阳虚，兼见阴虚、血虚及血瘀诸证，升举鼓动无力，脉道压力下降而发病。

诊断要点

1. 有起立或久站后头晕、头痛、眼花或恶心呕吐、晕厥病史。

2. 测量卧位及立位间的血压变动，表现为直立时收缩压与舒张压降低（收缩压降低6.0~6.67kPa即可诊断）。

3. 伴有其他自主神经功能紊乱或躯体神经系统损害症状。

4. 注意本病与一般的晕厥和自主神经性神经功能障碍的一些疾病相鉴别。

治疗方法

‖方一‖

1. 取穴　百会。

2. 方法　用温和灸法。卧位或坐位，将艾条一端点燃，右手持点燃艾条在距百会3cm处以温和灸法施灸，左手食、中指置于百会穴两侧，按压头发并可自感温度，以便于随时调节施灸距离。每日施灸15分钟，每日1次，10次为1疗程。

‖方二‖

1. 取穴　百会、关元、气海、足三里。

2. 方法　用温和灸法。在百会用艾卷施温和灸，每次20分钟；在关元、气海、足三里穴以艾炷施直接灸，每穴灸5~7壮，灸至穴位局部皮肤出现轻度红晕。灸时施用补法，即不吹火，待其燃尽后去之，然后手按其孔穴。以上灸治每日1次，10次为1个疗程。疗程结束后休息2~3天再行下1疗程。

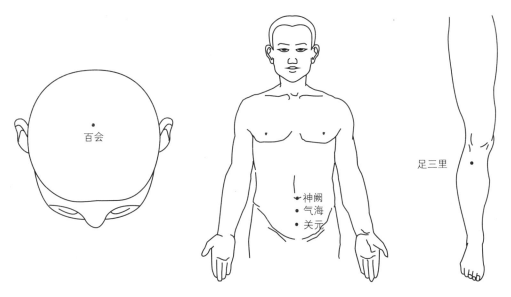

§方三

1. 取穴　神阙、气海、关元、双侧足三里。

2. 方法　用艾灸仪法。选用齐齐哈尔中医仪器厂生产的DAJ—10型多功能艾灸仪，每日灸1次，施灸材料选用艾绒，每次30分钟，温度40~50℃，10日为1个疗程。

§方四

1. 取穴　百会、足三里。

2. 方法　用温和灸加耳压法。取仰卧位，医者持点燃艾条在距穴位2~3cm高度以温和灸法施治，注意灸百会时用另一只手按压患者头发并自感温度，以免灼焦头发及便于随时调节施灸距离，每次每穴施灸10分钟，每日1次。耳压选穴为脑、肾、心、屏间、下屏尖。耳郭用75%酒精棉球消毒，选准穴位，用0.5cm²的胶布将王不留行药籽固定于穴位上，并嘱患者多次按压之，使局部有痛、热感，每次1耳，每日1次，双耳交替。

治疗效果

☞ 袁军用"方一"治疗22例，经灸1~2疗程，痊愈16例，占72.7%；好转5例，占22.7%；无效1例，占4.6%（《中国针灸》，1996年第11期）。

☞ 王秀君用"方二"取穴治疗27例，显效12例，有效13例，无效2例，总有效率93%（见《浙江中医杂志》，2001年第3期）。

☞ 金日霞用"方三"治疗低血压60例，其升压和症状改善效果分别为治愈5、4例，显效19、23例，有效25、28例，无效11、5例，总有效率81.7%、91.7%（见《实用中医内科杂志》，2009年第5期）。

☞ 袁军用"方四"治疗28例，对照组24例，分别痊愈18、7例，好转8、14例，无效2、3例，总有效率92.86%、87.50%（见《临床荟萃》，2003年第18期）。

处方荟萃

1. 麻福昌用隔药灸法。病员取仰卧位，松解带束，以防压迫阻滞经气，然后取准穴；采用艾条1~3根同时点燃灸熨于穴（或隔附片、干姜等物间接灸，或用麦粒灶直接灸），至少28.8分钟（以营气每昼夜运行周身50次推算）或2~3倍时间长，直至回复阳气，病情稳定（见《中国针灸》，1998年第1期）。

2. 取穴气海，膈俞，足三里。施术时先令患者取舒适仰卧体位，将气海、足三里处充分暴露，术者右手如持笔写字状拿灸用艾条，使艾条与局部皮肤成45度角，将艾条点燃端对准穴位处（点燃端的艾头与皮肤的距离一寸左右），以患者感觉局部温热、术者视之泛红但不致烫伤皮肤为度，施温和灸15分钟；然后患者改为舒适俯卧位将膈俞穴处暴露，如前法施温和灸15分钟。每日1次，15次1疗程（引自"价值中国网"）。

按语

本病属中医眩晕范畴，多因气血不足、脑失充养所致。所灸诸穴中，百会最为常用。《灵枢·海论》曰："脑为髓之海，其输上在于其盖，下在风府……髓海不足，则脑转耳鸣，胫酸眩冒，目无所见，懈怠安卧。"百会为诸阳之会，可贯通诸阳之经，是气血输注出入脑海的重要穴位，灸补之可升阳益气，助精血上承头脑；足三里为足阳明经之合穴，强壮保健要穴，灸补之，可健脾益气养血，扶正培元；加之耳穴脑、肾、心等共同作用，调整气血阴阳，使气血得补，清阳得升，诸症消失。

临床上艾灸治疗慢性低血压具有肯定的疗效，中远期效果好，从根本上调整患者阴阳，使之"阴平阳秘"。在施灸时，不吹艾火，待艾灶自行徐徐燃尽自灭，故灸法时间长，火力微而温和持久，徐入缓进，透达深远，连绵不断，自能循经内达脏腑，直趋病所，温通其经脉，补阳益气，行气活血，升举清阳，补髓充脑，使气血通畅，机能旺盛，而疾病得愈。

七、高脂血症

高脂血症是机体内一种或几种脂类代谢失调，致使血中一种或者几种脂质或成分出现明显异常所致。该病属于中医"痰湿""瘀血"范畴。

病因病理

现代医学研究结果明确地提示，生理和病理（包括滥用药物所致等）变化所引起的激素（如胰岛素；甲状腺素、肾上腺皮质激素等）的改变以及代谢（尤其是糖代谢）的异常，均可引起高脂血症。特别是中年以后，血脂代谢很容易发生代谢障碍而出现高密度脂蛋白下降，清除血脂的能力下降，而甘油三酯、胆固醇升高，导致高脂血症。

中医认为高脂血症病机为素体脾虚，痰湿内盛，运化不利，致脂浊郁积；或阳盛之体，胃火素旺，恣食肥甘，致痰热壅积，化为脂浊；或痰积日久，入络成瘀，而使痰瘀滞留；或年高体虚，脏气衰减，肝肾阴虚，阴不化血，为痰浊，痰积血瘀，亦可化为脂浊，滞留体内而为病。

诊断要点

根据血清总胆固醇、甘油三酯和高密度脂蛋白—胆固醇的测定结果，通常将高血脂症分为以下四种类型：

1. 高胆固醇血症：血清总胆固醇含量增高，超过572mmol/L，而甘油三酯含量正常，即甘油三酯<1.70mmol/L。

2. 高甘油三酯血症：血清甘油三酯含量增高，超过1.70mmol/L，而总胆固醇含量正常，即总胆固醇<5.72mmol/L。

3. 混合型高脂血症：血清总胆固醇和甘油三酯含量均增高，即总胆固醇超过572mmol/L，甘油三酯超过1.70mmol/L。

4. 低高密度脂蛋白血症：血清高密度脂蛋白-胆固醇（HDL-胆固醇）含量降低，<9.0mmol/L。

治疗方法

‖方一‖

1. 取穴　丰隆、足三里。

2. 方法　用回旋灸法。选用灸用太乙药条，点燃一端，在相距穴位皮肤10cm处，以穴位为中心直径5mm范围内回旋灸，每个穴位灸5分钟，共治疗25分钟。艾灸时以患者穴位处皮肤感到热而不烫能够接受且较舒适为度。每日1次，30次为1个疗程。

‖方二‖

1. 取穴　悬钟、足三里。

2. 方法　用艾炷灸法。取陈年艾绒，捻成麦粒样大小的圆锥形艾炷，另将医用胶布剪成圆形一起备用。穴位表面轻抹大蒜汁（或芦荟汁），将艾炷置于穴位上，以线香点燃，之后医者双手合拢围在穴周，让艾炷自行燃烧，当患者感觉穴位有灼热感时，嘱其忍耐勿动。同时，医者发出口令，患者跟随重复，由1慢慢数至9时，待艾炷燃尽，去灰，贴上胶布，并于灸后2周内酌进豆类等"助发物"促灸疮早发。半月内若胶布脱落，还需重新贴上。每次每穴只灸1壮，1次为1疗程。

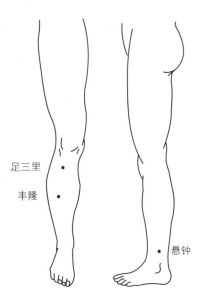

足三里
丰隆
悬钟

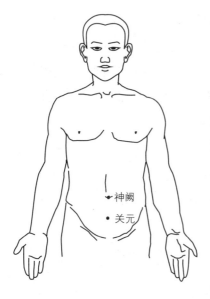

神阙
关元

方三

1. 取穴 关元、丰隆。

2. 方法 用温和灸法。用特制的降脂药灸条进行温和灸，药物灸条以决明子、红花、公丁香、硫黄等七味药加艾绒做成。施灸时将艾条的一端点燃，对准应灸的腧穴部位或患处，距皮肤2~3cm处进行熏烤。熏烤使患者局部有温热感而无灼痛为宜，一般每处灸3~5分钟，至皮肤出现红晕为度。每穴15分钟，每日1次，共灸35天。

方四

1. 取穴 神阙、足三里。

2. 方法 用温和灸法。施灸时将艾条的一端点燃，对准应灸的腧穴部位或患处，距皮肤2~3cm处进行熏烤。熏烤使患者局部有温热感而无灼痛为宜，一般每处灸3~5分钟，至皮肤出现红晕为度。每穴每次10分钟，隔日1次。

治疗效果

☞ 魏红沁用"方一"治疗本病34例，对照组32例，分别显效12、11例，有效11、10例，无效11、11例，总有效率67.6%、65.6%（见《上海针灸杂志》，2009年第12期）。

☞ 邓柏颖用"方二"治疗48例中，临床控制12例，显效19例，有效16例，无效1例，总有效率为97.9%（见《新中医》，2002年第9期）。

☞ 高耀华用"方三"治疗40例，对照组22例，临床控制6、0例，显效12、6例，有效16、7例，无效6、9例，总有效率85.0%、59.1%（见《中国针灸》，2000年第2期）。

☞ 吴中朝用"方四"治疗本病76例，结果表明艾灸对老年组及老年前期组血浆中TC、TG含量指标均有明显改善。其中TC含量老年组下降尤为显著（见《南京中医药大学学报》，1996年第5期）。

处方荟萃

1. 李爱军用隔药灸法。使用自制药饼灸（丹参10g、泽泻20g、何首乌20g、当归15g、云苓15g、白术12g、薄荷10g、甘草15g、山楂15g，上述药物研末，姜汁调，制成直径5mm的药饼），将小艾炷放于药饼上点燃施灸，每穴3壮。选穴：①巨阙、天枢、丰隆；②脾俞、心俞、肝俞。以上穴位均取双侧，两组穴位交替使用，每日1次（见《广西中医药》，2007年第3期）。

2. 李建平用回旋灸法。取穴：手三里、足三里、神阙。选用灸用太乙药条，在相距穴位皮肤10cm处，在以穴位为中心直径5cm范围内回旋灸，每个穴位灸5分钟，共治疗25分钟。每日1次，30次为1疗程，共治疗3个疗程（90天）（见《中国针灸》，2005年第11期）。

3. 王国明用瘢痕灸法。患者仰卧位，双侧足三里穴常规消毒。取利多卡因1ml，穴处皮肤局麻后用自制底部直径0.5cm的锥形艾炷直接置于穴位上,点燃后待其自尽,艾灸以穴位处皮肤有灼伤为度,灸2~4壮。擦净艾炷灰烬,胶布密封,2天后清除灸疮处的皮肤,再次敷以胶布,促其化脓,3~4天后即可清疮除脓,局部做消毒处理。足三里穴处形成一直0.8~1cm、深0.2~0.3cm的灸疮,待其自行干燥结痂,约2个月后结痂脱落,形成瘢痕(见《中国中医药信息杂志》,2000年第11期)。

艾灸前后对老年前期、老年期高脂血症者血脂研究表明,艾灸能明显降低其总胆固醇、甘油三酯的含量,且艾灸以后其发病所占全部受检人数的百分率下降,前后对比有非常显著意义,且其不同类型的高脂血症的含量都得到有效改善,显示其艾灸调脂的良好作用。

经灸治后的降脂和血液流变学变化效果提示,对阳亢型的纤维蛋白原和全血比黏度的下降较显著($P<0.05$),HDL—ch的升高具有极显著差异($P<0.01$)。阴虚型的血沉方程K值、红细胞压积和全血比黏度的改善也非常显著($P<0.05~0.001$)。但对风痰和气虚型各项指标变化,均无统计学意义。

本病在治疗过程中,改变生活方式对增加疗效十分必要,应限制高脂肪食品:严格选择胆固醇含量低的食品。改变做菜方式:做菜少放油,尽量以蒸、煮、凉拌为主。少吃煎炸食品,限制甜食,减轻体重,加强体力活动和体育锻炼,戒烟,少饮酒,避免过度紧张。

八、贫血

循环血液中的红细胞数或血红蛋白量低于正常时,称为贫血,是缺铁性贫血、巨幼细胞性贫血、溶血性贫血、再生障碍性贫血和其他继发性贫血等的总称。中医学属于"血虚"、"虚劳"等范畴。

病因病理

现代医学认为,贫血的原因很多,但就发病机理来说,基本上不外乎造血不良、红细胞过度破坏以及急性或慢性失血等三种。其生理病理学基础是血红蛋白减少、血液携氧能力减低、全身组织和器官有一定的缺氧变化等。

中医认为血液的生成与心脾肾三脏功能正常与否有关。主要是先天不足,后天失养,心、脾、肾三脏虚弱或功能失调所致;或因饮食摄入不足,营养缺乏;或由久病体虚,失血过多等原因所引起。

诊断要点

1. 贫血症状表现涉及全身多个器官系统。应注意起病急缓、发展过程及其特征性表现。如急性再生障碍性贫血常起病较急,贫血进行性加重,慢性再生障碍性贫血、缺铁性贫血、慢性溶血性贫血则常起病缓慢。急性溶血起病急骤、寒战、高热、肌肉酸痛。巨幼细胞贫血常有口舌炎及灼痛。贫血伴有咽下困难及胸骨后疼痛,应想到缺铁性贫血。贫血伴

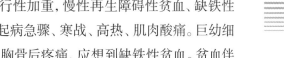

有出血及发热或感染，多见于急性再生障碍性贫血、白血病和恶性组织细胞病等。

2. 成人男子的Hb低于12g/dl，成人女子的Hb低于11g/dl，即为贫血。Hb9~11g/dl为轻度贫血，6~9g/dl为中度贫血，3~6g/dl为重度贫血，低于3g/dl为极重度贫血。

3. 为了确诊是哪一类型的贫血，还需进行网织红细胞计数、红细胞体积（MCV）及红细胞平均血红蛋白浓度（MCHC）、外周血涂片、骨髓穿刺涂片等检查。

治疗方法

‖方一‖

1. 取穴　①足三里（双侧）；②肾俞（双侧）、命门。

2. 方法　用灸盒灸法。两组穴位交替使用，在灸盒中与肾俞、命门穴对应的部位放置适量艾绒，同时灸之；足三里用艾条灸。每晚1次，每次灸10分钟左右，或以皮肤潮红为度，共治疗1周。

‖方二‖

1. 取穴　①华佗夹脊、大椎；②足三里、膈俞、脾俞、膏肓俞。神疲乏力加关元、气海；心慌失眠加心俞、神门；畏冷加命门、肾俞；不思饮食加中脘、三阴交；升红细胞加悬钟。

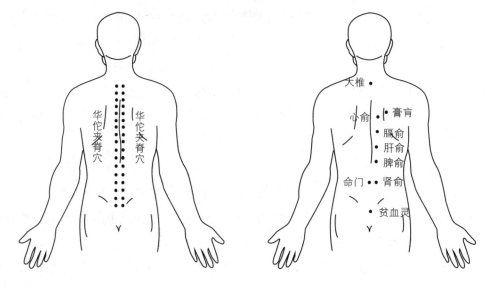

2. 方法　用温和灸法。将艾条一端用火点燃，在距穴位高度2~3cm处熏灸，以患者感到穴位皮肤处有灼热感为度，每穴灸15~20分钟，每日1次，10~15次为1个疗程。

‖方三‖

1. 取穴　脾俞、肾俞、肝俞、膏肓俞、关元、足三里、血海、三阴交。

2. 方法　用艾炷隔归脾丸灸，每次取5~6穴，取归脾丸切薄片，将药片置于穴位上，艾炷放在药片上，点燃各灸3~5壮，每日或隔日灸1次，15次为1个疗程。

方四

1. 取穴　足三里、贫血灵（尾骨尖上4横指）。

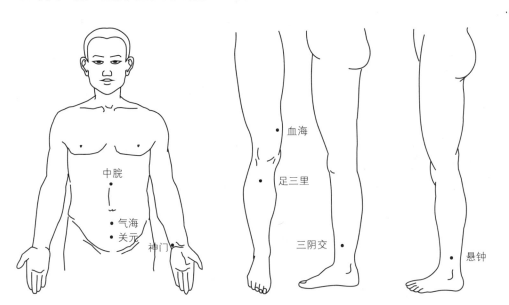

2. 方法　用艾条灸法。施灸时将艾条的一端点燃，对准应灸的腧穴部位或患处，距皮肤2~3cm进行熏烤。熏烤使患者局部有温热感而无灼痛为宜，一般每处灸3~5分钟，至皮肤出现红晕为度。也可同时使用回旋灸法和雀啄灸法、摆尾法。每一个穴位灸10~20分钟。每天治疗1次，10次为1疗程。

治疗效果

祁晓华用"方一"对30名运动员进行试验后表明，用灸法治疗能够较快地提高机体血红蛋白含量，对运动性贫血有一定的预防作用（见《南京中医药大学学报》，2003年第6期）。

穆腊梅用"方二"治疗徐某，男，25岁，贫血，血色素60g/L，食欲差，肢体无力，用"方二"治疗5周后，血色素增至100g/L，7周后痊愈（见《实用保健灸法》，1994年华中理工大学出版社出版）。

程爵棠用"方三"治疗再生障碍性贫血及其他贫血，屡用屡效（见《艾灸疗法治百病》，2009年人民军医出版社出版）。

作者用"方四"治疗5例，全部治愈。

处方荟萃

1. 肖少卿用艾炷灸法。取穴膈俞、脾俞、三焦俞、关元、足三里，每日各灸小艾炷5壮，每日灸治。如为急性贫血，于上列诸穴针刺外，并于穴之上、下、左、右行皮肤针，萎黄病取百会、天柱、身柱、至阳、脾俞、三焦俞、关元、足三里、三阴交。每日或间日用小艾炷灸各

下篇　各论　第十二章　内科疾病

217

穴3~7壮,持续2~3月(见《中国灸法治疗学》,2009年宁夏人民出版社出版)。

2. 赵时碧用雷火灸法。灸疗部位:双膝部、腰1椎至骶椎;穴位:中脘、关元、气海、足三里、内关、三阴交、脾俞。患者仰卧。点燃2支药,固定在双头灸具上。距离双膝部2~3cm,分别用旋转法灸疗,每旋转10次为1壮,灸至皮肤发红,整个膝部内发热为度;俯卧位,灸腰3椎至骶椎,用纵向灸法,距离皮肤2~3cm,上下来回为1次,每10次为1壮,每壮之间用手压一压,灸至腰椎整个骶骨皮肤发红,深部组织发热为度;灸中脘、关元、气海、足三里、内关、三阴交、脾俞,距离皮肤2cm,用小螺旋形法,每旋转10次为1壮,每穴各灸8壮。每天灸疗1次,10天为1个疗程,1个疗程后,休息5天(见《中国雷火灸疗法》,2008年上海远东出版社出版)。

3. 用艾条悬灸灸法。取穴关元、足三里、三阴交、膈俞、血海。气血两虚者加心俞、脾俞、太白、神门;脾胃虚弱者加脾俞、胃俞。每次选用3~5个穴位,每穴每次灸治10~15分钟,每日灸治1次,10次为1个疗程(引自"放心医苑网")。

按语

灸法治疗血虚有较好疗效,但临床上应找出导致贫血的原因,明确诊断,对症治疗,才能保证疗效的持久。中医学对此有深刻认识,《灸法秘传》记载:"劳伤,先灸大椎,并灸胆俞;久嗽劳热者,灸肺俞;久虚不食者,灸上脘;真气虚弱者,灸气海;男子血损者,灸天枢;女子阴虚,灸足三里;凡是一切虚损劳瘵,及至形神大惫,惟灸膏肓穴可冀挽回,否则无救矣。"

足三里是治疗贫血的重要穴位,有资料表明,悬灸足三里能明显改善疳积大鼠的贫血及提升疳积大鼠降低的血细胞含量,含量的增加势必就会有吞噬功能、进攻各种细菌的能力、抵抗外邪入侵等免疫及其他功能的增强。从而提高其免疫功能。

失血过多、出现生命危险时须输血挽救生命,无性命之忧后,可再施灸。每个疗程后,可做血常规检查,观察红细胞计数,不继续降低,有所增长,就可继续灸疗下去;若继续下降立即采取进一步检查或综合用药。还可结合服用补铁、补维生素B$_{12}$治疗。

贫血之症,应注意饮食疗养和药物的助治,如缺铁性贫血或食猪肝,或以铁剂补之等。

九、特发性血小板减少性紫癜

特发性血小板减少性紫癜是一种血小板自身抗体与血小板结合,引起血小板破坏,生存期缩短所致的血小板减少性疾病。本病属于中医"血证""衄血""发斑"等范畴。

病因病理

本病的病因及发病机制尚未完全阐明。急性型多发生于急性病毒性上呼吸道感染痊愈之后,提示血小板减少与对原发感染的免疫反应时间有关。慢性型患者中约半数可测出血清中有抗血小板抗体。

中医学认为,由于热毒炽盛,气不摄血,致使血妄行;或可能为肝实脾虚,肝木凌土,脾不统血而引发该病。病情长久不愈会导致脾肾阳虚或肝肾阴虚。

诊断要点

1. 多次化验检查血小板计数减少。

2. 骨髓检查巨核细胞数增多或正常,有成熟障碍。

3. 脾脏不增大或仅轻度增大。

4. 以下五点应具备任何一点:①泼尼松治疗有效。②切脾治疗有效。③PaIgG增多。④PAC增多。血小板寿命缩短。排除继发性血小板减少症。急性ITP血小板明显减少,通常小于$20×10^9$/L。慢性ITP多次化验血小板减少,多为($30～80$)×10^9/L。

治疗方法

▌方一▐

1. 取穴　关元、气海、血海、三阴交、足三里、膈俞、命门。

2. 方法　用温针灸法。膈俞斜刺0.5～0.8寸,命门向上斜刺0.5～1寸,其余穴位直刺1.0～1.2寸,行拇指向前为主的捻转结合重按轻提的补法得气后,将针留在适当的深度,留针期间对关元、气海、足三里、膈俞、命门施温针灸,在针柄上穿置长约2cm的艾卷施灸,连灸2壮,待燃尽后将针取出。每周治疗3次,4周为1疗程。

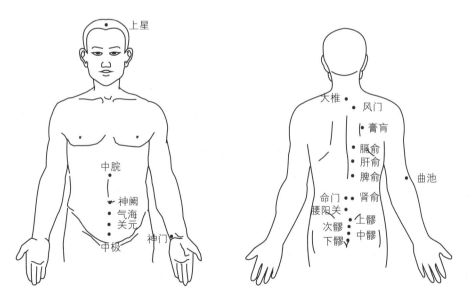

▌方二▐

1. 取穴　命门、次髎。

2. 方法　用艾炷灸。患者俯卧,在上述穴位上敷以丁桂散干粉,将直径3.0cm、厚1.0cm的3枚附子饼置于干粉上,药饼上放以大艾炷(每炷1.2g),连灸5壮隔日1次,5周为1个

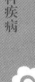

疗程, 可连续治疗2个疗程。

▌方三▐

1. 取穴　八髎、腰阳关、足三里、三阴交。配穴: 月经过多, 加隐白、关元; 病久贫血, 加膈俞、膏肓; 尿血, 加中极; 鼻出血, 加上星; 体质弱, 加大椎、命门、气海; 久不愈, 加肝俞、脾俞、肾俞。

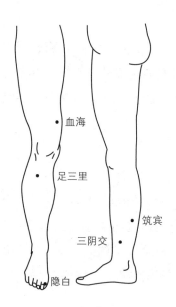

2. 方法　用无瘢痕灸法。先将施灸部位涂以少量大蒜汁或凡士林, 以增加黏附作用, 再放上艾炷点燃, 当艾炷燃剩2/5左右, 病人感到灼痛时, 马上用镊子将艾炷夹去或压灭, 更换新艾炷再灸。灸5~7壮, 以局部皮肤充血起红晕为度。每日治疗1次, 10次为1疗程。

▌方四▐

1. 取穴　热盛迫血: 风门、膈俞、曲池、血海、筑宾; 阴虚火旺: 肝俞、肾俞、三阴交、上髎、次髎; 气不摄血: 气海、关元、中脘、神阙、腰阳关、足三里。

2. 方法　用艾条灸法。每次选用3~5个穴位, 每穴灸10~20分钟。每日治疗1次, 10次为1疗程。气不摄血用隔姜灸法, 每日治疗1次, 每次约45分钟, 10次为1疗程。

治疗效果

☞ 黄乐春用"方一"治疗30例, 针刺组30例, 结果分别显效3、4例, 良效8、11例, 进步14、12例, 无效5、3例, 总有效率83.3%、90.00%(见《中医外治杂志》, 2008年第6期)。

☞ 殷之放用"方二"治疗25例, 对照组25例, 分别治愈6、3例, 显效5、5例, 有效6、7例, 无效6、9例, 总有效率76.0%、64.0%(见《上海针灸杂志》, 2001年第4期)。

☞ 穆腊梅用"方三"治疗邹某, 女, 25岁, 患血小板减少病程4年, 血小板计数为63×10^9/L。治疗10次后, 血小板为190×10^9/L(见《实用保健灸法》, 1994年华中理工大学出版社出版)。

张奇文用"方四"治疗蔡某,女,38岁,患紫癜1年,血小板计数450×10⁹/L,用"方四"治疗10次,增至142×10⁹/L,症状消失(见《中国灸法大全》,2004年天津科技出版社出版)。

处 方荟萃

1. 用隔姜灸法。取穴:次髎、腰阳关。令患者俯卧床上,充分暴露穴位。先在穴位表面涂以石蜡油或凡士林少许,可防止烫伤并增强黏附性。将0.25cm厚的姜片放在7mm×7mm大的硬纸片上,再将高约4mm,底面6mm×6mm的艾炷(圆锥形),置于姜片之上,点燃后放在穴位上。要保持施灸处有明显的温热感,如患者感到太烫,可略作移动。次髎穴灸2壮,腰阳关灸1壮。每日1次,10次为1疗程,疗程间隔5~7天(引自"中医五味园")。

2. 程爵棠用艾条温和灸法。取穴大椎、风门、膈俞、曲池、血海、筑宾。每次取3~5穴,各灸10~20分钟,每日灸1次,10次为1个疗程。②用温针灸,每次取3~5穴,各灸3壮(或15分钟),每日灸1次,10次为1个疗程。主治特发性血小板减少性紫癜(热盛迫血型)(见《艾灸疗法治百病》,2008年人民军医出版社出版)。

3. 用温和灸法。①大椎、膈俞、脾俞、中脘、三阴交、气海、关元;②曲池、风门、血海、肾俞、腰阳关、次髎、足三里。每次取一组穴,两组穴交替使用。各灸5~15分钟,每日或隔日1次,10次为1个疗程。用艾炷隔姜灸,每次取一组穴中的3~5穴,各灸3~5壮,每日或隔日灸1次,10次为1个疗程(来源同上条)。

按 语

通过观察,提示针灸疗法对慢性特发性血小板减少性紫癜似有促进骨髓巨核细胞成熟、增加血小板数量、提高机体自身免疫水平的作用。针灸治疗本病是通过神经—体液调节,增强骨髓造血功能,加强血小板形成。因为人类巨核细胞的成熟过程需4~5天,血小板生存期为7~8天,因此针灸治疗不宜过少,可将治疗定为20天以上。通过临床疗效比较可见,单纯针刺以近期疗效见长,温针灸以远期疗效为优。

原发性血小板减少性紫癜可分为急性及慢性两种,急性者较易治愈,且有自愈趋势。艾灸主要用于治疗慢性紫癜,对改善出血症状,提高血小板数量均有一定效果,但需配合中西药物治疗,才能达到治愈的目的。急性灸治时间宜短些,壮数宜少些,或间加用针刺,用泻法,应以药物治疗为主,本疗法为辅。

对血小板减少性紫癜,要注意预防呼吸道感染、麻疹、水痘、风疹及肝炎等疾病,否则易于诱发或加重病情。对体虚久病之人,应经常取用命门、关元、气海、足三里施以艾条温和灸,可增强体质,加速康复。血小板计数低于20×10⁹/L时,要密切观察病情变化,防止各种创伤与颅内出血。对出血症状严重者,经灸治无效者,必须及时采取中西结合急救治疗,如输新鲜全血或输血小板。急性期或出血量多时,要卧床休息,限制患儿活动,消除其

下篇 各论 第十二章 内科疾病

恐惧紧张心理。避免外伤跌仆碰撞，以免引起出血。

本病患者饮食宜清淡，富于营养，易于消化。呕血、便血者应进半流饮食，忌硬食及粗纤维食物。忌辛辣刺激食物。血小板减少性紫癜患者可多吃带衣花生仁、红枣等食物。

十、白细胞减少症

白细胞减少症为常见血液病。凡外周血液中白细胞数持续低于$4 \times 10^9/L$时，统称白细胞减少症。本病属中医"虚劳"、"气血虚"等范畴。

病因病理

现代医学认为该病多由以下病因引起：①粒细胞生成减少和成熟障碍。②破坏或消耗过多。③分布异常。④骨髓释放减少。粒细胞减少往往是骨髓抑制的部分表现，而放射、抗癌药物、化学毒物等均可直接损伤骨髓干细胞或干扰细胞增殖周期。在对血象造成损害的同时，也会抑制机体免疫功能。

中医学认为，本病多由心、脾、肝、肾亏损所致，属虚证，也有人认为属虚实夹杂。该病病位应在脾、肾，多因先天不足或后天失养加之外邪侵袭，使肾精亏耗，气血生化无源所致。其病程演变首先表现为气血不足，若迁延不愈或失治、误治，则进一步发展为阴阳虚衰。

诊断要点

1. 临床上可无症状，或有头晕、乏力、低热、食欲减低、失眠多梦、畏寒、心慌等。

2. 易患感冒等病毒性和细菌性感染。

3. 可能找出致病因素，如感染、理化因素等。

4. 血液中白细胞总数多为$(2.0 \sim 4.0) \times 10^9/L$。中性粒细胞绝对值低于$1.5 \times 10^9/L$，单核细胞、嗜酸细胞常增加，淋巴细胞相对增加或正常，红细胞或血小板数正常。

5. 骨髓象正常或轻度增生，一般有粒系统的增生不良或成熟障碍或有细胞质的改变，红细胞系统及巨核细胞系统正常，淋巴细胞及网状内皮细胞可相对增加。

治疗方法

‖方一‖

1. 取穴　大椎、足三里、三阴交。

2. 方法　用温和灸法。选用纯净艾条。艾灸方法采用温和灸，艾条距穴位3cm高，灸至皮肤红晕为度，施灸顺序依次为大椎、足三里、三阴交，每穴灸20分钟，重灸时间延长至30分钟，但总治疗时间必须严格控制在所规定的时辰内。每日艾灸1次，每6天休息1天，连灸4周为1疗程。

‖方二‖

1. 取穴　大椎、脾俞、足三里。

2. 方法　用针刺加温和灸。病人取俯卧位，消毒2遍皮肤后，取2寸毫针大椎穴向上斜刺0.5~1寸，脾俞穴斜刺0.5~0.8寸。取2寸毫针垂直刺入足三里穴0.5~1.5寸，感酸、麻、胀、痛后停止。10分钟后行针1次，可用补法，留针30分钟后起针。针刺完毕，取艾条两支，充分点燃，采用温和灸，距大椎、脾俞、两侧足三里穴2~3cm熏烤，使患者局部皮肤有温热感而无灼痛为宜，一般每处灸5~7分钟，足三里穴可灸10~30分钟，至局部皮肤稍起红晕为度，每日1~2次。

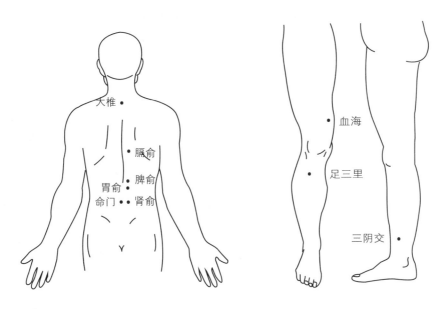

‖方三‖

1. 取穴　从颈7椎至胸12椎；穴位：大椎、肾俞、命门、中脘、神阙、关元、足三里、三阴交。

2. 方法　用雷火灸法。

患者取坐立位。点燃2支药，固定在双头灸具上。从颈7椎至胸12椎，分成两段灸疗，距离皮肤2~3cm，上下来回1次，每10次为1壮，每壮之间用手压一下，熏至皮肤发红，深部组织发热为度，每段需6分钟；用单头灸具对准大椎、肾俞、命门、中脘、关元、神阙、足三里、三阴交，距离皮肤2~3cm，行小螺旋形灸法，每旋转1次为1壮，每穴各灸8壮，每壮之间用手压一压。每天灸1次，10天为1个疗程，每5天查血1次，灸至血象百分总数倾向于正常。

‖方四‖

1. 取穴　大椎、膈俞（双侧）、脾俞（双侧）、胃俞（双侧）、肾俞（双侧）。

2. 方法　用艾炷隔姜灸。将艾绒放在平板上，用手搓捏成半个大枣大小的艾炷。把鲜生姜切成直径2~3cm，厚0.2~0.3cm的薄片，置于穴上，再放上艾炷，施以隔姜灸。当艾炷将燃烧尽，患者感到灼痛时更换新艾炷再灸。每穴灸3壮。灸完后，以局部皮肤红润，但不起疱为度。每日灸1次，连续灸1~9天。每灸3天，查血液常规1次。白细胞升至4×10^9/L以上者，则随时停止治疗。

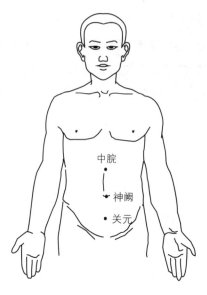

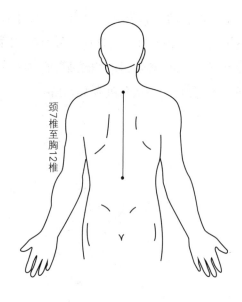

颈7椎至胸12椎

中脘

神阙

关元

治 疗效果

☞ 刘一凡用"方一"进行实验观察，证明艾灸对环磷酰胺（CTX）所致白细胞减少有明显升高作用，优于对照组，且因治疗时辰的不同，疗效也不一样（见《山东中医药大学学报》，2001年第4期）。

☞ 陶鸿飞用"方二"治疗81例，2日内白细胞计数恢复正常者19例，占23%；4日内白细胞计数恢复正常者41例，占51%；6日内恢复正常者11例，占14%；6日后白细胞上升但未恢复正常者4例，占7%；总有效率93%（见《针灸临床杂志》，2003年第9期）。

☞ 赵时碧用"方三"治疗术后白细胞减少症23例，显效1例，良效15例，有效6例，无效1例，总有效率为96%（见《中国雷火灸疗法》，2008年远东出版社出版）。

☞ 程爵棠用"方四"治疗114例，显效51例，良效34例，有效19例，无效10例。总有效率为91%（见《艾灸疗法治百病》，2008年人民军医出版社出版）。

处 方荟萃

1. 崔瑾用艾炷灸法。于膈俞穴上涂医用凡士林少许，制小艾炷（稍大于绿豆，约重15mg），直接放在膈俞穴上，用线香点燃，待艾炷燃至患者感到灼痛时，即用镊子夹去，每穴3壮，每日灸1次，连续治疗10次为1疗程（见《上海针灸杂志》，2005年第6期）。

2. 程爵棠用温和灸法。大椎、膈俞、脾俞、足三里、气海、关元、肾俞、血海。用艾条无瘢痕灸，每次取3~5穴，各灸3~5壮，隔日灸1次，10次为1个疗程（见《艾灸疗法治百病》，2008年人民军医出版社出版）。

按 语

灸法对白细胞减少有较好疗效，艾灸对穴位的温热刺激产生冲动传至中枢，经一系列作用后，借助下丘脑—骨髓途径，一方面调整造血器官的造血功能，另一方面又可对白细胞的贮存、释放等再分配过程加以调整，临床观察表明，艾灸升白疗效可靠，同时对红细胞、血色素、血小板也有一定程度的改善。动物实验也表明，艾灸有加强骨髓造血功能，能够对抗骨髓抑制，促进血细胞释放。

刘一凡认为，机体的生理功能存在着广泛的节律性，特别是昼夜节律。外周血白细胞也存在着昼夜节律性变化。人体白细胞数以早晨6时最高，中午12时略低，下午6时较中午进一步降低，午夜最低。而传统的针灸时间治疗学中的子午流注法也是根据人体十二经脉气血昼夜盛衰变化而择时治疗的。研究发现不同时辰艾灸治疗白细胞减少症以酉时为佳，而酉时为肾经所主，在白细胞节律性波动中此时为较低时相，故推论以较低时相段为最佳治疗时间，升白疗效与白细胞昼夜节律性波动有密切关系，动物实验也支持以上推断（见《山东中医药大学学报》，2008年第4期）。

十一、白血病

白血病是造血组织的恶性疾病，又称"血癌"。白血病可归属于中医学中"虚劳"、"急劳"、"症瘕"、"积聚"、"痰核"等范畴中。

病因病理

1. 西医病因

（1）病毒因素：RNA肿瘤病毒所致的白血病多属于T细胞型。

（2）化学因素：一些化学物质有致白血病的作用。如接触苯及其衍生物的人群白血病发生率高于一般人群。

（3）放射因素：包括X射线、γ射线。白血病的发生取决于人体吸收辐射的剂量，整个身体或部分躯体受到中等剂量或大剂量辐射后都可诱发白血病。

（4）遗传因素：有染色体畸变的人群白血病的发病率高于正常人。

（5）其他血液病：某些血液病最终可能发展为白血病，如骨髓增生异常综合征、淋巴瘤、多发性骨髓瘤、阵发性睡眠性血红蛋白尿症等。

2. 中医病机

中医认为，本病可由以下因素形成。

（1）精气内虚。素体虚弱或长期偏食、早婚、房事不节、多次妊娠等因素致精血失守，损伤肾气，不能主骨生髓移精于脏腑，以致精气内虚，而成虚劳之体。

（2）温毒内伏。温毒之邪侵犯人体，邪热壅盛，耗气伤血，正邪交争，中肾伤髓，导致耗阴夺精，阴损及阳，最终造成阴阳两竭。

（3）七情所伤。情志太过与不及，均可导致气机不畅，气血失和及阴阳失调，从而造成机体的抗邪能力降低。另外，情志因素作为一种致病因素，对已确诊的白血病患者可能造成第二次精神创伤，使病情加剧恶化。

1. 骨髓造血功能破坏引起的症状。

（1）容易发生青肿，点状出血，原因是制造血小板的巨核细胞减少，以致血小板缺乏。

（2）贫血：制造红细胞的母细胞减少，导致红细胞的缺乏。容易在走动，或运动时发生气喘和晕眩。

（3）持续发烧，感染经久不愈。大部分的白细胞都是血癌细胞，无正常功能，导致免疫力下降，容易受到感染。

2. 血癌细胞穿渗组织引起的症状。

（1）淋巴结肿大。

（2）骨痛或关节痛。血癌细胞在骨髓内大量增生造成。轻敲急性淋巴细胞性白血病病人的胸骨，常会引起剧烈疼痛。

（3）牙龈肿胀。

（4）肝脾肿大。

（5）头痛和呕吐。血癌细胞穿渗进入中枢神经系统的表现。

（6）皮肤出现硬块。因为看起来呈微绿色，又称绿色瘤。

（7）心包膜或是肋膜腔积水。

3. 各类白血病的特殊表现。

（1）急性前骨髓性白血病。弥漫性出血。

（2）慢性骨髓性白血病。大部分病人血小板数目上升，脾脏肿大。

（3）慢性淋巴性白血病。很少发生在中国人身上，好发的年龄主要是在中年以后，尤其是老年人。

（4）急性淋巴性白血病。若是导致胸中膈淋巴腺肿大，往往压迫气管，导致呼吸急促、咳嗽。

（5）成人T细胞淋巴性白血病。因为血中钙离子过高，导致脱水，意识不清，昏迷。

4. 临床分类与分型。骨髓和外周血液中主要的白血病：骨髓和外围血液中主要的白血病细胞为原始淋巴、粒系或单核系细胞，故临床将其分为淋巴细胞性、非淋巴细胞两类。

5. 慢性白血病。骨髓和外周血液中主要是已成熟的和幼稚阶段的粒细胞或成熟的小淋巴细胞。

治疗方法

方一

1. 取穴　肾俞、神阙、关元、足三里。

2. 方法　用雷火灸法。雷火灸由灸料艾叶、柏树茎组成，规格为25g/支。方法如下：患者取仰卧位，距离皮肤2~3cm，每日灸1次，每次约30分钟。温阳方：淡附片20g，桂枝、仙灵脾各15g，枸杞子、补骨脂、巴戟天各25g，熟地30g，浓煎至100ml，每日2剂。主治老年急性白血病。

方二

1. 取穴　①膈俞、脾俞、肝俞、肾俞；②中脘、关元、足三里。

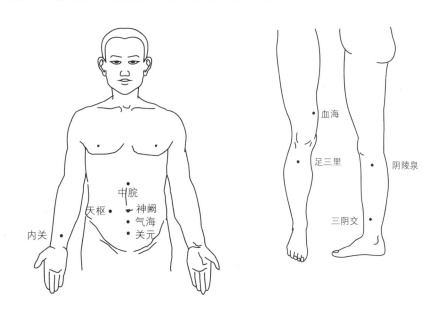

2. 方法　用针刺加艾条灸法。取穴大椎、心俞、肝俞、脾俞、肺俞、肾俞、膈俞、内关、合谷、中脘、天枢、气海、足三里、阴陵泉、三阴交。大椎穴选用2寸毫针先垂直刺入1寸，施以捻转补法，守气1分钟，使针下出现胀热感。然后提针至皮下按倒针柄针尖向至阳穴方向透刺，施以捻转手法，使针感下传，再提针至皮下向左右肩井透刺，关元穴只灸不针。余穴常规操作用补法。背腧穴留针15分钟，余穴留针30分钟。每日1次，10次为1疗程。每隔3日火针点刺，①膈俞、肝俞、脾俞、肾俞，②中脘、关元、足三里，两组穴交替使用。每日用5根艾条捆在一起重灸，两组穴交替使用。主治急性非淋巴细胞白血病。

方三

1. 取穴　大椎、膏肓、四花（为膈俞、胆俞两穴的合称）、神阙。食欲差加中脘、足三里；脾肿大加阿是穴；贫血加心俞、悬钟、血海；出血加天枢、三阴交、八髎、腰阳关；易感染加关元。

2. 方法　用瘢痕灸法。直径0.5cm的锥形艾炷直接置于穴位上，点燃后待其自烬，艾灸以穴位处皮肤有灼伤为度，灸4~5壮。擦净艾炷灰烬，胶布密封，2天后清除灸疮处的皮肤，再次敷以胶布，促其化脓3~4天后即可清疮除脓，局部做消毒处理。穴处形成一直径0.8~1cm、深0.2~0.3cm的灸疮，待其自行干燥结痂，约2个月后结痂脱落，形成瘢痕。每月1次，3次为1个疗程。

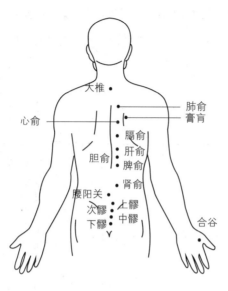
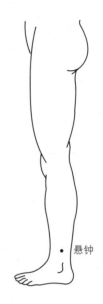

治疗效果

吴顺杰用"方一"治疗30例，对照组30例，总有效率分别为86.67%、63.33%，取得完全缓解平均时间14.6、23.7天，无病生存期378.9、284.5天（见《陕西中医》，2007年第6期）。

蓸文钟用"方二"治疗张某，男，68岁，患急性非淋巴细胞白血病，颈、腰疼痛，发热和皮肤出血半年，治疗1个疗程后诸症大减，低热只发生在下午和夜间，且最高体温不超过37.6℃。全身肌肉、骨骼疼痛基本消失，仍感颈腰酸痛，活动后尤甚。皮肤之出血点、瘀斑明显减少。后因劳累过度复发死亡（见《中国针灸》，1997年第11期）。

程腊梅用"方三"治疗急性白血病缓解期9例，6例出现体力好转，3例出现食欲增加，4例盗汗消失，7例血红蛋白接近100g/L，4例白细胞升至正常，有3例缓解期达13个月以上（见《实用保健灸法》，1994年华中理工大学出版社出版）。

处 方荟萃

1. 张丽束用艾灸法。主穴：大椎、膏肓（双侧）、膈俞（双侧）、脾俞（双侧）；配穴：肾俞（双侧）、足三里（双侧）、三阴交（双侧）。每周3次，每次艾灸15分钟，3个月为1疗程。主治慢性粒细胞白血病（《中华现代临床医学》，2005年第6期）。

2. 李彦知用隔姜灸法。取穴：大椎、膏肓、神阙、关元。无食欲加中脘、足三里；贫血加心俞、血海；出血加天枢、三阴交、次髎、腰阳关。取艾炷如枣核大，每穴灸5~7壮，每日或隔日1次，10次为1个疗程（见《经穴灸法》，2006年中原农民出版社出版）。

拨 语

运用温阳药物配合灸法治疗老年急性白血病，可培补脾肾，填精益髓，促进白血病细胞的凋亡，有效缩短粒细胞缺乏时间。而雷火灸药力峻猛、渗透力强，可有效增强温阳药物的温阳扶正，活血通络作用。中医经络学说认为，关元位于下焦，通于足少阴肾经，神阙穴位于脐旁,肾间动气之处,肾俞属背腧穴,灸其三者可温补肾气,调畅气机,振奋气化功能;足三里乃足阳明胃经的合穴,灸其能平衡阴阳、调和气血,有利于气化功能恢复。两者内外结合,可起到相得益彰的治疗效果。

目前在慢性期阶段,大部分用西药和放化疗治疗,但副作用较大,正常细胞被杀伤,降低机体抵抗力,且容易促发机体急性变化,临床医师多慎重选择。而艾灸穴位可调节免疫力,增加患者抵抗力,减少副作用,为白血病患者提供了温和而有效的疗法。

十二、化疗后白细胞减少

由化疗引起外周血中白细胞计数低于4.0×10^9/L,中性粒细胞百分数正常或稍减少,形成本病。属中医"虚劳"、"气血虚"等范畴。

病因病理

放、化疗是目前治疗恶性肿瘤的主要手段,但放、化疗缺乏特异性选择作用,在杀死癌细胞的同时也破坏正常细胞,尤其对增殖旺盛的骨髓干造血细胞损伤更为严重,使血细胞下降,主要造成三个方面异常,即白细胞生成减少、白细胞破坏或消耗过多及白细胞分布紊乱。

从中医学角度看,化疗药物系攻伐之品,其毒性易伤人体血气,损害脏腑功能,病机涉及心肝脾肾等,但主要在脾肾两脏。肿瘤化疗所致的白细胞减少症在临床上常被认为是始责营液被灼,皆为阴虚内热之故,久之阴虚导致阳虚,故大部分呈气阴两虚。

诊断要点

1. 临床上可无症状,或有头晕,乏力,低热,食欲减退,失眠多梦,畏寒,心慌等。

2. 易患感冒等病毒性和细菌性感染。

3. 白细胞计数$(2.0 \sim 4.0) \times 10^9$/L,分类计数可正常,红细胞及血小板计数常正常。

4. 骨髓象:可见粒细胞系统的增生不良或轻度成熟障碍。

5. 患者为肿瘤病人,并在近期进行过化疗。

治疗方法

‖方一‖

1. 取穴　大椎、合谷、足三里、三阴交。

2. 方法　用温和灸法。患者取端坐位,充分暴露腧穴部位,点燃艾条一端后,灸火约距皮肤1.5cm进行穴位温和灸,以患者但感局部温热而不灼痛为宜。每日1次,每穴各灸10~15分钟,以局部皮肤呈红晕为度,灸毕各穴位轻按摩3~5分钟。

‖方二‖

1. 取穴　足三里。

2. 方法　用艾炷灸法。化疗开始后,取单侧足三里,在局部涂以少量凡士林增加艾炷的黏附作用,使用中号艾炷。病人稍感热烫即另换一炷。同时根据病人的体质、病情、耐受程度等对壮数进行适当增减,1日1次,两侧足三里交替使用。

‖方三‖

1. 取穴　大椎、膈俞、脾俞、胃俞、肾俞。

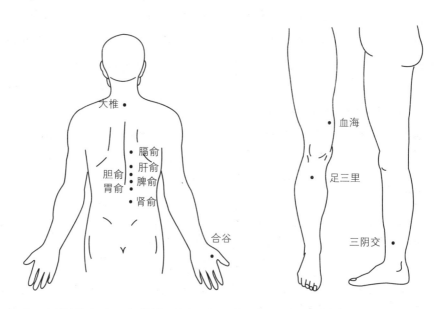

2. 方法　用隔姜灸法。取艾绒适量,放在掌心揉搓成团,捏成底面直径约25mm、高约30mm的圆锥形艾炷,共36个。将姜块切成直径35~40mm、厚3~4mm的姜片,并在姜片上用直径约1mm的钢针均匀地刺透20~30下。烧杯或茶缸装入一半水。白棉布对折。病人俯卧,全身放松,铺垫舒适,暴露背部。各平放一块准备好的姜片。在病人背部两侧及下部未灸部位用双层白棉布覆盖。点燃9个艾炷(从上部点燃),放在病人背部腧穴的姜片上,施灸。当病人感觉到灸痛时,开始点燃第2组9个艾炷,以准备第2轮施灸。医者一手持镊子,一手端装有水的烧杯(或茶缸)在病人感到灸痛时,夹起在病人背部腧穴处燃烧的艾炷放入瓶子中淹灭,姜片不动,即刻放上第2个刚点燃的艾炷。每个穴位连续灸4壮,以被灸腧穴处出现4~6cm直径大的红晕,但不起疱为佳。每穴4壮灸完后,用白棉布将被灸部位盖上,再盖上被子(单),医者隔着被子轻轻按摩被灸部位,直到病人不感姜片温热时,即结束治疗。每天治疗1次,10次为1疗程。

‖方四‖

1. 取穴　足三里、血海、合谷、脾俞、肾俞。

2. 方法　用温和灸法。施灸时将艾条的一端点燃,对准上述穴位距皮肤2~3cm进行熏烤,使患者局部有温热感而无灼痛为宜。一般每处灸8分钟。至皮肤红晕为度,1周为1个疗程。

治 疗效果

🔗 王晓用"方一"治疗49例,经治疗后显效29例,有效11例,无效9例,总有效率为81.6%。联合用药组34例中,经治疗后显效8例,有效9例,无效17例,总有效率为50.0%。升白安片用药组25例中，经治疗后显效5例，有效9例，无效11例，总有效率为56.0%（见《中国针灸》，1997年第1期）。

🐟 刘龙彪用"方二"治疗58例，对照组43例，结果对照组与治疗组患者白细胞和中性粒细胞变化比较在化疗后第5～9天存在显著差异（P<0.05），在化疗后的第11～13天时对照组与治疗组的白细胞和中性粒细胞无显著差异（见《吉林中医药》，2004年第22期）。

🐟 赵喜新用"方三"治疗113例，中药组108例。10天后疗效：隔姜灸组治愈率为84.1%，有效率为66.4%；中药组分别为35.2%、33.3%（见《中国针灸》，2007年第1期）。

🐟 李秋荐用"方四"治疗87例，对照组72例，结果分别显效48、20例，有效28、29例，无效11、23例，总有效率87.4%、68.1%（见《江苏中医药》，2007年第1期）。

🌀 方荟萃

1. 邓宏用艾条灸。取穴足三里（双侧）、三阴交（双侧）。患者取端坐位，充分暴露穴位，采用温和灸法，点燃艾条后对准穴位施灸，灸火距皮肤约1.5cm，以患者感局部温热而不灼痛、局部皮肤呈现红晕为度。每天1次，每穴每次灸10分钟，先灸足三里，再灸三阴交，灸毕轻轻按摩穴位3分钟。艾灸由化疗第1天开始，连续10天，每天监测血常规（见《新中医》，2007年第6期）。

2. 王春萍用隔姜灸法。主穴：脾俞、膈俞、胃俞、肾俞，均取双侧。配穴：大椎、足三里。每次可从中选择主穴2个，配穴1个，轮流进行。操作：取0.3cm厚鲜姜片数片，用针刺出数个小孔，将带孔姜片分别置于所选穴位上，点燃艾条，隔姜灸之，以艾条燃下1寸，局部皮肤红润为度，若有灼痛感可将姜片轻轻抬起片刻。待感温热、舒适时再继续灸之，严防烫伤。每日1次。疗程与化疗同时开始，连续7～10日为1个疗程（见《河北中医》，2008年第4期）。

3. 马泽云用太乙雷火神针法。用大椎、身柱、至阳、命门为主的胸、腰部督脉穴。治疗时患者取俯卧位或侧卧位，充分暴露施术部位，将太乙雷火神针在酒精灯上烧透，将预先备置的干布折叠七层，把神针烧红的一端迅速裹在干布内，对准穴位经络熨烫，使太乙雷火神针内的热力透过布层，深入肌肤，直达病所。如患者感太烫，应略将太乙雷火神针提离皮肤，以免烫伤皮肤，若雷火神针热度消失，重新点燃，周而复始。以熨烫至局部皮肤发红为准，每日1次，每次30分钟，5次为1疗程（见《中国针灸》，1997年第4期）。

4. 何天有用铺灸法。让患者俯卧于床上，裸露背部，蘸姜泥中的姜汁擦铺灸治部位，将中药扶正通督散均匀撒在擦有姜汁的部位，将姜泥铺在药末之上，将纱布用水浸湿，折成3层置于姜泥上，再将艾绒制成艾炷（上窄下宽）置于纱布上，如长蛇状分上、中、下点位点燃，让其自然燃烧，待患者有灼热感时，将艾绒去掉，再续艾炷1壮灸之，2壮为1次，间隔1周治疗1次，6次为1个疗程（见《上海针灸杂志》，2004年第1期）。

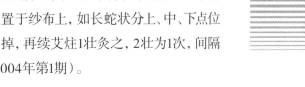

化疗期间配合艾灸治疗，对肿瘤患者化疗后的反应具有明显的改善作用，可有效防治化疗致白细胞减少症，使患者更易耐受化疗的各种不良反应，保证化疗的顺利完成；艾灸治疗不但减少了升高白细胞西药的使用，可在提升白细胞的同时，较好地改善临床症状，提高肿瘤患者的生活质量，还缩短了患者住院时间，从而降低了医疗费用，节约了医疗成本，减轻了家庭及社会的经济负担。艾灸治疗操作方便，患者依从性好，经济实惠且无副作用，值得在临床推广应用。

临床观察，往往在治疗后3~5天白细胞数量即明显上升，时间长短与白细胞数量成同比上升趋势，但达到一定水平，即成上下波动，这可能与灸法的双向调节作用有关，在恢复化疗后（其间不停止艾炷灸）白细胞数又呈下降趋势，但并不恢复到治疗前的水平，而以高于原先水平的窄幅波动。诸病种在用灸法以前，化疗时间一般比较长，通常认为化疗时间越长，药物的毒性积累就越大，骨髓抑制也越深，上升白细胞的效果应该相对较差，而通过临床治疗结果来看，说明艾炷灸对于多疗程者也有较好的效果。同时，有证据表明，病情越重升高白细胞越困难，而病情较轻者则升高白细胞较易，这说明病情的严重程度与疗效有非常密切的关系。

治疗期间，应多吃高蛋白饮食，主要是提高机体抵抗力能为白细胞恢复至正常提供物质基础。多补充高维生素饮食，维生素可以促进细胞的生长发育。有助于白细胞的分化和增殖，促使恢复正常。同时，此时病人易并发感染，故在制作食物时应严格消毒，决不吃生冷或不洁的食物。应忌食柿子、荸荠、槟榔、薄荷、芥菜、生萝卜、萝卜缨、地骷髅、苦瓜、金橘等耗气伤正之品；也忌食胡椒、辣椒、桂皮、茱萸、草豆蔻、荜澄茄等辛辣温燥伤阴的刺激性食物；还忌食生瓜、茼蒿、香蕉、螃蟹、蚌肉、田螺等寒凉损阳、生冷伤脾食品。

十三、大动脉炎

大动脉炎是一种发生在主动脉及其主要分支的慢性非特异性炎变。头臂动脉型临床症状以脑部及上肢缺血为主，中医将其归属于"脉痹""无脉症""臂厥"等范畴。

病 因病理

本病是一种主要累及主动脉及其重要分支的慢性非特异性炎症，以青年女性多见。病因不明，多数学者认为本病是一种自身免疫性疾病，可能与女性内分泌失调有关；也可能由结核杆菌或链球菌等在体内的感染，诱发主动脉壁和（或）其主要分支动脉壁的抗原抗体反应，其后瘢痕收缩，节段性动脉管腔狭窄以致闭塞，导致该血管供应区域的组织血流不足，病人出现相应的缺血症状。

大动脉炎中医病因复杂，多数医家认为本病病因有内外之分，内因缘于先天不足，后天失养；外因则主要有寒湿之邪和热毒为患，外邪入侵经脉，使气血受损，脉络受阻而发病,并可累及脏腑,引起脏腑病变。

诊断要点

1. 发病年龄≤40岁。

2. 肢体缺血,肌肉疲乏、不适。

3. 臂动脉搏动减弱。

4. 双上肢收缩压差>10mmHg(1mmHg=0.133kPa)。

5. 锁骨下动脉或腹主动脉有杂音。

6. 动脉造影显示整个主动脉及其主要分支,或四肢近端大动脉局限性或节段性狭窄或闭塞,除外动脉硬化、肌纤维发育不良等原因。

7. 符合上述3项或3项以上标准者可诊断为大动脉炎。

治疗方法

▎方一▎

1. 取穴　第1组:人迎、极泉(腋窝最深处,刺时避开腋动脉)、太渊。第2组:心俞、膈俞、肺俞、风池、完骨、天柱。加减配穴,视力减退:睛明、攒竹、球后;上肢麻木无力:曲池、外关、合谷。

2. 方法用针刺加艾灸法。人迎穴直刺进针1~2寸,用雀啄法使触电样感觉沿肩、上臂放射至指端,然后稍提针,施捻转补法1分钟。极泉穴斜刺进针0.5~1寸,施提插泻法,使针感放射到手指。太渊穴直刺0.3寸,施捻转补法1分钟。心俞、肺俞、膈俞穴朝脊柱方向斜刺进针1~1.5寸,施捻转补法1分钟。风池、完骨、天柱3穴,均进针1寸,施捻转补法1分钟。诸穴留针20分钟,并于太渊穴及背腧穴加灸,每日针灸2次,上午取肢体穴,下午取背腧穴及头部穴,4周为1个疗程。主治多发性大动脉炎(头臂动脉型)。

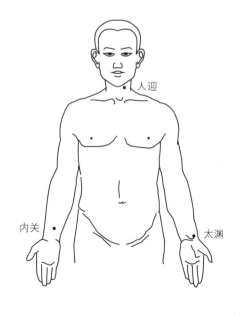

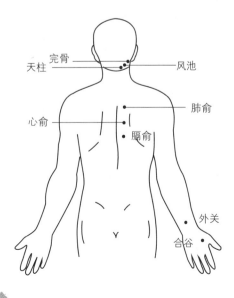

下篇 各论 第十二章 内科疾病

233

【方二】

1. 取穴　足三里（双侧）、内关（右侧）、尺泽至太渊沿肺经穴（双侧）。配穴取上星、头维、印堂、太阳、合谷（双侧）。

2. 方法　用温针法。取各穴均常规消毒后，取0.38mm×40mm毫针刺之，足三里穴施以捻转补法后在针柄上放置1cm艾段点燃，艾灸3壮，余穴施以平补平泻手法，每日1次。

【方三】

1. 取穴　主穴取人迎。随症配穴：上肢无脉或脉弱加极泉、尺泽、太渊；头晕、头痛加风池；心悸、胸闷加心俞、肺俞、膈俞；视力减退加睛明、球后。

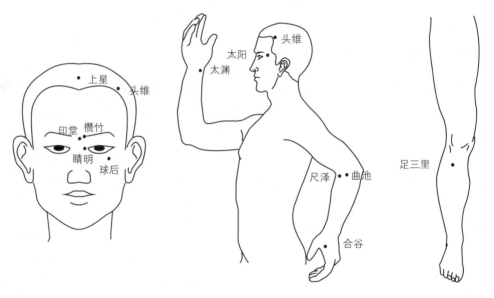

2. 方法　用针刺加艾灸法。人迎直刺进针25～50mm，用雀啄法使触电样感觉沿肩、上臂放射至指端，然后施捻转补法3分钟；极泉、尺泽施提插泻法1分钟；太渊、心俞、肺俞、膈俞、风池施捻转补法1分钟；睛明、球后常规针刺，诸穴留针20分钟，并于太渊及背俞穴加灸。每日针灸2次，上午取肢体穴位，下午取背俞穴及头部穴位。4周为1疗程。

治疗效果

☞　丁晓蓉用"方一"治疗40例患者中，临床治愈6例，显效25例，有效7例，无效2例，总有效率为95%。药物组40例病人中，临床治愈0例，显效5例，有效25例，无效10例，总有效率为75%（见《中医杂志》，2003年第10期）。林翠茹治疗某女，54岁，因头晕、心慌、一过性晕厥发作10余日，左桡动脉搏动消失。超声心动示左锁骨下动脉狭窄，左上肢动脉血流量减少，左锁骨下动脉盗血综合征。

☞　用"方二"治疗7次后诸症好转，治疗14次（1个疗程），患者已无不适（见《上海针灸杂志》，2003年第4期）。

倪光夏用"方三"治疗31例，总有效率达90.3%，其中临床治愈5例，显效16例，好转7例，无效3例（见《中国针灸》，2008年第12期）。

处方荟萃

1. 周仲瑜用温和灸法。肝厥证：关元、气海、气冲、阴陵泉、足三里。臂厥证：内关、神门、尺泽、太渊、人迎。肢体厥冷加大椎、命门；气短喘咳加天突；眩晕加风池、百会；脘痞纳差加脾俞、中脘；胸闷不舒加内关、太冲。每次选5~6穴，将点燃的艾条熏灸穴位，温度以患者感到舒适为度，每穴灸10~20分钟，每天灸1次，10~15次为1疗程（见《艾灸疗法》，2003年湖北科学技术出版社出版）。

2. 用着肤灸法。主穴：心俞、内关、太渊、厥阴俞。上肢无脉症加肺俞、尺泽、神门；下肢无脉症加气冲、箕门、太溪、太冲；头昏、记忆力差加风池；眼前发黑加睛明、攒竹；血压升高加曲池。每次3~5穴，每穴3~5壮。可用艾罐熏灸或艾条温和灸，每穴15~20分钟。10天为1个疗程，疗程间隔3~5日（引自"艾灸养生堂"）。

按语

针灸治疗大动脉炎（头臂动脉型）具有显著临床疗效，灸法配合针刺疗效更佳。尤其是在眩晕、晕厥、上肢症状、头痛及桡动脉搏动等方面更为明显。

人迎，是治疗无脉症的主要穴位，具有通调周身气机、疏通血脉之功；加上其他配穴，共奏"温阳益气、通经复脉"之功效。可改善彩色多普勒超声的异常状况，既从形态结构上改善病变血管的狭窄程度，同时也改善肢体及颅内血流动力学的异常状态，这可能是针灸治疗该病取得显效的重要原因。

治疗期间，患者应避寒就温，免受风寒湿刺激，并加强肢体功能锻炼，以促进气血流通。如继发高血压和心力衰竭，应中西医综合治疗。

十四、雷诺氏病

雷诺氏病又叫肢端动脉痉挛症，属血管疾病，为支配周围血管的交感神经功能紊乱所引起的肢端小动脉痉挛性疾病。属中医学"血痹"、"四肢逆冷"等范畴。

病因病理

雷诺病的病因，目前仍未完全明确，国内外学者一般认为与以下因素有关。寒冷刺激：指（趾）血管局部缺陷是末梢动脉的平滑肌对寒冷刺激产生敏感的一个原因；神经兴奋：病人多属交感神经兴奋类型，中枢神经功能多处紊乱状态，雷诺现象的起因之一可能是由于动静脉吻合支开放所致，上肢末梢的动静脉吻合支开放与颈神经根或末梢混合神经损害有关；内分泌紊乱：病人血中肾上腺和去甲肾上腺素含量常高于正常人三倍。其他因素：血液黏滞性增高与此病发生的关系有一定关系。由于以上原因，导致指动脉频繁和长期的痉挛发作，可使手指发生缺血性改变，如皮下组织纤维化，皮肤变薄和逐渐硬化。这些变化亦可对手指血管起挤压作用，进而加重手指末端血液循环障碍，甚至引起指端缺血性小溃疡和浅表性皮肤坏疽。还有，指甲生长缓慢、肥厚和畸形，指骨脱钙、疏松和萎缩。

中医学认为，雷诺病是属于中医的痹证范畴。《五脏生成篇》说：卧出面风吹之，血凝于肤者为痹。发病机理是，若内伤于忧怒则气逆，六俞不通，气温不行，血蕴里而不散。此类病证的发生是由于情感不舒，体虚受寒，营卫失调，阳气不能四达，寒客痹阻和经络不畅所致。

诊断要点

1. 肢端皮肤在发作时有间歇性颜色变化。

2. 好发于女性，年龄一般在20～40岁，多属神经质类型。

3. 一般为两手受累，呈对称性。

4. 寒冷刺激可诱发症状发作。

5. 少数晚期病例可有指动脉闭塞，和/或有手指皮肤硬化、指端浅在性溃疡或坏疽。

6. 排除雷诺征和其他类似疾病。

治疗方法

方一

1. 取穴 取手足阳明经穴为主。上肢取曲池、手三里、合谷、八邪、液门、中渚；下肢取足三里、丰隆、解溪、太冲、八风、血海。

2. 方法 用温针法。取30号毫针（常规消毒）针刺得气后。将艾条剪成3～4cm长数段，插于针柄上，点燃艾条，燃毕再换另一段艾条，每次留针40分钟，每日1次，7天为1疗程。

方二

1. 取穴 上肢：合谷，八邪；下肢：太冲，八风。

2. 方法 用蟒针加隔药灸法。蟒针针刺取穴：上肢：阳溪曲池、曲泽通大陵、少海通神门，养老通小海。下肢：下巨虚通足三里，阴陵泉通三阴交，飞扬通昆仑，大钟通筑宾。针刺用补法，留针40分钟，每次取1～2条穴道，轮换使用。胡椒饼灸：取胡椒粉适量，调面粉制成一分厚药饼，用艾绒制成黄豆大艾炷，每穴灸7壮，每次取4个穴位。每天1次，10次1疗程，疗程间隔5天。

方三

1. 取穴 上肢：曲池、外关、合谷、中渚；下肢：足三里、三阴交、行间、足临泣。

2. 方法 用艾条灸加熏洗法。上穴交替使用。用艾条点燃一端，对穴位施灸20分钟，每日1次，10次为1疗程。并用中药熏洗。桂枝15g，红花15g，桃仁15g，当归15g，川芎15g，丹参20g，干姜15g，熟地30g，牛膝20g，赤芍15g。以上诸药煎汤趁热熏洗患肢。每日1次，10次为1疗程。

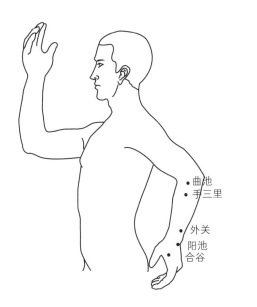

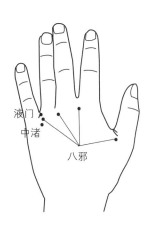

方四

1. **取穴** 上肢:阳池、八邪、合谷、外关、曲池;下肢:八风、太冲、足临泣、解溪、足三里。

2. **方法** 用温针法。病发手指取上肢穴,病发足趾取下肢穴,病发手指和足趾者上下肢均取。皮肤常规消毒后,取28号1.5寸毫针,分别常规刺入所选的穴位,针刺得气后,将艾条段(直径1.5cm,长2cm)置于诸穴针柄上,点燃之后徐徐烧灼,自行熄灭(为避免艾段散落灼伤皮肤,可剪一圆形纸片中留小孔,预先套在针身覆盖在皮肤上)。每日针灸1次,每次留针30分钟,共治疗15次。

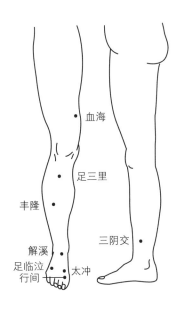

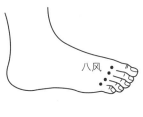

治疗效果

☞ 陈增利用"方一"治疗本病26例中，痊愈18例，占69.2%；显效8例，占30.8%（见《现代康复》，1999年第3期）。

☞ 黄映卿用"方二"治疗20例，痊愈12例，占60%；好转6例；无效2例，占10%，总有效率90%（见《中国心血管康复医学》，1997年第3期）。

☞ 刘岩红用"方三"治疗66例，其中痊愈29例，占43.9%；显效37例，占56.1%。其中经1个疗程痊愈者8例，经2个疗程痊愈21例，经3个疗程显效37例，无效0例，总有效率为100.0%（见《中国针灸》，2002年第4期）。

☞ 卢金荣用"方四"治疗52例患者中痊愈21例，显效16例，有效11例，无效4例，总有效率92.3%（见《黑龙江中医药》，2006年第3期）。

处方荟萃

1. 林琳用隔姜灸法。取穴：大椎、至阳、命门、上脘、中脘穴。配穴：足三里、膈俞、脾俞、胃俞等。每次选主穴2个，配穴1个。采用隔姜灸法，每穴灸7～9壮，隔日1次，每15天为1个疗程（见《灸疗治百病》，2009年科学技术文献出版社出版）。

2. 林琳用直接灸法。取穴命门、肾俞。采用艾炷直接灸法，取少许蒜汁涂抹在所选穴位上，将麦粒大小的艾炷放在穴上点燃施灸，当艾炷燃烧到一半，病人感觉皮肤热烫时用镊子夹去艾炷，另换艾炷继续灸。每穴灸3～5壮，隔日1次，10次为1个疗程，休息1～2周后再进行下一个疗程（来源同上条）。

按语

温针可发挥艾灸及穴位刺激的双重作用，并使热力通过针灸而内达腧穴。其作用机理是由燃艾时所产生的物理因子和化学因子，作用于腧穴感受装置与外周神经传入途径，使刺激信号传入中枢，经过整合作用传出信号，调控机体神经—内分泌—免疫网络系统、循环系统，抑制交感神经、扩张血管等，从而调整机体的内环境，以达到治疗雷诺氏病的功效。但是，近二十年来，对于雷诺病的病理生理和临床研究还没有获得令人满意的进展。在治疗方面虽然出现某些新的药物和方法，但尚未能使治疗效果明显提高。因而对此病的治疗，应以综合疗法为主，尤其对重症病人，单一疗法常难获得满意持久的效果。

不少病人属于神经质类型。情绪易于激动，对疾病常有忧虑或恐惧心理；而精神紧张又是诱发此病发作的内在因素。因此应该劝慰病人，晓以此病有关的常识，解除其思想负担，约10%病人的病情可以自然逐渐缓解或治愈，约40%病人经过治疗，病情可以稳定和好转。对精神过分紧张和有失眠等神经衰弱的病人，应注意安神定志。

同时，治疗期间应注意避免寒冷刺激，保持手足温暖干燥，防止情绪激动、紧张和手足部创伤，戒烟戒酒，有明显职业原因的病人，如常使用链锯或气钻等震动性工具的人，应调换工作或工种，禁用血管收缩药物；治疗好转的病人，每年冬天可预防性治疗1个疗程，以达到治愈的目的。

第四节　消化系统疾病

一、膈肌痉挛

膈肌痉挛又称呃逆，古称"哕"，俗称"打嗝"，是指气逆上冲，喉间呃呃连声，声短而频，不能自制的病症。

病因病理

正常人在进食过急、过饱或暴饮后，容易产生呃逆，一般发作轻，且短暂。持续的呃逆（膈肌痉挛）是某些疾病的一种重要表现，如胃肠疾病、恶性肿瘤、纵隔炎、心包炎、尿毒症、流脑、下叶肺炎、下壁心肌梗死等激惹或侵犯膈神经而产生。胸腔或上腹部手术亦偶可出现呃逆。严重的膈肌强直性痉挛多发生于狂犬病、破伤风、士的宁中毒时肌肉强直的一种特殊表现。偶尔发生于子痫、癫痫、脑炎等。

中医认为本病的病机关键为胃气上逆动膈，与饮食不节、过食寒凉、情志不和、郁怒伤肝或素体虚弱有关。由于胃气上逆、寒气蕴蓄、燥热内盛、气机不畅、气郁痰阻、正气亏损引起。

诊断要点

1. 多见于青壮年，女性多于男性。常有进食过冷、过热、过于辛辣，或情志郁怒等诱因可询。

2. 以呃逆为主症，呃声频频，呈持续状态不能自制，可伴呕吐，情绪紧张，胸膈脘腹间疼痛，或有嗳气、纳呆，甚则厌食或拒食，不寐等症。

3. 偶发呃逆，或病危胃气将绝时之呃逆，均属短暂症状，不列为呃逆病。

4. X线钡餐及胃镜等检查无器质性病变征象。

治疗方法

‖方一‖

1. 取穴　膻中、中脘、关元。

2. 方法　用艾条温和灸法。上述穴用清艾条间接灸，每穴15分钟，先灸中脘，然后灸关元，再灸膻中，最好采用灸架固定在穴位上，使作用集中，热力均衡，时间持久，一般灸后即止。如不止加肾俞，病程长可持续灸之。

‖方二‖

1. 取穴　中脘、膻中、期门、上脘、神阙、天枢、建里、足三里。

2. 方法　用隔姜灸法。嘱患者仰卧位，术者立于一侧，每次选4~5个穴位，将直径约1.5cm、厚2mm的生姜片用火柴棒刺数个小孔后贴敷在穴位上，用艾绒做成枣核大小的艾炷，置于姜片上，每穴灸2壮，每日1次，灸3次为1疗程。

‖方三‖

1. 取穴　虚寒证一般选足阳明胃经和手厥阴心包经穴为主，外加太阳膀胱经的肾俞（双侧）、膈俞（双侧）、胃俞（双侧）、脾俞（双侧）等8穴。实热证一般选足阳明胃经、手少阳三焦经和厥阴心包经。

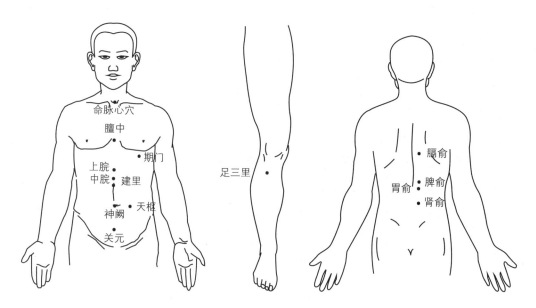

2. 方法　用药线点灸法。按中医经络学的三阴三阳经走向，顺经或逆经点灸，并且根据患者的证型进行辨证施灸。①虚寒证：儿童选用2号线，成人选用1号线。操作者右手拇、食指持药线一端，露出线头约1cm，将线头放在蜡烛或酒精灯上点燃，有火焰时应吹灭，使线头有火星即可（火星以成珠火更佳），将火星对准经穴敏捷地轻按一下，火灭即起，如此反复顺或逆经络走向的主要经穴点灸，泻阳明逆经点灸、补厥阴顺经点灸，其余8穴，每穴灸3~5壮，1~2次/天，7次为1个疗程。②实热证：此证一般选足阳明胃经、手少阳三焦经和厥阴心包经点灸，泻阳明，清少阳，补厥阴，足阳明和手少阳经穴应逆经点灸，手厥阴经穴则顺经点灸，1~2次/天，7次为1个疗程。

‖方四‖

1. 取穴　命脉心穴（颈下窝正中）。

2. 方法　用隔蒜灸法。取新鲜大蒜4~5瓣，切成薄片并扎出数个直径2mm左右的小孔。患者仰卧位，选命脉心穴，铺一层蒜片，将灸炷放在蒜片上点燃，施灸5~15分钟，以患者感觉局部灼热、皮肤潮红而能耐受为度。一般每日施灸1次，呃逆严重者每日可施灸2次。

治 疗效果

☞ 周秀娟用"方一"治疗150例,痊愈103例,显效47例,总有效率100%(见《安徽中医临床杂志》,1994年第2期)。

☞ 陈豫用"方二"治疗28例呃逆患者,经1次治疗痊愈者7例,经2次治疗痊愈者16例,经3次治疗痊愈者3例,显效2例,总有效率100%(见《针灸临床杂志》,2004年第2期)。

☞ 罗雪梅用"方三"治疗35例,对照组35例,分别痊愈30、18例,有效4、9例,无效1、8例,总有效率97.14%、77.14%(见《长春中医药大学学报》,2008年第5期)。

☞ 乌力吉巴特尔用"方四"治疗12例,显效9例,有效2例,无效1例,总有效率91.7%。其中6例施灸1次后呃逆即消失(见《中国民间疗法》,2001年第10期)。

处 方荟萃

1. 费景兰用艾炷间接灸法。内关、中脘、膈俞、足三里、三阴交、中魁。采用艾炷间接灸,即隔姜灸。将鲜生姜切成厚约0.3cm的生姜片,用针扎孔数个,置施灸穴位上,艾炷如半个枣核大,点燃放在姜片中心施灸,每穴5壮。以局部皮肤红润为度,日灸2次。7天为1个疗程。主治术后呃逆(见《中国临床医生》,2006年第4期)。

2. 梅怡明用温和灸法。患者仰卧位,去枕或枕置于颈肩部,松衣暴露天突穴,将艾条的一端点燃,对准天突穴,距皮肤2~3cm处进行熏烤,使患者局部有温热感而无灼痛感为宜,一般10~15分钟,至皮肤红晕为度。1日2次。主治术后呃逆(见《浙江中西医结合杂志》,2006年第11期)。

3. 张洪彬用艾条温和灸法。将艾条点燃后放于患者中脘穴,艾条离皮肤约0.2cm(太近易烫伤皮肤,太远则达不到效果),此时病人被灼后高度紧张致屏气收腹。同时,治疗者应始终保持患者被灼距离,持续约半分钟结束,如1次无效可重复2次或数次(见《临床军医杂志》,2004年第3期)。

4. 路一用倒吸灸法。术者站在患者一侧,把艾条点燃悬靠在患者嘴唇边,嘱患者张大嘴巴,倒吸艾条燃烟一口,然后缓缓把艾烟吞咽下去,吞吸5~6次。灸时先把艾灰掸净,嘱咐患者把艾烟就像平时倒吸一口气似地吸入口内,再缓慢地吞咽下去。当看到病人已吸进艾烟后,必须迅速将艾条从患者嘴边移开,以免造成烫伤(见《中国针灸》,2005年第2期)。

按 语

使用艾灸时,一般先灸上部,后灸下部;先背部,后腹部;先灸阳经,后灸阴经;先少后多,使艾火由弱而强。施灸前应向患者说明施灸要求,消除恐惧心理,处理好灸疮,防止感染;取穴要准,灸穴勿过多,热力应充足,火力宜均匀,切勿乱灸暴灸。对于昏迷、反应迟钝或局部感觉消失的病人，注意勿灸过量，避免烧烫伤。灸者可将食指、中指置于施灸部位两侧，这样可通过手指来感知患者局部受热程度，以便随时调节施灸时间和距离，防止烫伤。

本病是一个症状，许多疾病均可产生该症状，若呃逆在其他急、慢性病之严重阶段出现，又每为病势转向危重的一种表现，谓之"土败胃绝"，预后欠佳，要加以注意。

二、胃炎

慢性胃炎系指不同病因引起的各种慢性胃黏膜炎性病变。属中医学"胃脘痛"、"痞满"、"吞酸"、"嘈杂"、"纳呆"等病范畴。

病因病理

现已明确幽门螺旋杆菌感染为慢性胃炎的最主要的病因，有人将其称为Hp相关性胃炎。但其他物理性、化学性及生物性有害因素长期反复作用于易感人体也可引起本病。病因持续存在或反复发生即可形成慢性病变。青年人多为浅表性胃炎，老年人多为萎缩性胃炎;浅表性胃炎与萎缩性胃炎又常同时存在于同一个病人。另外回顾性胃黏膜活组织检查，也发现一部分浅表性胃炎数年之后可变为萎缩性胃炎。

中医认为，慢性胃炎多因长期情志不遂，饮食不节，劳逸失常，导致肝气郁结，脾失健运，胃脘失和，日久中气亏虚，从而引发种种症状。

诊断要点

1. 症状　慢性胃炎最常见的症状是上腹疼痛和饱胀。与溃疡病相反，空腹时比较舒适，饭后不适，常因冷食、硬食、辛辣或其他刺激性食物引起症状或使症状加重。多数病人诉食欲不振。出血也是慢性胃炎的症状之一，尤其是合并糜烂。

2. 体征　多数病人有黄、白色厚腻舌苔。单纯溃疡病人无舌苔或有薄白苔，是两种胃病的不同点。上腹部可有压痛。少数病人消瘦、贫血。此外无特殊体征。

3. 通过胃镜及活组织检查可确诊。同时还必须除外溃疡病、胃癌、慢性肝病及慢性胆囊病。

治疗方法

方一

1. 取穴　中脘、脾俞、胃俞、足三里。虚寒甚者配气海、关元;胃阴不足、虚火上炎者配内庭;肝气犯胃者配太冲。耳穴:胃、交感、神门、十二指肠。

2. 方法　用壮医药线点灸法。用2号药线点灸，用拇、食指持线的一端，露出线头1~2cm，将线头在酒精灯上点燃，吹灭药线的火苗，快速用线头的火星对准穴位，顺应腕和拇指屈曲动作，拇指稳重而敏捷地将有火星线头直接点按于穴位上，火灭即起为1壮。灸处有轻微灼热感。每天点灸1次，每穴点灸2壮。10次为1疗程，共治疗1~3个疗程，疗程间休息

2~3天。主治慢性胃炎。

〖方二〗

1. 取穴　脾俞、胃俞、中脘、足三里、肝俞、胆俞。脾胃虚弱偏甚加气海、章门；脾虚肝郁加内关、公孙；寒邪偏盛加肾俞、关元。

2. 方法　用温针法。局部常规消毒后用1~3寸毫针，在选取主穴针刺穴位后均于针柄上插入长约2cm的艾卷，点燃艾卷，使艾卷的热力通过针体传至穴位。留针30分钟，每天1次。3月为1疗程，共治疗1疗程。主治萎缩性胃炎。

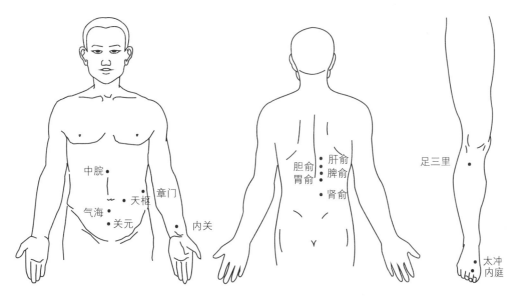

〖方三〗

1. 取穴　中脘、天枢、脾俞。

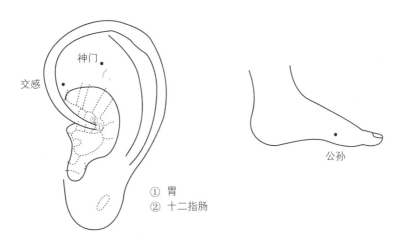

① 胃
② 十二指肠

2. 方法　用温和灸和经络导平法。①艾条温和灸每穴分别施灸20分钟。②用经络导平仪治疗。取梁门、胃俞、足三里，刺激量以病人能耐受为度。两组治疗每日1次，10次为1疗程。休息3天,继续进行下一疗程。主治慢性浅表性胃炎。

方四

1. 取穴　天枢。

2. 方法　用隔药灸法。将小柴胡汤(柴胡、黄芩、半夏、党参、生姜、甘草、大枣)研成细末,以蜂蜜或饴糖调和制成直径约3cm、厚约0.8cm的药饼,中间以针穿刺数孔,上置艾绒,放在天枢穴处,点燃施灸,一般灸3壮,以患者感觉烫并耐受为度,沿足阳明胃经第一侧线上下移动。每周2次,10次为1个疗程,一般治疗2~3个疗程。主治反流性胃炎。

治 疗效果

☞ 林辰用"方一"治疗慢性胃炎72例,对照组65例,临床治愈34、17例,显效21、23例,有效13、14例,无效4、11例,总有效率94.4%、83%(见《中国民间疗法》,2006年第8期)。

☞ 杨瑞春用"方二"治疗45例,对照组45例,痊愈5、1例,显效16、4例,有效21、25例,无效3、15例,总有效率95.56%、66.67%(见《新中医》,2008年第12期)。

☞ 王秀芬用"方三"治疗80例,对照组60例,痊愈12、5例,显效20、12例,好转45、29例,总有效率96.2%、76.7%(见《河北中医结杂志》,1998年第5期)。

☞ 张毅明用"方四"治疗反流性胃炎32例,治愈6例,显效21例,有效5例(见《现代中西医结合杂志》,2009年第1期)。

处 方荟萃

1. 用化脓灸法。①主穴:足三里(双侧),中脘。脾胃虚寒加胃俞(双侧)或脾俞(双侧)、接脊(经外奇穴,在第十二胸椎棘突下取之);胃阴不足加三阴交(双侧)、太溪(双侧);肝胃气滞加期门(双侧)、间使(双侧);肝胃郁热加内庭(双侧);瘀血凝滞加膈俞(双侧)。术者取精制艾绒如麦粒大,用手指搓捏成三角形坚实的艾炷,置于应灸的腧穴上,然后点燃艾炷尖端,待此炷灸尽自灭去艾灰,然后再更换1炷。如此反复,直至起疱为止。灸时先背后胸,先上后下。主治慢性胃炎。

2. 刘景欣用针刺加隔药灸法。针刺取大敦(双侧)、百会、足三里(双侧)、中脘,手法采用捻转平补平泻法,留针20分钟,每隔5分钟捻针1次。隔饼灸用吴茱萸、肉桂、小茴香、高良姜等药研末,加入黄酒适量调匀,制成直径1.5cm,厚0.3cm圆形药饼,放在上述针刺穴位上固定,前3穴每次灸3壮,后1穴每次灸4壮。以上均先针后灸,连续7天为1个疗程,疗程间休息2天,连续治疗2个疗程(见《上海针灸杂志》,2003年第4期)。

3. 吴文忠用隔药灸法。选取党参、黄芪、石斛、蒲公英、砂仁等为主药,根据药物的不同组分别采用水提或醇提法提取生物碱和挥发油。取总生物碱、挥发油置乳钵内,加入灭菌后冷却至60℃左右的无水羊毛脂,研匀,冰片用适量酒精溶解后加入,再加入灭菌后放冷至60℃左右的白凡士林,研匀,加入氮酮适量,即得。该软膏每克相当于含生药材3.46g。

取穴足三里（双侧），中脘，天枢（双侧）、神阙，每次取2~3穴，交替使用。每穴取自制药膏2g，涂于穴位上，外敷纱布，以胶布固定。然后每个穴位上施以温和艾灸，每穴灸5分钟，然后药膏继续保留至少12小时，每日1次，10次为1个疗程，共治2个月。主治慢性萎缩性胃炎（见《南京中医药大学学报（自然科学版）》，2000年第2期）。

灸法对浅表性胃炎疗效最佳，其次是浅表—萎缩性胃炎；再者是萎缩性胃炎。我们在灸法中发现，萎缩—浅表性胃炎可转变为浅表—萎缩性胃炎或浅表性胃炎。这样向着正常方面发展，是慢性胃炎由病理转变为正常的过程。

灸法治疗胃炎，其机理可能为：一是调节胃肠神经功能，使胃肠功能低下者灸后能兴奋起来；二是慢性胃炎患者，往往是胃肠消化液不足，灸后可促进消化液的分泌，这样胃的消化、吸收功能得到改善；三是灸法可促进胃黏膜血液循环，使充血的胃黏膜得到改善或恢复。

使用化脓灸法时，灸疮必发，方才有良效。《资生经》说："凡著艾得疮发，所患即瘥。若不发，其病不愈。"说明灸疮必求起发，才可发挥治愈疾病的功效。实践证明，起疱溃烂重者，疾病治愈率高；反之，起疱溃烂轻或未发者，疾病治愈率低或无效。若灸疮带轻微感染，其疗效亦较显著。因此，化脓灸时，可同时吃"发物"，以促使灸疮发作，以取得良效。

三、消化性溃疡

消化性溃疡包括胃溃疡及十二指肠溃疡，主要指发生于胃及十二指肠的慢性溃疡，因溃疡形成与胃酸、胃蛋白酶的消化作用有关而得名。本病属于中医学"胃痛"、"胃脘痛"、"心下痛"等症的范畴。

病因病理

持续强烈的精神紧张和忧虑，缺乏休息，易使大脑皮质功能紊乱，迷走神经兴奋增高，胃酸和胃蛋白酶分泌增多，胃黏膜下血管痉挛与胃平滑肌痉挛，黏膜抵抗力减弱，易被胃液消化，形成溃疡。其次刺激性食物和某些药物，也可造成胃黏膜损害、胃酸分泌增多形成溃疡。

中医学认为，本病的发生与情志和饮食所伤关系密切。忧思恼怒，久郁不解，伤及于肝，肝气犯胃，胃失和降；饥饱不常或暴饮暴食，损伤脾胃，胃气不降；或素有脾虚，饮食生冷，中阳不振，均可引起本病。

诊断要点

1. 根据慢性、周期性反复发作的病程，节律性的上腹疼痛，多可作出临床诊断，半夜疼痛但清晨痛止是本病特殊表现，也有的伴有或曾有上消化道大量出血。

2. X线钡餐检查病变处可见龛影。

3. 纤维内镜检查对胃和十二指肠黏膜表面上的各种变化可直接观察和诊断。

4. 胃液分析及粪便隐血试验可协助诊断。

疗方法

方一

1. 取穴　足三里、人迎。

2. 方法　用帽炷温针法。将30号针灸针剪去针柄末端，针刺足三里得气后，将帽状艾炷的基部放在酒精灯上点燃后套于针柄上即可。帽状艾炷基部距穴位皮肤2~2.5cm，每次1壮，人迎穴不用温针。每天上下午各针1次，每次只取2穴，左右交替，针灸6天，休息1天。

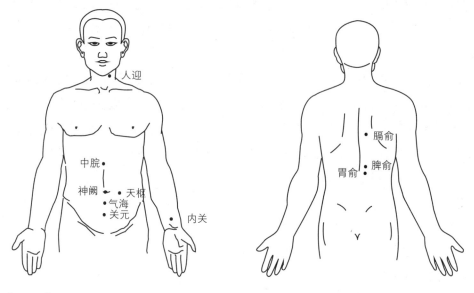

方二

1. 取穴　体穴：中脘、胃俞、内关、足三里。脾虚加脾俞；痛甚加太冲、脐周四穴、梁丘；气滞血瘀加膈俞、公孙。耳穴：胃、交感、神门、十二指肠。

2. 方法　用壮医药线点灸法。以右拇指、食指挟持药线的一端，并露出线头1~2cm。将露出的线端在煤油灯或其他灯火上点燃，然后吹灭明火，只留线头珠火即可。将线端珠火对准穴位，顺应手腕和拇指屈曲动作，拇指指腹稳健而敏捷地将带有珠火的线头直接点按在预先选好的穴位上。每天点灸1次。

方三

1. 取穴　足三里、公孙。

2. 方法　用温和灸法。将艾条用火点燃，患者用双手自持艾条，先灸足三里穴20分钟，再灸双侧公孙穴10分钟，以患者感到温热为度。每日早晚各灸1次，一般15天为1个疗程。待临床症状基本消失后，用大蒜糊涂足三里穴，后再灸此穴，温度比平时稍热，约30

分钟,促使足三里穴发疱,一般灸1~3次后可发疱,发疱后用紫药水涂擦局部,以防疱烂感染。

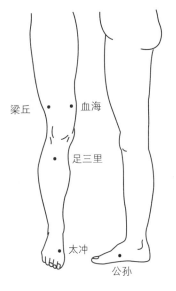
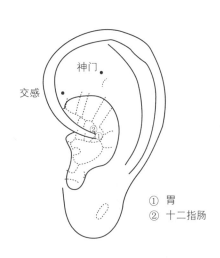

① 胃
② 十二指肠

梁丘 血海 足三里 太冲 公孙 神门 交感

【方四】

1. 取穴　神阙。

2. 方法　用隔盐灸配合针刺法。患者平卧位,神阙用艾炷隔盐灸法,一般7壮或14壮为宜。每日1次,6天为1个疗程,治疗1个疗程后休息1天。针刺取天枢(双侧)、下脘、关元、足三里(双侧)、神阙。疼痛发作时,持续运针1~3分钟,直到痛止或缓解;每次留针40分钟,每日1次,6天为1个疗程,治疗1个疗程后休息1天。

治疗效果

☞ 王旦生单纯用帽炷温针治疗患者9例,痊愈4例,好转4例,无效1例。加服中药者2例,痊愈1例,好转1例(见《现代中西医结合杂志》,2009年第1期)。

☞ 庞宇舟用"方二"配合壮药内服方治疗50例,对照组32例,分别痊愈35、14例,显效10、4例,有效3、8例,无效2、6例,总有效率96%、81.25%(见《辽宁中医杂志》,2005年第10期)。

☞ 田丙周用"方三"治疗52例中,13例结疤,占24%,39例愈合,占72%,总有效率为98%,无效率为2%(见《实用中西医结合杂志》,1994年第10期)。

☞ 李晓艳用"方四"治疗54例患者中,治愈18例,占33.3%;显效27例,占50%;有效6例,占11.1%;无效3例,占5.6%。总有效率94%(见《中华中西医学杂志》,2009年第2期)。

处方荟萃

1. 刘国欣用太乙神针灸法。取中脘、神阙、足三里为主穴。将太乙神针点燃,用7层纱布包裹燃端，施灸时手要握紧，冷则易之，每灸5~7壮为度，7~10天为1个疗程。灸时，一定要燃透，否则，易熄灭；施灸时将纱布捻紧，以免纱布烧破，损伤皮肤；施灸时按在穴位上的力度、热度、时间长短，以患者感觉最强为度。每壮间隔时间不宜太长，一般不超过3分钟，两针交替使用更佳（见《中国针灸》，1996年第10期）。

2. 陈日新用热敏灸法。穴位热敏化分布以腹部、背部及小腿外侧为高发区，多出现在中脘、肝俞、脾俞、阳陵泉、足三里等区域。根据上述穴位出现热敏化的不同，按下述方法分别，依序进行回旋、雀啄、往返、温和灸四步法施灸操作：先行回旋灸2分钟温热局部气血，继以雀啄灸1分钟加强敏化，循经往返灸2分钟激发经气，再施以温和灸发动感传，开通经络。感传以温热感为主，亦可见酸胀、疼痛（非施灸局部）、灼热（非施灸局部）、麻木等，少数患者可出现凉感（见《腧穴热敏化艾灸新疗法》，2006年人民卫生出版社出版）。

许多实验资料表明，艾灸具有可信服的胃黏膜保护作用，能增加胃黏膜前列腺含量，加强胃黏膜的抗损伤能力，使胃黏膜损伤减轻，修复加强加快。艾灸可使胃黏膜损伤大鼠的胃粘膜血流量明显升高，胃黏膜损伤指数明显降低，显示艾灸对胃黏膜损伤的保护作用。

神阙穴是治疗本病的重要穴位，有人经过试验表明，神阙穴隔药饼灸对应激性溃疡胃黏膜损伤的保护作用优于神阙穴单纯灸、非穴点隔药饼灸及神阙穴灯光加热，提示神阙穴隔药饼灸的保护作用不仅与艾灸的加热效应有关，还与穴位的特异性及艾绒与药物的作用有关。

从灸对胃黏膜起保护作用的时程来看，艾灸的长短对保护作用的产生具有很重要的意义。在我们的实验条件下，预先艾灸14天开始，会出现较普遍的显著性变化，21天效果更明显，而且无例外地出现。其中也体现时效关系。

用"方一"后病人的疼痛反应多数在1~2周明显减轻，食欲增加。个别病人胃酸较甚或上腹痛复发加重，此时针刺中脘或服胃舒平2~3片。

用"方三"时患者在涂蒜期灸足三里穴后起水疱，疱烂后应及时消毒处理，以防感染。若感染化脓后，往往会落有永久性疤痕。

四、胃下垂

胃下垂是指人体站立位时，胃的下缘达盆腔，胃小弯弧线最低降到髂嵴连线位置。在中医学中属于"胃缓"、"胃痞"范畴。

病 因病理

胃下垂是由于各种原因所致腹肌悬吊力不足，胃平滑肌及膈、胃、肝—胃韧带松弛等。胃张力低下，蠕动和收缩功能差，胃排空慢，胃小弯的最低点降至髂嵴连线以下，胃下极位于盆腔内时即形成胃下垂。

《内经》云："肉䐃不称其身者胃下。"脾主肌肉而司运化，胃主受纳，脾阳不振失其健运，影响胃的受纳和腐熟功能而致恶心、呕吐、腹胀、纳少等症状。胃失和降、气机不顺致脾虚失运，转输无力，中阳不振，中气下陷，张弛无度，而致胃腑下垂。

诊断要点

1. 临床症状表现为腹胀下坠感，餐后明显，平卧减轻，伴嗳气，上腹痛无规律。

2. 肋下角常<90度，站立时腹主动脉搏动明显。

3. 胃内有振水声，双手托扶下腹部则上腹坠胀减轻。

4. X线检查分为3度，胃小弯角切迹低于髂嵴连线水平1~5cm为轻度，6~10cm为中度，11cm以上为重度。

5. 有站立性昏厥、低血压、心悸、乏力、眩晕等"循环无力症"及其他内脏下垂的现象。

治疗方法

▌方一▌

1. 取穴　百会、中脘、气海。

2. 方法　用隔姜灸法。取一枚大小适宜生姜，用刀切成厚度0.2cm的薄片，放置于百会穴上，然后取艾绒一小撮放在姜片上点燃，嘱病人闭目静坐，做深吸气，慢呼气动作，灸完百会穴后方可加熏灸其余两穴，在灸以上两穴时让患者仰卧位。每次灸15分钟，每日1~2次，15天为1疗程。

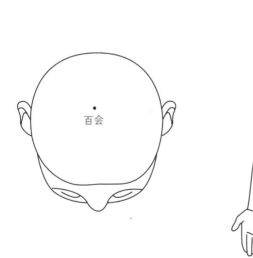
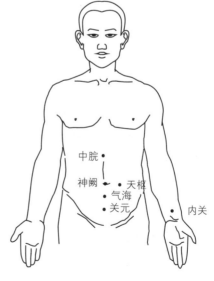

▌方二▌

1. 取穴　中脘、神阙。

2. 方法　用隔药灸法。药物组成：附子、肉桂、丁香、党参、黄芪、白术各6g，香附、陈皮、麦芽、桑寄生、升麻各3g。诸药共研细末，用鲜姜汁调和做成大约直径2.5cm、厚0.5cm的圆形药饼两个，备用。用时取中脘、神阙穴，每穴放一药饼，上置大艾炷施灸，每穴灸5壮，每日灸治1次，10次为1疗程。

▌方三▐

1. 取穴　百会、合谷、中脘、气海、足三里。

2. 方法　用艾条灸法。用清艾条在上述穴位施行温和灸或雀啄灸，使患者局部有温热感而无灼痛，一般每穴灸5~10分钟，至皮肤稍红晕为度，每天施灸1次，10次为1疗程，疗程间休息5天。一般治疗2~3个疗程。治疗期间，嘱患者少食多餐，切忌暴饮暴食。

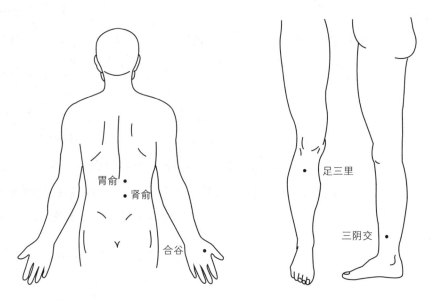

▌方四▐

1. 取穴　中脘、天枢（双侧）、关元、胃俞（双侧）、肾俞（双侧）。配穴：内关（双侧）、足三里（双侧）、三阴交（双侧）。

2. 方法　用温针法。患者先取仰卧位，穴位常规消毒，先针刺中脘、天枢（双侧）、关元穴，进针1~1.5寸，得气后，针柄上套2.5cm长艾炷点燃，行温针灸，每次每穴温针灸3壮。伴发胃炎、胃及十二指肠溃疡、神经衰弱者可配内关（双侧）、足三里（双侧）、三阴交（双侧），针刺得气后，针柄上套2.5cm长艾炷点燃，每次每穴温针3壮。患者再俯卧位，穴位常规消毒，针刺胃俞（双侧）、肾俞（双侧），进针直刺0.6~1.2寸，得气后针柄上套2.5cm长艾炷点燃行温针灸，每次每穴针灸3壮。每日治疗1次，10天1疗程，疗程间休息3天。

治疗效果

☞ 吴春光用"方一"治疗胃下垂50例，经1疗程治疗，痊愈30例，显效14例，有效6例。全部有效（见《河南中医》，1999年第1期）。

☞ 吴长岩用"方二"治疗50例，经治疗3个疗程，痊愈37例，占74%；好转11例，占

22%；无效2例，占4%。总有效率为96%（见《中医外治杂志》，1997年第5期）。

☞ 孙永胜用"方三"治疗48例中治愈42例，占87.5%，显效3例，占6.3%，好转1例，占2.1%，无效2例，占4.1%，总有效率95.8%（见《中医外治杂》，2006年第5期）。

☞ 王峰用"方四"治疗58例，痊愈45例，显效9例，有效3例，无效1例，总有效率98.3%（见《针灸临床杂志》，2008年第10期）。

方荟萃

1. 李悦珣用天灸疗法。将天灸散（由细辛、白芥子、甘遂、麝香、丁香等按比例共研细末）用老姜汁调成1cm×1cm×1cm的药饼，用5cm×5cm胶布贴于穴位上。取穴：①气海、足三里、脾俞；②中脘、肾俞、关元；③命门、胃俞、章门。分别于每年三伏天，即初伏、中伏、末伏，将天灸散敷贴于穴位上，每次1组，3组交替使用，每次贴药3~6小时。2组均连续治疗3年为1个疗程（见《现代中西医结合杂志》，2010年第3期）。

2. 王志成用温和灸法。取穴：①百会、气海、足三里；②中脘、脾俞、胃俞。患者仰卧位，在安静状态下全身放松。上午灸第1组穴，下午灸第2组穴，每穴10~15分钟，艾卷温和灸，以得气为度，如出现酸、麻、胀、重、扩散、蚁行感等，尽量达到表面不热深部热、局部不热腹部热。Ⅲ度胃下垂，隔姜灸效果更佳，每穴5壮。每天治疗2次，15天为1疗程，疗程间休息1周，共治疗1~3个疗程（见《中国针灸》，2006年第12期）。

3. 谢有权用温针法。中脘、气海、足三里（双侧）。手法及操作：患者呈仰卧位，皮肤常规消毒后，采用1.5寸毫针，中脘施捻转补法，气海施呼吸补法，足三里施捻转加提插之复合补法，诸穴得气后，各穴交替施针10分钟后，在针尾挂上1.5cm高的药艾炷行温和灸。每穴灸5~8分钟，以局部皮肤潮红能耐受为宜。每日1次，14天为1个疗程（见《中国医药导报》，2007年第14期）。

按语

临床实践证明：经过治疗前后胃超声分析，一般治疗后胃上下径较治疗前收缩1~2cm，前后径较治疗前收缩0.5~1.5cm，胃肌张力增强。病程长短和胃下垂程度对疗效影响很大。病程短，胃下垂程度轻，治愈率高，胃下垂伴发胃炎及胃、十二指肠球部溃疡的治愈率低，单纯胃下垂治愈率高。

患者在饭后30~60分钟治疗为佳，治疗后卧床休息半小时有利于提高疗效。能减轻胃的下坠，有利于提高疗效。治疗期间每次少量进餐，切忌一次饮水量过多，可减轻胃内容物重量。要求每次吃饭时蹲下，吃完饭后暂停2~5分钟起来，有助于胃的回升和巩固疗效。治疗期间嘱患者戒酒，忌食油腻、生冷食物，餐后尽量平卧30分钟，平时加强腹肌锻炼，以增强疗效。

平时多做医疗体操，可以协助胃下垂的恢复：仰卧、足底踏着床面，做臀部抬起动作，头、两肩、两足着床。臀部抬起时，缩紧肛门，并维持1分钟左右，落下，休息片刻再做，连续

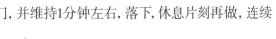

做3~5次,每天早晚各1次。

五、胃痛

胃痛,又称胃脘痛,是以上腹部近心窝处经常发生疼痛为主症的一种常见反复发作性症状。中医称为"胃脘痛"、"心口痛"。

病因病理

多见于西医之急性胃炎、胃及十二指肠溃疡、胃神经官能症及胃黏膜炎症、胃下垂、胰腺炎、胆囊炎、胆石症、胃癌等疾患,引起胃部平滑肌痉挛,从而产生疼痛。

中医学认为,胃痛急性发作主要由饮食不当引发,包括饮食不洁、暴饮暴食、过度饮食生冷等。慢性胃痛多由于长期的精神紧张、强烈的情绪波动、过度的忧虑导致胃气上逆,胃肠蠕动障碍,以致引起饮食停滞、胃液分泌异常,久病伤及胃络,产生瘀血、坏死,形成溃疡。

诊断要点

1. 胃脘部疼痛,常伴痞闷或胀满、嗳气、泛酸、嘈杂、恶心呕吐等症。

2. 发病常与情志不畅、饮食不节、劳累、受寒等因素有关。

3. 上消化道钡餐X线检查、纤维胃镜及组织病理活检等,可见胃、十二指肠黏膜炎症、溃疡等病变。

4. 大便或呕吐物隐血试验强阳性者,提示并发消化道出血。

5. B超、肝功能、胆道X线造影有助于鉴别诊断。

治疗方法

方一

1. 取穴 寒滞肝脉者用中脘、足三里、内关、公孙、行间;痛甚者加梁丘;胁痛者加行间;脾胃虚寒者用脾俞、胃俞、中脘、章门、足三里、内关、阴陵泉。

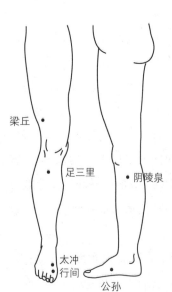

2. 方法 用隔姜灸法。切取厚约2分许的生姜片,在中心处用针穿刺数孔,上置艾炷在穴位上施灸,灸至局部皮肤发红为止。治疗1周为1疗程,休息5天,再进行第2疗程。

方二

1. 取穴 足三里(双侧)、天枢(双侧)、中脘、上脘。

2. 方法 用天灸法。药物制备:按白芥子50%、细辛30%、甘遂20%的比例称取药物,共研细末,用生姜汁调和,分做成直径1cm、厚1cm大小的药饼,用4cm²大小胶布将药物固定在穴位上。治疗时间为每年夏天的初伏、中伏、末伏,预约病人于该三日治疗。每伏贴药一次,约1小时,如病人感觉灼热难受,可提前将药自行除去。连续治疗3年。

▌方三▐

1. 取穴　足三里、中脘。

2. 方法　用电子艾灸仪法。在环形凹槽中放置艾药片,将此面对皮肤,用医用胶布将发热头固定在皮肤上。调节波段开关,选择温和灸档,接通电源,开始计时。时间到,切断电源,取下发热头。每次治疗20分钟,每日1次。10次为1疗程。

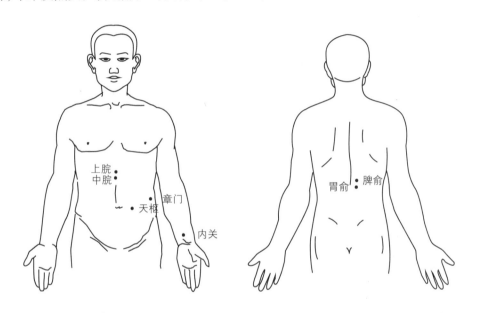

▌方四▐

1. 取穴　腹部。

2. 方法　艾箱灸法。艾箱的制作及使用:艾箱用普通木板制作,木板内侧钉上防火铁板,长28cm、宽20cm、高15cm,下不封底,在木箱下1/3处的横切面上用铁纱网隔阻,使灰块不易漏出,在铁纱网面上的长两侧分别钉上3颗铁钉,上面加木盖,将约5cm长艾段6根分别插入两侧铁钉内并点燃,置于患者腹部进行熏灸。时间约30分钟,以局部出现温热感或灼热感但不灼伤皮肤,或出现肌肉的跳动或局部有舒适感、局部皮肤均匀汗出为度。如患者感觉皮肤灼烫,则垫上一条家庭常用的白色薄毛巾,不影响热力的传导。每日1~2次,7天为1个疗程,治疗3疗程。主治脾胃虚寒型胃痛。

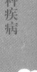

治疗效果

☞　徐国林用“方一”治疗胃痛患者30例,治疗1个疗程,临床症状完全消失者16例,临床症状明显减轻者5例;治疗2个疗程临床症状完全消失者11例;治疗3个疗程临床症状完全消失者2例,症状明显好转者1例。总有效率100%(见《中医外治杂志》,2005年第2期)。

☞ 樊莉用"方二"治疗115例慢性胃痛患者中痊愈30例，占26.1%；显效35例，占30.4%；好转29例，占25.2%；无效21例，占18.3%。总有效率81.7%（见《中华临床医学研究杂志》，2005年第14期）。

☞ 余卫华用"方三"治疗102例，对照75例，结果分别痊愈5、3例，显效62、29例，有产23、34例，无效10、9例，总有效率90.2%、88.0%（见《辽宁中医杂志》，2007年第6期）。

☞ 莫映霞用"方四"治疗脾胃虚寒型胃痛55例，对照组47例，治愈19、13例，有效21、20例，无效5、14例，总有效率90.9%、70.2%（见《当代护士》，2009年第6期）。

处 方荟萃

1. 赵菊英用艾炷灸法。取穴：中脘、期门、内关、足三里、阳陵泉。脾胃虚寒取穴：脾俞、胃俞、中脘、章门、内关、足三里。将纯净的艾绒，放在平板上，用手搓捏成圆锥形的艾炷，或将艾绒平铺在长26cm、宽20cm的细草纸上，将其卷成直径为圆柱形艾条，然后按施灸部位，暴露腧穴部，定穴及确定施灸的方法，点燃艾条一端，对准施灸的腧穴，距皮肤2~3cm进行熏烤，病人感到温热、舒适为度，一般每穴5~15分钟（见《云南中医中药杂志》，2008年第7期）。

2. 龙凤昌用隔姜灸法。主穴：中脘、上脘、下脘、神阙、建里、水分。配穴：血海、阴陵泉、足三里、上巨虚。血海和足三里，阴陵泉和上巨虚两组交替使用。取新鲜生姜切成厚0.2~0.3cm薄片。患者取仰卧位，将姜片铺于穴位上，点燃艾条，来回在姜片上灸，以皮肤红润而不起疱患者可忍受为度。每天治疗1次，每次10分钟，10次为1疗程。主治虚寒型胃痛（见《云南中医中药杂志》，1998年第3期）。

按 语

用艾灸治疗胃痛，具有明显的镇痛效果，如坚持治疗，亦能取得较好的远期疗效，并可促进溃疡的愈合。并告诫胃痛患者应注意饮食调养，保持精神乐观，远劳怒、戒烟酒、饮食定时、少量多餐等，对减少复发，促进康复有重要意义。

通过对患者临床疗效的观察，说明三伏灸对阳虚型、气滞型、瘀血型慢性胃痛具有较好的疗效，优于胃热型及阴虚型。但病程越长，疗效越差，故临床应及早使用。阳虚型患者疗效较好的原因考虑为择时于四时阳气最盛之三伏天施治体现了中医"寒则温之，虚则补之"及《内经》"春夏养阳，秋冬养阴"的治则，亦体现了中医天人相应的时间医学观点。

六、胃痉挛

胃痉挛是由于胃肠平滑肌突发的一阵阵强烈收缩而引起的剧烈胃痛、腹痛，是临床常见的急腹症。属于中医学"胃脘痛"、"腹痛"范畴。

病因病理

饮食不节是本病主要诱因之一,如嗜食冰冻冷饮,暴饮暴食,过多食用豆类及地瓜、土豆等食品。药物刺激也是一个诱发因素。胃壁受到凉或辣等刺激后又是引发胃痉挛的一诱因,所以作游泳等运动前一定要做好充分的准备活动。引起胃肠痉挛性疼痛的原因有许多,大多数是由于胃肠功能失调所致,部分是由胃肠道器质性病变所致。

中医学认为,胃痉挛的发生多由饮食积滞、寒积胃肠引起。其病在胃和肠,属实或虚实夹杂之性。患者素体阴虚,又有饮食不节(或不洁)、暴饮暴食劣习,及情志失调、肝气郁结,复感外寒,使寒邪客于胃腑而致气机郁滞,胃失和降,"不通则痛"而突发该症。

诊断要点

1. 临床表现:以突然发作的阵发性胃痛、腹痛,发作间隙缺乏异常体征为特点。

2. 局部受凉、饮食不节(或不洁)、暴饮暴食、食后剧烈运动等常为诱因。

3. 消化道X线钡餐、纤维胃镜或内窥纤维肠镜等检查可明确病因诊断。

治疗方法

‖方一‖

1. 取穴　中脘。

2. 方法　用温和灸法。将艾条一端点燃,熏灸中脘穴,以患者能感受到温热为宜,施艾灸1小时,灸至局部皮肤红晕,热感渗透于胃脘部,手足转温,疼痛消失为度。

‖方二‖

1. 取穴　中脘、神阙、足三里、梁门。

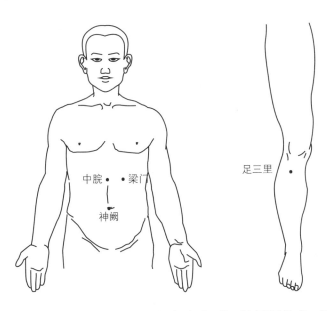

2. 方法　用温针法和隔姜灸法。用温针灸中脘3壮,神阙隔姜灸,足三里3壮,梁门2

壮,温针灸半小时,腹部温暖热舒,疼痛消失为止。

方三

1. **取穴**　神阙、足三里(双侧)、中脘。

2. **方法**　用雷火灸法。患者取仰卧位,露出腹部,采用赵氏雷火灸条,点燃后在上述穴位距离皮肤2~3cm处施温和灸,每穴5~10分钟,灸至皮肤发红且患者可忍受为度,每次30分钟,每日1次,10天为1个疗程。若因施灸日期过长,皮肤出现发黑现象,停灸后会逐渐自然减退。

治疗效果

☞ 尚秀葵用"方一"治疗患者,21岁。胃脘部绞痛约2小时,伴有恶心呕吐。诊断为胃痉挛。予中脘穴施艾条温和灸1小时,疼痛消失,临床治愈(见《上海针灸杂志》,2004年第3期)。

☞ 乌兰花用"方二"治疗郝某,深夜2时突然感觉心窝部绞痛,疼痛以胃部及周围为主,温针灸半小时感觉有热流在腹腔向下流动,顿时有屁,痛觉消失(见《内蒙古中医药》,2002年第3期)。

☞ 聂斌用"方三"治疗30例,对照组30例,临床治愈分别8、3例,有效18、15例,无效4、12例,总有效率86.7%、60.00%(见《上海针灸杂志》,2010年第1期)。

处方荟萃

1. 用温和灸法。用艾条使艾条与局部皮肤成45度角,将艾条点燃端对准穴位处,点燃端的艾头与皮肤的距离约3cm左右,以局部温热、泛红但不致烫伤为度,于神阙、关元各温和灸30~60分钟,以患者自觉有温热感向穴位四周扩散及整个腹部内传导为佳。一般而言,通过针灸治疗痉挛消失后,还应再继续守法施术3次,以巩固疗效。

2. 用温针灸法。中脘、天枢、梁丘、足三里。加减:饮食积滞加建里、公孙,以消食和胃;寒客胃肠加灸神阙、关元,温寒止痛;胃痉挛加内关、梁门,以和胃解痉;肠痉挛加上巨虚、下巨虚,理肠解痉;恶心呕吐加内关、膈俞,宽胸和胃、降逆止呕;腹皮挛急加筋缩、阳陵泉,解痉止痛。诸穴常规针刺,强刺激泻法,留针20~30分钟;针后加灸或用温针灸(引自"恩福中医针灸推拿田志刚医师职业博客")。

3. 中脘穴、足三里穴。点燃药用艾条,在中脘穴、一侧足三里穴上各悬灸10分钟,以穴位上皮肤潮红色为度。胃痛可立即缓解。使用时要注意力集中,艾火与皮肤的距离,以受灸者能忍受的最大热度为佳。注意不可灼伤皮肤。

按语

胃痉挛与个人体质和饮食等因素有关,体质较差、饮食不规律者更易出现。患者要特别注意别大量吃用生冷食物,尤其是冷饮、啤酒、雪糕、冰棍等,不要暴饮暴食豆类及地瓜、土豆等食品。在未排除器质性病变之前，千万不可随便使用如哌替啶（杜冷丁）、去痛片之类镇痛药，因这些中枢性镇痛药会抑制特异性的疼痛症状，从而掩盖了像胃穿孔、阑尾炎等疾病，导致延误诊断，有危及生命的危险。如果多次发生胃痉挛，应到医院进行腹部超声、胃镜或胃部X线钡餐检查，以排除是否为器质性疾病所致。

艾灸方法能使胃痉挛趋于弛缓，胃蠕动强者趋于减弱；又能使胃蠕动弱者立即增强，胃不蠕动者开始蠕动。因此，除胃溃疡出血、穿孔等重症，应及时采取措施或外科治疗外，其他不论什么原因所致的胃痛，包括现代医学中的急、慢性胃炎和胃、十二指肠溃疡病及胃神经官能症等，若以胃脘疼痛为主者，用本法艾灸，均能立时止痛。

七、胃肠神经官能症

胃肠神经官能症，又称胃肠道功能紊乱，是一组胃肠综合征的总称，系高级神经活动障碍导致植物神经系统功能失常，中医将其归于"呕吐"、"腹泻"、"便秘"等范畴。

病因病理

本病的发病机理迄今尚无统一标准，多认为本病的发病原因主要与长期不良的精神刺激和劳累过度有密切关系，因此精神因素为本病发生的主要诱因，系高级神经活动障碍导致自主神经系统功能失常，主要为胃肠的运动与分泌机能失调，无组织学器质性病理改变，不包括其他系统疾病引起的胃肠道功能紊乱。

中医学认为，本病多因情志不遂，神志失调，七情内伤，可致气机紊乱，肝郁气滞，肝气犯胃；或因忧愁思虑过度，气滞痰凝血瘀等，均可造成本病的发生。

诊断要点

1. 本病起病多缓慢，病程多缠绵日久，症状复杂，呈持续性或反复发作性，病情轻重可因暗示而增减。

2. 临床表现以胃肠道症状为主，胃神经官能症主要包括神经性呕吐、神经性嗳气、神经性厌食等疾病。肠神经官能症常有腹痛、腹胀、肠鸣、腹泻和便秘等症状。

3. 多伴有心悸、气短、胸闷、面红、失眠、焦虑、注重力涣散、健忘、神经过敏、手足多汗、多尿、头痛等自主神经不平衡的表现。

治疗方法

┃方一┃

1. **取穴**　中脘、天枢、关元、四关（即双侧太冲、合谷，共4穴）。配穴：咽部有阻塞感者加人迎、天突；呕吐、嗳气甚者加膻中、内关、足三里；失眠、头痛甚者加印堂、神庭、安眠。

2. **方法**　用温针法。穴位常规消毒，针刺得气后留针，并在中脘、天枢、关元施以温针

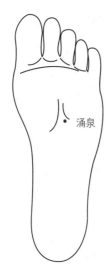

灸，即将艾条剪成长约2.5cm的小段，插置于针柄上，然后于下端点燃施灸，约30分钟艾条燃尽后起针。每日1次，7次为1个疗程，疗程间隔1~2日。

‖方二‖

1. 取穴　涌泉。

2. 方法　用温和灸法加针刺法。针刺取穴中脘、足三里、支沟、三阴交、太溪。每日1次针刺，针后加灸涌泉。用艾条点燃后，艾火距皮肤2~3cm，以患者感到温热为度，每次灸10分钟。每天治疗1次。

‖方三‖

1. 取穴　中脘、足三里、下脘、气海、天枢、关元、水分、膈俞、期门、公孙、胃俞、内关、脾俞、中极。

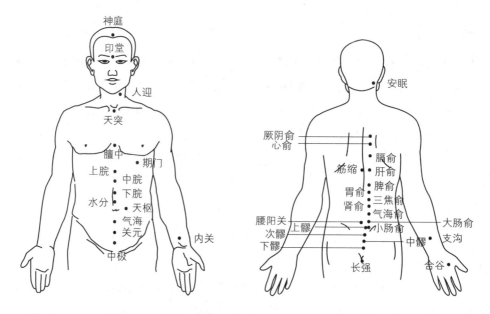

2. 方法　用温灸罐法。药物：艾绒500g（单装），党参、青盐各15g，木香、川厚朴、云茯苓、淮山药、菟丝子各12g，诃子、延胡、芡实各9g。上药研成细末，装瓶备用，特制温灸罐两个，纱布垫数块。打开温灸罐盖。把艾绒均匀装入罐的内桶底一层，均匀撒药粉一层约0.5g，再装艾绒一层，加药粉一层，共四层艾绒，三层药粉，与内桶上沿平为度，然后将艾绒点燃，待艾绒燃好盖罐，将纱布垫于罐底，免烫伤皮肤，放于穴位上，患者体位可根据穴位不同而定，灸罐放稳为宜。灸治顺序：第一次，中脘、足三里各灸30分钟。第二次，下脘、气海、天枢各灸30分钟。第三次，关元、水分各灸30分，膈俞灸2分钟。第四次，期门、公孙各灸30分钟。第五次，胃俞灸25分钟，内关灸30分钟。第六次，脾俞灸25分钟，中极灸30分钟。每日灸1次，6天为1疗程，而后循环灸治，病愈为止。

| 方四 |

1. **取穴**　肝俞、脾俞、胃俞、三焦俞、气海俞、大肠俞、小肠俞、八髎（双侧）、长强、腰阳关、筋缩、膻中、上脘、中脘、下脘、水分、天枢、关元、足三里、三阴交、公孙、内关。

2. **方法**　用电针加艾条灸法。①患者俯卧位，先用酒精棉花从大椎处向下搽至长强穴数次，以透热为度，再常规消毒，用速刺法将针刺入腰背部各穴位，得气后，捻转法进行平补平泻1~2分钟，再接G6805电疗仪，通电30分钟，采用连续波，电流强度以患者能耐受为宜。肢体穴位常规针刺。②腰背部或肢体取针后，嘱患者仰卧位，点燃2根艾条顺时针熏灸神阙2~3分钟，随后再分别温灸腰部各个穴位，使局部有热感内传，红热为度。本法每次需30~35分钟，每日1次，第一次操作以腰背部为主，腹部为辅，肢体配合，隔天以腹部为主，腰背部为辅，依次交替。10天为1疗程，休息1周后再进行下一个疗程。

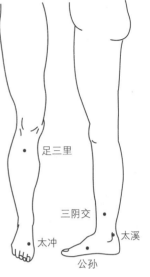

治疗效果

☞ 李玉超用"方一"治疗167例，经1~4个疗程治疗后，112例痊愈，临床症状全部消失，43例好转，12例无效，总有效率92.8%（见《中国民间疗法》，2001年第6期）。

☞ 柯长鸿用"方二"治疗赵某，女性，42岁，经常胃脘胀痛不适，伴头晕、耳鸣、虚烦少寐、两胁胀痛。经西医诊断为胃肠神经官能症，用"方二"治疗1次失眠改善，治疗5次后诸症减轻（见《江西中医药》，2001年第5期）。

☞ 王永慧用"方三"治疗慢性胃肠功能紊乱22例，经三个疗程治疗，均症状消失（见《新中医》，1989年第11期）。

☞ 周雪贞用"方四"治疗10例患者中，经1疗程治疗好转3例，无效1例。再续第2疗程治愈3例，好转1例（见《四川中医》，1995年第2期）。

处方荟萃

1. 用隔姜灸法。取3~4mm厚的鲜姜片，用针刺数孔，放在足三里（双侧）、中脘、内关（双侧）、神阙穴上，将约枣粒大小艾壮置于姜片上点燃灸之，当病人皮肤发烫时，换炷再灸，至皮肤红润为度，每次灸30分钟。施灸过程中，若初灸时，病人感觉灼痛，可将生姜片稍提起，然后重新放于穴位上，继续施灸。随时询问病人温热感，观察局部潮红程度。灸后腹部保暖5分钟左右。每天1次，连续10天为1个疗程。

2. 潘亚兰用温和灸法。取内关穴和足三里穴，点燃艾条，熏灸穴位，灸火距皮肤2~3cm，以患者能感受到温热为宜，温和悬灸时间5~10分钟，以局部皮肤呈红晕为度。每天治疗1次，10天为1疗程（见《湖北中医杂志》，2008年第2期）。

按语

　　本病是一种慢性疾病,多因肠黏膜水肿对药物吸收欠佳,故一般服中西药物久治无效,用温灸疗法主要是通过穴位疏通经络,以温中散寒,活血化瘀,从而达到治疗病变的目的,多数患者第一次灸治后,即感到肠蠕动增强,腹部舒适,一个疗程后,腹痛腹泻、食欲、睡眠等均有明显好转。在灸治操作中,要严格掌握选穴要准确,时间要保证,连续治疗不间断,效果才好。本病症状波动较大、易反复发作。一般都需要3个疗程以上,所以患者应有治疗信心。在治疗过程中,应嘱其避免过度劳累和注意心理调整,疗效更佳。

　　神经官能症,除非患者一般情况很差,无需卧床休息,可参加适量的劳动和工作。生活要有规律,经常参加适当的文娱活动,对平日体育活动较少的神经官能症患者应强调体育锻炼,以增强体质,加速神经功能的恢复。饮食以少渣、易消化食物为主,避免刺激性饮食和浓烈的调味品。神经性厌食患者须住院治疗,并逐渐培养正常饮食习惯。凡严重营养不良、消化与吸收功能减退、鼻胃管进食又引起腹泻的患者,需要静脉输注营养液。

八、呕吐

　　呕吐是指食物、痰涎从胃中上涌,自口而出。中医属"呕吐"范畴。

病因病理

　　呕吐可见于多种疾病,如神经性呕吐、胃炎、幽门痉挛或梗阻、胆囊炎等导致胃肠功能紊乱或腹肌剧烈收缩而引起。

　　中医学认为,本病可因外邪侵犯胃腑,胃气失降,水谷随气上逆;饮食过多,或过食生冷油腻、不洁等食物,导致食停不化,阻滞谷道,胃气不能下行,上逆为呕吐;或因气结于谷道,谷道不通,胃气上逆。

诊断要点

　　1. 呕吐食物残渣,或清水痰涎,或黄绿色液体,一至数次不等,持续或反复发作。

　　2. 伴有恶心,纳谷减少,胸脘痞胀,或胁肋疼痛。

　　3. 多有骤感寒凉,暴伤饮食,情志刺激或有服用化学药物误食毒物史。

　　4. 上腹部压痛或有振水声。肠鸣音增强或减弱。

　　5. 通过辅助检查以区别导致呕吐的原发疾病。

治疗方法

‖方一‖

　　1. 取穴　涌泉。

　　2. 方法. 用针刺加艾灸法。针刺时患者取仰卧位或坐位,头向后仰,医者持2寸毫针快速刺入外金津,向舌体方向针刺,进针深度为1~1.5寸,行中等幅度提插捻转约1分钟,患者感觉酸、胀、沉，待有窒息感时迅速将针拔出，然后同样方法针刺外玉液（舌骨与下颌缘中点右侧旁约0.5寸），亦不留针。施灸时患者卧位，操作者左右手各持点燃的清艾条，距两侧涌泉穴约2cm，持续时间40～60分钟，以患者自觉双足有温热感、涌泉穴有烫感能耐受为度。针刺、灸法均每日进行1次。主治急性呕吐。

‖方二‖

1. 取穴　足三里、绝骨。配脾俞。

2. 方法　用化脓灸法。将陈年细艾绒，搓捻成黄豆大小的圆锥状艾炷。穴表涂抹蒜汁后放上艾炷，以线香点燃，待其逐渐燃尽，去灰，贴上医用胶布，促"灸疮"自发。灸后2周内酌进豆类食品等助发物。每次取双侧穴治疗，每穴仅灸1壮，1次为1疗程。主治神经性呕吐。

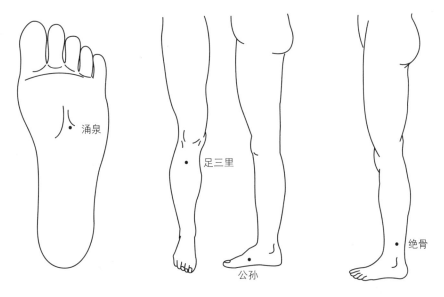

‖方三‖

1. 取穴　中魁、中脘、足三里、内关、公孙。

2. 方法　用艾条灸法。针具常规消毒后，中魁穴取28～30号1寸毫针15度角向上斜刺，其余穴用1～1.5寸毫针直刺。进针得气后均艾条灸，留针20～30分钟。并配合辨证取穴针刺。10次为1疗程，休息3天，一般在呕吐停止，症状全部消失后，仍要求病人针灸1～2个疗程，调补胃气，巩固疗效。主治神经性呕吐。

‖方四‖

1. 取穴　神阙、涌泉。

2. 方法　用艾条灸法加针刺法。将艾条点燃，熏灸神阙、涌泉，灸火距皮肤2～3cm，温度以患者能感受到温热为宜，每穴灸约40分钟，针刺双侧内关、三阴交、足三里、气海、中脘，留针40分钟，10天为1疗程。治疗时间以凌晨3：00～5：00为佳。主治尿毒症引起的呕吐。

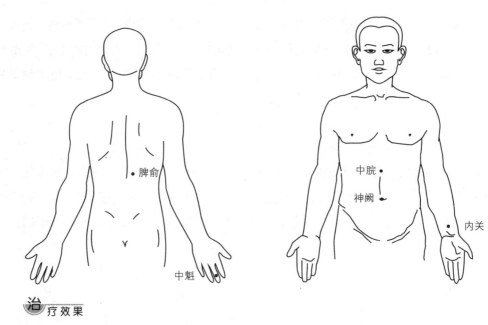

脾俞

中魁

中脘

神阙

内关

治 疗效果

☞ 孙敬青用"方一"治疗急性呕吐18例，经1~3次治疗后，患者全部有效。其中实热证呕吐症状全部消失者8例，仍偶有呕吐者3例，呕吐次数减少者2例；虚寒证呕吐症状全部消失者2例，仍偶有呕吐者2例，呕吐次数减少者1例（见《中国针灸》，2004年第2期）。

☞ 邓柏颖用"方二"治疗覃某，女，58岁，患神经性呕吐，反复呕吐31年。予主穴加脾俞化脓灸。1周后灸疮化脓，头晕、呕吐消失，食纳增且香。灸疮持续化脓，一年后随访，病无复发（见《四川中医》，2002年第6期）。

☞ 黄殿君用"方三"治疗84例，经针灸后治愈80例，占95.24%，好转4例，占4.76%；无效0例。总有效率为100%。对80例治愈病人进行1年时间的随访，未再复发（见《针灸临床杂志》，2000年第4期）。

☞ 张建明用"方四"治疗尿毒症引起的呕吐16例患者，经过1疗程治疗，呕吐明显缓解或消失，病情稳定者8例，2个疗程以上明显缓解者6例，另外1例呕吐症状有改善，1例效果不显（见《临床针灸杂志》，2000年第5期）。

处 方荟萃

1. 用艾灸法。取穴合谷、风池、内关、足三里、中脘，上穴选2~3穴，艾条灸10分钟或艾炷灸7~9壮。适用于呕吐较急，伴恶寒畏冷、困乏无力、舌质淡红、脉细者。另取公孙、丰隆、中脘、内关、膻中等穴，温灸10~20分钟。适用于呕吐清稀，伴眩晕、心悸、脘闷、脉滑者（引自"健康频道网"）。

2. 陈宁用艾炷灸法。取穴百会，用小艾炷灸90壮，同时针刺足三里、公孙、太冲、大陵，行阳中隐阴法，得气后留针30分钟。每日治疗1次，10次为1疗程（见《江苏中医》，1999年第8期）。

方一使用灸涌泉的方法。涌泉为足少阴肾经井穴,灸治涌泉可壮水灭火,引亢盛之火下行,调理气机,补益虚损,乃标本兼治之法。经治疗后,以呕吐为主诉的呕吐症状全部消失,作为伴随症状的吐亦均有不同程度的缓解,3例高血压脑病的患者中,治疗后,不仅呕吐明显减轻,血压也均有不同程度的下降。这两种治疗方法操作简单,取效快捷,值得临床推广和进一步研究。

用灸法治疗该症疗效确切,但应在进食30分钟内治疗较好。在治疗的同时,要尽快找出病因而对症治疗,以免延误病情。如呕吐严重,不进食,已出现失水和电解质丢失过多,应配合液体疗法,以尽全功。治疗期间应注意保持心情舒畅、乐观开朗;保证充足的睡眠,避免过度疲劳,积极锻炼身体;注意生活要有规律,营养均衡。

九、化疗后胃肠道反应

肿瘤病人化疗时常常出现胃肠道反应,如恶心、呕吐、纳呆、腹胀等,严重影响了营养的摄入及身体的康复。中医将其归于"呕吐"、"纳呆"、"腹胀"范畴。

病因病理

大多数抗肿瘤药物都可通过对胃肠黏膜直接刺激,使上皮细胞的生长受到抑制,也可通过自主神经系统兴奋第四脑室底部的化学感受区,引起肠嗜铬细胞释放5-羟色胺(5-HT),可激活中枢或迷走神经的5-羟色胺受体引起呕吐等胃肠道反应,重者使化疗无法进行。

中医认为,化疗药物作为一种药毒,属寒湿之邪,进入人体后,由于化疗药毒性损伤消化道黏膜,致脾胃功能失调,胃虚则不能腐熟水谷,脾虚则运化不利,湿浊内停,易伤脾肾之阳,引起脾肾亏虚,寒湿内停,从而出现上述脾胃失运,脾肾亏虚之证。

诊断要点

1. 多数化疗病人有食欲减退、恶心、呕吐、腹胀痛,腹泻或便秘等反应,严重时可出现肠黏膜坏死脱落甚至肠穿孔。

2. 出现反应的时间长短不一,一般在化疗用药后3～4小时开始反应,亦有即刻出现恶心、呕吐者。

3. 多数病人第一次用药反应较重,以后逐渐减轻。

治疗方法

┃方一┃

1. 取穴　中脘、关元、天枢。

2. 方法　用隔姜灸法。用一硬纸折成漏斗形模具上安装圆形钢丝网,做成直径约3cm

的圆锥形艾炷数枚，准备厚约0.5cm，直径大于3cm的姜片多片，扎上孔眼，模具上的圆形钢丝网可周边缠绕纱布。病人取仰卧位，选取艾炷一枚放于钢丝网上，移至选定的穴位上，放平，点燃，病人诉热烫不适时，放一姜片于钢丝网下，再次不能耐受时，可再放一姜片，防止烫伤。一般一个穴位用2~3炷，1天2次，3~5天为1疗程。

【方二】

1. 取穴　足三里。

2. 方法　用艾炷灸法。化疗开始后，取单侧足三里，在局部涂以少量凡士林，增加艾炷的黏附作用，使用中号艾炷。病人稍感热烫即另换一炷。根据病人的体质病情、耐受程度等对壮数进行适当增减，每天1次。两侧足三里交替使用。

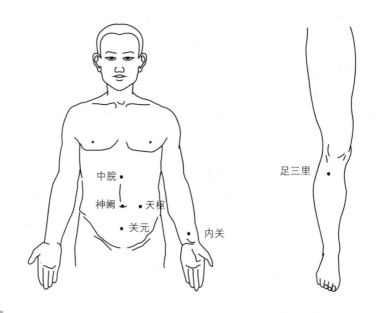

【方三】

1. 取穴　神阙、内关（双侧）、足三里（双侧）。

2. 方法　用温和灸法。化疗前0.5小时静脉推注欧贝4mg。患者取平卧位，充分暴露腧穴部位，点燃艾条一端后进行穴位施治，灸火距皮肤2~3cm，采用温和悬灸法，以患者感局部温热而不灼痛，局部皮肤呈红晕为度，每日上午灸1次，每穴各灸10~15分钟，灸毕各穴位轻轻按摩3~5分钟，每日1次。6次为1个疗程，共3个疗程。在化疗第1天开始治疗，完成3个疗程停止，共18天。

【方四】

1. 取穴　足三里。

2. 方法　用隔姜灸配合穴位注射法。于化疗前30分钟选取一侧足三里穴，常规消毒后，用5ml注射器抽取恩丹西酮8mg，直刺1.2寸，提捏数次后缓慢注入药液，用温水洗净神阙穴（脐部），擦干后涂凡士林油，取新鲜的生姜10g，切成0.2cm厚，3.0cm×3.0cm的薄片，置于神阙穴上；再用艾绒做成直径1cm，高1cm大小的圆锥体的艾炷放于生姜之上点燃，连续施灸40分钟左右。

治疗效果

☞ 唐玲用"方一"治疗65例，治愈45例，有效15例，无效5例，总有效率92.31%（见《中医外治杂志》，2001年第5期）。

☞ 刘龙彪用"方二"治疗89例，对照组37例，分别显效49、37例，好转25、20例，有效11、8例，无效4、3例（见《吉林中医药》，2006年第8期）。

☞ 邱翠琼用"方三"治疗50例，对照组50例，前者有效率达92%～100%，对照组的疗效仅为70%～88%（见《现代护理》，2008年第3期）。

☞ 姚新用"方四"治疗32例，对照组32例，痊愈分别1、12例，显效10、17例，有效13、1例，无效8、2例，总有效率93.75%、75.00%（见《吉林医学》，2007年第15期）。

处方荟萃

1. 李柳宁用雷火灸法。药物成分：沉香、木香、乳香、茵陈、羌活、干姜、穿山甲各9g，麝香少许，纯净艾绒。使用雷火灸条按以下顺序进行：①神阙穴至上脘穴，距离皮肤2cm，每来回灸10次，用手揉按1次，共120次；②在上脘穴至天突穴，距离皮肤2cm，每来回灸10次，用手揉按1次，共120次；③胸腹部脐以上左边胃经、脾经距离皮肤2cm，每来回灸10次，用手揉按1次，共60次；④胸腹部脐以上右边胃经、脾经距离皮肤2cm，每来回灸10次，用手揉按1次，共60次；⑤神阙穴、上脘穴距离皮肤1cm回旋灸后啄式灸，每穴各点灸5分钟；⑥中脘穴至下脘穴，距离皮肤2cm，每来回灸10次，用手揉按1次，共120次；⑦腹部脐以下左边胃经、脾经距离皮肤2cm，每来回灸10次，用手揉按1次，共60次；⑧腹部脐以下右边胃经、脾经距离皮肤2cm，每来回灸10次，用手揉按1次，共60次；⑨双足三里穴、双三阴交穴距离皮肤1cm回旋灸后啄式灸，每穴各点灸5分钟。雷火灸从化疗第1天开始，直至化疗结束后5天（见《陕西中医》，2009年第7期）。

2. 王建芹用隔药灸法。取穴神阙、中脘，两穴交替使用。所用药物可在下列二方中任取其一：①丁香、肉桂各2g；②小茴香、干姜、木香各2g。将方中药物共研细末，加甘油调制成为药饼，厚约0.5cm。将药饼置于选取的穴位上，上置艾炷施灸。每次灸3炷，隔日1次，10次为1个疗程（见《中国民间疗法》，2005年第1期）。

按语

化疗是治疗恶性肿瘤的主要手段之一，但化疗药在使用的同时，也会对机体产生一系列毒副反应。频繁的恶心呕吐可导致水电解质紊乱，会影响患者进食和导致消化液的丢失，引起脱水和营养不良，长期接受化疗的患者，由于胃肠道反应剧烈，可加重患者心理负担，导致机体抵抗力低下，而影响治疗的正常进行或因此中断治疗。而用灸法对这种反应进行防治，对化疗所致恶心呕吐具有较好的控制作用，尤其对迟发性呕吐效果较好。可较好

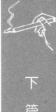

减轻恶心呕吐症状，并使锥体外系反应（口干，嗜睡，便秘，头痛，纳差，腹胀，疲倦乏力等症状）有较好的缓解，从而改善患者生活质量。而且使用方便，无需经人体代谢，不会造成针刺疼痛不适感，副作用极小，患者易于接受，临床值得使用。

十、脂肪肝

脂肪肝是由于脂肪在肝细胞内过度沉积所引起的一种病症。脂肪肝属中医"痰证""积聚"范畴。

病因病理

脂肪肝不是一个独立的疾病，而是由多种疾病和原因引起的肝脏脂肪性变。最常见的原因为肥胖、酒精中毒、糖尿病；其次为营养失调、药物中毒、妊娠、遗传等。脂肪肝的发病机理至今尚未完全明确，一般认为肝细胞合成甘油三酯（TG）及分泌极低密度脂蛋白（VLDL）之间的不平衡是形成脂肪肝的主要原因，而这种不平衡是由于肝细胞脂肪合成增加或氧化减少所致。

中医学认为，脂肪肝与过食肥甘厚味、肥胖、感受湿温疫毒、情志失调以及食积、气滞等因素有关。肝失疏泄，脾失健运，湿痰瘀互结，痹阻肝脏脉络而发为本病。其病位在肝，病机为本虚标实。治疗当立疏肝健脾，活血化瘀之法，辅以养肝。

诊断要点

1. 肝区隐痛或两胁胀痛，脘腹部饱胀不适，大便黏滞不爽。

2. 无饮酒史或饮酒（乙醇）量每周<40g。

3. 肝脏影像学表现符合弥漫性脂肪肝的影像学诊断标准。

4. 肝功能基本正常。

5. 血脂异常。

治疗方法

||方一||

1. 取穴　①肝俞、期门、中封、太冲、丰隆、阴陵泉。②肾俞、章门、蠡沟、足三里、阴陵泉、三阴交。

2. 方法　用隔药饼灸。药饼制作法：将柴胡、郁金各1.5份，白术、枸杞、淫羊藿、当归、赤白芍各1份，决明子、茯苓、丹参、生山楂各2份，大黄0.5份，混合研末，过120目筛装瓶备用。临用前用醋调匀，用药饼模压成直径3cm，厚0.8cm的药饼，准确取穴，将药饼置于穴区。艾绒制成重约1.2g圆锥形艾炷，治疗时每次每穴灸3壮，以穴位皮肤泛红而不灼伤为度，1日1次，两组穴每周轮换1次，4周为1个疗程，共治疗3个疗程。主治非酒精性单纯性脂肪肝。

▌方二▐

1. 取穴　右侧日月、期门，右乳中线直下肋下缘处，双侧肝俞、脾俞。

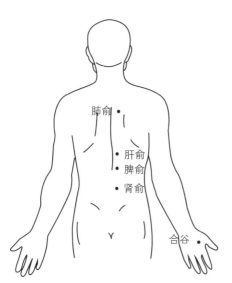
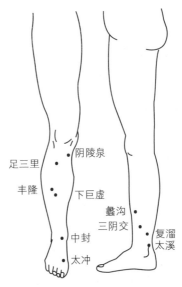

2. 方法　隔药灸法。柔肝消脂膏制作：取大黄20g，龙胆草20g，郁金20g，姜黄20g，生地黄20g，葛根20g，玉竹20g，山楂30g，冰片10g，绿茶20g，青皮20g，枳壳10g等，研为细末，加陈醋，制成膏状，做成厚约0.2cm，如5分硬币大小药饼备用。先令患者左侧卧，取右侧日月、期门、右乳中线直下肋下缘处各置药饼1枚，上放花生米大艾炷（重约0.8g）点燃施灸，每穴3~5壮。再令患者俯卧，取双侧肝俞、脾俞置艾炷施灸，亦3~5壮，皮肤红润为度。每日1次。

▌方三▐

1. 取穴　内关、丰隆、关元、天枢、气海、下巨虚、太冲、足三里、肺俞、脾俞、丰隆、肾俞。

2. 方法　用艾灸法加针刺法。针刺内关、丰隆，用泻法，适用于痰湿壅盛型脂肪肝。针刺天枢、气海、下巨虚、太冲，气海用补法，余穴用泻法，适用于肝肾虚衰夹有胃热的脂肪肝。艾灸关元、足三里、肺俞、脾俞、丰隆、肾俞，以艾条或艾炷灸，一般取2~3穴，每日1次，10~15天为1疗程，能温补脾肾。用于脾肾阳虚型的脂肪肝。

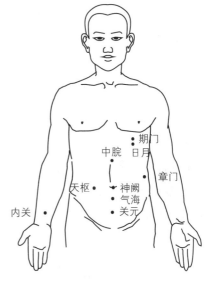

▌方四▐

1. 取穴　①关元、复溜、足三里、三阴交、合谷；②肾俞、太溪、太冲、内关。

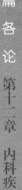

下篇　各论　第十二章　内科疾病

267

2. 方法　用艾灸与针刺法。穴位常规消毒，关元、复溜、足三里、肾俞用提插补法，三阴交、合谷、太冲、太溪用提插泻法，体质壮实病变较深者多用泻法，脾肾虚者多用补法，一般患者用平补平泻法。留针30分钟，中间行针2次。灸关元与肾俞，用2段长约5cm艾条点燃，放入艾条盒内，每次5~20分钟，至局部皮肤潮红。不能俯卧者，可以取侧位，肾俞得气后，取长约4cm的艾条2支点燃后，置于针柄上，行温针治疗。两组穴位交替使用。每日针灸1次，10次为1疗程，疗程间休息3~5天，再继续治疗。

治疗效果

☞ 明玉华用"方一"配合口服逍遥丸治疗81例，对照组47例，结果分别临床痊愈38、9例，显效20、11例，有效19、15例，无效4、12例，总有效率95.06%、74.74%（见《中西医结合肝病杂志》，2008年第3期）。

☞ 万红棉用"方二"治疗50例，对照组50例，分别痊愈31、9例，显效9、11例，有效9、15例，无效1、15例，总有效率98%、74%（见《中国中医药科技》，2004年第5期）。

☞ 黎永生用"方三"配合中药治疗30例，痊愈5例，显效14例，有效6例，无效5例，总有效率为83.3%（见《陕西中医》，2009年第9期）。

☞ 黎启娇用"方四"治疗45例，对照组30例，分别痊愈27、15例，好转15、7例，无效4、8例，有效率91.3%、73.3%（见《中国针灸》，2004年第4期）。

处方荟萃

1. 吕文良用隔药灸法。取足三里。取黄连粉适量，用生姜汁调匀如泥膏状，制成直径约15mm、厚度约3mm的薄药膏饼，放置于足三里穴位上，点燃艾条，采用雀啄法一上一下地隔着药膏对穴位施灸，强度以局部有灼痛感为度，每穴每次灸10~15分钟，隔日1次，长期坚持定获良效（见《中华养生保健》，2008年第12期）。

2. 吕文良用温和灸法。取穴气海、关元、血海、百会。艾条温和灸。患者仰卧位，医者取艾条2根，将其一端点燃，双手同时灸，每穴各灸6分钟，每日1次（见《中华养生保健》，2008年第12期）。

按语

脂肪肝（FL）是近年来发病率较高的一种疾病。同时，越来越多的研究表明，FL患者肝纤维化的发生率高达25%左右，15%的患者可进展为肝硬化，此外，酒精性脂肪肝（AFL）肝细胞内脂滴可融合成为脂囊肿，发生破裂时可引起脂肪栓塞而死亡，故FL的预后亦愈来愈不容乐观。灸法可以改善肝脏脂肪浸润程度，对防治脂肪肝有较好的作用，但仅适用于中、轻度脂肪肝患者。孙璇：观察证明，天灸可调节肝脏及全身的脂肪代谢，减少脂滴在肝脏的沉积，抑制肝细胞脂肪变性，帮助肝细胞恢复其功能。经天灸治疗的脂肪肝大鼠较不予治疗的大鼠恢复速度快（见《北京中医药大学学报》，2001年第1期）。

脂肪肝的防治，首先是改变饮食结构，包括少吃高脂肪类、高胆固醇类食物，尤其油炸油煎食品。应限制食盐的摄入，多进食高蛋白质食物，如豆腐、瘦肉、鱼虾等，新鲜蔬菜，特别是大蒜、洋葱等，适量多饮水也有一定帮助。其次是减肥，保持标准体重。另外，每天进行适当的锻炼也十分必要。

十一、肝硬化

肝硬化是一种慢性、进行性、弥漫性肝病，属于中医"鼓胀"、"胁痛"、"黄疸"等范畴。

病因病理

现代研究证实，乙肝病毒感染致肝炎后肝硬化是因为病毒感染机体后出现免疫攻击肝细胞，由于机体免疫功能紊乱而致肝细胞变性、坏死、凋亡及残存肝细胞再生，形成再生结节，这种病理过程反复发生，最终形成肝硬化。

中医学认为，本病多因肝脾肾三脏受病而导致气滞、血瘀、水蓄、蛊毒，是由慢性肝炎等转化而成。终形成肝郁脾虚，脉络瘀阻，水湿内停等病理变化。久病及肾，则肾亦伤。诸因互累，鼓胀由起矣。

诊断要点

1. 容易疲乏，体力和精力较以前明显下降，劳动能力也有下降，自感衰弱无力。

2. 食欲不振，甚至厌食，进食后常感上腹饱胀不适、恶心或呕吐。

3. 常有鼻出血、牙龈出血、皮肤紫癜和胃肠出血等倾向。肝硬变患者漱口时或在平时，容易出现牙齿出血，还容易出现鼻出血。也可发现皮肤摩擦处有出血点或瘀斑，女性可发现月经经量过多或月经期延长；有的表现为外伤时出血难以止住。

4. 雌激素增多而雄激素减少，雌激素增多主要是由于肝功能减退。在男性患者常有性欲减退、毛发脱落，胡须和体毛减少睾丸萎缩及乳房增大等；女性有月经失调、闭经、不孕等。

5. 部分患者可有黄疸。中、晚期肝硬变患者可出现腹水。腹水出现前常有腹胀，大量腹水使腹部膨隆、腹壁绷紧发亮，状如蛙腹。

6. 肝硬化早期肝脏肿大，可触及，质地较硬。到晚期，肝脏缩小变硬。80%~90%的肝硬变患者伴有脾脏肿大。

治疗方法

▌方一▌

1. 取穴　神阙。

2. 方法　隔药灸法。用自制健脾软肝膏（党参、白术、桃仁、郁金、薄荷、鸡内金等，研粉制成膏药）敷于脐部，其量与腹面平，上用纱布或肤疾宁覆盖后，点燃艾条灸敷药处15分钟，每天加灸（灸神阙穴）3次，48小时换药1次。以3个月为1疗程。

▌方二▌

1. 取穴　双侧肝俞、足三里、太冲、三阴交。

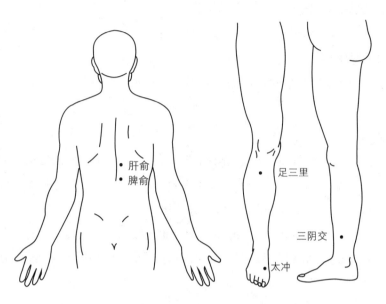

2. 方法　用温和灸法。第1次治疗时，做艾炷5壮，每壮1.5mg，直接点燃施灸，灸毕敷以化脓膏（由上海市针灸经络研究所提供。主要成分为穿山甲、当归、白芷、乳香、没药、冰片）。每日1次。4周为1个疗程。主治乙型肝炎肝硬化高胆红素血症。

▌方三▌

1. 取穴　气海、关元、肝俞。

2. 方法　用太乙神针法。针刺取穴：三阴交、曲池、肝俞、脾俞、中脘、章门、足三里。

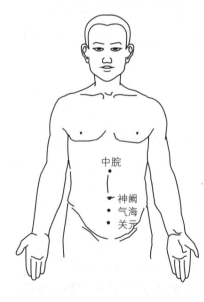

配穴：心悸失眠加内关、神门；尿少加阴陵泉、关元；纳差加胃俞；腹水加肾俞、水分、三阴交。每次取主穴3~4个，据症酌加配穴。背部穴，针刺得气后，轻刺激施补法1分钟，即去针，腹部穴宜留针15~20分钟，用平补平泻法，四肢穴以中等强度的刺激，施平补平泻法2分钟之后，留20~25分钟。留针期间，每隔5分钟，行针1次。针后在气海、关元、肝俞，用艾条熏灸或太乙神针灸半小时，以局部出现红晕为度。隔日1次，15次为1疗程，间隔5~7天，继续下一疗程。

▌方四▌

1. 取穴　肝俞、脾俞、足三里。配穴：中脘、关元。

2. 方法　用直接灸法。取上穴，用艾炷点燃后在穴位进行直接灸。每日1次，每次7~9

壮,足三里和关元用化脓灸法。前10天每天1次,以后间日,长期坚持施灸。配合中药:黄芪30g,党参15g,白术10g,泽泻10g,熟地20g,山茱萸10g,枸杞子15g,五味子10g,当归10g,川芎9g,阿胶(烊化)9g,大腹皮15g,车前子12g,大枣引,水煎服。

治疗效果

☞ 高荣慧用"方一"治疗早期肝硬化34例,经3个月治疗,对照组30例,结果分别显效13、7例,有效15、10例,无效5、13例,总有效率85.3%、56.7%(见《中国针灸》,1996年第9期)。

☞ 程井军用"方二"治疗乙型肝炎肝硬化高胆红素血症27例,对照组27例,有效23、10例,无效4、19例,总有效率85.18%、34.48%(见《湖北中医杂志》,2008年第6期)。

☞ 史奇用"方三"治疗32例早期肝硬化及2例肝硬化腹水患者,均取得了不同程度的效果,有效率在85%左右(见《陕西中医》,1981年针灸增刊)。

☞ 有人用"方四"治疗张某,46岁,患乙型肝炎肝硬化1年多,右胁胀痛,全身乏力,食量减少,时有恶心、呕吐。双下肢反复出现浮肿,小便发黄、浑浊,体重减轻10kg。经过80多天施灸,服中药20余剂,疗效甚好,食量增大,腹水及浮肿消失,经化验检查,各项指标正常(引自"39健康网")。

处方荟萃

1. 梁健用药线点灸法。取穴关元、足三里、三阴交、合谷、脾俞、太溪、太冲及内关。选用标准Ⅱ号线,施灸时食、拇指持药线的一端,露出线头,将线头在酒精灯上点燃,只留火星,将有火星的一端对准穴位,顺应手腕和拇指屈曲,拇指(指腹)稳重而敏捷地将有火星线头点压于穴位上,一按火压即为一壮,一穴灸1~2壮,采用中等力度,时间1秒,每天治疗1次,连续治疗12周(见《中国医学文摘·内科学》,2006年第4期)。

2. 程爵棠用隔药灸法。取穴:①膻中、气海、足三里、内关、中脘;②水分、水道、通里、中脘、天枢、足三里;③大肠俞、足三里、阴陵泉、三焦俞;④膈俞、肝俞、章门、期门、中封;⑤中脘、天枢、足三里、复溜、涌泉;⑥肝俞、中脘、足三里。气滞湿阻型用方①,寒湿困脾型用方②,湿热蕴结用方⑥。上列6方,随证选用,按法施灸。用艾炷隔葱白饼灸,每次取4~5穴,将大葱白捣烂敷于穴位上,上置艾炷,点燃灸多壮,使局部皮肤红润不起疱为度。每日灸1次,7次为1个疗程。每个疗程间隔7日(见《艾灸疗法治百病》,2009年人民军医出版社出版)。

按语

梁健认为,灸法具有非特异性免疫作用,能旺盛脏腑功能,调整内分泌,提高抗病能力。灸法能够调节机体免疫功能,对于人体免疫力紊乱和低下所引起的疾病具有独到的疗效。有人用药线点灸法对肝纤维化组织学及血清学的影响进行相关的试验,与模型组相比,药线组能显著改善大鼠肝组织纤维化程度,促进活化肝星状细胞(HSC)凋亡,提高超氧化物歧化酶SOD含量，降低丙二醛（MDA）、转化生长因子B的含量及血清中谷丙转氨酶（ALT）、透明质酸（HA）、Ⅲ型前胶原（PCIR）、层黏蛋白（LN）的水平。说明壮医药线点灸具有一定的抑制肝纤维化作用（见《中国医学文摘·内科学》，2006年第4期）。

治疗期间，患者要嘱其注意休息，平卧位，双下肢下垂。饮食清淡，限制饮水量，可食冬瓜汤利尿而减轻肝硬化腹胀。加强营养，多食豆类、蛋类，肉类随意，以及蔬菜、水果等。病已向愈，嘱其不时施灸，停止服药，当心勿过劳，以防复发。

十二、肝硬化腹水

肝腹水是肝硬化最突出的临床表现，失代偿期患者75%以上有腹水。肝硬化腹水属于中医"鼓胀"范畴。

病 因病理

研究表明，肝硬化后肝脏正常组织结构遭破坏，肝血流缓慢，微血栓形成，导致肝细胞缺血缺氧，肝脏有毒物质代谢障碍，门静脉高压及低蛋白血症，这些是导致腹水形成的主要原因。同时腹膜血管扩张及腹水的形成，有效循环血量减少，肾灌注不足，肾小球滤过功能减低，肾素—血管紧张素—醛固酮系统（RAAS）被激活，腹腔脏器充血水肿，腹膜微循环障碍使其回收功能减低，会导致腹水进一步加重。

中医认为，本病的形成是在肝硬化气虚血瘀的基础上，导致肝、脾、肾功能失调，造成气滞、血瘀、三焦水道不得通调，水源不能下注膀胱，水湿津液不得运化输布，终成气滞、血瘀，水饮互结于腹中，而致鼓胀。

诊 断要点

1. 腹水出现前常有腹胀，大量水使腹部膨隆、腹壁绷紧发亮，状如蛙腹，患者行走困难，有时膈显著抬高，出现疝气和脐疝。部分患者伴有胸水，多见于右侧，系腹水通过膈淋巴管或经瓣性开口进入胸腔所致。

2. 体格检查，包括仰卧位叩诊检查胁部浊音增加，以及移动性浊音（＞1500ml游离液体）。

3. 腹部超声可以协助诊断。

治 疗方法

方一

1. 取穴　神阙。

2. 方法　用甘遂草逐水灸法。病人露出神阙部位，注意保暖，适当遮挡。取甘遂末适量，加等量面粉，用水调成直径3cm、厚3～5mm稍硬的药饼，其中心部位用牙签扎5～7个孔，其上置以同等大小带孔的姜片，敷于神阙穴中，上以小艾炷灸之，待其徐徐燃尽，以病人能接受的热力渗透为宜。每次灸5壮，每日1次，连灸7次。灸后除去所用药物，以纱布轻按神阙穴, 并擦拭干净, 勿使腹部受凉, 协助着衣, 安置舒适体位, 酌情通风。

▌方二▐

1. 取穴　神阙、中脘。

2. 方法　用中药熏灸疗法。操作时嘱患者仰卧位, 取脐部神阙穴、中脘穴用酒精常规消毒后, 使用特制中药熏灸药盒, 加入适量艾条, 置于患者腹部穴位处, 每次持续25分钟, 每天2次。

▌方三▐

1. 取穴　神阙、中极。

2. 方法　用隔姜灸法。取新鲜生姜切成直径2~3cm、厚约0.3cm的薄片, 中间用针穿刺数孔, 先在神阙、中极2穴, 涂京万红软膏, 然后放上姜片, 上置艾炷, 大小如麦粒, 点燃施灸, 艾炷燃尽, 除去余灰再更换一壮, 根据患者耐受能力, 每次施灸3~5壮。

▌方四▐

1. 取穴　中脘、足三里、三阴交、水分。

2. 方法　用隔姜灸法。病人取仰卧位, 暴露穴位。取新鲜生姜, 切成厚3~5mm片状, 中间以针刺数孔, 将20cm长艾条截成4~5段, 一端点燃置于生姜片上(即隔姜灸)。患者局部有温热感而无灼痛感为宜, 待艾条燃尽, 除去灰尘, 复加艾条再灸, 每次15~30分钟, 每日1~2次。

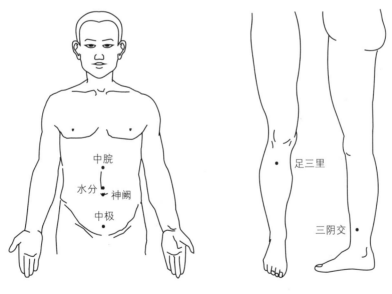

治疗效果

☞ 车向阳用"方一"治疗一病人, 男, 50岁, 10年前确诊为肝硬化。3个月前, 病人饮酒后乏力加重, 腹胀难忍, 不思饮食, 小便黄赤。连续灸治7次后, 病人自觉腹胀明显减轻, 腹部柔软舒适, 食欲改善, 睡眠质量佳, 尿量及大便正常(见《齐鲁医学杂志》, 2009年第5

期）。

☞ 杨家耀用"方二"治疗15例，对照组14例，治疗组显效9例，有效4例，无效2例，总有效率86.7%；对照组分别为1例、8例、5例，其总有效率64.3%（见《中西医结合肝病杂志》，2008年第6期）。

☞ 周静用"方三"治疗50例，对照组50例，结果分别显效34、21例，有效13、18例，无效3、11例（见《齐鲁护理杂志》，2001年第7期）。

☞ 乔锦昌用"方四"治疗20例，1个疗程后6例显效，10例有效，4例无效。有效率为80%（见《山西中医学院学报》，2006年第41期）。

处 方荟萃

程爵棠用艾灸法。1. 选穴①肝俞、脾俞、大肠俞、中脘、气海、足三里、太冲。胸闷气短者，加膻中；便秘者，加大横、支沟；尿黄者，加阴陵泉。②脾俞、肾俞、水分、水道、阴陵泉、复溜。畏寒者，加命门、关元；腹胀者，加大肠俞、小肠俞、上髎、次髎。③至阳、肝俞、脾俞、期门、章门、石门、痞根、三阴交。腹胀甚者，加中脘、梁门；便溏者，加神阙、大横。上列3方，随证选用，按法施灸。

2. 操作方法①用艾炷无瘢痕灸，每次取3~5穴，各灸5~7壮，每日灸1次，10次为1个疗程。此法适用于气鼓、水鼓。②用艾炷瘢痕灸，每次取1或2穴，各灸7~9壮，每日灸1次，5次为1个疗程。此法适用于血鼓。③用艾条温和灸，每次取3~5穴，各灸10~15分钟，每日灸2次，10~20次为1个疗程。此法适用于气鼓、水鼓、血鼓。水鼓腹胀甚者，同时灸命门、关元、上髎、次髎、每穴灸20~30分钟。④用温针灸，每次取3~5穴，各灸3壮（或10~15分钟），每日或隔日灸1次，10次为1个疗程。此法适用于气鼓、水鼓、血鼓。⑤用艾火针衬垫灸，取桂枝、白芷、急性子、王不留行、公丁香各等份，共研细末，加面粉和水适量，拌匀调成薄糯糊状，制成药材衬布。施灸时，每次取3~5穴，点燃艾条隔药物衬布对准穴位各按灸3~7次，每日或隔日灸1次。按灸时防止烫伤皮肤。此法适用于水鼓。⑥用艾炷隔姜灸，每次取3~5穴，各灸5~9壮，每日灸1次，10次为1个疗程。⑦用太乙神针（或百发神针灸，消癖神火针）灸，在中脘、神阙、天枢、气海、足三里穴各施灸10~15分钟，每穴灸5~7次为度。此法适用于血鼓。上法每疗程间休息3~5日后，再行下1个疗程（见《艾灸疗法治百病》，2009年人民军医出版社出版）。

按 语

灸疗后一般患者均反映自觉腹部温暖，肠蠕动增加，排气增加，腹胀减轻。但用艾灸法治疗均应在常规治疗的基础上进行。

在使用"方一"时应注意：①施灸过程中密切观察病人状态和局部皮肤变化情况，耐心询问病人感受及不适症状改善情况。②严防艾灰脱落灼伤皮肤和烧毁衣物，艾炷必须捻紧，局部可用面团搓成长条，围挡住施灸部位。施灸期间测量并记录腹围、体质情况、24小时出入量。③防止晕灸。对初次施灸或体弱病人，艾炷宜先小后大，壮数宜先少后多，逐渐加量，不可突然刺激量过大。④注意灸后静心调养，进行合理的休息与饮食指导，鼓励病人进清淡易消化、富营养软食，限制钠盐及水分摄入，尤其要注意低盐或无盐饮食，水量限制在1000mL/d左右。

杨家耀观察表明，用灸法治疗后，在患者彩色多普勒检查时可发现，其在肾动脉管径无明显扩大的基础上，肾血流量增加，阻力指数下降，与对照组相比有统计学意义。由此推测联合艾熏治疗肝硬化腹水疗效优于对照组的可能机制为：增加患者肾动脉血流量，从而改善肾小球滤过率，加速腹水消退速度（见《中西医结合肝病杂志》，2008年第6期）。

肝硬化病人要合理饮食，有足够的糖类供应，每天膳食中有60g高效蛋白可满足需要，可交替食用鱼、瘦肉、蛋类、乳类、豆制品。严格低脂肪饮食；注意补充维生素B_1、维生素B_2、维生素C、维生素E、维生素K和微量元素，如锌、硒；对腹水或水肿病人，一定要控制钠盐和水摄入。

十三、黄疸

黄疸又称黄胆，俗称黄病，是一种由于血清中胆红素升高致使皮肤、黏膜和巩膜发黄的症状和体征。

病因病理

肝前性黄疸/溶血性黄疸：当大量红细胞被分解时出现的黄疸病症，由于红细胞破坏增加，胆红素生成过多而引起的溶血性黄疸；肝源性黄疸：当肝脏无法正常处理胆红素时出现的黄疸病症。肝细胞病变以致胆红素代谢失常而引起的肝细胞性黄疸；肝后性黄疸：当肝脏无法正常排除胆红素时出现的黄疸病症。肝内或肝外胆管系统发生机械性梗阻，影响胆红素的排泄，导致梗阻性（阻塞性）黄疸。

《金匮要略》记载："黄家所得，从湿得之。"中医学认为引起黄疸之因虽多，但总因是内外相引，湿阻中焦，脾胃功能失常，影响肝胆的疏泄，以致胆汁不循常道，溢于肌肤，而发生黄疸。由于人的体质差异，湿从热化则为阳黄，湿从寒化则为阴黄，热毒夹湿则为急黄。

诊断要点

1. 临床表现　因血中胆红素增高而使巩膜、皮肤、黏膜以及其他组织和体液出现黄染。

2. 结合肝功能等项目很容易进行诊断。当血清胆红素浓度为17.1~34.2μmol/L（1~2mg/dl）时，而肉眼看不出黄疸者称隐性黄疸。如血清胆红素浓度高于34.2μmol/L（2mg/dl）时则为显性黄疸。

治疗方法

方一

1. 取穴　神阙。

2. 方法　用蜡神灸法。黄草纸（15cm×25cm）若干张，大毛笔1支（涂蜡用），干面粉适量，备用。组方：黄芪100g，麻黄50g，附子30g，乌梅肉50g，百部60g，秦艽30g，乳香30g，没药30g，碾为粗末，煎煮3次，去渣取汁，文火浓煎至400ml，趁热加入适量面粉调成干稀适中的药糯糊，将药糯糊适量均匀涂在黄草纸一侧，4~6cm宽，随即卷成纸筒，晒干透，最后用蜂蜡（白蜡2份、黄蜡1份）放在铁锅里溶化，用毛笔均匀地涂布在纸筒外面即成，晾干，包装封好，防止受潮，备用。患者取仰卧位，露出肚脐，将古铜钱（外圆内方内有方孔者）1枚放在脐眼上，取蜡神灸管1根，直竖对准脐眼，用面团搓成长条状，紧贴在古钱之上的腊神灸管周围，不使走气。点燃蜡神灸管上端，使之持续燃烧。待蜡神灸管燃烧到距离脐上约5cm时即取除，再按上法燃灸第2~3根，直至灸完医嘱之用量，1次／天，15~30天为1个疗程，每次灸用蜡神灸管3~5支。脐眼中积有黄色粉末者为正常现象，用纱布揩去即可。

方二

1. 取穴　神阙。

2. 方法　用隔药灸法。退黄药组成：传统艾灸绒中加入姜黄、黄柏等药物粉末，将药末制成艾条，点燃后熏灸神阙穴，1天1次，45天为1个疗程。同时采用甘利欣注射液150mg，静脉滴注（静滴），1次／天；谷胱甘肽1.2g，静滴，1次／天。

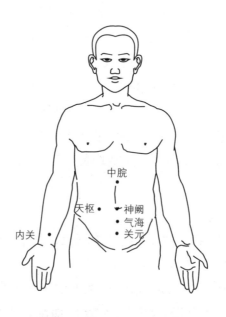

方三

1. 取穴　①至阳、阴陵泉、阳陵泉、胆俞、太冲。腹胀纳呆者，加中脘；脘腹痞闷者，加足三里；便秘者，加天枢；呕吐者，加内关。②脾俞、足三里、胆俞、阳陵泉、三阴交、气海。

神疲畏寒者, 加命门、关元; 大便溏薄者, 加天枢。

2. 方法　用艾炷无瘢痕灸。上列2方, 随证选用, 按法施灸, 阳黄每次每穴灸3壮, 阴黄灸5~7壮, 每日灸1~2次, 10次为1个疗程。每疗程间休3日后再行下一个疗程。此法适用于阳黄和阴黄。

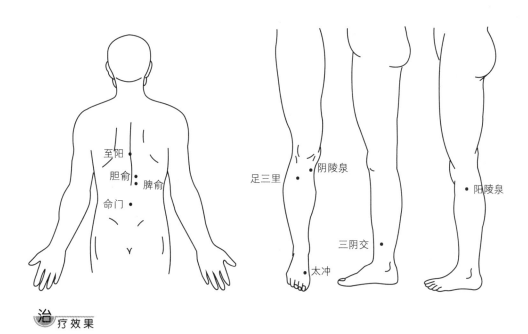

治疗效果

☞ 陈青松用"方一"治疗60例, 治愈52例, 占86.7%, 好转8例, 占13.3%, 总有效率为100%(见《现代中西医结合杂志》, 2003年第9期)。

☞ 张立群用"方二"治疗30例, 对照组30例, 分别治愈28、21例, 好转2、7例, 未愈0、2例, 总有效率93.33%、70.00%(见《中国中西医结合消化杂志》, 2012年第3期)。

☞ 程爵棠用"方三"治疗阴黄和阳黄, 屡用屡效(见《艾灸疗法治百病》, 2009年人民军医出版社出版)。

处方荟萃

用灯火灸法。①肝俞、胆俞、至阳、阳陵泉、阴陵泉、太冲。②脾俞、胆俞、至阳、中脘、关元、足三里、三阴交。神疲畏寒者加气海、命门; 大便溏薄加天枢。用灯火灼灸, 每次取2~5穴, 方①采用阴灯灼灸法, 方②采用明灯爆灸法。每穴各灼灸一下, 每日灸1次, 可连续灼灸至退黄, 或7次为1个疗程。此法适用于阳黄和阴黄。

按语

"蜡神灸疗法"在我国流传已久。清道光年间, 湖南善化鲍相傲在粤西编撰的《验方新编》黄疸门中首载本方, 称其效捷, 誉为仙方。但治疗时应注意: 灸疗时需有人协助, 及时用镊子夹取蜡神灸管上端的灰烬, 谨防脱落烫伤。也可在周围用洞巾或衣服覆盖, 以防烫伤或受凉。施灸时患者腹部有温热舒适感，且易于入睡，无副作用。个别患者灸后脐窝发痒，甚或皮破流黄水，停灸数日即愈，不须治疗。在辨证用药的同时配合本疗法治疗，可起到扶正退黄、通络疏胆、解毒辟秽之效，确能提高疗效，缩短疗程，加快黄疸的消退。

如系传染性疾病引起的黄疸，在未完全治愈前，仍需注意与家人隔离，以免传染他人。如系慢性疾病引起的黄疸，要积极治疗原发病。治疗期间，应注意生活规律，饮食卫生和饮食调理，不可劳累过度，仍需保证休息。保持心情舒畅，勿气恼忧思。

十四、功能性消化不良

功能性消化不良是指非器质性病变引起的一组以上消化道症状为主诉的症状群。中医学认为该病属于"胃脘痛"、"痞满"、"嘈杂"、"纳呆"等范畴。

病因病理

本病的病因和发病机制至今尚不完全清楚，可能与多种因素有关。目前认为，上消化道动力障碍是主要的病理生理学基础，精神因素和应激因素也一直被认为与其发病有密切关系，FD患者存在个性异常，焦虑、抑郁积分显著高于正常人群和十二指肠溃疡组。

中医学认为，本病多因正气内虚，脾胃失运，加之感受外邪、饮食不节或情志失调，进一步致脾胃气虚，升降失司，使中气阻滞，中焦运化功能减弱，日久痞塞不通所致。

诊断要点

1. 有上腹痛，有腹胀、早饱、嗳气、恶心、呕吐等上腹不适症状，至少持续4周或12月中累计超过12周。

2. 内镜检查未发现胃及十二指肠溃疡、糜烂、肿瘤等器质性病变，未发现食管炎，也无上述疾病病史。

3. 实验室、B超、X线检查排除肝胆胰疾病。

4. 无糖尿病、肾脏病、结缔组织病及精神病。

5. 无腹部手术史。对科研病例选择还需将伴有肠易激者除外，以免影响研究的可比性；经定期随访未发现新的器质性病变，随访时间一年以上。

治疗方法

▌方一▐

1. 取穴　主穴：中脘、上脘、建里、内关、公孙、脾俞、胃俞。饱胀嗳气加用足三里、承满，疼痛不适加用足三里、梁门，便稀黏稠加用天枢、水分、阴陵泉，嘈杂反酸加用太冲、行间，厌食、矢气臭秽加用天枢、梁门。

2. 方法　用万应点灸笔点灸法。选取相应的穴位，先以药纸含药的一面平整紧贴穴位，用点燃的点灸笔对准穴位如雀啄之状，一触即起，每一穴点5～6次，以局部皮肤潮红为度。根据病情的轻重程度，每日1次或2次，15日为1疗程。

‖方二‖

1. 取穴　中脘、神阙。

2. 方法　用隔姜灸法。患者仰卧位，在中脘和神阙穴各切厚约2分许的生姜1片，在中心处用针穿刺数孔，上置艾炷（将艾绒搓紧，捻成麦粒状或上尖下大的圆锥状），用线香点燃艾炷，施灸时如感觉灼热不可忍受时，可将姜片向上提起，衬一些纸片或干棉花，放下再灸，直到局部皮肤潮红为止。可以反复施灸，直到病人感到胃脘部无胀闷感为度。每天1次，10天为1个疗程。

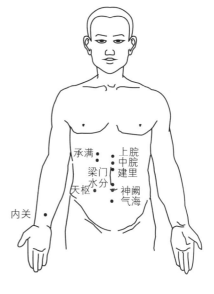

‖方三‖

1. 取穴　中脘、足三里、气海。配以针刺内关、阴陵泉、公孙。

2. 方法　用温针法。患者仰卧，取30号毫针（1～2.5寸）数支备用。穴位常规消毒，提插捻转补法使之得气。其中主穴得气后取1.5～2cm长的一段艾条，插在针柄上，从下端点燃，共灸2壮，直到艾条烧完为止，然后出针。为防止艾火脱落灼伤皮肤，可在穴区灸前用硬纸片垫好，每日1次，10次为1疗程，间隔2～3天，进入下一疗程。共治疗3个疗程。主治脾胃气虚型功能性消化不良。

‖方四‖

1. 取穴　中脘、足三里、内关、脾俞、胃俞、阳陵泉、太冲。

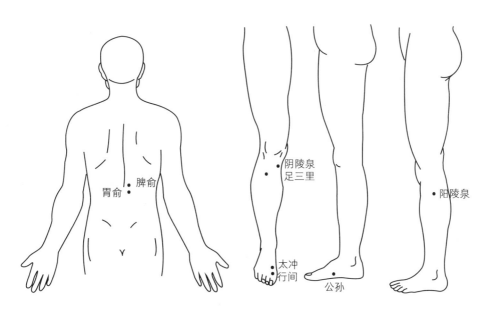

2. 方法　用温针法。患者先仰卧位取穴，腧穴局部常规消毒后，用28号1～2寸毫针快

速刺入皮下,轻捻缓进,使患者感到局部酸、麻、重、胀,并传至胃脘部,待针下得气后,则行捻转、提插补泻手法,当针刺中脘、足三里、内关、脾俞、胃俞穴时,则以小角度捻转、小幅度提插、慢频率为主,即施补法。当针刺阳陵泉、太冲时,则以大角度捻转、大幅度提插、快频率为主,即施泻法。补泻手法过后,即将针留在适当的深度,在针柄上加置一段长约2cm的艾炷,施行温针灸,待艾炷燃尽,除去灰烬,将针取出。温针灸日行1次,2月为1疗程。主治功能性消化不良脾虚肝郁型。

治 疗效果

☞ 施琴用“方一”治疗功能性消化不良30例,对照组30例,治疗组痊愈18例,显效10例,有效5例,无效2例,总有效率94.29%;对照组痊愈10例,显效6例,有效3例,无效8例,总有效率68%(见《临床护理杂志》,2004年第2期)。

☞ 章振宇用“方二”治疗功能性消化不良60例,经2疗程治疗后,治愈39例,好转19例,未愈2例,有效率96.7%(见《中医药临床杂志》,2006年第1期)。

☞ 潘蜀用“方三”治疗脾胃气虚型功能性消化不良42例,对照组42例,治愈12、9例,显效25、19例,有效3、6例,无效2、8例,总有效率95.2%、80.90%(见《中华现代中医学杂志》,2008年第2期)。

☞ 曾红文用“方四”治疗45例,对照组45例,治愈34、20例,显效7、11例,有效3、8例,无效1、6例,总有效率97.8%、86.7%(见《中医药学刊》,2004年第6期)。

处 方荟萃

1. 斯钦图用艾条灸法。胃穴位于第11胸椎棘突下凹处及左右各旁开1寸,共3个穴位;火降穴位于剑突与脐眼连接线的上3/4和下1/4交叉点以及左右各旁开1寸,共3个穴,施灸2天休1天。用无烟灸条在所取的大鼠穴位上悬灸,时间15分钟,共治疗10天(见《针灸临床杂志》,2008年第3期)。

2. 李健强用温针法。取任脉的气海、中脘穴,心包经的内关穴及胃经的足三里、梁门穴,针刺得气,施以温针2壮,每日治疗1次,5次为1个疗程(见《海南医学院学报》,2009年第4期)。

按 语

近年来,相关研究表明功能性消化不良与精神因素有关,患者有性格及情绪异常,临床表现为多愁善感,对外界刺激反应敏感。显示功能性消化不良存在严重自主神经功能紊乱。导致消化不良症状发生,又进而加重情绪负担。因此,应积极进行心理干预,调整患者的心理状况,改善认知水平和应对能力。通过讲解医学知识,提高认知,使患者心中有数,并通过具体可操作的语言,教导患者放松技巧,如静坐、慢跑、冥想法,肌肉放松),使患者掌握一套其自身行之有效且便于实施的放松手法。同时配合静坐、慢跑、太极拳等身体锻炼措施，缓解患者的精神压力。

治疗期间，饮食应清淡易消化，定时定量，配以药粥（如茯苓粥、山药粥等），以健脾养胃。舌苔厚腻者限制肥甘厚味，舌红少苔者忌食辛辣刺激品，舌淡苔腻者忌食生冷之品。

十五、胃肠炎

急性胃肠炎是一种因化学、物理因素和感染引起的常见消化系统疾病。属中医"呕吐"、"泄泻"、"霍乱"范畴。

病因病理

因为摄入过冷、过热的食物和饮料、浓茶、咖啡、烈酒、刺激性调味品、过于粗糙的食物、药物均可刺激胃黏膜，破坏黏膜屏障。也可因进食污染细菌或毒素的食物。常见致病菌为沙门菌、嗜盐菌、致病性大肠杆菌等，常见毒素为金黄色葡萄球菌或毒素杆菌毒素，或因胃内异物或胃石、胃区放射治疗均可作为外源性刺激，导致本病。情绪波动、应激状态及体内各种因素引起的变态反应可作为内源性刺激而致病。

中医学认为，本病主要与饮食和气候因素有关。因食生冷腐馊、秽浊不洁之饮食，或先感受寒湿、暑湿，致脾胃功能衰减，再被饮食所伤，导致清浊不分，运化失常而成。

诊断要点

1. 有暴饮暴食或吃不洁腐败变质食物史。

2. 突然发生呕吐、腹痛、腹泻。呕吐多为食物。大便呈黄色水样，少数病例可带黏液与血液。伴有不同程度的恶寒、发热、头痛。

3. 吐泻剧烈时，可出现脱水及周围循环衰竭的危重征象，需做紧急处理。

4. 上腹部和脐周围有压痛，肠鸣音亢进。

5. 血液白细胞总数及中性粒细胞百分率升高。

6. 应除外急性菌痢和霍乱。

治疗方法

∥方一∥

1. 取穴　神阙、天枢。

2. 方法　先用75%酒精棉球将患者脐孔消毒，然后将食盐放入脐孔，以填平为度，上置厚0.3~0.4cm鲜姜片一枚（姜片以三棱针扎数个小孔），将约枣粒大小艾炷置于姜片上点燃灸之，候艾炷徐徐燃至将尽时，另换一壮再灸。如感到灼痛时可移至天枢穴灸之。一般3~8壮（视病情而定）。

∥方二∥

1. 取穴　神阙、天枢、中脘、关元。

2. 方法　用隔盐灸法。取直径7~9cm，无开裂的毛竹，锯成长3~4cm的竹圈备用，需要时取一竹圈用两层纱布封底，周边用橡皮筋固定，绷紧。先放入粗食盐一汤匙（约20g），平铺在纱布上，再放入艾绒一把（约15g）压实，顶部捏成锥状以利点燃（根据竹圈大小及治疗时间长短，艾绒可适当增减）。使用时从顶部点燃艾绒后约10分钟艾火烧灼至底层将食盐加热，置于患处熨灸可用以治疗，局部皮肤热时可随时移动竹圈往返熨灸，不要悬起。熨灸范围可大可小，竹圈内艾绒燃烧时间一般30~45分钟，艾绒燃尽至底层食盐时可产生"劈啪"声响，此时结束治疗，倒去艾灰，竹圈留待下次再用。用竹圈盐灸熨灸以神阙为中心至脐周范围的天枢、中脘、关元等穴，来回或顺时针移动竹圈，熨灸至腹部皮肤潮红，温热透至腹腔为佳。每日1次，3~7次为1疗程。

‖方三‖

1. 取穴　耳穴取神门、交感、脾、胃、小肠及大肠等穴，体穴取天枢、中脘、止泻及足三里等。呕吐频繁者加灸内关穴、止吐穴（鸠尾和膻中连线中点），有发热者加灸肾上腺（耳穴）、三阴交穴。

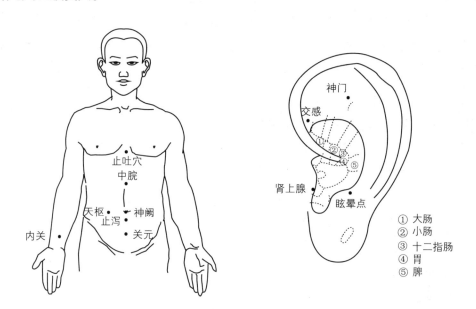

① 大肠
② 小肠
③ 十二指肠
④ 胃
⑤ 脾

2. 方法　用药线点灸法。选用2号药线，先点耳穴（男左女右），再点体穴（从上至下点穴），每穴1~3壮，每日1次。轻症病例单纯用药线点灸疗法治疗，重症病例在应用药线点灸治疗（每日2次）的同时，给予①氟哌酸0.2g，每日3次；②藿香正气水每次5ml，每日2次，连服2天。并给予口服补液以及时纠正脱水。

‖方四‖

1. 取穴　神阙、足三里。

2. 方法　用隔姜灸法。患者取仰卧位，暴露脐部，在双膝下放一枕头使膝微屈。首先以纯白干燥的食盐（以青盐为佳）填平脐孔，再取一厚度为0.2cm、直径略大于脐孔、中间以针刺数孔的姜片放于盐上，最后取一大小适宜的艾炷置于姜片上，开始施灸。若患者的脐部突出，可用湿面条围脐如井口，再如上法施灸。1次灸5~7壮，1天1次。将艾条一端点燃，对准足三里穴，距皮肤0.5~1.0寸进行熏灸，使患者局部有温热感即可，待温热感消失后继续施灸，一般每侧穴灸10~15分钟，隔日施灸1次，5天为1疗程，一般需治疗1~2个疗程。

治疗效果

☞ 成华用"方一"治疗126例中，30分钟症状基本消失者68例，占53.97%；60分钟症状明显缓解者50例，占39.68%；120分钟缓解者5例，占3.97%；120分钟以上无明显缓解者3例，占2.38%。有效率达到97.62%（见《中国针灸》，2002年第11期）。

☞ 许凯声用"方二"治疗38例，显效25例，有效12例，无效1例，有效率97.4%（见《中国针灸》，2005年第10期）。

☞ 劳太兰用"方三"治疗480例，治愈226例，显效235例，无效19例。总有效率96%。其中食滞胃肠型的治愈216例，显效82例；肠道湿热型治愈10例，显效153例，无效19例。轻症226例全部治愈；重症显效235例，无效19例（见《广西中医药》，2000年第1期）。

☞ 吴凤鸣用"方四"治疗64例患者中，经1~2个疗程治疗后，治愈54例，占84.38%；好转7例，占10.94%，加治1个疗程后均达到治愈效果；无效3例，占4.69%。总有效率95.31%（见《中医外治杂志》，2007年第4期）。

处方荟萃

1. 宋照芳用隔药灸法。将生附子30g、肉桂15g、炒白芍15g、吴茱萸15g、甘草6g研为细末，过筛，去渣，用凡士林调为膏状，制成直径2cm、厚0.5cm的药饼，置于所选穴位上（中脘、足三里、脾俞、胃俞穴）。饼上置艾炷，再点燃艾炷，艾炷制成高1cm，底直径约0.8cm之圆锥形，每次选2个穴位，每穴位点艾炷2~3壮即可。中脘穴在21：00~23：00功能最旺（开穴），足三里07：00~09：00功能最旺，脾俞、胃俞穴15：00~17：00功能最旺，故应按时辰进行药物贴敷灸治，效果更佳（见《基层医学论坛》，2009年第11期）。

2. 汤健用温针加针刺法。主穴取足三里（双侧）、内关（双侧）、中脘。伴发热者加曲池（双侧），伴头痛头晕者加合谷（双侧），伴转筋者加承山（双侧）。风寒型、脾胃虚寒型和伤食型针用补法，同时加温针灸（将点燃的艾条火头置于距皮肤1寸的针柄侧面），以患者感到穴位有温热感为度。行针时将火头离开针柄，待针稍冷后行之。每10分钟行针1次，针灸30分钟。湿热型针刺用泻法，不灸，每10分钟行针1次，留针30分钟。重症脱水者嘱其多饮淡糖盐水或流质饮食（见《针灸临床杂志》，2008年第2期）。

按语

神阙穴是任脉要穴，有健脾和胃理肠、行气利水、扶正祛邪、散结通滞、调整阴阳等作用。治疗中所用的生姜，含有很多的姜辣素，能刺激胃液分泌，增加胃肠蠕动，促进消化液的分泌，抑制胃肠内异常发酵，促进气体排出。食盐具有涌吐宿食、滋阴降火、利尿解毒等功效。故隔盐姜灸可发挥药物直达病所的作用，所以治疗后即能见效。

灸法治疗胃肠炎对风寒型、湿热型、脾胃虚寒型疗效极好,一次治愈率可达98%,对伤食型重症疗效较差,不能一次治愈,仍需配合其他疗法。因伤食型腹中有腐败变质食物,必须经吐泻排出体外后方可止住上吐下利。在治疗重症者必须及时口服糖盐水,以补充体液。

十六、肠易激综合征

肠易激综合征是临床上常见的功能性肠道疾病,属祖国医学中"腹痛"、"泄泻"、"便秘"等范畴。

病因病理

肠易激综合征属肠功能性疾病,其发病原因较为复杂,与患者性格偏颇、精神压力大、劳逸失度、生活无序等因素有关。现代医学认为,肠道动力学改变、肠道菌群失调、结肠分泌和吸收功能异常、内脏感觉敏感等,导致神经、内分泌和免疫系统产生生理变化,肠道功能紊乱,从而出现各种症状。

中医学认为,本病多与饮食不节、七情不和、脏腑失调等有关,主要病机为脾胃虚弱、命门火衰,运化失职,水谷不化而成泄泻;或是肝气不舒,肝脾不和,升降失职而成泄泻。

诊断要点

1. 以腹痛、腹胀、腹泻及便秘为主诉,伴有全身性神经官能症状。

2. 一般情况良好,无消瘦及发热,系统体检仅发现腹部有压痛。

3. 多次便常规及培养(至少3次)均阴性,便潜血试验阴性。

4. X线钡剂灌肠检查无阳性发现,或结肠有激惹征象。

5. 纤维结肠镜示部分病人肠运动亢进,甚至痉挛,无明显黏膜异常,活检组织学检查基本正常。

6. 血、尿常规正常,血沉正常。

7. 无痢疾及血吸虫等寄生虫病史,试验治疗无效。

治疗方法

‖方一‖

1. 取穴　主穴:关元、三阴交、大肠俞、天枢、上巨虚。随症配穴:中脘、曲池、上髎、中髎、长强、四神聪、阿是穴。

2. 方法　用温针法。主穴为必取穴,针刺得气后行平补平泻手法,然后于针尾插一段约2cm长艾条施灸。脘痞纳呆者加刺中脘;大便时肛门有灼热感者加刺曲池;腰骶部酸坠感加刺上髎、中髎;临厕努挣,有大便不净感者加刺长强;失眠焦虑者加刺四神聪。每日针刺1次,留针30分钟,10天为1疗程,疗程间休息3天,再治疗1疗程以巩固疗效。

【方二】

1. 取穴　足三里、天枢。

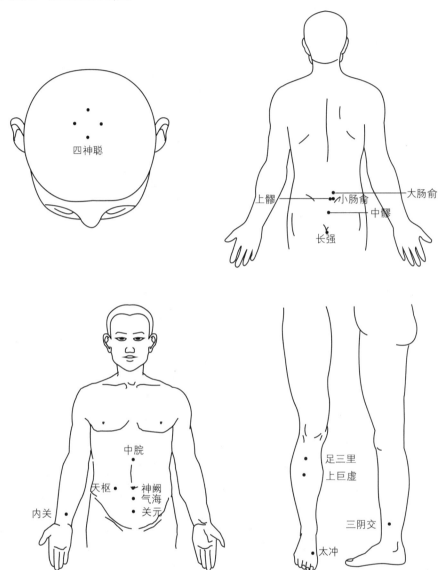

四神聪

上髎　小肠俞　大肠俞
中髎
长强

中脘
天枢　神阙
气海
内关　关元

足三里
上巨虚

三阴交
太冲

2. 方法　用艾条温和灸法。将艾条一端点燃,灸火距皮肤2~3cm施灸10分钟,以患者能耐受为度。每日1次,左右交替使用,10天为1个疗程。

【方三】

1. 取穴　热敏穴。

2. 方法　用针刺和热敏灸法。取中脘、气海、天枢(双侧)、太冲(双侧)、三阴交(双侧)、足三里(双侧)和内关(双侧)穴。针刺入1.0~1.5寸,予提插捻转,运针得气后施以平补平泻手法,留针40分钟。热敏灸:留针后即开始热敏灸治疗:①热敏点的探查:用点燃的纯艾条,于头穴额旁2线、下肢足三里、腹部双侧天枢、气海和神阙等处以雀啄灸法探查热敏点,当患者感觉到灸热向皮肤深处灌注("透热"灸感)、以施灸点为中心向周围片状扩散("扩热"灸感)或从施灸点开始循经脉路线向腹部传导("传热"灸感),此点即为热敏点。②热敏灸的治疗方法:在热敏点上施行温和灸,直至透热、扩热和传热等现象消失,为一次施灸剂量。对热敏点完成一次施灸剂量的时间因人而异,从10~40分钟不等,一般约为30分钟。施灸时间标准为热敏点的灸感反应消失,每日治疗1次。

【方四】

1. 取穴　气海、中脘、足三里(双侧)、大肠俞、天枢、上巨虚。

2. 方法　用隔药灸法。药饼用附子、肉桂、黄连、木香、红花、丹参等药加工成粉,每只药饼含药粉2.5g,加黄酒3g调拌成厚糊状,用药饼模具按压成直径2.3cm,厚度0.5cm大小。两组穴位交替使用,每日1次,每次灸2壮,12次为1疗程,疗程间休息3天,共灸6个疗程。

疗效果

☞ 段彩琴用"方一"治疗38例中,痊愈33例,占86.8%;显效5例,占13.2%。有效率100.0%(见《中国针灸》,2001年第4期)。

☞ 徐淑云用"方二"治疗36例,治疗3个疗程后,治愈18例(50%);好转16例(44%),无效2例(6%)。有效率为94%(见《内蒙古中医药》,2001年第4期)。

☞ 徐明芳用"方三"治疗31例中,治愈8例,显效12例,有效8例,无效3例,愈显率为64.5%,有效率为90.3%;对照组30例中,治愈4例,显效7例,有效13例,无效6例,愈显率为36.7%,有效率为80.0%(见《中西医结合研究》,2009年第4期)。

☞ 王景辉用"方四"治疗28例,对照组40例,结果分别显效23、15例,有效4、10例,无效1、16例,有效率96%、53%(见《上海针灸杂志》,1995年第1期)。

处方荟萃

1. 罗三娇用艾灸箱法。用清艾条(苏州市东方艾绒厂生产)分4段,每段长4~5cm,点燃后放入艾灸箱内固定针上,盖好盖扣牢后,放在腹部神阙穴上施灸约30分钟,以局部温热而无热烫感为度,每天2次,10天为1疗程(见《井冈山医专学报》,2008年第4期)。

2. 卢爱文用隔姜灸法。天枢(双侧)、关元。两穴交替,取仰卧位,定好穴位后,先用万花油涂抹穴位上(防灼伤皮肤),再把鲜生姜洗净切成6~8mm薄片,平放在天枢或关元穴上,然后取少许艾绒搓成花生米大小的艾炷,置于姜片上燃烧,病人如感灼痛,即换一炷再灸,当姜片灼干时,可换上新鲜的,直灸至局部皮肤湿润潮红为止。每日一穴,每日1次,12次为1疗程,疗程间隔3~5天(见《新中医》,1884年第12期)。

3. 金国栋用天灸法。取甘遂10g,白芥子20g,炮附子20g,细辛10g,以上药物混合研成细末,用鲜生姜汁调匀至稠膏状压平。在药膏表面加少许麝香,并切成1cm×1cm大小、厚0.5cm的药膏备用,每块含药约6g。取穴:天枢、关元、中脘。于每年初伏、中伏、末伏时将药膏置于5cm×5cm正方形胶布中央,贴敷固定于穴位处。每次贴敷时间一般为2~6小时,贴药后至局部皮肤灼热发红,或有轻微刺痛时即可去除。每隔10天贴敷1次,共贴3次为1个疗程(见《浙江中医药大学学报》,2009年第3期)。

4. 杨淑贤用温针法。主穴:天枢、关元、气海、足三里、上巨虚、下巨虚,均行补法加灸。脾虚型加脾俞、胃俞,行补法;肾虚型加肾俞、命门,行补法;肝郁型加肝俞、太冲,泻法。以捻转补泻法为主,快速进行捻转补泻。得气后将毫针留在适宜的深度,剪取1~2cm长艾段插入毫针针柄从下面点燃,觉太热在皮肤上垫以硬纸片。每次留针30分钟,每日1次,10次为1个疗程(见《河南中医》,2006年第12期)。

【按语】

从症状变化来看,隔药灸起效缓慢,有些症状在第1疗程结束时没有明显改善,但经过第2和第3个疗程后,均有明显改善。对腹痛、腹泻、腹胀、腹部压痛等症状与体征的改善尤为明显。说明隔药灸治疗本病应坚持一定的疗程。

从临床观察,本病患者中绝大部分手足阳明经及足太阴脾经所过之处有明显的压痛点,痛点多位于上巨虚、三阴交、阴陵泉、曲池、大横、大巨、归来等穴上或其附近,取穴时须细心寻按,针刺不拘于骨度分寸,而以痛点为准,取其三五处,刺之常针感强烈,在此基础上加以温针灸,多1~3次奏效。

绝大多数肠易激综合征的反复发作与患者精神心理因素有密切关系,因精神紧张因素诱发的约占45%,而国外报告更高达70%以上。所以,该症患者精神因素若得不到及时消除和调整,可使由此引发的肠易激综合征症状得以强化、固定和慢性化。因此,解除患者的顾虑和提高对治疗的信心,是治疗中很重要的一步。临床体会,若医生通过建立良好的医患关系,取得患者信任,消除患者顾虑和紧张情绪,使之配合治疗,将会起到更好的治疗效果。施术时,医生应严肃认真,专心致志,使患者了解灸疗过程而采取配合的态度。体位舒适,采取平卧位,并注意保暖。嘱患者在治疗期间情志平和,心情愉悦,饮食清洁、有节制,避免油腻、生冷、辛辣等刺激性食物。

十七、肠炎

肠炎是指各种原因引起的急性或慢性肠壁黏膜的炎症性病变。临床上分为急性和慢性两种。肠炎属中医"泄泻"、"腹泻"范畴。

【病因病理】

急性肠炎多由病毒、细菌、真菌或肠寄生虫等原因引起的急性肠道感染性炎症,其中以病毒性和细菌性食物中毒最为常见。慢性肠炎是一个多因素的肠道慢性炎症症候群,主要指肠道的吸收功能紊乱与肠壁的慢性炎症改变。

中医学认为,本病多因湿邪所侵和脾胃功能障碍引起。急性者多因湿邪侵袭、寒凉内犯或饮食所伤引起,且以实证居多,慢性者多因脾胃虚弱或肝木侮土,或命门火衰,不能腐熟水谷等原因所致。病在肠胃,但与肝肾有关。

诊断要点

1. 大便稀薄如水样,次数增多。可伴腹胀、腹痛等症。

2. 急性者起病突然,病程短。可伴恶寒,发热等。

3. 慢性者起病缓慢,病程较长,反复发作,时轻时重。

4. 饮食不当,受寒凉或情绪变化可诱发。

5. 大便常规可见少许红细胞、白细胞,大便培养致病菌阳性或阴性。

6. 必要时作X线钡剂灌肠或纤维肠镜检查。

治疗方法

方一

1. 取穴　主穴取神阙,配穴取天枢、关元、足三里。

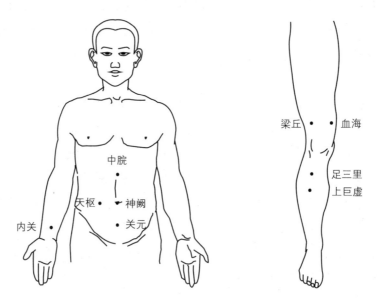

2. 方法　用温和灸法。用艾卷先灸疗神阙20~25分钟,如症状消失不明显则加灸配穴,好转则不用他穴。每穴10~15分钟,每日灸疗1次。主治急性肠炎。

方二

1. 取穴　"脐四边"穴(以脐为中心,上、下、左、右各1寸处)、中脘、关元、足三里(双侧)。

2. 方法　用温针法。穴位消毒后,取适当长度之毫针直刺选取之穴,得气后在"脐四边"、中脘、关元穴之针柄上插入长2cm艾条,烧3壮。1日1次,10次为1个疗程。主治慢性肠炎。

▋方三▋

1. 取穴　神阙、肾俞、足三里。

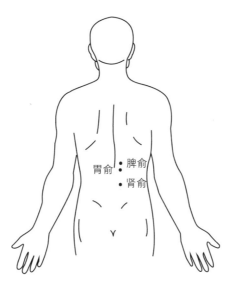

2. 方法　用太乙神针法。药物组成：乳香、没药、丁香、麝香、雄黄、穿山甲、桂枝、杜仲、皂角、细辛、川芎、独活、白芷、全蝎各3g，硫黄6g，艾绒90g。用桑皮纸或棉纸2～4张，纸宽1尺2寸5分，长1尺2寸，先将纸放平，将艾绒平铺纸上，余药为末，渗布艾绒表面，卷如爆竹状，愈紧愈好，再用一薄棉纸以蛋清涂之，卷其表面阴干备用。先将太乙神针一端烧红，用7层纱布包裹燃端，施灸时手要握紧，冷则易之，每穴3壮，每日1次，7～10天为1疗程。

▋方四▋

1. 取穴　关元、天枢。

2. 方法　用隔药灸法。先用针刺法。取穴：天枢、关元、上巨虚、足三里、脾俞、胃俞。加减：腹痛甚者，加梁丘；面色差者，加血海、神阙。以上穴位得气后，交替施术5分钟，起针后艾灸关元、天枢，壮数酌情而定，灸时可隔姜、隔盐，灸20～30分钟。每天治疗1～2次，7天为1疗程。主治放射性肠炎。

治 疗效果

☞ 马铁明用"方一"治疗45例患者通过1～4次治疗全部治愈，其中灸疗1次治愈者6例，2次治愈者23例，3次治愈者15例，4次治愈者1例（见《针灸临床杂志》，1997年第2期）。

☞ 谢松林用"方二"治疗慢性肠炎70例中，痊愈45例，占64.3％；好转19例，占27.1％；无效6例，占8.6％；有效率91.4％（见《甘肃中医》，2006年第9期）。

☞ 刘国欣用"方三"治疗陆某，女，30岁。患者腹痛、腹胀、便溏，日3～4次，食物不

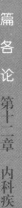

下篇　各论　第十二章　内科疾病

化，反复发作，病程日久，稍进生冷油腻食物症状加重，面色萎黄，精神倦怠，用太乙神针灸治1疗程后症状基本消失，巩固治疗数次后，随访1年未发（见《中国针灸》，1996年第8期）。

☞ 李叶梅用"方四"治疗放射性肠炎30例，治愈20例，好转7例，未愈3例，总有效率90%；对照组30例，治愈11例，好转9例，未愈10例，总有效率66.67%（见《河北中医》，2007年第2期）。

处方荟萃

1. 程爵棠用隔盐灸法。取穴神阙、关元。先将艾叶搓绒，做成16个似鸽蛋大小圆锥形堆，备适量精盐。嘱患者仰卧屈膝，取盐填于穴位上，稍高于皮肤2mm，直径大于艾炷底平面，点燃艾炷，分别置于2穴盐层上。待患者感到灼热时，另换艾炷，如此每穴灸8壮。每天灸1次，急性肠炎，一般灸1或2次即愈（见《艾灸疗法治百病》，2009年，人民军医出版社出版）。

2. 程爵棠用无瘢痕灸法。取穴：中脘、神阙、关元、天枢、足三里（双侧）。艾炷制备：将陈艾叶、细辛以10∶1的比例混合捣绒，将艾绒放在平板上，用手指搓捏成圆锥状，其高约2cm，底直径为2cm。先将施灸穴位涂以少量京万红软膏，以增加黏附作用，并可防烫伤，再放上艾炷点燃，为艾炷烧剩2/5左右，病人感到有疼痛时，即更换艾炷再灸，每穴灸5壮，以局部皮肤充血红润为度。每日灸1次，10次为1个疗程。疗程间休息3天，一般灸1~4个疗程，主治真菌性肠炎（见《艾灸疗法治百病》，2009年人民军医出版社出版）。

按语

急性肠炎多发生于夏秋季节，往往来势较急，多伴失水及酸中毒，因此，在治疗的同时，必须采用口服甚至静脉补液，以解决其脱水及电解质失衡问题。慢性肠炎病情多缠绵，反复难愈，故治疗时应有信心，且经治疗症状减轻或消失后，不能急于停止治疗，应巩固几次，以尽全功，同时一定要注意对生、冷、硬、油食物应少进，以防"食复"。

使用"方三"时，应注意：①将太乙神针点燃时，一定要燃透，否则，布一包易熄灭；②施灸时将纱布捻紧，免纱布烧破，损伤皮肤；③施灸时按在穴位上的力度、热度、时间长短，患者感觉最强为度；④每壮间隔时间不宜太长，一般不超过3分钟，两针交替使用更佳。

采用灸疗方法，对于恢复体力，改善肠胃功能，提高免疫功能，均有独特的作用。治疗期间应注意饮食，避免生冷，禁食荤腥油腻食物。

十八、腹痛

腹痛是指胃脘以下，耻骨毛际以上的部位发生疼痛的症状而言。中医称本病为"肠气病"、"肠痛"或"盘肠气"。

病因病理

内脏性腹痛是因腹腔中空性器官的平滑肌过度紧张收缩或因腔内压力增高而被伸展、扩张所引起,亦可因实质性器官的包膜受到内在的膨胀力或外在的牵引而引起。痛觉自内脏感觉神经末梢有关脊神经传入中枢;枢体性腹痛因分布于腹部皮肤、腹壁肌层和腹膜壁层以及肠系膜根部分脊神经末梢,因受腹腔内外病变或创伤等刺激而引起。经胸6~腰1各种脊神经传入中枢;感应性腹痛是在腹腔脏器病变时在相应神经节段的体表或深部感到的疼痛。亦有表现在远隔部位的,则为放射性痛。

中医认为,腹痛多为感受寒邪,乳食积滞,脏气虚冷,或气滞血瘀为发病因素,病机一般为气滞不通,不通则痛,痛久则生瘀。腹痛的性质,暴痛者多实,久痛者多虚。

诊断要点

1. 临床以胃脘以下,耻骨毛际以上部位疼痛为特征,有急性发作者,亦有久痛反复发作者。

2. 腹部切诊,有喜按,按之柔软者;亦有拒按,按之痞硬或可触及包块者。若按之全腹如板状,且疼痛剧烈,或有反跳痛者,则属外科腹痛,不属内科腹痛范围。

3. 常伴有恶心呕吐、泄泻或便秘、纳呆等症。

治疗方法

‖方一‖

1. 取穴　神阙、天枢、中脘、关元。

2. 方法　用竹圈灸法。取南方盛产的毛竹,直径7~9cm,无开裂,锯成长3~4cm的竹圈备用,需要时取一竹圈用两层纱布封底,周边用橡皮筋固定,绷紧。先放入粗食盐一汤匙(约20g),平铺在纱布上,再放入艾绒一把(约15g)压实,顶部捏成锥状以利点燃(根据竹圈大小及治疗时问长短,艾绒可适当增减)。使用时从顶部点燃艾绒后约10分钟艾火烧灼至底层将食盐加热,置于患处熨灸可用以治疗,局部皮肤热时可随时移动竹圈往返熨灸,不要悬起。熨灸范围可大可小,竹圈内艾绒燃烧时间30~45分钟,艾绒燃尽至底层食盐时可产生"噼啪"声响,此时结束治疗,倒去艾灰,竹圈留待下次再用。治疗消化系统为主的腹痛,用竹圈盐灸熨灸以神阙为中心至脐周范围的天枢、中脘、关元等穴,来回或顺时针移动竹圈,熨灸至腹部皮肤潮红,温热透至腹腔为佳。治疗妇科疾病以关元为中心灸下腹部诸穴位,来回熨灸使下腹部产生温热感为宜。每日1次,3~7次为1疗程。

‖方二‖

1. 取穴　神阙、中脘、关元、足三里。

2. 方法　用隔姜灸法。生姜半斤切碎,细如粟,平铺于20cm×30cm纱布上,碎姜铺成

15cm×10cm，厚1cm，置于神阙为中心区域，在碎姜上均匀撒上艾绒，点火灸，对配穴，把艾炷用手捏成宝塔糖样大小，放在姜片上燃点施灸，以穴位皮肤潮红、湿润为度。每穴1炷，大约灸45分钟。

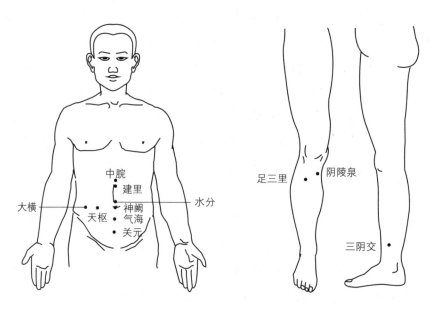

▌方三▐

1. 取穴　脐周。

2. 方法　隔箱灸法。用厚1cm、长15cm、宽10cm的四块木板订成一个方框，距方框下缘4~5cm处固定2层钢纱做底，所用方框即做成，可反复使用。将2截艾条（长度分别为12cm、7cm左右）点燃冒烟后放入方框内钢丝上，方框上口用一木板盖上，注意要留有缝隙，以助艾条燃烧。病人取平卧位，暴露脐周腹部，将方框平放其上，最后用两层白布将方框及病人裸露处盖上。根据病人对热的感觉调节方框上口缝隙的大小，因缝隙大艾条燃烧快，病人感觉就热，缝隙小则相反。总之以病人腹部感温热舒适，但以不烧灼为度。持续放置30~60分钟，每日1~2次。

▌方四▐

1. 取穴　神阙、气海、关元、水分、天枢、阴陵泉、足三里。有纳呆、腹胀，配中脘、建里；有便溏、尿清长，配大横、三阴交。

2. 方法　用电子灸疗仪法。根据病情、病症选取上述部分主穴与配穴，但神阙穴每次必取，每次用3至5个穴。然后用"康为电子灸"仪器直接照射穴位。仪器头距穴位间3~5cm。照射时以病人能承受住的程度选取特定强度、大小、快慢的频率与照射范围。每穴照射5~7分钟（上述穴位交替使用），每日照射1次，10次为1疗程，间隔2~3天再做下疗程。主治虚寒性腹痛。

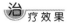

治疗效果

☞ 许凯声用"方一"治疗126例，治愈72例，好转48例，无效6例，有效率95.2%（见《中国针灸》，2005年第10期）。

☞ 徐珠英用"方二"治疗96例，显效36例，好转53例，无效7例，总有效率93%；对照组显效10例，好转23例，无效5例，总有效率87%（见《现代中西医结合杂志》，2009年第29期）。

☞ 和淑玲用"方三"治疗60例，痊愈36例，显效14例，好转10例，无效0例，有效率为100%（见《河南中医》，2004年第3期）。

☞ 赵宏伟用"方四"治疗虚寒性腹痛42例，第1疗程治愈12人，好转19人，无效11人；第2疗程治愈17人，好转6人，无效7人；第2疗程治愈5人，好转3人，无效5人，总有效率为88%（见《针灸临床杂志》，2004年第5期）。

处方荟萃

1. 曹锐用隔姜灸法。治疗取神阙、中脘、天枢、足三里等穴为主。神阙用隔盐灸法，即用纯净干燥的食盐填敷于脐部，使其与脐平，鲜姜切成厚0.2～0.3cm的薄片，中间以针刺数孔，置于其上，以防止食盐受火爆起。在姜片上置艾炷施灸，如患者稍感灼痛，即更换艾炷。一般灸5～9壮。关元、气海、中脘、天枢、水分等腹部腧穴可酌情使用隔姜灸或温和灸，其余各穴皆用温和灸（见《中国实用乡村医生杂志》，2007年第6期）。

2. 侯爱风用隔药灸法。桂姜止痛散药用肉桂、高良姜、小茴香、白芍、木香、香附、厚朴、乌药、甘草等量碾成细末。用时以医用酒精消毒脐窝皮肤，将药填平肚脐，然后用伤湿止痛膏微盖固定，再用艾条灸30分钟，每日灸2次，每日换药1次。6天为1疗程。可治疗2个疗程。主治小儿腹痛（见《实用中医药》，2001年第6期）。

按语

竹圈盐灸法的起源来自于民间的"砭盐术"，用炒热的食盐和焦黑的大米温熨腹部及关节疼痛之处，确有温中散寒、理气通滞、祛湿止痛之功效。竹圈取材于南方盛产的毛竹，将艾火控制在竹圈内直接加热食盐，形成类似于中医"砭盐术"的温灸器具应用于临床，竹圈盐灸治疗范围广，可在整个腹部或背部以及整个关节处施灸，且灸治时间长，透热持续均匀，可自行移动竹圈做自助式治疗。本法的艾灸因周围有竹圈护着，底层隔着食盐，所以艾火不会烧穿纱布，熨灸过程中皮肤只有温热感及皮下有潮湿感。治疗过程中不会因艾火直接烧灼皮肤而起疱，所以病人易于接受，经长期临床实践，可用于多种病症和痛证的治疗。

参考"方二"，笔者根据患者的症状表现选择腹部的神阙穴和中脘穴作为主穴，患者经常呕吐可加选内关穴，腹泻便溏、胃肠功能紊乱则可以选择膝下的足三里穴和关元穴，适合急诊,尤其是对山莨菪碱有禁忌证的痉挛性腹痛,值得推广应用。特别对急性肠炎、急性胃炎等急诊常见病症引起的腹痛,有较好疗效,值得推广验证。

临床上腹痛仅是一个症状,许多疾病均可产生该症状,临床如遇急腹症,应严密观察患者病情变化,凡适应手术的急腹症,应及时转外科治疗,以免延误病情。

十九、急性腹泻

腹泻是指排便次数增多,水分增加使大便稀薄,或带有脓血、脂肪等异常成分,常伴有肠鸣和腹痛,病程在2个月以内的急性腹泻。

病因病理

急性腹泻大多是由于细菌感染所引起,多见于食物中毒、急性传染病、饮食不慎及变态反应性胃肠病、药物与化学毒物等。由于致病因素的影响,肠黏膜的分泌旺盛与吸收障碍、肠蠕动过快,水分在肠道来不及完全吸收,还有的是肠道分泌过多,消化吸收障碍引起。致排便频率增加,粪质稀薄,含有异常成分。

中医学认为,本病多因患者进食不洁或兼寒湿暑热等邪,客于胃肠,邪滞交阻,致气机不和,清浊不分,即成泄泻。

诊断要点

1. 主要表现为恶心、呕吐、腹痛、腹泻、发热等,严重者可致脱水、电解质紊乱、休克等。

2. 病人多表现为恶心、呕吐在先;继以腹泻,每日3~5次,甚至数十次不等,大便多呈水样,深黄色或带绿色,恶臭,可伴有腹部绞痛、发热、全身酸痛等症状。

3. 大便常规检查及粪便培养、血白细胞计数可正常或异常。

治疗方法

方一

1. 取穴 神阙。

2. 方法 用隔姜灸法。患者仰卧,在神阙穴放置直径约1.5cm,厚约0.2cm的鲜姜1片,将制好的艾炷点燃,连灸7~8壮,施灸20~30分钟,使患者脐部有温热感,姜片周围出现红晕。每日1次,一般2~3次。

方二

1. 取穴 申脉。

2. 方法 用温针法。常规皮肤消毒,用1.5~2.0寸毫针刺入,得气后施以轻捻转提插手法,使局部有酸胀麻感觉后,针柄上套长约1.5cm清艾炷点燃温针灸,每次每穴温灸3壮,每天1次。

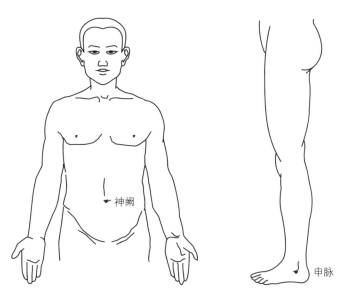

神阙

申脉

治疗效果

☞ 龚丽萍用"方一"治疗36例中显效30例，占83.3%；有效4例，占11.19%；无效2例，占5.6%。总有效率为94.4%（见《中国民间疗法》，2004年第5期）。

☞ 褚芹用"方二"治疗90例患者中，1次治愈56例，占62.22%；2次治愈23例，占25.56%；3次治愈11例，占12.22%；无效0例。临床治愈率为100%（见《四川中医》，2008年第5期）。

处方荟萃

用隔姜灸法。取神阙和天枢穴，患者取仰卧位。将鲜姜切成直径2cm，厚0.2cm的片，并用三棱针在姜片上刺出5~10个小孔置于患者脐部。其上置以枣核大的艾炷点燃。当患者感到烫时，将艾炷取去，换炷再灸。先灸神阙，再灸天枢。每次共施灸20~30分钟，每日2次。一般灸2~3次即可痊愈。

按语

急性腹泻在临床中较常见，容易出现脱水，从而引起生命危险，临床中在补液、抗感染的基础上，对腹泻不止者加隔姜灸可使泄泻停止，防止产生变证。生姜辛温能温胃和中，神阙穴属任脉，位于脐中，是治疗腹痛腹泻的常用穴位。任脉为阴脉之海，脐为人生之根蒂，元气所系，灸神阙穴能调整肠道的功能，抑制过亢的肠蠕动，增加肠道的吸收能力。温针灸申脉穴，通过针刺与艾条的双重作用，使热力直达穴位深处，温通脏腑经脉，调理气血，调节脾胃功能，促进机体整体功能的恢复，从而收到止痛、止泻的效果。

因郄穴有救急作用，故对急性腹泻单灸梁丘穴即有良好的止泻作用，慢性腹泻也可以将该穴作为主穴灸之，但止泻效果有时不像急性腹泻那样一次即可成功。

本病患者要注意休息，若伴有频繁呕吐者应暂禁食，其余应给予流质并补充水分，以

服开水、汤类为宜。腹泻若伴有呕吐或腹泻严重者,应配合中西医结合治疗。

二十、慢性腹泻

慢性腹泻指病程在2个月以上的腹泻或间歇期在2～4周内的复发性腹泻。中医称为"泄泻"。

病因病理

慢性腹泻的病期在2个月以上,病因比急性的更复杂,常见的原因有以下6种。

1. 肠道感染性疾病。

2. 肠道非感染性炎症。

3. 肿瘤。

4. 小肠吸收不良。

5. 运动性腹泻肠蠕动紊乱(多数为加速)引起,如肠易激综合征、胃大部切除术后、迷走神经切断后、部分性肠梗阻、甲状腺功能亢进、肾上腺皮质功能减退等。

6. 药源性腹泻。

中医认为,"泄泻之本,无不由于脾胃……,脾胃受伤则水泛为湿,谷泛为滞,精华之气,不能输化致合污下降而泻利作矣",脾胃之所以不能腐熟水谷,输布精微,因各种原因导致脾胃功能虚弱、脾气不足、脾主运化、胃主受纳功能受损,胃肠功能紊乱,是造成慢性腹泻的根本原因。

诊断要点

1. 表现为大便次数增多,便稀,甚至带黏胨、脓血,持续两个月以上。

2. 小肠病变引起腹泻的特点是腹部不适,多位于脐周,并于餐后或便前加剧,无里急后重,大便量多,色浅,次数可多可少。

3. 结肠病变引起腹泻的特点是腹部不适,位于腹部两侧或下腹,常于便后缓解或减轻,排便次数多且急,粪便量少,常含有血及黏液;直肠病变引起者常伴有里急后重。

4. 检查:粪便检查、小肠吸收功能测定、X线及内窥镜检、超声及小肠黏膜活组织检查均可辅助确诊。

治疗方法

║方一║

1. 取穴 ①为脾俞、肾俞、中脘、足三里;②为关元俞、大肠俞、天枢、神阙、关元。

2. 方法 用天灸法。将中药肉桂、吴茱萸、延胡索、白芥子、肉豆蔻等份研成粉末,用姜汁将药粉调成干糊,置于4cm×6cm胶膏中心,临用时加上少许麝香,从夏季三伏天的初伏日起,每5天贴1次,两组穴交替使用,10次为1个疗程。根据患者耐受程度,每次贴2～6小时。主治顽固性慢性腹泻。

【方二】

1. 取穴　神阙、关元、中脘、天枢（双侧）、足三里（双侧）、肾俞、命门。

2. 方法　用温针法。神阙用隔盐灸，肾俞、命门用隔附子灸；余穴针刺用捻转补法，得气后将艾绒捏在针尾上，点燃其上端，施温针灸，每穴3壮，每壮6~7分钟。每日治疗1次，连续15天为1疗程，1疗程结束后休息3天。主治五更泻。

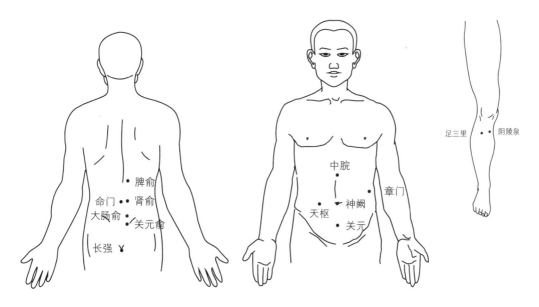

【方三】

1. 取穴　脾俞、章门、脐周四穴、长强、足三里、阴陵泉。

2. 方法　用点灸法。采用标准Ⅱ号线施灸，医者以右手拇指、食指夹持药线的一端，并露出线头1~2cm，在酒精灯火上点燃，然后吹灭明火，使之成圆珠状炭火，随即将此火星对准预先选好的穴位，顺应腕和拇指的屈曲动作，拇指指腹稳重而敏捷地将有火星线头点压于穴位上，一按火压即为1壮，一穴灸1~2壮，采用中等力度，时间1秒，隔日治疗1次，4周为1疗程。主治脾虚腹泻。

治疗效果

☞ 何悦硕用"方一"治疗慢性顽固性腹泻48例，临床痊愈22例，占45.8%；显效19例，占39.6%；有效4例，占8.3%；无效3例，占6.3%（见《上海针灸杂志》，2009年第6期）。

☞ 杨国红用"方二"治疗五更泻96例，对照组45例，临床治愈分别为70、22例，好转22、14例，无效4、9例，总有效率95.84%、80.00%（见《中国针灸》，1998年第12期）。

☞ 严付红用"方三"治疗脾虚腹泻42例，对照组42例，分别治愈10、7例，显效15、7例，有效12、14例，无效5、12例，总有效率88.10%、71.43%（见《针灸临床杂志》，2009年第1期）。

1. 刘跃梅用隔药灸法。药物组成：附子2~3片，生姜2~3片，炒盐10~15克。将炒盐填入神阙穴内，上放附片，其上再置生姜片，固定后用艾炷灸3~5壮，1日2次，同时温和灸百会穴15分钟，待病情好转后改为1日1次。主治重症泻下（见《赣南医学院学报》，1994年第1期）。

2. 孙秋红用温针法。取足三里（双侧）、天枢（双侧）。常规消毒后针刺足三里、天枢，得气后，取一段长约2cm艾条插在针柄上点燃，施以温针灸，每穴灸10分钟，每日1次，5次为1个疗程，疗程间隔3天，共治疗2个疗程（见《上海针灸杂志》，2009年第5期）。

3. 崔承斌用大灸法。用咸萝卜2500g，切成厚5mm、宽25mm方块若干。紫皮大蒜750g捣烂如泥，分取少许摊在各萝卜片上，中间用食指尖轻点一下，露出萝卜片中部，周围蒜泥围成一圈。艾绒250g，制成小枣大艾炷若干，分放于萝卜片中部。①背部灸：将咸萝卜片由大杼到白环俞纵向排列，其间片数不定，以排满为止；再在紧靠第1排的外侧，起点平大杼、风门穴中点，止点平秩边上方，比第1排少放1片：这样左右两侧共4排。将艾炷点燃，每个灸点灸3~5壮，火力不可中断。若感灼痛可减火力，以防止发生灸疮。背部灸完再灸腹部。②腹部灸：先在膻中穴放咸萝卜片，以此为中心，上下左右放上8片，即形成一9片的正方形，中线由巨阙纵行向下到水分放6块，由阴交到曲骨放5块，鸠尾和神阙不灸；第1侧线紧靠中线，起点平巨阙与上脘中点，向下至曲骨水平，放7块；第2侧线紧靠第1侧线，起点平上脘穴，向下至曲骨水平，放6块。灸法同背部。③针刺：灸完后用三棱针于十宣放血，并针双三阴交，深3.3cm，泻法，不留针，以泻大热之气。间隔1月大灸1次，1次无效则隔月后行第2次灸治。主治顽固性腹泻（见《上海针灸杂志》，2003年第4期）。

4. 赵忠顺用隔姜灸法。切大小薄厚如伍分硬币样生姜片数枚，用大头针刺孔。艾绒制成底如伍分硬币大小艾炷数壮。治疗时，嘱患者取俯卧位，医者将一枚生姜片放入命门穴上，将制好的艾炷放于姜片之上，点火令燃。烧灼以能忍受为限度，不能忍受即取下艾炷，再燃1壮。直至患者感到有热气从腰入腹，命门处皮肤潮红为一次。每次皆燃15壮以上（取单数）。每次燃时，生姜片烤干即换之，以温度大者为好。10次为1疗程，休息2天后继续用（见《针刺研究》，1992年第4期）。

按语

严重腹泻导致脱水应给予补液和止泻等对症治疗，待病情稳定后再用该法；患者治疗期间少吃油腻和不易消化的食物。

灸法是治疗腹泻的常用方法，临床上可单用灸，也可针后用灸。通过借助于灸法刺激脐部皮肤，经过神经反射的作用，激发机体的调节功能，使机体的某些抗体形成，提高了局部或全身的抗病能力和防御机能。同时，灸法可通过刺激脐部，改善局部的微循环，可使胃肠道血管扩张,皮肤血管充血,血流量增加,既有利于小肠对水分的加快吸收,也有利于散热,从而达到止泻、退热、病愈之目的。

腹泻只是一种症状,许多疾病都可以引起腹泻,但都可用灸法治疗,如:

1. 癌症相关性腹泻。程丽采用艾条温和灸,取一侧足三里穴,将艾条一端点燃,对准穴位,距皮肤2~3cm熏灸,以患者局部有温热感而无灼痛为宜,灸20~30分钟,至皮肤潮红为度;第2天同法艾灸另一侧足三里穴,交替进行,治疗7天为1个疗程(见《护理学杂志》,2009年第21期)。

2. 艾滋病腹泻。周立华用艾条灸法。选穴关元、神阙、足三里(双再再侧)。艾条点燃后距穴位皮肤约5cm,以温热不痛为宜,每穴灸20分钟,先灸双侧足三里,再依次灸关元、神阙,以皮肤潮红为度。每日1次,1月为1疗程,连续治疗2个疗程,停药后观察4个月(见《上海针灸杂志》,2000年第5期)。

3. 失代偿肝病腹泻。袁建芬用艾条温和灸。将艾条一端点燃,对准神阙穴,距皮肤2~3mm熏灸,以患者局部有温热感而无灼痛为宜,一般灸10分钟,每天2次,7天为1疗程。同时服用健脾温肾汤(见《浙江中医药大学学报》,2000年第5期)。

4. 抗生素相关性腹泻。焦爱兰取附子理中丸(每丸9g)、新鲜生姜、艾条备用。方法:先取直径约1.5cm的新鲜生姜一块,切片约0.5cm厚,用针刺数孔,置于神阙穴上。然后将附子理中丸捏成直径5~7cm大小薄饼置于生姜之上,尽可能遮盖神阙穴。再将艾绒捏成三角形如玉米粒大小,置于药饼之上,以火点燃。待艾炷燃烧将尽,局部皮肤有灼热感时,去艾炷再换。连灸3~5炷,使神阙周围皮肤潮红,按之有灼热时即可。每日1~2次,10天为1疗程。隔药灸的同时再用艾条以悬垂法在足三里(双侧)、三阴交(双侧)、水分、天枢等穴辅灸,每穴3~5分钟,以局部皮肤潮红为度(见《中国针灸》,2003年第6期)。

5. 宫颈癌放疗患者近期腹泻。宋亚光以神阙穴为主,结合全身情况,气虚明显的患者配双侧足三里穴,其他配双侧三阴交穴。用清艾条温和灸。对上述穴位依次进行,每穴灸10分钟左右,以局部皮肤潮红,不致烫伤为度。疗程从放疗开始1周后起,隔日1次,2个月结束(见《南京中医药大学学报》,2003年第2期)。

6. 围产期产妇腹泻。丁敬远用温和灸法。将药用艾条半支,点燃后绕神阙熏灸,距离以患者感到热烫而能忍受为度,时间20分钟,使局部出现潮红。每日1次,10次为1疗程(见《上海针灸杂志》,2002年第6期)。

7. 糖尿病性腹泻。全洁莉用温和灸法。选取中脘、天枢、关元、足三里等穴位。病人取仰卧位,用温和灸法,每穴灸5~7分钟,每日治疗1次,10次为1疗程(见《实用中医内科杂志》,2002年第1期)。

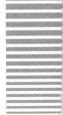

二十一、慢性结肠炎

慢性结肠炎是一种原因尚不明确的慢性非特异性结肠炎,病属中医学"泄泻""久泄"范畴。

病 因病理

本病的病因常与免疫因素有关,其他也和精神因素、肠道细菌或病毒感染有一定关系,病变常限于直肠、乙状结肠,也可累及降结肠乃至全结肠的黏膜及黏膜下层,出现充血、水肿、出血、糜烂及溃疡等病理变化。

中医学认为,本病多表现为本虚标实,病位在肠,病变脏腑为脾胃。由于本病病程长,正虚邪恋,日见耗损,邪因正虚而留恋不散,脾的运化功能受损,清阳不升,浊阴不降,津液糟粕并走大肠而泻。

诊 断要点

1. 临床表现:腹痛、腹胀、肠鸣、肛门下坠感,大便呈习惯性改变和性状改变,大便秘结或腹泻,或二者交替发生,次数增多,大便呈羊屎状或溏烂带黏液或少许鲜血。

2. 体检:下腹压痛;肠镜检查可见,肠黏膜血管纹理粗乱,网状结构消失或呈局灶性或弥漫性充血水肿,或呈粗糙颗粒状,组织脆弱,易出血或有糜烂。排除其他感染性结肠炎、慢性细菌性痢疾、阿米巴痢疾、寄生虫性结肠炎、克隆病、结肠癌等原因明确的结肠炎。

3. 慢性结肠炎的病程在3个月以上。

治 疗方法

‖方一‖

1. 取穴　腹部、腰背部及小腿部热敏化腧穴。

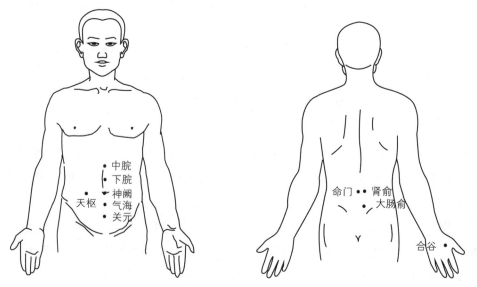

2. 方法　用热敏灸法。该病热敏化腧穴以腹部、腰背部及小腿部为高发区,多出现在

下脘、神阙、气海、关元、肾俞、大肠俞、足三里、三阴交附近。具体操作：①在上脘、神阙、气海、关元穴附近行单点温和灸寻找敏化穴位，待患者自觉热感向内扩散，深达腹腔内，继续在该敏化穴上施悬灸至感传消失为止。②在肾俞、大肠俞穴附近寻找敏化穴位，大肠俞采用双点温和灸，具体为取4根艾条，同时灸双侧肾俞，使热感扩散至整个腰部、腹部，灸至感传消失为止。③足三里、三阴交穴附近采用双点温和灸，或在灸感所传达到部位的近心端点，行接力灸，直至感传达到腹部，最后将4根艾条分别固定于两侧足三里—腹部或三阴交—腹部，行温和悬灸至感传消失即可。10天为1疗程，共治疗3个疗程。

┃方二┃

1. 取穴　申脉。

2. 方法　用温和灸法。取申脉穴，指压此穴有麻胀感，用艾条温和灸，距离皮肤1~2cm，每次20分钟，以局部皮肤潮红为度。每日1次，14天为1疗程，2个疗程中间休息2天。

┃方三┃

1. 取穴　天枢、中脘、关元、足三里、上巨虚、下巨虚。

2. 方法　用温针法。令患者仰卧位，用直径0.35mm、长40~50mm毫针，常规消毒后进针，行提插捻转平补平泻手法得气后，诸穴在针柄上插2cm长艾条，从底端点燃艾条致周围皮肤潮红有温热感，每次燃烧3段艾条，共约30分钟，待燃尽后出针。每日治疗1次，10次为1疗程，疗程间休息3天。

┃方四┃

1. 取穴　脐中四边穴（以神阙为中心，上、下、左、右各旁开1寸处）、神阙、足三里。湿热内蕴型取内庭、合谷，针刺用泻法；肝旺脾虚型取太冲，针刺用泻法；脾胃虚弱型取三阴交、公孙，针刺用补法；脾肾两虚型取命门、肾俞，温针灸用补法。

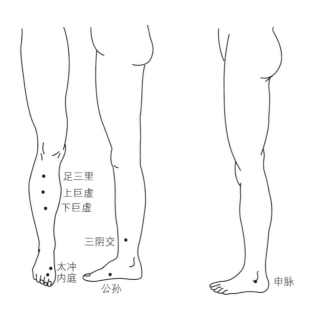

2. 方法 用温针法。患者安静仰卧，穴位常规消毒，以28~30号毫针在脐中四边穴直刺进针1.5寸左右；足三里穴向上斜刺进针2寸左右，得气后用3cm长的艾条插在针柄上点燃施灸。并用艾条雀啄灸神阙穴，让患者感到一股热气向脐眼内渗透，甚则向腹内四周扩散，灸至皮肤潮红为度。配穴针刺，实证用泻法，虚证用补法。留针30分钟，每日1次。10次为1个疗程，疗程间休息3~5日。

治疗效果

☞ 孔维民用"方一"治疗36例，治愈10例，好转23例，无效3例，总有效率为91.7%（见《山西中医》，2008年第6期）。

☞ 徐豫珏用"方二"治疗60例，临床痊愈32例；显效7例；有效8例；无效13例。临床总有效率为78.3%（见《中国针灸》，2008年第8期）。

☞ 黄志刚用"方三"治疗46例，针刺组39例，药物组32例，分别痊愈25、12、9例，有效18、18、15例，无效3、9、8例，总有效率93.5%、76、9%、75.0%（见《中国针灸》，2008年第11期）。

☞ 唐山用"方四"治疗36例，痊愈23例，占63.9%；显效6例，占16.7%；有效5例，占13.9%；无效2例，占5.5%（见《河北中医》，2002年第4期）。

处方荟萃

1. 姜小英用温针法选穴。足三里、上巨虚、下巨虚、中脘、天枢、关元、命门。每次选择3~5穴，轮换选用。配穴：痛甚者灸神阙、梁门，泻下黏液者加公孙、脾俞，大便血样者加隐白、内庭。选2寸毫针，垂直进针，深度1.0~1.8寸，务求得气感向下腹、会阴部放射。得气后在针尾挂上2~3cm的艾条1段，共燃2段后出针（见《新中医》，1995年第8期）。

2. 张永兵用拔罐加灸贴法。取背腧穴，从脾俞穴到膀胱俞穴。首先用润滑剂涂抹选好的背腧穴，再取合适的玻璃火罐，用闪火法拔罐，沿脾俞穴到膀胱俞穴循经走罐，往返5~6次，使皮肤出现潮红或紫红色。每天1次，10次为1疗程，疗程间隔3天。取神阙穴，用中华药灸中的结肠炎灸贴，16小时换一贴，10天为1疗程（见《实用中医药杂志》，2007年第8期）。

3. 金炳旭用隔盐灸法。选穴：关元、神阙、气海、脾俞、足三里、大肠俞、肾俞。选取大艾炷，神阙施隔盐灸法，足三里直接灸，余穴均施隔姜灸。每穴灸治20分钟，7天为1疗程（见《实用中医内科杂志》，2005年第5期）。

【按语】

慢性结肠炎是一种较为顽固的慢性疾病，在收治病例中大部分虽经中西药物长期治疗却难获满意疗效，多与脾肾阳虚，水湿积滞肠道，影响消化吸收功能有关，药物服后需经胃肠吸收发挥作用，脾胃不健使药物的吸收困难，作用难以发挥，此即药物难以奏效的原因。采用灸法治疗则通过腧穴—经络作用，刺激胃肠，直接产生作用，因而大部分病人治疗后病症即可减轻。其中，温针灸疗效更为显著，对照组虽选穴相同，但TDP腹部照射的温熨作用明显逊色于温针灸之热力深透作用，疗效之差异显见。

二十二、溃疡性结肠炎

慢性溃疡性结肠炎又称非特异性溃疡性结肠炎，是一种原因不明的慢性肠道炎性病变，属于中医学"泄泻"、"久痢"范畴。

病因病理

西医学认为溃疡性结肠炎的病因较为复杂，一般认为本病的发生与免疫、遗传、感染及精神神经因素等有关，但主要由于免疫机能异常，涉及体液及细胞免疫反应，目前更重视肠上皮的生理状态、内源性肠道共栖菌群、不正常的炎症和免疫等多种因素的综合。溃疡性结肠是患者的结肠黏膜分泌异常，若肠黏膜生理功能异常，有害的刺激透过结肠黏膜后就可以激发一系列的抗原非特异性的炎症反应和抗原特异性的免疫反应，由于免疫调节和反馈失常，导致持续性的反应和病情的慢性化。

中医学认为，本病在临床上以脾胃虚弱，中气下陷之虚寒证最为多见。多因素体先天不足，脾胃虚弱；或因长期饮食失调，劳倦内伤，致脾胃虚弱，不能受纳水谷和运化精微，水谷停滞，清浊不分，混杂而下，遂成泄泻。

诊断要点

1. 有持续或反复发作的腹泻，黏液脓血便伴腹痛，里急后重和不同程度的全身症状。

2. 结肠镜检查：病变多从直肠开始，表现为黏膜血管纹理模糊、紊乱、充血、水肿、出血及脓性分泌物附着。

3. 黏膜病理学检查：①固有膜内弥漫性慢性炎细胞及中性粒细胞、嗜酸粒细胞浸润；②隐窝急性炎细胞浸润，尤其上皮细胞及中性粒细胞浸润；③隐窝上皮增生，杆状细胞减少；④可见黏膜表层糜烂，溃疡形成，肉芽组织增生。

【治疗方法】

▌方一

1. **取穴** 大杼至秩边、鸠尾、神阙、神阙至曲骨。

2. **方法** 用大灸法。用艾绒250g，咸青萝卜2000~2500g，紫皮大蒜500~750g，将萝卜切成1寸长、0.5寸厚的方块，大蒜制泥涂于萝卜片上，中间用手指按一凹，将艾绒捏成食指大的小炷，放在萝卜片上的蒜泥凹中，草纸一条，长60cm，宽3cm。病人俯卧床上裸露背部。脊柱上作常规消毒，将草纸自大椎至长强。顺脊椎铺好，将萝卜片先放在两边大杼穴各一个，以后再沿板纸向下，顺排到秩边，中间排的片数无定数，排满为止。在第一排的外侧，沿着排第二行，起点在大杼、风门二穴之间，同样向下排，排到秩边穴上部。用镊子夹艾绒，在火上点燃，放好。灸的壮数多少看病人的皮肤忍受性，每个点灸3~5壮，灸毕，休息片刻，再灸腹部。先在脐中放1片，在周围放上8片；在鸠尾、神阙各放一块不着蒜的片。两穴间放萝卜6片。在神阙以下至曲骨这一段放5片。若是妇女，不灸石门穴；腹部沿正中行（即巨阙与下脘之间）的两侧，向下一行，每行放7片；沿第二行两侧，再排一行，放6片，灸法和壮数同上。全部灸毕，用三棱针十宣穴放血，借以泻大热之气。每月治疗1次，一般治疗2~3次。铺灸时间：盛夏三伏天为最好，平日天气晴朗也可，避免阴雨天气。灸后1个月内禁食生冷辛辣、肥甘厚味，禁冷水洗浴。

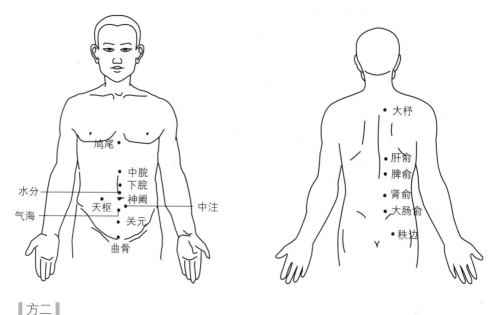

方二

1. 取穴　神阙。

2. 方法　用隔姜灸法。取任脉经神阙穴，选新鲜生姜切成姜片，厚度0.2~0.3cm，约5分硬币之厚度，面积大于艾炷的底面，再将姜片中央穿刺数个小孔，嘱患者平躺，将生姜置于脐部正中，置于穴位上，然后把蚕豆大艾炷（重量约3g）置于姜片上，灸3壮，若姜片烤干皱缩，或感觉灼热时更换姜片，务必其温热透入肌肤，以局部皮肤潮红为度。每天灸治1次，12天为1疗程，治疗结束后休息3~5天，继续第2疗程。

方三

1. 取穴　脐中四边穴（在脐之上下左右各旁开1寸处）、关元、气海、足三里、上巨虚、下巨虚。

2. 方法　患者仰卧取30号毫针1~2.5寸数支备用。穴位常规消毒，提插捻转补法，得气后取1.5~2cm长的一段艾条，插在针柄上，从下端点燃，共灸2壮，直到艾条烧完为止，然后出针。每日1次，10次为1疗程，间隔2~3天，进入下一疗程。

【方四】

1. 取穴　①中脘、气海、足三里（双侧）；②大肠俞（双侧）、天枢（双侧）、上巨虚（双侧）。两组穴位交替使用。辨证配穴：脾胃虚弱型加脾俞；湿热蕴结型加水分；脾虚肝郁型加脾俞、肝俞；脾肾阳虚型加关元。随症配穴，便秘加中注，脓血多加隐白。

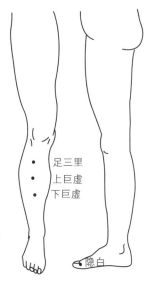

2. 方法　用隔药灸法。药物：附子、肉桂、丹参、红花、木香、黄连研成细粉密藏备用。配制：湿热蕴结型以黄连、丹参、红花、木香为主药；其他各型，以附子为主药，配以适量肉桂、红花、木香、丹参等药；每只药饼重2.5g，加黄酒3克调成糊状，用药饼模具按压成直径2~3cm，厚度0.5cm的药饼。艾炷底径2.1cm，高2cm，重约2g。壮数：脾胃虚弱型，主穴、配穴各3壮；湿热蕴结型，大肠俞、天枢、中脘、气海各灸2壮，足三里、上巨虚各灸4~7壮，要求有较强的感应；脾虚肝郁型主配穴各灸3壮；脾肾阳虚型，主穴3壮，配穴4壮；便秘者中脘灸2壮，天枢少灸或不灸；脓血甚者，隐白灸4~7壮。门诊病人每天或隔天灸治1次，住院病人每天1次，12次为1疗程，每1疗程结束休息5天。主治慢性非特异性结肠炎。

🍵 治疗方法

☞ 贝绍生用"方一"治疗30例，治愈22例，好转6例，无效2例，总有效率93.33%。其中1次治愈5例，2次治愈13例，3次治愈4例（见《中医外治杂志》，2002年第5期）。

☞ 钟志刚用"方二"治疗60例，对照组30例，分别治愈23、8例，好转33、13例，无效6、9例，总有效率90.32%、70.00%（见《中国医药指南》，2008年第6期）。

☞ 刘兴用"方三"治疗30例，经3个疗程后，治愈12例，占40%；有效16例，占53.3%；无效2例，占6.7%。总有效率93.3%（见《新疆中医药》，2002年第5期）。

☞ 吴涣淦用"方四"治疗42例慢性非特异性结肠炎患者，近期治愈24例，占57.14%；显效12例，28.57%；好转6例，占14.29%。近期治愈显效率达85.71%（见《中国针灸》，1991年第1期）。

🔥 处方荟萃

1. 高映辉用铺灸法。治疗区皮肤常规消毒，将蒜泥均匀平铺于治疗区，厚度约2.5mm，其上再铺以3mm宽，2.5cm高锥形艾炷，点燃艾炷头、身、尾3点，让其自然烧灼施灸，待患者有灼热感时将艾炷去掉，再换新艾炷，每次5壮，灸毕移去蒜泥，热湿毛巾轻轻擦拭脊背，施灸完毕。每日治疗1次，10次为1个疗程（见《光明中医》，2009年第2期）。

2. 张新唯用艾条悬灸。主穴：天枢。脾肾阳虚型配足三里、命门、关元穴。脾虚气陷型配足三里、百会、长强穴。湿热郁结型配足三里、曲池、合谷穴。气滞血瘀型配肾俞、脾俞、大肠俞穴。患者仰卧或俯卧,暴露皮肤,常规消毒,用艾条悬灸,穴位先上后下,先阴经,后阳经,每穴灸3~5分钟,以皮肤红润不起疱为度,每日1次,10次为1疗程,中途休息3天,续第2个疗程,一般灸治3~5个疗程(见《中国针灸》,2001年第4期)。

3. 李海强用艾箱灸法。取穴神阙、上巨虚、下巨虚穴(艾箱用普通木板制作,长30cm,宽15cm,高15cm,下不封底,中间以铁纱网隔阻,上面加木盖)。将艾段(约5cm长)点燃3根,放至艾箱内的纱网面上,上方加盖,以局部出现灼烫感或出现肌肉的跳动、眴动,或局部有舒适感、胀痛感、沉重感,且局部皮肤均匀汗出为度。每次30~50分钟,每日1次,6次为1疗程,治疗4疗程,每个疗程间休息2~3天(见《针灸临床杂志》,2008年第9期)。

4. 李国忠用艾灸加针刺法。主穴取百会。配穴为神阙、合谷、足三里、天枢、内庭。患者取坐位,百会穴常规消毒后,取毫针向印堂方向刺入25~40mm,行捻转补法得气后留针30分钟,每10分钟行针1次。起针后,将温灸盒置患者百会穴上温灸30分钟。辨证脾肾阳虚者,加神阙穴隔附子饼灸3~5壮,温针灸足三里2壮;湿热内停者加刺合谷、内庭、天枢,施捻转泻法。以上治疗每日1次,15次为1疗程,疗程间休息3~5天,共治疗3个疗程(见《中国针灸》,2006年第11期)。

按语

使用"方四"时,在治疗过程中,严格操作规范,药饼的放置应当平稳,移动时要小心谨慎,同时注意患者对温热刺激的接受程度,如感到烧灼,应当及时处理,以防烧伤的发生。如有烧伤,移除艾炷,涂甲紫,贴敷烧伤药膏。

隔物灸疗法是以某些特定的间隔物作间隔灸,借灸火的温和热力对身体局部多个穴位进行持续刺激,起到温通经络、扶正祛邪、调和气血等多种作用,从而达到治疗疾病的目的。其疗效的产生可能是通过灸、穴、药(或间隔物)三者协同作用的结果。可以通过调节溃疡性结肠炎中促炎细胞因子和抗炎细胞因子间的平衡,从而有效地控制溃疡性结肠炎已启动的炎症和免疫级联反应;并通过调节溃疡性结肠炎相关蛋白及基因表达,从多层次、多环节上发挥治疗作用,使其在调节肠道局部功能的同时,调节机体多个脏腑的功能,通过激发机体自身多环节的内在调节作用达到其治疗目的。

有人在探讨隔药灸与隔麸灸治疗本病的临床疗效及症状改善作用的差异时发现,隔药灸组疗效有优于隔麸灸组的趋势。在患者的主要症状腹痛、腹泻、黏液便、脓血便、腹胀以及肠鸣、里急后重、纳差等方面隔药灸与隔麸灸治疗均有一定改善作用。其中在腹痛、黏液便、脓血便、腹胀、肠鸣、胃寒纳差等症状的改善上,隔药灸组与隔麸灸组无显著性差异($P>0.05$)。而在腹泻、里急后重的改善方面,隔药灸组的改善情况优于隔麸灸组($P<0.05$)。

二十三、癌性腹水

癌性腹水是恶性肿瘤晚期的常见并发症,属于中医学"鼓胀"范畴,癌性腹水以"血鼓"居多。

 病因病理

癌性腹水又叫恶性腹水,是晚期肿瘤病人常见的并发症,恶性腹水的产生的主要原因是肿瘤浸润腹膜,腹膜癌性结节使液体溢出增加。此外,全身状态低下严重、低蛋白血症以及肿瘤的压迫或血管淋巴管阻塞,导致腹腔液体回吸收障碍也是腹水产生和加重的原因。恶性腹水的预后较差,生存期常常为数周或数月。

癌性腹水多由原发性肝癌、胃癌、肠癌、卵巢癌等转移所致,其中以肝癌为常见,中医学认为,因癌症伤害肝脾,累及肾脏,壅遏脉络,结成癥瘕痞块,水湿内停、血溢于脉外而发生癌性腹水。按中医病机分析,癌性腹水系肝、脾、肾三脏虚损为本,气滞血瘀,水湿逗留为标,虚实互见。

诊断要点

1. 表现:在腹水量较少时,患者可无自觉症状,仅在超声检查中被偶然发现。当腹水增加到一定程度时,可发现腹部膨隆,腹胀及轻微腹痛。腹水增长较快或大量腹水时,患者感腹胀明显,并可出现呼吸困难、恶心、呕吐、食欲不振、饱胀感、下肢浮肿等症状,此系肺、胃肠道及腹腔内静脉、淋巴系统受压所致。大量腹水压迫肾脏时,患者尚可出现尿少、血压下降、表情淡漠、嗜睡等,此为肾功能受损的表现,预后极差。

2. 体检:少量腹水时,临床体检可无移动性浊音,B超、CT及MRI可明确。中等量以上的腹水已有明确的体征:腹围增加,腹部膨胀,移动性浊音阳性,诊断性穿刺易抽得腹水,B超及X线摄片可见腹腔内积液,诊断不难,但需与其他原因引起的腹水相鉴别,血液及腹水生化、肿瘤标志物检查均有利于诊断。

 治疗方法

▌方一▌

1. 取穴　神阙。

2. 方法　用药敷艾灸法。①取麝香1g置神阙穴,取大生姜切取0.3cm厚1片覆盖神阙,取艾绒置放姜片正中,连灸3壮。②灸后用甘遂、大戟、冰片、蟾蜍皮、芒硝等打粉,将大田螺一只去壳剪碎,与药粉拌匀做成厚0.8cm的圆形软饼,在去除姜片后迅速将软饼贴敷脐上,用保鲜膜完全覆盖,并用胶布固定。③用热水袋在软饼上热敷,每隔2小时1次,每次20分钟,敷24小时去掉软饼,药敷艾灸神阙操作完成,若腹水尚未退净或以后复发,可重复使用此法。

▌方二▌

1. 取穴　神阙。

2. 方法　用隔药灸法。烧干蟾50g，黄芪120g。老鹳草60g，附子30g，细辛30g，川椒目90g，牵牛子30g，大戟30g，五倍子20g，阿胶40g，冰片2g等药。将烧干蟾、黄芪、老鹳草、附子、细辛、川椒目、牵牛子、大戟、五倍子等药水煎去渣2次，合兑浓煎成稠糊状，再加阿胶烊化，待冷却后放冰片。每次取3g，敷于神阙穴，上置刺有孔的生姜片，再将适量艾绒置于姜片上，点燃灸之，第1次灸2小时，第2次以后每次灸1小时，灸后将药留在神阙穴，外敷塑料薄膜，每日一次，15天为1疗程。

治疗效果

☞ 何晓用"方一"治疗102例癌腹水患者，显效42例，有效51例，无效9例，有效率91%（见《浙江中医药大学学报》，2007年第5期）。

☞ 黄金昶用"方二"治疗51例，完全缓解23例，占45.10%；部分缓解19例，占37.25%，总有效率为82.35%（见《中医外治杂志》，2004年第2期）。

处方荟萃

用热敷灸法。生黄芪50g，牵牛子、桃仁、莪术、薏苡仁、半枝莲各20g，附子10g。将上药研为粗末，每袋100g，喷酒后外敷脐部，上置热水袋。每次2~3小时。对照组10例，用双氢氯噻嗪25mg，螺内酯20mg，口服，均3次/日，28日为1个疗程（见"39健康网"）。

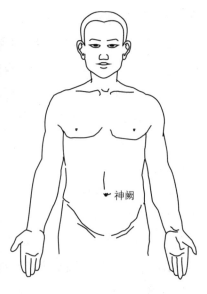

→神阙

按语

在神阙进行灸法治疗，有一定效果，可以改善癌症患者的生存质量，延长生存期，为进一步治疗癌症获得机会。这种传统隔药灸将药、艾、热和穴位四者结合的综合治疗，是一种特殊（穴位）的经皮给药方法，具有见效快、疗效好、花钱少且安全无副作用的治疗特色。证实艾灸神阙有抗癌细胞淋巴转移的作用，有抗衰老、改善神经系统、增强免疫功能的整体调节功能，有扶正祛邪、抗炎止泻、促进胃黏膜更新、加强加快对胃黏膜损伤的修复作用，使肠黏膜的病理改变恢复到正常的生理状态。黄金昶采用药灸神阙穴的方法，经临床观察其消水有效率为82.35%，并对腹胀、纳差、双下肢浮肿等症状有明显改善作用，可以提高患者的生活质量和免疫功能。药灸神阙穴后患者的一年生存率为23.53%，中位生存期9个月，也明显高于文献报道（见《中医外治杂志》，2004年第2期）。

使用"方二"时，患者不能自行操作，必须有助手或医者协助，以防烫伤，局部热度以患者能忍受为度，过热则换姜片，如此反复操作。据情况适当给予利尿剂及补充白蛋白。

二十四、腹胀

腹胀是指脘腹及其以下的整个腹部胀满的一种症状。中医将其归属于"腹胀"、"鼓胀"范畴。

病因病理

本病可因胃肠道疾病，肝、胆与胰腺疾病、腹膜疾病、心血管疾病引起，常见于心力衰竭、肠系膜动脉硬化症、肠系膜动脉梗死及急性感染性疾病等导致近端肠管内的气体及液体重吸收和排出受到障碍，肠管内细菌因肠内环境的改变产生大量气体，而出现腹胀。或因肠道自主神经系统功能紊乱，使消化道蠕动功能失调，亦可因腹腔积液引起。

中医学认为，饮食不节、饥饱无度或营养不良，均会损伤脾胃，使脾失健运，升降失节，气滞不能正常运行而致脘腹胀满；或由于情志不畅，肝气因而郁结，气机失调，可致气积腹胀；或因夏秋季节外感湿热之邪，不得宣化，壅滞于中焦，气机郁阻，使脾胃升降功能失调，以致胸闷腹胀。也可因多食冷饮或衣被过薄，感受寒邪，寒邪直中脾胃，使脾阳不振，不能温化水湿，水谷精微物质不能输布，壅积于中焦而成腹胀。

诊断要点

1. 一般胃肠气胀均有腹部膨隆，局限于上腹部的膨隆多由胃或横结肠积气所致，

2. 小肠积气腹部膨隆可局限于中腹部，也可为全腹部膨隆。

3. 结肠积气腹部膨隆可局限于下腹部或左下腹部。

4. 幽门梗阻时，上腹部可有胃型及蠕动波。

5. 肠梗阻时可见肠型及肠蠕动波，肠鸣音亢进或减弱，腹膜炎患者可有压痛及肌紧张。

6. B超钡灌肠、X线立位照片或透视检查可协助诊断。

治疗方法

【方一】

1. 取穴　神阙。

2. 方法　用温和灸法。取纯艾条，于患者发病时开始治疗，灸其神阙穴，以个人耐受度选择灸火距离远近，持续治疗15分钟。对脾胃虚寒者，以灸为主；对积滞湿阻者，可在灸疗完成后，辅以指针神阙穴3～5分钟，以加强刺激。每日1次，连续5次为1个疗程，每月1个疗程，可治疗数个疗程。

【方二】

1. 取穴　三阴交、大肠俞、气海，膈俞、肝俞、脾俞、三焦俞、肾俞、膀胱俞、中脘、关元、足三里、阴陵泉。水道、水分为备选穴。气滞湿阻者以膻中、气海、足三里、内关、中脘为主，寒湿困脾者以水分、承满、建里、中脘、天枢、足三里为主，湿热蕴结者以大肠俞、足

三里、阴陵泉、三焦俞为主，肝脾血瘀者以膈俞、肝俞、章门、期门、中封为主，脾肾阳虚者以中脘、天枢、足三里、复溜、涌泉为主，肝肾阴虚者以肝俞、中脘、足三里为主。

2.方法　用隔药灸法。根据临证分型，每次取上述穴位4～5穴，先将大葱白捣烂涂敷于选定穴位上，然后将纯净艾绒制作的艾炷点燃置于穴位上施灸，当艾炷燃到剩1/4而患者感到微有灼痛时，即可易炷再灸，一般应灸至穴位局部皮肤红晕而不起疱为度，每日1次，连灸7天为1疗程。休息1周后继续施灸，每名患者至少灸4个疗程。

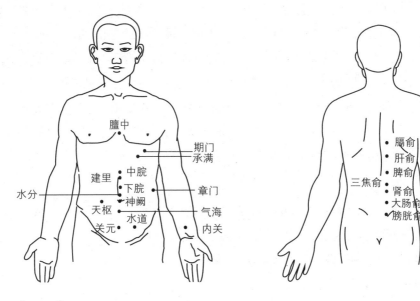

||方三||

1. 取穴　天枢（双侧）、上巨虚（双侧）。

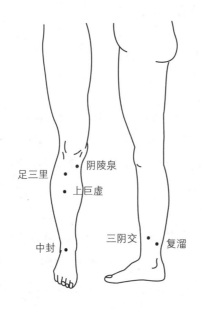
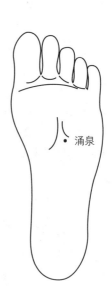

2. 方法　用隔药灸法。用艾炷隔葱盐灸,取葱白90g,生食盐30g,共捣烂如泥,制成葱盐饼数个,厚0.5~0.8cm,置于穴位上,上放艾炷,点燃灸之。两穴同时灸治,至穴位皮肤微充血为度,每日灸1或2次。灸治次数,可视病情而定。

▌方四▌

1. 取穴　足三里、内关、涌泉。

2. 方法　用艾条灸和穴位注射法。应用维生素B封闭双足三里,每侧50mg,总量100mg,1次/天。艾灸双侧足三里、内关、涌泉穴,2次/天,15分钟/次,连续3天;同时应用吴茱萸磨成粉状装袋内,外敷神阙穴,24小时更换一次。主治机械通气并发腹胀。

 疗效果

☞ 王波用"方一"治疗20例,全部显效(见《中国民间疗法》,2000年第12期)。

☞ 史广胜用"方二"治疗100例,痊愈72例,显效16例,好转7例,无效5例,总有效率95%(见《实用中医内科杂志》,1994年第3期)。

☞ 程爵棠用"方三"治疗130例,显效98例,有效25例,无效7例,总有效率为95%(见《艾灸疗法治百病》,2010年人民军医出版社出版)。

☞ 邓冬梅用"方四"治疗25例,痊愈24例,有效1例,总有效率100%(见《护士进修杂志》,2000年第5期)。

 方荟萃

1. 程爵棠用艾灸法。①中脘、天枢、足三里、上巨虚;②建里、天枢、足三里、太白、关元、中脘。实证用方①,虚证用方②。上列各方,随证选用,按法施灸。

(1)用艾条温和灸,每次各灸5~15分钟,每日灸1次。

(2)用艾炷隔姜灸,每次取2~3穴,各灸3~5壮,每日灸1次,5次为1个疗程。

(3)用温针灸,每次取2~3穴,各灸3壮(或10~15分钟),每日1次,5次为1个疗程(见《艾灸疗法治百病》,2010年,人民军医出版社出版)。

2. 程爵棠用艾条温和灸。取穴天枢(双侧)、上巨虚(双侧)、中脘。每穴各灸5~10分钟,每日灸1~2次。灸至局部皮肤潮红、症减为度(见《艾灸疗法治百病》,2010年人民军医出版社出版)。

3. 沈轶群用隔姜灸法。病人取仰卧位,暴露脐部,确定神阙穴(即肚脐)。取新鲜生姜,切成厚3~5mm片状,中间以针刺数孔,将20cm长艾条截成4~5段,一端点燃置于生姜片上(即隔姜灸)。患者局部有温热感而无灼痛感为宜,待艾条燃尽,除去灰尘,复加艾条再灸,每次15~30分钟,每日1~2次。主治重型肝炎腹胀(见《浙江中西医结合杂志》,2005年第12期)。

按语

在神阙穴进行灸治是治疗腹胀的有效方法。神阙联系胞宫，为先天化生精气之源，与人体免疫、内分泌功能有密切联系。艾灸神阙，通过疏通经络、调理胃肠、健脾除湿，达到治本的目的，是常规药物解痉治疗所不能达到的。临床可根据个体的不同，灵活应用，如体型瘦长者，多见脾胃虚寒，可多灸；而体型偏胖者，可短灸并辅以指针。

腹胀是常见症状，除外器质性病变，预后较好。平时少食产气类食物，如牛奶、豆类、淀粉类或根茎类食物，从而减少胃肠胀气。轻便的运动，如太极拳、慢跑、散步等可促进胃肠道蠕动，可防治腹胀。

二十五、便秘

便秘是指大便次数减少和粪便干燥难解。中医学亦称为"便秘"、"大便难"。

病因病理

现代医学认为，引起本病的原因是结肠的运动、张力低下，肠内容物停滞时间延长，水分过度吸收造成粪便过硬，排便困难。

中医学认为，便秘多同气血亏虚有关，气虚则大肠传送无力，血虚则不能滋润大肠而便秘；或因阳气亏虚，阴寒内生，凝滞肠胃，阳气不通津液无以下行，致大便难以传送；或情志不遂，肝气郁结，疏泄失司，气机阻滞，大肠失于传导，以致糟粕停于肠中而成便秘。

诊断要点

具备在过去12个月中至少12周连续或间断出现（>25%的时间）有以下2个或2个以上症状。

①排便费力；②粪便呈团块或硬结；③排便不尽感；④排便时肛门阻塞感或肛门直肠梗阻；⑤排便需用手协助；⑥每周排便<3次。

治疗方法

‖方一‖

1. 取穴　通便穴（腹部前正中线，耻骨联合上两横指旁开三横指处，左右各一）。

2. 方法　用艾炷灸法。艾炷底面直径1cm，高1.5~2cm，圆锥状。患者取仰卧位，暴露通便穴。将艾炷置于左右两侧的通便穴上，点燃艾炷顶端，待艾炷燃至患者感发烫时，即用镊子取下放入盛水弯盘中自灭，再换另1炷继续点燃，左右各燃7壮。每日1次，连续3天为1个疗程。

‖方二‖

1. 取穴　双侧天枢、上巨虚、足三里。

2. 方法　用电温灸器灸。常规消毒，进针，在电温灸器的发热头之环形凹槽中放置艾药片，将此面对皮肤，同时发热头之通槽对准针灸针套入。用胶布将发热头固定在皮肤上。调节波段开关，选择温和灸档接通电源，开始计时，每次灸治20分钟时切断电源，取下发热头。

〖方三〗

1. 取穴　神阙穴。

2. 方法　用罐灸法。罐子制作：取一易拉罐，将其平均分为两段，把截断面向下，顶上中央开一约1.5cm的圆孔，再焊接一段直径约1.5cm的圆柱筒，约3cm高，在易拉罐的筒身，开数个小孔，利于艾炷在罐内燃烧，在截断面放一块与之相吻合的铁丝罩，再在小罐偏下的地方左右各焊一小圆圈环，便于用布带固定在脐部。

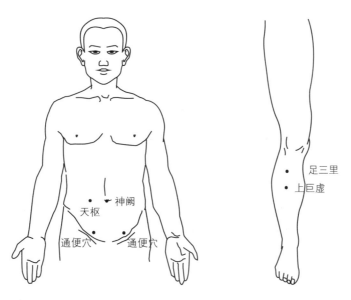

（1）药物组成：

①附片15g，丁香15g，川乌9g，白芷9g，猪牙皂10g，胡椒3g，大蒜、麝香各适量，将前6味中药碾成末，瓶贮备用。用时取药末适量，和大蒜、麝香捣烂成饼，即可待用。本方适用于冷秘型便秘。

②大黄30g，皂角24g，黑丑、朴硝各20g，将药碾成细末，装瓶备用。本方适用于热秘型便秘。

③黄芪30g，皂角12g，大黄10g，把药混合碾成细末，贮瓶备用，本方适用于气虚型便秘。

④连须葱白60g，淡豆豉9g，食盐9g，生姜30g，用时将诸药捣烂如膏状，即可应用。本方适用于虚型便秘。

（2）使用方法：用一块2.5mm左右厚、10cm×10cm大小的硬纸板，中间开一约2cm的圆孔。取药末适量（已成膏状不用加水）加开水少许，调匀呈圆块状，把药放于硬纸板的圆孔内抹平,置于神阙穴上;取艾炷4~5cm点燃后放入罐中,把罐放置在纸板的中药上,用布带固定于腹部即可。每次灸3分钟,灸至局部皮肤出现红晕、灼热为度,若过热可在纸板下再加放一块纸板,避免灼伤皮肤。每日1次,5天为1个疗程。主治慢性功能性便秘。

方四

1. 取穴　取背侧足太阳膀胱经两外侧线以内,肾俞和大肠俞两穴水平线之间的区域。

2. 方法　用热敏灸疗法。先探查热敏点(手持点燃的清艾条,在距离选定部位皮肤表面3cm左右高度施行温和灸。当患者感受到艾热发生透热、扩热、传热、局部不热远部热、表面不热深部热和非热觉中的一种或一种以上感觉时,即为发生腧穴热敏化现象,该探查穴点为热敏点)。手持艾条,在探查到的热敏点中选取1个热敏化现象最为明显的穴位进行悬灸,每隔3分钟掸灰并调整艾条与皮肤距离,保持足够热度,以发生透热、扩热、传热和非热感觉等腧穴热敏化现象为标准。每次治疗40分钟,隔日1次。主治慢传输性便秘。

治疗效果

☞ 李栓格用"方一"治疗60例,痊愈25例,显效29例,无效6例,总有效率90%。对照组60例,痊愈10例,显效30例,无效20例,总有效率66%(见《河北中医》,2009年第1期)。

☞ 余卫华用"方二"治疗41例,对照组45例,治疗组治愈25例,显效13例,好转10例,总有效率为94.1%;对照组治愈22例,显效14例,好转5例,总有效率91.1%(见《中国老年学杂志》,2009年第6期)。

☞ 李云华用"方三"治疗40例,对照组20例,结果分别显效30、8例,有效9、5例,无效1、7例,总有效率97.5%、65.00%(见《中医外治杂志》,2001年第6期)。

☞ 田宁用"方四"治疗30例,对照组30例,结果分别痊愈19、6例,好转7、10例,无效1、7例,总有效率97.5%、53.3%(见《湖北中医杂志》,2009年第11期)。

处方荟萃

1. 邱建华用艾条灸法。患者卧位,将由艾叶、藿香、降香、香附、高良姜、白芷、桂枝、陈皮、丹参、雄黄、生川乌等11味中药配制的灸条一端点燃,灸合谷、内关、足三里穴,男左女右,距皮肤约2.5cm,使患者局部有温热感而无灼痛为宜。一般每穴每次灸8~10分钟,每日灸1~3次,至皮肤出现红晕为度(见《中国民间疗法》,2003年第6期)。

2. 丰培学用铺灸法。取督脉及膀胱经第1条线,上起大椎穴下至腰俞穴。灸料以姜泥、陈艾绒组成。操作时令患者俯卧,裸露背部。从督脉向左右膀胱经以碘伏常规消毒后,从大椎至腰俞穴处铺5cm宽、2.5cm高姜泥一条,姜泥条上再铺以3cm宽、2.5cm高艾炷一条,点燃艾炷头、身、尾3点,让其自然烧灼施灸,燃尽后,再铺上艾炷灸治。连灸3壮,灸毕移去姜泥,用湿热纱布轻轻揩干脊背,用时约2小时,每周1次,连治4次。主治慢传输性便秘(见《针灸临床杂志》,2008年第4期)。

中国穴位灸疗大全

3. 吴迎春用隔药灸法。大戟5g研末，与8枚大枣肉共捣烂成膏，敷于脐部，点燃艾条，在其上施灸20分钟，然后用纱布覆盖，胶布固定。每日1次，直至大便畅通，一般需治疗30~40日（见《中国民间疗法》，2002年第8期）。

由于艾炷燃烧时，药物熏蒸的不断刺激，可使脐部皮肤的神经末梢进入活动状态，而促进人体神经—体液调节作用，提高免疫机能，改善各组织器官的功能活动，调整自主神经功能，从而有防病治病的作用。其集药物和经络穴位为一体，治其外而通其内。故临床用灸治疗便秘均有良效。

丰培学通过临床观察，本疗法具有作用缓慢递增的特点，第1周的疗效中药组优于对照组，第2、3周疗效有所提高，但与中药组无差别，第4周开始优于对照组，虽然不如口服药速效，但疗效逐步提高并作用持久，治疗间隔时间长且无明显痛苦，不像口服药用药频繁且有腹痛、泻剂依赖等副作用，疗效令人满意（见《针灸临床杂志》，2008年第4期）。

临症时应注意，灸后1个月内饮食忌生冷辛辣、肥甘厚味及鱼腥发物；慎洗冷水，可用温水，避风寒，忌房事，注意休息。

第五节　精神疾病

一、失眠

失眠症是以经常不能获得正常睡眠为特征的一种常见疾病。中医称"不寐"、"不得卧"、"不得眠"。

病因病理

导致失眠的原因很多，可以分为生理性、病理性、精神方面和药物作用等。现代医学认为，失眠由于长期过度的紧张脑力劳动，强烈的思想情绪波动，使大脑皮层兴奋与抑制相互失衡，导致大脑皮层功能紊乱而成。

中医学认为，失眠症的原因很多，皆因机体脏腑气血阴阳失调所致，《景岳全书·不寐》："凡思虑劳倦，惊恐忧疑，及别无所累而常多不寐者，总属真阴精血不足，阴阳不交，而神有不安其室耳。"故阴血不足，阴阳失交为失眠的主要病机。

诊断要点

1. 主诉为入睡困难，或是难以维持睡眠，或是睡眠质量差。

2. 这种睡眠紊乱每周至少发生3次，并维持1月以上。

3. 日夜专注于失眠，过分担心失眠的后果。

4. 睡眠量和（或）质的不满意引起了明显的苦恼或影响了社会及职业功能。

疗方法

▌方一▌

1. 取穴　涌泉。

2. 方法　用温和灸法。于每晚睡前用艾条在涌泉穴灸治20分钟，施灸时准确定位涌泉穴，距离2寸左右，以患者局部有温热感为度，应使皮肤红润，防烧伤，患者自己即可施术（也可家人帮助施术）。10天为1疗程，一般1个疗程即可见效，中间休息2～3天，再进行第2疗程。若治疗过程中患者配合热水泡足10分钟后再灸，效更佳。

▌方二▌

1. 取穴　百会、足三里（双侧）、内关（双侧）、三阴交（双侧）。

2. 方法　用温针法。病人取平卧或半卧位，全身放松，取针刺上述各穴，行平补平泻手法，得气后分别加用温针灸器30分钟，待温针灸器渐凉后取下，然后去针。每日1次，7次为1个疗程。

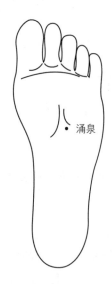

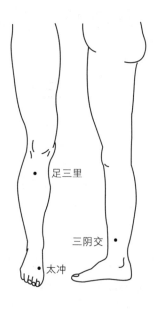

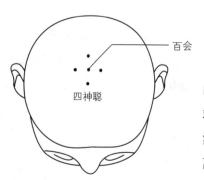

▌方三▌

1. 取穴　百会。配穴：四神聪、太阳、风池、内关。

2. 方法　用悬灸法。针刺常规操作，平补平泻，留针的同时将灸架垂直固定于患者的百会穴上，点燃艾条一端，放入灸架，在距离穴位2cm处施灸，以头部感觉明显温热为标准，并根据患者感觉随时调整灸端与穴位的距离，以保持温热感持续存在，每次持续30～60分钟，每日1次，5次为1个疗程。

【方四】

1. 取穴　心俞。心脾两虚、胃气不和或瘀热内扰者配脾俞（双侧）、足三里（双侧）、太冲（双侧）；肝郁血虚，或心虚胆怯，或阴虚火旺者配肝俞（双侧）、膈俞（双侧）、三阴交（双侧）；心肾不交者，配肾俞（双侧）、涌泉（双侧）等。

2. 方法　用温和灸法。患者取俯卧位，暴露背部。首先取心俞双穴，再根据临床辨证取配穴。用艾条点燃后施行温和灸。艾条着火点离所取穴位皮肤1~1.5cm，局部皮肤潮红，患者有灼热感为度。每穴每次灸3~5分钟，1日1次，1周为1个疗程。每次灸毕，各穴均以拇指按压2~3分钟。

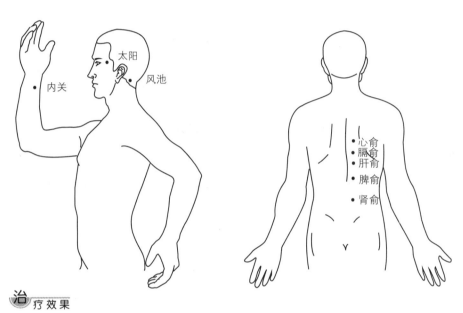

治疗效果

☞ 于善哉用"方一"治疗20例病人，痊愈13例，显效4例，有效2例，无效1例，总有效率95%（见《中医外治杂志》，1998年第7期）。

☞ 范郁山用"方二"治疗37例，对照组30例，分别治愈26、9例，有效9、14例，无效2、7例，总有效率94.59%、76.70%（见《陕西中医》，2003年第2期）。

☞ 杨丽霞用"方三"治疗40例，痊愈8例，显效16例，有效12例，无效4例，总有效率90.0%；对照组35例，痊愈3例，显效13例，有效12例，无效7例，总有效率80%（见《上海针灸杂志》，2006年第12期）。

☞ 张晓明用"方四"治疗64例，经3个疗程的治疗，总治愈率为75%。显效率为15.6%、总有效率为96.9%，无效率为3.1%（见《针灸临床杂志》，1997年第3期）。

处方荟萃

1. 胡敏用多功能艾灸仪灸法。穴取百会、关元、神门、安眠、三阴交。将专用艾炷与多功能艾灸仪灸头配套，放入多功能艾灸仪灸头内固定在穴位上，仪器直接设计为温灸，还可以根据患者耐热情况调节温度，接通电源，启动开关。灸后以穴处潮红、微痒、蚁行感为宜。每日1次，每次30分钟，10天为1疗程。连续治疗3个疗程（见《中国针灸》，2007年第6期）。

2. 王华兰用温和灸加捏脊法。嘱患者用温热水泡脚10分钟，然后取双侧涌泉穴和足三里穴，点燃艾条，对准涌泉穴和足三里穴施行艾灸，以患者感觉温热舒适不烫为度，每次每穴各灸20分钟。施灸后，令患者俯卧，先用掌根在腰背部膀胱经及督脉循行部位来回按揉3分钟，使肌肉放松。然后在长强穴处，用捏脊法操作。用拇指挠侧缘顶住皮肤，食中指前按，三指同时用力提拿皮肤，双手交替捻转向前直至大椎穴。每次捏3~5遍。每日1次，10次为1疗程。治疗期间不服任何药物（见《陕西中医》，2005年第5期）。

3. 吴新泉用温和灸法。用温热水泡脚10分钟后，点燃清艾条，对准百会穴、涌泉穴，等距离对左右施行温和灸，以患者感觉温热舒适为度，每穴各灸15~20分钟，1天1次。睡前将中药（肉桂、吴茱萸、朱砂，比例为15∶3∶1）敷贴于双足涌泉穴。10天为1疗程，共治疗2个疗程（见《中医外治杂志》，2008年第1期）。

4. 刘臣用麦粒灸法。患者仰卧，用上等极柔艾绒做成麦粒大小艾炷，置肾俞穴化脓灸，以独头蒜作黏合剂，用线香点火，嘱患者觉疼时招呼一声。灸前几个艾炷时，当病人觉疼即用镊子将艾炷取走，随着患者耐受度的逐渐提高，一般到第5~7个艾炷时就能够充分燃烧而患者不觉疼痛了，灸完保护局部，7天灸1次，为1个疗程，每次灸100壮（见《按摩与导引》，2008年第7期）。

5. 孙宁用天灸法。发疱药物制备用斑蝥、生姜、大蒜按1∶2∶5的比例捣碎混合。双侧神门，双侧太冲，右侧冲阳穴位，贴敷上述药物24小时，一次发疱。主治心胆气虚型失眠（见《辽宁中医药大学学报》，2008年第3期）。

6. 邬艳用隔药灸法。操作时暴露应灸部位，将隔附子饼放于两侧肾俞穴，上置艾绒，点燃后待患者感灼热时沿膀胱经上下移动附子饼，连灸3~5壮，每次5~10分钟，隔日1次，5次为1个疗程（见《中国卫生保健》，2005年第1期）。

7. 杨卫东用热敏灸法。取主穴：神门、涌泉、三阴交、安眠。配穴：头晕脑涨配风池、印堂，心烦多梦配心俞、肾俞，烦躁焦虑加太冲、肾俞，顽固失眠加涌泉、华佗夹脊，易惊醒加足窍阴。在上穴中每穴熏烤5~15分钟，出现敏感反应的腧穴为施灸穴位，每次熏灸平均40分钟，最长的病例一次可达60分钟，每天施灸1次，7天1疗程（见《陕西中医》，2007年第3期）。

心理治疗能帮助患者建立自信心。消除对失眠的焦虑和恐惧。解除精神紧张，保持乐观态度，减少对大脑的超强刺激，避免大脑产生过强应激反应，使大脑功能保持在正常平衡状态，与艾灸相配合，相得益彰，艾灸配合心理疗法，既对大脑功能紊乱起到良性调节作用，又能增强患者心理素质，共同达到协同效果。临床疗效甚为明显。

二、精神分裂症

精神分裂症是一种常见而原因不明的精神病。在中医学中属于"癫狂"范畴。

病 因病理

可能与遗传、心理易感素质即病前的个性特征、脑的生化代谢和结构的改变、社会生活环境急剧变化等多方面因素有关。

中医学认为本病主要由内伤七情，使脏腑经络阴阳失衡，以及痰、气、火、瘀等导致本病的发生。

诊 断要点

1. 患者有思维、情感、意志活动障碍的表现。特别是精神活动互不协调和与现实脱离的特征。

2. 病程有缓慢发展迁延的趋势。

3. 各种辅助检查没有发现异常。

4. 绝大多数患者没有意识和智能障碍。

治 疗方法

▌方一▌

1. 取穴　顶会穴（百会穴）、赫依穴（大椎穴）、巴达干穴（第三胸椎下）、黑白际穴（膻中穴）、命脉穴（第六胸椎下）、心穴（第七胸椎下）等。

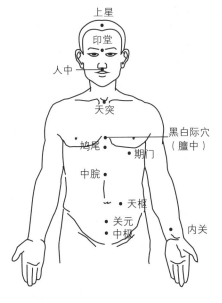
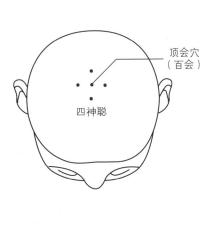

2. 方法　一般先内服蒙药宁沙勒—5味（泻药）15粒、赞丹3汤5g，连服1~3次。然后把

鲜姜切成薄片，点多个小孔放在穴位上，之后将锥形艾条放在鲜姜片上点燃，一般1个穴位上1次，连续点燃3~5个锥形艾条，以顶会穴、赫依穴、巴达干穴、黑白际穴、命脉穴、心穴。按顺序火灸，火灸每个穴位后可间隔2天，具体灸几个穴位根据病情而定。灸后忌饮用凉水。主治抑郁性精神病。

‖方二‖

1. 取穴　百会、间使、天枢、大敦。

2. 方法　用艾条温和灸法。每次取2穴，选用药用艾条，点燃其一端，熏灸穴位，距离以患者感到灼热为度，灸疗时间20~30分钟。每天治疗1次，10次为1疗程。

‖方三‖

1. 取穴　百会、鸠尾。

2. 方法　用针刺加温和灸法。针刺选用穴位：①人中、上星、内关透外关（双侧）、悬钟透三阴交（双侧）。②印堂、合谷透后溪（双侧）、太冲（双侧）、阳陵泉透阴陵泉（双侧）。③百会、膻中、曲池透少海（双侧）、涌泉（双侧）。3组穴位轮流应用，每天1组。在助手协助下，行强刺激5分钟，休息5分钟后再行强刺激5分钟，交替进行。应用提插捻转及弧度刮针法，针后灸百会、鸠尾各20分钟。每天针灸1次，每次30分钟，7天为1个疗程，休息1~3天，再进行第2个疗程。

‖方四‖

1. 取穴　主穴：哑门、天突、印堂、风池、四神聪、中极、关元、中脘穴。配穴：合谷、内关、后溪、曲池、足三里、太冲、三阴交。

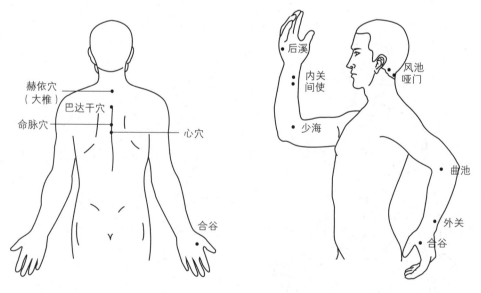

2. 方法　用温针法。主穴前2穴不需留针，仅针刺有胀感及触电感即拨针，后3穴留针5~10分钟后拔针。扎针后留针10~15分钟，并用艾条熏针柄，以加强疗效。每天治疗1次，25

天为1疗程。

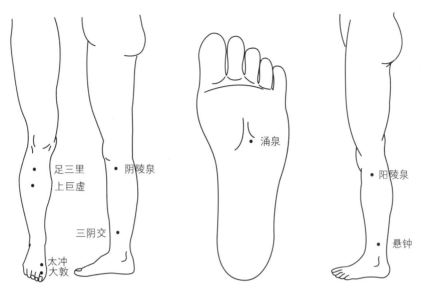

足三里　　阴陵泉
上巨虚
　　　涌泉
三阴交　　　　　　　　阳陵泉
太冲　　　　　　　　悬钟
大敦

治疗效果

色·哈斯巴根用"方一"治疗抑郁性精神病19例，治愈15例，显效3例，治疗中断1例（见《中国民族医药杂志》，1996年第3期）。

王兆霞用"方二"治疗李某，男，患精神错乱1年。上大学因失恋后逐渐出现精神恍惚，夜不能寐，妄想幻听，用"方二"治疗14次后，临床治愈（见《中国针灸》，1997年第3期）。

吴凤歧用"方三"治疗选某，女，50岁，于1977年5月份去辽宁兴城海边洗澡，途中住旅店，受惊吓后神志失常，诊为精神分裂症。按前法针灸加中药治疗3个疗程而好转，5个疗程痊愈。随访至1982年未复发（见《新中医》，1993年第7期）。

陈娟用"方四"治疗某男，25岁，1989年8月份被人围打后，出现精神错乱，医院诊断为精神分裂症。六年来病情反复发作，针灸起直至半年之内未出现过大小发作。随访14个月，未出现大的发作（见《针灸临床杂志》，1997年第4、5期）。

处方荟萃

1. 黄东勉用艾炷直接灸法。鬼哭穴，定位在手足大指（趾）桡（胫）侧爪甲根角处，两指（趾）相并取穴。用艾炷直接灸3~7壮，如疗效不佳可加至14壮。每3次为1疗程。"正发时，灸之甚效"，在未发时进行治疗效果亦佳。治疗剂量上应注意须双手足大指（趾）并缚齐灸方可见效，如效果欠佳可适当增加灸炷壮数（见《新中医》，2008年第1期）。

2. 周仲瑜用温针法。取穴百会、风府、太冲、大陵、心俞、神门、丰隆。妄闻者加听宫；不思饮食加脾俞、足三里；自汗短气加大椎、内关；头痛加头维、太阳。每次选用3~5穴，每次每穴灸15~20分钟，隔日灸1次，5次为1疗程（见《图解艾灸疗法》，2003年湖北科学技术出版社出版）。

3. 乌云巴特尔用艾条灸法。取穴百会，第一、六节脊椎节，黑白交（位置相当于膻中

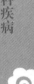

穴）。身体虚弱或体内热量缺乏者另加三阴交。施灸时将艾条的一端点燃，对准应灸的腧穴部位或患处，距皮肤2~3cm处进行熏烤。熏烤使患者局部有温热感而无灼痛为宜，一般每处灸3~5分钟，至皮肤出现红晕为度。每次灸10~20分钟，10次为1个疗程（见《中国民族医药杂志》，2003年增刊）。

针灸治疗对精神分裂症的治疗效果，一般急性起病者疗效较佳，病程越短疗效越好；对慢性起病者疗效较差，病程超过1年者，则疗效递减。抓住早期症状，及时控制病情发展，这样疗效更好。夜晚针灸给予强刺激，刺激越强效果越好，才能使其入睡。利用患者清醒的片刻时间给予心理咨询和精神安慰。

本病患者大多数出现大便干燥，有的患者10天半个月无大便，这就造成了大便长时积存在肠腔里，代谢产物不能及时排除体外，有毒物质在血液中不断积蓄，最后影响到脑细胞，导致大脑功能的异常而出现思维情感、智能上的反常和行为的怪异，因此，治疗中注意通排大便，以利于疾病恢复。

三、癫痫

癫痫是一种大脑皮层局部异常放电引起的突发短暂意识丧失性疾病，中医属"痫证"范畴，俗称"羊痫风"。

病因病理

本病多由先天遗传因素、脑部疾患、情志失常、代谢及内分泌障碍等引起，癫痫发作是由于大脑局部神经细胞的瞬间异常放电，而引起的神经网络信息传递障碍，属于神经损伤性疾病。

中医学认为，其主要病机为阴阳不调，影响心肝脾肾诸脏，脏气失调，痰浊内生，痰聚而气逆不顺，导致气郁生火，火炎风动，挟痰上蒙清窍，横贯经络，内扰神明以致发作。

诊断要点

1. 以反复发作性抽搐，意识障碍，感觉、精神及自主神经功能异常为主症，发作间歇期无任何不适。

2. 常在过劳、惊恐、暴饮暴食、感染、过度换气和女性月经来潮等情况下诱发。

3. 常规脑电图或诱发试验脑电图可见癫痫波形。

4. 除原发性癫痫外，一般可找到致病原因及其有关征象。

治疗方法

‖方一‖

1. 取穴　百会、神庭、头维、太阳、耳尖、耳背沟三穴、从风府至长强督脉诸穴、尺泽、委中。

2. 方法　用灯火灸法。取灯芯草3~3.5cm长，将一端浸入油中约1cm，用之前取软棉纸吸去灯芯草外之浮油，然后医者用拇食指捏住灯芯草上1/3处，将其引燃，火要微，不要大。将点着之火朝向所取之穴位点移动，并在穴位旁稍停瞬间，待火焰由小变大时，立即将浸油端垂直接触穴位标志处，此时从穴位点引出一种气流，从灯芯头部爆出，并发出清脆的啪啪的爆裂声，火随之亦灭，最后用棉纸将穴位之油吸净。每于二十四个节气日上午灸1次，3次1疗程。

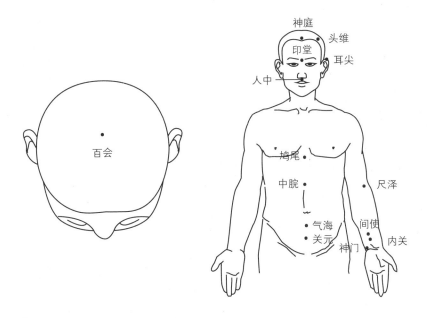

【方二】

1. 取穴　急性发作期可取催醒六穴：鬼哭（位于大拇指背侧桡侧缘，拇指桡侧爪甲角1穴。直对桡侧指甲角处之皮部1穴。左右计4穴）、人中、涌泉、百会、神门、后溪；缓解间歇期取解痉十穴：风池、风府、大椎、神门、心俞、肝俞、肺俞、丰隆、太冲、申脉。

2. 方法　用麝艾药棒灸。取麝香、艾叶、法半夏、川陈皮、川芎、川贝、川郁金、川厚朴、川黄连、北细辛、石菖蒲、沉香、檀香、上桂，打成细末，过60目筛，制成2~4mm粗，30~40cm长之药棒，包装冷冻备用。以每年农历节气为治疗节律点，共24个节气，选择每个节气当日及前后各1日，此3日每日治疗1次。每次取麝艾药棒1根，点燃稍候，吹灭明火，即刻点灸于所选经穴，1次为1疗程，视患者体质强弱及形体瘦盛，每次选用1~5壮。

【方三】

1. 取穴　①大椎、筋缩；②腰奇、鸠尾。

2. 方法　用艾炷灸泻法。点燃艾炷后，以口速吹艾炷使其旺，促其快燃。当患者感觉局部灼烫时，即迅速更换艾炷再灸，泻法火力较猛，灸时较短，施灸完毕一般不按其穴。每

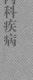

穴灸9壮，每周灸2次。

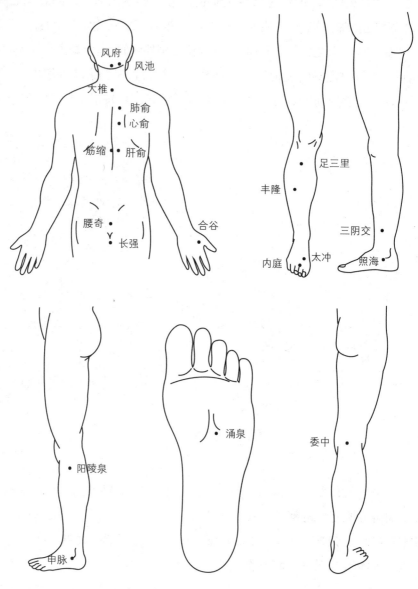

風府　風池
大椎
　肺俞
　心俞
筋缩　肝俞
腰奇　　　　　合谷
　长强

足三里
丰隆
　　　三阴交
内庭　太冲　　照海

阳陵泉
涌泉
委中
申脉

方四

1. 取穴　百会、风府、大椎、心俞、腰奇、中脘、内关、神门、后溪、太冲。配穴：阳痫抽搐重者，加风池、合谷、阳陵泉；阴痫痰湿盛者，加气海、足三里、丰隆；日间发作，病在阳跷加申脉；夜间发作病在阴跷加照海；小发作加内庭；局限性发作加合谷、太冲、阳陵泉、三阴交；精神运动性发作加丰隆、间使。

2. 方法　用艾条温和灸，每次取3~5穴，用点燃的艾条，熏灸穴位，距皮肤3cm左右，以患者感到灼热为度，每穴各灸10~15分钟，每日灸1次，灸至停止发作为止。主治癫痫发作期。

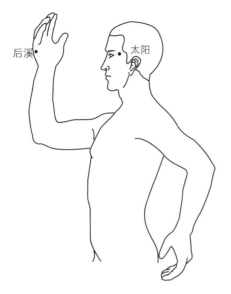
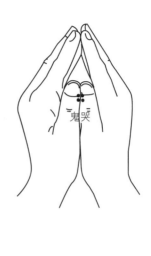

 疗效果

☞ 旷秋和用"方一"治疗50例患者中。治愈34例,占68%;有效12例,占24%;无效4例,占8%。总有效率92%。其中1疗程内治愈8例,占24%;2疗程内治愈12例,占35%;3疗程以上治愈者14例,占41%(见《中医外治杂志》,2003年第7期)。

☞ 刁本恕用"方二"治疗陆某,男,7岁。患儿患癫痫,发作多在农历节气前后,惊蛰节前受寒而发,诊时正发病,于春分、清明、谷雨节前后各治疗3次,未再发作(见《江苏中医药》,2007年第9期)。

☞ 刘安然用"方三"治疗吴某,男,45岁,患癫痫病10余年,常服镇静解痉药,病情仍不能控制。灸治16次后,癫痫病已控制(见《安微中医临床杂志》,1998年第3期)。

☞ 程爵棠用"方四"治疗本病,屡用屡效,对改善症状、减少发作有一定的效果(见《艾灸疗法治百病》,2009年人民军医出版社出版)。

处方荟萃

1. 黄东勉用艾炷直接灸法。鬼哭穴定位在手足大指(趾)桡(胫)侧爪甲根角处,两指(趾)相并取穴。用艾炷直接灸3~7壮,如疗效不佳可加至14壮。每3次为1疗程。"正发时,灸之甚效",在未发时进行治疗效果亦佳。治疗剂量上应注意须双手足大指(趾)并缚齐灸方可见效,如效果欠佳可适当增加灸炷壮数(见《新中医》,2008年第1期)。

2. 李贵用百药祖根15g,神蛙腿叶10g,蟾蜍(蟾酥蛆虫)5g共研细末,制成药烟20支。以其灸大椎、至阳、心俞、肝俞、脾俞、承扶、委中等穴。每日2次,每次每穴灸5~10分钟,1~7日即可获效,无任何副作用(见《中国民间疗法》,2003年第3期)。

 语

使用"方一"一般灸治程序为先上后下,先背后腹,先头身后四肢。点灸处多有一小块灼伤，要注意清洁，防止感染，一般灸后3日之内少沾水为好，约1周可愈合，严重者可外用烫伤膏以促使其愈合。

李桂初通过实验表明，百会及会阴穴组10只兔中8只灸后立即表现脑电波幅降低，作用持续时间5~10分钟，30分钟后重复2次均得相同结果，有效率80%。其中3只恢复到正常水平，在脑电波幅降低同时可见癫痫症状缓解或停止。说明灸法可抑制脑细胞异常放电，在改善癫痫症状方面具有明显作用（见《湖南中医杂志》，1994年第2期）。

在治疗中应注意的是，在治疗期间，患者如已长期持续服用药物，不可突然停药，不然可能引起癫痫大发作，应逐渐减少服药，在停止发作后方可停药。

四、癔病

癔病又叫歇斯底里，是神经官能症的一种常见病，是心理刺激或不良暗示引起的一类神经心理障碍。癔病属中医学"脏躁"、"百合病"或"郁证"的范畴。

病因病理

癔症的发生与遗传因素、个性特征有关，癔症性病态人格是指癔症病人的情绪与性格表现，这种病态人格特征于病后显得更加突出。本病一般多由急性精神创伤性刺激引起，亦可由持久的难以解决的人际矛盾或内心痛苦引起。尤其是气愤与悲哀不能发泄时，常导致疾病的突然发生。一般说来，精神症状常常由明显而强烈的情感因素引起，躯体症状多由暗示或自我暗示引起，首次发病的精神因素常决定以后发病形式、症状特点、病程和转归。在某些躯体疾病或躯体状况不佳时，由于能引起大脑皮层功能减弱而成为癔症的发病条件，如颅脑外伤、急性发热性疾病、妊娠期或月经期等。

中医学认为，本病常发生于精神不稳、多愁善感、情志过极之人，多由精神刺激而诱发。七情是人们精神活动的外在表现，而七情的过极变化，又必然会引起神志的撼动而累及脏腑功能活动。初起气机郁滞，多为实证，若病情发展，伤及脏腑气血阴阳，或气血不足，或阴阳两虚。在病程中，常因脾虚生痰或气滞痰生，痰郁化热而致痰热内郁，日久产生血瘀，痰瘀交阻，病机便转化为本虚标实。其病因病理总以情志所伤，脏气郁结，气机紊乱，阴阳失调，心失所主为其关键。其病位在脑、心、脾、肝、胆。

诊断要点

1. 有心理社会因素作为诱因。

2. 有下列表现之一可诊断：癔症性遗忘，癔症性梦游，癔症性双重或多重人格，癔症性精神病，癔症性运动和感觉会诊障碍，其他一些癔症形式。

3. 症状妨碍社会功能。

4. 有充分根据排除器质性病变和其他精神病。

治疗方法

方一

1. 取穴　百会、四神聪、大椎、膻中、中脘、关元、肾俞、足三里。

2. 方法　用隔姜灸法。置病人于安静、清洁的治疗室。每次取4~5穴。用直接或隔姜片灸法。每穴8~10分钟，以皮肤发红不烫伤为度。日1次，10次为1个疗程。

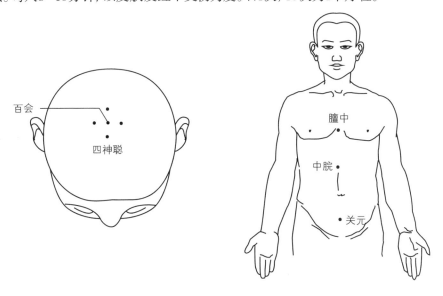

方二

1. 取穴　涌泉。

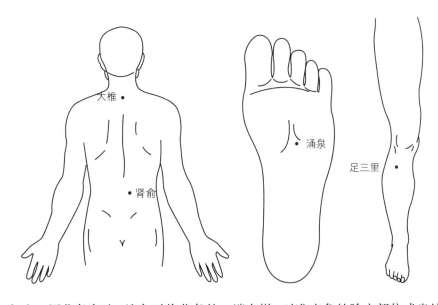

2. 方法　用艾条灸法。施灸时将艾条的一端点燃，对准应灸的腧穴部位或患处，距皮肤2~3cm处进行熏烤。艾条燃至最高温度，灸其双脚涌泉穴，以患者感到难以耐受为度。操作者可将中、食二指分开，置于施灸部位的两侧，这样可以通过医者手指的感觉来测知患者局部的受热程度，以便随时调节施灸的距离和防止烫伤。每日1次，10次为1疗程。主治癔病性瘫痪。

治疗效果

☞ 包金豆用"方一"配合蒙药治疗哈某某，女，19岁，3天前因受惊吓后出现言语不清、行为怪异、哭吵、不眠等，治疗10次患者痊愈出院，随访1年未复发（见《中国民族医药杂志》，2005年第1期）。

☞ 苟荣光：龚某，男，52岁，患者于4天前因吵架生气突然昏仆不省人事，经当地医院抢救苏醒后，双下肢软弱，不能行走，连灸4次而愈，随访至今未复发（见《中国针灸》，1997年第1期）。

处方荟萃

丁德正用针刺加灸法。精神分裂症紧张型木僵状态：针刺神庭透上星，并刺人中以助透脑醒神之力，均用泻法；另针刺足三里、关元，均用补法，针后加灸（灸约6分钟）。每日针灸2次。幻听：针刺翳风、丰隆，泻法，刺激强度宜大；并以泻法针刺听宫、神门，平补平泻法针刺心俞、公孙等，以助泄痰瘀抑之幻之力；针后加灸（灸约4分钟），每日针灸1次；抑郁：取百会、四神聪为主穴，平补平泻；另取心俞、足三里、神门等穴，用补法，针后加灸（灸约3分钟），每日针灸1次。一般治疗20～30日为1疗程（见《中医杂志》，2001年第2期）。

按语

在治疗癔病时，应建立真诚的医患关系。医务人员必须诚恳热情、耐心地对待患者，以取得患者的尊重和信任，使之在治疗中能主动配合。充分做好病人的思想工作，帮助病人端正对疾病的认识，使之了解癔病是高级神经系统机能失调的表现，是大脑机能暂时的障碍，完全能够治好而不留后遗症，解除病人的思想顾虑，树立治愈疾病的信心，帮助病人了解自己人格特征中的弱点，并作出努力，进行适当矫正。

灸法治疗本病必须配合心理治疗，在治疗的同时，给以语言暗示，两法并用相得益彰，可收到明显治疗效果。癔病病人一般性格内向，有什么事情不愿意向别人倾诉。语言暗示在癔病治疗中的作用至关重要，通过说理开导，解除疑惑，可使治疗起到事半功倍的效果。在做语言暗示时态度要严肃，语气要坚定、确切，切忌含糊、疑问，尽最大努力取得病人信任。在暗示治疗过程中，要抓住每一个变化的时机，及时肯定病人的进步，鼓励病人继续努力，以争取完全好转、痊愈。例如对癔病性失语者说：有声音了，比刚才声音渐大等暗示语言，声音很快恢复正常。对癔病性瘫痪者说：灸治后经脉就通了，立刻就能行走等暗示语言，并让病人慢慢活动肢体，很快恢复正常。

对于烦躁、兴奋的患者，要在与家属的谈话中让患者听到，要让患者知道自己所患的疾病不是器质性疾病，使病人相信这种疗法完全能治愈他（她）的病，让病人的思路能跟随医生的暗示把心中困扰之处一吐为快。这种方法在治疗上起很大作用，为癔病性患者解除痛苦,收到很好疗效。经过上述方法治疗,一般患者均能一次治愈。如有的患者虽病情有好转但仍未完全恢复,第二天可再行治疗,一般不超过3次。

五、焦虑症

焦虑症是一种以焦虑情绪为主要表现的神经症。在中医学中,属于"郁证""百合病""心悸""怔忡""不寐""惊悸""脏躁"等。

病因病理

焦虑症的病因目前尚无定论,有人认为是精神内部冲突所致,有人认为可能有特殊的生物学基础和遗传倾向,研究证实与患者的肾上腺素、去甲肾上腺素和乳酸分泌增加有关,其机制主要是由于下丘脑—垂体—肾上腺轴神经递质等神经内分泌网络失调所致。

中医认为情志不遂,气机失调,导致心气不足,心脉痹阻,神失所养,或肝气郁滞,痰热内蕴,内扰心神所致。

诊断要点

1. 广泛性焦虑

(1)过分的焦虑持续时间在半年以上。

(2)伴自主神经功能亢进、运动性不安和过分警惕。

(3)不符合强迫症、恐怖症、抑郁性神经症的诊断标准,且焦虑并非器质性疾病引起的。

2. 惊恐发作

(1)无明显原因突然发生的强烈惊恐,伴濒死感或失控感。

(2)发作时伴有严重的自主神经症状。

(3)每次发作短暂(一般不超过2小时),发作明显影响日常工作。

(4)1个月至少发作3次。

(5)特别要注意排除甲状腺功能亢进及肾上腺嗜铬细胞瘤、心血管病、自发性低血糖、内分泌病、药物戒断反应和颞叶癫痫所致的类似发作。

(6)不符合失忆症和恐惧症的诊断标准。

(7)脑电图示X活动减少B活动增加。

治疗方法

‖方一‖

1. 取穴   鬼哭穴(取鬼哭上穴,位于大拇指背侧桡侧缘,拇指桡侧爪甲角1穴,直对桡侧指甲角处之皮部1穴。左右计4穴)。

2. 方法   用艾炷灸法。首先将患者两大拇指相并,指甲前缘、指甲根对齐,用普通缝衣线于两大拇指前缘稍后处缠绕数圈以固定,如果有助手,可令其用手直接将病人大拇指固定。把艾炷(其底边周长大致与男士衬衫纽扣相近)置于鬼哭穴上,点燃,以患者难以忍

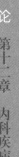

受为度，取下艾炷，是为1壮，每次3壮，每日1次。5次为1疗程。

▌方二▌

1. 取穴　百会、神庭、四神聪、安眠、内关（双侧）、神门（双侧）、照海（双侧）、申脉（双侧）。

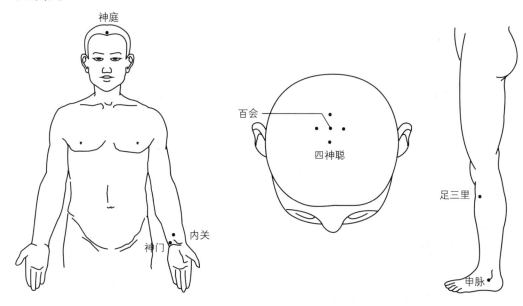

2. 方法　用针刺加艾灸法。患者平卧，选用一次性毫针，常规消毒，用快速进针法，医者针下有沉紧、沉涩、沉重感，患者有酸、麻、胀甚至抽搐感者效果更好，针百会、神庭、四神聪、安眠用平补平泻法，对百会穴用艾条回旋灸，内关（双侧）用补法，加灸，针神门（双侧）、照海（双侧）、申脉（双侧）用泻法，可加灸照海。隔日1次，每次留针30分钟，治疗15次为1疗程。

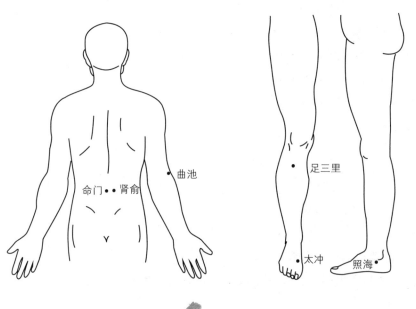

▍方三▍

1. 取穴　足三里、内关、天枢、太冲、肾俞、命门、曲池。

2. 方法　用针刺加灸法。上述穴位轮流针刺，每次选择3~6个穴位（双侧），进针得气后用平补平泻法，留针30分钟，每10分钟行针1次，同时艾条悬灸针刺的穴位，注意不要烫伤病人。艾条灸神阙穴30分钟，隔日1次，每次30分钟，10次1个疗程。

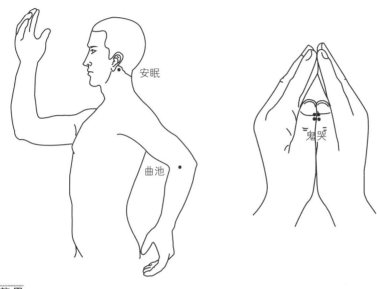

治疗效果

☞ 李国臣用"方一"治疗27例，治疗1个疗程治愈7例，2个疗程治愈12例，3个疗程治愈5例，无效3例，总有效率88.9%（见《辽宁中医杂志》，2003年第1期）。

☞ 高莉萍用"方二"治疗42例，临床治愈19例，显效14例，有效6例，无效3例，总有效率92.9%。对照组治疗45例，临床治愈9例，显效11例，有效12例，无效13例，总有效率为71.1%（见《上海针灸杂志》，2006年第5期）。

☞ 刘桂珍用"方三"治疗80例，脱敏组80例，针灸组80例，结果分别治愈21、16、42例，显效34、36、28例，好转25、28、15例，治愈率26%、20%、53%（见《上海针灸杂志》，1998年第4期）。

处方荟萃

用艾灸法。百会、膻中、肝俞、阳陵泉、内关、太冲。切如一元钱硬币厚的姜片2~3片，上面用牙签扎眼。上置大拇指肚大小的艾炷1壮，点燃，分散头发，放在百会穴，每次置放3~5壮。膻中可用中华神穴随身灸艾灸，肝俞、阳陵泉、内关、太冲也用纸管贴穴灸艾灸，每穴艾灸10分钟。也可以手持艾条艾灸，用双型随身灸艾灸可以多处施灸（引自"吾要艾灸网"）。

按语

鬼哭穴,《针灸大成》引《医学入门》言其"治鬼魅狐惑,恍惚振噤"。临床上慢性焦虑症患者大部分不愿接受针刺治疗,而单灸鬼哭一穴,使患者易于放松,有助于病情康复。鬼哭穴取穴方便,辨证简单,施术时间短,更易操作。治疗时还应注意两点:一是灸时必须以患者不能耐受时才能取下艾炷,二是在治疗期间进行必要的语言开导。

心理治疗在治疗焦虑症方面是很重要的,心理暗示与针灸并用可加强治疗作用。我们根据症状表现不同给予不同的言语暗示。暗示的言语要肯定、不含糊,让患者正确认识疾病,消除对疾病的恐惧。治疗前首先要取得患者的信任,主要采取以患者为中心的心理治疗,即《内经》"告之以其败,语之以其善,导之以其所便,开之以其所苦",耐心地向患者说明疾病的性质,解除患者对焦虑发作所产生的种种精神负担和恐惧心理。还应做些必要的物理检查和生化检查,以证明并无忧虑中的器质性疾病存在,纯属心理因素。或讲清检查出的问题与躯体不适感不相符合。医生的建议比亲属、朋友和同事更有说服力,也是一种强有力的治疗手段。医生对患者亲切关怀,注意倾听,持续鼓励,持续帮助,培养患者积极乐观向上的生活情趣,帮助他们树立战胜疾病的信心,都有心理治疗作用。

由于焦虑症是一种慢性的心理性疾病,容易反复,对灸治应该持之以恒,不能只以1个疗程有效就认为疗效完全显现了。临床疗效观察表明,在第一疗程治疗中,大都可以见到疗效,但随着时间的延长,疗效会更好,尤其是到了第二疗程,效果更显,且避免了药物的毒副作用和依赖性。因此,坚持治疗,是提高本病疗效的关键。

六、抑郁症

抑郁症是由各种原因引起的以抑郁为主要症状的一组心境障碍或情感性障碍,是一组以抑郁心境自我体验为中心的临床症状群或状态。在传统医学中属于"情志疾病"中的"郁证"。

病因病理

多数研究者认为,心理因素或精神因素在抑郁症躯体症状的发生、发展、持续或加重中起着重要作用。患者可能基于下列一个或多个因素而患上:遗传因素;性格因素,情绪容易波动、紧张,凡事执著,要求过高;环境因素,亲人去世、婚姻破裂、父母离异、工作不顺利、退休、欠债、长期患病等,都会产生压力,有些人能够坚强面对,有些却诱发抑郁;生理因素,脑部荷尔蒙化学物质失调,令情绪受到影响,引发抑郁。其他因素,如疾病、感染、酒精和药物的影响等。

张景岳认为:"凡五气之邪,则诸病皆生,此因病而郁也,至若情志之郁,则总由乎心,此由郁而致病也。"中医学认为抑郁症病机在于人体脏腑气机升降出入运化变化失去其舒畅顺利之常,各类功能活动失调而郁滞。各种病理产物接踵而至,停留不去,结聚而不得发泄，继而变生种种病证。

断要点

至少有下列4项（症状）。

1. 兴趣丧失，无愉快感。

2. 精力减退或疲乏感。

3. 精神运动性迟滞或激越。

4. 自我评价过低，自责或有内疚感。

5. 联想困难或自觉思考能力下降。

6. 反复出现想死念头或有自杀，自伤行为。

7. 睡眠障碍，如失眠、早醒或睡眠过多。

8. 食欲降低或体重明显减轻。

9. 性欲减退。

疗方法

┃方一┃

1. 取穴　百会。配穴：烦躁、心悸配足三里、中脘。

2. 方法　用艾条灸法。将艾条一端点燃，艾火距皮肤以患者感到温热为度，艾条悬灸30分钟/次，隔日1次，4周为1个疗程。

┃方二┃

1. 取穴　肺俞、心俞、肝俞、脾俞、肾俞所对应夹脊穴。

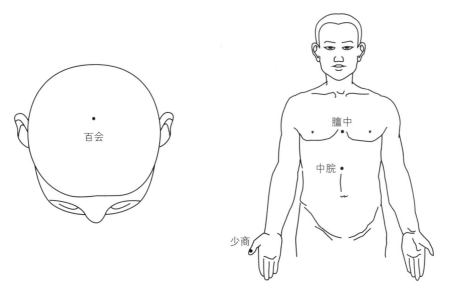

2. 方法　用温针法。患者取俯卧位或侧卧位，用28号1.5寸毫针，常规消毒直刺进针，手法刺激得气后大幅度、快频率捻转，使针感上下传导。取用温灸纯艾条，每段截成约4cm套在针柄上，距离皮肤2~3cm，从离皮肤近端处点燃艾条，施行温针灸，一段燃尽后再接上另一段，每穴每次施灸2段，待其自灭，留针30分钟，待针冷却后起针。隔日1次，连续治疗6周。

▌方三▐

1. **取穴** 少商、隐白。

2. **方法** 首先将患者两大拇指（趾）相并。指甲前缘、指甲根对齐，用普通缝衣线于两大拇指前缘稍后处缠绕数圈以固定或用手直接将病人大指固定。把艾炷（直径约5mm）置于少商、隐白穴上。点燃，以患者难以忍受为度，取下艾炷，是为1壮。每日1次，每次3壮，5次为1疗程，共6个疗程（6周），疗程间休息2天。主治痰气郁结型郁证。

▌方四▐

1. **取穴** 百会、膻中、足三里。

2. **方法** 用雀啄灸法和芳香疗法。①芳香疗法：用乳香精油50ml与常温下纯净水60ml，同时放入雾化机中，通电工作后鼻部雾化，雾化时间为30分钟。②灸法：取百会、膻中、足三里。每次艾灸的时间为30分钟，每穴10分钟。每周芳香疗法和灸法各进行2次，分开进行，共治疗8周。

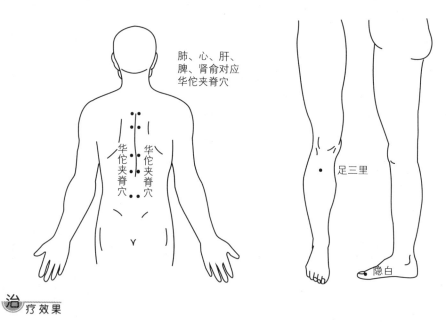

肺、心、肝、脾、肾俞对应华佗夹脊穴

华佗夹脊穴　华佗夹脊穴

足三里

隐白

治疗效果

☞ 刘瑶用"方一"治疗250例，对照组210例，分别治愈122例、92例，显效69例、58例，好转48例、46例，无效11例、14例，有效率95.6%、93.33%（见《医药世界》，2006年第8期）。

☞ 刘运殊用"方二"治疗30例中痊愈13例，占43.33%；显效13例，占43.33%；有效4例，占13.33%；总有效率100%。对照组30例中痊愈8例，占26.67%；显效10例，占33.3%；有效6例，占20%；无效6例，占20%；总有效率80%（见《中医杂志》，2008年第11期）。

（左侧竖排）中国穴位灸疗大全

☞ 钱楠用"方三"治疗30例,治愈9例(30%),显效11例(36.7%),有效7例(23.3%),无效3例(10%),总有效率90%(见《山西中医》,2005年第5期)。

☞ 刘瑶用"方四"治疗30例,对照组30例,结果分别痊愈0、1例,显效7、5例,有效18、20例,无效5、4例,总有效率83.33%、86.67%(见《实用中医药杂志》,2009年第4期)。

 方荟萃

1. 用隔姜灸加拔罐法。取穴:内关、三阴交、太冲。取仰卧位。上述三穴双侧均选新鲜老姜1块,切成直径2cm、厚约2mm的薄片多片,再以纯艾绒搓成花生米大小的圆锥形艾炷数个备用。先灸双侧内关,姜片置于穴区,安放艾炷后点燃,至被灸者有明显的发烫的感觉时,用镊子夹去残炷,换上新炷再灸,每侧穴灸5~7炷,以穴区局部皮肤红润为度。用同法,继续灸其他两穴,灸毕可取市售抽吸罐大或中号罐8个,在背部从心俞到肾俞的膀胱经段,从上到下每侧各吸拔4个罐,拔10分钟左右。用上法隔日治疗1次,1个月为1疗程。第二个疗程起每周治疗2次。

2. 莫太敏用针刺加灸法。

(1)肾阴不足,肝阳上亢,心火上扰型取列缺(双侧)、公孙(双侧)、肾俞(双侧)、三阴交(双侧)、心俞(双侧)、肝俞(双侧)、太溪(双侧)、太冲(双侧)、内关(双侧)、百会。以上诸穴针刺得气后留针30分钟,每5分钟运针1次,起针后取肾俞、三阴交行温和灸,即将艾条一端点燃后对准施灸穴位,在距其2cm高处,进行熏灸,直至局部皮肤出现红晕即可。10次为1个疗程,第一疗程每日治疗1次,第二疗程隔日治疗1次。

(2)肾阳亏虚,命门火衰,脾胃虚弱型取列缺(双侧)、公孙(双侧)、肾俞(双侧)、关元、气海、命门、丰隆(双侧)、脾俞(双侧)、胃俞(双侧)、足三里(双侧)。针刺得气后留针30分钟,每5分钟运针1次,起针后同样用温和灸方法灸肾俞、关元、命门。10次为1个疗程,第一疗程每日治疗1次,第二疗程隔日治疗1次。主治脏躁。(见《广西中医药》,2008年第1期)

按语

百会穴是治疗脑部疾病、精神性疾病的重要穴位,从临床观察来看,灸百会与抗抑郁药物阿米替林疗效相当,但阿米替林有不同程度的副作用,如头晕、口干、便秘、视物模糊等等,而灸百会无毒、副作用,且方法简便,在疗效指数方面灸百会优于阿米替林,临床上患者更易接受这种无损伤、纯自然的疗法。

应用灸法可明显改善抑郁伴随焦虑、睡眠障碍等躯体症状,可显著升高抑郁症患者降低的脑电波的频率和波幅,使患者的脑电活动趋于正常。针灸对脑电波的调整作用是治疗抑郁症的机制之一。治疗组在缓解精神症状上与对照组疗效相当,在缓解躯体症状特别是消化道症状明显优于对照组。

抑郁症是一种情感障碍性疾患，故还须通过精神情志的疏导来帮助治疗，如配合运用音乐、体育、催眠、暗示等疗法自我松弛，以加强艾灸的作用。平时，患者应做到心情豁达，生活有规律，自动减压，以促进更早康复。

第六节　神经疾病

一、面神经麻痹

面神经麻痹是由茎乳孔内面神经非特异性炎症所致的周围性面瘫，属中医学"面瘫"范畴，亦称"口僻"。

病因病理

西医认为，此病是由于局部营养神经的血管受风寒或炎性刺激而发生痉挛，造成神经本身微循环障碍，使该部神经组织缺血、缺氧、水肿受压而致神经髓鞘脱失，甚至轴突变性而致病。

中医学认为，本病多由外受风寒，侵袭颜面阳明、少阳经络，气血运行失畅，经筋失却濡养所致，属于风寒外袭。恢复期和后遗症期，风寒之邪虽去，但正气受损，气血俱亏，使病程延长。

诊断要点

1. 症状：发病突然，病前多有面部受凉、吹风或外感史；往往在晨起洗漱时发现口角漏水，或进食时食物存积于齿龈间，或因说话不便、闭目不全而被他人发现患病。部分患者有耳后、耳内、乳突区或/和面部轻度疼痛和/或麻木感及出汗减少。

2. 体征：病侧面部表情肌瘫痪，表现为眼睑闭合不全，和/或泪液分泌减少；蹙额、皱眉均不能或不全；鼻唇沟平坦，口角下垂或张口和笑时被牵向健侧；病侧角膜反射消失；示齿、鼓腮、噘嘴、吹哨均不能或不全；可有舌前2/3味觉障碍，听觉过敏或听觉障碍，部分患者在耳郭、外耳道、鼓膜等处可见疱疹，乳突常有压痛。

3. 具有上述典型症状，不能蹙额，且兼有示齿、鼓腮、噘嘴、吹哨任意一项不能或不全者，即可确诊为周围性面瘫（面神经炎）；并有疱疹病毒感染史，有耳郭、外耳道疱疹感染的体征者可确诊为疱疹病毒性面神经炎。

治疗方法

‖方一‖

1. 取穴　患侧牵正、地仓穴。

2. 方法　用隔药灸法。将黄连5g，苦参5g，栀子10g，竹叶10g，金银花10g，大青叶10g磨成粉状，加米醋30ml，凡士林100g，调成糊状后均匀涂抹在艾灸部位（即以患侧牵正、地仓穴为中心直径2cm范围内），厚度约2mm。然后将艾条固定在艾灸器上，将另一端点燃后对准上述穴位进行熏烤，以患者感觉有温热感而无灼痛为宜。每日1次，每次30分钟。15次为1疗程。

▌方二▌

1. 取穴　合谷、太冲、风池、足三里、曲池、太阳为每次必取之穴。眼不能闭合加阳白、攒竹、太阳，鼻唇沟平坦加迎香，口角歪斜加地仓、颊车，人中沟歪斜加水沟（人中），颌唇沟歪斜加承浆。

2. 方法　用温针法常规进针，得气后行烧山火针法，然后留针，取一段长约1cm艾条，插在针柄上，点燃施艾，艾条烧完后除去灰烬，分别施灸2次，使热力透达组织深部，施灸完毕再留针5分钟，每1次，10次1个疗程。

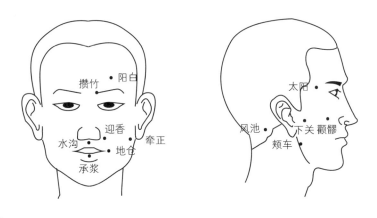

▌方三▌

1. 取穴　牵正、地仓。

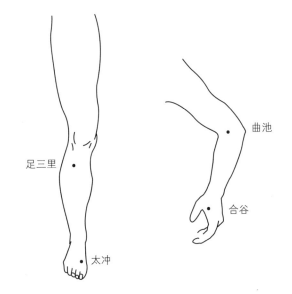

2. **方法** 用隔药灸法。将生石膏30g，知母20g，二花藤30g，黄柏20g，苍术20g，元胡20g，山栀20g，黄芩20g研磨成粉状，加醋50ml、凡士林100g、蜂蜜100ml调成糊状。涂抹在以牵正、地仓穴为中心直径2cm左右的范围内，厚度约2mm。然后将艾条固定在艾灸器上，点燃艾条一端，对准上述穴位进行熏烤，以患者诉皮肤有温热感而无灼痛为宜。操作过程中随时弹去艾灰，防止烫伤。每天1次，每次20分钟，连续治疗15天。

方四

1. **取穴** 下关、颊车、地仓、迎香、阳白、太阳、颧髎（患侧）、合谷（双侧）。

2. **方法** 用温针灸法。患者取仰卧位或坐位。下关、合谷穴直刺，余穴斜刺。病程短者（1周内）提插捻转宜轻微刺激，病程长者可逐渐加大幅度，提高刺激量，针刺得气后取下关、颊车二穴，针柄上燃艾各3壮。上法每日1次，10次为1疗程，休息2天继续下一疗程。

治疗效果

☞ 谢建丽用"方一"治疗96例，经过15~30天治疗，96例患者中痊愈67例，好转28例，无效1例，总有效率98.96%（见《中国中医急症》，2009年第6期）。

☞ 贺志强用"方二"治疗174例，痊愈102例，显效48例，好转24例，有效率100%（见《中华现代中医学杂志》，2007年第4期）。

☞ 章君用"方三"治疗60例，结果60例患者治疗3~5天，全部康复，总有效率100%（见《护理学杂志》，2008年第17期）。

☞ 陈强用"方四"治疗32例，经2~4个疗程治疗，治愈19例，好转11例，无效2例，总有效率为93.8%（见《江苏中医》，1998年第4期）。

处方荟萃

1. 蔡关元用蜡灸法。患者侧躺，病侧脸部向上，医者在手指点压病侧牵正穴部位找到最疼痛的压痛点，将烛油滴在穴位上。注意保护眼睛，可用纸或布遮住眼部。每天蜡灸2~3次，一般2~3天可愈（见《家庭中医药》，2007年第9期）。

2. 范刚启用隔姜灸法。取穴：下关、颊车、四白、颧髎。生姜切片，分别置于穴上，手捻纯艾绒成中艾炷置于姜片之上，以线香点燃艾炷施灸。要求选新鲜老姜，沿生姜纤维纵向切片，姜片直径约2cm，厚约3mm；灸治时不计壮数，以灸处皮肤潮红湿润为度。每日治疗1次，10次为1疗程，疗程间休息2天（见《中医杂志》，1994年第6期）。

3. 王文英用天灸法。取颊车，地仓，牵正，迎香。将巴豆3个、斑蝥3个、老姜15g（去皮）共捣碎如泥，取1cm×1cm正方形胶布四块，将药膏置于胶布中心，每丸如绿豆粒大小，贴敷穴上，半小时揭去。穴位皮肤新见水疱，1小时后以三棱针刺破水疱，任其流出疱液，剪去皮，以眼药水冲洗，用无菌纱布外敷1天，以避风寒，避免感染。水疱逐渐干瘪，自然结痂。每周1次，贴后起疱率为100%。其过程为逐渐起疱，起初局部潮红，继而形成小水疱，随后融合成大的水疱，小者如黄豆大，大者直径可达4~6cm，刺破后流出淡黄色液体。病人起疱期间，局部呈烧灼样剧痛，20分钟后达疼痛高峰，去除药物后仍持续性疼痛（见《中医药研究》，2002年第2期）。

4. 张彤用艾条灸法。取穴：翳风。将两根艾条用胶布固定在一起后同时点燃，右手在翳风穴处施雀啄灸法，左手掌心向下，以食中指为主在翳风穴周围轻轻触动，缓解患者局部不适感，并感知其皮肤温度，以便随时调整施灸距离。每次施灸30分钟，至翳风穴处出现红晕为度每天1次，共灸治1个月（见《中国针灸》，2000年第10期）。

校语

灸法治疗本病，通过其对局部穴位长时间的刺激，使药物不断渗透，充分吸收，起到类似针刺特定穴的功能，有力地刺激了神经，使支配肌肉的神经兴奋性增强，通过经络的感传作用，益气血，调所偏，病部得到气血营养，从而消除面部神经炎性水肿，改善组织营养，促进神经修复，提高瘫痪肌群的张力等，使症状消失，达到良好的治疗效果。治疗后，多数患者初感灸处舒适，继而有热力窜透皮肤直达深部之感，且感觉向穴周放散，少数病例尚有局部蚁行感或沉重感。多数病例灸治数次后即可见瘫侧面肌出现活动，表明瘫肌开始恢复。

本病的愈合与病程及病的轻重有明确关系，即病程愈短，病情愈轻，痊愈率愈高，反之疗效愈差，痊愈率愈低。故对本病，在早期病情轻浅时予以有效治疗，是很关键的。

在对灸法与非灸法疗效对比中，张传芳观察了60例患者，分2组进行针灸对比治疗，在其年龄结构、发病时间和病情轻重等条件无明显差异的情况下，其结果是治愈无差别。但在治疗时间上则有显著性差异，灸法组的治疗时间大大缩短，说明了面瘫的治疗以针刺加艾灸为佳（见《中医药学报》，1999年第4期）。

二、面肌痉挛

面肌痉挛是指一侧面肌呈现阵发性、无痛性、不规则的抽搐。本病属中医学"筋惕肉𥆧"、"风痉"、"筋急"范畴。

病因病理

面肌痉挛可由众多原因引起，可因紧张、疲倦等因素诱发，或童年时期的模仿，或因头部的疾患引起颜面神经障碍，或为三叉神经痛、龋齿、眼疾、面瘫后期而引起的反射性抽搐而形成。

中医学认为，面肌𥆧动的发生多因感受风湿或情志忿怒、忧思或素体肝旺、性格急躁，肝阳亢盛，化火生风，上扰面部经络而发为抽搐；再或脾胃虚弱，年老体弱，气血不足，筋失所养而致面肌抽搐。

诊断要点

1. 多在中年以后发病，女性较多。

2. 抽搐初多从眼轮匝肌开始，可扩散至面颊肌、口轮匝肌甚至颈阔肌；紧张劳累后加重，入睡时停止。不可自行控制。

3. 神经系统无阳性体征。肌电图显示肌纤维震颤和肌束震颤波，脑电图检查显示正常。

治疗方法

┃方一┃

1. **取穴**　主穴为下关、颧髎。配穴取足三里、太冲，以眼周痉挛为主者配阳白、四白，整个面部抽搐者加地仓、颊车。

2. **方法**　用温针灸法。患侧穴位常规消毒，选用0.35mm×50mm毫针，主穴下关、颧髎穴进针1.5寸，行针得气后再深刺1~2分，当患者面部有轻微的麻电感时即止，然后用温针灸，即剪取清艾条约2cm长套在针柄上，灸3~5壮；配穴足三里用补法，太冲用泻法，其他面部穴位均用平补平泻轻刺激。留针30~40分钟，隔日1次，10次为1个疗程。

┃方二┃

1. **取穴**　患侧阳白、鱼腰、丝竹空、太阳、颧髎、颊车、大迎、地仓、水沟；双侧足三里、合谷、太冲。其中眼睑抽搐以阳白透鱼腰、丝竹空透太阳；口角抽搐以水沟透地仓；面颊抽搐以地仓透颧髎、颊车透大迎。

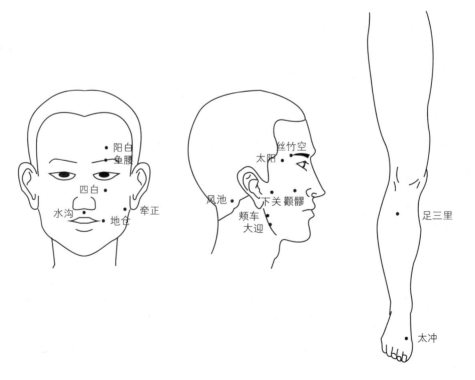

2. **方法**　用透针加温和灸法。医者根据病情选用2~4组穴。患者取卧位，皮肤常规

消毒后，面部用32号1.5寸或2寸毫针常规进针，针入皮肤后卧针，针尖指向止穴，慢慢推进，同时可用押手拇指或食指贴附皮肤上，感觉针尖和针身的位置、方向，待针尖到达止穴后，再徐徐捻转（100转／分钟），行针2~3分钟。另用28号1.5寸毫针，针刺双侧足三里、合谷，针尖向上斜刺。行提插捻转手法，使针感向上传导。上述穴位均留针30分钟，留针期间，医者双手各持1点燃艾条，在距透穴皮肤3~5cm处进行温和灸，以局部有温热感而无灼痛为佳。

‖方三‖

1．取穴　面神经、心俞、肝俞、脾俞、双侧合谷和双侧足三里。

2．方法　用温和灸法。让患者平卧床上，医师点燃艾条的一端，沿患侧面神经5个分支走行方向，距皮肤2~3cm，往返熏灸，以使患者局部有温热和舒适感为度，时间20分钟。然后在其他穴位处行雀啄灸，每穴2~3分钟，至皮肤出现红晕为度。每日2次，10天为1个疗程。

‖方四‖

1．取穴　主穴：颧髎、下关。若眼睑抽动甚者配丝竹空、风池，口角抽动甚者配地仓、颊车、后溪透合谷。

2．方法　用温针灸法。一般以颧髎与下关为主穴，即每次必针，针上加灸2~3壮。针刺手法以得气为度，每日1次，10次为1疗程。

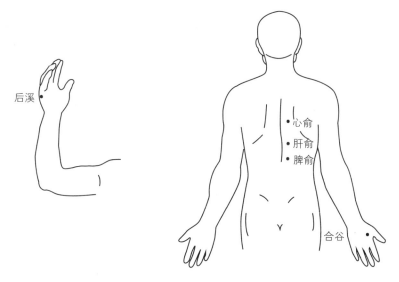

治疗效果

鲍超用"方一"治疗30例中，临床治愈12例，占40.0%；显效10例，占33.3%；有效7例，占23.3%；无效1例，占3.39%。总有效率为96.7%（见《上海针灸杂志》，2002年第5期）。

☞ 徐拥建用"方二"治疗32例，电针组、浮针组各32例，结果分别痊愈5、2、1例，显效21、16、15例，有效4、5、4例，无效2、9、12例，总有效率93.7%、71.9%、62.5%（见《江苏中医药》，2009年第7期）。

☞ 周立武用"方三"治疗本病65例，对照组65例，结果分别痊愈30、17，显效15、12例，有效11、20例，无效9、16例，总有效率86.15%、67.69%（见《中国中医药现代远程教育》，2009年第6期）。

☞ 董丽用"方四"治疗32例，显效18例，好转10例，无效4例，总有效率为87%；对照组12例，痊愈3例，显效2例，好转1例，无效6例，总有效率为50%（见《陕西中医》，1999年第10期）。

处方荟萃

1. 李凌山用温针法加拔罐法。用传统温针以30度角从地仓穴向颊车穴方向透刺2~3寸；从地仓穴向迎香穴，或沿鼻侧5分处透过迎香穴向患侧内眼角方向斜刺2.5~3.5寸（视患者面额大小而定）。从地仓透人中、从地仓透承浆后，原穴直刺1.5~2.5寸，最低斜刺透过四分之三手掌部分。留针1.5~2小时，用卫生香施灸针尾。另一种刺灸方法是：大多数面肌痉挛患者抽动起点在嘴角或上下唇的2cm处，可在抽动起点的阿是穴以温针如上法透刺。拔罐：把瓶径0.6~1寸的小瓶，拔到四白处或抽动肌的起点处。术前小瓶常规消毒，用面粉和成糊状，再用手搓成0.8cm直径3cm长的面条，均匀地围到瓶口沿上。同时点燃3根火柴，迅速投入瓶内，当火苗窜出瓶口1cm时，医者用左手拇食两指护住患者的眼睛，然后把火罐准确地拔到应拔部位，留罐20~30分钟（见《实用中医药》，1995年第2期）。

2. 李虹华用温和灸法。先行针刺，申脉、照海为主穴，配穴为局部穴位加辨证取穴，如太冲、三阴穴、太阳、攒竹、瞳子髎、四白、迎香、地仓、颊车、下关等。针刺得气后，以捻转法补申脉、泻照海，若能使患者面部有针感，如热感、触电感、蚁行感等则更佳。配穴轮流选取2~3穴，针用平补平泻，留针30分钟，同时以艾条温和灸患部，每日或隔日治疗1次，10次为1疗程（见《医学理论与实践》，2001年第10期）。

按语

本病使用灸法，有较好疗效，《本草经》曰："艾叶能通十二经，善于温中逐冷，行血之气，气中之滞"，故在患处同时施以温和灸，温经散寒，扶正祛邪。临床上多配合针刺，如方二使用透针法加灸法，刺激面较大、针感较强、易于扩散传导和一针两穴的特点，可收活血通经、泻留滞之邪、通调局部气血、息风止痉之功，往往能达到事半功倍之效。两者协同激发自身经气，驱邪外出。此法无论对早期还是晚期面肌痉挛患者都较适用。

郭颖认为，由于施术者针刺水平不同，加之患者体质各异，较易造成病情迁延甚至加重,故不主张采用针刺治疗。认为针刺可使血管通透性增强,使细胞组织水肿加重,针刺还可加剧血管痉挛状态,会导致病情加重,且面肌痉挛经久不愈的患者可出现抑郁、焦虑等情绪,针刺特别是强刺激可使患者精神和局部肌肉紧张,而精神焦虑紧张又可诱发面部不自主运动或使痉挛加剧,成为其诱发因素。故本病不宜针刺治疗,更不宜强刺激(见《天津中医药大学学报》,2009年第3期)。此可留给大家进行临床证实。

因本病的发生发展与患者的全身状况有密切关系,中老年妇女的患病率明显高于其他人群,故在临床上如能注意解除精神紧张、失眠、过劳等因素影响,能帮助提高疗效。

三、头痛

头痛是由多种原因引起的一种头部的疼痛症状,中医也称为“头痛”。

病 因病理

紧张性头痛多因长期焦虑,精神紧张,过度疲劳,引起颈头部肌肉痉挛收缩,压迫血管造成局部缺血,发生头痛。也可因长期处于不良工作姿势而使头、颈、肩肌肉持续收缩引起头痛。血管性头痛分为偏头痛和丛集性头痛,一般认为可能系颅内血管神经功能紊乱引起,和血液中多种血管活性物质有关。近年认为,与5-羟色胺代谢紊乱有关,并涉及中枢神经、自主神经、神经—体液和酶系统。

中医学认为,头痛可因外感六淫之邪,上犯巅顶,邪气稽留,阻抑清阳,气血不畅,阻遏络道而致头痛;也可因内伤诸疾,导致气血逆乱,肝阳上亢,痰浊上蒙,瘀血阻滞,气血不能上荣,脑失所养,引发头痛。

诊 断要点

1. 头痛为主症。或前额、额颞、巅顶、顶枕部或全头部疼痛。

2. 多呈跳痛、刺痛、涨痛、昏痛、隐痛等。有突然发作,其病如破,而无休止者;也有反复发作,久治不愈,时痛时止。

3. 头痛每次发作可持续数分钟、数小时、数天或数周不等。

4. 因外感、内伤等因素,突然而病或有反复发作的病史。

治 疗方法

‖方一‖

1. 取穴　前额头痛,取头维、攒竹;偏头痛在此基础上加食魁穴;后头痛,加风池、天魁穴;巅顶头痛,加百会、上星(头正中线,入前发际一寸处)、中背穴。

2. 方法　用壮医药线点灸法。药线制作:自选具有镇痛活血,舒筋活络等作用的中药,独活、红花各80g,威灵仙、松节各100g等。将饮片烘干研粗颗粒状,用75%乙醇2000ml,浸泡以上药物26天,再将直径约0.7mm的麻线250g投入药液中浸泡20天后取麻线，置于少量药液中待用。使用时用手指持麻线并露出线头，在酒精灯上点燃。有明火须扑灭，需线头有火星即可。将有火星的线头对准穴位皮肤处点按，一按火灭即拿开，此为1壮。每穴2壮，每日1次。

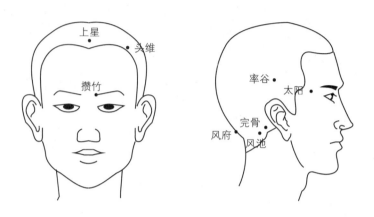

方二

1. 取穴　关元、气海、百会、太阳、风池、三阴交、足三里。气血虚头痛加中脘、膈俞，肾阳虚头痛加肾俞、太溪，痰多者外加丰隆。

2. 方法　用针刺加灸法。关元、气海、肾俞、膈俞，均以捻转补法针刺，得气后留针6分钟，起针后每穴隔姜灸7壮或14壮，百会穴用清艾条灸5~10分钟，三阴交、足三里、太溪，均用捻转补法；中脘、太阳、风池平补平泻（有血瘀者，太阳放血3~6滴）；丰隆提插泻法。均留针30分钟，6分钟行手法一次。关元、气海连续施灸3日后再施灸，多数人热气感下行至龟头或会阴；百会灸后全头热、胀、麻、木，目明；膈俞灸后背部发热；肾俞灸后腰背部冷轻。针灸各穴均每日施术1次，10次为1疗程，不愈隔2~3日进行下一疗程。

方三

1. 取穴　百会、四神聪、率谷、完骨、太阳、风池及阿是穴。

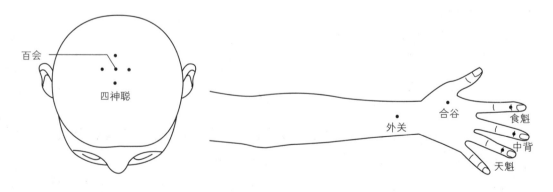

2. 方法　用药线灸法。选择较细麻绳线，用疏风散寒、祛湿通络、调和营卫、活血化瘀、行气止痛类中药浸泡1周，再将麻线及药物共煮5~6小时后取出阴干备用。患者取坐

344

位。将药麻线在灯火下点燃扑灭火焰，留火星直接分别于以上穴位上一点即起为1壮，每穴点6～9壮，每日1次。

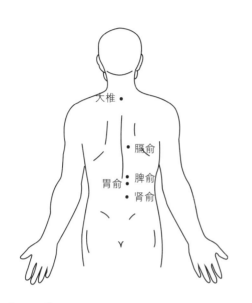
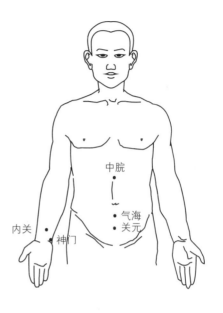
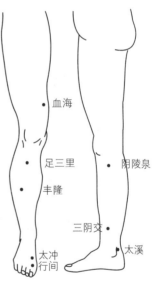

方四

1. 取穴　以百会、风池、风府、头维、神门、内关、阿是穴为主穴，并根据病情随症辨经选配穴2～3个：外感头痛加大椎、外关、合谷；肝阳上亢头痛加太冲、行间；肾虚头痛加肾俞、太溪；气血两虚头痛加足三里、脾俞、胃俞；痰浊头痛加丰隆、阴陵泉；瘀血头痛加血海、三阴交。

2. 方法　用着肤灸法。用少量麝香合艾绒做成绿豆大小艾炷备用。将患者头发拨开，找准穴位，医者用镊子挟住备用的艾炷，在酒精灯上点燃，对准应灸的穴位快速点灸，如雀啄食，一触即起，此为1壮。百会穴灸3壮，其余穴各灸1壮，治疗后嘱患者在诊疗室休息5～10分钟后方可离去，每日1次，5次为1疗程。

治疗效果

☞ 王华用"方一"治疗40例，治愈28例，占70％；显效9例，占22.5％；无效3例，占76％。总有效率为92.6％。对照组40例，治愈10例，占25％；显效6例，占15％；1周后无效24例，占60％。总有效率为40％（见《针灸临床杂志》，1996年第11期）。

☞ 李子恩用"方二"治疗本组63例中，痊愈57例，显效3例，有效2例，无效1例。总有效率为98.4％，痊愈率达90.4％。治疗时间最多3疗程、最少1疗程（见《针灸临床杂志》，1993年第2、3期）。

☞ 吴北燕用"方三"治疗50例，1次获愈者41例，2次获愈5例，3次获愈3例（见《四川中医》，1997年第6期）。

☞ 黄映君用"方四"治疗37位患者，经2个疗程后，痊愈16例，显效12例，有效6例，无效3例。有效率为91.89%。其中有28例患者治疗1次后，症状明显改善，有3例患者治疗3次后，症状基本稍失（见《成都中医药大学学报》，2000年第1期）。

处 方荟萃

1. 余波用药线灸法。取穴　风寒头痛：风池、风府、天柱。风湿头痛：百会、风池、阿是穴。血虚头痛：百会、四神聪、大椎、足三里、合谷。瘀血头痛：阿是穴、百会、天柱、四神聪。痰浊头痛：百会、四神聪、大椎、头维、阿是穴。头风痛（三叉神经痛）：风池、风府、太阳、百会、攒竹、阳白、翳风、四白、颊车、阿是穴。前额痛：加取印堂、上星、头维。侧头痛：加取率谷、悬颅。枕项痛：加取天柱、后顶。巅顶痛：加取百会、前顶、后顶、通天。取丁香、公丁香、苏合香各1份，麝香0.01份，诸药研末，用透皮剂混合，搓成直径为0.3～0.4cm的药线条即可。施灸时，将药线的一端用酒精灯点燃，吹熄火苗，以药灸条端红烫为度，然后迅速在患者穴位上熨烫，灸的程度依病情而定。一般病程长、重者，灸的壮数多，停留时间长。灸后患者休息10分钟。外感头痛发病急，用药线灸治疗见效快，灸一次后便迅速缓解甚至痊愈。每天灸1次，一般2次可愈。内伤疼痛发病缓，见效相对较慢，疗程长，每日施灸1次，5天为1疗程。一般一个疗程即愈，再加3天以巩固疗效。顽固性头痛如头风痛需3个疗程，若再加内服中药及远端取穴效果更好（见《四川中医》，2002年第2期）。

2. 梁金玉用直接灸法。肾虚为主者，先以艾条温和灸命门穴10分钟；以气血亏虚为主者，先用温和灸中脘穴10分钟，然后于百会、囟会等陷下穴位处，置麦粒大小艾炷，点燃后以手指轻弹灸穴周围，待艾炷将燃尽时将其按灭，另置一壮再灸。视病情轻重，每次每穴分别灸5～7壮，灸后酌情配以针刺心、肝、脾、肾等脏腑腧穴，用补法留针20分钟。3天治疗1次，5次为1疗程。主治虚证头痛（见《针灸临床杂志》，1997年第4、5期）。

3. 王春燕用灯火灸法。以百会、太阳、头维、合谷、阿是穴为主穴。风池、肺俞为配穴。先取陈艾叶10～20片，用烧酒浸透。再将其贴于患侧经穴。嘱患者闭眼，用长寸许的灯芯草蘸上麻油。将其点燃，以稳、准、快的动作直灸艾叶中点。触叶火即熄灭，此为1壮。每穴施1～2壮，若敏感穴位处可多灸几壮，但应逐次轮流。不能连灸同穴。每天灸1次，5次为1疗程。主治风寒头痛（见《中医外治杂志》，2002年第5期）。

按语

灸法治疗头痛疾病，主要使用点灸法。它是一有效的民间疗法，通过局部刺激肌肤，疏通经络气血，使机体营卫气血调和，则风寒湿邪无所依附，而使头痛渐解。临床证明，点灸法具有见效快、疗程短的特点。灸治后，头痛多在1～2天内消失，80%的病例当晚即可安睡。药线组除灸治当时有轻微痛感外余无不适，灸后局部不留疤痕。但风热型、肝阳上亢型不宜使用本法。

着肤灸是传统灸法之一，它与药线点灸法有一致的地方，是借鉴药线灸方法创制出来的一种药线灸和艾炷灸相结合的治疗方法，它通过用药物制成的类似艾炷一样对患部及经脉循行的部位进行快速灼灸，使局部皮肤的血管、毛孔扩张，从而提高药物经皮吸收而产生疗效。

头痛患者大多数与精神因素有关，因此在治疗中既要对躯体病症进行治疗，又要进行心理开导和心理治疗，使患者能正确调整心态，这样就可以提高疗效，巩固疗效。

引起头痛有很多原因和类型，临床上可根据各自的特点进行灸治，可选用以下几种方法。

1. 紧张性头痛。刘秀红用直接灸法。取穴：囟会。点燃艾条，用直接灸法灸囟会穴，以酸、麻、胀、热为效，以患者耐受为度，每次40~60分钟，每日2次，7次为1个疗程。再取全蝎50g，干透后研细末，米醋适量调成直径5cm大小的薄饼，贴敷痛处中心，部位不定者，以疼痛最重或发作次数最多处为准，每次2小时，早晚各1次，7次为1个疗程（见《山东中医杂志》，2001年第8期）。

2. 颈性头痛。赵纪宇用艾炷灸法。取穴：四神聪、百会。用毫针与头顶呈15~20度斜刺入四神聪，针尖均向百会。每穴捻转2~3分钟，频率150~180次/分，使局部产生沉胀感，并保持3~5分钟。然后将针柄尾部折弯与刺入平面呈70度角，在距百会2cm水平使四针尾端形成棱形。在互为对角的两根针的针柄环内各穿插一根针，形成"十"字交叉状，然后将底径为1.5cm、高1.5cm的圆锥形艾炷，放置于交叉中心，以头顶部温热无痛感为度。每次连续灸7壮，留针60分钟。隔日1次，10次为1疗程，间隔5天行下1疗程（见《中国针灸》，2004年第6期）。

3. 枕部神经卡压性头痛。詹龙祥用温针法。取穴：枕大神经痛取玉枕、通天、列缺，枕小神经痛取角孙、完骨、列缺。列缺穴用平刺法，针尖向上，勿灸；玉枕、通天、角孙、完骨4穴用斜刺法，针尖向前上，取6cm×4cm中间有孔易拉罐皮数个，套置于玉枕、通天、角孙、完骨穴针上，再取1.5cm长艾条穿套针柄，点燃灸之，燃尽，再灸1次。每日1次，5次为1个疗程，休息2天继续下一个疗程（见《安徽中医临床杂志》，2001年第3期）。

4. 经行头痛。韦金香用药线点灸法。取穴：痛区、攒竹、头维。配穴：偏头痛加食魁、太阳，巅顶头痛加百会、上星、中脊，后头痛加风池。患者取坐位，用2号药线。术时食、拇指持线的一端，并露出线头1~2cm，将露出的线端在酒精灯上点燃，只需线头留有火星，将有火星的线端对准穴位点按，一按火灭即起为1壮，一般1穴灸1壮，在灸处有轻微灼热感。施灸时先点灸最痛处，采用梅花形灸法，然后再点灸其他穴位，每天1次，直至疼痛消失（见《中医外治杂志》，2005年第2期）。

5. 脑动脉硬化性头痛。廖瑜修用点灸法。用中药和壮药制成的药酒浸苎麻线后，精制

下篇 各论 第十二章 内科疾病

成壮医药线，医者将一头药线点火烧成小火炭，灭火后医者即将火炭用拇指压灼、点灸患者的体表穴位。穴位：神庭、前顶、百会、后顶、风府、强间、头维、率谷、玉枕、风池。每日点灸上述穴位一次（见《中国民族民间医药》，2009年第5期）。

6. 神经性头痛。黄美花用点灸法。用拇、食指持线的一端，露出线头2cm，将线头在酒精灯上点燃，吹灭药线的火苗，快速用线头的火星对准穴位，轻轻一按火灭即起，灸处有轻微灼热感，一般病人1日1次，重者1日2次，7天为1个疗程。主穴：攒竹、头维、百会、风池、食魁、无魁、中背。伴心悸失眠，加神门、中冲、劳宫、内关、膻中；食欲不振、四肢困倦，加足三里、脾俞、胃俞。点灸期间同时服用补中益气汤（见《实用中医内科杂志》，1995年第2期）。

7. 眶上神经痛。阙冬梅用药线点灸法。用2号药线。取穴：攒竹、丝竹空、头维、阳白、太阳、鱼腰、曲差、翳风、合谷、二间。施灸时持线对着火端，露出线头以略长于拇指端即可，在线头火星最旺时迅速灸灼穴位，不要平按，要使线头圆火着穴。灸后局部有灼热感或痒感，患者不要用手抓挠，以免感染。施灸时点一次火灸一壮，再点再灸。每日灸1次，10天为1个疗程，一般治疗1~3个疗程（见《中国中医药信息杂志》，2009年第1期）。

四、偏头痛

偏头痛是一种颅脑血管神经功能紊乱的疾病，属于中医学中"偏头风"、"头痛"范畴。

病因病理

发病机制比较复杂，本病可能由颅内血管神经功能紊乱引起，与多种因素有关。①血管学说，即血管舒缩失调。②类天然吗啡学说，认为和血液中多种活性物质，如5-羟色胺、缓激肽、前列腺素等有关。也有人认为涉及中枢神经、自主神经、神经体液和酶系统。此外，偏头痛与激素、免疫、遗传因素均有一定的关系。

属于中医学中内伤头痛范畴，其病理因素多为风、痰、火（热），虚痰为阴邪，其性黏着，痰浊上扰清窍，经络阻滞，清阳之气不得舒展。故头痛头晕，痰浊阻滞中焦，致脾胃气机不利，脾失健运，故纳差。胃失和降，故恶心欲吐。舌淡，苔白腻，脉滑为痰浊内停之象。

诊断要点

1. 头痛呈发作性，表现为一侧或两侧持续性痛或胀痛。一般不超过24小时，个别可达36小时。

2. 多由劳累、情绪改变，年轻女性月经来潮等因素诱发。

3. 发作时常伴有明显自主神经症状。

4. 普通型仅有上述症状，眼型者发作常有黑矇等先兆，持续7~16分钟，椎—基底动脉者有眩晕、耳鸣、吞咽与构音障碍物感先兆。

5. 本组在治疗前均做CT检查，排除颅脑实质性病变。

治疗方法

方一

1. 取穴　印堂、百会、率谷（双侧）。

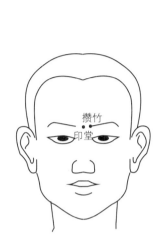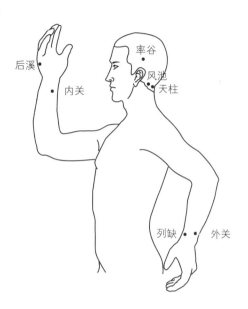

2. 方法　用药条灸法。取傣药生藤、山柰、加藤、蔓荆子、孔雀尾各适量晒干碾细，取生大蒜适量捣烂与上药调和，用绵纸卷成药条。利用药条对上述穴位熏灸10分钟（每个穴位）。每日治疗1次，6次为1疗程，可连续治疗2个疗程。

方二

1. 取穴　风池、天柱、阿是穴。

2. 方法　用温和灸法。点燃艾条的一端，沿督脉、患侧足太阳膀胱经、患侧足少阳胆经走行方向，距皮肤2~3cm，往返熏灸，以使患者局部有温热和舒适感为度。施灸时间15~20分钟。雀啄灸：温和灸之后，重点在风池、天柱、阿是穴等穴位行雀啄灸，每穴3~5分钟，至皮肤出现红晕为度。每日治疗1次，连续治疗2周。

方三

1. 取穴　率谷。

2. 方法　用艾条灸法。令病人侧卧位，灸患侧率谷穴，距皮肤2~3cm，令患者感到稍有温烫感为度，每次20分钟。每天1次，10次为1疗程，治疗2疗程。

方四

1. 取穴　主穴：申脉、照海、外关、足临泣、公孙、后溪、内关和列缺。在日、时开穴的基础上根据病人主诉与临床症状，结合每个穴位的主治功能，每次选2个主穴。配穴：根据病人疼痛部位选穴，前额部选印堂、攒竹，后头部选天柱、风池，巅顶部选百会。

2. 方法　用艾条灸法。坐位取穴，取上肢穴时，患者手臂自然弯曲置于桌面，肌肉放松。取下肢穴时，患者可平坐于椅上，下肢放松。治疗使用纯净艾条，点燃的一端对准施灸穴位，距皮肤1~2寸，根据患者的热感反应，上下移动，调节温度，使病人局部有温热感而无灼痛。在患者施灸有温热舒适感觉时固定施灸，一般每穴灸10分钟，至皮肤稍呈红晕为度，先灸主穴，后灸配穴。疼痛剧烈者，可酌情延长施灸时间，但不超过灵龟八法中本穴所规定的时辰。

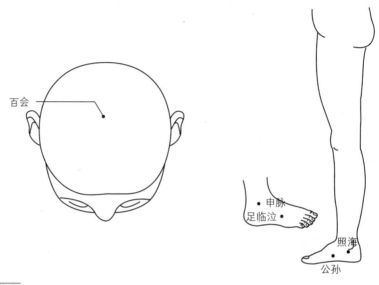

治 疗 效 果

☞ 石林丽用"方一"治疗75例，经1~2个疗程治疗，治愈36例，占48%；显效28例，占37%；有效9例，占12%；无效2例，占3%。总有效率为97%。病程越短，疗效越好（见《中国医学研究与临床》，2006年第1期）。

☞ 冯亚明用"方二"治疗75例，对照组75例，结果分别痊愈16、14例，有效55、33例，无效4、28例，总有效率94.67%、62.67%（见《实用中西医结合临床》，2007年第5期）。

☞ 李刚用"方三"治疗53例，临床痊愈33例，占76.7%；显效18例，占18.6%；有效2例，占4.7%。总有效率达100%（见《中国针灸》，2005年第2期）。

☞ 刘一凡用"方四"治疗33例，治愈17例，占51.51%；显效9例，占27.57%；有效6例，占18.18%；无效1例，占3.3%。总有效率为96.7%（见《山东中医学院学报》，1995年第4期）。

处 方 荟 萃

1. 朱国祥用温针灸法。选气海、足三里、三阴交、合谷。取患侧手少阳三焦经天井至中渚穴段，急性期加叩刺阿是穴、患侧颞前线、颞后线。每穴灸3壮，叩刺法选用七星针，中等刺激，以皮肤潮红、不渗血为度。以上治疗隔日1次，10次为1疗程。主治瘀血型偏头痛（见《辽宁中医杂志》，1999年第4期）。

2. 朱国祥用温针灸法。取定：足三里、气海、三阴交、太溪、肾俞，缓解期每次取2~4穴，施温针灸，每穴3壮，发作时加刺阿是穴、风池、头维、率谷等穴，施提插捻转泻法，每日1次。10次为1疗程。主治中老年顽固性偏头痛（见《浙江中医杂志》，1999年第8期）。

艾灸具有镇痛、镇静及增加脑血流量、减少脑血流阻力作用，能抑制血管活性中枢，调节周围血管的舒缩，可促使脑血流动力学得到改善，特别能增加椎—基底动脉供血，改善迷路动脉及内耳的血供，因此，对偏头痛有较好疗效。冯亚明观察显示，临床显示治疗组用艾灸治疗后，通过经颅多普勒检测，血流速度恢复正常，临床症状缓解，与对照组相比有显著性差异。艾灸能显著改善脑动脉供血，起效快，2周内临床治愈率56.0%，总有效率94.67%，且无毒副作用（见《实用中西医结合临床》，2007年第5期）。

在治疗期间，患者生活要有规律，避免偏头痛的诱发因素，如精神紧张、睡眠不足以及噪音和强光刺激。避免使用引起偏头痛的食物，如酒类、奶类、巧克力、大量咖啡因等。

五、三叉神经痛

三叉神经痛是指三叉神经分布范围内反复出现阵发性、闪电样、短暂而剧烈的疼痛，属中医学"面痛"、"偏头风"范畴。

病因病理

现代医学认为，三叉神经痛可能是某些三叉神经根纤维脱髓鞘或髓鞘增厚，这些脱髓鞘的轴突与邻近的无髓鞘纤维发生短路，从而激发了半月神经的神经元而产生疼痛，或动脉粥样硬化改变或后颅窝小团异常血管压迫三叉神经根等使之产生异位冲动而引起疼痛。《张氏医通》认为"面痛……不能开口言语，手触之即痛，此是足阳明经络受风毒，传入经络，血凝滞不行。"中医学认为，其病理机制为在肝阴不足，阳亢化风，经脉运行不畅的基础上，外又为风邪或寒邪侵袭，寒邪袭足阳明、手太阳、手少阳经脉，寒性收引，凝滞筋脉，血气痹阻，不通而痛。因血得热则行，得寒则凝，故产生疼痛。

诊断要点

1. 单侧面部急起骤发的、阵发性、刀割样或电击样剧痛，每次发作数秒或持续数十秒后突然停止。

2. 每天可发作数次，间歇期可无任何痛苦，严重时伴有患侧面肌反射性抽搐。一般患者在说话、咀嚼、洗脸、风吹患侧上唇近鼻翼处激痛点，可导致疼痛发作。

3. 查体局部多无明显的阳性体征，或仅在三叉神经分支出骨孔处，即眶上切迹、眶下孔、颏孔有轻度压痛。

治疗方法

▌方一▐

1. 取穴　第一支疼痛取太阳穴，第二支疼痛取下关穴，第三支疼痛取颊车穴，如扳机点（即按压时能引起疼痛发作或者能缓解症状的敏感部位）明显的，可同时于该点施灸。

2. 方法　用天灸法。施灸药物：蟾酥、冰片、细辛、斑蝥，按3∶3∶3∶1的比例共研细末备用。选好穴位后，皮肤常规消毒，将上药0.3～0.5g敷于穴位表面，外以胶布固定。一般要求对病史较长、病情较重或年龄偏高、皮肤松弛者，用药量可稍重，反之酌减。

▌方二▐

1. 取穴　颧髎、下关、合谷、内庭。第一支痛配鱼腰、阳白、上星；第二支、三支痛配上迎香、四白、地仓、夹承浆，头面部穴位取患侧，合谷、内庭取双侧。

2. 方法　用温针灸法。针刺手法：针刺均选用28号毫针，患者仰卧位或坐位，针刺髎髎、下关穴时取3.0寸毫针，针颧髎穴沿外眼角直下颧骨下缘凹陷处垂直进针2.0～2.5寸，当出现触电感扩散至整个面颊部时，提插3～5次，针下关穴针尖向对侧乳突方向刺入2.0～2.5寸，当出现触电感传至下颌与舌时，提插3～5次，其他穴位采用常规刺法，针用泻法。颧髎下关穴剪取一段长2cm左右艾条，用火柴梗在艾段中间扎一小孔然后将艾段插在针柄上，点燃施灸，共施2～3壮，留针30～40分钟，每日1次，10次为1疗程，1个疗程治疗结束后休息3～5天，可继续下一疗程，共治疗3个疗程。

▌方三▐

1. 取穴　下关、颧髎、翳风、阿是穴（即触发点、痛点、扳机点）。

2. 方法　用温针灸法。以上诸穴深刺2寸左右为宜，翳风穴平补平泻。用艾条段在毫针柄上点燃施灸，每穴灸2～3壮，每日1次，10天为1个疗程。

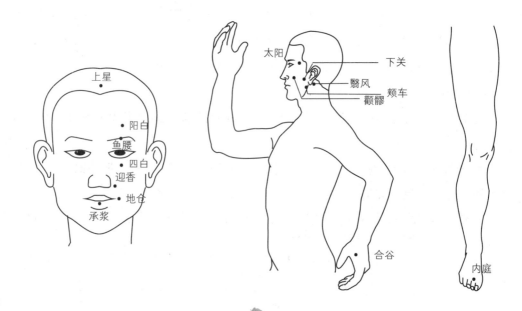

【方四】

1. 取穴　颧髎、下关、颊车、"触发点"。

2. 方法　用温和灸法。该法是悬灸的一种。将艾卷一端点燃，对准应灸的穴位，距离皮肤2~3cm处进行灸烤，以局部皮肤感到温暖，而无灼热感为宜。温灸的时间，每个穴位20~30分钟，使患者的受灸部位始终感觉温暖舒适。若患侧存在"解发点"，亦用同法灸之。若患者有内热表现，如大便秘结，小便短赤，口臭等，针刺健侧的太阳、四白、下关、颊车；双侧的合谷。采用提插泻法，行针1~3分钟，留针30分钟。治疗40天。

治疗效果

🐟 周念兴用"方一"治疗23例中痊愈17例，显效3例，有效2例，无效1例。其中施灸1次痊愈者2例，施灸2次痊愈者8例，施灸3次以上痊愈者7例，治愈率74%，有效率90%（见《实用中医内科杂志》，1995年第2期）。

🐟 王利用"方二"治疗30例，临床治愈20例，好转5例，无效5例，总有效率83.33%；对照组30例，临床治愈10例，好转11例，无效9例，总有效率70%（见《陕西中医》，2008年第4期）。

🐟 朱兴联用"方三"治疗10例患者，治愈4例，显效3例，好转3例（见《长春中医学院学报》，1994年第3期）。

🐟 杨阿根用"方四"治疗40例，对照组40例，痊愈15、5例，显效14、15例，有效6、16例，无效5、4例，总有效率87.5%、90%（见《陕西中医》，2007年第1期）。

处方荟萃

1. 任春艳用温针灸法。下关，第1支痛者加鱼腰、攒竹、丝竹空，第2支痛者加迎香、四白、颧髎、巨髎、角孙，第3支痛者加听会、颊车、翳风、天容。辅穴多采用对侧曲池、手三里、合谷、足三里、行间、中渚、液门、昆仑，痛甚者取双穴。针刺得气后，将针留在适当的深度，取清艾条，点燃一端，手持另一端轮流对准下关、鱼腰、攒竹、颧髎、翳风、迎香、巨髎、合谷、足三里穴的针柄上施温针灸法，以施灸处周围皮肤红润、患者能够耐受为佳，留针30分钟，疼痛较重者可延长留针时间，必要时可留针1小时以上。10次为1疗程，一般治疗1~3个疗程，疗程之间间隔5天（见《针灸临杂志》，2000年第1期）。

2. 蒋利群用温和灸法。取合谷、头临泣、阿是穴（面部触发点）。配穴：第1支痛取太阳、鱼腰、阳白。第2支痛取四白、颧髎、迎香，第3支痛取颊车、下关、大迎。一般均取患侧穴位。选3~4个穴位。将艾条一端点燃，置于穴位上端悬灸。每次灸30~40分钟，以局部出现红晕为度。每日1次，7次为1疗程，间歇3天后，可进行第2疗程。同时予潜阳、祛瘀、通络之中药内服，如生牡蛎30g，石决明30g，白芍30g，甘草15g，丹参15g，赤芍10g，川芎10g，地龙15g。兼阴虚明显者，加生地30g，枸杞15g；肝火偏旺者，加夏枯草15g，龙胆草10g。每日1剂，水煎，分2次服（见《四川中医》，2004年第7期）。

3. 高春燕用温针灸法。选穴：阳白、头维、下关、足三里、三阴交、太冲、阿是穴。针刺得气后留针10分钟，每10分钟行针1次。阳白、下关、足三里用温针灸（灸时用厚纸片穿孔套入针柄，将皮肤与艾条隔开，以免艾火落下灼烧皮肤）。三阴交用补法，太冲、阿是穴平补平泻，每天治疗1次，10次为1疗程（见《陕西中医》，2002年第5期）。

4. 贺芳玲用隔姜灸法。取穴：痛属眼支分布区者取合谷、丰隆、攒竹、阳白、鱼腰、阿是穴，痛属上颌支分布区者取合谷、丰隆、四白、巨髎、迎香、阿是穴，痛属下颌支分布区者取合谷、内庭、承浆、颊车、下关、阿是穴。穴位注射药量是每穴0.2ml左右，最痛的阿是穴，可以适当加大剂量。穴注后，再以局部为主，将生姜（以老黄姜为佳）洗净，切成宽2~3cm，厚0.2~0.3cm薄片，用针将姜片刺通无数小孔，置于患者最痛处和上述穴位，再将艾炷点燃施灸。一般3~5壮为宜。每日穴位注射与隔姜灸均各1次，10日为1疗程。一般治疗2个疗程（见《浙江中医杂志》，2002年第12期）。

按语

使用天灸疗法时应注意，贴敷处发疱与否和治疗效果密切相关，因为灸疱可以对经络产生强烈而持久的刺激作用，同时由于灸疱的产生，改变了皮肤的结构，有利于药物的充分吸收。施灸后不能刺激皮肤引起发疱，则影响治疗效果，因此用药后是否出现灸疱，是观察治疗效果的重要标志之一。所起灸疱可用注射器于6点处抽吸其中液体，使灸疱上皮紧贴疮面，以利于药物的吸收，增强疗效。抽吸时不必去掉药物，只须揭开胶布下方即可，灸疱多在用药4小时后出现。抽液可于第二天进行，但不宜超过24小时。本法适用于原发性三叉神经痛，对于继发性患者须同时给以病因治疗，以提高治疗，减少复发。

杨阿根认为，大多数三叉神经痛患者的面部患侧是极为敏感的，甚至不能触摸，针刺往往在治疗的同时又成为一种诱因，可激惹三叉神经痛再次发作。针刺患者的面部健侧穴位则可以避开这一不足。又因为足阳明经在面部的分布是左右交叉的，通过经络是可以相互影响的，正如《灵枢·官针》曰："凡刺有九，以应九变，……八曰巨刺，巨刺者，左取右，右取左。"针刺健侧是可以治疗患侧的疾患的，在实践中也证明了巨刺法治疗三叉神经痛有效（见《陕西中医》，2007年第1期）。

六、眩晕

眩晕是一种自觉视物有旋转感觉的症状。中医学称本病为"眩冒"、"眩运"。

病因病理

眩晕多见于内耳眩晕症、颈椎病、椎基底动脉系统血管及高血压、脑动脉硬化、贫血等疾病。造成脑部血液循环不足，或脑血管痉挛，从而引起晕眩。

中医学认为："诸风掉眩皆属于肝"、"无痰不作眩"、"无虚不作眩"。实者肝阳上亢，上扰晴空；或脏腑健运失司，则清阳不升，浊阴不降；虚者气血不足，阴精亏虚，发为眩晕。

诊 断要点

1. 头晕目眩，视物旋转，轻者闭目即止，重者如坐车船，甚则昏倒。

2. 可伴恶心呕吐、眼球震颤、耳鸣耳聋、汗出、面色苍白等。

3. 须经多种检查以便确定原发性疾病。

治 疗方法

‖方一‖

1. 取穴　百会。

用麦粒灸法。患者取正坐位，医者将百会穴处头发向两侧分开，局部涂上万花油。把艾绒（约麦粒大小）置于百会穴上点燃。当患者有局部灼热感时，医者用右手大拇指将艾火压灭并停留片刻，使温热感向患者头内传导。依此方法操作5~7壮。每3天操作1次，3次为1疗程。主治痰浊中阻型眩晕。

‖方二‖

1. 取穴　主穴为百会或百会三角区（以百会穴为中心作一个等边三角形，百会到3个顶点的距离为1cm，每个顶点为1个灸点，其中下顶点在督脉上）、风池、大椎、印堂、头维、涌泉；配穴根据不同的辨证分型选取太阳、足三里、三阴交、丰隆、肝俞、肾俞、脾俞、胃俞等穴。

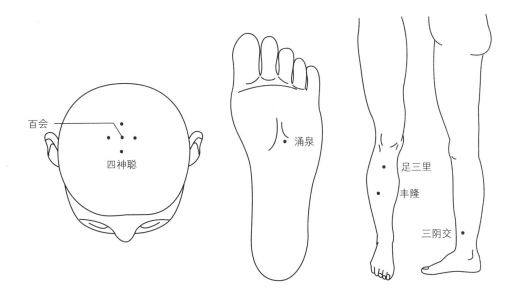

2. 方法　用雷火灸法。改进雷火神针的制作：处方为艾绒50g，细辛15g，羌活5g，独活5g，沉香5g，檀香末10g，人工麝香5g，桂枝5g。除上等无杂质艾绒外，其余药物均烘干，粉碎过80目筛，瓶贮备用。制作：取15cm×10cm大小宣纸，卷成一规格为直径约0.6cm、长约

12cm的圆形小棒，以普通香糊黏合，一头收边黏合成盲端，另一端留口作入药口，风干备用。按比例先把艾绒铺于工作台上，均匀掺入已制好的药末，并使其充分混和，分次装入预先制好的纸筒中，每加药一次均需用小圆棒杵实，以免施灸时灸火脱落发生意外，留空1~1.5cm加香糊黏紧，便制成雷火神针。成形雷火神针重2.5~2.8g。操作方法：患者取坐位或卧位。医者用执笔式手持雷火神针并点燃，即可施灸。医者可将百会或百会三角区局部一小撮头发剪掉，以方便操作；涌泉可直接灸，其余穴位可选用5cm×3cm一层普通棉布做隔物灸。泻法重按（点）持续0.2~0.5秒，如百会或百会三角区、涌泉等；补法点到即止，不需留按，如太阳、大椎、印堂、肝俞、肾俞等。另外，还要根据患者的病情、穴位、年龄、体质及心理承受能力来调节灸量。4天治疗1次，每次每穴按灸1次，3次为1疗程。

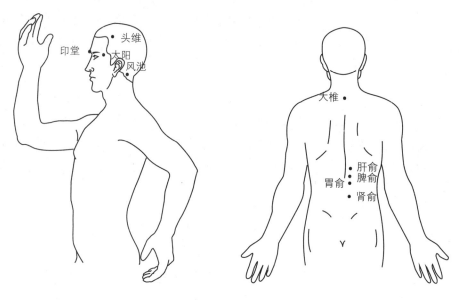

▌方三▐

1. 取穴　百会、四神聪。

2. 方法　用钟形灸罩法。钟形灸罩包括钟罩盖、钟罩上格、钟罩体和底座，从上至下相互连接而构成内空的有格层的钟形罩体。用时将中药灸条置于钟罩盖的灸条孔中，其燃烧端置于钟罩体的隔灰网上，也可针刺腧穴后将钟罩其上做温针灸，亦可先行中药经穴敷贴后，将传统灸条点燃，固定于灸罩上，再将灸罩固定于百会、四神聪穴，将灸条温度调至患者感觉舒适为度，灸30分钟。连续治疗5日，每日1次。

▌方四▐

1. 取穴　涌泉穴。

2. 方法　用艾条灸法。将艾条一端点燃，艾火熏烤涌泉穴，距离以离皮肤3~5cm为宜，以患者自感灼热为度。时间10分钟左右，每天治疗1次，10次为1疗程。

治疗效果

☞ 何颖姚用"方一"治疗痰浊中阻型眩晕45例患者中，痊愈25例，显效15例，好转3例，无效2例。总有效率达95.6%。其中治疗1疗程症状消失者10例，占22.2%（见《上海针灸杂志》，2007年第10期）。

☞ 张功安用"方二"治疗66例，对照组55例，结果临床痊愈分别为14、9例，显效16、8例，有效27、17例，无效9、21例，总有效率86.4%、66.7%（见《中国针灸》，2008年第4期）。

☞ 余波用"方三"治疗患者，女，52岁，近2年常头晕目眩，感疲乏、气短，治疗5次后患者睡眠改善，眩晕消失（见《上海针灸杂志》，2005年第9期）。

☞ 苟云光用"方四"治疗辜某，头晕目眩呕吐1天，睁眼则眩晕，即用上法，悬灸涌泉穴须臾，目即能开，干呕、眩晕也衰其大半。灸3次告愈（见《中国针灸》，1997年第1期）。

处方荟萃

1. 黄钰玲用艾炷灸法。患者坐位，取百会穴，涂少许凡士林以固定艾炷，置黄豆大艾炷于上，用线香从顶部点燃，当艾炷燃烧至2/3时用镊柄迅速压灭，取下艾炷重新涂抹凡士林，更换艾炷施灸，每次6壮。发作当日连灸10壮，缓解后隔日1次，6次为1个疗程。在此基础上，再给予葛根素、氯化钠注射液100ml静脉滴注。每日1次，连续治疗2星期（见《上海针灸杂志》，2009年第7期）。

2. 龚可用艾条灸法。灸条悬灸百会、膻中、中脘、关元穴，以局部皮肤红润为度，每天1次，每次15分钟。5天为1个疗程，同时口服天参定眩汤：天麻10g，西洋参10g，黄芪30g，熟地20g，当归12g，白芍20g，杜仲18g，黄精30g，酸枣仁30g，茯神20g。以上10味中药，水煎为600ml分6次2天饭后1小时服用（见《现代临床医学》，2007年第1期）。

百会是治疗眩晕的有效穴位，施灸百会穴尤其压灸时，患者会感到一股温热之气，热力渗入脑内有舒服的感觉，这种感觉从巅顶沿督脉迅速下传，使邪气得降，清阳得升，患者顿觉头脑轻松，眩晕减轻，由此达到定眩醒神开窍的目的。病情严重者可在百会穴放置姜片，并在姜片上刺出小洞再施灸，则可加强治疗的作用。治疗以5~7壮为佳，并尽量勿令皮肤起疱。有水疱者暂停治疗并做相应处理。

使用"方二"除风阳上扰型效果较差外，其余几种分型均有良好的效果，尤其以合并有风寒外袭时，效果更明显。部分患者经1次雷火神针治疗后，眩晕症状即刻消失。

七、中风后遗症

中风后遗症是指患者脑血管意外经过救治后所留下的一侧肢体或躯体瘫痪。中医学称之为"偏枯"、"半身不遂"。

病 **因病理**

本病由多种原因引起脑动脉系和静脉系发生病理性改变所造成的一类疾病,如脑出血、脑血栓形成、脑栓塞等,导致脑血液循环障碍和异常而直接影响脑组织,并使脑组织发生功能性或器质性改变。急性期后,往往造成半身不遂、语言不利、口眼歪斜等后遗症。

中国医学认为,本病病因不外乎风、火、痰、气、虚、瘀。虚为肝肾阴虚及气虚为主,实乃风火痰瘀,急性期以标实为主,恢复期及后遗症期则以本虚为主,中经络以痰瘀多见,中脏腑以痰火风多见。病位在脑窍及经络,与肝、脾、心、肾有关。

诊 **断要点**

1. 有脑血管意外史。

2. 脑血管意外后,遗留有一侧肢体的完全性或不完全性瘫痪,感觉丧失,口眼歪斜,流涎,吞咽困难,语言謇涩,大小便失禁,或仅见一侧颜面和手足麻木无力。

治 **疗方法**

‖方一‖

1. 取穴　主穴:关元、百会、风市。配穴:①合谷、足三里、丰隆;②温溜、地机、血海。失语配加天窗、通里。

2. 方法　用艾灸法。急性期:化脓灸,间日1次。恢复期:麦粒灸,隔日1次,灸至皮肤潮红。后遗症期:雀啄加回旋灸,灸至周身微红汗出,每日1次。4周为1疗程,休息2天,继续下一个疗程。

‖方二‖

1. 取穴　天窗(健侧)、百会。

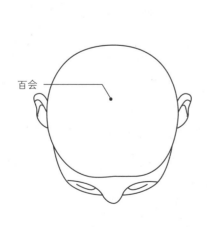

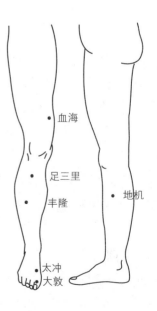

2. 方法　用艾条灸法。患者平卧位，充分暴露头颈部，于百会穴处剪去头发。先灸肢体健侧的天窗穴，艾火距离皮肤3~4cm，以患者感觉温热舒适为度，灸15分钟；然后灸百会穴，方法同前。每天灸1~2次，30天为1个疗程。主治中风病恢复期。

▌方三▐

1. 取穴　内关、关冲、足三里、悬钟、大敦。上肢不遂加肩髃，言语不利加廉泉，口眼歪斜加地仓、颊车，尿失禁加关元、中极，气虚血瘀加血海、梁丘，阴虚阳亢加太冲、涌泉，痰热壅滞加丰隆、曲池。

2. 方法　用壮医药线点灸法。用2号药线点灸，用拇、食指持线的一端，露出线头1~2cm，将线头在酒精灯上点燃，吹灭药线的火苗，快速用线~头的火星对准穴位，顺应腕和拇指屈曲动作，拇指稳重而敏捷地将有火星线头直接点按于穴位上，火灭即起为1壮。灸处有轻微灼热感。一般病人1日1次，重者1日2次，10次为1疗程，共治疗1~3个疗程，疗程间休息2~3天。主治脑血管意外后遗症。

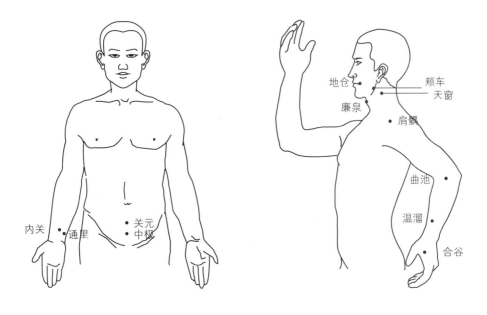

▌方四▐

1. 取穴　耳孔。

2. 方法　用苇管灸法。苇管器的制作：选取直径为0.4~0.6cm、长4~5cm的苇管，将苇管的一端制成半个鸭嘴形备用。先用当归、桃仁、红花、冰片等各50g制成生药粉，然后与等量艾绒混匀，制成药艾炷（每枚约0.5g）备用。再把苇管器固定在患者的两耳孔内，然后将药艾炷放在苇管器上点燃施灸。每次燃7壮，每日上、下午各灸1次，15天为1个疗程。主治缺血性脑卒中。

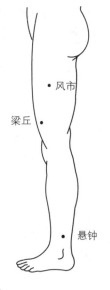
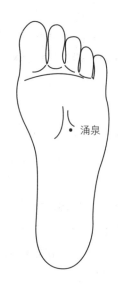
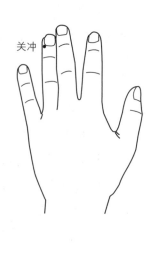

风市

梁丘

悬钟

涌泉

关冲

治 疗效果

☞ 周敬佐用"方一"治疗中风60例，痊愈8例，占13.3%；显效32例，占63.3%；好转20例，占33.3%。总有效率为100%。本法对急性期及后遗症期效果尤佳（见《辽宁中医杂志》，1994年第11期）。

☞ 江小荣用"方二"治疗中风病恢复期91例中，基本治愈36例，占39.56%；显效36例，占39.56%；好转16例，占17.58%；无效3例，占3.30%。总有效率96.70%（见《山东中医药大学学报》，1999年第5期）。

☞ 张登部用"方三"治疗脑血管意外后遗症50例，基本治愈18例，显效20例，好转10例，无效2例。治愈率36%，总有效率96%（见《国医论坛》，1999年第3期）。

☞ 王迎用"方四"对缺血性脑卒中经过2个疗程的治疗，治愈6例，显效32例，有效18例，无效4例，总有效率为93.3%（见《上海针灸杂志》，2002年第5期）。

处 方荟萃

1. 王玉华用艾炷灸法。选穴：百会、曲鬓、肩井、曲池、足三里、绝骨、风市，以凡士林作黏附剂涂在穴位上，将艾炷置两侧穴位，按从上至下、先健侧后患侧快速点燃艾炷，病人有热烫感迅速取下艾炷，灸7遍。1天1次，10次为1疗程，疗程间隔2天（见《齐鲁医学杂志》，2003年第4期）。

2. 于学平用温和灸法。取百会穴，瘫痪肢体对侧头部的承灵与曲鬓穴。灸火距头皮2~3cm，以病人感觉温热舒适为度，依次重复施灸3穴，共30分钟（见《中医药报》，1997年第1期）。

3. 陈晓军用温针灸法。选穴：两组采用相同选穴。其中主穴：运动区、感觉区（均健侧）、水沟、肩髃、尺泽、手三里、合谷、髀关、风市、足三里、阳陵泉、解溪、太溪、太冲（均患侧），伴中枢性面瘫者加用迎香、地仓、颊车，伴言语不利者加用舌三针。配穴：气虚血瘀型加取血海、三阴交，风痰阻络型加取丰隆、阴陵泉。另伴有高血压、糖尿病者给予口服西药对症处理。针刺得气后，上下肢各选取2~3个腧穴行温针灸，每次适当更换选穴，所有肢体腧穴轮流使用。具体操作：在每个欲行温针灸的腧穴上隔置一张大小约6cm×6cm的硬纸板（在纸板中间戳一小孔，以便让纸板穿过针体放置在穴位上），防止温针灸时艾灰掉下来烫伤。必要时亦可用医用胶布缠住针身以固定针体，防止艾段压弯针体而灼伤皮肤。然后取一段长约2cm的艾段置于针柄上端，点燃艾条，热力通过针体传入腧穴深部，燃尽为止。主治缺血性中风（见《针灸临床杂志》，2005年第5期）。

4. 温灸器灸。处方：生灵脂24g，生青盐1. 5g，夜明砂6g，木通9g，乳香8g，没药8g，白芷6g，葱须6g，共研细末，装瓶备用。把艾绒分三层装入温灸器的圆筒中，每层艾城上均匀地撒上药末，即三层艾械二层药末，共加至稍高于小圆桶口沿即可。然后把小圆桶装入器内，用火柴点燃小圆桶上部艾绒，即扣盖。把一尺见方的布折好铺在准备施灸的穴位上，再把温灸器放在垫布上，以温灸器底部圈心对准穴位施灸。觉烫时可增加垫布，以感觉温热为宜。施灸穴位一般以先上后下，先背部后胸腹部，先躯干后四肢为宜。中脘、足三里（双侧）各灸30分钟。环跳（双侧）、阳陵泉（双侧）各灸25分钟。风市（双侧）、申脉（双侧）各灸25分钟。肩髎（双侧）、曲池（双侧）各灸25分钟。风池（双侧）、绝骨（双侧）各灸25分钟。身柱、腰阳关各灸30分钟。三阴交（双侧）各灸25分钟。委中（双侧）、照海（双侧）各灸25分钟。每日灸治1次，每次选取1组穴。7组穴循环灸治，每天灸后用温灸器内余热灸神阙30分钟，一个月后加灸百会、哑门、列缺（双侧）各25分钟，此后8组穴位循环灸治，30次为1个疗程。

【按语】

王玉华认为，中风早期处于可逆期，提示及早进行治疗能明显提高疗效。灸疗通过多穴位刺激末梢神经，激活多处外周循环，激活多个反射，增加大脑的兴奋，增加脑血流量，对水肿带的改善作用可能更为明显，从而治疗脑卒中偏瘫作用较为明显，收效好。仅灸肢体健侧的天窗穴，对左右两侧脑血流均有改善，尤以灸侧为著。灸侧实际上是脑部病灶侧，这就更进一步证明灸法改善脑血循环是其疗效机制之一。艾灸对血压、血脂的影响是良性调整作用，说明艾灸法其降压、降脂作用，是通过机体内环境的调整作用实现的（见《中国临床康复》，2006年第31期）。

刘燕认为，中风很易复发，也可用灸法防止发作。方法用瘢痕灸法。以黄豆大实心艾炷，置于双侧足三里、悬钟穴（以凡士林固定），线香点燃，期间用手指循经划压，以减轻患者疼痛，待艾炷自然熄灭，取下艾灰，换上第2壮，每穴灸3壮。3~7天后局部形成灸疮，穴位可有淡黄色渗出液，灸疮自然愈合需20~30天，期间无需做任何处理。灸疮愈合后遗留直径0. 5~1. 3cm的瘢痕（见《山东中医杂志》，2003年第8期）。

中风的后遗症状较多,用灸法也能取得较好疗效。常见的方法有如下几种。

1. 中风后关节痉挛。刘傲霜用温针灸法。取穴:肘关节处取尺泽、少海,腕关节处取内关、大陵、阳溪透阳谷,膝关节处取血海、委中、阴陵泉,踝关节处取三阴交、太溪。配穴:阳陵泉按常规进针,得气后,剪取12cm的市售药艾条,点燃一端并在此端中心戳一小孔(注意勿穿过另端),将点燃端套在针柄尾部,患部皮肤铺阻燃物以防灸灰掉落烫伤,每日1次,留针30分钟(见《中医杂志》,2002年第3期)。

2. 中风患者肢体水肿。杨清彬用艾条雀啄灸法。取穴:百会、患侧肩髃、曲池、外关、合谷、中渚、环跳、阳陵泉、太冲、悬钟。将艾条点燃的一端与施灸部位的皮肤并不固定一定距离,而是像鸟雀啄食一样,一上一下地活动施灸,每次施灸约1小时,每穴施灸5~6分钟。每日1次,2周为1疗程(见《中国针灸》,2000年第2期)。

3. 脑卒中痉挛性偏瘫。敖金波用温针法。上肢取尺泽、曲池、手三里、内关、合谷,下肢取环跳、风市、血海、阳陵泉、丘墟、太冲。均取患侧穴位。将30号1.5~2.5寸不锈钢毫针直刺0.5~1.5寸,得气后采用平补平泻手法捻转1~3分钟。于针尾固定一点燃的艾炷,每穴灸3壮,艾灸强度以患者能耐受为度,每日治疗1次,10次为1个疗程(见《中国中医药信息杂志》,2008年第7期)。

4. 中风后假性球麻痹。丁德光用温和灸法。廉泉、聚泉、哑门、风池、人中、内关;皮肤用75%酒精常规消毒,选准穴位,以毫针刺入,先点刺哑门、廉泉、聚泉,有酸胀感不留针,再刺风池、人中、内关,得气后留针30分钟,内关行平补平泻。艾灸取穴:关元、足三里,用清艾条,针刺同时,在上述穴位施行温和灸,艾条距患者皮肤2~3cm,以有温热感而无灼痛为宜,每次30分钟。每日治疗1次,6次为1疗程,疗程间隔1天(见《中药学刊》,2006年第5期)。

5. 中风后肩手综合征。付宝庚用温针灸法。在针灸治疗中风基本方上(百会透曲鬓、人中、内关、足三里、阳陵泉、太溪)加用肩髎、肩前、肩贞、后溪透合谷温针灸。常规消毒法后飞针法进针,以得气为度,留针30分钟穴位定位,温针灸每穴3壮,以病人能耐受为度。每天1次,每周5次,共治4周(见《中国医药指南》,2009年第7期)。

6. 中风后肢体疼痛。王裕贤用麦粒灸法。予常规毫针刺,每日1次,使用头针、体针及醒脑开窍法等治疗,体针取穴以阳明经为主;在此基础上,以痛为腧,选取最痛点3~7处,疼痛弥散则取肩髃、曲池、梁丘、足三里、悬钟等,穴位局部涂以少许凡士林,取稍大于米粒之艾炷行直接灸,患者觉热换另一壮,每穴7壮,每日1次,5次为1疗程,隔1~2天行下一疗程(见《上海针灸杂志》,2007年第8期)。

7. 脑卒中后抑郁症。潘秋兰用温针法。患者于俯卧位,取肺俞夹脊穴、心俞夹脊穴、肝俞夹脊穴、脾俞夹脊穴、肾俞夹脊穴,选用0.25mm×40mm不锈钢毫针常规消毒后快速进针,加温针灸。每日1次,7天为1疗程(见《中国中医急症》,2008年第6期)。

8. 中风后不宁腿综合征。用温针法。在醒脑开窍针刺法治疗原发病基础上，加取髀关穴。直刺2.5~3寸，采用提插泻法，使针感下传至足尖，得气后留针，取2cm艾卷置于针柄上温灸。28天为1个疗程（见《上海针灸杂志》，2006年第1期）。

9. 中风后尿失禁。肖惠用温箱盒灸。取穴：一组取神阙、关元、气海。另一组取命门、肾俞、腰阳关、膀胱俞。两组穴位交替使用。取艾条1.5~2寸，点燃后放入温箱中，将温箱盒（用松木板制成10cm×10cm×20cm的小木箱，底层用铁丝网）放于选好的穴位上，每个穴位可灸10~20分钟。灸至皮肤出现红晕为原则，使患者局部有温热而无灼痛为宜，注意不要烫伤病人。每日1次，10天为1个疗程，平均治疗2~3个疗程（见《实用医学杂志》，1999年第11期）。

10. 中风尿潴留。陈淑霞用温针法在常规疗法的基础上，同时进行温针灸治疗，让患者取仰卧位，取阴陵泉、三阴交穴，局部消毒后以28号2寸毫针垂直进针，中等刺激，针感以循经传至下肢部为佳，再加以温针，取1.5~2寸艾条套入针柄点燃，燃烧两炷，针凉后出针（见《现代中西医结合杂志》，2000年第6期）。

11. 脑卒中早期踝关节运动功能障碍。陈洪沛用麦粒灸法。取穴：足三里（双侧）、悬钟（双侧）、涌泉（双侧）。将松散艾绒约0.3g夹在左手拇食指之间，搓成圆锥形艾炷备用。艾炷安放前，先在穴位上涂抹少许凡士林，再将刚点燃的麦粒大的艾炷用镊子放置在灸穴上。至艾炷燃烧接近皮肤，患者有温热或轻微灼痛感时，即用镊子将其拿掉，再施灸下一壮，每穴各灸3壮。每天1次，5天为1个疗程，共计4个疗程，每疗程之间各间隔2天。同时配合功能锻炼（见《辽宁中医杂志》，2008年第9期）。

八、痴呆

痴呆是一种比较严重的智力障碍。这是指病人的大脑发育已基本成熟，智能也发育正常，但以后由于各种有害因素引起大脑器质性损害，造成智能严重障碍。属中医"痴呆"、"呆证"、"健忘"等范畴。

病因病理

可以引起痴呆的疾病有很多，比较常见的有：①中枢神经系统变性疾病，如阿尔茨海默氏病、帕金森氏病、亨廷顿氏舞蹈病等；②脑血管疾病，如多发梗塞性痴呆；③颅内肿瘤；④严重的颅脑外伤、慢性硬脑膜下血肿；⑤各种脑炎、脑膜炎；⑥癫痫；⑦脑缺氧；⑧正压脑积水；⑨内脏疾病所引起的脑病，如肝性脑病；⑩内分泌系统疾病，如垂体前叶功能减退、甲状旁腺功能疾病等。另外还有维生素缺乏等；各类中毒，如酒精中毒、汞、铅、砷、铊等重金属中毒。以额叶、颞叶、边缘系统以及第三脑室等联合纤维集聚的部位损害时容易发生智能减退。

中医学认为，本病的发生以肝肾精血亏损，气血衰少为本，肝阳化风，心火亢盛，痰浊蒙窍,肝郁不遂为标。以上因素导致清阳不升,浊阴不降,神机不转,心神不明。脑为元神之府,心主神志,心脑失养,神明逆乱发为痴呆,其病位在脑、心,其病机属本虚标实之证。

诊断要点

1. 记忆障碍。多数患者即使自知这一点,但往往采取记笔记之类的方法来弥补记忆缺陷,或者通过否认与虚构来掩饰自己的健忘。记忆障碍开始时一般主要影响近事记忆,久而久之,远近记忆都有明显减退。

2. 抽象思维及判断障碍,既不能综合与概括,也不会演绎和推论,不能找出不同的事物与概念之间的异同之点,对于谚语或成语常作表面化、具体化的解释,不能理解其抽象涵义。

3. 其他大脑皮质高级功能障碍,如失语、失用、失认或空间结构障碍等。

4. 人格改变,表现为原有性格特征的突出与强化,例如由原先的精打细算变为吝啬刻薄、锱铢必较;或表现为原有个性的转变,例如由原先的循规蹈矩变为轻率放荡。

治疗方法

‖方一‖

1. 取穴　百会、神庭、大椎。肝肾亏虚配肝俞、肾俞,痰浊阻窍配中脘、丰隆,气虚配气海。

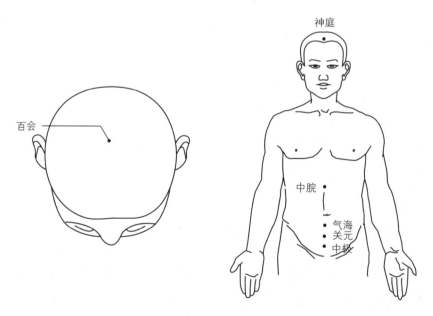

2. 方法　主穴百会用压灸,穴位上间隔经制备的4~6mm厚附子片,点燃清艾条,灸火直接压灸于间隔物上,至穴位皮肤局部灼热潮红时立即提起,倾刻再压灸,反复灸20分钟;神庭、大椎穴用清艾条悬灸20分钟。配穴予毫针针刺。每日1次,每周休息1天,4周为1疗程,共治疗2个疗程,疗程之间休息1周。主治血管性痴呆。

‖方二‖

1. 取穴　百会穴。

2. 方法　用艾条压灸法。选准穴位后，发密者剃去穴位部分，充分暴露局部，将可调式微调式微烟灸疗器B的灸头尾盖打开，点燃。50mm×13mm规格艾条一端周围均超过2mm后，放入灸头中，盖上尾盖放在穴位施灸，以头部感觉明显为标准，要随时根据患者感觉调整灸头与穴位的距离，以保持灸感和感传持续存在，注意限位器的电木垂直于皮肤，并与皮肤最近，灸头在支架的中央偏下，支架上盖覆盖物。治疗以出现感传或维持感传为度（通常15~30分钟），2个月为1个疗程，每10天停灸1天。主治老年期痴呆。

‖方三‖

1. 取穴　百会、悬钟、关元、风府。

2. 方法　用针刺加温和灸法。百会、风府穴用直径0.30mm，长25mm，悬钟穴用直径0.30mm、长40mm的不锈钢针；针法：前二穴用针刺+温和灸，针刺以提插捻转补法为主，风府用平补平泻法，关元单纯用温和灸，得气后，行针1~3分钟，间隔15分钟行针1次，留针30分钟，针刺6天休息1天，治疗2个月。

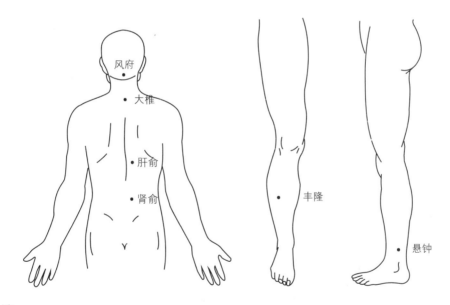

治 疗 效 果

☞ 王频用"方一"治疗41例，显效13例（31.71%），有效22例（53.66%），无效4例（9.76%），恶化2例（4.88%），总有效率85.37%；西药治疗组45例，显效12例（26.67%），有效18例（40.00%），无效12例（26.67%），恶化3例（6.67%），总有效率66.67%（见《中国中医急症》，2009年第2期）。

☞ 刘勇前用"方二"配合八仙益智粥治疗老年期痴呆98例，显效28例，有效56例，无效14例，总有效率85.7%。对照组98例，显效8例，有效54例，无效36例，总有效率63.3%（见《中医药学报》，2003年第4期）。

下篇 各论 第十二章 内科疾病

☞ 刘布谷用"方三"治疗30例，实验证明针灸对脑动脉硬化症认知功能减退改善情况优于对照组（见《辽宁中医杂志》，2008年第10期）。

处方荟萃

1. 张全爱用温和灸。选取百会、命门穴，剪去穴区毛，用特制艾灸条，直径0.3cm，长20cm艾条温和灸，距离穴位皮肤1~1.5cm，每次灸10分钟，每天治疗1次，10天为1个疗程，疗程之间间隔2天。共治疗6个疗程（见《甘肃中医学院学报》，2007年第1期）。

2. 赵利华用温针法。选百会、悬钟、关元、风府穴。百会、风府穴用0.30mm×25mm毫针，悬钟穴选用直径0.30mm，长40mm毫针；前两穴用针刺加温和灸，针刺以提插捻转补法为主，风府用平补平泻法，关元单纯用温和灸，得气后，行针1~3分钟，间隔15分钟行针1次，留针30分钟。针刺6天休息1天（见《上海针灸杂志》，2008年第7期）。

按语

灸法虽历经兴衰之变，但它的卓著疗效已被举世公认。灸法的显著特点是应用广泛，疗效既迅速又持久。《千金方》："凡官游吴蜀，体上常须三两处灸之，勿令暂瘥，则瘴疠、温疟、毒气不能着人。"又有俗话说："若要身体安，三里常不干。"故灸法可激发人体正气，增强抗病能力，从而起到防病保健的作用。大量文献表明，灸法可以延缓衰老的进程，达到"尽终其天年"的目的。防治老年性痴呆可从简便易行的灸法入手，强身健体，益身明智，延缓衰老，在改善临床症状、降低病死率方面具有肯定的疗效。从根本上远离老年性痴呆。

王频通过临床观察表明，艾灸治疗后血浆与学习记忆相关的血管活性物质血浆一氧化氮（NO）水平明显升高，内皮素（ET）水平显著下降，与西药治疗组比较均有显著性差异。可见灸法在改善临床相关症状及调控血管活性物质方面均具有独特的优势（见《中国中医急症》，2009年第2期）。

艾灸治疗本病，多在头部就近选穴，其中以百会穴最为常用，百会穴区有颅神经（滑车神经）和血管分布，治神志病最有奇效。取艾炷通经活络，点燃更助药力直透脑府，醒神开窍。治疗本病往往几次始可见到明显效果。临床还显示，艾灸刺激穴区的面积、强度、时间、渗透度，与疗效有密切关系。所用艾条，最好直径在0.3cm，具有定位准确，刺激面小、作用持久、渗透深入等优点。

九、帕金森病

帕金森病是发生于中老年时期，以静止性震颤、肌强直、运动减少、姿势异常为主要表现的一种慢性、进行性锥体外系疾病。属于中医学中"震颤"、"振掉"、"颤证"、"痉证"等范围。

病因病理

帕金森病的主要病理改变是黑质变性,黑质纹状体多巴胺(DA)分泌减少。引起黑质变性的原因至今不明,衰老、工农业毒素、遗传是比较肯定的发病因素,氧自由基堆积在黑质纹状体中发生脂质过氧化损伤,也是导致黑质纹状体受损而变性的重要原因。

中医学认为,本病大多见于中老年人,肝肾亏虚、髓海不足是其发病本源。本病病位在脑,与脑髓有关,以肾为根,以脾为本,肝为标。病机多系肝肾亏虚,髓海不足,气血不足,虚风内动,筋脉失养,或风火夹痰,气滞痰阻,筋脉失养,血瘀动风而成。

诊断要点

1. 中老年发病,缓慢进行性病程。

2. 四项主征(静止性震颤、肌强直、运动迟缓、姿势步态障碍)中至少具备2项,前两项至少具备其中之一,症状不对称。

3. 左旋多巴治疗有效,左旋多巴试验或阿朴吗啡试验阳性支持原发性PD诊断。

4. 患者无眼外肌麻痹、小脑体征、体位性低血压、锥体系损害和肌萎缩等。PD临床诊断与尸检病理证实符合率为75%~80%。

治疗方法

‖方一‖

1. 取穴 神阙。

2. 方法 用隔姜灸法。嘱病人排空小便,放松,安静平卧,露出脐部。将小麦面团捏成一内周径1.5cm左右,外周直径1.5~2cm的环形面圈,厚度约0.5cm,环置神阙周围,暴露穴位,放畅元脐药适量以填满肚脐。姜片(直径>2cm,厚度0.2cm,圆形)放于面饼上,将艾炷(底面直径为1.5cm,圆锥形)点燃放于姜片上,用治疗桶罩住。观察艾炷燃烧情况,及时更换。用镊子夹住燃烧过的艾炷底部,放入盛水的治疗缸内,重新放置下一个艾炷,并记录一炷的燃烧时间,一般15~20分钟一炷。艾灸时,随时观察病人反应,如出现心慌、气短、不能平卧等不适反应,应立即中止艾灸。患者全身汗出较好。一般每次艾灸3~4小时,隔日艾灸一次。如患者不能耐受,可根据患者耐受程度,适当增减。艾灸完毕,整理用物,用纱布覆盖肚脐,贴好胶布。

‖方二‖

1. 取穴 关元、气海、绝骨(双侧)。

2. 方法 用艾炷灸法。选择绿豆大小艾炷,放置在穴位上,点燃,让其缓慢燃烧,患者感到疼痛后去掉,为一壮,每穴5壮,患者自觉温热感、皮肤潮红为度。每天1次,1周针灸3次,3个月为1疗程。主治强直少动型帕金森病。

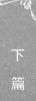

下篇 各论 第十二章 内科疾病

▍方三▍

1. 取穴　神阙。

2. 方法　用隔药灸法。嘱患者仰卧位，脐部神阙穴常规消毒后，以温开水调面粉成面圈状绕脐1周，后将麝香末约0.02g纳入脐中，再取炼脐接寿散（制乳没、人参、猪苓、荜拨、续断、厚朴、两头尖，按1：0.5：0.5：1：1：1：0. 配制）填满脐孔，用艾炷（艾炷底盘直径与面圈内径相同，约1.2cm，高约1. 5cm）施灸20壮，灸后胶布固封脐中药末，再次治疗时换用新药，隔日治疗1次，15次为1疗程，休息2~3天再进行下一疗程。

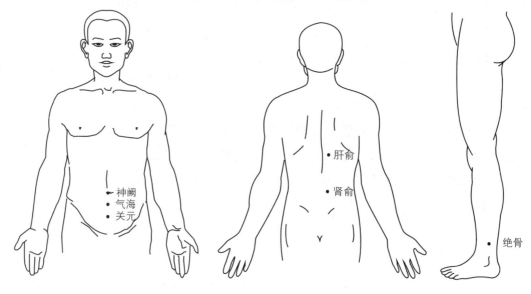

▍方四▍

1. 取穴　肝俞（双侧）、肾俞（双侧）、关元、气海。

2. 方法　用针刺加直接灸法。针刺取用百会、舞蹈震颤控制区、四关为主穴。依据临床辨证分型随症加用配穴。针刺得气后行平补平泻手法，每隔5分钟行针1次，留针30分钟。直接灸采用无瘢痕灸法，施灸时先在所灸腧穴部位涂以少量万花油，以使艾炷便于黏附，每穴采用约如苍耳子大的艾炷，置于以上所选腧穴上点燃施灸，当艾炷燃剩五分之二或四分之一而患者感到微有灼痛时，即易炷再灸，每穴均5壮。每日治疗1次，连续针刺10次为1个疗程，休息3天后进行第2个疗程治疗。

治 疗效果

☞ 牛青蔚用"方一"治疗本病64例，对照组64例，分别显效41、30例，好转20、17例，无效3、17例，总有效73.5%、95.4%（见《医学创新研究》，2007年第8期）。

☞ 文幸用"方二"配合腹针治疗29例，对照组28例，治愈6、3例，显效13、9例，好转8、13例，无效2、3例，好转率90.0%、83.30%（见《广州医学院学报》，2008年第1期）。

☞ 张京峰用"方三"治疗54例，对照组36例，显效21、6例，有效24、15例，无效9、15

例，总有效率83.3%、58.3%（见《中国针灸》，2005年第9期）。

  陈兴华用"方四"治疗30例，对照组30例，分别明显进步23、14例，进步5、6例，稍进步1、6例，无效1、4例（见《中医杂志》，1999年第6期）。

处方荟萃

王玲玲用艾条温和灸法。取穴大包、期门，每穴10分钟，对于改善僵直症状具有良好的效果。针对具体病人的体质，对于阳气虚损，痰瘀内阻的病，可温和灸神阙、足三里（见《现代康复》，2000年第3期）。

按语

隔药灸神阙穴治疗帕金森病可改善症状，延缓病情进展，减少西药用量，减轻西药副作用，又能改善全身情况，增强体质，提高抗病能力。并且艾灸对人体具有良性调整作用，没有副作用，可以长期使用，为今后帕金森病的治疗拓展了思路。治疗一般20~30次为1个疗程，因此应避免穴位的疲劳。又因用穴较为广泛，因此可以考虑2组处方交替使用。

早期轻型病人，针灸疗效较好。特别是后期，出现肌肉挛缩或畸形，针灸则难以奏效，病程越长病情越重。因此，早期治疗是提高疗效的因素之一。同时，本病是一种较为顽固的疾病，目前还不可能单纯依赖某一种方法治疗，多种方法选择使用或交替使用常能较好地减轻病情。除了灸法以外，还可配合头针、刺血法等以提高效果。

通过治疗，其见效的形式可能有5种：①渐进式：首次针刺以后症状就有所缓解，以后每次针灸治疗均有所进步，经过半年左右的治疗，症状可明显改善。②突发式：经过10~20次治疗，症状未见改善，但也未加重，偶有症状波动，而在之后的某一次治疗中，症状突然有明显好转，并以此为契机，继续治疗，症状则明显开始向好的方向发展。③波动式：患者在治疗过程中，病情或好或坏，反复波动，但长时间（1个月范围内）的临床治疗前后的对照，则发现病情总趋势是向好的。这种现象多见于秋冬或冬春季节之交。

在治疗过程中，患者要尽量参与各种形式的活动，如自行起床、穿衣、吃饭等。同时注意病人活动中的安全问题。医生应主动与病人谈心，安慰患者，消除顾虑，树立正确的人生观，保持心态平衡。饮食宜给清淡易消化富营养的饮食，忌食肥甘、油腻、煎炸之品。对伴有便秘者，应鼓励多食新鲜蔬菜、水果，以保持大便通畅。吞咽困难、饮食呛咳者，应取坐位进食，速度宜缓慢，以避免呛咳。对于无法进食者应协助喂饭或鼻饲饮食。

十、眼睑下垂

眼睑下垂是指上眼睑的提上眼睑肌发育不良，退化松弛或其他原因所造成的上眼皮下垂，眼睛无法睁大的情形，又称"上睑下垂"。中医学亦称"上胞垂"、"睑废"等。

病因病理

由于上睑提肌功能不全或消失,或其他原因所致上睑部分或全部不能提起,使上睑呈下垂位置。分为完全性及部分性、单眼性或双眼性、先天性与后天性、真性与假性等不同类型。双侧眼睑下垂见于先天性上睑下垂、重症肌无力,单侧上睑下垂见于蛛网膜下腔出血、白喉、脑脓肿、脑炎、外伤等引起的动眼神经麻痹。

中医认为本病不外先天禀赋不足与后天失养两个方面,但主要还是责之后天之本。脾为后天之本,脾胃虚弱则受纳运化功能失调,气血津液生化之源不足,肌肉筋脉失其滋养,则必痿软无力而失用,上睑无法升提。

诊断要点

1. 双眼平视时,上睑缘位置低于正常(正常位置:上睑遮盖上方角膜小于2mm左右),部分或全部遮盖瞳孔。上睑下垂分为先天性和后天性(外伤性、神经源性、肌源性、机械性和老年性)两类。

2. 双眼平视,上睑遮盖角膜超过2mm。常伴有额部皱纹加深,睁眼时眉毛上抬。

3. 先天性可常合并内眦赘皮、睑裂短小、眶距增宽、斜视等。

4. 排除重症肌无力和下颌瞬目综合征。

治疗方法

▌方一▌

1. 取穴　百会、涌泉(双侧)。

2. 方法　用隔药灸法。选准穴后,取一枚大小适宜的姜,切成厚度为0.2cm的薄片,放置百会穴上,然后取艾绒一小撮放在姜片上点燃,嘱病人闭目静坐,如觉热甚可稍移动姜片,灸完百会穴后,方可加熏灸涌泉穴(双侧)。每次灸15分钟,日2次,10天为1疗程,一般可在2疗程内痊愈。

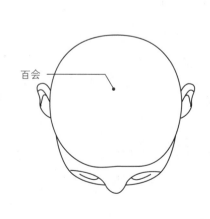

百会

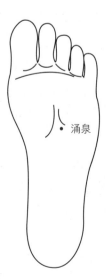

涌泉

▮方二▮

1. 取穴　阳白、下关。

2. 方法　用温针法。以眼部取穴为主,取攒竹、阳白透鱼腰丝竹空、承泣、下关,头痛加头维、神庭、上星,远部取合谷、足三里、三阴交为主,针刺得气后夹电极,以疏密波、弱电量为主、低频率,时间为20~40分钟,每日1次,10次为1疗程,面部用TDP照射,距离为40~50cm,以局部微红为度,针刺治疗后稍休息,用1cm的艾条插在毫针上点燃,插艾条的穴位分别为阳白穴、下关穴,每个穴位用2炷,每天1次,10天为1疗程。

▮方三▮

1. 取穴　血海、足三里。

2. 方法　用温针法。先选眼局部穴位为主穴,配以四肢穴并辨证选穴进行针刺。采用凤凰展翅手法,即先进针到深部,再提拉到浅部,得气后再进入中部,进行左右上下提插捻转。血海、足三里两穴加灸或用温针灸,留针20分钟。7~10次为1疗程,隔日或每日进行,一个疗程结束后休息7天再进行第二疗程。

▮方四▮

1. 取穴　阳白(双侧)、足三里(双侧)、三阴交(双侧)。

2. 方法　用直接灸法。全部六穴均采用直接无瘢痕灸法,每穴灸5壮,壮如黄豆大,每天1次,10次为1疗程;疗程间隔1周。

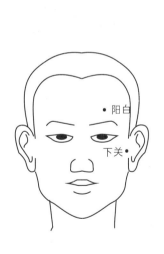

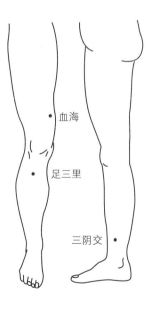

治疗效果

☞ 吴春光用"方一"治疗50例,1疗程痊愈26例,有效24例。二疗程毕后全部治愈(见《针刺研究》,1992年第4期)。

☞ 李丽琼用"方二"配合穴位注射治疗32例,治愈18例,好转12例,无效2例,总有效率90.6%（见《云南中医中药杂志》，2007年第3期）。

☞ 许彤华用"方三"治疗77例中，基本治愈17例，占22%；显效19例，占25%；好转25例，占32%；无效16例，占21%。总有效率为79%（见《上海针灸杂志》，1995年第1期）。

☞ 连远义用"方四"治疗36例，痊愈者8例，均为病程短、年龄较轻者；好转24例，另有4例无效（见《针灸临床杂志》，2004年第9期）。

处方荟萃

1. 李远实用隔盐灸法。取穴大包、神阙。操作：大包穴平刺，泻法，留针30分钟；神阙穴隔盐灸至肠蠕动加强，矢气频放，2~3壮。1日1次，10次为1疗程（见《吉林中医药》，1997年第1期）。

2. 蔡凤英用艾灸加针刺法。主穴取攒竹、阳白、鱼腰、合谷、百会。配穴取眼肌下垂加外关、光明、三阴交、足三里；复视加睛明、风池。每次取主穴3穴，配穴据症取1~2穴。眼周穴位可单穴直刺，亦可透穴刺，直刺以得气为度，用轻雀啄法行针半至1分钟，其余眼区穴用捻转略加提插之法，亦运针半至1分钟。刺激宜轻，不留针。四肢穴则取紧插慢提，前重后轻的补法，得气后留针30~45分钟。百会穴用米粒大艾炷无疤痕着肤灸3壮，亦可用艾条灸15分钟。7~10天为1疗程，每日1次。疗程间隔3~5天（见《中华眼科杂志》，1960年第4期）。

按语

通过临床疗效观察及追访，说明艾灸确能维持阴阳平衡，提高机体抗病祛邪、扶正升阳的特殊作用。百会为督脉之大穴，统一身之阳，灸之具有提补中气之功，是治疗内脏下垂的重要穴位，明·杨继洲曰："百会穴，一百病皆治。"用上述灸法治疗收效快，治愈率高，病程越短，治愈率越高，最快一周内恢复正常。眼睑下垂分先天和后天，一般以后天导致者效果较好。

在灸治的同时，可以配合局部按摩治疗，可以事半功倍。①静坐调息：静坐闭目，放松肌肉，一呼一吸为一拍，心中默念四个八拍；②按睛明穴；③揉按四白穴；④揉按眼眶周围；⑤按压太阳穴；⑥按压风池穴；⑦搓揉合谷穴；⑧远望收功：双眼望向远方，心中默念四个八拍。

日常生活作息应正常，睡眠应充足，避免眼睛过度疲劳，多吃对眼睛有益食物，如：含维生素A、B群、DHA及含葫萝卜素多之食物，多到户外运动等。

十一、枕神经痛

枕神经痛是枕大神经痛、枕小神经痛以及耳大神经痛的总称。属祖国医学"头痛"范畴。

病 因病理

有的学者认为枕神经痛是一种非特异性的感染炎症或中毒性神经炎,常因感冒受凉、劳累等诱发,最常见的是继发于上呼吸道感染。但是从临床上来看,以颈椎病、寰枕部畸形、损伤所引起的继发性枕神经痛居多,并且结合其特殊生理解剖的结构来分析,则是以颈部软组织(肌肉、筋膜、腱膜等)急性损伤或慢性劳损所造成对枕神经的压迫刺激和嵌压所引起的枕神经痛更多见。

中医学认为,此病是由于寒湿之邪,客于颈枕部留着不去,阻塞经络,气血不畅导致颈部疼痛、转侧不利;或由于劳损,气血郁滞,阳气不畅,经脉失于温煦故拘急而作痛,气血不能畅通,瘀血阻于经络则颈枕部痛如刺,痛有定处,按之痛甚。

诊 断要点

1. 为一侧或双侧后枕、枕顶部持续性钝痛,并且伴有阵发性的顶枕部、外耳、乳突部针刺样、抽掣样疼痛,疼痛部位与枕神经的走行一致。

2. 相应部位的皮肤可有痛觉过敏及感觉减退。在枕神经的浅出点可有压痛,按压时,常伴有向上放射痛。

治 疗方法

▮方一▮

1. 取穴　百会、天柱。

2. 方法　用隔姜灸法。用剪刀将百会穴部位的头发剪掉约2cm×2cm一块,常规消毒,将黄豆大艾炷隔姜施灸百会、天柱穴上,从炷顶点燃。待燃至无烟时,持厚纸片迅速将艾炷压熄。压时用力由轻到重,此时患者顿觉有热力从头皮渗入脑内的舒适感或顿觉有热力渗入后颈部的舒适感,一般1次施灸15壮,隔天1次。

▮方二▮

1. 取穴　热敏点。热敏点的查找:用点燃的纯艾条在患者体表病位附近的压痛点、结节点等反应点处进行查找,在距离患者皮肤表面2~3cm的高度进行悬灸。当患者感到施灸部位发生透热、扩热,甚至产生感传现象,此点即是热敏点。重复此步骤,直至所有热敏点被探查出。

2. 方法　用热敏点灸法。选择舒适,充分暴露病位的体位。在查找到的热敏点上选择1~2个点上实施温和灸,施灸至透热、扩热,甚至感传现象消失,此为一次施灸的。完成一次施灸时间的长短因人而异,不设限。每日治疗1次。10天为1疗程。

▮方三▮

1. 取穴　枕大神经痛取玉枕、通天、列缺,枕小神经痛取角孙、完骨、列缺。

2. 方法　用温针法。列缺穴用平刺法,针尖向上,勿灸;玉枕、角孙、完骨4穴用斜刺法针尖向前上，取6cm×4cm中间有孔易拉罐皮数个，套置于玉枕、通天、角孙、完骨诸穴针上，再取1.5cm长艾条穿套针柄，点燃灸之，燃尽，再灸1次。每日1次，5次为1个疗程，休息2天后继续下一个疗程。

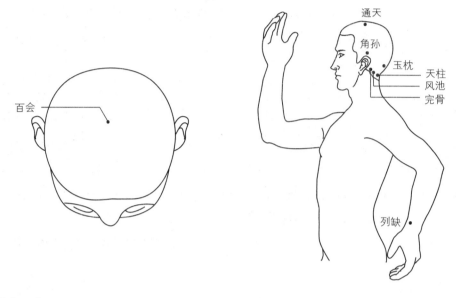

▌方四▐

1. 取穴　双侧风池穴。

用温针法。患者取坐位，穴区常规消毒，选用28号2寸长毫针，针尖刺向对侧眼球，针入0.8～1寸。施捻转泻法，得气后在针柄上套置一段约2cm长的艾条施灸，根据病情轻重和病员耐受程度，施灸2～3壮，灸完出针时再用捻转泻法行针1次。点燃艾条时可用小硬纸片护住头发，病员感觉太烫时可用剪有小缝的硬纸片暂时挂在针身上，以防烧伤，每日1次，7次为1疗程，1个疗程结束后间隔2天行第2疗程。主治枕大神经痛。

治疗效果

☞ 姜立言用"方一"治疗62例中，痊愈12例，占19%；显效33例，占53%；好转16例，占26%；无效1例，占2%。总有效率98%（见《辽宁中医杂志》，2007年第2期）。

☞ 徐彰怡用"方二"治疗20例，对照组20例，结果分别痊愈8、4例，显效9、6例，有效3、8例，无效0、2例，显愈率85%、50%（见《江西中医学院学报》，2008年第3期）。

☞ 詹龙祥用"方三"治疗78例，治愈69例，好转9例，全部有效，治愈率为88.5%，复发率仅为2.6%（见《安徽中医临床杂志》，2001年第3期）。

☞ 季国臣用"方四"治疗枕大神经痛48例，对照组48例，痊愈40、37例，好转6、10例，无效2、1例，总有效率95.8%、97.9%。认为温针灸治疗枕大神经痛近期疗效与封闭疗法相同，但痊愈病例的复发率明显低于封闭疗法（见《实用中医药杂志》，2001年第7期）。

处 方荟萃

1. 马兆勤用艾条灸法。嘱患者俯坐，施术者先取风池穴（双）、角孙穴（双）消毒后左手固定患者头顶部，右手持28号1寸毫针，用针尖，力度约以拿一个鸡蛋的劲，每穴每次点刺3~5下，刺入皮肤0.1cm，随之患处迅速出现数个米粒大小皮丘，5分钟后消失，不留瘢痕，患者略有灼痛感。然后取艾条点燃一端，距穴位3cm处温和灸15分钟。上述治疗一般每日1次，症状重者每日可施2~3次。7天为1疗程，间隔2天后继续下1疗程（见《中国中医急证》，2003年第4期）。

2. 毛芝芳用温针灸法。病人俯卧位，取风池穴常规消毒，温针灸3壮，出针后不按针孔。然后在风池穴处找出向头顶及至前额放射感的痛点并标记之，常规消毒后用5号针头先刺入皮下，然后使针头朝上45度角缓慢推进。当出现放射痛时，即针尖已刺中或接近枕大神经，注入确炎舒松—A10mg，利多卡因1ml和维生素B_{12} 0.5mg的混和液，注射完毕后嘱患者端坐休息5~10分钟。每周1次，3次为1疗程（见《浙江中医药大学学报》，2009年第1期）。

按语

临床发现百会、天柱穴处疼痛麻木是本病的特殊反应点，也是施灸的依据，头痛随着疼痛麻木消失而解除。灸治必须接连施灸，使两穴处疼痛麻木消失，此时症状减轻，为一个灸程，2~4周后灸痂自行脱落。枕大神经痛多因项部受凉、劳累时加重，艾灸可温经散寒止痛，故用"方一"治疗有良效。

热敏点是一种反应点，是内在疾病反映在身体局部的特殊点，是动态的、个体化的、激发态的腧穴，不同疾病的热敏点出现的部位是不同的。热敏点有耐热、喜热、传热的特点。多数枕神经痛患者身上都能找到热敏点。在热敏点上施灸能够起到小刺激、大反应，并且容易激发感传，气至病所，从而提高临床疗效、缩短疗程，所以热敏点是灸疗最佳的刺激点。热敏点灸法对于治疗原发性枕神经痛或是继发性枕神经痛都能切合病因病机，且费用低廉、无痛，值得推广应用。

十二、椎—基底动脉供血不足

椎—基底动脉供血不足为中老年人好发的一组临床上以眩晕为主要症状的症候群，属于中医学的"眩晕"范畴。

病 因病理

现代医学认为，引起椎—基底动脉供血不足性眩晕的原因是，椎—基底动脉硬化引起血管狭窄，或颈椎骨质增生、椎间孔狭窄、颈椎间盘突出等压迫椎—基底动脉，或颈部交感神经受刺激引起椎—基底动脉痉挛，使脑系血流不畅，造成供血不足，导致脑功能障碍，发生眩晕等不适。其主要病理变化是血动力学改变，椎—基底动脉呈缺血性改变。

中医认为，本病病因病机不外乎劳损或体虚，复感风寒湿邪而致颈部经络闭塞不通，气滞血瘀；或因肝风内动或肝阳上亢，痰饮或痰火内扰，气血亏虚，髓海不足等因所致。

诊断要点

1. 眩晕为发作性视物或自身旋转感/晃动感/不稳感，多因头位和（或）体位变动诱发。

2. 眩晕时伴有其他脑干一过性缺血症状，如眼症（黑蒙、闪光、视物变形、复视）、内耳疼痛、肢体麻木或乏力、猝倒、昏厥。

3. 有轻微脑干损害体征，如角膜和（或）咽反射减退或消失，辐辏反射障碍，自发性或轻微压迫一侧椎动脉后诱发的眼震以及阳性的病理反射等。

4. 病因明确，如颈椎病、颈椎外伤、脑动脉硬化、高黏血症、糖尿病等。

5. 经TCD证实均有明显的血流不足或单侧椎动脉血流不足。

6. 排除眼、耳和颅内其他疾患所致眩晕，包括头颅CT或MRI检查正常。

治疗方法

‖方一‖

1. 取穴　百会、风池（双）、脑空（双）、两侧颈2~7夹脊穴。

2. 方法　用温针灸法。采用3号1.5寸毫针，头穴斜刺0.5寸，颈部穴位直刺0.8~1.2寸有酸胀或放射感后，将艾条切成3cm左右长套于针柄上点燃施灸，每穴灸3壮，以患者感觉局部温热为宜（主要为风池、夹脊穴）。每天治疗1次，15次为1个疗程。

‖方二‖

1. 取穴　风池。

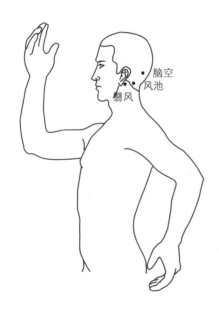

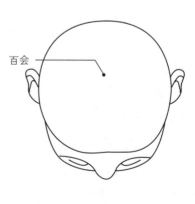

2.方法　用温针灸法。患者取俯伏位,常规消毒所选穴位,用28号2寸毫针,双侧风池穴针尖向对侧眼球方向刺,得气后使针感上传于头,取1.5cm长温灸艾条段置针柄上施以温针灸,1日1次,灸5天休息1天,10天为1个疗程。治疗2个疗程。

‖方三‖

1.取穴　病变节段的双侧颈夹脊穴。

2.用温针灸法。用1.5寸毫针垂直进针后,针尖稍向内上方刺入颈椎横突下,患者可有明显的胀麻感,然后,剪取长1.5～2cm的市售药艾条段,点燃一端并在此端中心戳一小孔(注意勿穿过另端),将点燃端套置于针柄尾部。患部皮肤铺阻燃物以防火灰掉落烫伤。每日1次,留针30分钟。30天为1个疗程。

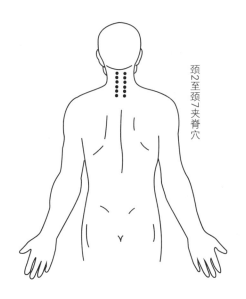

颈2至颈7夹脊穴

‖方四‖

1.取穴　根据病情选单侧或双侧风池透翳风、颈1夹脊。

2.方法　用埋线和隔姜灸法。埋线:选用2～4cm长的0/2号肠线,局麻后进针,一边推压针芯,将肠线平直植入穴位内出针。15天治疗1次,2次为1疗程。同时灸百会穴,隔日1次,每次7～10壮,30天为1疗程。首先充分暴露穴位,将鲜姜切成0.3cm厚上穿数孔的薄片,用熟艾绒制成(1.5cm×1.5cm)之圆锥形艾炷,把艾炷放在姜片上点燃施灸,以患者能耐受之最热的感觉为最佳温度,防止烧伤。

治疗效果

☞ 刘峻用"方一"配合口服西比灵治疗本病52例,对照组42例,痊愈30、12例,好转21、20例,无效1、10例,总有效率98.1%、76.2%(见《医学综述》,2007年第24期)。

☞ 王晓燕用"方二"治疗31例,对照组29例,痊愈17、8例,好转13、14例,无效1、7例,总有效率96.78%、76.67%(见《云南中医学院学报》,2008年第2期)。

☞ 刘傲霜用"方三"治疗49例，痊愈36例，好转10例，无效3例，总有效率93.88%；对照组46例，痊愈20例，好转17例，无效9例，总有效率80.43%（见《中医杂志》，2000年第6期）。

☞ 赵学田用"方四"治疗本病80例，对照组51例，痊愈42、12例，好转35、20例，无效3、19例，有效率96.25%、72.7%（见《中医药学报》，2002年第5期）。

处方荟萃

黄莹用艾条灸加针刺法。针刺：取穴百会、风池。恶心呕吐加内关、丰隆，肢体麻木加肩髃、曲池、合谷、风市、阳陵泉、足三里，耳鸣加听宫、听会，颈部不适者加颈部夹脊穴。毫针刺法，手法平补平泻，每10分钟行针1次，留针30分钟，在针刺得气后进行，选用艾条，将其一端点燃，对准百会穴，施灸者可将中、食指放在穴位两侧感受温度，以温热而不灼，透而不伤皮为度，灸15分钟，每日1次，10次为1疗程（见《深圳中西医结合杂志》，2003年第3期）。

按语

观察发现，温针灸前后经颅多普勒超声扫描观察，患者针刺后血流平均速度、收缩期速度、舒张期速度分别较针刺前提高，达到或接近正常值，说明此法对脑血管有良性调节作用，可使椎—基底动脉血管舒张功能增强，血流速度加快，血流量增加。基底动脉的平均峰流速在治疗前后虽有变化，但其变化程度不如椎动脉平均峰流速的变化程度大，这可能是由于椎—基底动脉的代偿功能使得基底动脉流速所受的影响不及椎动脉明显所致。

本病在治疗的同时，还应该适当锻炼，增强体质，劳逸结合。避免体和脑的过度劳累，注意节制房事，防止精伤髓亏，脑海失充，清窍失养。调畅情志，保持心情乐观，忌暴怒、惊恐等刺激，以防七情内伤，引动风火，而发眩晕。避免突然、强烈的头部运动，以及少做旋转、弯腰动作，以免诱发眩晕。避免长期在噪音环境中工作。

十三、末梢神经炎

末梢神经炎系由多种原因引起的多发性末梢神经损害的总称。中医属"痿证"的范畴。

病因病理

末梢神经炎是由多种原因，如感染、中毒、营养代谢障碍、过敏变态反应等损害了诸多周围神经末梢，引起神经细胞变性，即髓鞘和轴突变性，从而导致肢体远端（尤其是下肢）对称性的感觉、运动及自主神经功能障碍。

中医认为，末梢神经炎是气血不足，不能濡养筋脉；或因寒邪客于经脉，致气血阻滞，筋脉失养，宗筋不利，弛纵不收；或因外感湿热邪毒浸淫，四肢气血抑阻；或固饮食辛热酒酪之品伤及脾胃,热灼精血,从而出现手足无力、肢端麻木等症状。

断要点

1. 感觉障碍:初期常以指(或趾)端烧灼、疼痛、发麻等感觉异常或感觉过敏等刺激症状为著,逐渐出现感觉减退乃至消失。感觉障碍的分布呈手套或袜套式。少数病人可有深感觉障碍。腓肠肌等处常有压痛。

2. 运动障碍:表现为肌力减退、肌张力低下、腱反射减弱或消失,个别病因药物(如呋喃西林)所致者反射可活跃。久病后可有肌萎缩。

3. 自主神经功能障碍:肢端皮肤发凉、苍白、潮红或轻度发绀,少汗或多汗,皮肤变薄变嫩或粗糙,指(趾)甲失去正常光泽、角化增强等。

4. 有时需做肌电图及神经传导速度测定或神经、肌肉活检帮助诊断。

治疗方法

‖方一‖

1. 取穴　外关、足三里、八邪、八风。

2. 治疗　用温针法。患者取仰卧位,于双侧取穴,常规消毒后,外关、足三里用1.5寸毫针直刺,进针1.2寸,提插捻转获得针感后,用1寸长的艾条段分别套于外关及足三里穴的针柄上,点燃艾条下端使其燃烧,燃尽后换另一壮。分别灸4壮。灸后取针。八邪、八风穴用1.5寸毫针斜刺,进针1寸,提插捻转取得针感后留针30分钟取针。主治末梢神经炎之感觉障碍。

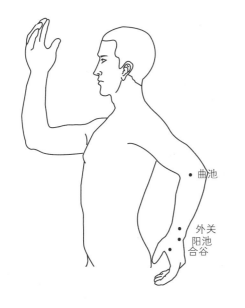

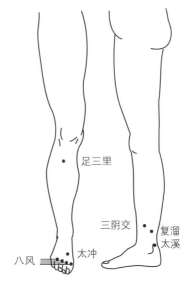

‖方二‖

1. 取穴　3～5椎及13～21椎夹脊穴。

2. 方法　用隔姜灸加针刺法。先针肩髃、曲池、手三里、阳溪、合谷、髀关、梁丘、足三里、解溪、冲阳穴，根据患者症状辨证配穴：烦热胸闷者加刺尺泽，湿热较重者加刺阴陵泉、侠溪，脾胃虚弱、肝肾亏损者加刺阳陵泉、悬钟、太溪。得气后强刺激，每10分钟行针1次，留针半小时出针。再用艾炷隔姜灸3~5椎及13~21椎夹脊穴，每穴灸5壮，每天治疗1次。

‖方三‖

1. 取穴　上肢末端：八邪、阳池、中渚、外关；下肢：八风、太冲、太溪、三阴交等穴。

2. 方法　用隔药布灸。桃仁陈醋液组成：桃仁6g、红花6g、地龙6g等研细末，用纱布包紧浸泡在约200ml陈醋液内，20分钟后备用。药布加工：取医用绷带宽度约10cm两卷，浸泡在该药液内，5分钟后取出即成药布，捏出药液即可使用。用湿绷带以适宜的松紧度从手足末端缠绕至腕或足上3寸许，然后点燃艾条对准穴位施灸，距皮肤约2cm，温和灸与雀啄灸交替使用，灸至使穴位有热胀感为度。施灸完毕，即用干毛巾包紧手足指（趾），嘱患者用手对掌摩擦3~5分钟，每天施灸1次，10次为1疗程。主治糖尿病并发系统性远端多神经症。

‖方四‖

1. 取穴　曲池、合谷、足三里、阳陵泉、悬钟、复溜、肾俞、肝俞。

2. 方法　用温针法。采用28号粗针，初期（病程7天内）采用平补平泻手法，后期使用补法，其中肾俞、肝俞针后缠以细艾条加灸，每日1次，得气后留针30分钟，每隔10分钟行针1次。10日为1疗程。主治有机磷中毒所致末梢神经炎。

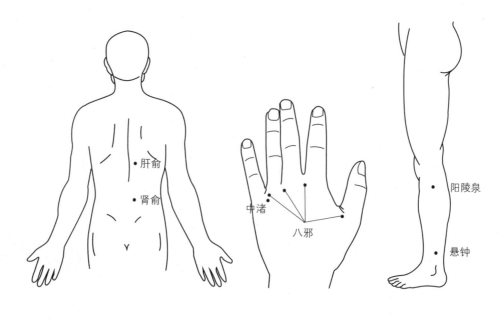

 疗效果

🐊 张欣用"方一"治愈26例，好转6例，未愈2例；对照组治愈5例，好转7例，未愈19

例（见《新疆中医药》，2007年第6期）。

 梁云霞用"方二"治疗34例患者，痊愈15例，好转18例，无效1例。有效率为97.1%（见《中国针灸》，1996年第10期）。

 马兆勤用"方三"治疗糖尿病引起的系统性远端多神经症60例，症状消失35例，占58%；好转24例，占40%；无效1例，占2%，总有效率98%（见《中国中医药科技》，1996年第6期）。

 荆晓日用"方四"治疗有机磷中毒所致末梢神经炎23例全部有效。其中痊愈16例，占70%；1个疗程痊愈者4例，2个疗程痊愈者9例，4个疗程痊愈者3例；有效7例，占30%（见《中国乡村医药》，1996年第5期）。

处方荟萃

1. 付勇用热敏灸法。针刺取穴以腰背部夹脊穴、四肢穴位（曲池、外关、合谷、八邪、髀关、足三里、太溪、太冲、阳陵泉、八风）为主，每天治疗1次。在患者背部"热敏点"上施灸，每次取穴3~4个，每天治疗1次。该病"热敏点"穴位大致出现在督脉腧穴、膀胱经背腧穴上及其附近，位置与督脉的腰阳关、命门、身柱、陶道、大椎等穴，以及膀胱经背腧穴位的肺俞、胃俞、肝俞、肾俞、关元俞等穴位置基本一致。灸疗时即感四肢萎弱之肌肉有明显热流传导，直达四肢远端末梢（见《江西中医药》，2007年第2期）。

2. 邵霞萍用药线点灸法。先找出患者麻木指趾最显著的一点，将胶布剪成0.5cm×0.5cm的小方形，贴在上面，然后用自制的麝绳作为灸治材料，点燃麝绳的一端进行点灸，直接刺激麻木点，每点1次为1壮。连续点灸，如雀啄灸法。当患者呼痛时，点灸即止。每天治疗1次，5次为1个疗程，然后休息2天，继续下一疗程的治疗（见《中国针灸》，2002年第10期）。

3. 刘彦红用拍打灸法。中药外用红花、川芎、羌活、独活、牛膝、地龙各20g，桂枝、干姜、附片、延胡索各10g。上药置密闭容器内，加75%酒精500ml，浸泡24小时后备用。患者于治疗前用热水浸泡手脚30分钟，注意避免烫伤。往拍打灸用玻璃缸中倒药液的上清液适量，医者用右手持长柄钳子夹住纱布球或棉球，蘸上酒精浸泡液，用火柴点燃，直接快速涂于患处或选取的经络路线上，左手随后迅速搓拍扑灭，如此反复10余次，以局部皮肤潮红为度。针刺以四肢穴位为主，施以平补平泻手法。上肢取曲池、外关、后溪、合谷、中渚、八邪等穴。下肢取阴陵泉、足三里、阳陵泉、三阴交、足临泣、照海、八风等穴。每天治疗1次，10次为1个疗程，疗程间休息3天。主治非代谢性末梢神经炎（见《安徽中医临床杂志》，2003年第1期）。

按语

用灸法治疗本病有较好疗效，通过热力传透，可使局部的气血运行通畅，对于局部酸、痛、麻木、冷、痒等取效较快，治疗所需时间短，具有火力向下使热刺激及药物的作用力一起直入穴内的特点，能起到舒筋活血、调节十二经功能，使气血调和，经脉得养，从而达到治疗疾病的目的。

患本病的患者，饮食要易于消化并富有营养，补充富含维生素B₁的食物，如各种杂粮、豆类和其他多种副食品。还可以多吃干果硬果、动物内脏、蛋类、瘦猪肉、乳类、蔬菜、水果等，但是一定要注意食物加工烹调方法，否则B₁损失太多，同样引起维生素B₁缺乏病。无湿热者宜多食滋补肝肾食物，如肉类、牛羊乳、豆类及枸杞子、山药等。有湿热者宜多食用能清热利湿的食物，如蕹菜、萝卜、冬瓜、薏苡仁、豆芽等。忌食生冷、坚硬、不易消化的食物，湿热证忌食辛辣、温热的食物，如酒、辣椒、干姜、胡椒、桂皮等。

十四、桡神经麻痹

本病多由外伤、感染、产伤、颈椎病、肿瘤、代谢障碍、各种中毒及手臂长时间放置位置不当引起，其临床表现主要为运动障碍，典型症状为"垂腕"，所以中医又称为"垂腕证"。属中医学"痿证"范畴。

病 因病理

本病多由外伤、感染、产伤、颈椎病、肿瘤、代谢障碍、各种中毒及手臂长时间放置位置不当引起，由于桡神经在肱骨中段紧贴肱骨干，故其损伤一般多为肱骨干骨折的牵拉、利器的刺裂或止血带过紧的压迫所致。然而醉睡时尤其是酒醉后醉睡时，头部过久地压迫上臂中段或肘部，亦可造成该桡神经循经部位血循不畅，神经鞘水肿，甚者神经轴退变发生瓦勒氏变性。

中医学认为，"血主濡之"、"指受血而能摄"。患者因外伤等原因导致患肢局部受压，血循不畅，筋脉失濡，经络不通，指不能为其用，故形成本病。

诊 断要点

1. 前臂全部伸肌瘫痪和垂腕，掌指关节不能伸直，拇指不能外展，高位损伤时肘关节亦不能伸直。

2. 拇指背侧及第1~2掌骨间皮肤感觉障碍。

3. 病前可有肱骨上部骨折，手术中上肢外展时间过长或昏迷中上臂受压过久以及有刀伤或铅中毒等病史。

治 疗方法

‖方一‖

1. **取穴**　肩髃、臂臑、曲池、合谷、手三里、外关。

2. **方法**　用温针法配合穴位注射法。患者取坐位或侧卧位，患侧在上，将针刺入穴位，得气后，用平补平泻手法，并加艾条做温和灸，每次30分钟，每日1次，10次为1个疗程。然后取患侧曲池、合谷穴穴位注射，得气后回抽无血，注入弥可保注射液，每穴1ml。10天中注射3次为1个疗程。

▌方二▐

1. 取穴　曲池至合谷，配穴肩髃、臂臑、手五里、肘髎、尺泽、内关、列缺、大陵。

2. 方法　用温针法加推拿法。患者坐位，穴位常规消毒，用1.5寸的毫针，由曲池穴沿手阳明经脉走行至合谷穴进行排刺，针距为1寸。针刺得气后主穴施以大幅度捻转提插，使小臂有电击样的感觉，诸穴针毕，在曲池、合谷、手三里穴上加灸。在针柄上穿置一段长约2cm的艾条，艾条与皮肤之间用硬纸板隔离，以免灼伤，加灸后可留针20~30分钟，然后取针。温针灸后配以推拿治疗，在肩髃、臂臑、曲池、手三里、外关、合谷等穴上施以一指禅推法各2分钟，往返3~5遍，然后按手阳明经在上肢循行部位施以滚法，再施以搓法以透热为度，每日1次，12天为1个疗程。

▌方三▐

1. 取穴　患侧臂臑、消泺、曲池、手三里、外关、阳溪、合谷。

2. 方法　用温针法。患者仰卧，用毫针从上向下依次针刺，得气后，均进行快速短促的浅刺约0.5分钟，然后留针。行针时患者局部可有稍胀而舒适的感觉，或短时间麻感，或触电感，若有触电感时，可将针稍向上提。诸穴针毕，在曲池、外关、合谷穴上加温针灸，在针柄上穿置一段长约2cm的艾卷施灸，艾卷相距皮肤3cm。灸后接G6805－Ⅱ型电针治疗仪，选断续波，刺激强度以穴位处肌肉刚出现抽动，病人舒适为度。病程在1周以内者，温针灸宜1段，通电时间5~10分钟宜，通电后可留针30分钟，留针期间每隔10分钟进行快速浅刺运针法一次。病程超过1周者。可增加温针灸的段数，通电时间30分钟，起针时可先行快速短促的浅刺法，然后取针。每日1次，7次为1个疗程，两疗程间隔2天。

▌方四▐

1. 取穴　第一组为肩髃、曲池、合谷。第二组穴为臂臑、手三里、后溪。配穴取肩井、肩贞、外关、阳溪、阳池、中渚。

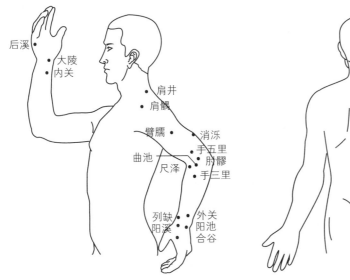
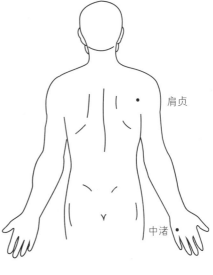

2. 方法　用温针法加穴位注射法。每日取1组主穴及3个配穴。毫针刺法，平补平泻，主穴加用温针灸，留30分钟。隔日另1组主穴，取复方丹参注射液2ml，进行穴位注射疗法，每穴注射复方丹参注射液0.5～0.75ml。温针灸与穴位注射疗法隔日进行，20次为1疗程，间隔3天后行下1疗程。

治 疗 效 果

☞ 郭湄用"方一"治疗10例，经4个疗程治疗后均愈（见《中国民间疗法》，2002年第12期）。

☞ 励志英用"方二"治疗20例，治愈17例，显效2例，无效1例，总有效率95%（见《基层医学论坛》，2006年第12期）。

☞ 魏晓萍用"方三"治疗22例，痊愈20例，占90.9%；好转2例，占9.1%。总有效率为100%（见《四川中医》，2003年第8期）。

☞ 李岩用"方四"治疗30例，痊愈20例，占66.67%；显效7例占23.33%；好转3例，占10%（见《针灸临床杂志》，1997年第3期）。

处 方 荟 萃

1. 齐军用隔姜灸法。主穴：肩髃、臂臑、曲池、外关、合谷。配穴：手三里、臑俞、阳池、八邪等。每天1次，每次取主穴2～3个，配穴1～2个采用轻刺激温补法，轮换使用。除合谷穴外，其余穴位针刺后均用隔姜灸（用大块食用生姜切成0.4cm厚，5分硬币大的薄片，再用针灸针将姜片刺数小孔，然后放在应灸的穴位上，放上搓好艾炷，用火点燃，灸2～3壮，视穴位处潮红为佳），10次为1个疗程，中间休息4～6天（见《甘肃中医》，2001年第4期）。

2. 陈安：取穴以手阳明、手少阳经穴为主。常用穴为臂臑、消泺、曲池、手三里、外关、合谷等。针灸得气后，一般施以补法，弱刺激。而后通以脉冲电流，弱刺激。留针30分钟。留针时在针柄上点燃艾条，施灸，10次为1疗程，疗程结束休息3～5天，再进行第2疗程（见《江苏中医》，1997年第7期）。

按 语

应用灸法治疗桡神经麻痹所取的诸穴，均位于或邻近麻痹的桡神经通路上及支配区内，根据"经络所过，主治所及"的原则，局部取穴收效好。使用灸法时，患者可感到热力往下窜，使温针感气至病所，起到温补气血、行气和血、温经散寒的作用，能引起神经兴奋传导，促进神经肌肉功能的恢复，与针刺、电针、推拿等方法相配应用则宣通荣卫，温经活血通络之力较强，故疗效更好。治疗时间越早，疗效越好。若有骨折，宜先正确处理骨折，然后再行温针灸和其他方法。另外，在治疗时应加强患者主动肢体功能活动，以助恢复。给予富于营养及富含多种维生素的饮食，给予B族维生素，急性期应使患者适当休息，避免过多活动。桡神经再生能力好，经治疗可恢复，预后良好，所以只要治疗得当，是可以较快恢复的。

十五、坐骨神经痛

坐骨神经痛是指沿着坐骨神经通路及其分布区内的疼痛综合征。中医归属于"痹症"范畴。

病因病理

坐骨神经由L1~S3神经组成。根性坐骨神经痛的病因大致可分为两类：①椎管类疾病：脊髓与马尾的炎症、肿瘤、外伤、血管畸形、蛛网膜病变等；②脊椎疾患：腰椎间盘突出、腰椎椎管狭窄、神经根管狭窄、腰椎骨关节病变、脊椎炎症、结核、肿瘤、脊柱裂等。以上病变对神经根产生机械压迫或刺激引起根性坐骨神经痛。

中医学将本病归属于"痹症"范畴，《素问·痹论》曾说："风寒湿三气杂至，合而为痹也。"中医学认为本病与少阴阳虚、风寒着于腰部、劳役伤肾、坠堕伤腰、寝卧湿地等五种情况有关。各种原因导致的坐骨神经痛多以经络阻滞为基本病理变化。

诊断要点

1. 放射痛，疼痛可自腰、臀部直达大腿、小腿后外侧及外踝处。

2. 牵拉痛，凡体位改变成牵拉坐骨神经时皆可诱发或使疼痛加剧，如直腿抬高试验。

3. 坐骨神经支配区域内不同程度的运动、感觉、反射和自主神经障碍，常见跟腱反射减低或消失。

4. 常见压痛点：腰椎旁、坐骨切迹、臀中点、腘窝点、腓点、踝点。

5. 腰椎X线片常见腰椎间隙变窄等。

治疗方法

‖方一‖

1. 取穴　阿是穴。

2. 方法　用直接灸法。治疗时先将蒜头切碎捣烂，调成饼状，覆盖于患者疼痛处，再将生姜切成2~3mm厚的姜片，均匀地扎上针眼，覆盖在蒜泥上，姜片之上放以蚕豆大小之艾炷，施灸。每部位施灸7~14壮，以病人能耐受，不起疱为度。6次为1个疗程，疗程间休息1~2天。主治顽固性坐骨神经痛。

‖方二‖

1. 取穴　背部压痛点。

2. 方法　用隔姜灸法。先让患者取俯卧位姿势，医者用右手拇指均匀向下用力按压，从脊椎部位寻找压痛点，顺序是由上及下，也就是从悬枢穴按压至腰俞穴。通过按压脊椎这一段，必定会有压痛点出现，然后将鲜姜切成像5分钱似的圆形，姜片厚约0.2cm，再用火柴棒在姜片上钻孔，但不能完全钻透，否则不仅容易灼伤皮肤，而且痛苦比较大，把姜片置于压痛点上，再放艾炷，用火柴点燃，约3壮（预计6分钟）足以使局部皮肤出现红晕，每日1次。若疼痛较甚者亦可每日灸2次，10日为1个疗程。

方三

1. 取穴　主穴腰2~5夹脊，秩边、环跳、阳陵泉、昆仑；配穴：承扶、殷门、委中、承山、解溪。

2. 方法　用温针法加回旋灸法。均取患侧，采用卧位。针刺上述穴位产生针感后，在针尾套上纸片，再套入艾卷（距皮肤约3cm），从艾卷下端点燃，待燃尽后除去残灰。留针片刻后拔针。每日1次，10次1个疗程，休息2天后进行第2个疗程。在温针灸的同时，护士手持点燃的艾卷在患侧坐骨神经分布区向左右方向移动或反复旋转施灸。艾卷点燃端与患者皮肤保持一定距离，以患者有灼热感为宜，直至温针灸结束为止。

方四

1. 取穴　按疼痛放射部位，循经取穴：秩边、环跳、承扶、委中、阳陵泉、昆仑。

2. 方法　用实按灸法。采用苏州针灸用品厂生产的"太乙药条"或普通药物艾卷，按传统太乙神针的方法由上至下对以上穴位进行施灸；将艾卷的一端在酒精灯上点燃，在穴位上覆盖5~7层白棉布并用左手固定，右手持艾卷并将其点燃的一端对准穴位实按在棉布上，当病人感到灼热时立即将艾卷提起，稍待片刻，再重新按下，待艾火熄灭，重新点燃，或用2~3支艾卷点燃轮流交替使用，每穴按灸5~7次，灸至局都皮肤呈现红晕，并使灸的热力透达组织深部为度。一般每日治疗1次，症状严重者可每日2次。

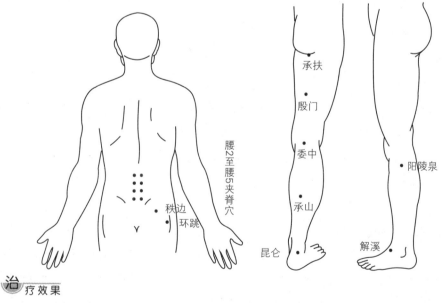

治疗效果

☞ 焦扬用"方一"治疗42例，痊愈15例，好转26例，无效1例。总有效率达97.6%（见

《针刺研究》，1997年第3期）。

☞ 牛风景用"方二"治疗18例，痊愈10例，占55%；好转3例，占17%；显效3例，占17%；无效2例，占11%（见《上海针灸杂志》，1998年第8期）。

☞ 于志国用"方三"治疗40例患者，痊愈16例，占40%；显效18例，占45%；好转5例，占12.5%；无效1例，占2.5%。总有效率97.5%（见《针灸临床杂志》，2002年第1期）。

☞ 崔艳用"方四"治疗36例，痊愈23例，占64%；有效9例，占25%；无效4例，占10%。总有效率为89%（见《河北中医药学报》，1997年第10期）。

 方荟萃

1. 李先加用直接灸法。患侧肾俞、环跳、殷门、风市、委中、足三里、承山、昆仑等穴。采用直接灸法至皮肤稍起红晕，灸法的程序遵循先上后下，先阳经后阴经的原则。每日1次，7次为1疗程（见《中国民族医药杂志》，2004年第3期）。

2. 施振东用温针法。主穴取环跳、阳陵泉，配穴取大肠俞、风市、委中、昆仑、阿是穴。均取患侧穴位，主穴每次必取，配穴则根据疼痛部位的不同，每次选用2~3个。针刺得气后，用一段约2.5cm长的艾条套在针柄上，点燃艾条，直至艾条完全烧尽后取针，每次灸治约30分钟，每日1次，5次为1个疗程（见《广西中医药》，2002年第5期）。

3. 楼玮蓁用温针灸法加火罐法。取腰椎骨质增生的相应部位的两侧夹脊穴及压痛穴，患者取俯卧位，用4~6枚28号1.5~2寸针灸针，常规皮肤消毒后，直刺平补平泻法进针，得气后套上艾炷1~2壮，冷却后闭孔出针，用闪火法拔火罐1~2只，留罐5~10分钟，然后起罐，用酒精棉球擦净皮肤，10次为1个疗程。如压痛点明显者，在压痛点处进针，余按上法施治（见《中华医学写作杂志》，2004年第3期）。

4. 李凌山用温针灸法。取承扶穴（臀横纹中央）直下1.5寸处的上、下、左、右各0.3寸处做标志，取4寸传统温针4支，分别在各点以45度的斜角向中央点透刺2寸。均应以患者有麻电感为度。留针2小时以上，同时由两人以粗卫生香烧针尾。配穴：①疼痛由臀部放射至大小腿后侧及足趾外侧者，配殷门、委中、承山、昆仑；②疼痛放射至小腿外侧及足背，取阳陵泉、悬钟、丰隆、太冲；③疼痛由臀部开始，因喷嚏、咳嗽、排便加重者配环跳，在压痛点用毫针点刺并加拔火罐。主治风寒型坐骨神经痛（见《湖南中医药导报》，1995年第6期）。

 按语

经实践证明，若在脊椎压痛点处施以针刺疗法，效果往往不太理想，《内经》说："针所不为，灸之所宜。"使用本法对本病有确切的疗效。对各种原因所致的坐骨神经痛都有改善血液循环，解除肌肉痉挛，控制炎症，缓解疼痛等作用。据彭丽辉观察艾灸"环跳穴"

治疗坐骨神经痛大鼠模型，可以改善大鼠神经痛行为，减轻神经痛的发作；艾灸"环跳穴"治疗坐骨神经痛大鼠模型，艾灸起效时间较针刺稍晚，但随着治疗次数的增加总体疗效无差异（见《河南中医学院学报》，2008年第6期）。

灸治时间短而施灸部位出现红晕快，且出现红晕的面积又大，同时委中、承山、昆仑穴处又出现灼热感者，或在灸时患者周身汗出者，均为病将恢复佳兆，多数患者可随即感觉疼痛症状减轻。年轻患者治疗效果较佳。治疗中尤其注意针刺时要使针感下传，可除深邪远痹，也为温针灸提供条件，同时回旋灸法要使患者局部有灼热感，尤其是局部凉感明显部位。

对于年龄偏大，病程较长或反复发作的患者，多因合并椎体后缘增生，椎间小关节肥大、黄韧带肥厚及神经根粘连导致椎管、侧隐窝狭窄而难以取得较好疗效。对于脱出型椎间盘患者则由于纤维环完全破裂，髓核不可能再回纳，更难于取得效果，故治疗时也要注意选择适应证。

使用"方二"隔姜灸毕用正红花油涂于施灸部位，一是防皮肤灼伤，二是更能增强艾灸活血化瘀、散寒止痛功效。在施灸过程中若不慎灼伤皮肤，皮肤起透明发亮的水疱，应注意感染，一般10日左右会自愈。

本病在诊治及日常生活中的护理相当重要。诊室要保持适宜的温度，诊床要用厚度适宜的硬板床，对伴有腰痛的患者，护理人员要帮助其缓慢起动，同时患者平时应注意保暖防潮，夜间可用电热毯烤热疼痛部位，每天20分钟。避免感受寒湿，加强体育锻炼，注意活动和劳动姿势，不宜久坐。

十六、腓总神经麻痹

腓总神经麻痹多因损伤等原因造成。属中医"痿证"范畴。

 因病理

腓总神经从坐骨神经分出后，沿股二头肌的内侧缘斜向外下方，绕过腓骨小头，穿入腓骨小头处下行，其行程比较紧张，易受牵拉伤，特别是穿过腓骨小头处，紧贴腓骨小头后面，位于皮下，易受卡压伤。本病常由压迫所致，如两腿交叉久坐、长时间下蹲工作，亦可由外伤、感染、中毒、受寒，或代谢障碍疾病如糖尿病导致。

中医学认为，患者因外伤等原因导致患肢局部受压，血循不畅，筋脉失濡，经络不通，足不能为其用，故形成本病。

诊断要点

1. 有局部长时间受压病史。

2. 除手术中损伤者外，一般起病缓慢，小腿肌力下降，并逐渐加重，进而发展为足外翻，肌力下降或消失，甚至发生足下垂，第一足趾背伸肌力下降或消失。

3. 神经支配区不同程度感觉障碍, 逐渐发生胫前神经麻痹; 初期感觉小腿外侧疼痛, 走快时疼痛加剧, 被动足内翻可诱发疼痛或使原痛加重。

4. 肌电图示小腿前外侧肌肉纤颤, 腓总神经传导功能障碍。

治疗方法

‖方一‖

1. **取穴** 环跳、阳陵泉、足三里、浮郄。配穴取下巨虚、悬钟、解溪、足临泣。

2. **方法** 用温针法。将上穴分成二组: ①环跳、阳陵泉、绝骨、足临泣; ②足三里、浮郄、解溪、下巨虚。针刺得气后留针于穴位, 将艾条剪成1cm长短, 置于针柄上, 温灸3次方毕。每天一组穴, 交替进行。20天为1个疗程, 未愈者休息3天继续第二个疗程。

‖方二‖

1. **取穴** 阳陵泉、足三里、条口、悬钟、昆仑、太冲。

2. **方法** 用温针法。单侧患病取单侧, 双侧患病取双侧。用75%酒精常规消毒, 用针灸针快速进针, 阳陵泉透阴陵泉, 悬钟透三阴交, 昆仑透太溪, 提插捻转得气后留针, 留针时将纯净细软的艾绒捏在针尾上, 或用一段长约20mm左右艾条, 插在针柄上点燃施灸, 待艾绒或艾条燃尽后除去灰烬, 将针取出, 然后用消毒干棉球按压针孔, 防止出血。每日治疗1次, 10次为1个疗程。

‖方三‖

1. **取穴** 足三里、解溪。配穴: 环跳、承扶、阳陵泉、丰隆、悬钟、昆仑。

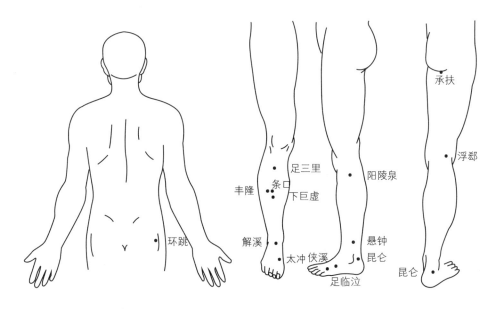

2. **方法** 用电针加温和灸法。针刺后采用平补平泻或补法。行针得气后, 将电麻仪正负极分别接在主、配穴针柄上, 取连续波, 电流量以患者能耐受为度。每次留针30分钟, 每天1次，10次为1个疗程。每次针刺结束后，施以艾条温和灸，置灸火距腧穴2cm左右，以病人感到温热舒适为宜。每次取2~3个穴位，每穴灸5~7分钟。

方四

1. 取穴　阳陵泉、足三里、悬钟、解溪、太冲、侠溪。

2. 方法　用电针加隔姜灸法。以上穴位针刺得气后，取2组穴位，每组导线上下连接，用脉冲电针仪，选疏密波，流量以刺激肌肉引起足背向上抽动为准，每日1次，留针30分钟，10次为1个疗程，疗程间休息3日。隔姜灸：将鲜姜切成直径1.5cm、厚0.3cm薄片备用。每次选取3~5个穴位，把姜片放在穴上，上置底面直径约1cm的艾炷，每穴灸3~5壮至皮肤潮红为度，10次为1个疗程，疗程间休息3日。

治疗效果

☞ 陈荣治疗13例，痊愈9例，占69.23%；显效3例，23.07%；进步1例，占7.70%；无效0例（见《四川中医》，2000年第7期）。

☞ 邹菁用"方二"治疗20例，临床痊愈10例，占50%；显效6例，占30%；有效2例，占10%；无效2例。占10%。总有效率为90%（见《中国城乡企业卫生》，2007年第3期）。

☞ 李艳慧用"方三"治疗36例患者，经1~2个疗程治疗后，痊愈20例，显效11例，好转3例，无效2例；总有效率94.6%（见《世界今日医学杂志》，2004年第6期）。

☞ 杜艳娟用"方四"治疗24例，痊愈18例，占75.0%；显效4例，占16.7%；无效2例，占8.3%。总有效率为91.7%（见《中国针灸》，2008年第4期）。

处方荟萃

1. 马庭秀用温针法。取穴：条口、解溪、冲阳、下巨虚、足三里、阳陵泉、绝骨、陵后。常规消毒后，毫针直刺后行提插捻转，其中陵后、阳陵泉、足三里穴以针感向足踝部放射为佳，针刺得气以患者能忍受为度，其他穴位采用平补平泻手法。调针得气后，将艾条截成2cm长小段，插在针柄上点燃近端。注意勿烫伤皮肤，灸至3壮。每日1次，10次为1个疗程，疗程间隔3~5天（见《淮海医药》，2009年第5期）。

2. 龚秀杭用温针法。取穴：环跳、委中、阳陵泉、足三里、解溪、丘墟、太冲，有红、肿、热、痛者在病灶周围刺4针。嘱患者取侧卧屈股位，先用4根毫针分别在红、肿、热、痛病灶四周边缘扎入0.5~0.8寸，取4段2cm灸用艾条，分别插在4根针柄上，在其下方点燃，艾条燃毕去掉针柄上的艾灰。用毫针直刺环跳穴，行针时针感最好能向下放射；用1~1.5寸32号毫针针刺余穴，得气后均留针20分钟，隔日治疗1次，10次为1个疗程，疗程间休息3~7天继续下1个疗程。主治肌肉注射不当造成腓神经损伤（见《浙江中医学院学报》，1998年第4期）。

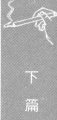

按语

用温针治疗腓总神经损伤效果甚佳。在致病因素中以某种原因压迫神经而致病的最多,治疗效果亦佳。病程在半年以内的疗效更佳。总的来说,温针治疗腓总神经损伤均有效,只要坚持治疗,一般在1~2个疗程之内均能获得满意效果,特别是病程长,出现肌肉萎缩者配合此灸法可收到事半功倍之效。

针刺治疗以局部选穴为原则,取穴多在腓总神经走行线上,在针刺时对其中的阳陵泉、悬钟、昆仑采用透刺针法,起到多个穴位协同作用,阳经与阴经的穴位配合,平衡阴阳。温针灸充分发挥针药结合的协同治疗作用,使艾灸的温热效应、光辐射效应等因素沿针灸针直达相应病变组织,调整患处的血浆渗透压,改善患处的血液循环,增强患处的免疫功能,从而营养局部神经,恢复机体功能。

第七节　泌尿生殖系统疾病

一、慢性肾炎

慢性肾炎是病因多样,病理形态不同,而临床表现相似的一组肾小球疾病,它们共同的表现是水肿、高血压和尿异常改变。肾炎在中医临床中多属"水肿"、"虚损"范畴。

病因病理

慢性肾炎是一种由于感染,造成人体内环境破坏,免疫平衡紊乱的免疫性疾病。其病因病理不是单一的内脏部位的病症,而是全身整体的一系列病态。由于人体免疫平衡紊乱引起肾脏双侧弥漫性,少数为局灶节段系膜增殖、膜增殖、膜性、微小病变、局灶硬化,晚期多数肾小球呈纤维化或玻璃样变,小球皮质变薄,肾小球毛细血管萎缩,最终肾单位多数消失,肾脏体积缩小,甚至变为皱缩肾。

中医以为,水不自利,赖气以动,故慢性肾炎肾炎的水肿尿液异常等症是全身气化能力阻碍,黏液输布失调的一种体现。原病触及的脏腑亦多,但其病原在肾,若外邪侵袭,湿热内蕴,饮食起居失常,或劳倦内伤等均可导致肺不通调,脾失转输,肾失启阖,终致膀胱气化无权,三焦水逆失畅,水液停聚,泛溢肌肤而成水肿、尿液异常等症。

诊断要点

1. 起病缓慢,病情迁延,时轻时重,肾功能逐步减退,后期可出现贫血,电解质紊乱,血尿素氮、血肌酐升高等情况。

2. 有不同程度的蛋白尿、血尿、水肿及高血压等表现。

3. 病程中可因呼吸道感染等原因诱发急性发作,出现类似急性肾炎的表现,也有部分病例可有自动缓解期。

疗方法

▌方一▐

1. 取穴　气海、中极、中脘、阴陵泉。

2. 方法　用针刺加隔药灸法。针刺取中脘，四满（双），均直刺1.0～1.5寸，留针20分钟，5分钟捻针1次，手法采用捻转补法。隔饼灸用附子、红花、木香、茯苓等药适量研磨成粉，加黄酒适量调匀，固定于气海、中极、中脘、阴陵泉（双）穴上，每次灸3壮。以上针灸均隔日2次，先针后灸，连续10天为1个疗程，共灸2个疗程，疗程间隔2天。主治慢性肾炎。

▌方二▐

1. 取穴　百会、内关、关元、气海、足三里、阴陵泉、三阴交、肾俞、肺俞、脾俞。

2. 方法　用针刺加灸法。将毫针刺入穴位，得气后，针用泻法，其中，关元、气海单纯用灸法。足三里、肾俞、肺俞、脾俞用温针灸法。余穴用针刺法。每日1次，留针40分钟，20次为1个疗程。主治慢性肾小球肾炎。

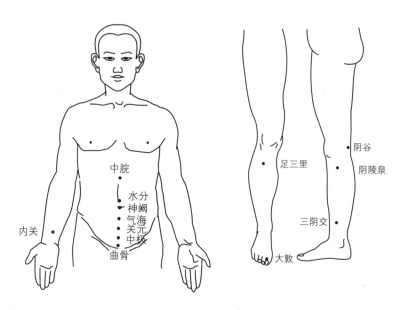

▌方三▐

1. 取穴　肾俞、三阴交、水分、阴陵泉。急性肾炎，加肺俞；慢性肾炎蛋白尿，加脾俞、足三里；浮肿无尿，加神阙（或关元、气海）、命门、志室、三焦俞；少尿，加中极、曲骨、关元、阴谷；血尿，加大敦；高血压，加足三里；贫血，加足三里、膈俞。

2. 方法　用温和灸法。用清艾条作灸材；点燃艾条一端后施灸，灸火离皮肤5～10cm。采用温和悬灸法，使患者局部有温热感而无灼痛为宜；施灸10～15分钟，以局部皮肤呈红晕为度；每日1～2次，10次为1个疗程。

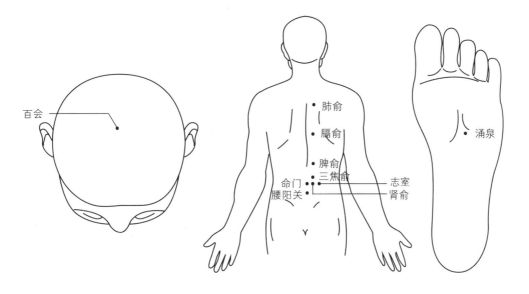

百会

肺俞
膈俞
脾俞
三焦俞
命门　志室
腰阳关　肾俞

涌泉

【方四】

1. **取穴**　百会、肾俞、脾俞、命门、腰阳关、神阙、气海、关元、水分、涌泉。

2. **方法**　用隔橘皮灸法。采用芸香科植物橘的新鲜果皮，剪成直径2~3cm的圆片，中间以三棱针均匀地穿刺10~20个小孔，橘白部紧贴穴位，再将艾炷放在橘红上点燃施灸。涌泉用艾条温和灸（以温灸架固定），每次施灸必取百会、涌泉。余穴用隔橘皮灸，腰部和腹部穴位分2组轮流进行，每次选2~3穴。施灸体位与顺序，先灸百会穴，宜端坐足着地，平心静息，目无外慕；再取俯卧位或仰卧位，每次选一种姿势施灸，同时以艾条温和灸两侧涌泉穴。其顺序先上后下，其次数先少后多，其艾炷先小后大，其强度先弱后强。疗程第1周至第2周每天灸1次，以后隔日灸1次，缓解期3天灸1次，1个月为1个疗程，疗程间休息3~5天。施灸强度与剂量：灸百会艾炷宜小，灸3~5壮，最多7壮，穴位有潮红，扪之灼热即可，以不痛不起疱为度；腰部、腹部穴位艾炷宜大，灸7~15壮，以患者能忍受为度（开始第1周尽量不让其起疱，以后让其自然起疱）；双侧涌泉穴需温和灸30~45分钟。主治慢性肾小球疾病蛋白尿。

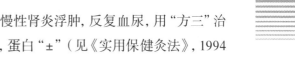
疗效效果

☞ 李砚田用"方一"配合口服中药治疗31例，治愈19例，有效11例，无效1例（见《中国社区医师》，2007年第11期）。

☞ 贺淑文用"方二"治疗9例，完全缓解2例，占22.2%；基本缓解3例，占33.3%；部分缓解3例，占33.3%；无效1例，占11.2%。9例中最少治疗10次，最多治疗190次（见《吉林中医药》，2003年第2期）。

☞ 穆腊梅用"方三"治疗李某，男，24岁，患慢性肾炎浮肿，反复血尿，用"方三"治疗，每日2次，10次后，浮肿消失，尿检红细胞少许，蛋白"±"（见《实用保健灸法》，1994

下篇　各论　第十一章　内科疾病

年, 华中理工大学出版社出版)。

☞ 肖惠中用"方四"治疗慢性肾小球疾病蛋白尿12例, 完全缓解7例, 好转4例, 无效1例, 总有效率91.67%(见《针灸临床杂志》, 2007年第3期)。

处方荟萃

1. 穆借梅用瘢痕灸法。取穴足三里, 艾炷如麦粒大, 灸至局部起疱为度, 灸疮化脓愈后再灸, 3次为1个疗程(见《实用保健灸法》, 1994年华中理工大学出版社出版)。

2. 漆浩用艾炷灸法。取穴复溜、涌泉, 先将施灸部位涂以少量大蒜汁或凡士林, 以增加黏附作用, 再放上艾炷点燃, 当艾炷燃剩2/5左右, 病人感到灼痛时, 马上用镊子将艾炷夹去或压灭, 更换新艾炷再灸。两穴各灸3~7壮。以局部皮肤充血起红晕为度。主治肾炎水肿(见《艾灸养生祛病法》, 1995年北京体育大学出版社出版)。

按语

现代实验研究表明, 艾灸可调整机体免疫状态, 提高免疫功能, 增强抵抗力。而且, 灸治对人体免疫的调整具有双向性。日本学者实验也提示, 对慢性肾炎施灸后可逐渐增加尿量, 减少蛋白, 趋向治愈。可见施灸对于肾功能的恢复是有效的。

慢性肾炎患者宜给予优质低蛋白、低磷、高维生素饮食。增加糖的摄入, 以保证足够的热量, 减少自体蛋白质的分解, 如患者有水肿和(或)高血压则应限制钠盐的摄入。采用科学合理饮食。和睦的家庭生活, 夫妻间的关心体贴, 有利于慢性肾炎的稳定与康复。注意劳逸结合、生活规律, 性生活应有节制, 忌过度劳累。对于隐匿型肾炎患者, 可长期服用一些补肾固精的中药, 如左归丸、六味地黄丸加补中益气丸, 对稳定病情有好处。

二、肾病综合征

肾病综合征是一组多种原因引起的临床症候群。它不是一个独立的病, 而是许多疾病过程中, 损伤了肾小球毛细血管滤过膜的通透性而发生的一组症候群。中医将其归于"水肿"等范畴。

病因病理

本病早期基膜病变较轻, 随着病变逐渐进展, 大量蛋白从尿中排出, 是造成血浆蛋白降低的重要原因。血浆蛋白水平的降低, 尤其白蛋白的明显降低, 引起血浆胶体渗透压下降, 促使血管中液体向血管外渗出, 造成组织水肿及有效血容量下降。

肾病综合征的本质应是阳本不足而致阴亦无余。阴亏因阳虚而成, 是由阳虚及阴; 在机体内行使一部分功能的精微物质丢失及机体各脏腑失去津液的濡润, 必然会导致体内阳气更虚, 是由阴虚及阳。如若迁延恶化, 必然会导致阴阳俱虚。水湿是肾病综合征最主要的病理表现, 是机体内阳气衰微的结果。

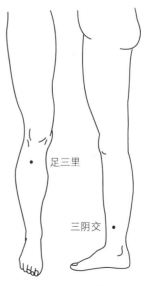

诊断要点

1. 肾病综合征：①大量蛋白尿＞"+++"，24小时蛋白＞0.1g/kg或3g，持续＞2周；②血浆白蛋白＜30g/L；③胆固醇＞5.7mmol/L；④浮肿可轻可重。以上①②为必具条件。

2. 原发性肾病综合征　除外继发于全身疾病（如系统性红斑狼疮、过敏性紫癜等）或临床上诊断明确的肾炎（如链球菌感染后肾炎及急性肾炎等）所致的肾病综合征表现者。

（1）单纯性肾病　根据激素治疗8周后的效应分为：完全效应（对激素敏感）、部分效应（对激素部分敏感）、无效应（对激素不敏感）。对激素耐药、依赖或复发者统称难治性肾病。

（2）肾炎性肾病

①尿检红细胞＞10个HP（2周内3次以上离心尿检查）；

②反复高血压，学龄儿童＞17.33/12.00kPa，学龄前儿童＞16.00/10.67kPa，并除外激素所致者；

③持续性氮质血症，BUN＞10.7mmol/L，并除外血容量不足所致者；

④血补体C3反复降低。以上具备任何1项即属肾炎性肾病。

治疗方法

‖方一‖

1. 取穴　水肿期：水分（泻法）、气海（泻法）、关元（补法）。无水肿期：A. 气海、关元、右带脉（均用补法）；B. 双肾俞、左带脉（均用补法）。

2. 方法　用温针法。将上穴分为A、B两组交替应用。将鲜生姜切成厚0.1cm，直径0.8cm的薄片，中间用针刺3~4个孔置于穴位皮肤上。将艾绒捻成黄豆大的艾炷（中壮）放在姜片上燃烧，待炷焰欲尽时，施泻法即把艾炷移掉，施补法即用火柴盒（他物也可）对准炷焰盖压半分钟，俟余焰热感继续透入穴内。每次每穴灸5壮，隔日1次，连续15次为1个疗程，每疗程终了停灸5天。灸后穴周潮红，穴中起疱，可用消毒纱布覆盖胶布固定。一般较少化脓感染。

‖方二‖

1. 取穴　中极、关元、足三里。

2. 方法　用温针法。患者取仰卧位，用毫针刺入穴位，得气后用补法，留针。点燃长约2cm艾条加在针柄上，每穴2壮，1日1次。

‖方三‖

1. 取穴　腰背腧穴（见彩图）。

2. 方法　用木箱闷穴灸。令患者俯卧床上，先在肾俞穴进针，得气后留针。将艾条1~2

足三里

三阴交

根截成2~4段,点燃横放在小木箱里的铁丝网罩上(小木箱长25cm、宽20cm、高18cm,无底板,上下中间钉铁丝网罩二层),再用一张铁丝网罩盖在艾条上固定,防艾条摆动。然后把木箱放在腰部,艾条与针平行,在小木箱上面盖一木板,使艾条药力向下。待箱里艾条燃完,冷却后,去掉木箱,起针。此时不要将腰部的一层艾油擦掉。每日1~2次,2~3个月为1个疗程。主治难治性肾病综合征。

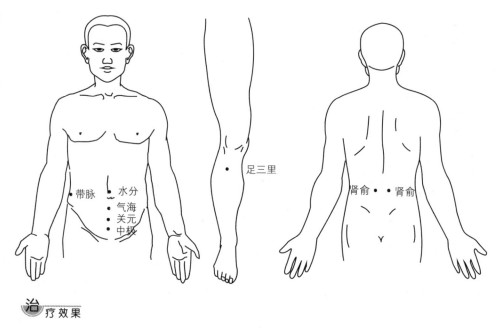

带脉　水分　气海　关元　中极　足三里　肾俞　肾俞

治疗效果

☞ 陈永明用"方一"治疗51例,完全缓解31例,基本缓解8例,部分缓解9例,无效3例。完全缓解率62%,有效率为94%(见《中国针灸》,1993年第5期)。

☞ 朱秀平用"方二"治疗麦某,男,52岁,因反复双下肢浮肿1年余,加重1个月,诊断为"肾病综合征"。用"方二"治疗持续半年。患者无明显不适,再查24小时尿蛋白"–",血脂、蛋白均正常。患者病愈,随访半年未复发(见《针灸临床杂志》,2002年第3期)。

☞ 杨良机用"方三"配合埋线治疗难治性肾病综合征31例,完全缓解22例,部分缓解8例,无效1例。完全缓解率70.9%,部分缓解率25.8%。对照组31例中完全缓解18例,部分缓解9例,无效4例,完全缓解率58.1%,部分缓解率29.1%(见《中国中西医结合肾病杂志》,2004年第7期)。

处方荟萃

1.雀彤霞用温针灸法。选穴百会、内关、气海、足三里、三阴交、肾俞、脾俞、关元、太溪,配以温针灸法,每次留针30分钟,每周灸治6天,每日1次(见《临床肾脏病杂志》,2006年第2期)。

2.隔药饼灸,用水肿灸饼(水肿重者)或肾炎灸饼,取穴,一组:脾俞、肾俞;二组:足三里、水分、关元。每天灸一组,每穴灸3壮,两组穴交替使用,水分穴每天都灸,以起水疱为佳。病重者可两组同时灸。

肾病综合征是脾肾之气虚、寒、陷、滞的病变,虚宜补,寒宜温,陷宜升,滞宜消。艾灸应用于本病可起到活血化瘀、调节机体免疫力、调整血脂、降压、治疗并发症的作用,在协同药物治疗、增强药物疗效、缩短药物疗程以及减少药物毒副作用、改善疾病预后等方面也有重要作用。艾灸疗法方便,患者或家属可自行操作,价格低廉,尤其是具有无毒副作用的优点,为药物治疗作用所不及。因而能达到治愈肾病的目的。灸疗后部分病人或感口干,主要为灸法温热反应,可用水果解渴。

肾病患者日常以低盐优质蛋白和低盐优质低蛋白饮食为主。可以说,低盐饮食是绝大多数肾脏疾病患者饮食治疗的基础,低盐饮食严格来讲就是限制钠的饮食。因此所有含钠高的食物都应限制。高钠食物主要有两大类:一是食盐、味精、酱油、酱等调味品,二是各种腌制食品。每日食盐量控制在2~3g。低盐饮食禁用第二类食物。味精的含钠量是食盐的一半,也必须注意限量使用。此外各种面食中一般也含有一定量的钠,因此也应限量食用。

三、慢性肾功能衰竭

慢性肾功能衰竭是一组综合征,是由于各种慢性肾脏疾病晚期肾功能减退引起的。慢性肾功能衰竭属中医"关格""水肿""癃闭""溺毒"等范畴。

病因病理

慢性肾功能衰竭的病因以各种原发性及继发性肾小球肾炎占首位,其次为泌尿系统先天畸形(如肾发育不良、先天性多囊肾、膀胱输尿管反流等)、遗传性疾病(如遗传性肾炎、肾髓质囊性病、Fanconi综合征等),全身性系统疾病中以肾小动脉硬化、高血压、结缔组织病等多见。肾脏病变引起的小球滤过率降低和肾小管功能障碍,导致水、酸碱平衡障碍;毒性物质的潴留;内分泌代谢异常以及免疫功能降低等。

中医学认为,因禀赋素弱,或因劳累过度,或者说因饮食不节,或因复感外邪,或因久治不愈,肾气日衰,脏腑虚损,脾虚则健运无权,水谷不化,血液乏于滋生,湿毒壅塞三焦,清气不升,浊气不降,肾失开阖,气化无权,不能分清别浊,湿浊之邪内蓄体内,毒邪不得外解,怒必内溃,于是邪陷心包,肾虚风动,直至心肾俱败而告终。

诊断要点

1. 临床表现为,消化系统有厌食、恶心、呕吐、口有尿臭味;神经系统有疲乏、头痛、头晕,重者嗜睡、烦躁、淡漠、惊厥、昏迷等;心血管系统有高血压、左心室肥大、心肌炎、心包炎、视力障碍,视网膜出血;造血系统有贫血、出血倾向;呼吸系统有代谢性酸中毒时呼吸深长,可有胸膜炎的症象;皮肤瘙痒伴色素沉着,水电解质平衡紊乱。

2. 实验室依据有尿比重降低,多在1.018以下或固定在1.010左右,可有蛋白、红细胞、白细胞及各种管型, 血红细胞和血红蛋白降低、血尿素氮、肌酐升高, 肌酐清除率下降, 血清钙下降, 血磷增高。血浆蛋白降低。

治疗方法

┃方一┃

1. 取穴 ①大椎、命门、肾俞、脾俞; ②中脘、中极、足三里、三阴交。

2. 方法 用隔药灸法。取补肾健脾、温肾壮阳、活血化瘀中药附子、肉桂、黄芪、当归、补骨脂、仙茅、生大黄、地龙等药加工成粉, 按每个药饼含药粉2.5g, 黄酒3g调拌成厚糊状, 用药饼模具按压成直径3cm、厚度0.5cm的药饼, 两组穴位交替使用, 每日1次, 每次每穴灸2壮, 12次为1个疗程, 疗程间休息3天, 共灸6个疗程。

┃方二┃

1. 取穴 腹部的三经五线(任脉、肾经、胃经), 从水分至关元。

2. 方法 用盒灸法。取腹部的三经五线(任脉、肾经、胃经), 从水分至关元进行盒灸。患者平卧床上, 其上置灸盒, 一头点燃两段灸条于灸盒内(每段2.5cm)。疗程: 每周3次, 为期8周, 共24次1疗程。

┃方三┃

1. 取穴 神阙。

2. 方法 用隔姜灸加灌肠法。灌肠药物组成: 槐米30g, 大黄20g, 生牡蛎30g, 徐长卿15g, 半枝莲30g, 土茯苓30g, 1剂/d, 煎取药液200ml, 高位保留灌肠, 早晚各灌100ml。隔姜灸神阙穴时患者取仰卧位, 暴露腹部皮肤, 先在神阙穴皮肤上涂凡士林, 将新鲜姜片(厚0.2~0.3cm, 中间用针刺数孔)放在上面再将用艾绒制成的圆锥形艾炷直接置于姜片上点燃施灸, 以皮肤红润不起疱为度, 1次/d, 一般每次灸2~5壮(5~15分钟)。

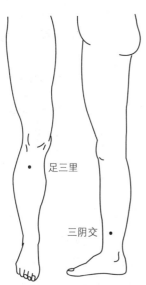
足三里
三阴交

┃方四┃

1. 取穴 ①大椎、命门、肾俞、脾俞。②中脘、中极、足三里、三阴交。

2. 方法 用隔姜灸法。两组穴位交替使用, 取生姜一块, 切成厚约0.3cm厚的姜片, 大小可据穴区部位和选用艾炷的大小而定, 中间用针穿刺数孔。施灸时, 将其放在穴区, 将大或中等艾炷放在其上, 点燃。待病人有局部灼痛感时, 略略提起姜片, 或更换艾炷再灸。一般每次灸5~10壮, 以局部潮红为度。每日1次, 每次每穴灸2壮, 15次为1个疗程。疗程间歇5天, 共灸5个疗程。

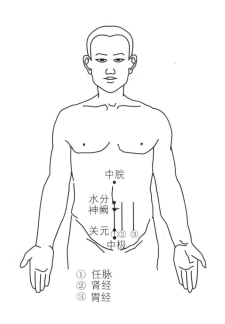
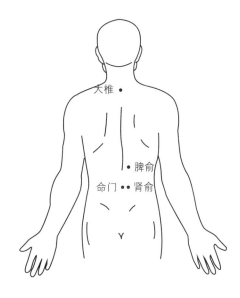

中脘
水分
神阙
关元 ① ② ③
中极

① 任脉
② 肾经
③ 胃经

大椎

脾俞
命门 肾俞

治疗效果

🖎 王志平用"方一"治疗28例，对照组40例，显效23、15例，有效4、10例，稳定0、2例，无效1、13例，有效率96.4%、62.5%（见《中国针灸》，2000年第3期）。

🖎 陈颖敏用"方二"治疗袁某，女，28岁，患肾病多年，1年余前，发现肾衰加重，透析仍见全身浮肿、贫血、少尿等症，经过1疗程治疗后，症状好转，全身浮肿基本消退，随访3月，饮食眠正常，血红蛋白8g，全身水肿完全消退，乏力不明显（见《内蒙古中医药》，2003年第3期）。

🖎 古青用"方三"治疗30例，对照组30例，显效6、5例，有效18、11例，无效6、14例，总有效率80.0%、53.3%（见《时珍国医国药》，2008年第7期）。

🖎 刘永林用"方四"治疗21例，对照组20例，显效11、7例，有效6、3例，无效2、3例，加重2、7例，总有效率94.7%、65%（见《中国中西医结合肾病杂志》，2003年第7期）。

处方荟萃

1. 孙慧用灸疗器法。灸具选用纸管贴穴灸疗器。在患者每次透析待血压稳定后，除外患者在血液透析过程中出现不适症状时，于关元、足三里、三阴交（后两穴左右交替应用）3穴逐次施灸，每穴2壮至皮肤潮红，每人次灸疗共约6分钟（见《中国针灸》，2008年第5期）。

按语

慢性肾功能衰竭患者经血透治疗后，虽然肌酐、尿素氮含量会有所下降，但神疲乏力、面色苍白、腰酸乏力等症状改善不明显，而艾灸能调节机体的全身状况，提高机体免疫功能。患者艾灸结合血透治疗后肌酐含量较治疗前有显著下降，说明艾灸能在改善慢性肾衰患者全身状况的同时使肾功能亦能得到明显改善。在治疗中还发现许多病人主诉24小时尿

下篇 各论 第十一章 内科疾病

399

量有不同程度增加,说明艾灸结合透析疗法可以增强存留肾单位的代偿功能,增加肾小球滤过率,使肾脏排泄能力加强。这样对渗透物质的清除率也会大幅度增加。灸治前大部分患者都有神疲乏力、腰膝酸软、食少纳呆、夜寐欠安等情况,治疗后普遍反映腰部温暖舒适,腰膝酸软消失或减轻,食欲增加,失眠乏力等现象均有明显改善,部分患者尿量增加。

观察结果表明,中药灌肠合灸神阙穴治疗慢性肾功能衰竭能使血中毒素从小便和大便中排出,并能有效地改善肾功能,延缓慢性肾功能衰竭的进展。除个别患者出现暂时腹泻、腹痛外,无明显不良反应。

腹胀、恶心、呕吐、食欲不振、胃脘嘈杂等消化系统症状是慢性肾功衰最早和最突出的表现,用灸法治疗也有较好疗效。取穴:中脘、神阙、丰隆、足三里。药艾条制作:将肉桂、干姜、红参、半夏、陈皮各等份研细末备用。取纯净细软艾绒24g,将药末6g均匀抹在艾绒上,平铺在26cm长、20cm宽的细草纸上,将其卷成直径约1.5cm的圆柱形的艾卷,要求卷紧,外裹以质地柔软疏松而又坚韧的桑纸,用胶水或糊精封口而成。灸法:施灸时将药灸条的一端点燃,对准上述穴位,距皮肤2~3cm进行熏烤,使患者局部有温热感而无灼痛为宜,一般每处灸10~15分钟,至皮肤出现红晕为度,每日每穴灸1次(见《湖北中医杂志》,2009年第11期)。

四、糖尿病神经源性膀胱

糖尿病神经原性膀胱系以高血糖为特征的机体代谢障碍而累及自主神经的疾病,属糖尿病慢性并发症之一。属中医学的"癃闭"、"淋证"范畴。

病 因病理

现代医学认为,糖尿病神经原性膀胱是糖尿病自主神经病变的一种,主要由于糖尿病高血糖导致支配膀胱尿道的外周神经感染或运动神经、神经根及自主神经系统出现神经膜细胞变性、阶段性脱髓鞘及轴突变性等损害,这种损害可导致膀胱收缩减弱、影响膀胱三角肌和内扩约肌而使得膀胱充盈感觉受损和逼尿肌反射活动障碍最终导致尿潴留。

《素问·灵兰秘典论》曰:"膀胱者,州都之官,津液藏焉,所化则能出焉。"中医学认为,糖尿病神经源性膀胱病因多为素禀阳虚,或久病迁延,阴损及阳;或消渴之治,固有阴虚燥热,寒凉太过,水胜火湮,致肾阳不足,命门火衰,膀胱气化无权。

诊 断要点

1. 确诊为2型糖尿病。

2. 自觉排尿时间延长,尿流变细、变慢,排尿困难,淋漓不尽,少数患者伴有尿失禁或尿潴留。

3. B超测定残余尿量>100ml。

4. 经检查排除前列腺肥大、尿路梗阻、脊髓肿瘤和外伤所致的排尿异常。

治疗方法

方一

1. 取穴　气海、关元、中极、水道（双侧）、足三里（双侧）穴、肾俞（双侧）、三焦俞（双侧）、膀胱俞（双侧）。

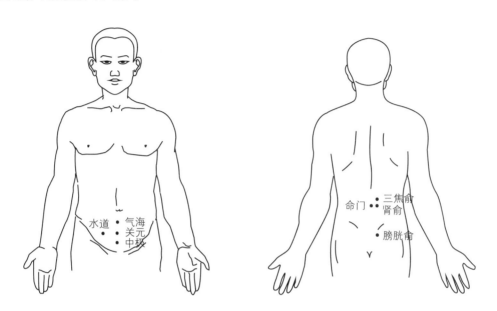

2. 方法　用艾炷灸法。患者先取仰卧位，温灸之后取俯卧位温灸。用洁净的食盐覆于应灸之穴位上，上置艾炷，连续施灸，每个穴位5壮，操作时注意观察，切忌烫伤皮肤，直到灸完所规定的壮数为止，每日1次，10天为1疗程，疗程间休息2天。

方二

1. 取穴　足三里（双）、三阴交（双）、关元、气海。

2. 方法　用温针灸法，选穴，针灸使局部得气，并向阴部传导，将艾条切成10mm长小段，插在针柄上，点燃艾条，每穴灸3壮，针灸针覆盖隔热锡纸以防灼伤皮肤。每日1次，15天为1个疗程。

方三

1. 取穴　关元、命门、足三里（双侧）、气海、中极、三阴交、阴陵泉（双侧）、百会。

2. 方法　用壮医药线点灸法。壮医药线，采用油、药苎麻线经特殊加工制成，用2号药线点灸，拇、食指持线的一端，露出线头1~2cm，将线头在酒精灯上点燃，吹灭药线的火苗，用线头火星对准穴位，快速直接点按于穴位上，每个穴位点灸1壮即可。每天1次，10天为1疗程，一般病人2~3个疗程见效。

方四

1. 取穴　肾俞（双侧）、三焦俞（双侧）、气海、关元、水道（双侧）。

2. **方法**　用隔盐灸上穴，每穴5壮，每日1次，14日为1个疗程。同时使用WLTY-2000糖尿病治疗仪。取穴：气海、关元、水道（双侧）、膀胱俞（双侧）、三阴交（双侧）；回路：涌泉穴。每日1次（32分钟）低频脉冲电治疗，14日为1个疗程。

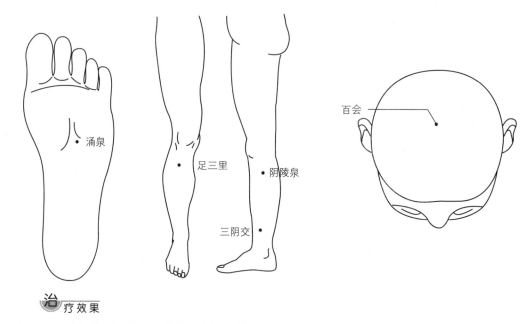

治疗效果

☞ 孙文亮用"方一"治疗58例，显效35例（60%），有效21例（36%），无效2例（4%），总有效率96%（见《现代中西医结合杂志》，2006年第9期）。

☞ 董晓瑜用"方二"治疗36例，对照组35例，分别治愈15、9例，显效12、10例，有效7、6例，无效5、10例，有效率分别为94.4%、71.4%（见《实用中医内科杂志》，2007年第9期）。

☞ 朱红梅用"方三"治疗48例经治最短10天，最长35天。显效25例（52.1%），有效17例（35.4%），无效6例（12.5%），总有效率87.5%（见《中国民族医药杂志》，2003年第1期）。

☞ 张洪润用"方四"治疗36例，对照组36例，结果分别显效19、7例，有效15、16例，无效2、13例，总有效率94.44%、61.11%（见《中国中医药科技》，2003第3期）。

处方荟萃

1. 赵彩霞用悬灸法。取穴肾俞、三焦俞、气海、关元、阳谷、委阳、水道，以艾条轮流悬灸，每穴灸10分钟左右，每日1次，15日为1个疗程。同时配合中药治疗：肾气不足者用济生肾气丸加减（见《中国针灸》，2001年第7期）。

2. 郭杰用针刺加隔盐灸法。阴谷、委阳、肾俞、三焦俞。患者取俯卧位，正确取穴，常规消毒，四穴均直刺进针约1寸，取补法留针30分钟针后患者改仰卧位进行艾灸：取气海穴，敷于食盐，上置大艾炷灸30分钟。以皮肤潮红，病人感觉温热舒适为度，治疗过程中应十分谨慎，严防艾绒脱落烧伤皮肤，1次／天，15天为1个疗程，连续2个疗程（见《中国全科医学》，2002年第7期）。

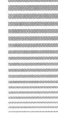

本病是糖尿病的一种延伸症状，因此在治疗的同时，应进行糖尿病的基础治疗：包括心理治疗、饮食治疗，采用口服降糖药或皮下注射胰岛素积极控制血糖，空腹血糖<7.8mmol/L，餐后2小时血糖<10mmol/L，伴发尿路感染时则用大剂量有效抗生素控制感染。

嘱患者治疗的同时，坚持膀胱训练，定期排尿，不论有无尿意，每隔3~4小时都要定时排尿（插导尿管者，每隔3~4小时放开尿管夹，排一次尿）。排尿时须耐心等待，并压迫下腹部协助将尿尽可能排尽。

现代实验采用尿流动力学客观指标观察表明：温灸上述穴位可促使逼尿肌收缩，提高膀胱收缩力，改善括约肌协调功能，可使残余尿量减少或基本消失，膀胱感觉恢复正常。

五、尿频

尿频是一种症状，并非疾病。由多种原因引起的小便次数增多，但无疼痛，又称小便频数。中医称为"小便数"。

病因病理

引起尿频的原因较多，大概有以下几种：（1）尿量增加：当尿量增加时，排尿次数亦会相应增多。在病理情况下，如部分糖尿病、尿崩症患者饮水多，尿量多，排尿次数也多。但均无排尿不适感觉。（2）炎症刺激：膀胱内有炎症时，神经感受阈值降低，尿意中枢处于兴奋状态，产生尿频，如膀胱炎、前列腺炎、尿道炎、肾盂肾炎、小儿慢性阴茎头包皮炎、外阴炎等都可出现尿频。（3）非炎症刺激：如尿路结石、异物，通常以尿频为主要表现。（4）膀胱容量减少：如膀胱占位性病变、妊娠期增大的子宫压迫、结核性膀胱挛缩或较大的膀胱结石等。（5）精神神经性尿频：尿频仅见于白昼，或夜间入睡前，常属精神紧张或见于癔病患者。

中医学认为，老年人尿频可因肾气虚衰、肺脾气虚所致，而多数老年人均有肾虚和肺脾气虚。人体正常水液代谢有赖于三焦气化功能，三焦气化功能又赖于肺、脾、肾三脏来维持，其中肾阳的温煦起着关键作用。肾气充盛，三焦气化有权，膀胱疏泄有节；若肾阳不足，命门火衰，下焦虚寒，膀胱疏泄失司，故小便频数而多。

诊断要点

1. 尿频是指排尿次数增多。正常成人每天日间平均排尿4~6次，夜间就寝后0~2次；超过了上述范围，就是尿频。临床应看有无排尿困难以及肉眼血尿、发热、腰痛情况等。

2. 体格检查　应注意肾脏压痛、叩击痛、上输尿管、腰肋点是否存在压痛。是否有尿潴留、下腹压痛。小儿注意肠胀气、鼓肠情况。

3. 实验室检查　血、尿常规检查,尿常规检查脓尿、菌尿是其特点,尿液细菌培养是必查项目。

4. 膀胱镜检查　对确定间质性膀胱炎、膀胱结石、肿瘤、尿道狭窄、肾盂积水帮助较大。疑有前列腺肥大或癌症时应做前列腺肛门检查。

5. X线检查、超声检查、尿流动力学检查等可协助诊断。

治疗方法

【方一】

1. 取穴　关元、气海、命门、肾俞。

2. 方法　用隔姜灸法。将生姜切成厚约0.3cm的片,大小依施灸部位而定,一般直径为2~3cm,另外,备艾条一根,截成1.5~2cm的长段。一段为1壮,根据病种及病情决定壮数。患者先取仰卧位,取气海、关元穴同时施灸,每穴2~3壮。然后取俯卧位,取命门、肾俞穴同时施灸,每穴3~4壮,点燃艾炷后,护士在旁守候,患者不能耐受时,用摄子将姜片及灸炷轻轻提起,稍候再放下,待燃尽后再换下一壮,每日灸1次。主治肾虚性尿频。

【方二】

1. 取穴　中脘、气海、关元、中极、足三里、阴陵泉、太溪。

2. 方法　用温针法。先用毫针刺入穴位,得气后,每次酌取6穴,加燃3cm长度的艾条进行温针。治疗过程中,如患者感觉灼烫,则在该处加垫硬纸板以隔热,勿烫伤。每日治疗1次,10次为1疗程。疗程期间休息一周。主治女性肾虚尿频。

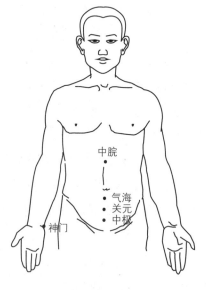
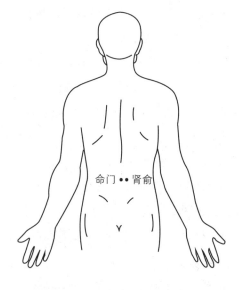

【方三】

1. 取穴　气海、关元、三阴交、足三里。

2. 方法　用温针法。均用提插捻转法,中等刺激量。针刺气海、关元时,针感要传导至会阴部；针刺足三里时，针感要传导至足背；针刺三阴交时，针感要向上传导。以上诸穴均用2cm将艾条置于针柄上进行温灸，每次1壮。每次留针20分钟，隔日1次，10次为1个疗程。主治中老年尿频症。

【方四】

1. 取穴　肾俞、命门、神门、太溪、关元。伴中气不足者，配中脘、足三里、百会。

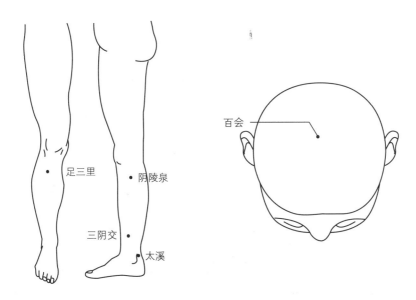

2. 方法　用温针法。治疗前排尽小便，取俯卧位，选准肾俞、命门2穴，用清艾条在2穴处往返悬灸10分钟左右，以病人感到其热深透于里为度。后取仰卧位，神门穴用1寸毫针刺入3分许取酸胀感，太溪穴用1寸毫针刺入5分左右取麻胀感，2穴留针40～60分钟。留针期间，用清艾条悬灸关元穴10分钟左右，以腹部温热为度。每日或隔日针灸1次，5次为1疗程，疗程间隔3日。配穴：毫针刺入重胀感，留针同主穴；百会穴清艾灸悬灸5～10分钟，伴有阴虚火旺者，艾灸时间宜短，3～5分钟即可。主治老年尿频症。

治疗效果

☞ 张世华用"方一"治疗肾虚性尿频30例，临床治愈11例，有效15例，无效4例（见《天津中医》，1996年第5期）。

☞ 张雯用"方二"治疗女性肾虚尿频50例，治疗1～3个疗程。临床治愈26例，占52.0%；有效21例，占42.0%，无效3例，占6.0%（见《实用中医内科杂志》，2005年第4期）。

☞ 褚文浩用"方三"治疗中老年尿频症40例病人，显效20例，占50%；有效18例，占45%；无效2例，占5%；总有效率为95%（见《上海针灸杂志》，1997年第1期）。

☞ 蒋军清用"方四"治疗老年尿频症70例，临床治愈37例，占52.9%；每日小便次数在7次以内，夜尿明显减少，3月无复发为显效，25例，占35.7%；小便次数较治疗前减少，夜尿减少，但偶有反复为有效，5例，占7.1%；治疗前后无明显变化为无效，3例，占4.3%。

总有效率95.7%（见《中国针灸》，2003年第7期）。

1. 胡永生用隔姜灸法。患者仰卧，腹部放松。取鲜生姜切为2mm厚的片，以三棱针或针灸针在姜片上刺几个孔。然后把姜片置于中极穴、关元穴及气海穴上。既可3穴同时施灸，也可分别施灸。将艾绒捏成花生大小的圆锥形艾炷，放在姜片上，从顶端点燃，待艾炷燃尽为1壮。每穴灸3~5壮，每日1次，7天为1疗程。一般1疗程即可见效（见《中国民间疗法》，2004年第7期）。

2. 唐术平用温和灸法。取命门、中极、关元、气海穴，用艾条对准穴位施灸，每穴15~20分钟，以皮肤出现明显红晕为度，早晚自灸1次。中药处方：补骨脂30g，吴茱萸15g，五味子20g，肉豆蔻20g，胡桃肉20g，花椒10g，生硫黄5g，生姜30g，大枣15枚，水煎服，日2次（见《实用新医学》，2008年第3期）。

按语

尿频是一种症状，所以在治疗时，还应通过检查找出尿频产生的原因，以利从根本上治疗疾病。

治疗的同时，还应重视调整饮食结构，避免酸性物质摄入过量，加剧酸性体质。饮食方面要多吃富含植物有机活性碱的食品，少吃肉类，多吃蔬菜；要经常进行户外运动，在阳光下多做运动多出汗，可帮助排除体内多余的酸性物质；保持良好的心情，不要有心理压力，压力过重会导致酸性物质的沉积，影响代谢的正常进行。适当地调节心情和自身压力可以保持弱碱性体质，使尿频远离自己；生活要规律，以保持弱碱性体质，使病毒远离自己；远离烟、酒，烟、酒都是典型的酸性食品，毫无节制地抽烟喝酒，极易导致人体的酸化；保持外阴清洁，注意性生活卫生。戒除手淫，尤其是用器物手淫，防止尿道感染和损伤。

六、尿失禁

尿失禁是由于膀胱括约肌损伤或神经功能障碍而丧失排尿自控能力，使尿液不自主地流出。中医学称之为"小便不禁"，属广义的"遗尿"范畴。

病因病理

病史是诊断尿失禁的一个重要依据。尿失禁的病因可分为下列几项：①先天性疾患，如尿道上裂。②创伤，如妇女生产时的创伤，骨盆骨折等。③手术，在成人为前列腺手术、尿道狭窄修补术等；儿童为后尿道瓣膜手术等。④各种原因引起的神经源性膀胱。如远侧尿道括约肌功能同时受到损害，则依损害的轻重可引起不同程度的尿失禁。在女性，当膀胱颈部功能完全丧失时会引起压力性尿失禁。受到体神经（阴部神经）控制的尿道外括约肌功能完全丧失时，在男性如尿道平滑肌功能的正常，不会引起尿失禁，在女性可引起压力性尿失禁。

中医学认为,本病多因久病伤阳,气化无权,制约失职;或因久咳伤肺,肺失治节,加之脾虚气陷,膀胱气化失常而致;或因湿邪外邪入里,嗜食辛热肥甘酿成湿热下注,致膀胱气化失司,约束不利;或由肝肾阴亏,虚热内扰,膀胱失约,都可引起小便失禁。

诊断要点

1. 小便不能自制,滴沥不绝或伴强烈尿意不能排尿,多在咳嗽、喷嚏、哭笑时出现尿失禁。

2. 严重者在劳动或行走时尿液亦能流出,或膀胱有尿即流出来。

3. 可兼头晕、耳鸣、精神寒疲、四肢不温、腰痛膝软等症。

治疗方法

‖方一‖

1. 取穴　命门、肾俞。

2. 方法　用温和灸法。病人俯卧,取命门、肾俞穴,用艾条温和灸,用清艾条作灸材;点燃艾条一端后,施灸各穴,灸火约离皮肤5~10cm。采用温和悬灸法,使患者局部有温热感而无灼痛为宜。每穴15~20分钟,灸至皮肤潮红,勿起泡。每日1次,10日为1个疗程,疗程期间休息3日。主治老年性尿失禁。

‖方二‖

1. 取穴　主穴为肾俞、膀胱俞、八髎、关元、中极、曲骨。主要配穴为三阴交、太溪、命门、气海;次要配穴为会阳、会阴、长强等。

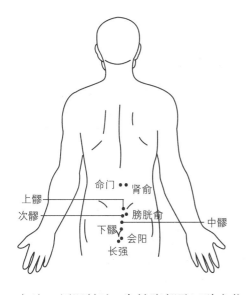
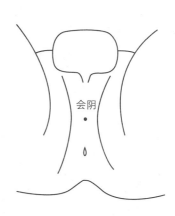

2. 方法　用温针法。先针腹部及四肢穴位,腹部穴位针感向阴部放射。留针20分钟,给予温针灸;起针后再针背部穴位,留针20分钟。取约2.5cm长的艾条置于针柄点燃,以患者有温热感而不烫为度,如感觉烫可在皮肤上衬纸以减轻热度。每日治疗2次,上午治疗时

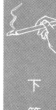

主穴给予电针刺激不加艾灸,下午给予温针灸,连续治疗2~3个月。有效者继续治疗,多数需治疗半年,少数重度患者八髎和会阴穴短时间注射硝酸士的宁0.5ml/穴,晚上服用2粒氯酯醒。主治由脊柱裂引起的尿失禁。

【方三】

1. 取穴　肾俞、命门。

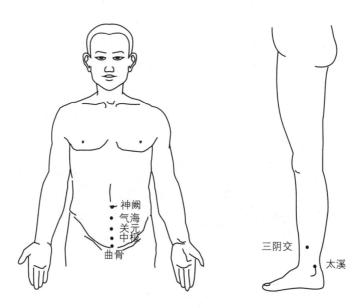

2. 方法　用隔姜灸法。取新鲜生姜粗壮者,切成厚约0.3cm薄片,用针刺出多个细孔,陈年艾绒揉成直径约3cm,高约3cm的艾炷。将姜片放在穴位处,置艾炷于姜片上,点燃。每次每穴灸3壮,局部皮肤潮红为度,不起泡,隔日1灸。主治产后尿失禁。

【方四】

1. 取穴　神阙、关元、中极、三阴交。

2. 方法　用隔盐灸法。用盐(食用精盐即可)填平神阙穴,取纱布剪一小孔敷于穴上,以免烫伤皮肤。点燃艾条,对准神阙及其他各穴以雀啄灸法,轮换熏灸至皮肤红热为止,约半小时1次,每日1次,连灸1周。主治女性压力性尿失禁。

治疗效果

☞ 方建熙用"方一"治疗老年性尿失禁57例,痊愈28例,占49.1%;好转25例,占43.9%,无效4例,占7.0%(见《中国中医药杂志》,2003年第11期)。

☞ 封丽华用"方二"治疗脊柱裂引起的尿失禁56例,治疗结果:痊愈6例,显效42例,无效8例,总有效率85.7%(见《江苏中医药》,2007年第5期)。

☞ 边琼霞用"方三"治疗11例产后尿失禁,经灸治5~10次后,7例排完尿恢复正常,腰酸症状消失;4例排尿次数明显减少,尿基本能自控,但随访时仍有腰酸,疲劳时易出现尿频数(见《浙江中医学院学报》,1992年第5期)。

⚬ 杨林峰用"方四"治疗女性压力性尿失禁20例,治疗组显效率为15%(3/20),有效率为85%(17/20),无无效患者;对照组无显效患者,有效率为55%(11/20),无效率为45%(9/20)(见《江西中医药》,2007年第3期)。

处 方荟萃

　　1. 孙毓用温和灸法。病人取平卧位,暴露下腹部,将点燃的艾条悬于施灸的气海、关元穴上,距离皮肤1.5~3cm进行重灸,灸至皮肤稍有红晕,以不引起灼痛为度,病人自感有温热感,一般每穴灸10~20分钟,每天2次。主治中风后尿失禁(见《临床针灸杂志》,2005年第2期)。

　　2. 刘丽华用多功能艾灸仪法。病人安静仰卧,暴露下腹部,将DAJ-10型多功能艾灸仪(齐齐哈尔市北方中医器械厂生产)温控调至40℃,定时30分钟,受头置于中极、关元穴;同时用TDP(湖北高校有为科贸公司研究所制造,型号SP-B)照射下腹部(以中极、关元为中心)30分钟,照射距离20~30cm。每日治疗2次,10天为1个疗程。主治老年人尿失禁(见《湖北中医杂志》,2002年第5期)。

　　3. 萨仁用隔姜灸法。病人取平卧位,暴露下腹部,先切1.5ml大小、3cm厚鲜姜片,三棱针刺孔数个,置于气海穴上,将直径1cm的艾炷置于姜片上点燃,依次施灸7枚为1次治疗,每日1次,10次为1个疗程,每个疗程间休息3天,治疗3个疗程后评价。艾灸以病人自觉有温热感,不引起灼痛为度。局部知觉减退患者,通过医生手指的触觉来测知患者局部受热程度,以随时调节,防止烫伤。主治中老年女性应力性尿失禁(见《中华中医药杂志》,2008年第1期)。

　　4. 黄烈弥用温针法。患者先仰卧位,取气海、中极、水道、足三里、三阴交、阴陵泉等穴;后俯卧位,取双肾俞、膀胱俞;用补法,在针柄上插入2cm的艾条,灸2壮,至腹部和腰骶部有温热感为佳,留针60分钟。每日1次。主治经尿道前列腺汽化术后尿失禁(见《中国针灸理论与实践》,2009年第1期)。

按 语

　　本病治疗时间长,治疗1个月后会出现鞍区局部有温热感,而且多数是病情越重治疗效果越好,如治疗1~2个月后无效,则治疗效果差。

　　在临床治疗的同时,如配合盆底肌肉锻炼,可以恢复衰弱、松弛的盆底肌肉及尿道张力,使尿道伸长,尿道阻力增加,膀胱颈上升,加强控尿能力,提高疗效。让患者有意识地做肛门及会阴、尿道收紧后又放松的动作,收紧5秒,然后放松休息10秒,再收紧,至少重复10次,然后做5~10次短而快速的收紧和提起,每日进行1~3次,每日锻炼45~50次,坚持4~6周。同时要进行各种体位(躺、坐、站)锻炼,以学会在多种情况下控制盆底肌,尤其是站位的盆底肌收缩特别重要。并指导病人在咳嗽、提物和任何会诱发尿失禁的情况下,有意识地主动收缩盆底肌,防止尿漏。定期随访治疗情况,以保证质量控制。

中风病人多局部知觉减退，应该注意通过医生手指的触觉来测知患者局部受热程度，以随时调节施灸距离，掌握施灸时间，防止烫伤。灸疗如同针刺一样，也有得气的现象，在一般情况下，施行温热灸法只在局部有温热感，集中1穴连续较长时间的施灸，以出现温热感向下、上传导为佳。

七、尿潴留

膀胱内积有大量尿液而不能排出，称为尿潴留。中医称为"癃闭"。

病 因病理

阻塞性尿潴留有前列腺肥大、尿道狭窄、膀胱或尿道结石、肿瘤等疾病阻塞了膀胱颈或尿道而发生尿潴留。非阻塞性尿潴留即膀胱和尿道并无器质性病变，尿潴留是由排尿功能障碍引起的。如脑肿瘤、脑外伤、脊髓肿瘤、脊髓损伤、周围神经疾病以及手术和麻醉等均可引起尿潴留。

中医学认为，引起本病可有以下原因：(1)湿热蕴结：素嗜辛辣酒浆，或过食肥甘湿热蕴结，下注膀胱；或因肾热移于膀胱，致膀胱气化不利而成癃闭。(2)脾肾虚弱：先天禀赋不足，房事不节，久病不愈，致使肾气不足，命门火衰，水亏火旺，影响膀胱气化功能，而致癃闭。脾主运化，常因饮食不节或劳倦太过，中焦脾胃受损，气虚下陷，升运转输无力，影响膀胱气化不利，使小便闭涩，难以排出，遂成癃闭。(3)尿路阻塞：瘀血败精凝聚，或尿道结石，停留不去；或跌打损伤，累及经络，气血瘀阻，形成癃闭。

诊 断要点

1. 有原发病史及外伤史。

2. 急性尿潴留时，下腹部胀痛，尿意紧迫，但排不出尿液。慢性尿潴留伴有排尿困难等表现，每次仅排少量尿，尿频，尿后胀大的膀胱不缩小，常易合并感染，有尿频、尿急、尿痛等尿路刺激症状，严重者可有恶心、呕吐、贫血、出血等肾功能减退症状。

3. 检查耻骨上可见球形隆起，触诊时表面光滑具有弹性，叩诊呈浊音。有时在肋缘下可触及表面光滑、有波动感的肾肿块。

4. 膀胱导尿术或耻骨上膀胱穿刺术可引出大量尿液。

5. A型超声波、X线检查尿路平片、膀胱镜及尿道镜检查等可协助诊断。

治 疗方法

‖方一‖

1. 取穴 非小腹部手术的病例取关元、中极、水道、三阴交穴。小腹部有手术的病例，腹部取水道、归来穴，足上加刺太冲。

2. 方法 用温针法。腹部穴视病人的胖瘦，用毫针直刺使针感向下传导或直抵耻骨联合上缘，能直抵会阴部更佳。得气后针柄上插1个约1寸长的艾条，点燃温针灸。三阴交穴用提插捻转泻法，使针感向上传导，每隔5分钟行针1次，留针20分钟。

【方二】

1. 取穴　中极、气海、三阴交。

2. 方法　用温针法。中极、气海针刺得气后使针感向外阴方向传导，留针后在针尾上留置约1cm长的艾炷一段，点燃至燃尽为止，每天1次，6天为1疗程。

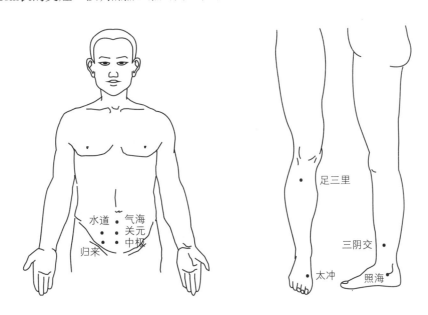

【方三】

1. 取穴　足三里（双侧）、三阴交（双侧）、照海（双侧）。

2. 方法　用温针加电针法。患者取仰卧位，思想放松，穴位处常规消毒，用1.5~2寸不锈钢毫针直刺，以得气为度，平补平泻。足三里在针柄上套一段约2cm长艾条点燃，以病人感到温热为度，三阴交、照海穴采用电针治疗仪，将导线头连接三阴交，一头连接照海穴，左右侧相同，用疏密波，脉冲电量以患者感觉适中为宜，留针30分钟，每日针灸1次，10次为1疗程，一般治疗1~4个疗程。

【方四】

1. 取穴　中极、三阴交、关元。

2. 方法　用隔姜灸或温和灸。隔姜灸1次用艾炷9~12壮，1日2次；艾条温和灸1次40~90分钟，1日1~2次，1次选2穴，如中极、三阴交或关元、三阴交，交替使用。

治疗效果

☞ 欧阳春用"方一"治疗49例患者，经治疗1次后排尿的有31例，2次后（上午、下午各1次）排尿的17例，1例无效（见《新中医》，1996年第8期）。

☞ 李丽娟用"方二"治疗32例患者经治疗后痊愈18例，显效6例，有效3例，无效5例。总有效率为84.4%，无效率为15.6%（见《中医药学报》，2003年第4期）。

☞ 刘洪兰用"方三"治疗28例中治愈26例，占92.9%。其中1次治愈者18例，针灸3~5次治愈8例，2例针灸5次无效（见《临床军医杂志》，2007年第5期）。

☞ 李扬填用"方四"治疗64例痊愈60例，为93.8%；无效4例，为6.4%，治愈率为93.6%。64例患者中经1天治疗小便自解者17例，治疗2天小便自解者26例，治疗3~6天小便自解者15例（见《针灸临床杂志》，1994年第1期）。

处方荟萃

1. 杨英姿用针刺加温灸法。针刺取中极、关元、三阴交（双侧）；随症配穴：膀胱湿热加膀胱俞、阴陵泉；肺热壅盛加尺泽、少商；外伤瘀血加膈俞、血海；肾元亏虚加肾俞、命门、次髎温针灸。用28号1.5寸毫针直刺中脘穴，后采用提插捻转泻法施术3分钟；关元施徐疾补法，施术1分钟；三阴交施以提插补法使针感向大腿根部传导。其余配穴得气为度，留针20~30分钟，其间行针2~3次。在针刺同时用药用艾条悬灸患者膀胱区及神阙穴，至局部出现红晕为度（见《针灸临床杂志》，2000年第8期）。

2. 张丽颖用针刺加艾灸法。常规消毒穴位，用30号1.5寸毫针针刺阴谷、肾俞、三焦俞、委阳，留针30分钟，中间运针2次。同时艾灸气海穴，每日1次，每次20分钟，12次为1疗程，疗程间休息2天，再做下1疗程（见《针灸临床杂志》，2001年第6期）。

按语

笔者在治疗中发现，病程越短，效果越好，往往1次就能治愈。病程越长，反复插导尿管者，一般1次难以尿尽，甚至第2次才出现排尿的，这种情况需上、下午各针1次，甚至第2天还得巩固治疗1次，才能痊愈。这可能是反复插导尿管引起膀胱机械性反应，使逼尿肌收缩无力所致。脊髓炎截瘫患者，有时虽觉尿胀，有尿意，但试针灸几次均未能奏效，这可能是中枢神经系统受损所致。按中医学认为是由于重病、久病体质太虚有关，需进行较长时间的综合治疗后，待病情好转，方能自行排出小便。

治疗前，先嘱患者适量饮水，以便产生尿意，但不能因饮水造成病人膀胱过分充盈。在针刺留针过程中，可嘱患者家属取一盆清水和一个空盆，往空盆来回倒水，给患者以条件反射促使排尿；取针之后，能下地行走的病人可以走一走，以利于尿液排出。同时嘱术后尿潴留、脊髓颅脑损伤后尿潴留患者坚持进行膀胱功能锻炼。

尿潴留是一种可由多种原因引起的症状，临床时可根据病因有针对性地使用灸法，可取得良好的治疗效果：

1. 脊髓损伤患者尿潴留。孔娟用艾灸箱法。取穴气海穴、关元穴：患者平卧，将2条艾条点燃（每条长约10cm），放入艾灸箱内，将艾灸箱放在距皮肤2~5cm处的腹白线上对准气海穴和关元穴熏灸，在艾灸箱和皮肤之间垫一治疗巾以防烫伤。操作者一手放在穴位旁，以掌握皮肤温度（以患者感温热但无灼痛为度）。随时弹去艾灰，灸至局部皮肤红晕，每次20分钟，每晚1次（见《护理学报》，2009年第4期）。

2. 中风后尿潴留。陈淑霞用温针法。让患者取仰卧位，取阴陵泉、三阴交穴局部消毒后以28号2寸毫针垂直进针，中等刺激，针感以循经传至下肢部为佳。再加以温针：取1.5~2寸艾条套入针柄点燃，燃烧2炷，针凉后出针（见《现代中西医结合杂志》，2000年第6期）。

3. 老年术后尿潴留。李新华用隔姜灸法。患者取平卧位，暴露腹部，选定气海穴、关元穴。将新鲜生姜切成0.3~0.4cm厚的小片，以针穿数孔，置于关元穴、气海穴，然后将5炷艾放于其上，烧完即止，不受时间限制（见《中国中医药信息杂志》，2004年第2期）。

4. 产后尿潴留。莫冰泉用隔姜灸法。患者取仰卧位，四肢自然放松，取穴神阙。先将湿纸巾铺脐孔中，取炒干净盐少许，填满脐，或在盐上放置姜片，再放置艾灸点燃施灸，直至病人有灼热感，连灸5~7壮，每日1次。配合中药补中益气汤加味口服（见《中国民间疗法》，2006年第7期）。

5. 外伤性尿潴留。王昭英：取穴：气海、关元、中极、大赫（双侧）、照海（双侧）、足三里（双侧）、阴陵泉（双侧）、三阴交（双侧）、行间（双侧）、足五里（双侧）、阳池（双侧）、外关（双侧）。每次取7~9个穴位（上述穴位交替使用），穴位常规消毒，用毫针刺入所选的穴位。根据疾病症状，虚证用补法，实证用泻法，不虚不实用平补平泻手法。针刺得气后接于电麻仪，频率与振幅开到病人承受的程度为宜，行针30分针后起针。电麻仪调好后再用"康为电子灸"轮流照射所针穴位，仪器头距穴位3~5cm远。照射时以病人能耐受住的程度选取特定强弱、大小、快慢的频率与照射范围。每次照射3~4分钟，每日1次，10次1疗程。1疗程后间隔1~3天开始第2个疗程（见《针灸临床杂志》，2002年第1期）。

八、老年夜尿症

有许多老年人出现夜间尿频、尿多，每夜通常3~4次，多至8~10次，严重影响自己及家人的睡眠。中医称为"夜尿多"。

病 因病理

夜尿多的原因可以有生理性的：如睡前有大量饮水的习惯，习饮浓茶、咖啡或服用利尿剂等；精神性的：高度紧张或神经质患者，睡眠不佳，当膀胱轻度充盈（少于300ml）时即有尿意，以致夜间排尿频率增加，甚至造成习惯性夜尿；心功能不全或某些内分泌疾病：如慢性肾上腺皮质功能不全等可出现夜尿；肾性的：如肾小球疾病、慢性肾小管间质性疾病、肾脏浓缩功能减退时，首先出现夜尿增多，继之发展为肾性多尿，甚或肾性尿崩症。而老年人，特别是患有高血压、糖尿病的病人，由于肾小动脉硬化，肾脏浓缩功能减退，最易出现夜尿增多。

中医认为肾主水，司开台，肺为水之上源，三焦为决渎之关，气化出焉。老年人夜间多尿，故当责之肾和膀胱，肾阳不足，封藏失职，膀胱不约，夜间阴盛阳衰，阳气不足，摄纳无权，故尿频数，肾为先天之本，脾为后天之本。肾虚精失所藏。脾虚不能摄精，命门阳虚不能温脾阳。脾阳不足，不能充养肾阳，致脾肾两虚，使之下元温摄不周，夜为阴盛阳衰之时，尿量固增多。

诊断要点

1. 年龄60岁以上。

2. 白天小便正常，夜尿次数≥3次。

3. 尿常规及尿细菌培养均阴性，同时亦无内分泌及代谢疾病（如尿崩症、前列腺病）和药物（如利尿药）及肾功能损害引起的尿频症。

治疗方法

‖方一‖

1. 取穴　肾俞、三阴交、太溪、复溜、足三里。

2. 方法　用针刺法加直接灸法。将上穴用毫针刺法，用补法，捻转进针，得气后留针30分钟，其间促进得气2~3次，直接灸足三里，充分暴露穴位，用清艾条作灸材；点燃艾条一端后，施灸，灸火离皮肤5~10cm。采用温和悬灸法，使患者局部有温热感而无灼痛为宜；施灸10分钟，以局部皮肤呈红晕为度；隔日针1次，10次为1个疗程。

‖方二‖

1. 取穴　足三里、三阴交、气海、关元、肾俞、膀胱俞、三焦俞、肺俞。

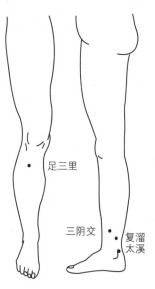

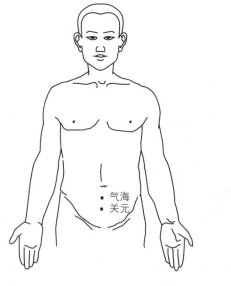

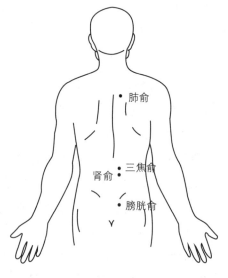

2. 方法　用穴位注射、针罐及艾灸法。所有穴位常规消毒，选用黄芪注射掖，用4号针头、2ml注射器，在足三里及三阴交穴位直刺，得气后，回抽针管内无血液，推入1ml药液，

每日1次；气海、关元穴采用针灸法，每次针刺得气后，用艾条灸5分钟；其他穴均用针罐法，每次行针后用火罐拔5分钟，每日1次，以上疗法15天为1个疗程。

疗效效果

☞ 王水清用"方一"治疗50例，治愈31例，显效15例；有效4例，50例全部有效（见《安徽临床中医杂志》，2001年第3期）。

☞ 刘天岗用"方二"治疗30例，肾虚型，治愈8例，显效6例，有效4例，有效率为100%。脾肾两虚型，治愈6例，显效4例，有效2例，总有效率为100%（见《针灸临床杂志》，1998年第2期）。

处方荟萃

1. 用温针灸法。谢锡亮取穴肾俞、关元、大赫、中极、尺泽、三阴交、曲泉。穴位常规消毒后，将28号1寸不锈钢毫针垂直快速刺进皮肤，运针得气后，将艾绒缠绕上无菌棉絮制成2~3cm长的艾段，将艾段套罩存针柄上，近端离皮肤约2.5cm，在艾段近皮肤端点燃，燃尽后除去灰烬，连灸3个艾段后拔针。1次／天，10次／疗程（见《实用家庭保健灸法》，1993年中国医药科技出版社出版）。

2. 用温和灸法。取关元、气海、神阙。施术时令患者取舒适体位，仰卧于治疗床上并将穴位处充分暴露，术者右手如持笔写字状拿灸用艾条使艾条与局部皮肤呈45度角，将艾条点燃端对准穴位处距离3cm左右，以局部温热、泛红但不致烫伤皮肤为度，施温和灸，顺序是关元→气海→神阙由下向上依次每穴灸15分钟。每日1次，15次1个疗程。注意神阙穴施灸结束后一定要用手掌心按揉10余分钟，防止受凉导致肚子痛、拉肚子（引自"中国雅虎知识堂"）

按语

夜尿频多是老年人的常见临床症状，因频频起床而影响睡眠，或诱发甚至加重其他疾病，如上呼吸道感染、哮喘、胸痹等，用灸法有较好疗效。但应注意，患者在入睡前应解除紧张情绪，少饮水，不饮茶；因夜间多尿而口干、舌燥、口渴明显的人，可适量饮水，或吃点苹果、柑橘等；夜尿多的老人，应避免应用对肾脏有毒性的药物，如链霉素、庆大霉素、磺胺药等。

可以进行自我"热灸"，长期坚持，也有较好的效果。中老年朋友应该养成睡前用热水泡脚的习惯，洗澡代替不了泡脚。选个深些的盆，水浸到小腿二分之一处为好，水温尽量热，泡脚时尽可能地按压每个脚趾和涌泉穴。脚底有全身的穴位，涌泉穴作用于肾，脚趾分别是五脏，用热水泡可促进血液循环，活跃末梢神经，调节五脏功能。时间以15分钟为好。泡脚后，把双手搓热，自我按摩腰部肾俞穴，按至腰部皮肤发红发热，热感传至髋关节、膝关节最好，可辅助治疗夜尿多的毛病。

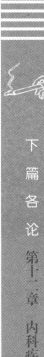

九、遗尿

遗尿包括两种情况，一则指遗尿病，即俗称的尿床；二则指遗尿症，即不仅是将尿液排泄在床上，同时也在非睡眠状态或清醒时将尿液排泄在衣物或其他不宜排泄的地方。中医称为"遗溺"。

病因病理

遗尿病多为神经功能不协调所致，多为单纯性、持续性，即除尿床外无其他伴随症状。遗尿症多为器质性病变，诸如神经系统的损害、相关器官的占位性病变，多为伴随性和一过性，即除尿床外还有其他更明显的病理表现，可随其他病变好转而好转。遗尿的发病机制可能是膀胱逼尿肌与括约肌之间神经调节功能不平衡造成。当逼尿肌强烈的收缩力超过括约肌阻力时可出现遗尿现象。也可能与膀胱括约肌发育不全或麻痹有关。

中医学认为，肾阳气虚则命门火衰，阴气极盛，故有"下焦竭则遗溺失禁"之说。脾虚遗尿，脾阳虚则胃蠕动减少，胃纳不佳，水谷运化不良，气血生化无源而不能涵养先天之本，致肾虚膀胱虚而遗尿；肺虚遗尿。肺气虚则失宣降，水液运行泛滥致膀胱失约而自遗。如肺火上炎必然灼伤阴液致升腾之水不能下降，必致下焦炽热，导致大便干燥、膀胱湿热、小便短少，素有痰湿内蕴，入睡沉迷不醒，呼叫不应，常可遗尿。

诊断要点

1. 年龄在5岁或5岁以上（或智龄4岁以上）。

2. 5岁儿童每月至少遗尿2次，6岁以上儿童每月至少遗尿1次。

3. 排除有明显原因引起的遗尿。在诊断功能性遗尿时，必须排除各种躯体疾病，如泌尿系统感染和畸形（尿道口狭窄、尿道下裂），隐性脊柱裂、神经系统疾病、精神发育迟滞等。

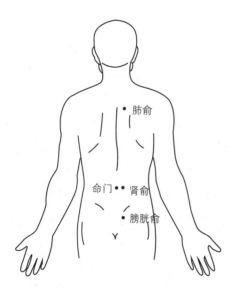

肺俞

命门 · · 肾俞

膀胱俞

治疗方法

‖方一‖

1. 取穴　关元、中极、三阴交（双侧）、命门、肾俞（双侧）、膀胱俞（双侧）。

2. 方法　用悬灸法。嘱患者治疗前排尿，卧位。用清艾条作灸材；点燃艾条一端后施灸，灸火约离皮肤5~10cm。采用温和悬灸法，使患者局部有温热感而无灼痛为宜；每穴施灸5分钟，以局部皮肤呈红晕为度；每日灸治1次，7次为1疗程。

‖方二‖

1. 取穴　神阙。

2. 方法　用隔药灸法。取麻黄100g，益智仁50g，肉桂50g共同烘干，研碾成粉，过100目筛，混合均匀装于无毒保鲜袋内备用。每晚睡前取药粉5g左右，用米醋调成直径2cm左右的饼放于手心上，用牙签扎数孔敷于脐上，或将药饼敷脐后再用牙签轻轻扎孔。选择圆柱状清艾条，采用温和灸法，点燃清艾条，首先自神阙穴开始灸，至脐下1.5寸的气海穴，再至脐下3寸的关元穴；再灸双侧三阴交、足三里。艾灸者食、中指置于施灸部位两侧，通过两手指的感觉测知患儿局部受热程度，观察皮肤颜色，询问患儿感觉，随时调节施灸距离。一般艾灸距穴位2.5~3cm，每次艾灸20~30分钟，不配合的儿童艾灸的时间可短些。艾灸后脐部的药饼用胶布固定，每晚更换1次，7天为1个疗程，停2天再进行下一疗程。

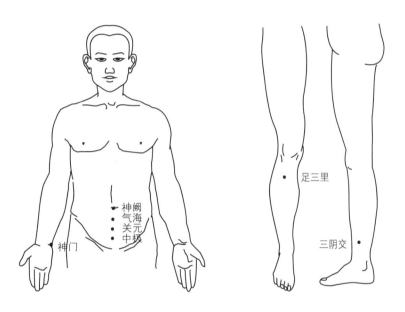

▌方三▐

1. 取穴　关元、气海、膀胱俞、三阴交。若肾气虚加肾俞，脾气虚加足三里，肺气虚加肺俞，梦多者加神门。

2. 方法　用化脓灸法。药艾组成：丁香3g、虫草3g、硫黄5g、麝香0.5g、艾绒20g。制作方法：将丁香、虫草、硫黄共研末，再取麝香与药末共研，然后和艾绒拌匀，装瓶密封待用。施灸时制成约黄豆大的艾炷。灸治方法：患者先做普鲁卡因皮试，将欲灸穴位常规消毒，用1普鲁卡因约0.5ml做局部麻醉后，将艾炷放在穴位上点燃。待灸完1壮，用棉棒将余灰拭净，再更换艾炷，每穴灸5~7壮，随即在灸处贴淡水膏，以促化脓。灸后一般3~15天化脓，脓多者每日换膏2次，少者每日换膏1次。20~35天灸疮愈合，而留有瘢痕。每10~15天灸治1次，每次灸3~5穴，每灸1次为1个疗程。

▌方四▐

1. 取穴　关元、中极。

2. 方法　用温筒器灸法。嘱病人治疗前排尿，采取卧位。取穴将装上艾绒并点火预热的灸筒隔几层布（事先在姜汁中泡过）置于腧穴上即可，以病人感到舒适，热力足够而不烫伤皮肤为佳。每穴25分钟，以皮肤潮红为度，并嘱其临睡前尽量少喝水，忌足部着凉，忌食冷饮，7次为1个疗程。

治疗效果

☞ 吴明学用"方一"治疗30例患者，治疗时间最短为6天，最长为21天。其中27例痊愈，占90%；2例有效，占6.7%；1例无效，占3.3%；总有效率为96.7%（见《临床针灸杂志》，2004年第1期）。

☞ 马艳玲用"方二"治疗48例患者，最少治疗2个疗效，最多治疗7个疗程，治愈总数为39例，显效4例，有效3例，无效2例，总有效率95.8%，无效率为4.2%（见《齐鲁药事》，2009年第4期）。

☞ 曾令德用"方三"治疗16例，痊愈12例，占75.0%；好转3例，占18.8%；无效1例，占6.2%。总有效率为93.8%（见《中国针灸》，1997年第6期）。

☞ 郭迎倩用"方四"治疗30例，其中27例痊愈，占90.0%；2例有效，占6.7%；1例无效，占3.3%。总有效率为96.7%（见《护理研究》，2009年第9戒）。

处方荟萃

1. 穆宏志用芒针加艾炷灸法。先让患者排空尿液，取仰卧位，用3～7寸芒针针刺关元、中极穴，进针3～6寸，针尖稍斜向下方（肥胖者深刺）以出现针感向尿道及会阴部放散为度，行平补平泻法1～4分钟，然后再用艾炷（长约1.5 cm）温灸2～3壮，隔日治疗1次。5次为1个疗程，每个疗程间隔2天（见《中国乡村医药杂志》，2008年第4期）。

2. 李叙香用隔药灸法。麻黄20g，肉桂10g，益智仁10g，共研细末，用醋调和成糊状，取适量敷于脐上，然后点燃艾条灸之，持续约半小时。灸毕用纱布将药盖上，以胶布固定，每日换药治疗1次（见《中国民间疗法》，2007年第2期）。

3. 段竹联用针刺加温和灸法。选穴：气海、关元、神阙、肾俞、三阴交、足三里、四神聪、百会。患者坐位用0.5寸28号针平刺四神聪、百会（向前或向后）行捻转手法后，留针；再取舒适平卧位，点燃艾条后，分别灸气海、关元、神阙（生姜切1.5mm厚薄片，用针扎些小孔放在神阙穴上）、足三里、三阴交，采用温和灸，使患者局部有温热感而无灼痛，以能忍受为度，灸至皮肤发红；再俯卧用上法灸肾俞，灸完后起头针，1次／天，10次为1个疗程（见《陕西中医》，2002年第11期）。

4. 杨文学用温和灸加中药贴敷法。艾灸取穴神阙、关元、中极、肾俞、次髎、三阴交。药物组成菟丝子、金樱子、五味子、覆盆子、桑螵蛸、补骨脂、山茱萸、仙茅、益智仁各60g，丁香、肉桂各30g。共研末贮瓶。每次治疗，取研好的中药末15g，滴少许酒精，调为糊状备用，而后施艾条温和灸以上穴位。每穴灸至皮肤潮红后，将预先备好的中药直接贴于其上，以纱布覆盖，胶布固定，此疗法10天为1疗程。每日灸1次，每2天换药1次，对于较重者可每晚加服研好的药末3g。治疗2个疗程后观察疗效（见《中医外治杂志》，2004年第4期）。

灸法治疗遗尿均有一定的近期疗效，但当遗尿得到控制后，仍要继续巩固治疗，否则，可能复发。针灸治疗遗尿的疗效与多种因素有关，如机体功能状态好、头脑反应灵敏者疗效好，下午治疗，特别睡前用灸法效果好。本病有一定的复发率，特别当阴冷天，或患儿过于疲劳，白天过于兴奋，或感受风寒后易复发。一般复发后再针灸仍然能够获效。

使用"方二"时，脐部皮肤易被敷贴或者胶布、药饼刺激，尤其是炎热的夏天，脐部皮肤易发生湿疹，可视情况，于次晨取下药饼。

治疗的同时要控制患者晚饭后的饮水量，睡前解小便，夜晚定时唤醒患者起床小便。对于年长的患者应耐心、和蔼地做好解释工作，鼓励患者树立战胜疾病的信心，消除怕羞、紧张等心理压力，使其从遗尿——心理压力——紧张——治疗（调摄）不当——遗尿的恶性循环中恢复正常。注意不要疲劳过虚，夜里定时提醒患者排尿，提高其警觉性，嘱患者晚饭后至临睡前尽量少饮水，临睡前排尿一次。注意遗尿的时间规律，提前叫醒排尿，逐步养成能自己醒来排尿的习惯。

十、尿道综合征

尿道综合征是一组以尿频、尿急、排尿困难等非特异性的下尿路刺激症状为特征而无尿路感染的症候群。本病属中医"癃闭"、"淋证"范畴。

病 因病理

尿道综合征的发病机理目前尚不完全清楚，可能与以下几点有较大关联。一是排尿的神经控制功能较弱或发育不全，或者由于某些原因发生退化。比如有些患者从小就有尿频、尿急、遗尿、尿失禁的现象，可以一直延续到成年，由于生小孩、过性生活以及妇科疾病等，症状还可能逐渐加重。二是由于患慢性膀胱炎、尿道感染，没有及时根治，会对尿道综合征有一定的影响。三是患有痔疮或者慢性阴道炎，刺激盆底神经，引起肌肉痉挛，导致排尿出现异常。四是精神方面的问题，由于工作压力大，婚姻亮起红灯，或者遇到了一些让人不愉快的事情，精神紧张、焦虑、多疑、内向、神经质，也对该病有一定的影响。由于各种原因导致长期的高尿道压，逼尿肌持续无抑制性收缩，导致了逼尿肌、尿道括约肌等一系列形态变化，出现协同功能失调。

中医认为，主要为肾气不足，肾阳虚损，使膀胱气化不利，影响三焦的水液运行，造成水道通调受阻。小便不通当责之于膀胱气化失司。膀胱为病，初期多因湿热所致，病久则由实转虚，肾气亏耗，气化失调，水道瘀涩，从而尿频、尿痛、排尿不畅。

断要点

1. 女性，年龄不限；

2. 持续性尿频、尿急半年以上，其他伴随症状可有下腹或阴部疼痛，排尿费力，尿失禁及遗尿等；

3. 多次尿常规及培养阴性；

4. 无其他明确的器质性病变，经较长时间的抗感染治疗无效者。

治疗方法

▌方一▐

1. 取穴　肾俞、中极、关元。

2. 方法　用天灸法。天灸膏的制备：麝香、淫羊藿、补骨脂、黄芪、辣椒，按0∶1∶2∶2∶2∶4比例，加入氮酮、O4膜，经加工制成200%天灸膏备用。穴位贴敷天灸膏，每次4小时，隔日1次，共30天。主治非感染性尿道综合征。

▌方二▐

1. 取穴　肾俞、膀胱俞、次髎、秩边、经渠、尺泽、足三里、阴陵泉、三阴交。

2. 方法　用针刺加灸法。背部穴位每次选2穴，交替使用。进针得气后，行提插补法，每穴行针2~3分钟。其中针刺次髎、秩边用30号3寸长毫针，使针感向前传递至会阴；针刺背部穴位不留针；四肢穴位在针刺得气后行提插补法，间歇动留针30分钟。取3cm长艾条两段，点燃后置于艾灸盒中，温灸关元穴。每日1次，10次为1个疗程，两疗程间休息1周。

▌方三▐

1. 取穴　第1组取气海、关元、中极、水道、大赫、横骨、三阴交、交信、太溪；第2组取肾俞、三焦俞、气海俞、膀胱俞、中膂俞、会阳、委阳。伴畏寒肢冷加灸命门、复溜。

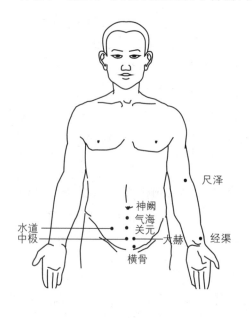

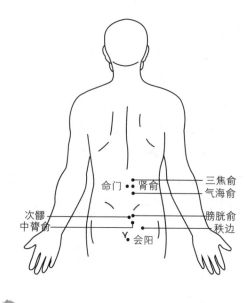

2. 方法　用针刺加艾灸。两组穴位交替使用,每次选3~4穴。均施以提插捻转补法,得气后留针20~30分钟。其中气海、关元、肾俞加艾条灸,会阳、中膂俞用长针深刺,使针感向小腹及会阴部放散。再接6805电针治疗仪,用断续波。电流量患以者能耐受为度;伴尿道口灼热加阴陵泉或地机,用泻法。每日或隔日1次。10次为1个疗程,间隔3~5日。

【方四】

1. 取穴　双侧肾俞、膀胱俞、三阴交、阴陵泉、中极、气海、关元、命门穴。

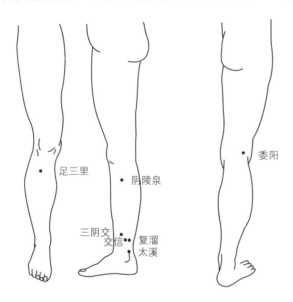

足三里
阴陵泉
委阳
三阴交
交信　复溜
太溪

2. 方法　用温针法。用75%酒精行常规穴位消毒后立即将针刺入穴位(26号、3寸不锈钢毫针)行轻提插手法诱导出向远端放射针感后留针,在针尾插上约3cm艾条段施灸,待艾条燃尽针凉后出针。每日1次,10次为1个疗程,间隔3~5天,再行下一疗程。

治疗效果

☞ 赵立岩用"方一"治疗非感染性尿道综合征32例,痊愈13例(40.6%),好转14例(43.8%),无效5例(15.6%),总有效率84.4%;对照组30例,痊愈2例(6.7%),好转9例(30.0%),无效19例(63.3%),总有效率36.7%(见《中国中西医结合杂志》,2003年第11期)。

☞ 李璟用"方二"治疗女性尿道综合征:27例中显效10例,有效13例,无效4例,总有效率85.2%(见《浙江中医杂志》,2002年第4期)。

☞ 韦伟用"方三"治疗95例,对照组90例,显效29、11例,有效57、43例,无效9、36例,总有效率90.5%、60.00%(见《广西中医药》,1998年第3期)。

☞ 卢金荣用"方四"治疗45例,痊愈34例,占75.56%;显效6例,占13.33%;有效4例,占8.67%;无效1例,占2.44%(见《针灸临床杂志》,2001年第5期)。

1. 郑蕙田用隔药饼灸法。取穴分为仰卧和伏卧两组。仰卧组取穴：气海、关元、水道、大赫、横骨、三阴交和太溪；俯卧组。取穴：命门、肾俞、气海俞、三焦俞、中膂俞、会阳和委阳。两组穴位交替使用，每周治疗3次，隔日治疗1次。每次选穴3～4个。其中气海、关元、命门、肾俞4穴采用隔药饼灸，每次艾灸3壮（药饼为补肾温阳功效的中药组成）。其他穴位的手法操作均使用提插捻转补法，其中中膂俞和会阳2穴必须使用长针深刺，针感以放射全小腹部或尿道口附近为最佳感应。对伴有尿道灼热不适者可加用阴陵泉和交信2穴，手法采用提插捻转泻法。中膂俞、会阳、水道、大赫4穴加用电针，使用连续波，刺激强度调节至患者能够忍受为宜。针灸治疗10次为1个疗程，连续治疗2～3个疗程。治疗后病情明显改善者可酌情改为每周治疗1～2次，以巩固治疗效果（见《中国针灸》，2000年第4期）。

2. 林红用悬灸法。取穴膀胱俞、阴陵泉、三焦俞、中极、行间、太溪。将艾条一端点燃，对准穴位，距离以患者感到温热感为宜，每穴灸5～10分钟，每日治疗1～2次，虚证可配合青盐填脐艾炷灸（见《中医民间灸法绝技》，2009年四川科学技术出版社出版）。

按语

针灸不仅能调节盆腔内神经功能，而且还能调节中枢和自主神经功能；不仅能解除盆骶肌肉和尿道括约肌的痉挛，缓解和改善排尿异常，而且还能调节阴阳平衡，提高机体的整体素质。一般患者经过1～3个疗程治疗后，尿频、尿急、小腹坠胀和排尿不尽等症状都有明显改善。本病有时反复，故应该坚持治疗一段时间，以巩固疗效。

患有尿道综合征的女性，平时要注意保健和预防，养成良好的排尿和排便的习惯，不要憋大小便；注意会阴部的清洁卫生，经常清洗干净，保持干燥；对患有生殖系统炎症和尿道感染、痔疮者，要及时治疗。平时要保持豁达开朗的性格，不要斤斤计较，有精神方面问题及时看心理医生。加强身体锻炼，增强腹肌、膀胱括约肌的能力，对预防和治疗尿道综合征有一定的帮助。

使用"方一"时，患者局部皮肤可能出现微红微热（属天灸的正常反应），1～2天后消退，少数局部起小水疱，2～3天后消退，发疱部位无感染，愈合后不留瘢痕。注意发疱处皮肤完全愈合后再进行下次治疗，疗程可顺延。

十一、尿路感染

泌尿系感染是指病原菌在尿液中生长繁殖，并侵犯泌尿道黏膜或组织而引起的炎症。中医学归属于"淋症""癃闭"范畴。

病因病理

引起本病的病原大部分为大肠杆菌,其次为副大肠杆菌、链球菌等。尿道炎常因尿道口或尿道内梗阻、邻近器官的炎症蔓延以及机械或化学刺激等引起。膀胱炎可因膀胱颈下的尿路损害后引起感染。感染后其黏膜出现弥漫性充血、水肿,呈深红色,下层有多发性点状出血或瘀血,有时可发生浅表溃疡。

中医学认为,本病多因外感湿热或因多食辛辣肥甘之品,酿成湿热,下注膀胱;或下阴不洁,秽浊之邪侵入膀胱,酿成湿热;或房劳伤肾,虚火内生,火迫膀胱;或年迈肾虚气弱,气化不及州都,排尿不利,尿液蕴结,郁久化热,均可致膀胱气化不利,小便频数热痛。

诊断要点

1. 可出现尿频、尿急、尿痛等膀胱刺激征症状。

2. 急性尿道炎可见尿道口红肿,慢性者以尿线变细,排尿不畅为主,尿道刺激征多不明显。

3. 急性膀胱炎尿液浑浊甚至血尿,膀胱区疼痛;慢性者仅见轻度膀胱刺激征症状,反复发作。

4. 输尿管炎尚伴有腰痛或向膀胱、前阴下传的腹痛。

5. 急性肾盂肾炎伴有腰痛、腹痛、畏寒、发热等,肾区叩击痛,化验白细胞增多、少量蛋白、血尿、脓尿。慢性者可见低热、贫血、腰酸痛、下肢水肿等症。

治疗方法

方一

1. **取穴** 中极、三阴交。

2. **方法** 用温和灸法。患者取平卧位,充分暴露穴位,用清艾条作灸材;点燃艾条一端后,施灸诸穴,灸火约离皮肤5~10cm。采用温和悬灸法,使患者局部有温热感而无灼痛为宜,以局部皮肤呈红晕为度;艾条温灸30分钟,每天2次,10天为1个疗程。主治急性尿路感染。

方二

1. **取穴** 中极、三阴交、肾俞、膀胱俞。配穴:尿道炎加太冲、照海、次髎;膀胱炎加阴交、大赫;尿涩不畅加关元、曲骨、中封;反复发作加气海;发热加外关、合谷。

2. **方法** 用温和灸法。患者取舒适体位,仰卧

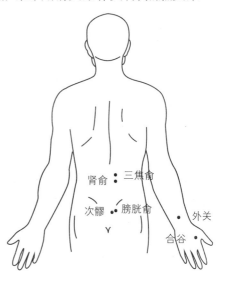

于治疗床上并将穴位处充分暴露，术者右手如持笔写字状拿灸用艾条使艾条与局部皮肤呈45度角，将艾条点燃端对准穴位处，点燃端的艾头与皮肤的距离3cm左右，以局部温热、泛红但不致烫伤皮肤为度施温和灸，每穴20~30分钟，急性期每日2~3次，慢性期每日或隔日1次，7次为1疗程。

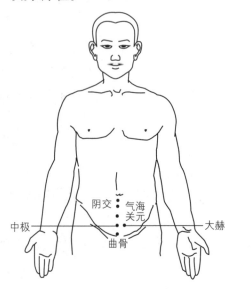
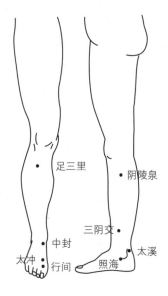

▌方三▐

1. 取穴　膀胱俞、阴陵泉、三焦俞、中极、行间、太溪。

2. 方法　用悬灸法。每次选3~4个穴位。将艾条一端点燃，对准穴位，距离以患者感到温热感为宜，每穴灸5~10分钟，每日治疗1~2次，虚证可配合青盐填脐艾炷灸。10天为1个疗程。

治疗效果

☞ 周秉真用"方一"治疗李某，女，新婚5日，出现尿急、尿频、尿痛，查尿查蛋白阳性白细胞"+++"，红细胞"+"。用"方一"治疗3天后，症状消失（见《针灸临床杂志》，1999年第1期）。

☞ 穆腊梅用"方二"治疗李某，女，患尿频、尿痛、腰痛6天，每半时小便1次。用"方二"治疗10次而愈（见《实用保健灸法》，1994年，华中理工大学出版社出版）。

☞ 笔者用"方三"治疗4例，经2个疗程的治疗，2例痊愈，2例好转。

处方荟萃

1. 周荣用艾炷灸法。取穴阴谷。先将施灸部位涂以少量大蒜汁或凡士林，以增加黏附作用，再放上艾炷点燃，当艾炷燃剩2/5左右，病人感到灼痛时，马上用镊子将艾炷夹去或压灭，更换新艾炷再灸。一般灸3~5壮，以局部皮肤充血起红晕为度（见《实用图示艾灸疗法》，2009年学苑出版社出版）。

2. 梁华梓用艾炷灸法。取穴：百会、脾俞、肾俞、膀胱俞、气海、关元、水道、中极、血海、阴陵泉、三阴交、太溪、京门。每次选3~5穴，各灸5~10壮，每日或隔日1次，7次为1个疗程。疗程间休息3日（见《家用常见病艾灸疗法》，1998年金盾出版社出版）。

按语

艾灸对慢性尿路感染有改善症状的良好效果，但单用艾灸则较难控制炎症，故应采用中西医药物综合治疗，再配合针灸治疗，以迅速解除症状和根治。

艾灸也可预防泌尿系感染，取曲泉、阴陵泉、三阴交施以艾炷灸或艾条灸，可以防止或减轻及减少发作。

治疗期间，患者应注意休息。急性感染期，病人尿路刺激症状明显，或伴发热，应卧床休息3~7天，待体温恢复正常后可下床活动。慢性患者亦应根据病情适当休息，防止过度疲劳后，机体免疫力低下而造成再感染。同时，应根据病人身体情况，给予营养丰富的流质或半流质食物；高热、消化道症状明显者应静脉补液以保证足够热量。增加饮水量，保证体液平衡并排出足够尿量，使尿路得到冲洗，促进细菌及炎性分泌物加速排出。

十二、阳痿

阳痿是指阴茎不能勃起或举而不坚，以致影响正常性生活的病证，临床少数患者有器质性病变，古代又称"阴萎""筋痿""阴器不用"等。

病因病理

本病按照病因，又可分为功能性阳痿和器质性阳痿两类。功能性阳痿是指大脑皮层对性兴奋的抑制作用加强和脊髓勃起中枢兴奋性减退所致的阳痿；器质性阳痿是指因神经、血管、内分泌、泌尿系统、生殖系统等组织器官的器质性病变所致之阳痿。

中医学认为，引起阳痿的病因比较复杂，多与湿热下注、肝气郁结、肾气不足、房劳太过、肾虚惊恐、思虑过度、气滞血瘀、寒邪侵袭等有关。其病机虽有寒热虚实之分，但"元阳不振"是关键，在阴阳的相互关系中，阳气起着主导作用，所以阴茎的勃起功能与机体的元阳之气密切相关。肾精不足，命门火衰，心脾两虚等阴阳气血不足的证型均可因元阳气虚而不振；肝郁、湿热、痰瘀等亦可闭阻元阳之气而成阳痿。

诊断要点

1. 青壮年男性，在性生活时阴茎不能勃起，或勃而不坚，不能进行正常性生活。

2. 多有房事太过，或青少年期多犯手淫史。

3. 常伴有神倦乏力，腰膝酸软，畏寒肢冷，或小便不畅，淋漓不尽等症；排除性器官发育不全，或药物引起的阳痿。

治疗方法

方一

1. 取穴　神阙。

2. 方法　用隔药灸法。振阳散组成：人参60g，鹿茸60g，当归300g，巴戟天600g，附子600g，肉桂600g，公丁香300g，仙灵脾600g，肉苁蓉600g，蜈蚣150g，麝香14g。先将麝香研末分放待用，再将余药混合研末备用。操作时嘱患者仰卧位，脐部神阙穴用75%酒精常规消毒后，以温开水调面粉成面圈状（周长12cm，直径3cm），将面圈绕脐1周，后将麝香末约0.02g纳入脐中，再取上药末填满脐孔（5~8g）用艾炷（艾炷底盘直径与面圈内径相同，约1.2cm、高约1.5m）施灸20壮。每次艾灸2小时，灸后胶布固封脐中药末2天。3天治疗1次，30天（10次）为1疗程。

方二

1. 取穴　取肾俞、命门、关元、中极、三阴交、气海、足三里、太溪、百会、神阙。

2. 方法　用温针法。其中肾俞、命门、关元、三阴交每次必用，其他穴位每次选用。嘱患者仰卧位，常规消毒后用75~100mm毫针刺入，捻转进针2~3寸，要求出现触电感。对病程较长，体质较好的病人应采用强刺激，大幅度捻转提插，留针20~30分钟。针刺得气后，把1cm长的艾条套在针柄上点燃，燃完后取针。

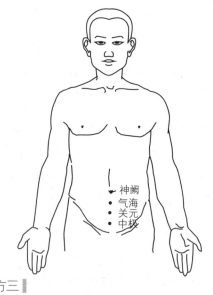
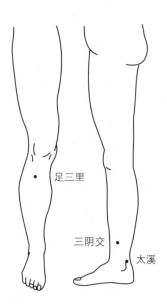

神阙
气海
关元
中极

足三里

三阴交
太溪

方三

1. 取穴　大椎至腰俞。

2. 方法　用长蛇灸法。让患者俯卧床上，裸露背部，督脉穴（脊柱第一胸椎至尾椎）上常规消毒，涂以蒜汁，在施灸穴大椎至腰俞，敷撒麝香0.3~0.9g，上铺大蒜泥条，宽4cm，厚约1.5cm，接着铺艾炷一条，截面为半圆形，宽约1.5cm，点燃艾炷头、身、尾三点，任其自然烧灸,待艾炷燃尽后,再铺上艾炷灸治,连灸2~3壮,灸毕移去蒜泥,用湿纱布轻轻擦干,灸后皮肤潮红,让其自然出水疱(在此其间严防感染),至第三天用消毒针引流水疱液。擦干后,涂龙胆紫药水,覆盖消毒纱布,以防感染,直至灸疮结痂脱落,皮肤愈合。随时可灸,三伏天尤佳。

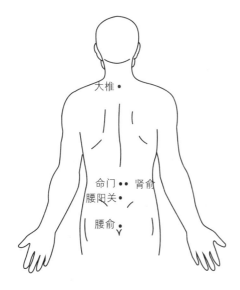
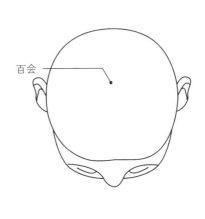

【方四】

1. 取穴　(1)双肾俞、命门(若腰3、4、5有明显压痛者选命门、腰阳关及脊柱腰椎上压痛点);(2)关元、中极、神阙。

2. 方法　用循经灸疗器灸。两组穴交替使用,每天1组,每组每次用循经灸疗器灸15~20分钟,艾炷选用华佗牌艾条截成4cm大小,灸感以局部发热,皮肤温热潮红,有向内渗透或向前阴部有热感放射疗效最佳。每天治疗1次,10次为1疗程,休息3天,继续下1个疗程。

治疗效果

☞ 刘存志用"方一"治疗35例,对照组26例,近期治愈10、4例,显效8、6例,有效14、9例,无效3、7例,总有效率91.43%、73.08%(见《中国针灸》,2002年第9期)。

☞ 陈安福用"方二"治疗40例,对照组29例,分别痊愈13、7例,好转24、14例,无效3、8例(见《上海针灸杂志》,1997年第6期)。

☞ 王世彪用"方三"治疗7例,灸后1~3月,7例均获愈,阴茎勃起坚硬,同房正常(见《中医外治杂志》,1992年第4期)。

☞ 苟春雁用"方四"治疗36例,近期治愈14例,占41.6%;显效8例,占22.22%;有效9例,占25%;无效5例,占13.8%,总有效率达86.1%(见《针灸临床杂志》,2006年第1期)。

1. 用壮医药线点灸法。取曲骨、横骨、气冲、急脉、中髎、下髎、腰俞、命门、肾俞和关元；配穴取气海俞、关元俞、筋缩、肝俞、足三里和三阴交，用2号药线直接灼灸穴位，每穴1~2次，每天1次，10天1疗程，间歇3天进行第2疗程，一般治疗2~5个疗程，治疗期间可配合一定的心理治疗，灸后局部有灼热感或痒感，切勿用手搔抓，以防感染。

2. 赵瑚珏用艾炷重灸配合穴位注射法。把艾绒用手搓成枣核大备用，所取穴位同针刺组，但只要主穴，用直接灸，当皮肤感到灼热时去除，接着灸第二壮，每穴灸治10~12壮，两组穴位交替，每天1次。同时用5ml一次性注射器抽取维生素$B_2 0.5mg×2ml$，当取腹部穴位艾灸时，就取背部穴位穴注；取背部穴位艾灸时，就取腹部穴位穴注，每次仅选一对穴位。10次为1个疗程，疗程间隔7天（见《针灸临床杂志》，2002年第11期）。

3. 雷中杰用脐灸和针刺耳压法：用厚约$0.1~0.2cm$，$2.0cm×2.0cm$大小附子饼，置于脐窝上，取纯艾绒捏成底部约$1.0cm×1.0cm$大小圆锥形艾炷，置于附片上，点燃艾炷，患者感灼热不可忍时，可将附片向上提起，衬以纱布，放下再灸，直至皮肤潮红为止，1次/d，操作中避免烫伤。针刺：取肾俞（双）、三阴交（双）、关元、中极针刺得气，平补平泻，留针15分钟，1次/天。耳穴贴压取耳穴神门、心、皮质下、内分泌、肾，取王不留行籽贴于穴位上，每日指压3~5次。每次贴1耳，隔日换耳贴压1次。以上治疗10天为1个疗程。

按语

睾酮是睾丸间质细胞分泌的主要雄性激素，肾上腺皮质亦可分泌少量的睾酮，从临床化验检查可以看出，使用灸法后可明显提高患者血中睾酮的含量，故推论本疗法可促进和调节人体丘脑—垂体—肾上腺、性腺轴的功能，使阳痿患者原来处于低水平的睾酮分泌功能得以恢复正常，从而使阳痿患者得以痊愈。

阳痿患者不同程度地存在心理障碍，心理治疗要贯彻在整个治疗过程中，帮助患者认识病因，解除心理负担，树立信心，消除性交恐惧心理，同时尽最大努力消除夫妻间的隔阂、误解及矛盾，改善夫妻关系，坚持夫妻同时治疗的原则。治疗期间严禁同房。医生对病人需要有高度同情心和耐心，取得病人的配合，方能获得良好的治疗效果。

长蛇灸法，又称铺灸，由于它艾炷大而长，火力足而猛，具有很强的温通作用，所以对虚寒性慢性疾病确有顿起沉疴之效。久治不愈之阳痿，多属肾阳亏耗，髓海失养，宗筋弛纵所致。此类患者多经中药内服而罔效，药所不及，灸之所宜。临床使用长蛇灸，具有肯定疗效。

循经灸疗器是笔者近年来根据经络循行及艾灸原理结合临床实践经验摸索出来的灸疗器具，主要用于腰背腹部等大面积多穴位循经施灸。灸具由两板组成，一板灸器可以循经同时对3~7个穴位一起灸治，操作简单、安全，解决临床上沿经多穴位灸疗所面临的费时费工，不易操作的问题，值得临床推广。

十三、附睾炎

附睾炎是青壮年的常见疾病，每当身体抵抗力低下时，大肠杆菌、葡萄球菌、链球菌等致病菌便会乘机进输精管逆行侵入附睾引发炎症。中医称为"子痈""子痛"。

病因病理

附睾炎的病因有：①继发于前列腺炎或尿路感染。②前列腺摘除术特别是经尿道术式，因手术后尿中可能带菌8~12周，在排尿时尿液返流进入射精管内，引起逆行感染而导致附睾炎；感染也可通过周围淋巴管侵入附睾。③无菌尿返流进入射精管导致化学性附睾炎。近来研究发现，尿液可返流入精囊腺内。

中医学认为，本病可因外感六淫之邪，或过食辛辣肥甘之品，或久坐卧湿地，或房事不洁，可致湿热之邪由外入侵或由内而生，或内外合邪。湿热之邪下注肝肾之络，结于肾子，气血瘀滞，郁而化热，热胜肉腐成脓。或因跌扑闪挫，以致肾子经络阻塞，气血瘀滞，加之兼感外邪，郁而化热，热胜肉腐成脓。也可因情志不畅，或郁怒伤肝，肝失疏泄，横逆犯脾，脾失健运，痰湿内生，结于肾子，发为慢性子痈。急性子痈治疗不彻底，湿热之邪未去，气血脐滞不行，病程冗长，余邪不清，变为慢性子痈。

诊断要点

1. 病史：发病前可有慢性前列腺炎、精囊炎、后尿道炎等感染史，或有尿道器械操作及留置尿管时间较长等情况。患者多为中青年人。

2. 症状：急性发作者，起病突然，附睾肿大、疼痛、阴囊坠胀，触痛明显，活动受限，伴有发热，寒战及小便涩痛等症状。慢性附睾丸炎一般无明显症状，有时表现为阴囊下坠感和隐隐胀痛，疼痛可放射至同侧大腿、小腹等处。

3. 体征：急性附睾炎患者下腹及精索等处有压痛、阴囊肿大、压痛，附睾肿块较硬、触痛，严重者与睾丸界限不清。若脓肿形成，可自行穿破形成瘘管。慢性附睾炎可扪及附睾肿大及硬结，轻度触痛，与睾丸界限清楚，精索和输精管增粗，可伴有慢性前列腺炎的表现。

4. 辅助检查 ①血常规，急性期血白细胞检查可见白细胞总数及中性粒细胞升高。②尿常规，有明显白细胞增多。③细菌培养，细菌感染者可做尿培养或鞘膜液培养为阳性。④超声多普勒检查，急性感染者可见睾丸血流回声增强。

治疗方法

‖方一‖

1. 取穴 肝俞、肾俞、三阴交、根旁（阴茎根部两侧旁开1寸处）、阿是穴。

2. 方法 用针刺加艾灸法。使用直径0.28～0.40mm、长40mm毫针，直刺穴位10mm左右，施提插捻转泻法，捻针频率为80～100转／分钟。然后分别连接电针电极，选用疏密波，频率20Hz，缓缓增大电流至患者自觉微痛止，持续20～30分钟。电针后，用艾条灸囊中（阴囊前正中线的中点处）、阴中（囊中与会阴穴连线的中点处）等阿是穴共30分钟。每日1次，7

次为1个疗程。主治慢性附睾炎。

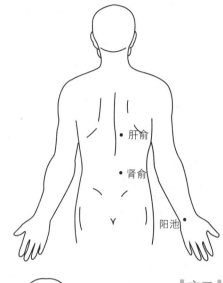
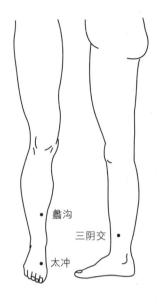

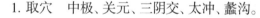

方二

1. 取穴　中极、关元、三阴交、太冲、蠡沟。

2. 方法　用针刺加艾炷灸法。中极、关元用标准艾炷施灸5壮，先将施灸部位涂以少量大蒜汁或凡士林，以增加黏附作用，再放上艾炷点燃，当艾炷燃剩2/5左右，病人感到灼痛时，马上用镊子将艾炷夹去或压灭，更换新艾炷再灸。一般灸5壮，以局部皮肤充血起红晕为度。余穴针刺用泻法，每日1次，留针30分钟。主治慢性附睾炎。

方三

1. 取穴　阿是穴。

2. 方法　用蒸汽灸法。用自己设计制造的电热蒸汽发生器，产生较强的蒸汽气流，通过被蒸药物龙胆泻肝汤为主的中草药，将热蒸汽以适当距离喷射到患处。熏蒸病变部位，局部温度以能忍受为宜，类似中医灸术。每日一次每次持续40分钟。中草药方用龙胆泻肝汤加减，组方：龙胆草30g，生地、元胡、黄芩、栀子、柴胡、泽泻、当归、车前子、木通、桃仁、红花各10g，甘草6g。主治急性附睾炎。

方四

1. 取穴　阳池。

2. 方法　用着肤灸法。施灸穴位表面可涂以少量凡士林，上置绿豆大的艾炷，艾炷点燃，当艾炷燃剩2/5左右，病人感到灼痛时，马上用镊子将艾炷夹去或压灭，更换新艾炷再灸。每日治疗1次,每日灸3壮。连灸1周。治疗时间,最长7日,最短10小时。

疗效果

陈孝银用"方一"治疗38例,痊愈31例,其中1个疗程治愈13例,2个疗程治愈11例,3个疗程治愈7例;显效:自觉症状明显减轻或部分消失,计7例。总有效率达100.0%(见《中国针灸》,2004年第10期)。

管小虎用"方二"结合口服自拟荔核丸治疗慢性附睾炎32例。痊愈22例,好转8例,无效2例,总有效率93.75%(见《陕西中医》,2007年第9期)。

王如岭用"方三"治疗急性附睾炎60例,对照组60例,分别治愈51、42例,好转9、18例,未愈0、0例(见《黑龙江中医药》,2001年第4期)。

杨丁林用"方四"治疗杨某,患急性睾丸炎,左侧睾丸肿大疼痛,灸后4小时疼痛消失,肿大基本消退,灸7次痊愈(见《中医杂志》,1983年第8期)。

方荟萃

1. 肖少卿用隔蒜灸法。取穴三角灸穴、大敦。患者取仰卧位,选如豌豆大艾炷,三角灸穴处放蒜片,灸至蒜片呈土黄色为度;大敦穴灸健侧,即左睾丸肿大灸右大敦,右睾丸肿大灸左大敦。隔日施灸1次,灸后局部若起泡,隔7~10天,再灸第2次。灸2次无效停用本法(见《中国灸法治疗学》,1996年宁夏人民出版社出版)。

2. 赵时碧用雷火灸法。灸疗部位阴囊及阴茎部,前阴与后阴处;穴位:阿是穴、肾俞、曲骨。患者取仰卧曲髋位,自灸取坐位。点燃1支灸药,随时保持火头红火。灸整个阴囊、阴茎、前阴与后阴,距离皮肤2~3cm,灸至皮肤发红,深部组织发热(灸热一处换另一处灸,反复灸上述各部位),灸治时间不少于20分钟;灸阴囊肿硬处,距离皮肤2~3cm,用小旋转法,每旋转灸6次为1壮,可灸6~8壮;再灸曲骨、肾俞,距离皮肤2cm,每灸8次为1壮,每壮之间用手压一下,每穴各灸8壮(见《中国雷火灸疗法》,2008年上海远东出版社出版)。

按语

"方三"在常规治疗的基础上,加用中药龙胆泻肝汤外用蒸汽灸治疗,产生药物气流,喷射到患处,使局部温热。这样药物渗透性好,能使患处血管扩张,迅速改善血液循环,增强了组织的营养代谢,有利于炎症产物和细菌毒素的排除;并能促进炎症局部吸收,从而缓解了附睾睾丸的剧痛,使体温下降,阴囊肿胀迅速消失缩短了病程。可迅速缓解附睾睾丸剧痛、高烧等临床症状,减少病后附睾硬结发生率,降低了睾丸萎缩的发生率,减少了不孕症的发生急性期(3~4天)应卧床休息,多饮水,应用阴囊托可减轻症状,自制较大的带棉花垫的阴囊托,使用起来会更舒适。急性期可作冷敷,慢性期可作热敷。疼痛重者可用止痛药,局部热疗可缓解症状,并可促进炎症消退。但过早使用热疗可加重疼痛并有促进感染扩散的危险,所以早期宜用冰袋局部冷敷。性生活和体力劳动可引起附睾充血水肿,加重病情,故应避免。

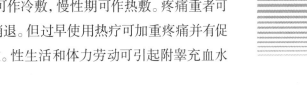

十四、阴缩症

本病是指突然起病,前阴内缩,包括男子阴茎和阴囊及女子阴道内缩,伴小腹拘急,剧烈疼痛为特征的一种疾病,中医又称为"囊缩""卵缩""外肾缩入""阴中拘挛"等名称。

病因病理

现代医学心理学研究发现,缩阳症跟射精异常、阳痿、早泄和性冷淡不同,它并不是普遍存在于各种文化之中的性功能异常和神经官能症,而是在特定社会文化背景中特有的心因性疾病。从解剖学上来说,男子的阴茎不可能缩入腹内,女子的乳房也绝不会缩进胸腔,其实缩阳症纯属个人的心理压力太大而引起的错觉,主要还是心理作用。

病因病机:本病的病因有:年少时犯手淫,婚后有阳痿、早泄;素体不足,劳倦入房;河水中赤脚捞沙,劳累疲惫;平素体弱多病,连续水中作业;劳作受凉,入房汗出,感受风寒;行房后感寒,加之惊恐;夜晚入睡感寒等。体弱多病,疲劳,是内因,感受风寒、水湿,及惊恐刺激是外因,以致伤及肝肾,前阴失主,筋脉收引,阴缩乃成。

诊断要点

1. 坚信生殖器官(或身体其他器官如舌、耳、鼻等)会缩小或缩入体内而致死的信念,再加上有关"鬼神""妖精"的讹传或生殖器受寒、风吹或因性生活或其他刺激而诱发本症。

2. 临床常以急性发作的恐惧性焦虑和自感生殖器或机体突出部位有强烈的收缩感或缩小感或麻木疼痛为主。可同时伴有面色苍白、出汗、发抖等自主神经功能紊乱症状。

3. 多见于青少年。呈急性发作。流行时以一次发作居多。散发病例可反复多次出现。不用特殊的医疗处理也可以自行终止发病,停止发作后患者恢复如常人。

4. 智能较低、随众心强、超我力弱、暗示性和敏感性增高的个性素质可作为诊断参考。

5. 没有脑器质性病变或躯体疾病的病因,也没有精神活性物质(酒精、鸦片类药物、镇静剂等)的影响。若有即属继发性。

治疗方法

▌方一▐

1. 取穴　双急脉、关元。

2. 方法　用隔姜灸法。关元用隔姜灸,取生姜一块,切成0.3cm厚的姜片,中间用针穿刺数孔。施灸时,将其放在穴区,置大或中等艾炷放在其上,点燃。待病人有局部灼痛感时,略略提起姜片,或更换艾炷再灸。一般每次灸5~10壮,以局部潮红为度。双侧急脉穴用艾条穴,灸15分钟。每天治疗1次,直至痊愈。

▌方二▐

1. 取穴　神阙、曲骨。

2. 方法　熨灸法。用海盐250克,爆炒加热至颜色变暗黄,发烫。然后马上装入布袋,将袋口扎紧,放于患处熨烙,反复热熨神阙至曲骨部位,每日熨数次。

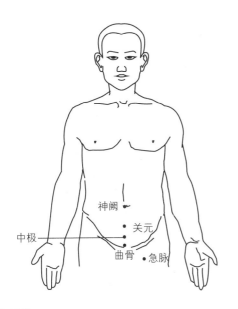
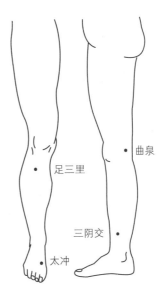

‖方三‖

1. 取穴　太冲（双）、三阴交（双）、关元,体虚者加足三里（双）。

2. 方法　用温针法。取用50～75mm毫针行针得气后在针柄上插25mm艾条,从底部点燃。艾条与皮肤距离30mm左右,以皮肤耐受为度。隔天1次,5次为1个疗程。

‖方四‖

1. 取穴　长强、会阴、三阴交、曲泉、八髎穴。

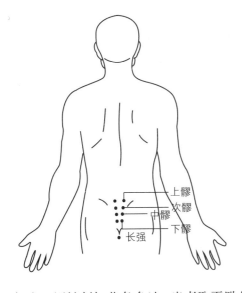
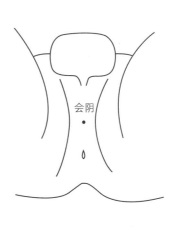

2. 方法　用针刺加艾条灸法。患者取平卧位,先用毫针针刺前四穴,平补平泻手法。然后充分暴露八髎穴,用清艾条作灸材;点燃艾条一端后施灸,灸火约离皮肤5～10cm。采用温和悬灸法,使患者局部有温热感而无灼痛为宜;施灸10分钟,以局部皮肤呈红晕为度;每日灸治1次。

☞ 周秉真用"方一"治疗李××男,55岁。于清晨感少腹疼痛拒按,阴茎及阴囊内缩,四肢厥冷,经用"方一"治疗45分钟即愈(见《针灸临床杂志》,1999年第1期)。

☞ 刘兴武用"方二"治疗周某某,女,35岁。因情志抑郁,曾患阴缩1次,突热外阴向小腹引入,剧痛难忍,同时两乳亦向内引陷,急以炒盐块反复热熨神阙至曲骨部位,疼痛渐止,诸症缓和。嘱每日熨数次,随访2年未发(见《江西中医药》,1993年第5期)。

☞ 戴萦萦用"方三"治疗3例,均愈(见《上海针灸杂志》,1997年第6期)。

☞ 有人用"方四"治疗某女性,38岁,自述少腹前阴抽掣、疼痛难忍,四肢逆冷,面唇发青。用方四治疗30分钟缓解,1小时后痊愈(引自"中医瑰宝苑网")。

处方荟萃

1. 卢卫用针刺加灸法。双侧足三里、三阴交穴,强刺激手法,留针。同时用艾条熏灸神阙、关元二穴,约10分钟即可(见《中医外治杂志》,1996年第5期)。

2. 吴剑云用无瘢痕灸法。取穴关元、气海、中极,用艾炷灸之,点燃后燃到2/3时,去掉艾炷,再灸,共灸3柱以上。1小时左右可愈(见《江西中医药》,1984年第2期)。

3. 用温熨法。将生姜一端削尖,以纸包4层,水中浸湿,放在火灰中煨之,纸干取出,去纸乘热以煨姜之尖端蘸油插入肛门。如病情甚急,则先灸长强穴(尾骨尖端下0.5寸处),后用此法。

按语

阴缩病多由平日房事不节,情欲过度,复感寒邪,寒滞肝脉而起。发病卒然急剧,应速治疗。灸法治疗阴缩病,用补法偏多,在常用的用17个穴位中,使用频率最高者要数关元,其次是气海和三阴交,这大概与关元、气海具有强壮作用;而三阴交不仅是足太阴脾经之穴,且足厥阴肝经、足少阴肾经皆循经。也常用会阴、长强,会阴为为冲、任、督三经交会之穴,对胞宫疾患有镇痛解痉作用;长强属督脉要穴,督脉督诸阳,为阳经之海,能振发阳经之气。故用灸法治疗本病安全可靠,疗程短,疗效佳,经济方便。

十五、精液异常症

男性精液异常症是精子数量减少、活动力低下、畸形率增高及精液液化不良等症的总称。中医归于"不育"、"不嗣"范畴。

病因病理

精液异常症分为精液异常和精子异常两类,前者指精液量的多寡,精液颜色异常、质异常,后者指精子量的多少,精子异常、畸形等。导致原因:一是泌尿生殖系统感染所致的精子精液异常,如各类细菌、病毒、支原体、寄生虫、结核菌、淋球菌等引起的泌尿生殖道炎症。二是内分泌功能紊乱所致的精子精液异常，如下丘脑—垂体—睾丸轴的功能下降、甲状腺功能减退、甲状腺功能亢进等。三是精索静脉曲张所致的精子精液异常。四是先天性生殖系统异常或遗传性疾病所致异常。五是受外界影响，如服药、工作、生活环境及不良嗜好等引起的精子精液异常。

中医学认为，肾气是人体的原动力，而肾藏精，是它的具体体现，故精子的异常改变主要责之于肾。肾之精属阴，肾之气属阳，若男子到了生育年龄，肾之阴阳失调则肾间生化乏源，精、气、血三者转化及推动无力，即有精液量少、密度低，活动力差，精子发育畸形率高等。

诊断要点

1. 精液增多症和精液减少症：一般正常一次性排出的精液量为2~6ml，少于1.5ml为精液减少症，多于6ml为精液增多症。

2. 血精：精液中混有血液，重症肉眼可见精液有血。

3. 精液不液化症：一般正常的精液呈均匀流动液体，如果离体精液在室温下（22~25℃）60分钟仍不液化或仍含有液化的凝集块，称为"精液不液化症"，则影响精子的凝集或制动，减缓或抑制精子正常运动。

4. 精子减少症和精子增多症：正常的精液中含有精子数为2000万~2亿/ml，精子数低于2000万/ml者为精子减少症，精子超过3亿/ml者为精子增多症。

5. 无精子症：三次精液检查均未发现精子者为无精子症。

6. 死精子症：精液中精子成活率减少，精液检查中发现死精子超过40%者为死精子症，亦称死精子过多症。

治疗方法

方一

1. 取穴　关元穴、肾俞穴（双）。

2. 方法　用隔姜灸法。令患者先取仰卧位，穴位常规消毒，将厚0.3~0.4cm，约5分硬币大小的鲜姜（以针刺孔若干）分别置于穴上，然后放上标准小艾炷点燃。每次每穴连施灸5壮，以穴位局部红润为度，每日1次，15次为1个疗程，休息5天以后再进行第二个疗程，共治疗3个疗程。主治肾阳虚型精子活力低下。

方二

1. 取穴　①肾俞、次髎；②关元、水道、中极。

2. 方法　用温针法。两组穴位轮换使用。针刺时

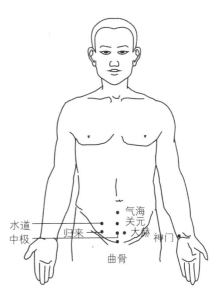

尽量要求要有针感。用剪刀将艾条剪成1.5cm长，一头点燃，另一头插在针柄上，距皮肤约2.5cm，燃完一支再接第二支，周六周日及节假日休息，100次为1疗程。

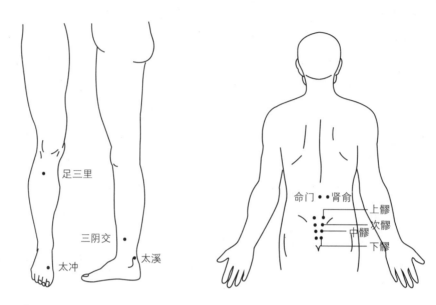

方三

1. 取穴　关元、中极、命门、次髎、太冲、神门。性欲亢进加太溪、三阴交；性欲减退加肾俞、足三里。

2. 方法　用针刺加艾灸法。刺关元、中极要求针感传导至阴茎或会阴部；次髎到会阴部；余穴局部有针感。用捻转手法，平补平泻。运针1分钟，留针30分钟。肾阳虚弱者加灸肾俞、关元、命门。隔日1次，10次为1疗程。若未愈，休息1周，再针第二疗程。

方四

1. 取穴　一组：大赫、曲骨、三阴交、关元、中极、水道或归来；二组：八髎、肾俞、命门。

2. 方法　用针刺加艾灸法。第一组中灸关元、中极、水道或归来；第二组灸命门、肾俞、八髎。先针刺，行补法，宜轻刺激，后用艾炷隔姜灸法。每穴灸3.壮为度。每天治疗1次，10次为1疗程。主治精子减少症。

治疗效果

☞ 朱题用"方一"治疗肾阳虚型精子活力低下，经治疗活动精子数55例有41例>70%，4例>60%；3例>50%；7例<50%；有效率为74.5%。精子活动力55例患者中达到Ⅳ级5例；Ⅲ级26例；Ⅱ级11例；Ⅱ级以下13例；有效率为76.4%（见《北京中医》，2000年第2期）。

☞ 李文华用"方二"治疗某男，实验室检查：精子密度$16×10^6$/ml，精子活率31%，精子活力19%。经上述方法治疗100次后，复查示：精子密度$40×10^6$/ml，精子活率64%，精子活力49%。后其妻怀孕(见《中华实用中西医杂志》，2008年第2期)。

☞ 肖少卿用"方三"治疗45例精子减少者，痊愈30例，有效7例，无效8例(见《中国灸法治疗学》，1993年宁夏人民出版社出版)。

☞ 梁雪英用"方四"治疗精子减少症63例，痊愈52例，有效9例，无效2例(见《福建医药杂志》，1980年第5期)。

处 方荟萃

1. 黄守勘用隔姜灸法加针刺法。一组灸关元、气穴，针三阴交；二组灸命门、肾俞，针太溪。第一组治疗5天后换第二组。每穴用大艾炷灸5壮，每日1次，10次为1个疗程。主治精子减少症(见《新中医》，1977年第5期)。

2. 穆腊梅用隔姜灸法。取穴关元、神阙、肾俞、命门、三阴交。无精子或死精子加足三里；精子异常加大敦、八髎、曲骨、中极、大赫。取艾炷如枣核大，每穴灸5~15壮，每日1次，10次为一个疗程。神阙用隔盐灸法，灸5~30壮(见《实用保健灸法》，1994年华中理工大学出版社出版)。

3. 刘静宇用艾炷灸法。取穴肾俞。将艾绒捏成锥状，如黄豆大，置于穴位上，在即将燃尽时，迅速移去，并换另一壮。每次灸7壮，每日灸2次，10天为1疗程。在出现水疱和无菌性化脓期间，停灸几天，等灸疮痊愈结成瘢痕后再继续灸治，并改为每日灸5壮。一般连续灸3个月，即能收效。灸治期间，应禁房事(见《家用灸法治病小窍门》，1993年中国中医药出版社出版)。

按语

岳广平研究显示，针灸疗法对原因不明的精子减少、精子生成缺乏和精子畸变症在改善患者的精子质量或形态方面的作用是肯定的。可以显著增加患者正常形态的精子数目。其作用机制可能与刺激神经系统有关。有人经过实验观察了艾灸肾俞、关元穴对肾阳虚、大鼠精子活动力的影响，结果显示艾灸能使肾阳虚大鼠精子活动力显著增强，提示艾灸能促进精子在附睾中获得运动能力的功能成熟过程(见《中医研究》，1990年第2期)。

针灸治疗本病，多针刺和灸法同用，故在针刺或温针时，下腹部的穴位针感要求达到会阴部，疗效比未到者要高。

患者在饮食上还应特别注意以下几点：(1)禁饮烈酒，少食辛辣肥甘之品，少饮咖啡，少食柑橘、橘汁等酸性强的食品，并少食白糖及精制面粉。(2)多食新鲜水果(除柑橘外)、蔬菜、粗粮及大豆制品，多食蜂蜜以保持大便通畅，适量食用牛肉、鸡蛋。(3)服食种子类食物，可选用南瓜子、葵花子等，每日食用，数量不拘。(4)绿豆不拘多寡，煮烂成粥，放凉后任意食用，对膀胱有热，排尿涩痛者尤为适用。(5)不能因尿频而减少饮水量，多饮水可稀释尿液，防止引起泌尿系感染及形成膀胱结石。饮水应以凉开水为佳，少饮浓茶。

治疗期间，患者要精神乐观，树立信心，禁止性生活，待灸治3个月后进行精液复查，精子数量达到标准时，才可以同房。另外避免久坐和长时间骑自行车，以免前列腺血流不畅。养成及时排尿的习惯，因为憋尿可使尿液反流进入前列腺。

十六、男性不育

男性不育症是指育龄夫妇婚后共同生活2年以上，有正常性生活，未采用任何避孕措施，由于男方生殖功能障碍导致女方不能受孕。中医称为"不嗣"。

病因病理

男子不育常见原因有：(1)生精障碍：如先天性睾丸发育不良、隐睾、睾丸结核、腮腺炎并发睾丸炎或睾丸萎缩、放射线或农药的损害、缺乏某些营养物质、内分泌疾病等，均可引起精子数量减少、活动力降低，或精子畸形，导致不育。(2)输精受阻：如附睾、输精管、射精管和尿道的病变，可造成精液输送的障碍，从而影响生育。(3)射精障碍：如阳痿、外生殖器畸形、外伤，以致不能性交，或早泄、逆行射精等，精液不能进入女性生殖道内，也不能孕育成胎。(4)其他因素：某些全身病如重度营养不良、贫血、白血病、中毒，服用抗癌药，长期大量吸烟、酗酒，长期服用粗棉子油（其中含有抗生精物质棉酚），精子抗原性过强，精液中缺乏果糖，精囊炎、前列腺炎、前列腺素异常，微量元素或维生素缺乏等等，均可引起生精障碍，导致不育。

中医学认为精液异常与肾关系极为密切，肾主藏精为生殖之源，命门火衰，化生无能，则精寒稀少阳虚无子；若精髓不畅，输送受阻，精卵难以结合，亦难有子。

诊断要点

1. 男性婚后3年，未采取避孕措施而未能生育，且女方具备生育能力者。

2. 伴有阳痿、早泄、不射精或逆行射精等男性性功能障碍的表现。

3. 检查见有外生殖器畸形（如阴茎过大或过小、双阴茎、尿道上下裂）、严重的包茎或鞘膜积液、精索静脉曲张等疾患。

4. 实验室检查：男性在禁欲3~7天后，通过手淫收集精液，在2小时内送医院检查，若有如下结果，便可诊断为本病：精液量少于1ml；精子数量低于2000万／ml；精子畸形率超过30%；离体精液在35~37℃水温中保存6小时后精子活率低于10%~20%；精液离体后半小时精子存活率低于50%；精液酸碱度值低于7或高于8~9；排精后1小时精液液化不全；精子爬高试验低于3cm。

治疗方法

方一

1. 取穴　关元、大赫、三阴交。

2. 方法　用电针加隔药灸法。用0.40mm/75mm针，在关元、大赫穴行烧山火复式补法，并使针感放射到龟头、会阴部；得气后接电极，通电30分钟，用疏波，频率4~4.5Hz，强度以患者能耐受为度。通电期间，在关元、大赫三穴围成的三角区中，敷以10克新鲜丁桂散干粉,于干粉上放置一枚药饼(直径3.5cm,厚1.2cm,主要成分为肉桂、附子),于药饼上燃大壮灸(每炷2克),连灸3壮。隔日治疗1次,15次为1个疗程,疗程间休息10天,共治疗2个疗程。

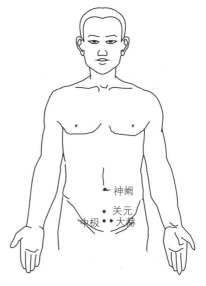

方二

1. 取穴　神阙。

2. 方法　用隔盐灸法。人参30g,淫阳藿30g,菟丝子30g,陈皮30g,半夏30g,云苓30g,枳实30g,车前子20g,麝香1g,生姜片10~20片,艾炷42壮,如黄豆大,食盐及麦面粉适量。先将食盐、麝香分别研细末分放待用,再将其余诸药混合,研成细末,另瓶装备用。嘱患者仰卧床上,首先以温开水调麦面粉制成面条,将面条绕脐周围一圈(内径约1.2~2寸),然后把食盐填满患者脐窝,略高出1~2cm,接着取艾炷放于盐上点燃灸之。连续灸7壮之后,把脐中食盐去掉,取麝香末0.1g纳入患者脐中,再取其他药末填满脐孔,上铺生姜片,上放艾炷点燃,频灸14壮,将姜片去掉,外盖纱布,胶布固定,3d灸1次,10次为1疗程。

方三

1. 取穴　阴茎。

2. 方法　用温和灸法。患者于晚上静心平卧,充分裸露阴茎龟头及冠状沟,将艾条燃着一端,对准冠状沟与背侧阴茎交界处,一上一下如麻雀啄食样垂直施灸。始终保持一定的距离而不触及阴茎。每晚49次(上下为1次),使局部微红并有轻度热感,灸后用手顺阴茎自上而下轻轻抚摸数次,术毕安卧片刻即可。每天治疗1次,10次为1疗程。主治因射精不能引起的不育症。

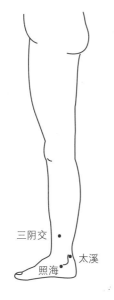

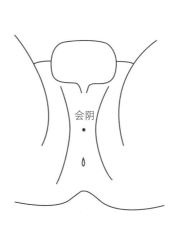

【方四】

1. 取穴 关元、中极、太溪、照海、会阴。

2. 方法 用温针法。用毫针刺入穴内，得气后，使针感向下放射，又刺下肢穴位，用平补平泻法，得气留针，在针柄上套上艾条，点燃，灸2~3壮。针后再取会阴穴，艾条温和灸法与按摩交替进行约30分钟。隔日1次，治疗20次为1疗程。主治因精子减少导致的不育症。

治疗效果

☞ 何金森用"方一"治疗35例患者，治疗2个疗程后，痊愈9例（25.71%），显效14例（40.00%），有效10例（28.57%），总有效率为94.28%（见《上海针灸杂志》，2000年第1期）。

☞ 庞保珍用"方二"治愈50例，显效43例，有效36例，无效7例，总有效率为94.85%（见《中医外治杂志》，2004年第5期）。

☞ 张奇文用"方三"治疗冯某，27岁，房事时无精液射出，夜间反有遗精现象，用上方5次后，便能正常射精，翌年喜得一子（见《中国灸法大全》，2004年人民卫生出版社出版）。

☞ 张奇文用"方四"治疗薛某，29岁，婚后4年未育，精子总数0.51亿，活力50%，用"方四"治疗2月，精子总数达0.55亿，活力70%，再治疗10次，后得子（见《中国灸法大全》，2004年人民卫生出版社出版）。

处方荟萃

1. 周久诚用针刺加灸法。取穴：第一组，肾俞、脾俞（加电脉冲）、命门（加灸）、志室、太溪、百会、气海俞；第二组，申脉、三阴交（加电脉冲）、关元（加灸）、气海、足三里、精宫。两组穴位交替选用，每日针1次，连续针灸25天，休息3~5天，继续针灸，3个月为1个疗程。手法：治疗前令病人小便，使膀胱排空。针刺小腹部穴位时，提插捻转至针感放射到阴茎根部为佳；针刺腰部穴位时，以局部酸胀而放射至臀部为佳，留针候气30分钟出针。加灸穴，将艾条段点燃，插于针柄上，燃尽后，再换艾段（见《中国中医药现代远程教育》，2009年第9期）。

2. 林红用隔姜灸法。取穴：关元、气穴、三阴交和命门、肾俞、太溪。隔姜灸关元、气穴，针三阴交，治疗5天后，用隔姜灸命门、肾俞，针太溪。每穴灸大艾炷5壮，每天治疗1次，10次为1疗程，休息5天，进行第二疗程（见《中医民间灸法绝技》，2009年四川科学技术出版社出版）。

3. 用针刺加灸法。无精子症：①取关元、气海、命门、肾俞、足三里，隔姜灸，针用补法。②取肾俞、精宫（肾俞旁开1.5寸）、关元、足三里、血海，隔日针灸一次，每次留针30分钟，每隔5分钟捻转1次，平补平泻，肾俞，或精宫、关元各灸20分钟。③取命门和肾俞，或腰阳关和三阴交，两组交替使用，隔天1次，采用针法加灸5壮（引自"医学教育网"）。

4.少精子症：用隔姜灸法。选用大赫、曲骨、三阴交、关元，或上脘、中脘、肾俞、命门，两组交替使用，行补法，得气后隔姜灸3大壮。15天为1疗程，隔姜灸时若病人有一股热感向阴部扩散则效果更佳（引自"医学教育网"）。

5.死精子和精子畸形过多：用温针法选气海、三阴交，或命门、地机，两组交替使用，每日针1次，每次保留15分钟，留针期间用温针法，18次为1疗程（引自"医学教育网"）。

6.精液黏稠与不化：用温针法。取气海、水道、左行间、右三阴交，或中极、阴陵泉、太溪，两组穴位交替行针，同一组针3次后对换，针7~10次后复查。腹部穴用平补平泻，四肢穴用泻法，针后加艾条行温针法。均留针15分钟，留针过程中行针1次（引自"医学教育网"）。

按语

针灸治疗后，精液质量得到明显改善。患者经治疗后头晕多梦，遗精早泄，尿频尿急，腰骶酸痛等症状也得到明显改善，说明针灸"调理冲任法"收到了益肾通络，填精化滞的功效，肾气充盛，则精液得调。

精子从精原细胞到精子成熟大约需90天，所以一般3个月为1个疗程，需要治疗1~2个疗程，否则难以观察或评价疗效。

无论何种精液异常引起的不育症，在治疗过程中应禁烟、酒，少饮茶、咖啡、可乐及少食葱、蒜等刺激之物，同时配合药物治疗可增加疗效。

第八节　内分泌系统疾病

一、糖尿病

糖尿病是一种以血糖过高和尿糖出现，临床上以多食、多饮、多尿为主要特征的一种病症。糖尿病属中医学之"消渴"范畴。

病因病理

糖尿病是由遗传因素、免疫功能紊乱、微生物感染及毒素、自由基毒素、精神因素等各种致病因子作用于机体导致胰岛功能减退、胰岛素抵抗（Insulin Resistance, IR）而引发的糖、蛋白质、脂肪、水和电解质等一系列代谢紊乱。

中医学认为，由于素体阴虚，五脏柔弱，复因饮食不节，过食肥甘，情志失调，劳欲过度，而导致肾阴亏虚，肺胃燥热；病机重点为阴虚燥热，而以阴虚为本，燥热为标；病延日久，阴损及阳，阴阳俱虚；阴虚燥热，耗津灼液使血液黏滞，血行涩滞而成瘀；阴损及阳，阳虚寒凝，亦可导致瘀血内阻。

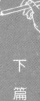

下篇　各论　第十二章　内科疾病

441

诊断要点

1. 有糖尿病症状,任何时候静脉血浆葡萄糖≥200mg/dl(11.1mmol/L)及空腹静脉血浆葡萄糖≥140mg/dl(7.8mmol/L)可确诊为糖尿病。

2. 如结果可疑,应进行OGTT(成人口服葡萄糖75g,儿童每千克体重1.75g,总量不超过75g)试验,2小时血糖≥200mg/dl(11.1mmol/L)可诊断为糖尿病。血糖大于140mg/dl小于200mg/dl为糖耐量减退(TGT)。

3. 如无糖尿病症状,除上述两项诊断标准外,尚须另加一指标以助诊断,即在OGTT曲线上1°或2°血糖≥200mg/dl或另一次空腹血糖≥140mg/dl。

4. 妊娠期糖尿病亦可采用此诊断标准。

治疗方法

‖方一‖

1. 取穴 胰俞、气海、关元。

2. 方法 用药罐灸法。药罐的药物成分:以大黄䗪虫丸为主方加减。即:酒大黄300g,黄芩50g,甘草100g,赤芍150g,虻虫50g,䗪虫30g,加鬼见羽300g,白术300g,研末备用。药酒:将黄芪10g,桔梗10g,当归10g,用500mL白酒浸泡7d备用。备用的药末250g加50g面粉以开水混合成泥状,做成平底碗形(即药罐),将做好的药罐放在患者的穴位上。督脉灸胰俞穴;任脉春夏灸气海穴,秋冬灸关元穴。每次灸2小时,100d为1疗程。每年治疗2个疗程,即春季1个疗程,秋冬1个疗程。

‖方二‖

1. 取穴 主穴:肺俞、膈俞、脾俞、胃俞、肾俞、中脘。配穴:关元、足三里、阴陵泉、三阴交、太溪、照海。若症见头晕配太冲,症见皮肤瘙痒配血海。

2. 方法 用温针法。针刺手法治疗初期采用泻法或平补平泻法,以平补平泻为主;后期以补法为主。将艾条截成约3cm长的艾段备用,先用碘酒,后用75%酒精局部消毒,捻转进针得气后留针,将艾段穿在针柄上,从下端点燃施温灸,待艾段自灭,针凉后出针(每段约灸15~20分钟)。每日1次,10次为1疗程,各疗程间停3天。主治非胰岛素依赖性糖尿病。

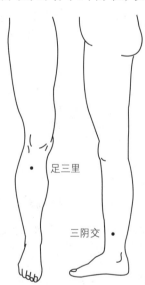

‖方三‖

1. 取穴 气海、关元、三阴交、阴陵泉、太溪、肾俞、命门、脾俞、中极、复溜、足三里。

2. 方法 用艾炷灸法。操作时将艾炷置于穴位上点燃,每穴灸治5~10壮,每次选用6个穴,以上各穴交替使用。每日治疗1次,15天为1疗程。

‖方四‖

1. 取穴　第1组：合谷、曲池、足三里、三阴交、带脉。第2组：胰俞、肝俞、三焦俞、太溪。随证取穴：口渴明显加心俞、肺俞；多食明显加胃俞；多尿明显加膀胱俞。气阴两虚型在第1组加神阙，阴虚内热型在第2组加膈俞、内庭。

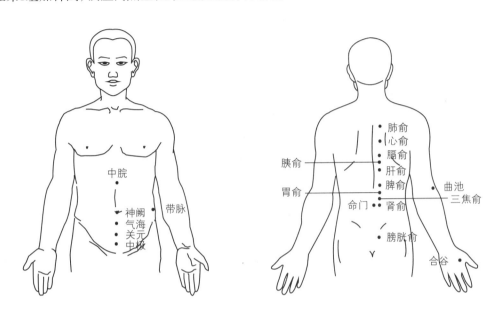

2. 方法　用温针法。把穴位分为天、人、地三部。进针至人部，捻转得气后下按至地部为补法。针刺完毕后，每个毫针针柄串一1.5cm长的艾段，从下部点燃，燃尽以针柄冷却后为一壮，如此燃2壮。神阙穴用艾条回旋灸。待针冷却后起针，然后在腰背部沿膀胱经拔大罐5~10分钟。如此治疗1次／天，每次取一组穴位，两组穴位交替进行。治疗10次为1疗程，疗程间隔3天。

治 疗效果

☞韩秉谦用"方一"治疗34例患者，治疗时间最短4个疗程，最长8个疗程。结果：治愈26例，无效8例，总有效率76.47%（见《中医外治杂志》，2008年第1期）。

☞林永平用"方二"治疗11例，痊愈1例，显效4例，好转5例，未坚持治疗1例（见《福建中医药》，1998年第6期）。

☞宫军用"方三"治疗275例，对照组60例，分别显效80、12例，有效162、20例，无效33、28例，总有效率88.00%、53.33%（见《吉林中医药》，2008年第8期）。

☞侯文静用"方四"治疗46例，显效35例，占76%；有效10例，占22%；无效1例，占2%（见《时珍国医国药》，2002年第7期）。

处 方荟萃

1. 张仁用隔药灸法。取穴：分为两组，第一组为胰俞、三焦俞；第二组为阳池、足三里。每周灸一组穴，两组穴位交替轮用。第一组穴用艾条隔鲜橘皮灸，先取鲜橘皮若干，越薄越好。如无鲜橘皮，可用陈皮于温水中泡软后备用，将橘皮剪成约3cm×3cm大的片块，置于左右两侧共4个穴区，橘内皮朝皮肤侧，取纯艾条一支点燃后用温和灸法，每穴灸5分钟左右，以局部皮肤出现红润为度。第二组穴用隔姜艾条灸法，取新鲜老姜一块，切成厚3~4mm，直径2cm的薄片，分别置于4个穴区，也按上法用纯艾条每穴以雀啄灸5分钟左右，以局部皮肤明显红润为主（见《大众医学》，2004年第6期）。

2. 王丽君用温和灸法。取肺俞、脾俞、肾俞、中脘、大椎、足三里、关元、神阙穴等。具体方法：将艾条点燃，对准穴位温和灸或隔姜灸。皮肤以温热发红为度，可根据自己的皮肤感受调节距离，一般1~3cm。每日1~2次，每次40~60分钟，15天为1个疗程，疗程间休息1~2天后继续第2轮治疗。主治前期糖尿病（见《中国医药导报》，2010年第3期）。

3. 王海用直接灸法。于每日早晨4时30分和下午4时30分2次用艾条直接灸大椎、神阙按先后顺序各灸30分钟，半个月为1个疗程，治2个月（见《中国针灸》，1999年第5期）。

按语

灸法主要用于防治2型糖尿病，尤其是病程短，没有任何症状的早期2型糖尿病。治疗中发现，病情越重，年龄越大者，血糖及尿糖下降速度越慢；而病情越轻，年龄越小者，显效越快。

曹少鸣对临床进行了对比观察，将42例非胰岛素依赖型糖尿病患者随机分为针刺组、艾灸组、针刺加艾灸组进行比较研究。结果表明：治疗后3组患者临床症状均得到明显改善，空腹血糖、糖化血红蛋白、24小时尿糖定量治疗前后有显著性差异（P<0.01），但以针加艾灸的疗效最佳（P<0.01）（见《中国针灸》，1997年第10期）。因此，临床用针刺加灸或温针之法更适用于本病。

在使用灸法时，医生要注意，患者因感觉障碍，往往对灸时的温度不能很好把握，易引发烫伤，且因其血糖高，循环差，感染不易控制，烫伤恢复较慢。因此，糖尿病病人在施灸时应注意观察，以免引起烫伤。在艾条灸时，可用两个手指在穴旁感受温度。

用灸法治疗本病应注意：一、持之以恒。一般要坚持灸3个月左右，不可半途而废。在血糖值恢复正常之后，最好也能每周灸一组。二、管住嘴。从灸法降糖的效果来说，胖者超过瘦者。如果胖子主动节食减肥，特别是限制面食等主食的量，更能明显提高降糖效果。体重最好减至不超过正常标准的5%。三、迈开腿。也就是每天要多走路。一般每周应步行5~6次。每次步行35分钟以上。这种步行还要求有一定的速度，即锻炼后的心率达到170减去锻炼者年龄的余数。如果您是50岁的话，那么锻炼后的心率应为每分钟120次。

糖尿病的并发症较多，临床也有许多用灸法治疗的经验。

1. 防治糖尿病患者颈动脉血管病变。王翠平用隔药灸法。（1）治疗时间：每年立春在巳时，春分在未时，立夏在辰时，夏至在酉时，立秋在戌时，秋分在午时，立冬在亥时，冬至在寅时。（2）药饼制作：五灵脂10g，红花3g，穿山甲3g，生甘草10g，石菖蒲10g，白术10g，牛膝10g，菟丝子10g。将上药共研细末，过120目筛，加入面粉10g、水60ml，做成30个直径约25mm、厚度约4mm的湿药饼，其上用针灸针扎6~7个孔待用。（3）操作方法：患者取卧位或半卧位，将药饼放在脐上，持艾条在药饼上边采用温和灸法施灸，待脐部有热感后，采用雀啄灸法，每次治疗30分钟（见《北京中医药》，2009年第7期）。

2. 糖尿病性腹泻。全洁丽用温和灸法。艾条灸治疗取穴：中脘、天枢、关元、足三里。操作方法：病人取仰卧位，用温和灸法，每穴灸5~7分钟，每日治疗1次，10次为1疗程（见《实用中医内科杂志》，2002年第1期）。

3. 糖尿病视网膜病变。刘桂霞用艾条灸法。主穴：攒竹、丝竹空、睛明、太阳、球后。穴位处皮肤常规消毒，点燃艾条一端，对准穴位，距离穴位约5~10cm处施灸，以患者能够耐受为宜。每日1次，每次每穴灸1~3分钟（见《中华实用中西医杂志》，2006年第24期）。

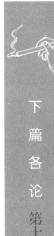

4. 糖尿病性胃轻瘫。李智宾用隔姜灸法。取中脘、关元、足三里（双）、内关（双）。先将艾条切成2cm长的艾段，然后再把老姜切成0.1cm厚的姜片，在姜片的中央穿一小孔以便针柄穿过。治疗时，患者平卧位，将穴位常规消毒，针刺后采用补法使之得气，从针柄的末端穿姜片，贴于皮肤上，再将艾段插在针柄顶端，艾段约同针柄顶端齐平，最后在艾段靠近皮肤一端将其点燃，使针和姜片变热（其中内关穴以针刺为主，不用灸法，取平补平泻）。每穴连续灸3壮，每日治疗1次，15天为1个疗程，疗程期间休息3天（见《现代中西医结合杂志》，2005年第16期）。

5. 糖尿病性膀胱。孙文亮用隔盐灸法。患者先取仰卧位，温灸气海、关元、中极、水道（双侧）、足三里（双侧）穴；之后取俯卧位，温灸肾俞（双侧）、三焦俞（双侧）、膀胱俞（双侧）。用洁净的食盐覆于应灸之穴位上，上置艾炷，连续施灸，每个穴位5壮，操作时注意观察，切忌烫伤皮肤，直到灸完所规定的壮数为止，每日1次，10天为1个疗程，疗程间休息2天（见《现代中西医结合杂志》，2006年第9期）。

6. 糖尿病性胃肠功能紊乱。曹改杰用温和灸法。取穴：中脘、申脉、气海、足三里，用艾条温和灸，每次20分钟，以局部皮肤潮红为度。1次／天，14天为1个疗程，2个疗程期间休息2天（见《中国实用医药》，2010年第1期）。

7. 糖尿病肢端坏疽。韩立杰：用温针法。主穴分两组：a. 关元、阳陵泉、阴陵泉、悬钟、太溪；b. 气海、足三里、丰隆、三阴交。配穴：随坏疽部位不同，在相近部位选择无创伤皮肤局部1~2个穴位作配穴。操作方法：患者仰卧，充分暴露穴位，用络合碘及75%酒精常规消毒，术者手指及针具亦常规消毒。选用28号2~3寸华佗牌针灸针，快速进针，刺入一定深度后，行捻转手法，使局部有较强的酸、麻、胀感后停止行针。在针柄上插入2cm清艾条，艾条与皮肤之间隔以阻燃物及隔热板，以防过热灼伤皮肤。艾炷由近皮端点燃，燃尽无火后换下1炷，每穴3炷。每日1次。两组穴位交替应用，连续治疗6天后休息1天。4周为1个疗程。连续治疗3个疗程（见《中国民间疗法》，2009年第12期）。

8. 糖尿病性尿失禁。吴琛用艾灸法：取穴：关元、肾俞、命门、会阳、委阳、足三里、三阴交、太溪。方法：关元穴用30号2寸针，直刺1~1.5寸，患者有酸胀感并向下腹部放射时强刺激3~5下后留针。施灸；肾俞穴用30号2寸针直刺1~1.5寸，有酸胀感时留针施灸；命门穴用30号1.5寸针，斜刺1寸左右局部酸胀时留针；会阳穴用30号3寸针直刺2~2.5寸，有酸胀感并向会阴部放射时留针施灸；足三里、三阴交、太溪、委阳均用补法留针施灸，每穴灸5壮，留针30~60分钟，每日1次，5次1疗程（见《现代中医》，1998年第2期）。

9. 糖尿病伴脂类代谢异常。朱红梅用壮医药线点灸法。取穴：肾俞（双）、脾俞（双）、胰俞（在第8胸椎棘突下，旁开1.5寸）、中脘、足三里、三阴交、太溪、太渊、气海、膈俞。根据临床症状加减配穴，上述穴位交替使用。采用3号药线。医者右手拇、食指持药线的一端，露出线头1~2cm。将此线头在酒精灯上点燃，如有火焰则吹灭之，使线头有火星即可，随即将此火星对准穴位，每点灸一下即为1壮。每日灸1次，7天为1个疗程，疗程之间休息2天（见《辽宁中医杂志》，2004年第4期）。

10. 糖尿病并发带状疱疹。朱红梅用壮医药线点灸法。以水平线寻找病患的最高点（蛇头）和最低点（蛇尾），确定为施灸部位。务必全面查出散在疱疹，尤其注意检视毛发、耳后，以防止漏掉"蛇头"、"蛇尾"。随症取穴：合谷、手三里、血海、风市、期门穴，并围绕疱疹左右、上下痛点点灸。方法：成人用Ⅱ号线，儿童用Ⅲ号线。医者右手食指和拇指持线端，并露出线头1~2cm，将此线头在酒精灯上点燃，轻轻甩灭火焰，使之形成圆珠状炭火，随即用火星对准灸治部位，顺应腕和拇指的屈曲动作，拇指指腹稳重而敏捷地将有火星的线头直接点按于部位上。一按火灭为一壮，一般每个部位点灸1壮即可。10天为1个疗程（见《广西中医学院学报》，2002年第3期）。

11. 糖尿病周围神经病变。朱红梅用壮医针挑和艾灸法。选用壮医针挑疗法常用的挑点绝大部分为龙路、火路网络在体表的反应穴（网络，又称压痛点或敏感点），或龙路、火路的皮下反应点，每次选2~3个穴位，严格消毒皮肤，选用5号缝衣棱针（长约5cm），用右手中指用力划患者患部皮肤，然后在隆起线的两端或中间取穴，上肢麻痛主取颈椎3~4~5椎间穴位，然后取肩胛上神经的起点穴。下肢麻痛取腰椎4~5肋间穴位，有知觉者在腰骶部寻找挑点。挑点特征：外形似丘疹，高出皮肤或不突起如帽针头大小，圆形。在选好的挑刺穴位，持针尖快速刺入皮肤0.1~0.2cm，绞断表皮少许纤维，尽量不出血，出针后用大拇指每穴按摩约10秒，然后用生姜片擦穴位。每3天挑刺1次，10次为1疗程。温和灸：上述穴位每次取2次，每3天1次，配合针挑，灸20分钟，10次为1疗程（见《中华中医药学刊》，2007年第12期）。

二、甲状腺功能亢进

甲状腺功能亢进症（简称甲亢）系甲状腺分泌过旺所引起的内分泌代谢疾病，也是大脑皮层—内脏疾病之一。中医归属于"瘿瘤"、"心悸"、"内消"等范畴。

病因病理

甲状腺功能亢进（简称甲亢）症是由多种原因导致甲状腺处于持续高功能状态，合成和释放过多的甲状腺素，人体甲状腺功能增强，甲状腺素分泌过多或因甲状腺素在血液中增加导致的机体内分泌、神经、血管、循环及消化系统的兴奋性增高和代谢亢进。

中医学认为，本病多由长期忿郁恼怒使肝阳偏亢，肝旺克土，或忧思、饮食及水土失宜等因素，损伤脾胃气机，脾失健运，不运化水湿，聚而生痰或气血运行不畅，血脉瘀阻，导致痰气瘀结颈前发为瘿病。

诊断要点

1. 具有诊断意义的临床表现. 特别注意怕热、多汗、激动、纳亢伴消瘦、静息时心率过速、特殊眼征、甲状腺肿大等。如在甲状腺上发现血管杂音、震颤，则更具有诊断意义。

2. 甲状腺功能试验，表现不典型的疑似患者，可按下列次序选作各种试验（详细请见实验室检查），以助诊断：血总甲状腺素（总T4）测定、血总T3、反T3（rT3）的测定、游离T4（FT4）和游离T3（FT3）、甲状腺摄^{131}I率、T3抑制试验、促甲状腺激素释放激素（TRH）兴奋试验。TSAb或TSI、抗甲状腺球蛋白抗体（TGA）和抗甲状腺微粒体抗体（MCA）。

治疗方法

方一

1. 取穴　大杼、风门、肺俞、大椎、身柱、风池为主穴，根据病情结合辨证施治选用配穴。

2. 方法　用艾炷灸法。结合主配穴分为两组，两组交替使用。分别采用麦粒灸、实按灸方法，每次每穴约灸7～10壮，至局部皮肤起红晕、药气温热透达深部为度。每日或隔日1次，10次为1个疗程。

方二

1. 取穴　甲状腺凸点及周围4点、百会、廉泉、曲池、内关、足三里、天柱、攒竹、鱼腰、水突、膻中、合谷、大椎。突眼加丝竹空、睛明、风池、四白；心悸配神门，易饥、消瘦、多汗加三阴交。

2. 方法　用灯芯草灸法。将灯芯草浸茶油后点燃，将点燃的灯芯草慢慢向穴位移动，并稍停瞬间，待火焰略变太，则立即垂直点触于穴位上或部位上。该法刺激性较强，灸后皮肤表面有水疱（约12小时自行消失）。隔日灸1次，15日为1个疗程。

方三

1. 取穴　廉泉、曲池、内关、足三里、天柱、攒竹、鱼腰、水突、膻中、合谷、大椎。行瘀散结取腺体穴（甲状腺体中心，相当于人迎穴部位）；突眼加丝竹空、睛明、风池、四白；心悸配神门；易饥、消瘦、多汗加三阴交，每日施灸1次，15天为1个疗程。

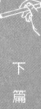

下篇　各论　第十二章　内科疾病

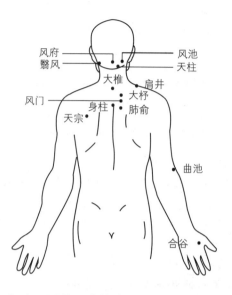
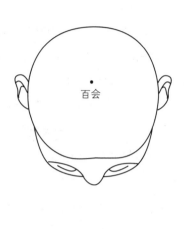

2. 方法　用壮医药线灸法, 成人用Ⅱ号药线, 儿童用Ⅲ号药线。医者右手食指和拇指持线端, 并露出线头1~2cm, 将此线头在酒精灯上点燃, 轻轻甩灭火焰, 使之形成圆珠状炭火, 随即对准穴位, 顺应腕和拇指的屈曲动作, 拇指指腹稳重而敏捷地将有火星的线头直接点按于穴位上, 一按火灭为1壮, 一般每个穴位点灸1壮即可。

┃方四┃

1. 取穴　(1)风府、大椎、身柱、翳风、肩井;(2)大杼、风门、肺俞、天宗。

2. 方法　用艾炷灸法。两组穴交替使用。每日取一组, 先将施灸部位涂以少量大蒜汁或凡士林, 以增加黏附作用, 再放上艾炷点燃, 当艾炷燃剩2/5左右, 病人感到灼痛时, 马上用镊子将艾炷夹去或压灭, 更换新艾炷再灸。每穴灸7壮, 以局部皮肤充血起红晕为度, 每日灸1次。

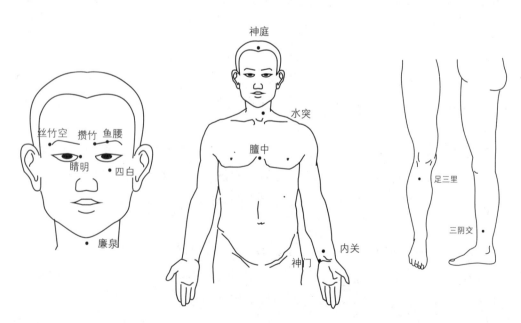

治疗效果

☞ 闫晓瑞用"方一"治患者,女,36岁,心悸、乏力、多汗、消瘦、颈前肿大1年,加重2月。甲状腺Ⅱ°肿大,质韧,心率120次/分钟,治疗2个疗程。诸症皆消,随访半年未再复发(见《针灸临床杂志》,2008年第3期)。

☞ 朱红梅用"方二"治疗30例患者,对照组28例,治疗组临床治愈8例,显效12例,有效8例,无效2例,总有效率93.33%;对照组临床治愈8例,显效10例,有效7例,无效3例,总有效率89.29%(见《河北中医》,2001年第9期)。

☞ 李洪用"方三"治疗50例,治愈22例,显效9例,有效15例,无效4例。总有效率92%(见《辽宁中医杂志》,2000年第7期)。

☞ 程爵棠用"方四"治疗5例,经治6~8周,全部有效。其中1例临床基本治愈,其余4例临床症状基本消失(见《艾灸疗法治百病》,2009年人民军医出版社出版)。

处方荟萃

1. 赵粹英用隔药灸法。取穴分两组,甲组取大椎、肾俞(双)、脾俞(双);乙组取膻中、中脘、神阙、关元、足三里(双)。取直径1.5cm,高1.5cm,重约1.5g圆柱形艾炷置药饼上,每穴灸3壮,隔日1组,每星期3次,两组交替,24次为1个疗程(见《上海针灸杂志》,2000年增刊)。

2. 用雷火灸法。灸疗甲状腺肿大部位、双耳部、双眼部。穴位:上廉泉、廉泉、天突、膻中、合谷、内关、足三里、三阴交、四白、鱼腰、攒竹。患者仰卧位,勿睡枕头。点燃1支药,固定在单头灸具上。距离甲状腺肿大部位2~3cm,作横纵向交叉灸法,左右上下一个来回为1次,每8次为1壮,每壮之间用手压一下,灸至皮肤微红,深部组织发热为度,深至3~5cm。用小螺旋形法灸上廉泉、天突、膻中,距离皮肤2~3cm,每旋转8次为1壮,每壮之间用手压一压,各穴灸至皮肤发红,深部组织发热为度。再灸合谷、内关、足三里、三阴交,距离皮肤2cm,用雀啄法,每雀啄8次为1壮,每壮之间用手,压一压,每穴各灸8壮。若出现眼突出症,加灸双眼部,先闭目左右平行灸,一个来回为1次,10次为1壮,每壮之间用手压一下双眼部,共灸10壮;睁眼后,再灸双眼,用顺时针旋转法,每只眼睛各灸8壮,每旋转10次为1壮,每壮之间用手蒙一下眼部;再灸四白、鱼腰、攒竹,用雀啄法,每穴各灸6壮,每雀啄6次为1壮,每壮之间用手指压一下。灸双耳,距离皮肤2~3cm,用螺旋法,旋转8次为1壮,每壮之间用手压一压,灸至双耳发红、发热为度。7天为1个疗程,休息3天再灸第二个疗程,可灸3~6个疗程。

按语

艾灸法治疗甲亢历史悠久。《千金要方》载:"瘿上气短气,灸肺俞百壮。""诸瘿,灸肺俞百壮。"《外台秘要》:"灸瘿法,灸大椎百壮。"灸之可从阳引阴,阳生阴长,扶阳济阴,调节机体阴阳平衡。本法疗程短，见效快，不良反应小，复发率低，对甲亢的主要症状和体征有很好的治疗作用，对甲亢患者饮食亢进、甲状腺肿大、眼突症均有良好疗效。能减慢心率，降低基础代谢率及TT₄、TT₃值使之恢复正常，病人临床症状改善明显。在有效病例中，患者甲状腺肿大都有不同程度的回缩，烦躁、多汗、手颤、易饿、心慌、突眼等亦基本消失。

另外，因甲亢的发生与情志因素密切相关，故须重视心理因素对本病的影响，提高患者的心理免疫与应激能力，使其树立战胜疾病的信心，对本病治疗也是非常重要的。人的情志活动与心藏神的功能密切相关，凡是精神饱满、心胸开朗的病人，疗效一般较好，相反则较差。因此，在护理上要关心体贴病人，多与病人交谈，了解病人的思想状态，引导病人放下思想包袱。

本病患者的饮食应以高热量、高蛋白、高维生素、适量脂肪和钠盐摄入为原则，少用带辛辣刺激性佐料的食物，食物应软易于消化，富有营养；不要多食高碘食物，比如：海带、紫菜、海蜇、海苔以及藻类食物等，防止甲亢控制不良。不吸烟，不喝酒，不饮浓茶和咖啡。

三、甲状腺功能减退

甲状腺功能减退症，简称甲减，是由于甲状腺激素（TH）合成、分泌不足或生物效应不足而导致机体代谢功能降低的病症。中医学属"虚劳"、"虚损"等范畴。

病 因病理

1. 原发性甲减　由甲状腺本身疾病所致，患者血清TSH均升高。主要特别见于：①先天性甲状腺阙如；②甲状腺萎缩；③弥漫性淋巴细胞性甲状腺炎；④亚急性甲状腺炎；⑤甲状腺破坏性治疗（放射性碘，手术伤）后；⑥甲状腺激素合成障碍（先天性酶缺陷，缺碘或碘过量）；⑦药物温和抑制；⑧浸润性损害（淋巴性癌淀粉样变性等）。

2. 继发性甲减　患者血清TSH降低。主要一段见于垂体病垂体瘤，孤立性TSH缺乏；下丘脑综合征、下丘脑肿瘤、孤立性TRH缺乏、暂时炎症或产后垂体缺血性坏死等原因。

3. 周围性甲减　少见，为家庭遗传性疾病，外周靶组织摄取激素的功能良好，但细胞核内受体功能障碍或缺乏，故对甲状腺激素的生理效应减弱。

4. 促甲状腺激素或甲状腺激素不敏感综合征　是由于甲状腺对TSH有抵抗而引起的一种甲状腺功能减退症。

中医学认为此病多因先天禀赋不足，或后天失养，或久病体虚，或失治、误治损伤元气及心、脾、肾诸脏，气血亏虚，不能濡养脏腑，导致各个脏腑的功能减退，出现各种虚损的症状。所以心、脾、肾三脏虚损是其根本，血瘀、痰湿是其标。

诊 断要点

1. 病史及症状：起病缓慢，早期有乏力、疲劳、体重增加、不耐寒，继而嗜睡、反应迟钝、声音变低而粗，颜面虚肿，皮肤干糙，毛发脱落，腹胀、便秘、面色蜡黄、性欲下降，不育/不孕,月经紊乱等。

2. 体检发现:皮肤粗糙,全身有不同程度的黏液性水肿,双下肢明显,贫血貌,舌体胖大,声音嘶哑,部分甲状腺肿大,心率缓慢,心脏扩大,严重者出现心包积液,甚至胸腔和腹腔积液。

3. 辅助检查:(1)血清TT3、TT4,FT3、FT4、rT3均下降,且T4下降较T3明显,甲状腺特异性抗体如TmAb、TGAb可升高,原发性甲减时TSH升高,垂体甲减或下丘脑甲减TSH不升高。TSH、TRH兴奋试验有助于原发性、垂体性和下丘脑性甲减的鉴别,血胆固醇、甘油三酯常增高。(2)甲状腺摄^{131}碘率降低;甲状腺受体抵抗患者的甲状腺素增高,但仍有甲减症状。(3)心电图示窦性心动过缓;(4)X线胸片心影扩大,部分可有胸腔积液。

治疗方法

|方一|

1. 取穴 大椎。

2. 方法 用温和灸法。准备艾灸条,将其一端用火点燃,待烟去尽,将燃烧端由远至近靠向大椎穴,直到患者感到热度适宜(距皮肤1.5~3cm),固定在这一部位,来回轻轻摆动艾灸条(需充分暴露皮肤,并注意防止明火烫伤),每天1次,每次灸15~20分钟(局部皮肤发红),15~30天为1个疗程,共治疗2个疗程,中间可休息数天。

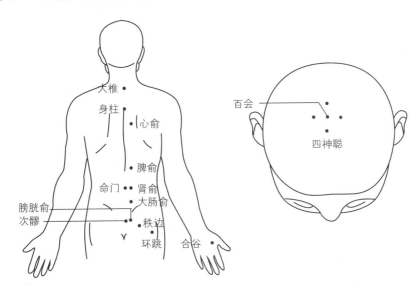

|方二|

1. 取穴 主穴取气海、脾俞、肾俞、心俞、足三里。畏寒,肢冷,乏力加灸大椎、命门、身柱;水肿,尿少加针刺关元、阴陵泉、丰隆,灸关元、神阙;腹胀,便秘加天枢、上巨虚、大肠俞;反应迟钝,智力低下加百会、四神聪、太溪;心律不齐,心动过缓加内关、神门;肌肉关节疼痛加合谷、阳陵泉、太冲、曲池;月经不调加三阴交、血海;性功能障碍加大敦、秩

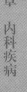

边、次髎、环跳；食欲减退加公孙、内关、中脘；郁闷，心烦加曲泽、膻中、肝俞；病久阴阳两虚者，加行间、太溪。

2. 方法　用针刺加温和灸法。以上取穴均为双侧，毫针补法为主，足三里穴针刺加灸。针得气后，将艾绒缠绕上无菌棉絮制成2~3cm长的艾段，将艾段套罩存针柄上，近端离皮肤约2.5cm，在艾段近皮肤端点燃，燃尽后除去灰烬，连灸5个艾段后拔针。留针30分钟，每星期3次。

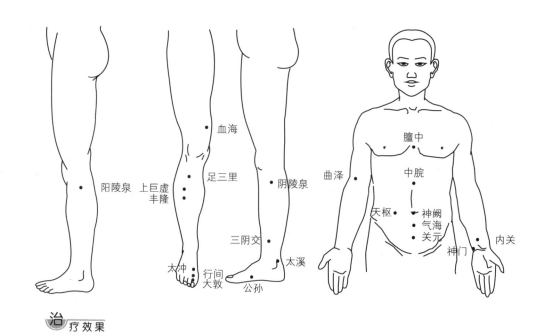

治 疗 效 果

☞ 徐蒙用"方一"治疗40例，对照组47例，治愈33、27例，未愈7、17例，治愈率82.5%、61.4%（见《中日友好医院学报》，1994年第4期）。

☞ 赵宇翔用"方二"治疗26例，痊愈4例，好转22例，无效0例。最多治疗52次，最少治疗23次，平均治疗32次（见《上海针灸杂志》，2005年第1期）。

处 方 荟 萃

1. 梁华梓用艾炷灸法。取穴：大椎、风池、肾俞、命门、天突、膻中、气海、关元、丰隆。精神症状明显者加百会、四神聪、神门；脾阳虚突出者加脾俞、胃俞、中脘；水肿明显者加肺俞、脾俞、三焦俞。每次选取3~5穴，用艾炷灸法，每穴灸3~5壮，隔日1次，15次为1个疗程（见《家用常见病艾灸疗法》，1998年金盾出版社出版）。

2. 用温和灸法。取穴分两组，一为太溪、肾俞、脾俞、膈俞、水突；二为三阴交、关元、京门、章门、水突。每天灸治1次，10次为1个疗程。疗程间休息3~7天。诸穴可用温和灸或隔姜灸。肾俞、脾俞、膈俞或用隔蒜灸，若形成瘢痕，则疗效更佳。而水突穴则采取温和灸法，切忌形成瘢痕。

按语

甲状腺功能减退症，系由多种原因引起的甲状腺激素合成或分泌不足以至其生物效应低下所致的全身性内分泌病，艾灸能调整人体免疫功能和甲状腺功能，治疗甲状腺功能减退有较好效果。对缺碘引起的甲减应在艾灸的同时补充碘，严重者应配合中西药物治疗才能收效。本病患者皮肤修复功能较差，施灸时应小心，防止烫伤及出现灸疮。

治疗期间，要注意多和患者沟通，了解患者心理变化。甲状腺功能减退的患者常有焦虑、抑郁、敏感多疑、恐惧等心理障碍，要鼓励患者坚持长期治疗，克服消极情绪，充分调动患者自身的潜能。

早期诊断，早期及时有效的治疗，是防止甲减病情恶化的关键。早期采用中医药和艾灸治疗可有效预防并发症的发生。注意生活调理，避免加重病情因素的刺激。少数病人因黏液性水肿出现低体温昏迷，垂体危象而死亡。一旦发生危象必须急送医院进行抢救治疗。

甲减病愈后机体尚处于自我调整阶段，此时应从饮食（如用药膳）、药物、精神等方面进行综合调理，并结合身体锻炼，以增强体质提高御病能力，是病后防止复发的重要措施。

四、甲状腺炎

甲状腺炎是由于细菌、病毒等侵入机体，引起的甲状腺肿大，结节样变。中医归属于"瘿病"等范畴。

病 因病理

亚急性甲状腺炎病因：本病可能与病毒感染有关。起病前常有上呼吸道感染，发病时，患者血清中对某些病毒的抗体滴定度增高，包括流感病毒、柯萨奇病毒、腺病毒、腮腺炎病毒等。慢性淋巴细胞性甲状腺炎病因：目前认为本病病因与自身免疫有关。由于抑制性T淋巴细胞生成减少或是功能障碍，造成免疫监视功能缺陷，而使辅助T淋巴细胞的"禁忌株"得以生存，作用于甲状腺抗原及B淋巴细胞，产生自身抗体抗体与甲状腺上相应抗原结合谢谢，形成免疫复合物，再与K淋巴细胞受体结合，杀伤甲状腺细胞而发病。

中医认为本病是外感风热，疫毒之邪，内伤七情所致。由于风热、疫毒之邪侵入肺卫，至卫表不和而见恶寒、发热、出汗、咽干而痛、周身酸楚、怠倦乏力等。风热挟痰结毒，壅之于颈前，则见瘿肿而痛，结聚日久易致气血阻滞不畅，导致痰瘀毒邪互结，气郁化火，肝火上炎，扰乱心神可见心悸、心烦，肝阳上亢，阳亢风动可见双手颤抖、急躁易怒等，肝失疏泄，冲任失调，故女子可见月经不调，经量稀少等。若反复不愈，病程日久者可出现阴盛阳衰之症，如怕冷、神疲懒动、懒言、虚浮等症。

断要点

1.病人主诉无痛性甲状腺肿大，咽喉胀满。检查发现无痛性甲状腺肿大或结节，坚实，较正常甲状腺硬。就诊时，许多病人已有甲状腺功能减退。其他形式自身免疫性疾病包括恶性贫血、类风湿性关节炎、SLE、干燥综合征。其他自身免疫内分泌病可与甲状腺炎共同存在，包括艾迪生病（肾上腺皮质功能不足）、甲状旁腺功能减退、胰岛素依赖型糖尿病。施密特综合征是艾迪生病和继发于桥本病甲状腺功能减退，甲状腺癌发生率可以增高，特别是乳头状癌和甲状腺淋巴瘤。

2.早期实验室检查包括正常T3、T4和甲状腺过氧化酶抗体滴度增高，较少见的有甲状腺球蛋白抗体。甲状腺放射性碘吸取可以增高，多半是因为甲状腺碘有机化障碍伴甲状腺持续吸碘。疾病后期发展成甲状腺功能减退伴有T4降低，甲状腺放射性碘吸取降低和TSH增高。

治疗方法

‖方一‖

1.取穴　第1组：膻中、中脘、关元；第2组：大椎、肾俞、命门。

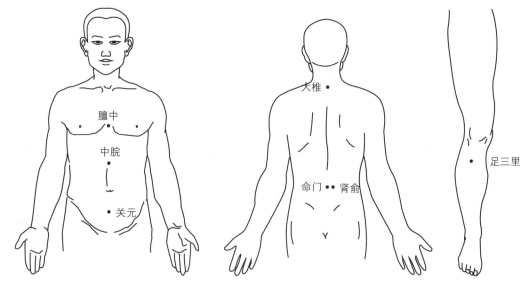

2.方法　用隔药灸法。第一组穴在附子饼下加益气温阳中药粉末，第二组穴在附子饼下加益气温阳和活血化瘀的中药粉末。两组穴交替使用，每次每穴灸5壮，每壮含艾绒2克。住院患者每天治疗1次，门诊患者隔天治疗1次，均以50次为1个疗程。主治桥本氏甲状腺炎。

‖方二‖

1.取穴　大椎、命门、膻中、中脘、关元、肾俞、足三里。

2. 方法　用隔药灸法。把附子、肉桂、五灵脂、乳香4味中药按照5：2：1：1的比例，共研细末，用黄酒调制，制成直径3cm、厚0.8cm的圆饼，中间用针刺以数孔，由塑料薄膜保湿以备用。用特制的器械按压加工的大艾灸炷，每个重2g。在相应的腧穴垫上纱布，上放置做好的药饼，行大艾炷灸5壮，以局部潮红为度。每日1次，30天为1个疗程，每疗程之间休息2天。主治慢性淋巴细胞性甲状腺炎。

治疗效果

☞ 胡国胜用"方一"治疗桥本氏甲状腺炎，用第1组穴治疗35例，显效7例，有效8例，无效20例，总有效率42.9%。第2组穴治疗36例，显效19例，有效9例，无效8例，总有效率77.8%（见《中医杂志》，1992年第5期）。

☞ 王晓燕用"方二"治疗慢性淋巴细胞性甲状腺炎32例，显示治疗后隔药饼灸能有效纠正慢性淋巴细胞性甲状腺炎患者的甲状腺功能和免疫力功能（见《中国针灸》，2003年第1期）。

处方荟萃

赵粹英用隔药灸法。取穴分两组，甲组取大椎、肾俞（双）、脾俞（双）；乙组取膻中、中脘、神阙、关元、足三里（双）。取直径1.5cm，高1.5cm，重约1.5g圆柱形艾炷置药饼上，每穴灸3壮，隔日1组，每星期灸3次，两组交替，24次为1个疗程（见《上海针灸杂志》，2000年增刊）。

按语

临床观察表明，在方一中，加用活血化瘀中药的艾灸第2组在减轻甲状腺肿大，消除甲状腺结节和改善甲状腺质地以及降低血清甲状腺抗体结合率等方面的作用明显优于未加活血化瘀中药的艾灸第1组，说明活血化瘀中药能明显促进艾灸改善甲状腺局部症状和降低血清抗甲状腺自身抗体的作用。

现代医学对甲状腺炎的治疗停药后易于复发，对老年患者在治疗期间药物用量不当，易猝发心绞痛、心力衰竭。灸法具有双向调节作用，与药物作用不同，同一穴位对不同机体状态下的个体可以产生有利于机体生理需要的变化，灸法弥补了针药的不足，效果确切、安全、无副作用，并且操作简单，在临床上有一定的实用价值。

甲状腺炎患者通过合理的饮食搭配，可以对甲状腺腺炎的治疗起到积极的辅助治疗作用，而且随着治疗的深入，饮食治疗还能快速帮助甲状腺炎患者恢复身体功能和体质，达到精、气、神的和谐统一。首先忌吃海鲜和辛辣之物，应适当增加碳水化合物的量，供给丰富营养素，适当增加矿物质供给，尤其是钾、钙及磷等，如有腹泻更应注意之。多选含维生素B_1，维生素B_2，及维生素C丰富的食物，适当多食肝类，动物内脏，新鲜绿叶蔬菜，必要时补充维生素类制剂；适当限制含纤维多的食物，甲亢患者常伴有排便次数增多或腹泻的症状，所以对饮食纤维多的食品应加以限制。

五、甲状腺良性肿瘤

甲状腺良性肿瘤是以颈前肿块局限于一处，形似核桃，质地较硬，可随吞咽上下移动的颈部慢性病变。属于中医学瘿瘤之"肉瘿"范畴。

病因病理

1. 甲状腺素原料（碘）的摄入异常，但在碘不足或过量时，都会使甲状腺的形态结构和功能发生改变。

2. 内分泌紊乱，促甲状腺激素（TSH）长期刺激，能促使甲状腺增生，形成结节，甚至演变为恶性肿瘤。

3. 放射性物质影响。已经证明头颈部外放射是甲状腺瘤的重要致病因素，特别是儿童。

4. 遗传因素。甲状腺瘤的发生可能与遗传因素有关，此现象在甲状腺髓样恶性肿瘤患者较为突出。

中医认为本病的发生与情志不畅、居处不宜、正虚邪踞关系密切。可因情志不畅、忧愁、思虑、抑郁、愤怒，造成肝郁气结，肝失条达，肝木乘土，则脾不健运，痰湿在体内停留；或肝郁化火，炼灼全身津液成痰。浊气、痰湿凝结于颈；肝郁气滞，血液经络失于调和，气滞血瘀，经络阻塞，上结于颈而成瘿瘤；也可因久居山区、高原地带，水质过偏，久而久之气机运行失常，水湿内停，痰瘀互结，形成瘿瘤；正虚邪踞，邪毒乘虚侵入，使经络阻塞，血瘀结于颈前成瘿；先天不足，体质虚弱，虚体受到邪毒、邪火郁遏结于颈而成。

诊断要点

1. 甲状腺良性肿瘤除功能性甲状腺瘤以外多数见甲状腺孤立性结节，少数为多发性结节。病程缓慢，多数在数月到数年甚至更长时间，临床上可无任何自觉症状，因稍有不适或肿块达到1cm以上甚至更大而发现或无任何症状在常规体检时做B超而被发现。多数为单发，圆形或椭圆形，表面光滑，边界清楚，质地坚实，与周围组织无粘连，无压痛，可随吞咽上下移动。肿瘤一般在数厘米，巨大者少见。巨大瘤体可产生邻近器官受压现象，但不侵犯这些器官，如压迫气管，使器官移位。有少数因瘤内出血会突然增大，伴局部胀痛。

2. 功能性甲状腺腺瘤多见于女性，患者往往有长期甲状腺结节的病史，早期多无症状或仅有轻度的心慌、消瘦、乏力，随病情的发展，患者表现有不同程度的甲状腺功能亢进症状，个别可以发生甲亢危象。

治疗方法

┃方一┃

1. 取穴　鱼腰、天突、膻中、合谷、廉泉、大椎、曲池、内关、足三里、天柱、攒竹、列缺。行瘀散结取腺体穴局部梅花形穴（按照局部肿块的形状和大小，沿其周边和中部取穴）。

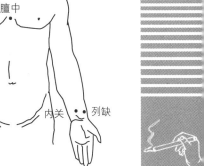

2. 方法　用壮医药线点灸法。拇、食指持药线的一端，露出线头1~2cm，点燃线头，以拇、食指的屈伸运动，将有火星的线头稳准地按压在穴位上，一按即起为1壮，每穴灸2壮，隔天灸1次，30天为1个疗程。主治甲状腺良性肿瘤。

【方二】

1. 取穴　梅花形穴（按照局部肿块的形状和大小，沿其周边和中部取穴）、肝俞、太冲、三阴交、膻中。

2. 方法　用壮医药线点灸法。医生用拇、食指持药线的一端，露出线头1~2cm，点燃线头，以拇、食指的屈伸运动，将有火星的线头稳准地按压在穴位上，一按即起为1壮，每穴灸2壮，每天施灸一次，连续治疗3周为1个疗程。主治甲状腺腺瘤。

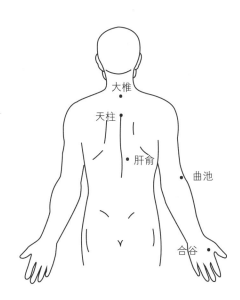
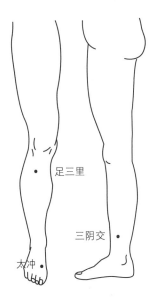

治疗效果

🖝 朱红梅用"方一"配合内服壮药瘿瘤消汤治疗甲状腺良性肿瘤50例，治愈17例，显效18例，有效10例，无效5例，总有效率为90%。对照组50例，治愈12例，显效12例，有效8例，无效18例，总有效率为64%（见《中华中医药学刊》，2007年第2期）。

🖝 张冰用"方二"治疗患者，女性，60岁，因"发现颈前包块两年"来就诊。查B超：双侧甲状腺混合性占位（考虑甲状腺腺瘤），每天施灸1次，连续3周后肿块明显缩小，停灸3

天, 再连续施灸3周后, 体检未能扪及包块, 复查B超肿块消失 (见《广西中医药》, 2008年第6期)。

 方荟萃

1. 顾悦善用温和灸或隔姜灸法。取穴分两组: (1) 阴陵泉、脾俞、膈俞、肺俞; (2) 尺泽、丰隆、章门、膻中、中府。用温和灸或隔姜灸, 每日灸治1次, 10次为1疗程, 疗程间可休息3~5日, 若肺俞、膈俞、脾俞用隔蒜灸或瘢痕灸, 疗效更佳。主治甲状腺肿大 (见《灸法养生》, 1996年辽宁科技出版社出版)。

2. 周荣用隔姜灸法。取穴巨骨、扶突。取生姜一块, 切成约0.3cm厚的姜片, 大小可据穴区部位所在和选用的艾炷大小而定, 中间用针穿刺数孔。施灸时, 将其放在穴区, 其上置大或中等艾炷, 点燃。待病人有局部灼痛感时, 略略提起姜片, 或更换艾炷再灸。一般每次灸5~10壮, 以局部潮红为度。每穴各灸3~8壮。主治甲状腺肿大 (见《实用图示艾灸疗法》, 2009年学苑出版社出版)。

按 语

壮医壮药治疗尤对服药过敏、术后复发及年老体虚不宜手术患者较为适宜, 为了达到根治甲状腺肿瘤的目的, 以提高人体自身免疫功能, 增强抵抗力, 当用壮医药线点灸疗法配合中医辨证疗法后, 6个月治愈。在有效病例中, 肿大的甲状腺都有不同程度的回缩, 颈前压迫感、局部疼痛、胸闷、心烦易怒、心慌、失眠、大便溏薄、舌质黯红等基本消失。一般应坚持治疗10个疗程以上, 轻者可获痊愈; 重者疗效明显, 坚持灸治, 亦可获痊愈, 免受手术之苦。若肿物较大, 每日在耳尖端灸10分钟 (或灸2~3壮), 切忌瘢痕灸。声音嘶哑加廉泉; 呼吸困难加天突。

临证时还应注意, 患者的精神状态, 心情舒畅乐观, 有助于取得好的治疗效果。所以患者一定要调畅情志, 精神愉快, 避免情志抑郁并在治疗期间忌服海鲜、油腻及辛辣等刺激性食物。另外, 还必须指出, 若甲状腺显著肿大, 出现压迫症状, 而针刺、药物不能迅速取效者, 应考虑手术。若病人出现高热, 呕吐, 谵妄, 面红, 脉数 (每分钟超过140次) 等症状, 则为甲亢危象, 应迅速进行抢救治疗。

六、肥胖症

单纯性肥胖是指体内脂肪堆积过多或分布异常, 是一种多因素的慢性代谢性疾病。中医称之为"肥人"。

病 因病理

单纯性肥胖症是由于机体摄入热量过多, 摄入量大于消耗热量, 或摄入热量正常而消耗热量过少, 久之脂肪过分堆积所致。

中医学认为, 肥胖是因饮食不节、好逸少动所致, 与情志变化、先天禀赋、年龄地域因素及脾胃功能有关。其发生多由于禀赋痰湿偏盛或气虚痰阻所致，其病理过程是因某种原因而使阴阳失调，在内（先天禀赋）外（嗜食膏粱，嗜卧少动）因素作用下，机体脏腑气血阴阳功能失调，导致水湿、痰浊、膏脂等盛于体内所致。

诊断要点

1. 实测体重超过标准体重的20%以上，且脂肪百分率（F%）超过30%者即为肥胖病；实测体重超过标准体重，但小于20%者为超重。

2. 临床诊断相关公式如下：

成人标准体重（kg）＝［身高（cm）－100］×0.9

脂肪百分率（F%）＝（4.570/D－4.142）×100%

其中D（体密度）测算：男性D：1.0913－0.00116·X。女性D＝1.0897－0.00133·X

其中X＝右肩胛下角皮皱厚度（mm）＋右上臂肱三头肌皮皱厚度（mm）

而中度肥胖为超过标准体重30%～50%。F%超过35%～45%。

治疗方法

【方一】

1. 取穴　足三里、中极、关元。配穴：天枢、丰隆、太溪、脾俞。

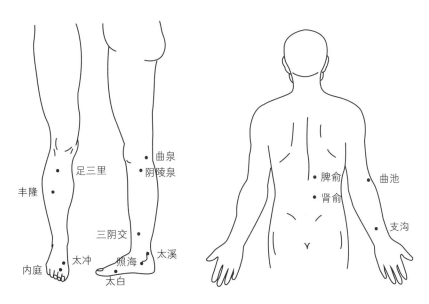

2. 方法　用间接灸法。患者取半卧位或坐位，暴露施灸穴位，点燃艾条，间接灸施治。距离穴位的高度，穴区皮肤温度以患者能忍受为度。用雀啄法或旋转法。每次选择2个以上主穴和辅穴。每穴灸5～10分钟，灸点皮肤出现红晕为度。每天灸1～2次，10天为1个疗程。

【方二】

1. 取穴　主穴为脐周8穴：中脘、阴交、水分、关元、天枢（双）、大横（双）。随证加

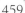

减：兼有胸脘痞闷、头身困重者加用阴陵泉、太白、丰隆、三阴交；兼有善太息、胸胁疼痛者加用肝俞、太冲、曲泉、期门；兼有头晕眼花、腰膝酸痛者加太溪、照海、肾俞、关元。随证加减均为双侧取穴。

2.方法　用悬灸法。患者取坐位，灸火距离皮肤2~3cm为宜，在相应部位或穴位上用悬灸方法，要求灸疗部位皮肤发红，深部组织发热。脐周8穴，先按顺时针用旋转法绕圈灸，2秒左右绕一圈，不可过快或过慢。5圈后用手按一次，共灸10圈；再按逆时针用旋转法绕圈灸，2秒左右绕一圈，不可过快或过慢，5圈后用手按一次，共灸10圈。辨证取穴用雀啄法灸，每一穴灸30次，大约2分钟，每10次后用手按压一次。全部操作步骤约需40~50分钟。每疗程7天，连续治疗3个疗程。

▌方三▐

1.取穴　脾虚湿阻型：水分、天枢（双侧）、关元、丰隆（双侧）、三阴交（双侧）。胃热湿蕴型：支沟（双侧）、内庭（双侧）、曲池（双侧）、腹结、三阴交（双侧）。脾肾两虚型：关元、带脉（双侧）、照海（双侧）、太溪（双侧）、三阴交（双侧）。

2.方法　用单头灸器法。用单头灸器灸以上穴位，每穴灸5分钟，自上而下施灸法。以4周为1个疗程，前2周每周治疗5次，后2周隔日治疗1次，疗程间隔1周。

▌方四▐

1.取穴　中脘、巨阙、足三里（双侧）、内分泌、交感、天枢、大横、气海、关元、丰隆（双侧）、阴陵泉（双侧）、三阴交（双侧）。

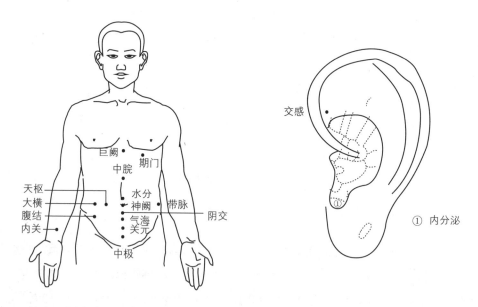

2.方法　用光灸法。自制光灸减肥仪，经检测机构检测符合要求，波长400~950nm，照度18LX，外表温度40℃整机功率170W。YPJ—1游标皮褶计（沈阳市电子器械厂生产），上述仪器研究期间经定期检测并符合质量控制要求。每次选体穴3~5个，用上述光波在体针穴位上照射,每穴照射2~3分钟,每日照射1次,3个月为1个疗程。交替应用上述穴位。主治儿童单纯性肥胖症。

治 疗效果

☞ 唐春雨用"方一"治疗31例,显效2例,占6.45%;有效21例,占67.74%;无效8例,占25.81%(见《针刺研究》,1992年第4期)。

☞ 罗仁瀚用"方二"治疗30例,对照组30例,显效21、8例,有效8、17例,无效1、5例,总有效率96.67%、83.33%(见《针灸临床杂志》,2009年第5期)。

☞ 王勇用"方三"治疗120例,显效79例,有效35例,无效6例,总有效率95.0%;对照组80例,显效50例,有效27例,无效3例,总有效率96.3%(见《河北中医》,2009年第7期)。

☞ 于嫦琴用"方四"治疗101例儿童单纯性肥胖症,实验显示光灸疗法明显优于耳压疗法,肥胖指标下降明显,治疗后血脂、血糖、皮质醇、三碘甲状腺原氨酸均有明显好转(见《中国中西医结合杂志》,1998年第6期)。

处 方荟萃

1. 谭立明用单头灸器法。脾虚湿阻型:水分、天枢、关元、丰隆、三阴交;胃热湿蕴型:支沟、内庭、曲池、腹结、三阴交;冲任失调型:关元、带脉、血海、太溪、三阴交。自上而下,用单头灸器,每穴灸5分钟,4周为1个疗程,前两周每周5次,后两周隔日1次,每两个疗程之间间隔1周,进行下1个疗程(见《河北中医药学报》,2008年第3期)。

2. 张仁用隔姜灸法。常用穴:阳池、三焦俞。备用穴:地机、命门、三阴交、大椎。每次常用穴均取双侧。如治疗4~5次效果仍不明显的话,可酌加备用穴各1个(亦为双侧),备用穴位可轮用。取新鲜老姜一块,切成厚2mm、直径1cm的形状相似的圆形薄片备用。再以纯艾绒捏制成高1cm、炷底直径0.8cm的圆锥形艾炷多个。嘱被灸者取正坐位,双手手心向下平放于桌子上,将姜片贴敷于穴区,上置艾炷点燃施灸。可先灸手部穴再灸背部穴,先灸常用穴再灸备用穴,先灸上部穴再灸下部穴,依次施灸。灸至觉烫不可忍时,可用镊子将艾灰夹去,另换新艾炷再灸。每次每穴灸4~5炷。灸后如局部出现水疱可用龙胆紫药水涂搽,以防感染。待疱液吸收后再灸。每日1次,一般30次为1个疗程。如一疗程未能见效可另换治法(见《大众医学》,2006年第4期)。

3. 赵琛用温针法。取穴中脘、气海、足三里,为主穴。随症加减:脘闷腹胀加水分、水道、大横、腹结;便黏滞不爽或便溏加天枢、公孙;口纳呆加合谷、阴陵泉等。毫针针刺1~1.5寸,行平补平泻法,局部酸胀为度。得气后选中脘、气海、足三里3个主穴进行温针灸,每次每穴灸2壮,其他穴位每隔10分钟行针1次,留针30分钟,隔日1次,12次为1个疗程(见《辽宁中医杂志》,2006年第8期)。

4. 施茵用温针法。主穴:中脘、水分、气海、中极、天枢、水道、内关、合谷、血海、足

下篇 各论 第十二章 内科疾病

三里、丰隆、三阴交。随证加减：脾虚湿阻型加大横、腹结、阴陵泉、公孙、脾俞、胃俞、气海俞；肺脾气虚型加膻中、尺泽、列缺、阴陵泉、肺俞、脾俞、膏肓；脾肾阳虚型加关元、归来、手三里、太溪、复溜、脾俞、肾俞、命门。操作：选用直径0.28～0.32mm、长40～75mm毫针根据患者肥胖程度不同针刺20～50mm，行平补平泻法，得气后每种证型均选3～4对穴位（如脾虚湿阻型选气海、水道、阴陵泉、三阴交等；肺脾气虚型选水分、尺泽、足三里、三阴交等；脾肾阳虚型选水分、关元、太溪、足三里等）予以温针灸治疗，即剪取1.5～2cm长艾段或艾炷插入毫针针柄点燃，每次每穴灸2～3壮，其他穴位每隔10分钟行针1次，留针40分钟，隔日1次，15次为1个疗程（见《中国针灸》，2005年第7期）。

按语

临床发现，灸疗在减轻患者体重，减少体重指数（BMI）、腰围、臀围、臂围、腰臀比（WHR）方面有着显著作用，也能明显改善患者的临床症状，并具有调节患者血脂的作用。经灸疗减肥后，多数患者进食前饥饿感减轻，食量减少。有效患者比无效患者食欲抑制效果显著。无效患者中多数无饥饿感减轻和食欲降低的反应。

减肥有效后还应注意坚持适当的体育锻炼，并注意饮食及脂肪的控制，否则仍有反弹的可能。体重未超标者，不要盲目减肥。

第九节　其他疾病

一、疲劳综合征

慢性疲劳综合征是以持续存在或反复发作至少半年以上的虚弱性疲劳为主要特征的症候群。中医学认为本病属于中医"虚劳"范畴，兼有"郁证"、"惊悸"等疾病的某些症状。

病因病理

现代医学对慢性疲劳综合征的病理机制尚不明确，多数学者认为与长期过度劳累（包括脑力和体力）、饮食和生活无规律、工作压力和心理压力过大等精神环境因素以及应激等造成的神经、内分泌、免疫、消化、循环、运动等系统的功能紊乱关系密切。是人体长期处于高度紧张劳累状态，由脑力、体力活动过度，精神情志刺激，不良生活习惯等引起使大脑神经系统功能失调，免疫功能异常，导致机体各系统、多脏器功能紊乱。

中医学认为，慢性疲劳综合征多由禀赋不足，情志不遂，饮食不节，劳逸失度，起居失常等因素导致人体气血不足，精气运行不畅，多脏腑功能衰退，阴阳平衡失调，终致表现为以持续性疲劳为主的机体多组织、多器官的紊乱。

断要点

1. 不明原因的持续或反复发作的严重疲劳,持续6个月或6个月以上,充分休息后症状不缓解,且目前职业能力、接受教育能力、个人生活及社会活动能力较患病前明显下降。

2. 同时至少具备下列8项中的4项:①记忆力或注意力下降;②咽痛;③颈部僵直或腋下淋巴结肿大、触痛;④肌肉疼痛;⑤多发性关节疼痛;⑥新出现的头痛;⑦睡眠紊乱(失眠或嗜睡);⑧劳累后疲劳、肌痛持续不适。

3. 排除下述慢性疲劳:①原发病引起的慢性疲劳;②临床诊断明确,但在现有的医学条件下治疗困难的一些疾病持续存在而引起的慢性疲劳。

疗方法

▌方一▐

1. 取穴　背部督脉、膀胱经循行线的第一侧线(双)。

2. 方法　用循经灸疗器灸。取穴为背部督脉、膀胱经循行线的第一侧线(双),每次灸1板(每板含艾灸炷10个,每个艾灸炷含纯艾绒2g,每次灸疗时间30分钟,6天为1个疗程,休息1天后进行下一疗程,一共治疗4个疗程)。

▌方二▐

1. 取穴　神阙、关元。

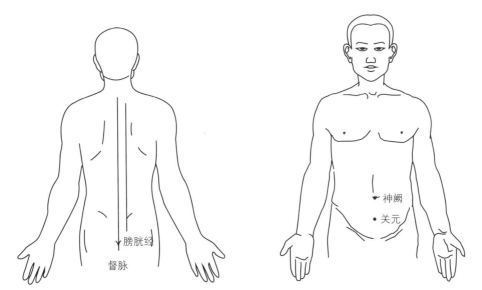

膀胱经
督脉
神阙
关元

2. 方法　用雷火灸加推拿法。患者取仰卧位,使用雷火灸专用艾条及两斗式灸具盒。点燃艾条后,每孔各插入艾条半支,做好外固定,将其置于任脉的神阙及关元之上,盖上大毛巾,温灸30分钟,每15分钟吹一次药灰;再令患者取俯卧位,使用4~6个两斗式灸具盒(视患者身高而定),将其分置于胸至骶椎两侧膀胱经循行处,盖上大毛巾,温灸30分钟,每15分钟吹一次药灰。配合推拿:①攘揉腰背部。②按压背俞穴。③对称掌按脊柱两侧。

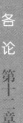

下篇各论　第十二章　内科疾病

463

以上治疗每星期做3次（隔日1次），连续治疗4星期。

方三

1. 取穴　关元、足三里、三阴交；肝俞、脾俞、肾俞。

2. 方法　用艾条温和灸法。每次选用3穴，施灸时将艾条的一端点燃，对准应灸的腧穴部位或患处，约距皮肤2~3cm处进行熏烤。熏烤使患者局部有温热感而无灼痛为宜，一般每处灸10分钟，至皮肤出现红晕为度。操作者可将中、食二指分开，置于施灸部位的两侧，这样可以通过医者手指的感觉来测知患儿局部的受热程度，以便随时调节施灸的距离和防止烫伤。每日1次，1个月为1个疗程。

方四

1. 取穴　肺俞、心俞、肝俞、脾俞、肾俞。

2. 方法　用隔药灸法。选用八珍丸，水调成厚糊状，做成直径为2cm，厚度为0.8cm的圆饼。用清艾条，剪成1.5cm长的艾段。取五脏背腧穴，每穴灸3壮。每个患者一星期灸3次。12次为1个疗程。3个疗程后结束治疗，疗程间休息1星期。

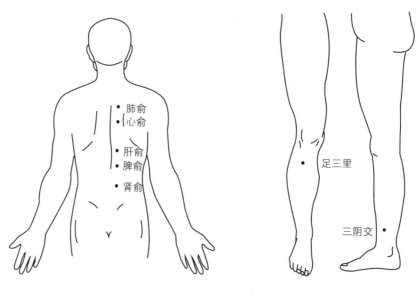

肺俞
心俞
肝俞
脾俞
肾俞
足三里
三阴交

治疗效果

☞ 苟春雁用"方一"治疗30例，对照组30例，观察证实循经灸疗能明显改善慢性疲劳综合征患者的临床主要症状（P＜0.05），提高慢性疲劳综合征积分（见《四川中医》，2004年第3期）。

☞ 曾睿用"方二"治疗30例，对照组30例，治愈11、5例，显效7、7例，有效10、11例，无效2、7例，总有效率93.3%、76.6%（见《上海针灸杂志》，2009年第8期）。

☞ 郭爱松用"方三"治疗32例，对照组33例，结果分别痊愈12、5例，显效9、7例，有效7、8例，无效4、13例，总有效率87.88%、59.38%（见《辽宁中医药大学学报》，2007年第

4期）。

郭飞云用"方四"治疗30例，对照组30例，显效10、5例，有效18、20例，无效2、5例，总有效率93.33%（见《上海针灸杂志》，2006年第10期）。

处方荟萃

1. 王晖用针刺加灸法。取八会穴（章门、中脘、膻中、膈俞、阳陵泉、太渊、大杼、悬钟）。先平卧位取中脘、膻中、阳陵泉、太渊、悬钟。选25~40mm长毫针，常规消毒后进针，中脘穴直刺13~25mm，膻中穴针尖向下平刺8~13mm、捻转后使针感扩散至脘腹部，阳陵泉穴直刺25~40mm，太渊穴于桡动脉桡侧直刺5~8mm，悬钟穴直刺13~20mm。诸穴行平补平泻手法，得气后留针30分钟，每10分钟行针1次，留针期间中脘穴行艾条温和灸。再俯卧位，取章门、大杼、膈俞穴。针章门穴时以左手拇指固定在第11肋缘下，右手持针在第11肋骨端上约0.1寸处进针，针尖与皮肤呈45°角向下斜刺13~20mm达11肋骨端肋骨面，使局部有酸胀感；大杼、膈俞穴针尖平行脊柱与皮肤呈45°角向下斜刺13~20mm，手法同前，留针30分钟，留针期间大杼、膈俞穴行艾条温和灸。每日1次，10次为1个疗程，间隔3日再行下一疗程，共治疗3个疗程（见《实用中医药杂志》，2009年第7期）。

2. 田华张用温和灸法。施灸时将艾条的一端点燃，对准应灸的腧穴部位或患处，约距皮肤2~3cm处进行熏烤。熏烤使患者局部有温热感而无灼痛为宜，一般每处灸3~5分钟，至皮肤出现红晕为度。取穴：一组取气海、关元、足三里；二组取肾俞、命门、足三里。两组穴位交替使用，每周6次，休息1天，共计12次为1疗程（见《深圳中西医结合》，2006年第4期）。

3. 用针刺加艾灸法。用圆柱形清艾条点燃一端，距体表3cm灸双侧足三里穴，每穴灸10分钟，每天1次。针刺采用0.30mm×25mm的不锈钢针灸针，直刺约5mm，运用捻转手法，捻转频率约每分钟60次，每间隔10分钟运针1次，每侧穴位运针20秒，留针时间20分钟，每天针刺1次（见《中国组织工程研究与临床康复》，2009年第24期）。

按语

"方一"使用的循经灸疗器是我们近年来根据经络循行及艾灸原理结合临床实践经验摸索出来的灸疗器具，主要用于腰背腹部等大面积循经施灸。灸具由两板组成，一板灸器可以循经同时对8~10个穴位进行灸治，操作简单方便，解决临床上沿经多穴位灸疗所面临的费时费工不易操作的问题。

多取强壮穴治疗慢性疲劳综合征，艾灸强壮穴从宋代就开始用于养生保健、未病先防，可能是通过调节免疫功能来发挥作用的，慢性疲劳综合征也一直被认为与免疫功能紊乱有重要关系。田华张经艾灸强壮穴后CFS患者NK细胞活性和白细胞介素2（IL-2）含量升高，提示艾灸强壮穴能有效提高CFS患者NK细胞活性和IL-2含量，从而改善CFS患者的免疫低下（见《深圳中西医结合》，2006年第4期）。

二、重症肌无力

重症肌无力是一种神经肌肉接头传递障碍的获得性自身免疫性疾病,属中医"痿证"范畴。

病因病理

本病是一种自身免疫病,由于体内产生了自身抗体——乙酰胆碱受体(AchR)的抗体,破坏了神经肌肉接头处突触后膜上的AchR,使突触传递发生障碍,不能引起骨骼肌的充分收缩,从而导致肌无力。绝大多数患者的血清中均能测出AchR抗体,因此抗体的测出对本病的诊断有很大帮助。约80%的MG患者合并胸腺肥大,其中的10%左右合并胸腺瘤。胸腺为免疫器官,这也进一步说明本病的发病与免疫机制有关。

中医认为其发病主要因脾胃受累,影响肝肾,气血精津亏损,不能敷布全身,难以荣养温煦肌肉四肢;久病则多虚多瘀,缠绵难愈,且易于复发。故治当补肾健脾、调和阴阳。

诊断要点

1. 部分或全身骨骼肌易疲劳,波动性肌无力,活动后加重、休息后减轻和晨轻暮重特点,体检无其他神经系统体征,低频重复电刺激波幅递减,胆碱酯酶抑制药治疗有效和对箭毒类药物超敏感等药理学特点,以及血清AchR-Ab增高等。

2. 体征包括眼睑下垂、复视、说话费力、吞咽困难和轻度肢体肌无力等,脑神经支配肌持续活动后出现疲劳,如凝视天花板可加重眼睑下垂,凝视或阅读2~3分钟后出现复视,稍事休息后可恢复。

3. 诊断困难病例可采用疲劳(Jolly)试验、腾喜龙或新斯的明试验、AchR-Ab测定、神经重复电刺激检查等。

治疗方法

方一

1. 取穴　百会、大椎、脾俞、天枢、涌泉、足三里。

2. 方法　用隔药灸法和中药熏洗法。取参苓白术散极细粉末90g,加水2600ml,搅拌均匀,浸泡5分钟左右后加热煮沸,用蒸汽熏蒸两足。同时在百会穴及大椎穴施隔附子饼灸各3壮。待水温降至两足可以忍受时,将两足浸入药汁中泡洗,同时分别艾灸脾俞穴、天枢穴各5壮。最后擦干两足,灸涌泉穴、足三里穴各7壮。继以毛巾敷足10分钟即可。每天按上法治疗2次,5日为1个疗程。

方二

1. 取穴　足三里(双)、隐白(双)。

2. 方法　用温针法加梅花针法。经严格消毒后采用1.5寸毫针先针隐白穴,得气后转针尖向上顺着足太阴脾经循行方向平刺0.5~1寸左右,用捻转补法,尽量让针感向上窜行。行针的同时嘱患者反复用力睁眼。然后再用2.5寸毫针针刺足三里穴,采用补法,得气后

2穴均留针20~30分钟,中间行针3~5次。留针期间,在上述穴位用艾条温和灸15~20分钟,见局部皮肤出现红晕为度。温针结束后,在病侧上睑部经严格消毒后用梅花针在局部皮肤反复叩刺,中等刺激,以患者感到局部稍有痛感且能耐受为度,局部皮肤出现潮红即可。然后用艾条在叩刺部位灸10分钟左右。上述治疗每日做1次,10次为1个疗程,疗程间休息5日,再继续下一疗程。治疗的同时嘱患者每日在上睑部自我按摩2次,每次5分钟,感觉局部发热为佳,主治重症肌无力眼肌型。

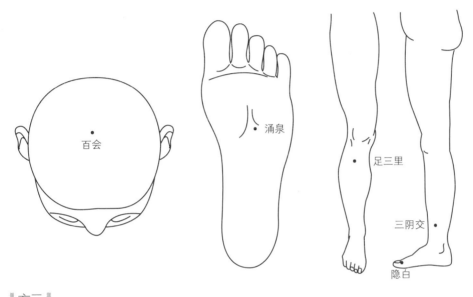

■方三■

1. 取穴 ①选穴:夹脊、命门、委中、足三里、三阴交、阳陵泉、悬钟。

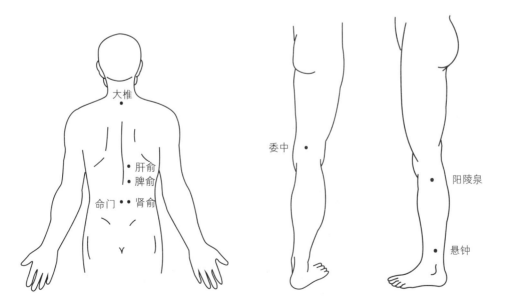

2. 方法 用温针法。嘱患者安静,取俯卧位,穴位皮肤常规消毒后,按照病情及疗

法针刺上述腧穴，应将针进到一定深度，找到感应。用0.35mm×50mm和0.35mm×40mm的毫针沿腰椎方向斜刺腰夹脊穴40mm；沿脊椎方向斜刺颈夹脊穴25mm；分别以酸麻胀感向上、下肢放射传导为宜。直刺命门15~25mm，以局部有麻胀重滞感为佳；直刺委中25~40mm，局部麻胀可向足跟部放散。待各穴得气后，采用帽状艾炷行温针法，每次治疗灸1~3壮，针下有温热感即可，除去灰烬。为防灼伤皮肤，预先用硬纸剪成一至中心有小缺口的圆形纸片，置于针下穴区上。留针30分钟，然后缓慢起针。温针疗法每日1次，15次为1个疗程，每疗程之间休息6天。

▌方四▐

1. 取穴　阳白、足三里、肝俞、脾俞、肾俞。

2. 方法　用隔姜灸法。令患者先取仰卧位，穴位常规消毒，将厚0.3~0.4cm约5分硬币大小鲜姜（以针刺孔若干）分别置于阳白穴（双眼受累者取双侧）和双侧足三里穴上，然后放标准小艾炷点燃。阳白穴灸3壮，足三里穴灸5壮。灸毕令患者取俯卧位，如前法将生姜片分别置于双侧肝俞、脾俞、肾俞穴位上，取中等艾炷，每穴灸5壮。1次/天，10次为1个疗程，共3个疗程。主治眼肌型重症肌无力。

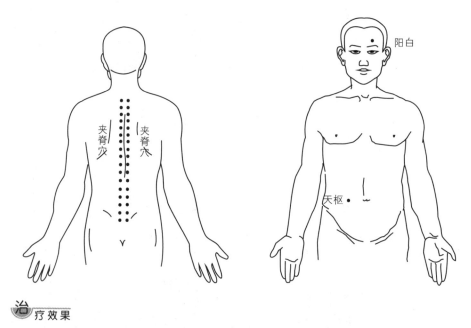

治疗效果

☞ 张英杰应用"方一"治疗肌无力患者12例，经2个疗程9例痊愈，2例明显好转，1例无效（见《中国民间疗法》，2004年第12期）。

☞ 徐化金用"方二"治疗重症肌无力眼肌型36例，临床治愈24例（66.7%），显效11例（30.5%），无效1例（2.8%），总有效率97.2%。治疗时间最短18次，最长45次，平均治疗31.6次（见《河北中医》，2001年第1期）。

☞ 杨斌"方三"配合推拿法治疗31例，痊愈5例，基本痊愈7例，显效12例，有效6例，无效1例,总有效率96.8%。对照组28例,痊愈1例,基本痊愈4例,显效8例,有效10例,无效5例,总有效率82.1%(见《陕西中医》,2009年第3期)。

🌿 朱腄用"方四"治疗眼肌型重症肌无力34例,治愈18例,显效10例,好转3例,无效3例,总有效率为91.7%(见《北京中医》,2004年第4期)。

处 方荟萃

1. 许凤全用温针法。主穴取肾俞、大肠俞、命门、环跳、委中;配穴,眼肌型加合谷,全身型配肩髃、手三里,延髓肌型配三阴交、内关。患者取俯卧位,穴位常规消毒后,取0.35mm×40mm的毫针6根,分别直刺肾俞、大肠俞、命门各13~25mm,以局部有酸胀感或麻胀重滞感为宜;然后用0.5mm×75mm的毫针直刺环跳穴55~70mm,以局部有强烈酸麻重胀等感觉并向下肢放射传导为佳;最后用0.35mm×40mm的毫针直刺委中约25mm,局部麻胀并可向足跟放射。配穴以局部得气为度。各穴得气后,施平补平泻法1分钟左右,再将2~3cm长的艾段套在针柄上,点燃后施温针灸,待艾绒烧成灰烬后(约20分钟),除掉灰烬拔针。为了防止烫伤,可在施术腧穴的皮肤上衬垫厚纸片。每日温针灸1次,10次为1个疗程,休息3~5天后进行第2疗程,连续治疗2~个疗程(见《中国针灸》,2006年第5期)。

2. 马晓东用无瘢痕灸法。阳白、足三里、三阴交,采用直接无瘢痕灸法,先将施灸部位涂以少量大蒜汁或凡士林,以增加黏附作用,再放上艾炷点燃,当艾炷燃剩2/5左右,病人感到灼痛时,马上用镊子将艾炷夹去或压灭,更换新艾炷再灸。每穴灸五壮,壮如黄豆大,每天1次,10次为1个疗程;疗程间隔1周。主治眼睑下垂(见《针灸临床杂志》,2004年第9期)。

3. 夏跃胜用温和灸法。艾灸沿下列顺序:督脉:神庭——前顶——大椎——脊中——腰俞;足阳明胃经:伏兔——足三里——丰隆——解溪——厉兑,最后灸双侧阳白穴。治疗时将直径约1.5cm的艾条一端点燃,距皮肤2~3cm,沿经缓慢移动熏烤2遍,患者有温热感无灼痛为宜,约30分钟,治疗后患者沿经皮肤潮红。每2天治疗1次.共治疗15次。主治眼肌型重症肌无力(见《中国中医眼科杂志》,1996年第3期)。

按语

从现代医学角度考虑,重症肌无力的发生主要由于自身免疫功能紊乱,在各种诱因作用下,神经—肌肉接头传递功能障碍而导致肌肉无力,易疲劳产生本症。长立德研究发现,用灸法有促进重症肌无力大鼠神经肌向接头传递的作用,其机理可能是通过降低血清AchRAb滴度,提高骨骼肌终板膜乙酰胆碱受体与乙酰胆碱的亲和力面实现的(见《上海针灸杂志》,1998年第2期)。

在治疗过程中,患者应保持心情愉快,消除悲观、恐惧、忧郁、急躁等不良情绪,建立信心,坚强的意志和乐观的情绪,对提高疗效,促进康复至关重要。同时,应避免受凉、感冒、创伤、感染,以免诱发重症肌无力危象。

三、出汗异常

出汗异常是自主神经功能障碍最常见的症状之一，常见的有"自汗"、"盗汗"。中医归属于"汗症"、"自汗"、"盗汗"范畴。

病因病理

本病可由先天性遗传性精神及神经损伤因素、疾病继发引起，如盗汗症、干燥综合征、全身无汗症、局部无汗症、血汗症等导致自主神经功能紊乱引起各种出汗异常。其中自汗、盗汗多见于结核病、风湿热、甲状腺功能亢进、低血糖症等疾病。

中医学认为，自汗、盗汗的病因主要有病后体虚、表虚受风、思虑烦劳过度、情志不舒、嗜食辛辣五个方面。其病机主要是阴阳失调，腠理不固，以致汗液外泄失常。病理性质，有虚实之分，但虚多实少，一般自汗多为气虚，盗汗多为阴虚。虚实之间每可兼见或相互转化，如邪热郁蒸，久则伤阴耗气，转为虚证；虚证亦可兼有火旺或湿热。虚证之间自汗日久可伤阴，盗汗久延则伤阳，以致出现气阴两虚或阴阳两虚之候。

诊断要点

1. 不因外界环境影响，在头面、颈胸，或四肢、全身出汗者，昼日汗出淺淺，动则尤甚为自汗；睡眠中汗出津津，醒后汗止为盗汗。

2. 除外其他疾病引起的自汗、盗汗。在其他疾病过程中出现的自汗、盗汗，因疾病不同，各具有该疾病的症状及体征，且出汗大多不居于突出地位。

3. 病后体虚、表虚受风。思虑烦劳过度、情志不舒、嗜食辛辣等易于引起自汗、盗汗的病因存在。

4. 必要时做X线胸部摄片，痰涂片找抗酸杆菌以及做抗"O"、血沉、黏蛋白、T3、T4、基础代谢等检查以排除肺痨、风湿、甲亢等。

治疗方法

方一

1. 取穴　大椎。配穴关元、足三里。

2. 方法　用温和灸法。右手持艾条，点燃一端悬于穴位上，距离皮肤约2~3cm，先行温和灸5分钟，再行回旋灸15~20分钟，以穴位上微有热痛感为度。施灸时间，上下午均可。施灸顺序，先灸颈背，后灸胸腹，最后灸四肢，依次进行。主治阳虚自汗。

方二

1. 取穴　心俞、肺俞。

2. 方法　用隔姜灸法。患者卧位，用艾绒制成艾炷如黄豆大，将生姜切成薄片，用针扎出数孔，施灸时，将其放在穴区，将艾炷放在其上，点燃。待病人有局部灼痛感时，更换艾炷再灸。每穴灸5~7壮，每日1~2次，5次为1个疗程。主治手足心出汗。

▌方三▌

1.取穴 阴郄。

2.方法 用温和灸法。患者取平卧位,用清艾条做灸材。点燃艾条一端后,同时施灸左右阴郄穴,灸火约离皮肤5~10cm。采用长时间温和悬灸法,使患者局部有温热感而无灼痛为宜;约50分钟后,温热感可沿手少阴心经直达心区,待灸感减弱后停灸。每日灸治1次,灸治5次为1个疗程。主治盗汗。

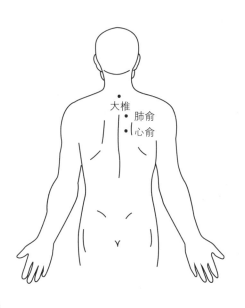

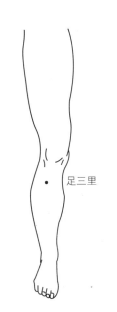

▌方四▌

1.取穴 气海、关元。

2.方法 用针刺加隔姜灸法。取生姜一块,切成约0.3cm厚的姜片,大小可据穴区部位和选用的艾炷大小而定,中间用针穿刺数孔。施灸时,将其放在气海和关元穴区,上置大或中等艾炷,点燃。待病人有灼痛感时,更换艾炷再灸,灸到汗止。灸的同时,速刺人中、百会,泻合谷,补复溜。主治大汗欲脱症。

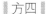 治 疗效果

☞ 陆婉军用"方一"治疗16例,经艾灸最少5次,最多45次。治愈9例,好转7例(见《广西中医药》,2000年第5期)。

☞ 穆腊梅用"方二"治疗陈某,女,24岁,手足心出汗6年,治疗3次减轻,灸治10次汗止(见《实用保健灸法》,1994年华中理工大学出版社出版)。

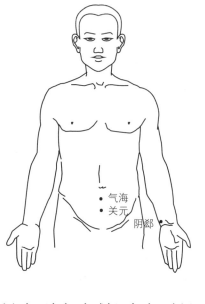

☞ 尚秀葵用"方三"治疗汪某，男，46岁。患盗汗3月余，时轻时重，入寐后周身汗出如洗，神疲乏力，时有心悸，予艾条温和灸，当夜汗减大半，未全止，隔日未灸，汗又再出，后又继续施灸5次，盗汗被控制（见《天津中医》，1998年第4期）。

☞ 张伯平用"方四"治疗周某，男，75岁。患者有慢性咳喘史十余年。4天前因感冒发热头痛，服阿司匹林片出汗较多，午前腹泻1次后即形寒神志不清、周身大汗如雨，衬衣尽湿，四肢冰冷，用"方四"治疗，10余分钟后汗出渐减，肢温渐回，喘逆渐平（见《江苏中医》，1994年第6期）。

方荟萃

1. 张伯平用温针法。取穴大椎、心俞。常规穴位消毒后，将毫针垂直快速刺进皮肤，运针得气后，用热补手法。将艾绒缠绕上无菌棉絮制成2~3cm长的艾段，将艾段套罩存针柄上，近端离皮肤约2.5cm，在艾段近皮肤端点燃，燃尽后除去灰烬，连灸5个艾段后拔针。1次/天，10次1个疗程。主治盗汗（见《江苏中医》，1994年第6期）。

2. 张伯平用针刺加艾灸法。取肺俞、合谷、神门、足三里，进针得气后，施以热补手法，每日1次。加灸三阴交、复溜，用清艾条的灸材；点燃艾条一端后，施灸膻中穴，灸火约离皮肤5~10cm。采用温和悬灸法，使患者局部有温热感而无灼痛为宜；施灸10分钟，以局部皮肤呈红晕为度。每日灸治1次，灸治2周为1个疗程。主治自汗（见《江苏中医》，1994年第6期）。

按语

使用"方一"时，每次灸至局部皮肤红晕面积不少于5cm×5cm，时间不少于25分钟。时间太短，达不到止汗目的，时间太长，病人易疲劳，故施灸有效是以灸后病人自觉温热舒畅，热感直达深部，停灸多时，尚有余温为度。在治疗中，病程越长灸的次数越多，病程越短，取效所用的时间则越短。

"方三"用长时间灸法治疗疾病，说明温和灸要有一定的量，疗效与施灸量有密切的关系。目前诸多书中记载温和灸施灸时间10~20分钟不等，施灸程度以局部皮肤红晕为度。从临床疗效验证，此施灸量对某些病证不能收到最佳疗效。从临床体验看，对顽证、痛证、里证、虚证，如关节炎、类风湿性关节炎、风湿性肌灸、坐骨神经痛、脱证、奔豚气、遗尿、痛经等证均要采用长时间的温和灸，方能取得最佳疗效。

周楣声老师认为灸疗同针刺一样亦能得气。其灸感多为施灸部位或病变区出现温热、痒胀及循经传导现象。周楣声老师将其归纳为3个阶段：第1阶段：自熏灸点与病灶间发生气至病所的联系，出现温热感、水流样感觉等；第2阶段：在病灶处出现温热感、虫行感、风吹样感觉等；第3阶段：灸点与病灶间的联系消失。此3阶段的产生，大多须长时间施灸即在40分钟以上，甚或燃尽1根艾条（90~120分钟）。灸感产生与否与疗效有密切关系，若灸的时间达不到得气程度，则疗效甚微；若能得气，则疗效显著，与针刺"气至而有效"

相一致。故在施灸时，应长时间进行灸治，方能达到得气的程度。但切忌过量，否则会欲速则不达。

四、输液反应

输液反应是外源性或内源性致热原为主引起的变态反应。中医根据其症状，可将其归属于"发热"、"厥证"等范畴。

病 因病理

本病常因输入致热物质（致热原、死菌、游离的菌体蛋白或药物成分不纯）、输液瓶清洁消毒不完善或再次被污染；输入液体灭菌不严格或保管不善变质；输液管表层附着硫化物等所致。静脉输液中的不溶性微粒异物，如橡胶微粒、不溶性无机盐、活性炭微粒、纤维、配伍用药过程中产生的微粒以及液体过程中空气没经滤过而进入液体的致病菌或灰尘等，可引起类热原样反应、静脉炎、血管肉芽肿、肺水肿、栓塞、过敏反应等。热原由静脉输入血液，刺激脑下垂体发热中枢，引起发热反应。寒战是由于皮肤血管收缩，体表温度下降，皮肤冷感受器受到刺激，冲动传至中枢而引起，这就导致散热的明显减少；同时寒战是一种全身性骨骼肌的不随意周期性收缩，引起产热量剧增。

中医学认为，输液反应是毒邪入侵，损伤正气，即使阴阳、脏腑功能失调，气血不和，风邪乘虚而入，正邪相搏，而出现寒战、头痛、面色苍白等一系列症候。

诊 断要点

1. 高热的先兆是发冷、寒战、面部和四肢发绀，继后发热，可高达41~42℃。可恶心、呕吐、头痛、头昏、烦躁不安、谵妄等，严重者可发生昏迷，血压下降，出现休克和呼吸衰竭等症状而导致死亡。

2. 输液反应多数发生在输入100ml左右的液体时，即约在输液20分钟时。其原因是机体需要一定数量致热原刺激才能产生反应。

3. 发生反应的早晚，视致热原进入体内的量、致热原性质和病人的个体耐受性而异，但一般的规律是：①在输液开始后20分钟内出现反应，其原因可为药物变质或是液体和/或输液器内受细菌或毒素污染所致；②输液2~3小时，输入量约为400~500ml出现反应，很可能为液体中含有一般性质的致热原；③输液5~6小时，约输入1000~2500ml液体时出现反应，很可能因输液时间过长，药物暴露过久，反复加药引起的污染所致。

治 疗方法

▌方一▌

1. 取穴　百会、涌泉。

2. 方法　用艾炷灸法。当患者发生输液反应时，立即给予艾灸治疗，将艾炷点燃后，对准百会穴、双侧涌泉穴悬灸或用灸架固定，待患者难于忍受温热时，改用雀啄灸法，直至寒战缓解消失为度。

▌方二▐

1. 取穴　大椎。

2. 方法　用悬灸法。操作者手持艾条点燃一端后，对准大椎穴位，距离患者皮肤2~3cm进行熏灼，熏灼时操作者交替使用温和、雀啄、回旋灸法，直到患者感到温热而无痛为度，随时弹去艾灰于弯盆内，持续施灸15~30分钟，严重输液反应可将持续施灸30分钟。

▌方三▐

1. 取穴　涌泉、大椎。

2. 方法　用温和灸法。选取双足掌心前1/3处的涌泉穴和第七颈椎棘突下的大椎穴，用艾条施温和灸，即将艾条一端点燃，对准穴位，距皮肤2~3cm，灸5~10分钟，至皮肤潮红，灼热但不痛为度。施灸时注意安全，避免烫伤患者。

▌方四▐

1. 取穴　百会。

2. 方法　用雀啄灸法。取清艾条或药艾条一支，将艾条燃着端对准所选穴位，采用类似麻雀啄食般的一起一落、忽近忽远的手法施灸，给予较强烈的温热刺激。一般每次灸治5分钟。约300~500次。火力以病人能耐受为度。

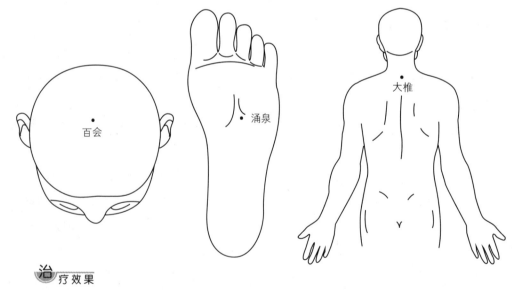

治疗效果

☞ 黄波禹用"方一"治疗32例，对照组24例，结果分别显效6、2例，有效24、10例，无效2、12例，有效率93.75%、50.00%（见《右江民族医学院学报》，1995年增刊）。

☞ 廖秋凤用"方二"治疗28例，对照组27例，显效24、2例，有效3、8例，无效1、17例，总有效率96.4%、37.0%（见《现代护理》，2005年第11期）。

☞ 蔡冬燕用"方三"治疗30例，对照组20例，治疗组症状缓解时间10~20分钟，平均

13.8分钟。30分钟测体温，正常26例，占86.7%，发热4例，占13.3%，最高体温38.3℃；对照组缓解时间15~36分钟，平均26.3分钟，30分钟后测体温，正常6例，占30%，发热14例，占70%（见《中国中医急症》，2005年第8期）。

　　☞ 庞月娥用"方四"治疗徐某，女，60岁，因眩晕给予5%葡萄糖250ml加三磷酸腺苷40mg、辅酶A100U静脉点滴，出现胸闷、恶心、寒战等现象。用方四治疗15分钟后症状缓解（见《广西中医学院学报》，2000年第4期）。

处 方荟萃

　　甄俊岩用温和灸法。取穴命门。当患者在输液过程中出现发冷、寒战时即艾灸命门穴。方法为医者手持艾卷在该穴周围5cm处旋转，以有灼热感而不烫伤局部为宜，灸2~3分钟，最多不超过10分钟。在此同时，减慢输液速度至每分钟40~70滴，全身反应严重者停止输液（见《中国针灸》，1992年第5期）。

按语

　　从临床观察看，艾灸穴能够较好地缓解输液反应的寒战，并且能够较好地中止或减轻寒战之后的发热反应，缩短发热过程。明显缩短寒战发作持续时间，降低发热最高体温，明显减轻病人的自觉症状，减少输液反应的并发症。

　　刺激腧穴产生退热和改善微循环的作用，使收缩的皮肤浅层血管舒张，散热加强，从而缩短发热过程。

五、腓肠肌痉挛

　　腓肠肌痉挛是指小腿腓肠肌一过性痉挛的运动系统疾患。祖国医学称之为"转筋"。当属中医"痹症"、"痉症"范畴。

病 因病理

　　腓肠肌痉挛的原因：①大量排汗。导致肌肉神经兴奋性增高，发生肌肉痉挛；②肌肉收缩与放松不能协调地、成比例地交替，从而引起肌肉痉挛；低温的刺激。机体的肌肉受低温刺激，通过神经传至肌肉，兴奋性随之增高，造成肌肉强直收缩，极易发生腓肠肌痉挛；③疲劳物质堆积。运动员在进行高强度运动时，体内就会产生大量的乳酸等疲劳物质，导致腓肠肌产生痉挛；④运动性肌肉损伤。运动性肌肉损伤，会产生某些致痛物质，当这些物质堆积到一定程度时，它会刺激肌肉的痛觉神经末梢，引起疼痛，而疼痛反射性地引起痉挛。

　　中医学认为，发病的主要原因是由于素体阳虚、阴寒内盛或感受寒邪，导致血脉收缩、气血运行迟缓，肌肉筋脉失养而引起肌肉的拘急挛缩。

1. 疼痛,小腿后侧突然剧痛,不能行动,夜间肌肉痉挛能立即痛醒。

2. 小腿三头肌肌肉紧张,变硬,有压痛,常伴有足底肌肉痉挛。

3. 自行缓解,小腿停息不动,不经任何治疗疼痛也能缓解,痉挛消退后留有小腿肌肉疼痛。

治疗方法

‖方一‖

1. **取穴** 承山。

2. **方法** 用温针法。患者取俯卧位,医者用75%酒精棉球消毒患侧承山穴局部,用1.5~2寸毫针针刺,提插持转,得气后,将1.5cm长的艾段挂于针柄上并点燃,燃尽后,再换一段,留针至其燃尽。每日1次或隔日1次。六次为1个疗程

‖方二‖

1. **取穴** 足三里。

2. **方法** 用温针灸法。消毒局部皮肤,选用0.40mm×60mm的毫针在已消毒的足三里穴处直刺1寸深,再将已准备好的两节普通药用艾条(2cm长,并用金属签在灸条的一端中心扎一孔,当金属签扎进灸条节中心后,用拇指将此孔周围的艾绒压紧,拔出金属签。此孔大小应与针尾的粗细相等),点燃,分别插在针尾上,点燃艾绒的一端朝下(对着穴位),待灸条燃完,针体未冷却之时出针,出针时按闭针孔。

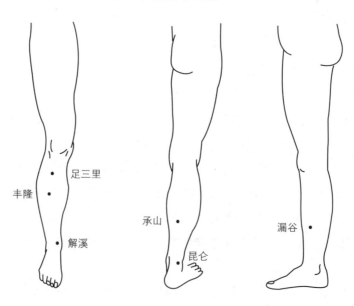

‖方三‖

1. **取穴** 丰隆、漏谷。

2. **方法** 用温针法。病人取俯卧位,穴位常规消毒,选0.3mm×50mm毫针,分别在穴

处垂直进针,稍作提插念转,使气感向足趾部放射,然后用0.5寸长艾炷套在针柄上点燃施灸,并用2cm²的硬纸隔在皮肤上,以防烫伤皮肤。每日1次,每次灸2炷,5天为1个疗程。

方四

1. 取穴　①患肢小腿部;②承山、解溪、昆仑。

2. 方法　施按摩和温和灸法。用艾条温和(或雀啄)灸,先取第1组穴进行揉捏、拍打5分钟,并继而拔伸牵引之。然后点燃艾条之一端,对准第2组穴,距离以患者皮肤感到灼热为度,也可采用雀啄灸法施治。每穴3~5分钟,每日1次。

治疗效果

☞ 吕玉玲用"方一"治疗37例中,痊愈25例,占67.57%;好转11例,占29.73%;无效1例,占2.7%,总有效率97.73%(见《针灸临床杂志》,1997年第4、5期)。

☞ 江学勤用"方二"治疗166例,均首次见效,其中164例痊愈,另2例有效,仍感小腿部夜间不适,但未发生腓肠肌痉挛。治疗次数:最少2次,最多12次(见《四川中医》,2007年第8期)。

☞ 栾继萍用"方三"治疗32例中,痊愈29例,占93.4%,显效2例,占4.3%,好转1例,占3.1%,总有效率为100%,治疗时间最长为9天,最短为3天,平均治疗时间为3~5天(见《中华实用中西医杂志》,2004年第14期)。

☞ 程爵棠用"方四"治疗腓肠肌痉挛,屡用效佳,多1次即愈(见《艾灸疗法治百病》,2009年人民军医出版社出版)。

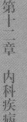

处方荟萃

1. 顾悦善用隔姜灸法。取患侧委中、合阳、承筋、承山、足三里、阳陵泉、光明。若疲劳加双足三里、三阴交;若压痛点明显,可在阿是穴灸之。每日晚上灸治1次,或早晚各灸1次,10次为1个疗程。诸穴均用隔姜灸法,或用温和灸法(见《灸法养生》,1996年辽宁科技出版社出版)。

2. 用灯火灸法。取穴委中、承筋、承山、阿是穴。先将施灸穴位常规消毒,右手持粗灯心一根,蘸以茶油或菜油,在酒精灯上点燃,趁火势炎炎之际,对准穴位上迅速灼灸,当灼及皮肤时,发出"啪"的声响,每穴每次只灸一燋。每日1次,12次为1个疗程。

按语

腓肠肌痉挛,祖国医学称之为"转筋",多由寒邪侵袭、远行过劳、霍乱吐泻等使脉络气血失调、经筋不利而成,《灵枢·阴阳二十五人》曰"足太阳,……血气皆少则转筋",指明本病的病位是足太阳经,性质为血气皆少的虚证,应当温补气血,舒筋通络。承山是治疗本病的要穴,《十四经要穴主治歌》云"承山主治诸痔漏,亦治寒冷转筋灵"。临床上,对妊娠妇女的腓肠肌痉挛,还可单用指压承山穴治疗,疗效亦佳。

灸法治疗本病,有较好疗效,青壮年1个疗程可愈,老年人有2~3个疗程亦可愈。若配合推拿,则疗效更为明显,有的1次即可见效而不发。

急性腓肠肌痉挛往往来势较急,多不及使用灸法。可及时采取下列措施使其停止发作,再用灸法,一可缓解痉挛产生的疼痛反应,二来可防止复发。(1)指压穴位委中、承山、昆仑等。(2)术者双手用稍快频率的擦法,使小腿发热。(3)术者在小腿由近端向远端用提拿法及按揉法,使痉挛肌肉松弛,对痉挛肌肉切忌用强烈手法,防止肌肉损伤。(4)患者伸膝,术者用力背伸踝部,牵拉腓肠肌,使挛缩肌肉被动拉开。(5)痉挛缓解后,在小腿后侧用掌或空拳缓慢轻击,消除肌肉疲劳,也能减轻痉挛后遗留肌肉酸痛。术后小腿注意保温,短期不宜用小腿做大运动量活动,对反复发生肌肉痉挛者,应查病因,去除致病因素。

六、不宁腿综合征

不宁腿综合征亦称不安腿综合征,是一组表现为小腿的针刺样、虫爬样、酸困感或难以述说的不适感。中医学隶属"痹证"、"血痹"范畴。

病因病理

该病的发病原因尚无定论。但大量的临床础研究表明,不宁腿综合征的发生与以下两种情况有关:其一,纹状体中枢性的多巴胺系统障碍,不宁腿综合征的发生与夜间多巴胺活性降低吻合,且临床上使用多巴胺拮抗剂可加重不宁腿的征象;其二,局部的血液循环障碍,可能与一些代谢产物的堆积有关。遗传因素为其主要影响因素。有人认为本病具有家族遗传性,部分病例之发病与精神因素、神经系统疾病、肢体循环障碍、药物反应以及维生素缺乏、糖尿病等代谢障碍性疾病有关。

中医学认为,本病为本虚标实之候。气血运行不畅,筋脉失于濡养为其病机。患者多为久病卧床,伤气耗血,肝肾阴虚,精血亏少,血不养经,脉络失养。气血运行不畅,筋脉失于濡养,诸邪壅滞则"拘急、蜷挛之症见矣"(《金匮要略》)。或外感寒湿之邪,寒凝气滞,经脉失养而致小腿酸麻胀痛,产生难以名状的痛苦。

诊断要点

1. 四肢感不适,下肢尤甚,如虫蚀、针刺、酸软、蚁走感;

2. 渴望移动下肢,可伴有感觉异常、感觉迟钝;

3. 患者坐立不安,入睡困难;

4. 静息时症状出现,活动后短暂缓解;

5. 午后、夜晚、就寝时症状明显。

治疗方法

方一

1. 取穴　足三里、丰隆、阴陵泉、三阴交、承山。如症状波及膝关节以上可加膝眼、血海、梁丘。

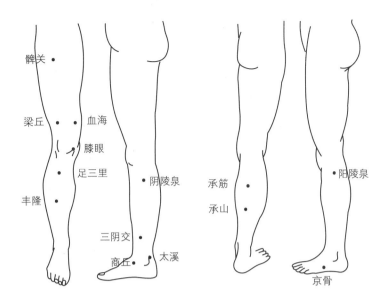

2. 方法　用温针法。穴位常规消毒，用28号1.5~2寸毫针针刺上述穴位，捻转进针，得气后行提插捻转手法，针感以患者能耐受为度，然后将艾绒，捻于针柄上，如橄榄核大小，从下端点燃艾绒，每次2~3壮，每日1次，12次为1个疗程。疗程间休息3天。

▎方二▎

1. 取穴　神阙。

2. 方法　用隔盐灸法。取神阙穴（即脐窝正中）。患者取仰卧位，穴处用酒精棉球擦拭消毒，铺细盐使之与脐平，用底与高均0.8cm艾炷施灸，待患者感到灼痛即更换艾炷，每次30~50壮，每日1次。若灸后局部起小水疱，可待其自行吸收，大者可用消毒针挑破，外涂龙胆紫药水。

▎方三▎

1. 取穴　髀关。

2. 方法　用温针法。在用醒脑开窍针刺法治疗原发病基础上，加取髀关穴。直刺2.5~3寸，采用提插泻法，使针感下传至足尖，得气后留针，将艾绒缠绕上无菌棉絮制成2~3cm长的艾段，将艾段套罩在针柄上，近端离皮肤约2.5cm，在艾段近皮肤端点燃，燃尽后除去灰烬，连灸3个艾段后拔针。每日灸1次，28天为1个疗程。主治中风后不宁腿综合征。

▎方四▎

1. 取穴　阳陵泉、京骨、承山、承筋、商丘。肝肾阴虚型配肝俞、肾俞、太溪；寒湿入里型配血海、三阴交。

2. 方法　用温针法加穴位注射法。患者取俯卧位，阳陵泉、京骨、商丘用毫针直刺平补平泻手法，得气为度。承山、承筋用75mm毫针直刺，得气后将针退1.5寸，针尾插艾条段

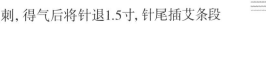

行温针灸，灸3壮后出针，用10ml一次性注射器抽取复方丹参注射液10ml，换长5号眼科针头，于双侧承山穴常规消毒后刺入，稍加提插，有酸胀感后回抽无血，缓慢推入药液，每穴5ml。以上治疗方法每日1次，10次为1个疗程。疗程间休息2天。

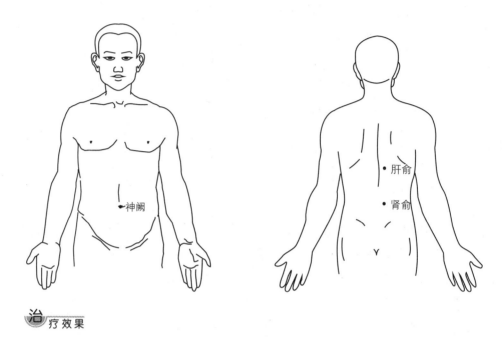

神阙

肝俞

肾俞

治疗效果

☞ 陈健用"方一"治疗30例患者，痊愈21%（占70%），好转9例。全部有效（见《陕西中医》，1994年第12期）。

☞ 杜学芹用"方二"治疗22例，绝大多数于施灸的当天晚上症状减轻，其中痊愈20例，为经4次治疗后症状完全消失，1年以上未复发者；显效2例（均系脑栓塞形成后发病者）；总有效率为100%（见《中国社区医师》，2008年第7期）。

☞ 戴晓乔用"方三"治疗中风后不宁腿综合征25例，对照组25例，痊愈6、0例，有效13、7例，无效6、18例，总有效率76.00%、28.00%（见《上海针灸杂志》，2006年第1期）。

☞ 刘桂林用"方四"治疗49例，经治疗全部获效，其中41例临床症状全部消失，随访半年未复发；7例临床症状消失，但半年内偶有复发，再次针灸治疗仍有效；1例症状部分消失或减轻（见《上海针灸杂志》，2001年第6期）。

处方荟萃

1. 刘金杰用针刺加温针法。取阳陵泉、足三里、京骨、承山、委中、商丘为主穴。肝肾阴虚、筋脉失养型配肝俞、肾俞、太溪；寒湿入里瘀血内停型配血海、三阴交。患者取俯卧位，阳陵泉、京骨、商丘及配穴用毫针直刺平补平泻手法，得气为度。承山、承筋用75mm毫针直刺，得气后将针退至1.5寸，针尾插分节艾条段行温针灸，灸3壮后出针。以上治疗方法每日1次，7天为1个疗程，1个疗程结束后，休息2天，再进行下一疗程（见《针灸临床杂志》，

2008年第8期）。

患者需坚持锻炼，养成良好生活习惯，尤其注意加强腿部运动，如散步、慢跑、下蹲、踢腿等都有助于改善不宁腿症状，但一定要适度，不能太疲劳。同时，每天清晨或睡前洗脚后用手搓脚心，直到发热、发红为止，可帮助改善患者腿部的血液循环和营养状况，防止麻木、怕冷等缺血症状。患者还需注意饮食调养，如适当补充铁和维生素，戒烟酒和少饮含咖啡因的饮料。

第十三章　外科疾病

第一节　骨科疾病

一、落枕

本病是因睡眠时枕头不合适，头颈部位置不当或受风着凉后造成的颈部扭伤，又称"失枕"。

病 因病理

落枕主要是由于睡眠时颈部姿势欠妥，枕头使用不当，致使颈部一侧肌肉、关节和韧带较长时间地受到过度牵拉，或因颈部肌肉突然收缩，引起肌纤维部分损伤，造成急性软组织损伤；睡眠中未注意保暖，致使颈部一侧的肌肉受风着凉，寒冷刺激引起局部肌肉痉挛性疼痛。任何使颈部肌肉劳累或者突发性损伤，患有颈椎病时，颈椎关节的错位，均可反复引起落枕。

中医认为，落枕是因患者平素缺乏锻炼，身体虚弱；或因嗜食酒醴肥甘，损伤脾胃，痰湿内停，复遭风寒侵袭，致经脉不和，气血失调而痹阻不通，不通则痛，或劳顿扭挫伤及经络，血瘀气滞所造成。

诊 断要点

1. 落枕的临床表现为晨起突感颈后部、上背部疼痛不适，以一侧为多，或有两侧俱痛者，或一侧重，一侧轻。

2. 多数患者可回想到昨夜睡眠位置欠佳，或有受凉等因素。

3. 由于疼痛，使颈项活动欠利，不能自由旋转，严重者俯仰也有困难，甚至头部强直于异常位置,使头偏向病侧。

4.检查时颈部肌肉有触痛、浅层肌肉有痉挛、僵硬,摸起来有"条索感"。

疗方法

▌方一▍

1.取穴 阿是穴、后溪、落枕、列缺。

2.方法 用温针法。患者取俯伏坐位或侧卧位,消毒后取毫针于压痛点处及穴位处垂直刺入,行提插捻转,用泻法,得气后取约2cm艾条一段,套在针柄上,距皮肤2~3cm,从其下端点燃施灸,留针30分钟,治疗中患者如觉烧灼感,可在该穴区置一硬纸片,以减热感。

▌方二▍

1.取穴 经渠。

2.方法 用隔姜灸法。患者取坐位,单侧落枕者将患侧手置于治疗床上,双侧落枕者将双手置于治疗床上。在寸口桡动脉搏动处放置厚约0.5cm并刺有小孔的姜片,将艾炷放在姜上施灸,以患者感觉舒适、不灼伤皮肤为宜,灸治15~20分钟。每日1次,共治疗3次。

▌方三▍

1.取穴 (1)取穴:大椎穴、大杼穴、天柱穴、天宗穴、肩中俞、阿是穴;(2)配穴:背部疼痛加后溪;头痛恶寒加风池。

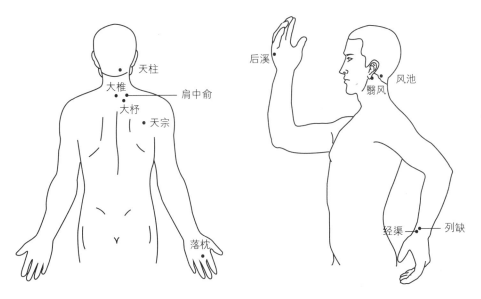

2.方法 用悬灸法。施灸时将艾条的一端点燃,对准应灸的腧穴部位或患处,约距皮肤2~3cm处进行熏烤。熏烤使患者局部有温热感而无灼痛为宜,每穴灸治5~10分钟。如该处出现跳痛、蚁咬、针扎、热流串动感觉时,适当延长艾灸时间,至以上感觉减弱为宜。

▌方四▍

1.取穴 风池、翳风、阿是穴。

2. 方法　用温和灸法。施灸时将艾条的一端点燃，对准应灸的腧穴部位或患处，约距皮肤2~3cm进行熏烤。熏烤使患者局部有温热感而无灼痛为宜，一般每处灸10分钟，至皮肤出现红晕为度。每次灸20~30分钟。

治疗效果

☞ 王桢用"方一"治疗落枕30例，均痊愈，其中1次治愈13例，2次治愈12例，3次治愈4例，6次治愈1例（见《针灸临床杂志》，2009年第2期）。

☞ 徐凤荣用"方二"治疗36例患者全部治愈，疼痛均消失。1次治愈32例，占88.9%；2次治愈3例，占8.3%；3次治愈1例，占2.8%（见《中国针灸》，2008年第9期）。

☞ 蔡春盛用"方三"配合推拿治疗55例，治愈51例，占92.7%；显效2例，占3.6%；有效1例，占1.8%；无效1例，占1.8%；总有效98.2%。其中一次性治愈44例，占80%（见《武警医学院学报》，2005年第6期）。

☞ 杨荣建用"方四"治疗张某，女，10岁，自述颈部歪斜、活动受限1个月，左侧胸锁乳突肌处有条索状结节，压痛明显，头歪向左侧，颈部旋转明显受限，用艾条温和灸左侧风池、翳风、阿是穴30分钟后，患者颈部活动如常，治疗2天后痊愈。一年后未复发（见《按摩与导引》，2001年第3期）。

处方荟萃

1. 李相援用壮医药线点灸法。取天应穴、天柱（双侧）、肩中俞（双侧）、大椎（梅花灸，即在大椎取一穴，其上下左右1cm处各取一穴，呈梅花状）、支正。用2号药线点灸，用拇、食指持线的一端，露出线头1~2cm，将线头在酒精灯上点燃，吹灭药线的火苗，快速用线头的火星对准穴位点接于穴位上，每天治疗1次（见《针灸临床杂志》，2002年第4期）。

2. 用点灸法。治疗时患者取坐势，术者站在患者背后患侧方。用周氏万应点灸笔对准耳尖（双侧）快速点灸3~5下，不可重叠，可呈梅花形。每天治疗1次，数次可愈（引自"寻医问药网"）。

3. 用艾炷灸法。灸外关4~6壮，灸列缺4~8壮，灸悬钟4~8壮，灸风池2~4壮，灸大椎4~6壮。项倾于左，取右侧穴位；项倾于右，取左侧穴位。日常生活中，采用香烟雀啄灸灸落枕穴10~20分钟，效佳。

按语

用灸法治疗落枕有温经通络，祛风散寒，消肿止痛作用。通过对经络腧穴及病变部位的灸治，可使热力直达深部痉挛之肌肉，扩张血管，改善局部微循环，从而促进气血流通，祛邪于体外。但如果落枕频繁发作，可能是患了颈椎病，须引起注意。另外平时应注意颈部保养，勿长时间使颈部过伸或过屈，枕头高度要适宜，避免受寒。

二、颈椎病

颈椎病是指因颈椎产生退行性病变而引起的一系列症状和体征的综合征。属中医学"痹证"、"项痹"、"骨痹"范畴。

病因病理

颈椎病是一种退行性病变，随着人们生活方式的改变，长期从事坐姿工作与看电视的时间成倍延长，或长时间打麻将，均易使颈肌劳损，使颈椎间盘突出椎管压迫神经、椎体后方有骨刺，小关节增生，黄韧带肥厚或钙化，甚至椎板增厚，椎管狭窄，压迫脊髓神经而引起颈、项、肩、肩胛及上肢的疼痛、麻木、僵硬等症。

中医学认为，本病多因年老体衰，肝肾不足，筋骨失养，或久坐耗气，劳损筋肉，或感受外邪，客于经脉，或扭挫损伤，气血瘀滞，经脉痹阻不通所致。

诊断要点

1. 症状：①反复发作的以颈项肩背部疼痛，常因劳累寒冷而诱发，疼痛放射至上臂、手指；或手指麻木。②头昏、眩晕、耳鸣、肢体麻木乃至突然猝倒。③单侧或双侧下肢发麻，无力乃至行走困难。

2. 临床体征：行下列检查：①击顶试验；②颈神经根牵拉试验；③前斜角肌揉压试验；④仰头转颈试验；⑤屈颈仰头试验。

3. 辅助检查：①颈椎X线摄片可见颈椎前凸的生理曲度消失，椎体前后缘可有唇样增生，椎间隙变窄。②"CT"检查可见突出或膨出的椎间盘，且可排除颈椎管内的病变，如占位肿瘤等。

治疗方法

‖ 方一 ‖

1. 取穴　颈夹脊穴。

2. 方法　用温针灸法。患者取俯卧位，医者站立于患者左侧，取颈段夹脊穴常规皮肤消毒后，用28号1.5寸毫针直刺0.8~1寸，得气后捻转5分钟留针，于各针柄末端套置1.5cm长的艾条，在近穴位端点燃，待艾条燃尽，针柄冷却后，小心去除艾条灰烬，出针。头痛头晕者用毫针加刺风池、四神聪、阿是穴；肩及手臂疼痛麻木者用毫针加刺极泉、合谷、列缺、阿是穴；有恶心、心慌、半身汗出等交感神经刺激症状者加毫针刺内关、大椎、三阴交、太冲等穴。加刺诸穴除极泉速刺不留针外，其余各穴均于得气后留针20分钟。隔日1次，10次为1个疗程，连用2个

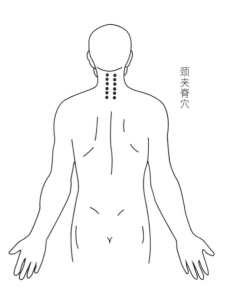

颈夹脊穴

疗程,疗程之间间隔3日。

┃方二┃

1. 取穴　相应病变颈夹脊穴,大椎、天柱、颈百劳、后溪。风寒痹阻的加风池、风门、肩井;气滞血瘀加天宗、合谷、曲池、肩髃;肝肾亏虚加肝俞、肾俞、足三里、太溪。

2. 方法　用艾条灸法。大椎穴直刺2寸,使针感向肩胛部传导,如有触电感最好,夹脊穴直刺1~2寸,平补平泻。余穴据虚实补泻。针刺得气后,将艾条切成3cm左右长套于针柄上点燃,让其燃尽。

┃方三┃

1. 取穴　大椎、肩井、肩髃。

2. 方法　用牵引加灸疗贴。先用牵引,牵引体位为颈椎斜位,一般倾斜15~30度左右,斜位还可根据患者适应程度及治疗效果而定,重量根据患者体重及耐受情况,一般为体重的1/10~1/5,时间20分钟,1次／天,10天为1疗程。每日颈椎牵引完后,取用多克一自热式柔性TDP灸疗贴一片,贴入颈后大椎部位以及肩井、肩髃部位,将治疗贴黑色一面对准患处或穴位粘贴治疗,当不发热后即可取下,1日1帖,10天为1疗程。

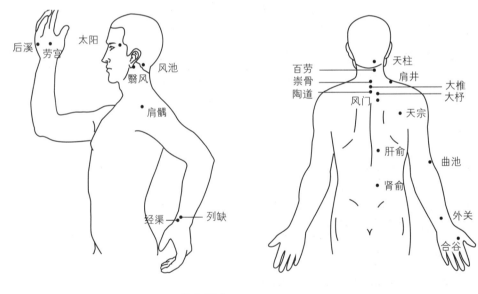

┃方四┃

1. 取穴　以颈三针(崇骨、大椎、陶道)为主穴,根据不同症状综合分析并加以随症配穴。头痛、头晕、耳鸣者,配太阳、风池、四神聪;肩关节疼痛者,配肩髃、曲池、合谷;背部沉重疼痛者,配肩井、天宗、外关;手指麻木者,配合谷、外关、后溪透劳宫;胸闷、呕吐者,配内关、膻中。

2. 方法　用针刺加隔药灸法。中药方白术500g,白芍

四神聪

500g，甘草100g研粉，装瓶备用。崇骨、大椎、陶道三穴，捻转进针1寸，得气后平补平泻，余穴常规针刺。起针后，取适量上述中药粉末醋调成厚约0.3cm、湿饼状，用针将药饼片穿刺数孔，上置艾炷放置于阿是穴（即压痛点）处，点燃施灸。如灼热剧烈时，可将药饼提起，稍停后再灸，直至皮肤潮红湿润为止。每穴可灸3～5壮，1次选3～5穴。每日1次，10次为1个疗程。

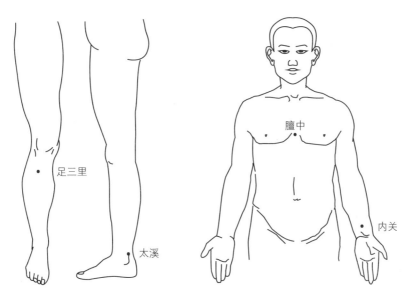

治疗效果

☞ 彭良用"方一"推拿治疗60例，临床治愈43例，显效10例，好转5例，无效2例，总有效率为96.7%（见《实用中医药杂志》，2008年第2期）。

☞ 范学义用"方二"治疗42例，痊愈显效率71%，对照组30例，对照组痊愈显效率50%，治疗组有效率100%，对照组有效率77%（见《中国当代医学》，2007年第12期）。

☞ 杨萍用"方三"治疗190例，临床治愈120例，显效60例，有效6例，无效4例，总有效率为98%（见《中国中医骨伤科杂志》，2008年第5期）。

☞ 邓江华用"方四"治疗60例，治愈50例，显效8例，好转2例，总有效率为100%（见《云南中医中药杂志》，2008年第3期）。

处方荟萃

1. 李志宏用温针法。取督脉大椎穴、足太阳膀胱经大杼穴及病变侧受压神经根夹脊穴。配穴：随症取手三阳经穴，根据病情每次取6～9穴。操作：穴位常规消毒快速进针，针刺得气后在针柄上套2cm左右艾条，行温针灸1壮。病重者可加灸1～2壮，配穴根据病情可灸可不灸，12次为1个疗程。主治神经根型颈椎病（见《云南中医中药杂志》，2009年第6期）。

2. 颜少敏用温针加隔姜灸法。姜片切成2.5cm×2.5cm，厚0.15cm的片，中间刺孔，将药艾条切成2cm长的艾段备用。第1组取C3、C5、C7夹脊穴；第2组C2、C4、C6夹脊穴。颈夹脊穴进针时针尖朝脊柱方向，刺入13mm，针刺得气以病人有酸麻重，医者针下有沉涩、紧滞感为度，留针30分钟。同时用隔姜温针灸，灸1壮，每日1组穴位，两组穴位交替应用，10次为1个疗程，疗程间休息5天进行下1个疗程的治疗，共治疗2个疗程。主治椎动脉型颈椎病（见《中国针灸》，2007年第2期）。

按语

针灸主要用于退变过程中的颈椎失稳期和骨赘刺激期，对于骨质压迫脊髓等压迫期应采用包括外科手术在内的其他方法进行治疗。

本病易发，在症状消失后，应坚持治疗，巩固疗效，坚持做颈部保健操及注意颈部保暖和睡眠时枕头舒适为要。

患者应有一个良好的生活习惯，减少复发，加强颈肩部肌肉的锻炼，每天可适当做头及双上肢的前屈、后伸及旋转运动，既可缓解疲劳，又能使肩、颈部肌肉韧带得到锻炼，注意颈肩部的保暖，长期伏案工作者，应定时更换头部体位，并做颈肩部肌肉锻炼，预防和缓解颈椎病引起的症状。

颈椎病可以派生出许多症状，也可以利用灸法进行治疗。

1. 颈性眩晕综合征。何广武用温针法。取颈夹脊穴3对（C3～C7），交替选穴，常规消毒，进针深度0.5～0.8寸不等，夹脊穴针刺方向略斜向脊柱侧，将艾条（约1寸长）插入针尾点燃，每次选4穴交替进行温灸，以皮肤潮红能耐受为度。另加天柱（双）、风池（双）；天柱穴针尖朝上刺0.3～0.5寸，以局部酸麻为宜，有时有放射感；风池向对侧眼睛方向斜刺0.5～0.8寸。每天1次，10次为1个疗程，疗程之间间隔2～3天（见《浙江中医杂志》，2009年第3期）。

2. 颈椎曲度变形。马兆勤用艾条灸法。取葛根、桑枝、儿茶各10g，用陈醋300g浸泡30分钟，过滤制成天灸液。将天灸液30ml浸润在绷带上面，然后把绷带折成10cm正方形布块备用。医者选大椎、肩中俞、天柱、颈椎夹脊穴及颈四棘突下（笔者定名为"颈枢穴"）施治。先点燃艾条一端，然后用药布块包两层卫生纸及黄棉纸（以除湿），施灸时左手扶住患者头顶部，右手拇、食指及中指捏紧药布包好的点燃艾条，力度约2kg左右，对准穴位进行旋转揉按动作，以穴位产生温热胀感为度，更换另一支艾条。每灸1次为1壮，每穴施灸3～5壮，每次20分钟，每日1次，10次为1个疗程。行泻法时，施灸完毕不按压穴孔；行补法时，施灸完毕轻轻按压穴孔。一般治疗2个疗程后拍X光片或CT、TCD检查。治疗结束后，取天灸液将绷带浸润，湿敷在颈椎夹脊及棘突处，外面覆一层塑料布，令患者取仰卧位，取一高约20cm的海绵枕头放置颈枢穴下，以使颈部悬空，仰卧20～25分钟，以松解项韧带缓解颈肌紧张度，矫正生理曲度。嘱患者勿仰卧时间过长，以免引起颈部不适；且治疗后2小时颈部均须系上围巾，使后发际以下皮肤不显露，以免受寒（见《中国中医急症》，2003年第3期）。

3.颈椎间盘突出症。李宏桂用温灸法加牵引法。采用卧位或坐位，行四头带颈椎牵引，每次30分钟，每日2次。重量开始为2～3kg，逐渐加至5～10kg。从牵引第1日开始使用多功能艾灸仪行穴位温灸。将艾绒用单层细纱布包裹自制成艾袋；根据灸头大小，将附子、细辛、川乌头、草乌头各6g，用95%酒精适量调和，制成黏稠药饼；将艾袋置于灸头腔内，灸头分别置于风池、椎间盘突出相对应的夹脊穴和阿是穴、肩髃、大椎、肩井、天宗行温灸。大便困难者加灸百会；疼痛剧烈者在阿是穴上加用药饼。每次30分钟，每日2次。急性发病者牵引间隙期加用颈围保护，连续治疗20日（见《河北中医》，2001年第7期）。

4.颈性血压升高。马丽萍用温针配合中药离子导入法。取穴。①风池（双）；②百劳（双）；③颈华佗夹脊十二穴。三组穴每天一组，交替交叉针灸，每穴均用1寸艾炷插在针柄上灸2次。针灸后，将中药煎剂用脉冲骨质增生治疗仪在颈部药离子导入30分钟。中药处方：葛根、公英、干姜、威灵仙、草决明各30g，防己、秦艽、桃仁、白芷、羌活、红花、生川草乌（各）、生乳没（各）、牛膝各20g，每日1次，12次为1疗程，每个疗程间隔3～5天。治疗3个疗程后，停止治疗（见《新疆中医药》，2000年第1期）。

5.颈性类冠心病。顾芙蓉用温针法。穴取夹脊穴、心俞、内关，穴位皮肤常规消毒，颈夹脊直刺，针尖触及第2、第3颈椎横突即可；心俞先直刺进皮，然后向脊柱方向斜刺20mm；内关直刺进针13mm，行针得气后，于针柄施予温针艾炷，艾炷长2cm，燃尽3炷后取针。另配合推拿法。每日1次，10次为1个疗程（见《中国中医急症》，2007年第8期）。

6.椎动脉痉挛。喻淑珍用热敏灸法和电针法。首先针刺风池、完骨、天柱等穴位，然后接G6805电针治疗仪采用断续波治疗，频率每分钟12次，强度以病人能忍受、舒适为度，30分钟后取针。然后点燃艾条查找热敏点，用点燃的纯艾条以椎动脉附近的压痛点、条索硬节等反应点为中心、3cm为半径的范围内，距离皮肤2cm左右施温和灸。探查出所有热敏点，接着分别在每个热敏点上实施温和灸，直至热敏现象消失为1次施灸剂量。每日1次，10次为1个疗程（见《江西中医药》，2008年第10期）。

7.颈椎后纵韧带骨化症。高红用温针法。取C4～C7夹脊穴，及天柱、风池、完骨，常规消毒后，用毫针直刺0.8～1寸，得气后捻转5秒钟，除了需温针灸穴位以外，均留针，约20分钟出针。需温针灸的穴位（即上穴中每次选取其一，左右双侧）行针，于针柄末端套置1.5cm长的艾炷，在近穴位端点燃，连灸2炷。待艾炷燃尽、针柄冷却，小心除去艾炷灰烬，出针。再在温针灸后的穴位，注射红茴香注射液1ml。以上温针灸及注射药液的穴位行针交替选取。每日1次，10次为1个疗程。每两个疗程之间休息5日（见《浙江中医杂志》，2006年第9期）。

下篇 各论 第十三章 外科疾病

三、颈性眩晕

颈性眩晕是由于某些病因引起椎动脉颅外段血流障碍所致眩晕综合征，又称椎动脉型颈椎病。亦称Barre-Lieon综合征。属于中医学"眩晕"范畴。

因病理

本病是指颈椎及有关软组织（关节囊、韧带、神经、血管、肌肉等）发生器质性或功能性变化所引起的眩晕，常因工作或劳动时长期处在一种较固定的姿势，使颈椎软组织慢性劳损，久之引起颈椎退行性变，椎动脉受到周围组织的压迫及炎症的刺激，或颈交感神经受刺激，引起椎动脉痉挛，使椎-基底动脉供血不足而出现前庭中枢性眩晕。

中医学认为，颈性眩晕是因经脉空虚，经气不足，气血不能上荣清窍，脑失所养而致；头为诸阳之会，气血不能上营头目则清阳上升受阻，头脑得不到充足的营血清气的供养则眩晕发作。

诊断要点

1. 发作性颈部转动后，出现的头晕目眩、视物旋转，伴恶心呕吐、汗出、面色苍白、失眠及颈部僵痛等。

2. 旋颈试验（＋）；颈椎X线摄片显示不同程度的颈椎生理曲线改变，椎体失稳，骨质增生，椎体间隙狭窄，韧带钙化等改变。经颅多普勒（TCD）检查提示椎-基底动脉供血不足。

3. 除外梅尼埃病、脑动脉硬化、血液病、小脑性眩晕等。

治疗方法

▌方一▌

1. 取穴　百会、颈夹脊穴。

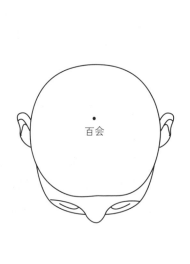

百会

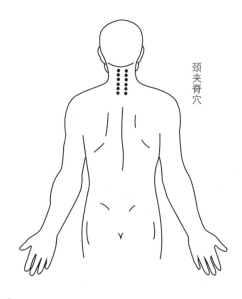

颈夹脊穴

2. 方法　用热敏灸法。用点燃的艾条,在头顶部百会穴、颈夹脊穴为中心,3cm为半径的范围内,距离皮肤3cm左右实行回旋灸、往返灸。当患者感受到艾热发生透热、扩热、传热、局部不热远部热、表面不热深部热及非热现象中的一种,此点即为热敏点。先用2支艾条,点燃后,在百会穴、颈夹脊穴(C3~C7)单点温和灸,患者自觉热感透至脑内的舒适感,并热流扩散感,灸至感传消失,医师需用手感受掌握者皮肤温度(以患者感温热但无灼痛为度),对热敏点,完成1次治疗剂量的施灸时间因人而异,一般在40分钟以上,每日1次。

‖方二‖

1. 取穴　风池。

2. 方法　用温针法。患者低头伏案,取风池穴,选用28号3.5寸毫针,针尖向同侧目内眦,直刺1~1.2寸,提插捻转,得气后,将1寸长艾条一段置于针柄上点燃,进行温针灸,燃尽一段为1壮,每次灸2~3壮,留针30分钟,每日治疗1次,10次为1个疗程。

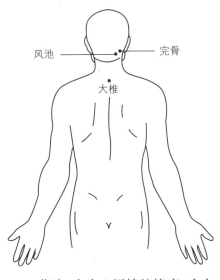

风池　　完骨

大椎

‖方三‖

1. 取穴　大椎、完骨、百会。

2. 方法　用隔姜灸法。患者取坐位,俯于桌上,双手屈曲平放在桌面,额枕于双手上,暴露后项部。取大椎、完骨、百会穴,将新鲜生姜切成3cm×3cm×0.5cm薄片,在中心用棉签棒穿4个小孔,上置艾炷,穴位处皮肤外涂万花油后施灸,患者感皮肤灼热时,将姜片提离皮肤,旋即又放上行灸,如此反复。共灸3炷(中型艾炷,高1cm,底径0.8cm,重约1g,治疗时间约20分钟,每天1次,10次为1个疗程,休息2天继续下一疗程)。

‖方四‖

1. 取穴　百会。

2. 方法　用化脓灸法配合针刺法。患者端坐,先取百会穴,剪去穴位处头发少许,将艾绒搓紧成麦粒大小艾炷,放在穴位上点燃,待艾炷燃尽前,用压舌板按压灭火,然后再在原处放艾炷施灸,一般艾灸壮数为单数,每次最少灸11壮,最多19壮,使患者头部有温热透达之感,之后在百会穴处擦抹姜汁、葱汁以促其化脓,如无反应,再补灸1次,以达其效力。取双侧C3~C7夹脊穴,每次选4穴,以0.35mm×40mm毫针针刺0.8~1.0寸,捻转得气后,留针30分钟。每天治疗1次,7次为1个疗程。

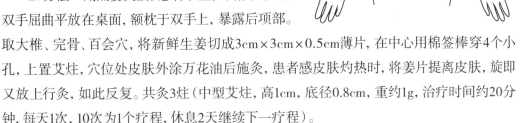治疗效果

☞ 贺建平用“方一”治疗32例,对照组16例,结果治愈16、1例,显效10、3例,好转6、3例,无效0、9例,总有效率100%、44%(见《江西医药》,2008年第12期)。

☞ 周长斗用"方二"治疗55例,对照组42例,治愈29、12例,好转24、19例,无效2、11例,有效率96.37%、73.8%(见《中国针灸》,2000年第5期)。

☞ 曾小香用"方三"治疗40例,对照组38例,治愈29、17例,显效10、11例,无效1、10例,总有效率97.5%、73.7%(见《新中医》,2004年第8期)。

☞ 张策平用"方四"治疗89例,治愈58例(65.2%),显效21例(23.6%),好转10例(11.2%)(见《上海针灸杂志》,2008年第1期)。

处 方荟萃

1. 徐运瑜用温针法。患者低头呈伏案状,取风池、大椎穴,常规消毒后,在风池穴进针,针尖向同侧目内眦直刺1~1.5寸,捻转不提插,平补平泻,以得气为度。大椎穴直刺1~1.5寸,平补平泻,以得气为度。得气后将1寸长艾条一段置于针柄上点燃,进行温针灸,燃尽一段为1壮,每穴各灸3壮,留针30分钟。每日治疗1次,10次为1个疗程(见《中医药临床杂志》,2006年第6期)。

2. 王晓东用温针法。给予百会穴温灸30分钟;C3~C7,夹脊穴温针灸。双侧C3~C7,夹脊穴每次选4穴,以28~3号1.5寸毫针针刺0.8~1.0寸,捻转得气后在针柄上加艾炷温针灸,每穴连灸2炷(共约30分钟),每天治疗1次(见《中医研究》,2007年第1期)。

按 语

风池穴、颈夹脊穴、大椎穴、百会穴是治疗颈性眩晕的常用穴,通过观察治疗前后椎动脉及基底动脉平均峰流速变化,证实治疗后椎动脉、基底动脉的血流速度均有明显改善,与治疗前比较具有非常显著的统计学意义(p<0.01),这进一步说明,针刺刺激与热刺激共同作用,可有效地扩张椎动脉,恢复正常血供流量,改善脑部的供血,从而消除眩晕。

在本研究中发现,鉴于本病有反复发作性,且有学者通过研究表明,针灸治疗本病有累积性、持续性,故显效或无效患者在急性发作期治疗2个疗程后,若能坚持1周治疗2次,连续治疗3个月,则疗效更佳,更稳定。

四、颈性头痛

颈源性头痛是指由颈椎或颈部软组织的器质性或功能性病损引起的以慢性、单侧头部疼痛为主要表现的综合征。

病 因病理

多由劳损、炎症、退变、外伤等原因致使脊柱及双侧组织结构生物力学失衡、组织生化改变、伤害性信息传入增多而产生。组织损伤后微循环动脉充血、渗出和水肿致使组织压升高,压迫、刺激感觉神经纤维引起疼痛;或渗出后引起的组织粘连和牵拉也可导致疼痛;此外组织损伤后亦可导致局部各种致痛物质,如组织胺、5-羟色胺、缓激肽等的产生;

损伤激活了外周伤害性感受器经外周神经经脊髓，将伤害性冲动传递至脑干网状结构、丘脑的VPL等核团，最终达到大脑皮层，产生痛觉。

中医学认为，头为"诸阳之会"、"清阳之府"，又为髓海所在，凡五脏精华之血，六腑清阳之气，皆上注于头，故六淫邪外袭，上犯巅顶，邪气稽留，阻抑清阳；或内伤诸疾，导致气逆乱，瘀阻经络，脑失所养，督脉和少阳经脉阻滞不通，不通则痛，发为本病。

诊断要点

1. 头痛为单侧；

2. 疼痛首先发生于颈部，随之扩散至病变侧的额、颞及眶部；

3. 疼痛呈钝性，常深在，无搏动性，以额颞部为重；

4. 间歇性发作，每次持续数小时至数天，后期可持续发作；

5. 颈部活动、不良的颈部姿势及按压由眶上神经、高位颈神经所支配的结构可诱发头痛发作；

6. 颈部僵硬，主动和被动活动受限，可伴有同侧肩部及上肢痛；

7. 其他相关症状和体征，如恶心、呕吐、视物模糊、眩晕、失眠、耳鸣等。在临床上由于人们对其认识不足，往往不予重视。

治疗方法

‖方一‖

1. 取穴　四神聪、百会。

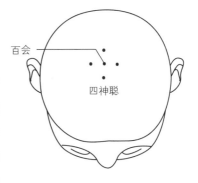

2. 方法　用艾炷加针刺法。令患者坐位，头顶部严格消毒后，取直径0.35mm、长50mm毫针，与头顶呈15~20度角斜刺入四神聪，针尖均向百会，针刺深度20cm，捻转2~3分钟，频率150~180次/分，使局部产生沉胀感并保持3~5分钟。然后将针柄尾部折弯与刺入平面呈70度角，在距百会2cm水平使四针尾端形成"∴"形。在互为对角的两根针的针柄环内各穿插一根针，形成"+"字交叉状，然后将底径为1.5cm、高1.5cm的圆锥形艾炷，放置于交叉中心，以头顶部温热无痛感为度。每次连续灸7壮，留针60分钟。隔日1次，10次为1个疗程。间隔5天行下1个疗程。

‖方二‖

1. 取穴　取穴：枕大神经痛取玉枕、通天、列缺；枕小神经痛取角孙、完骨、列缺。

2. 方法　用温针法。列缺穴用平刺法，针尖向上，勿灸；玉枕、通天、角孙、完骨4穴用斜刺法针尖向前上，取6cm×4cm中间有孔易拉罐皮数个，套置于玉枕、通天、角孙、完骨穴针上，再取1.5cm长艾条穿套针柄，点燃灸之，燃尽，再灸1次。每日1次，5次为1个疗程，休息2d后继续下1个疗程。主治枕部神经卡压性头痛。

▌方三▐

1. 取穴　颈椎压痛明显处。配穴：太阳、头维、率谷、风池、天柱、大椎、四神聪、后溪透合谷。

2. 方法　用温针法。患者坐位取主穴用2.5寸毫针向椎体方向进针0.5~1寸，得气后在针尾点燃1.5cm长艾条，配穴用1~1.5寸毫针快速进针，常规深度，施以小幅快速的提插捻转手法，以有酸、胀、麻、放散感为得气，留针30分钟，间隔10分钟行针1次。每日1次，10次为1个疗程。

▌方四▐

1. 取穴　主穴取风池、颈夹脊、完骨。配穴取后溪、列缺、率谷。

2. 方法　用温针法。患者取坐位，暴露颈部，取病变侧穴位，常规消毒，首选风池穴进针，针尖向鼻尖方向斜刺1.0~1.2寸，提插捻转，使患者得气，有麻胀感并向上传导达后枕部；再针完骨穴向上外斜刺0.5~0.8寸，乳突部有酸麻胀感为得气；列缺向上斜刺0.5~1寸，捻转使针感向肘部传导；后溪垂直刺入，分别使针感向手指、向上扩散；率谷穴向角孙穴方向平刺。留针30分钟。在留针期间，取艾条点燃一端，在风池穴位处，行温和灸，每日1次，每周治疗5次，10次为1个疗程。

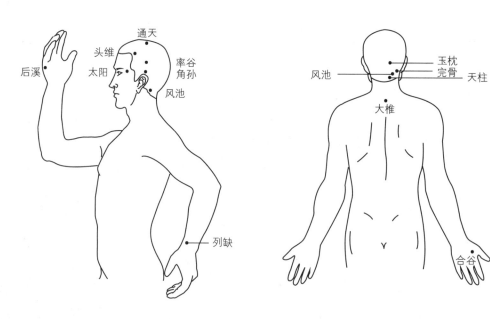

 疗效果

☞ 赵征宇用"方一"治疗53例，对照组53例，痊愈14、9例，显效16、12例，好转21、23

例, 无效2、9例, 有效率96.2%、83.0%（见《中国针灸》, 2004年第6期）。

詹龙祥用"方二"治疗枕部神经卡压性头痛78例, 治愈69例, 好转9例, 全部有效, 治愈率为88.5%。其中痊愈的69例治疗1个疗程, 好转的9例治疗2个疗程（见《安徽中医临床杂志》, 2001年第3期）。

门杰用"方三"配合推拿治疗50例, 痊愈34例, 好转14例, 无效2例, 总有效率为96%（见《针灸临床杂志》, 2005年第2期）。

焦杨用"方四"治疗67例, 治愈21例（31.34%）, 显效19例（28.36%）, 好转18例（26.87%）, 无效9例（13.43%）（见《中国中医急症》, 2008年第8期）。

处 方荟萃

1. 用艾灸法。取穴: 压痛明显的颈部夹脊穴、风池、风府、上星、百会、四神聪、养老、臂臑、中脘、内关、足三里、阳陵泉。先推拿患侧上肢及颈项, 至柔软发热并找出压痛点, 先针压痛点使之得气, 然后再根据症状之轻重缓急, 酌取上穴针刺后灸之。其中足三里、阳陵泉穴可施以直接灸法（引自"全民健康网"）。

2. 用艾炷灸法。治疗时选取百会、足三里、风池、神阙穴。令患者取舒适的俯卧位, 将百会和风池两穴1cm范围的头发剪掉, 将艾绒做成蚕豆大小的艾炷放于穴位上, 用线香由其顶端点燃令其自燃, 当患者有温热感时, 术者用一湿润的纱布将艾炷火压灭, 再另取一相同艾炷放穴位上如法施术, 反复施术至患者觉百会穴处有温热感向脑内渗透为度。嘱患者自行在家施艾条温和灸足三里、神阙穴, 每穴灸15分钟, 每日1次, 连续5次为1个疗程（引自"放心医苑网"）。

按 语

使用"方一"时, 根据四神聪穴四个穴点与百会穴几何定位特点, 通过改变针灸针的形状, 在患者施术部位构建人工灸架, 完成针灸治疗过程。较一般针法的优点在于: 在两穴五点上同时施予较强的针灸刺激。患者耐受性好, 绝大多数患者可以完成长达60分钟的治疗, 且可节省人力, 避免烫伤之虞。

对于病程较长, 疼痛较重的患者, 可配合休息、头颈部针灸、牵引、理疗同时配合口服非甾体抗炎药。一部分病人的病情可好转。但对按摩要慎重, 许多病人经按摩后病情加重, 有的还发生严重损伤。

治疗的同时应注意要保持良好的姿势, 在办公室坐位时, 腰部挺直, 双肩后展, 桌椅高度与自己身高比例合适, 尽量避免长时间端坐。在家庭的床具应软硬适中, 一般躺上去床垫变形不应超2cm, 枕头在仰卧时应与自己的拳头等高, 侧卧时与一侧肩等高, 头放在枕头上时枕头不应有明显的变形才对。同时应加强对颈椎的锻炼, 补充足够钙质。这样才能避免颈椎病的发生, 并加快疾病的痊愈。

五、肩周炎

肩关节周围炎简称肩周炎，是发生在肩关节周围软组织的一种退行性炎症性病变。中医学称之为"漏肩风"、"冻结肩"、"五十肩"，属"痹证"范畴。

病因病理

现代医学认为是肩关节周围肌肉、韧带、肌腱、滑囊、关节囊等软组织损伤、退变而引起的一种慢性无菌性炎症反应，引起软组织广泛性粘连而导致肩关节功能障碍。

中医学认为，本病常由慢性的多次小外伤（劳损），或一次急剧的创伤后发病，或因风寒湿邪侵袭。人到老年气血渐亏、筋骨疏松、驱邪无力，复受风寒或跌扑损伤。病程渐久，久病入络，瘀血内阻，气血凝滞，筋失濡养，故而为痛。

诊断要点

1. 40~50岁以上中老年，常有风寒湿邪侵袭史或外伤史；

2. 肩部疼痛或活动痛，夜间加重，可放射到手，但感觉无异常；

3. 肩关节活动受限，尤以上举、外展、内外旋转受限；

4. 肩周压痛，特别是肱二头肌长头腱沟。

治疗方法

方一

1. 取穴　肩髃、肩髎、肩贞、肩前、阿是穴加对症取穴。

2. 方法　用温针法。将针刺入腧穴得气后并给予适当补泻手法而留针时，用长约2cm艾条一段，插在针柄上，点燃施灸。待艾绒或艾条烧尽后除去灰烬，将针取出。对照组取穴：肩髃、肩髎、肩贞、肩前、阿是穴加对症取穴。操作方法：将针刺入腧穴得气后给予适当泻手法而留针加TDP照射，时间30分钟。两组均10天为1个疗程。

方二

1. 取穴　阿是穴。

2. 方法　用药锭灸法。麝香3g，朱砂6g，硫黄10g。各研极细末。先将硫黄化开，次入麝香、朱砂两味，离火拌匀，在光石上摊作薄片，切成米粒样小块，贮瓶勿泄气。阿是穴（每次选取阿是穴时，应取最痛的一点），治疗时将一小块药锭放于穴处，点燃，候火将灭，速以一小方块胶布固定。治疗后以按揉手法放松肩部肌肉。1次不愈，7天后再治疗1次，一般治疗3~5次即愈。每次治疗后一般有一小块创面，注意创面消毒，以防感染。

方三

1. 取穴　肩井、肩髃、肩贞、臂臑、曲池、手三里、外关、合谷。上肢抬举困难加天宗、后溪；痛甚加阿是穴。

2. 方法　壮医药线点灸法。用Ⅱ号药线，医者用右手食指和拇指持线一端，露出线头1~2cm。将此线头点燃，轻轻地甩灭火焰，使之形成圆珠状火星。将火星对准穴位，顺应腕和拇指的屈曲动作，拇指指腹稳重而敏捷地将有火星的线头直接点按于穴位上。一按火灭为1壮，一般每个穴位点灸1壮即可。每天点灸1次，6次为1疗程，疗程间休息2天。

‖方四‖

1. 取穴　热敏腧穴。

2. 方法　用热敏灸法。病人取坐位，手臂自然下垂于身旁，操作者用回旋灸法灸2~3分钟温热局部气血，继而以雀啄灸法灸2~3分钟加以敏化，循经往返灸2~3分钟激发经气，再以静灸法施于热敏点发生感传、开通经络。时间以完成一个经络感传为度。常规穴位如阿是穴、颈夹脊穴温和灸，病人自觉热感透向深部并向四周扩散或自觉肩关节周围酸胀感，灸至感传消失。灸风门穴热感沿上臂侧传至肘关节，灸手三里穴热感传至肩膀关节，灸至感传消失。而手阳明大肠经的巨骨穴、肩髃、臂臑、手三里穴和手少阳三焦经的天髎、肩髎、臑会穴以动灸手法对患肩进行悬灸以激发灸性感传，灸至感传消失。每周2次，2周为1个疗程。

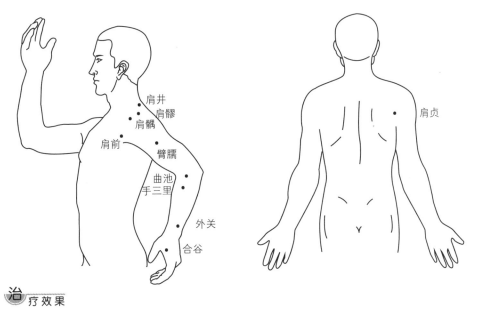

治疗效果

☞ 许爱群用"方一"治疗110例痊愈92例，有效13例，无效5例，总有效率为95%。对照组55例痊愈36例，有效5例，无效14例，总有效率为75%（见《常州实用医学》，2008年第6期）。

☞ 旷秋和用"方二"治疗38例中，治愈34例，显效4例，总有效率为100%（见《中国民间疗法》，2009年第5期）。

☞ 黄振兴用"方三"治疗黄振兴595例，痊愈210例，占35.29%；显效217例，占36.47%；好转147例，占24.71%；无效21例，占3.53%，有效率为96.47（见《中国针灸》，1993年第2期）。

☞ 施雪红用"方四"治疗50例, 痊愈32例, 显效12例, 好转5, 无效1例, 总有效率98.0%（见《护理研究》, 2009年第3期）。

方荟萃

1. 王赘芝用针刺加隔药灸法。针刺选用28号1.5寸毫针, 常规消毒后, 在患侧肩周痛点及肩贞、肩髃、肩髎、肩前等穴, 浅入疾出, 不留针。针后局部痛点加用药饼灸, 药饼取"大活络丸"压成约0.5cm厚的药饼, 用米醋或黄酒浸湿, 贴敷于痛点, 药饼上放艾炷点燃, 待烟尽, 局部产生灼热感难以忍受时, 可以痛点为中心前后左右移动药饼, 如此反复3次。每次灸完, 药饼均用黄酒或米醋重新浸湿。每天1次, 10次为1个疗程（见《山东中医杂志》, 2007年第8期）。

2. 吴新红用温针法。取穴: 主要是阿是穴, 分布在冈上肌、冈下肌、大小圆肌、肱骨结节、喙突、喙肱韧带部位, 加条口透承山。患者取侧卧位, 患肩在上, 找出压痛区域, 用2寸的毫针, 每隔1.5cm间隔直刺, 用平补平泻的手法, 得气后针柄端插上直径1cm左右的艾球（用桑皮纸包裹艾绒自行制作）, 点燃艾球, 以患者感觉温热舒适为度远。取条口透承山, 平补平泻, 留针30分钟, 不作温灸。施灸完毕, 留针1分钟后出针, 稍按针眼以防皮下血肿, 每日1次, 1次为1个疗程, 疗程间休息2天（见《中华现代中医学杂志》, 2008年第4期）。

按语

肩周炎疼痛在夜间加重, 影响睡眠。用普通针刺法难以解决夜间痛, 而"方一"用半刺法配合痛点药饼灸能很好地缓解夜间痛。半刺法, 浅入针而急速出针, 仅刺皮毛而不伤肌肉, 比浮刺要深些, 刺入皮内, 而迅速拔针, 如拔毛状, 不伤及肌肉, 善行气血, 可活血化瘀, 以达"通则不痛"之功。加上艾灸的温热渗透作用, 能起到很好的化瘀通络之效, 从而改善局部血液循环, 滑利关节, 松解粘连。

肩周炎的治疗最重视进行功能锻炼, 主要方法: ①嘱病人进行肩关节功能锻炼, 患者用双手扶墙从低往高爬动, 以观察健侧手与患侧手的差别。②体后拉毛巾运动: 由健侧手握住毛巾沿着肩背用患侧手握住, 渐渐向上抬动, 向健侧拉动, 反复多次。并做肩关节内收外展锻炼, 每天2次或3次, 每次10~15分钟。

周晓平研究发现: 使用电针和温针法治疗肩周炎都有很好的疗效, 并且可以大大减轻患者的临床症状和缓解患者的疼痛。两者的疗效比较没有明显差异。而温针组在疼痛分级指数、视觉模拟评分以及现有疼痛强度上都优于电针组。这说明温针灸法更针对肩周炎的病机, 温通经络, 可以提高止痛作用（见《实用医学杂志》, 2007年第3期）。

六、肱骨外上髁炎

肱骨外上髁炎俗称"网球肘", 是以肘关节外侧疼痛为主症的综合征候群, 属中医学

"伤筋""肘劳"范畴。

病因病理

现代医学认为，反复屈伸肘腕关节及前臂旋前、旋后过度是发生本病的直接原因。其局部病理改变是前臂伸肌腱的反复牵拉刺激，引起部分肌纤维撕裂和慢性炎症或局部的滑膜增厚、滑囊炎等。因慢性损伤、出血后机化而形成纤维组织粘连，活动肘关节时，粘连被牵拉而产生局部疼痛，并可沿桡侧伸腕短肌方向放射。

中医学认为，肱骨外上髁炎，本病多因人们在劳动中肘腕部受到强力震荡或反复屈扭，肘部长期操劳，损伤气血，风寒湿之邪积聚肘部，以致筋脉损伤，瘀血内停，经筋络脉失和不通而成。

诊断要点

1. 发病缓慢，与经常用臂力有关。

2. 肘关节外侧疼痛，肱骨外上髁伸肌群附着处压痛，肘关节活动正常。

3. 写字、握拳、腕关节背伸抗阻力或提重物时，疼痛加重。

▌方一▌

1. 取穴　压痛点。

2. 方法　用隔药灸法。患者屈肘90度，手臂平放于桌上，在压痛点做皮下局麻，5分钟后用棉签蘸取大蒜汁涂抹施灸部位，将少量肉桂粉拌入艾绒，搓紧捻成高约1.5cm的圆锥状艾炷，底部大小视压痛点而定；置艾炷于压痛点上用火点燃其顶部，待燃尽后再用棉签蘸取大蒜汁抹净所灸部位。依此可灸3壮或5壮，以受灸部位皮肤呈现棕色或淡黑色和边缘出现小水疱为度。3个月左右灸疮脱痂后，经上述治疗原施灸部位或边缘仍有压痛者，在该压痛部位按上述方法补灸1次。

▌方二▌

1. 取穴　压痛点。

2. 方法　用隔姜灸法。患者取端坐位，肘关节平置于桌上，局部常规消毒，将生姜切成2mm薄片置于压痛点上，将艾绒做成小指腹大的艾炷，放在姜片上施灸。当患者感到灼痛时，医生用两指按压周围皮肤，以减轻病人疼痛感，每次灸5~7壮，症状减轻不明显者，于10天后复行1次。

▌方三▌

1. 取穴　压痛点。

2. 方法　用麦粒灸法。患者取坐位，屈肘以手拱胸，充分暴露肘部，不可随便移动和更换体位。寻找肘关节部位最明显的压痛点作为施灸部位，用75%酒精消毒，再在痛点上涂少许凡士林。用艾绒制成麦粒般大小的艾炷，放在痛点上点燃，艾炷燃尽再换上1壮。灸时若有烧灼痛，医者可用手指在穴周围轻轻摩擦，以分散患者注意力而减轻疼痛。共灸7

壮，后用75%酒精消毒灸处，无须包扎。嘱患者忌服生冷腥味食物，肘部不可用水洗，以防化脓感染。一般1星期后即痊愈。若1星期后仍有痛感，再灸之。

▌方四▌

1. 取穴　曲池、手三里、手五里、肘髎穴。

2. 方法　用温针法。患者呈端坐位，曲肘90°，医者以半寸毫针直刺曲池、手三里、手五里、肘髎穴，进针0.4寸，施补法得气后留针，后将适量纯净细软的艾绒捏在针尾上点燃施灸，待艾绒烧完后除去灰烬，1分钟后再捏适量艾绒在针尾上点燃施灸，待艾绒燃尽后，除去灰烬，再留针10分钟后起

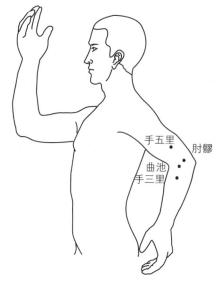

针。嘱患者治疗后勿过度劳累。

治疗方法

☞ 陈法根用"方一"经1次治疗，对照组治愈51例（76.1%），治疗组63例（94%）；2次治疗对照组治愈16例（23.9%），治疗组4例（6%）。随访1~7年，对照组复发8例（11.9%），治疗组复发2例（3%）（见《浙江中西医结合杂志》，2008年第12期）。

☞ 钟泽鑫用"方二"治疗30例，经治疗1~2次后，观察病情1个月。痊愈26例（占86.7%），好转4例（占13.3%），有效率为100%（见《上海针灸杂志》，1987年第2期）。

☞ 万荣良用"方三"治疗51例，痊愈39例，占76.5%；显效12例，占23.5%。其中灸1次痊愈36例，灸2次痊愈3例（见《上海针灸杂志》，2007年第11期）。

☞ 武勇用"方四"治疗36例，临床治愈31例，显效4例，无效1例（见《中国临床临床医药研究杂志》，2008年第3期）。

治疗效果

1. 王跃龙用天灸法。斑雄膏配制：将斑蝥与雄黄按1:1比例混匀研末，以75%的酒精调成糊状备用。以75%的酒精消毒患处（阿是穴），再以剪有直径1cm圆孔的胶布贴患处，并将斑雄膏涂入圆孔内，上覆胶布，固定即可；2~24小时患部有烧灼感，即可揭去胶布；洗去斑雄膏，有小疱出现，然后用消毒的毫针或三棱针穿刺排液，并用消毒纱布覆盖，防止感染。若1周后未愈可重复治疗（见《中医外治杂志》，2008年第5期）。

2. 韦麟用壮医药线点灸法。取患侧肘曲池、尺泽、消泺、天井、外关、小海、后溪。采用壮医药线直接灼灸选定的穴位上，一点为1壮，一般每次每穴灸1~2壮，每天1次，10次为1个疗程，停3~4天后，再行下一个疗程（见《中国民族民间医药》，2008年第23期）。

处方荟萃

使用"方一"时应注意,于冬春季使用本疗法,所灸之处留有疤痕,但不化脓;夏秋季则会化脓,但不必作特殊处理,结痂后自然脱落即可,而疗效相同。体形瘦小者灸3壮,体形肥胖、局部肿胀明显、压痛剧烈则灸5壮。本法适宜乡村体力劳动者和中老年患者,糖尿病患者不宜使用本疗法。

部分患者经隔姜灸治疗后疼痛可当时减轻或消失,但需经多次治疗患肢活动功能才能逐步恢复正常或得到改善。治疗期间应减少患部活动,避免患臂剧烈运动扭转,以利于炎症早日修复。治愈后仍需要注意保护和保暖患肢,避免劳伤复发。

本病虽仅限于肘关节之桡背侧疼痛,但若治不得法,或治疗期间仍反复做前臂旋前、腕关节屈伸活动,可加重伸肌总腱撕裂变性,以至于恢复缓慢,甚至病情加重。故在治疗期间,应注意医患配合,医者切忌使用粗暴手法,患者应休息患肢,在工作、生活中注意肘部保暖,不做患侧腕关节过度屈伸活动,这样疗效会更好。

七、腕管综合征

腕管综合征是由于正中神经在腕管内受压而引起其支配区域疼痛和麻木的症状群,也称指端感觉异常征。该病属中医"痹证"范畴。

病因病理

腕管是由腕骨沟和腕横韧带共同围成的骨纤维性隧道,在正常情况下,腕管被肌腱和正中神经填满,因此任何造成腕管容量减少和内容物体积增大,均可以导致正中神经受压而出现临床症状。多由损伤或慢性劳损引起腕管内的屈肌腱炎和滑膜炎而使腕管狭窄。其早期的病理改变基础是正中神经受到压迫而引起的神经纤维的水肿及充血,腕横韧带近侧神经假性神经瘤,其远侧有萎缩变性,但尚未发生神经纤维脱髓鞘改变。久之因缺血致神经内纤维化、髓鞘消失。

中医认为该病多因风寒湿及久劳引起,寒凝经脉而气血受阻,气血瘀阻,不通则痛,发为本病气血运行不畅,筋骨肌肉失去濡养,故见手指麻木,肌肉萎缩。气滞血瘀,经脉闭阻"不通则痛","不荣则痛","气血虚少成麻木"。

诊断要点

1. 有患手腕关节劳损或外伤史。

2. 患侧手桡侧手掌和三个半手指感觉异常、麻木、刺痛或灼痛,夜间加重。

3. 患手腕关节僵硬,手指活动不灵活,用手片刻可使疼痛缓解,劳累后加重。

4. 腕管刺激试验呈阳性(即Tinel征、屈伸腕试验、压脉带试验等)。

5. X线:有时可见桡腕关节狭窄、陈旧性骨折或腕骨骨折。

治疗方法

方一

1. **取穴** 大陵、内关。配穴：阳溪。

2. **方法** 用温针法。患者坐位，患手掌心向上平放，穴位常规消毒。用28号1.5寸毫针（0.35mm×40cm），常规针刺法进针直刺大陵、内关穴0.8~1寸，阳溪穴0.5~0.8寸。得气后，每穴行捻转平补平泻法5秒钟。然后剪取长约2cm艾条6段，在一端中心戳一小孔（注意勿穿透另一端）套置在大陵内关穴针柄尾部，点燃。燃尽1段为1壮。每穴灸3壮。每日1次，10次为1个疗程。主治早期腕管综合征。

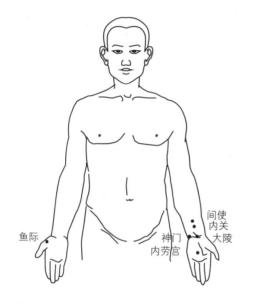
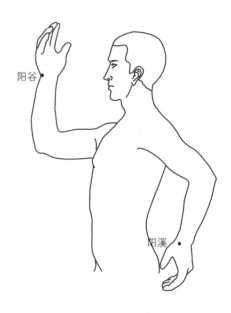

方二

1. **取穴** 大陵、内关、阳池、外关、外劳宫透内劳宫。配穴：以腕关节疼痛为主者加间使、神门、阳溪、阳谷、阿是穴；以手指麻木为主者加合谷、八邪；伴大鱼际萎缩者加鱼际。

2. **方法** 用针刺加灸法。先针刺阳经穴位，后针刺阴经穴位，针刺大陵穴时针尖向内关方向，常规消毒针刺得气后，留针30分钟，其间行针1次，其中外劳宫透内劳宫以患者手心有酸胀感为度，隔日针1次，10次为1个疗程。针刺阴经穴位时，患者手平放，将点燃艾条的艾盒置于针刺穴位上，待艾条燃完后取下艾盒，再取针，每次用半支艾条。注意勿烫伤皮肤。

方三

1. **取穴** 压痛点。

2. **方法** 用温和灸法加中药熏洗法。细辛5g，川乌、草乌各5g，生麻黄10g，牡丹皮12g，海桐皮12g，伸筋草15g，透骨草15g，红花6g，艾叶30g，桑枝10g，花椒枝10g。诸药装布袋，加水1500ml，沸后煎20分钟，从火上取下，用蒸气熏腕部，待水温降至不烫皮肤时，用药袋敷腕部30分钟。每日2次，1剂药用2天，15天为1个疗程。腕横韧带体表投影内的压痛点、腕横韧带在腕骨的四个附着点（记为A、B、C、D四点）：A点：在远端腕横纹上，桡侧腕屈肌腱紧靠尺侧；B点：在远端腕横纹上，尺侧腕屈肌腱紧靠桡侧；C点：A点向桡侧2.5cm；D点：B点向桡侧2.5cm。点燃清艾条，让患者自行熏灸上述治疗点，以皮肤潮红、患者能耐受为度，艾灸10分钟，每日1次，15天为1个疗程。

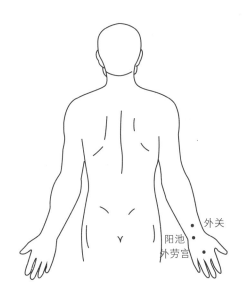
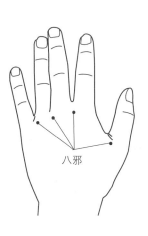

八邪

外关
阳池
外劳宫

方四

1. **取穴**　大陵。

2. **方法**　用梅花针加艾灸法。患腕大陵穴常规消毒，以大陵穴为中心行重度叩刺，叩刺半径为1分钟，以局部皮肤明显发红并轻微出血为度，叩刺后以艾卷行雀啄灸15分钟。隔日治疗1次，3次为1个疗程。

治疗效果

☞ 陈仲新用是"方一"治疗早期腕管综合征46例，对照组46例，治愈33、25例，有效9、8例，无效4、13例，总有效率91.3%、71.7%（见《陕西中医》，2007年第7期）。

☞ 孙培养用"方二"治疗30例，痊愈15例，占50%；有效13例，占43.3%；无效2例，占6.7%；总有效率达93.3%（见《临床针灸杂志》，2008年第4期）。

☞ 郑常军用"方三"治疗34例，痊愈19例，显效9例，好转4例，无效2例。总有效率94.1%（见《中国民间疗法》，2008年第10期）。

☞ 张有贵用"方四"治疗32例，痊愈24例，占75.0%；有效4例，占12.5%；无效4例，占12.5%。总有效率为87.5%（见《中国针灸》，2000年第12期）。

1. 杨新华用针刺加灸法。在远侧腕横纹尺侧,桡侧腕屈肌腱的内侧缘各定一点,分别定名为腕关节1穴、腕关节2穴,在腕关节1穴、2穴分别向远端移2.5cm,定名为腕关节3穴、腕关节4穴。共4个穴位。常规消毒后,取28号1寸毫针8枚,2枚一组,右手持针,每穴速刺两针,以患者感觉局部酸胀后,行平补平泻手法,若出现窜麻感向指尖放射,应移动针尖,以防刺伤神经。针刺深度0.3~0.5寸,行针1次/5分钟留针30分钟。留针期间用纯艾条雀啄灸20分钟,局部潮红为度。隔日1次。5次为1个疗程。疗程间休息3天(见《中华临床新医学》,2006年第3期)。

2. 李伟用温针灸加推拿法。①温针灸法:主穴大陵、内关。配穴阳溪。患手掌心向上平放,穴位常规消毒。用28号1.5寸毫针,常规针刺法进针直刺大陵、内关穴0.8~1寸,阳溪0.5~0.8寸。得气后,每穴行捻转平补平泻法5秒。然后剪取长约2cm条6段,在其一端中心戳一小孔(注意勿穿透另一端)套置在大陵、内关穴针柄尾部点燃,燃尽1段为1壮,每穴灸3壮;②推拿法:分按揉、滚擦、拔伸,每次治疗时间为15分钟;第1疗程:推拿,每天1次,10次为1个疗程(见《中国实用医药》,2009年第34期)。

按语

温针灸可改善局部的血液循环,促进局部无菌性炎症的吸收,从而有效降低腕管内压,解除正中神经的压迫,减轻神经水肿,改善营养,促进其功能恢复。临床观察表明,对早期腕管综合征采用温针灸可以取得较好效果。但对于继发腕管综合征,应注重病因治疗。

灸后注意休息,避免手腕过度劳累,注意保暖,最好戴一护腕,每日睡前做功能锻炼,使腕关节过屈过伸3~5次。

八、腱鞘炎

腱鞘炎是人体腱鞘因劳损导致的炎性病变。本病属于中医学的"筋痹"范围。

病因病理

本病病因大多不明。多数病人为中年和老年人,由于肌腱血液供应不良和反复遭受轻微外伤常导致较大损伤。反复或剧烈外伤(不完全断裂),劳损,过劳(由于不适应)运动等,为最常见的致病原因。某些全身性疾病(常见于类风湿性关节炎、进行性系统性硬化症、痛风、赖特尔综合征以及淀粉样变性)和血胆固醇升高(Ⅱ型高脂血症)同样也能累及腱鞘。在较年轻的成年人尤其是女性,播散性淋球菌感染可引起迁移性腱鞘炎,伴有或不伴有局限性滑膜炎。

中医认为,本病多因外伤,过度用力,劳损伤及经筋,或寒湿侵及脉络,经脉受阻,气血运行不畅,气滞血瘀所致。

断要点

1. 患者屈指不便,尤以早晨最为明显,但活动几下即见好转。

2. 局部有压痛和硬结。

3. 严重时可产生弹响,患指屈而难伸或伸而不能屈。

4. 在桡骨茎突处有疼痛、压痛和局部性肿胀,有时可触及硬块。

5. 指活动困难,以早晨较为明显,偶尔有弹响。

疗方法

‖方一‖

1. 取穴 压痛点。

2. 方法 用艾炷压灸法。患处寻找压痛点行艾炷压灸法。操作方法如下:在压痛点上放置约黄豆大小的艾炷,点燃后待艾炷燃至约1/3处时压灭之,以患者有温热感而无灼痛为度,压灭的艾炷紧压于患处,至患者无温热感后方除去,为1壮,共灸3壮,灸完后嘱患者2小时内患处勿沾水。每天治疗1次,共治疗5次。主治拇指屈肌腱鞘炎。

‖方二‖

1. 取穴 阿是穴。

2. 方法 用隔姜灸法。将生姜切成薄片,刺穿数孔,用清艾条切成长2.5~3cm点燃,放在厚0.5cm的生姜片上,置于桡骨茎突疼痛部位,至清艾条燃尽。每日1次,5~7次为1个疗程。主治桡骨茎突腱鞘炎。

‖方三‖

1. 取穴 压痛点。

2. 方法 用温针法。皮肤常规消毒后,选用28号或30号1.5寸毫针快速进针,捻转得气后在针柄上插入1.5~2cm长艾条,在接近穴位一端点燃,让艾条完全燃尽,并在毫针完全冷却后留针半小时出针(注意防止烫伤)。主治腱鞘炎。

‖方四‖

1. 取穴 患处。

2. 方法 用温和灸法加贴敷法。取中华跌打丸1丸,用40%酒精调成糊状,敷在患侧桡骨茎突上。取两支艾条同时点燃,温灸患处。艾条温灸30分钟后,用绷带将外敷药物固定,第2天治疗前1小时取下。每日1次,7天为1个疗程。主治桡骨茎突狭窄性腱鞘炎。

疗效果

☞ 何永昌用“方一”治疗40例,治愈36例,有效3例,无效1例,治愈率90%(见《针灸临床杂志》,2006年第5期)。

☞ 陈普庆用“方二”治疗100例,对照组100例,分别治愈82、78例,好转15、16例,未愈3、6例，有效率97.0%、94.0%（见《中国针灸》，2006年第2期）。

☞ 李洁用"方三"治疗腱鞘炎38例，经1次（少数2次）治疗后，痊愈25例，占65%，有效11例，占30%，无效2例，占5%（见《中医药研究》，1997年第6期）。

☞ 崔联民用"方四"治疗54例中，痊愈41例（76%），显效11例（20%），无效2例（4%），总有效率96%（见《上海针灸杂志》，2002年第3期）。

处方荟萃

1. 易平用电针加艾灸。桡骨茎突狭窄性腱鞘炎。取穴：列缺、阳溪、阿是；方法：阿是穴为阳溪外侧拇长展肌及拇短伸肌腱的压痛点，三穴均向疼痛增厚的腱鞘斜刺。屈指肌腱鞘炎（弹响指）：阿是穴为主，在腱鞘疼痛部位的两端各进一针，尽量刺入腱鞘内，向增厚的压痛点斜刺，根据患指部位选取鱼际、内关、劳宫、合谷等穴为配穴。以上经穴均常规针刺，平补平泻，阿是穴强刺激，用泻法。用G6805电疗仪连续波留针0.5小时，同时加用艾条灸，1次／天，并嘱患者在家用艾条灸2~3次／天（见《现代中西医结合杂志》，2002年第24期）。

2. 宋南昌用隔药灸法。药酒配制：生川乌、生草乌、生半夏、川椒、乳香、没药、麻黄、生南星、樟脑等，用白酒（或酒精）浸泡即成。取生姜若干，切成厚约0.3cm，用药酒适量，浸泡待用。取患者疼痛部位最明显处，即阿是穴，做一标记。根据痛处面积的大小，将药姜片1~2块平放于穴处，上置艾炷，同时点燃，顷刻之间，药气即可透入。如觉甚热，将姜片略抬起，停片刻放下，待艾燃尽换另一炷。每穴连灸3壮，1~2天1次，5次为1个疗程（见《中国针灸》，1994年第4期）。

按语

使用"方一"治疗本病，压灸时患者往往出现难以忍受的灼痛感，并有灼伤，因此根据患者的实际情况，对该法加以变化，使患者既出现较长时间的温热感又不至于灼伤。由于压灸法能使灸感直达病灶，持续时间长，疗效佳，优于临床上常用的直接灸法和艾条悬灸法。

治疗后要减轻劳动强度，减少手腕活动频率。平时在洗衣、做饭、编织毛线、打扫卫生时，要注意手指、手腕的正确姿势，不要过度弯曲或后伸，提拿物品不要过重，手指、手腕用力不要过大，连续工作时间不宜过长。平时防止手部受寒。

九、腰椎压缩性骨折后腹胀

胸腰椎骨折病人，由于神经功能障碍，引起胃肠蠕动减弱或消失，而发生腹胀。中医归属于为"腹胀"范畴。

病因病理

胸腰椎体压缩后腹胀原因，是因下胸及腰椎骨折病人，早期由于椎体受伤引起腹后壁血肿或渗血，渗出物直接刺激后腹膜反射性引起肠蠕动减慢；又因椎旁有交感神经节依附, 椎体损伤后可刺激或由于交感神经休克而引起肠蠕动功能紊乱, 交感神经使肠蠕动减弱。以上因素综合作用, 导致患者伤后肠蠕动减慢, 肠管胀气, 致胃肠分泌减少, 消化乏力; 或长时间卧床, 固定体位致胃肠蠕动减弱, 发生腹胀。

中医认为, 由于骨折损伤处棘突隆起, 压痛, 使督脉经络受震, 瘀血阻滞, 导致人体内气机阻滞不通, 血瘀阻滞经络, 气血不畅, 脾胃内伤, 阳气不振, 气机升降失常。

诊断要点

1. 患者有胸、腰椎外伤史。

2. 一般伤后6～10小时开始腹胀不适, 24小时后腹胀逐渐加重, 严重者腹胀如鼓, 不能进食, 有时恶心呕吐, 大便不通, 腹胀痛, 烦躁不安, 肠鸣音减弱或消失, 脉弦数, 苔厚腻。轻者影响病人的饮食和睡眠, 重者腹部膨胀, 可阻碍膈肌运动, 影响病人呼吸, 对原发病的康复十分不利。

3. 损伤处棘突隆起, 压痛。X线检查有椎骨压缩现象。

治疗方法

▎方一▎

1. 取穴　神阙。

2. 方法　用隔姜灸法。取厚约3mm的生姜片, 中间以针刺数孔。暴露施灸部位神阙穴(即脐部), 生姜片置于穴位上, 点燃艾条对准施灸部位, 距皮肤2～3cm处进行熏灸, 以病人感温热但无灼痛为度。每天1次, 每次15～20分钟。

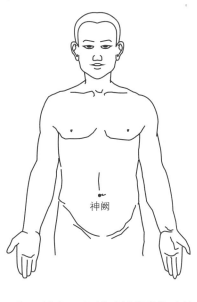

神阙

▎方二▎

1. 取穴　神阙。

2. 方法　用隔姜灸法加按摩法。取生姜(鲜姜)15～20g, 捣碎或切成姜末, 填充脐部, 填满为止。将伤湿止痛膏或胶布剪成5～6cm大小的方块覆盖固定, 如对胶布过敏者, 可用塑料纸覆盖后以绷带固定。热后给予隔姜灸20～30分钟, 也可用热水袋热敷, 并以脐部为中心的顺时针按摩。生姜一般13小时更换1次, 腹胀明显者可6小时更换1次。

治疗效果

☞ 封志英用"方一"治疗72例病人中, 显效49例, 有效19例, 无效4例, 总有效率94.4%(见《护理研究》, 2004年第1期)。

☞ 张荣芳用"方二"治疗80例, 全用上述方法成功, 治疗60分钟后有38例病人腹胀明显减轻, 并排便。治疗1次痊愈6例, 治疗2次痊愈31例, 治疗3次痊愈30例, 治疗4次痊愈13例(见《中医正骨》, 2001年第9期)。

于福源用隔药灸法。大黄10g,乌药10g,莪术10g,血竭5g,木香10g,薄荷10g。将上药混合均匀,碾成细末,过100目筛,装瓶备用。用前先将肚脐及其周围皮肤洗净,将药末倒入肚脐,使药末高出肚脐平面,外用麝香壮骨膏贴敷,药末处放艾炷一个,点燃,以后每6~8小时用艾炷灸1次,24小时更换1次药末(见《中医外治杂志》,2002年第1期)。

用隔姜灸神阙对本病有较好疗效,借艾火的温热刺激和艾绒的穿透力,通过经络传导而起到疏通经络,调整胃肠气机,使阴阳气血调和,胃肠蠕动恢复正常,减轻腹胀,同时利用脐部的特殊生理结构,在姜片局部隔热、导热的作用下,艾灸产热使血管扩张,血液循环加快,活化细胞,活跃神经,改善胃肠功能,促进胃肠蠕动,消除腹胀。此外从临床观察看,此种方法对无神经受压者疗效较好,对有神经受压症状者疗效差。

操作前应向患者及家属做好解释安慰工作,让患者了解引起腹胀的原因,尽量减少呻吟或喊叫。严格掌握适应证,对疑有腹腔脏器破损者应禁用,以免延误治疗。嘱患者忌食产气食物,如牛奶、豆浆、面包等,并指导患者行腹部按摩,以脐为中心顺时针方向环绕按摩,每次30分钟,每日2~3次,以促进肠蠕动。

十、强直性脊柱炎

强直性脊柱炎是一种主要累及脊柱和骶髂关节的系统性炎性疾病,属于中医"骨痹"、"肾痹"范畴。

病因病理

强直性脊柱炎是一种慢性炎性疾病,主要侵犯中轴骨骼,以骶髂关节炎为标志,髋肩以外的四肢关节亦可受累,发病与遗传、感染等多因素相关,其易感性大部分(>90%)是由遗传因素决定。病理特征性改变是韧带附着端病,病变原发部位是韧带和关节囊的附着部,即肌腱端的炎症,导致韧带骨赘形成、椎体方形变、椎骨终板破坏、跟腱炎和其他改变。

中医学认为,本病与肾督密切相关。由于先天禀赋不足,或后天调摄失宜,致肾督亏虚,则卫阳空疏,风寒湿热之邪乘虚侵袭,深入骨骼脊髓。肾督亏虚,使筋挛骨弱而邪留不去,痰浊瘀血逐渐形成,壅滞督脉,终至脊柱疼痛,甚至强直。其病理特点为肾督亏虚为本,寒湿痰瘀阻于经脉为标。

诊断要点

1. 腰痛、晨僵3个月以上,活动后改善,休息后无改善。

2. 腰椎额状面和矢状面活动受限。

3. 胸廓活动受限,低于相应年龄、性别的正常人。放射线检查显示:双侧骶髂关节炎≥Ⅱ

级或单侧骶髂关节炎Ⅲ～Ⅳ级〔0级:正常骶髂关节炎;Ⅰ级:可疑或极轻微的骶髂关节炎;Ⅱ级:轻度异常,可见间歇性侵蚀硬化,但关节间隙正常;Ⅲ级:明显异常,伴有侵蚀、硬化,关节间隙增宽或狭窄,部分强直等1项(或以上)改变;Ⅳ级:为严重异常,即完全性关节强直〕。

治疗方法

‖方一‖

1. 取穴　大椎穴至腰俞穴。

2. 方法　用长蛇灸法。患者俯卧,裸露背部,将脊柱及两侧皮肤常规消毒后,在督脉大椎穴至腰俞穴上涂敷7cm宽、1.25cm厚的蒜泥,将中药斑蝥粉3g,白芍粉、川乌粉及细辛粉各10g铺于蒜泥之上,再铺以艾绒(约1cm宽、1cm厚)成长蛇形,点燃头、身、尾3点,让其自行燃烧,中间可适当添加艾绒,以患者有轻微烧灼感为度,每周1次。

‖方二‖

1. 取穴　百会、风府、大椎、身柱、至阳、筋缩、命门、腰阳关、长强。配穴取脊柱受侵部位的督脉穴、夹脊穴,有外周关节受累的关节周围局部取穴。

2. 方法　用温针法。主穴根据病情选取5个,穴位常规消毒后,针尖斜向脊柱方向,进针3～4cm,针尖如能触及椎体最好,最疼点处针上加灸。艾条段长1～1.5cm,待艾绒自然燃尽,小心把灰取下。每次30分钟,每日治疗1次,1个月为1个疗程。

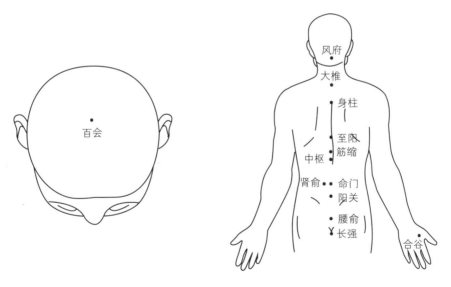

‖方三‖

1. 取穴　以督脉穴(即大椎、中枢、身柱、命门、腰阳关等)、患病椎体及其附近压痛点为主,配以肾俞、阳陵泉、悬钟、足三里、三阴交等穴。

2. 方法　用隔姜灸法。一般每次选用3～4穴。将新鲜生姜切成约0.5cm厚的片,用针穿刺数孔,上置艾炷(如枣核大)放在穴位施灸(艾绒里掺入适量丁香、肉桂末以利于热力渗透和发挥药物作用），每穴灸7~10壮，直至局部皮肤潮红为止。每日1次，10次为1个疗程，未愈者，疗程间隔2天，再进行下一个疗程，全部病例治疗不超过3个疗程。

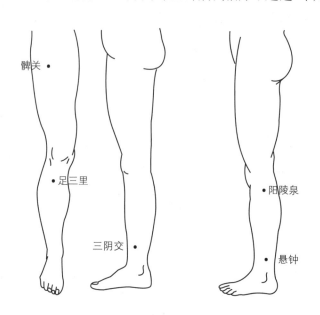

方四

1. 取穴　脊柱两侧。

2. 方法　用盒灸法。自制盒灸盒：选用两块20cm×13cm、两块13cm×13cm的薄木板，钉成上下两面空的长方形木盒，中心用不锈钢网纱平铺隔开，加一木盖，可以控制灸条火的燃烧速度。将艾条捏碎，艾绒捏均匀，铺在不锈钢纱网上约2cm厚。患者取俯卧位，将姜片自颈部开始铺在脊椎两侧，把浸透麝香舒活灵的小方形纱布铺在姜片上，灸盒压在上面，点燃艾绒使热力、药力透过纱布、姜片而到达皮肤。从颈部向下灸直到骶骨尾部皮肤均为红晕为度。每次30分钟，每日2次，20天为1个疗程。

治疗效果

🖛 左祖俊用"方一"治疗30例，对照组30例，临床控制6例，显效15例，有效5例，无效4例；对照组分别为5、7、11及7例（见《中国康复》，2009年第6期）。

🖛 齐昌菊用"方二"治疗50例，对照组50例，分别显效30、20例，有效15、20例，无效5、10例，总有效率90.0%、80.0%（见《上海针灸杂志》，2009年第9期）。

🖛 陈邦国用"方三"治疗86例患者经3个疗程治疗，显效60例（占69.8%），有效23例（占26.7%），无效3例，总有效率96.5%（见《陕西中医》，1997年第10期）。

🖛 吴健梅用"方四"治疗30例，其中腰疼伴晨僵20例中，腰疼均明显减轻，晨僵消失；颈椎炎5例中，颈椎疼痛减轻、活动自如；颈椎炎伴肌肉萎缩5例中，肌肉弹性增强者4例，1例为68岁男性自觉颈部屈伸灵活许多（见《海南医学》，2003年第5期）。

方荟萃

1. 张庆力用督灸法。患者取俯卧位，充分暴露脊柱，消毒脊柱及两侧的皮肤，用消毒的七星针垂直叩刺皮肤，使其明显充血、潮红，但不出血，然后在脊柱及两侧撒上薄薄的一层中药粉（麝香、马钱子、川芎、当归、淫羊藿等组成），在其上铺两层纱布，上面放约1.5cm厚的捣碎的生姜，再放上艾绒，然后点燃艾绒，让其自然燃烧，待熄灭后，去掉艾灰。换2次艾绒。热度以患者能忍受为度，若太热，可轻轻上提纱布并移动之。1天治疗1次，每周连续治疗6次（见《中医外治杂志》，2007年第4期）。

2. 王国栋用隔姜灸法。腰阳关、命门、至阳、大椎为主穴。将生姜切成直径4cm，厚约0.5cm的姜片4片，将艾条截成约2cm高的艾炷，取督脉4穴，放姜片，点燃艾炷，放于姜片上。待皮肤有热感且欲不能忍受时沿督脉移动姜片和艾炷，应尽可能在4穴位置上，以使姜汁尽可能多地渗入皮肤，直至艾炷燃尽，姜片上无热感为止（见《中国社区医师》，2008年14期）。

3. 马小平用银针灸法。取背部华佗夹脊穴。患者俯卧，在骶部至颈部的双侧华佗夹脊穴上，每隔2寸直刺纯银针1根，然后在银针柄套上艾炷，点燃艾炷燃烧至尽，每次每根针燃烧1壮，每日或隔日1次，10次为1个疗程（见《上海针灸杂志》，2004年11期）。

4. 王虹用铺灸法。铺灸时间以暑夏三伏天为最好，平日晴朗天气也可，避免阴雨天。取穴：督脉上从大椎穴到腰俞穴止。敷料：麝斑散（麝香0.5g，斑蝥3g，丁香1g，肉桂1g，甘遂2g，大蒜捣烂成泥500g，陈艾绒200g）。患者仰卧床上裸露背部，脊柱上做常规消毒，涂上蒜汁，在脊柱正中线撒上麝斑散，并在大椎穴到腰俞穴之督脉处铺敷2寸宽、5分厚的蒜泥一条，然后在蒜泥上铺成如蛇脊背状的艾炷一条，点燃头、身、尾三点，任其自然烧灼，燃尽后继续铺艾炷施灸，一般以2~3壮为宜，灸毕移去蒜泥，用湿毛巾轻轻擦拭脊背，施灸完毕。灸后若起疱，令其自然吸收，消毒纱布敷于脊背上并固定。每月治疗1次，一般治疗2~3次。灸后1个月内禁食生冷辛辣、肥甘厚味之物，禁洗冷水浴（见《中医外治杂志》，2007年第1期）。

按语

临床观察发现，本病发病年龄越小，致残率越高；治疗越早，效果越好。因此早期发现，早期治疗对控制病情至关重要。强直性脊柱炎目前尚无根治的方法，现治疗目标是：（1）控制炎症，缓解症状；（2）防止脊柱、髋关节僵直畸形或保持最佳功能位置；（3）避免治疗所致副作用；（4）提高生活质量通过针与灸的协同作用来消除或减轻腰背痛等临床症状，控制关节炎症，防止脊柱关节进一步恶化僵直畸形，改善脊柱关节功能活动。

施灸时，因背腰下部皮肉深厚，艾炷宜大，壮数宜多，每灸至病者有热感方能换壮，非此则难以奏效。用督灸、铺灸、长蛇灸等方法治疗本病，一年四季均可。轻者1个疗程稳定病情，不加用抗风湿类药物。如患者年龄较小，病情较重者，可加服非甾体类消炎镇痛药和慢作用类抗风湿类药（如柳氮磺吡啶、氨甲蝶呤等），以尽量避免因病情得不到控制而

下篇 各论 第十三章 外科疾病

511

造成患者终生残废。

功能锻炼在早期强直性脊柱炎的治疗过程中起着极其重要的作用。根据受累关节的特点及个人体质，选择适合的运动方式和适当的运动量，一般每天早晚各进行一次医疗体操，每次15~30分钟。嘱患者运动量以运动后次日不感疲劳、疼痛为宜，锻炼时坚持循序渐进的原则。也可进行户外的散步、慢跑、打太极拳等活动。也可炼燕飞动作和拱桥动作。

注意休息，急性期应减少活动，适当休息，避免长期弯腰，避免脊柱负重和创伤，以免造成脊柱畸形。忌吃生冷饮食，宜姜、酒等温热性食物，以利于温通血脉、散寒止痛；应多吃营养丰富的食物，如牛肉、羊肉、鸡肉等。

十一、风湿性关节炎

风湿性关节炎是一种以关节病变为主的反复发作的全身性胶原组织病变。中医学称为"痹证"。

病 因病理

风湿性关节炎与A组溶血性链球菌感染有关，它与链球菌的关系是一种变态反应或过敏反应。链球菌体及其代谢产物具有高度抗原性与特异性，抗原和抗体能从血液渗入结缔组织，产生退化和溶解，导致关节滑膜及周围组织水肿，纤维蛋白渗出，常引起游走性多关节炎，累及膝、肩、肘等大关节。

中医认为寒冷、潮湿、疲劳、创伤及精神刺激、营养不良等均为本病的诱因。本病内因为禀赋素亏，营血虚耗，气血不足，肝肾亏损或病后、产后，正气不足，外邪乘虚而入；外因为居处潮湿、冒雨涉水、气候骤变等而感受风寒湿热之邪，以致邪侵人体，注于经络，留于关节，痹阻气血而发病。

诊 断要点

1. 起病较急，受累关节以大关节为主。开始侵及下肢关节者占85%，膝和踝关节最为常见。其次为肩、肘和腕，手和足的小关节少见。

2. 关节病变呈多发性和游走性，关节局部炎症明显，表现有红、肿、热、痛及活动受限，持续时间不长，常在数日内自行消退。关节炎症消退后不留残疾，复发者少见。

3. 在关节炎急性期患者可伴发热、咽痛、心慌、血沉增快及C-反应蛋白增高等表现，病情好转后可恢复至正常。

治 疗方法

|方一|

1. 取穴　颈背腰部疼痛为主者，取华佗夹脊穴、背腧穴，上肢疼痛者取肩三针、风池、外关、阳溪、八邪，下肢疼痛取环跳、内外膝眼、梁丘、阳陵泉、委中、解溪、照海、昆仑、丘墟、八风。行痹加风市、血海；痛痹加阿是穴、腕踝；着痹加阴陵泉、丰隆；热痹加曲池、三

阴交; 久病体弱加肾俞、命门。

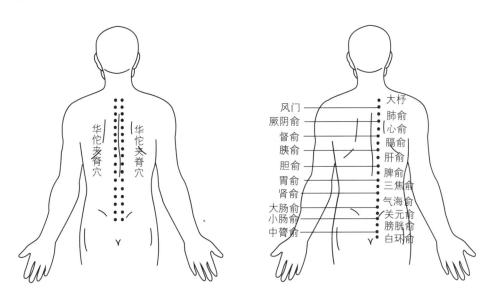

2. 方法　用温针法。行痹、热痹用泻法, 痛痹、着痹用平补平泻, 有瘀血、寒凝者针后加刺络拔罐法。待针刺得气后, 选适当的穴位将艾炷（条）约1.5cm长套在针柄上点燃, 艾炷（条）燃灭后, 再换套另一艾炷（条）, 注意切勿灼伤皮肤, 可在针身下、皮肤上套一硬纸片, 以防上面的火掉在皮肤上, 全部燃灭后约需30分钟即可出针。每天1次, 10次为1个疗程, 休息6天后, 若不愈者再行第2个疗程。另外无论哪一型, 都可加用合谷、足三里、关元以提高患者的自体免疫力, 以防反复发作。

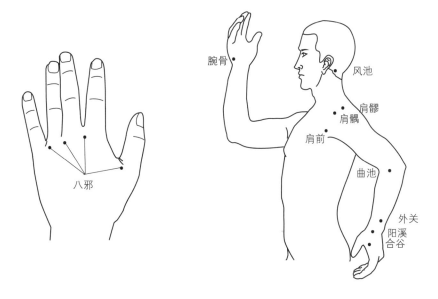

方二

1. 取穴　主穴: 膏肓。配穴: 气海、足三里; 足背冷痛者加至阴穴。

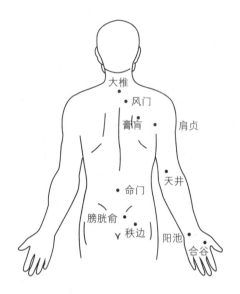
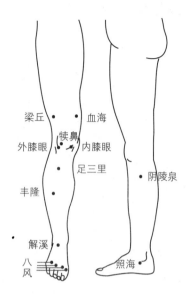

2. **方法**　用艾炷灸法。患者平坐床上，屈膝抵胸。前臂交叉，双手扶膝，低头，面额抵于手背，使两肩胛骨充分张开，在平第四胸椎棘突下，肩胛骨内侧缘骨缝处按压，觉胸肋间困痛，传至手臂，即是膏肓穴。膏肓穴以大艾炷灸，每次13壮；再使患者平卧，取气海、足三里3穴，大艾炷各灸7壮。若加灸至阴穴，则与灸膏肓穴同时进行。小艾炷两侧各灸7壮。每日治疗1次，15次为1个疗程。

▌方三▐

1. **取穴**　大椎至膀胱俞。

2. **方法**　用隔姜蒜灸。患者取俯卧位，充分暴露背部，将治疗巾铺于背部，取生姜及紫皮独头蒜各7两，去皮捣泥，平铺于大椎至膀胱俞间，宽约15cm，厚约1.5cm，周围以纸封固，将艾条放在督脉及膀胱经上并点燃。隔日1次，10次为1个疗程，疗程间隔4天。主治产后风湿病。

▌方四▐

1. **取穴**　风痹：膈俞、血海、大椎；寒痹：肾俞、关元、大椎、风门；湿痹：足三里、大椎、膈俞、脾俞。再结合关节病变的部位局部选穴，肩部：肩髃、肩髎、膈俞；肘部：曲池、合谷、天井、外关、尺泽；腕部：阳池、外关、阳溪、腕骨；股部：秩边、承扶、阳陵泉；膝部：犊鼻、梁丘、阳陵泉、膝阳关；踝部：申脉、照海、昆仑、丘墟、解溪。

2. **方法**　用温针法。选用30号毫针，行平补平泻法，得气后，在每个部位任选2~3个穴位，将纯净、细软艾绒插捏在针柄上，点燃后施温针灸，均留针30分钟，艾绒更换2~3次，以患者耐受为度。毫针组不用艾灸，全部采用30号毫针，选穴、刺法及留针时间同上。隔日治疗1次，1周共3次，10次为1个疗程，共2个疗程，疗程之间休息3~5天。

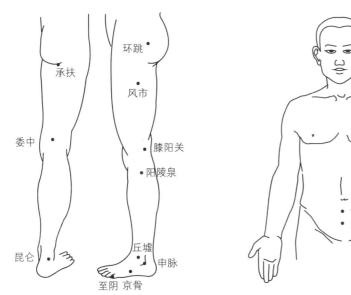

疗效果

☞ 呼婵玉用"方一"治疗126例中，痊愈79例，占62.70%；好转47例，占37.30%。总有效率为100%（见《职业与健康》，2005年第11期）。

☞ 雒成林用"方二"治疗147例，经治疗全部获效，其中近期治愈128例，显效12例，有效7例。治疗时间3次~3个疗程（见《中国民间疗法》，2002年第9期）。

☞ 胡彩华用"方三"治疗产后风湿病46例，患者一般治疗1~2个疗程后见效。临床治愈18例，显效16例，有效10例，无效2例（见《现代中西医结合杂志》，2008年第23期）。

☞ 何巍用"方四"治疗40例，对照组30例，分别治愈12、3例，好转26、21例，未愈2、6例，总有效率95%、80%（见《针刺研究》，2008年第4期）。

处方荟萃

1. 陈惠忠用斑蝥灸法。患者取坐位或仰卧位，上肢部取曲池、外关、阳池、合谷、阿是穴；下肢部取梁丘、犊鼻、膝眼、阳陵泉、足三里、阿是穴；踝关节取太溪、解溪、太冲及阿是穴。用酒精棉球局部消毒，取斑蝥2g，雄黄3g，研极细面，然后用蜂蜜调膏装瓶备用，用麝香壮骨膏或其他追风膏均可，剪取1cm^{2}大小方块，中间剪一小洞，贴在穴位上，取火柴头大小药物放入小洞，再剪取1小块伤湿膏把药及洞封固，24小时取下，有水疱，不须特殊处理，自行吸收，待皮肤恢复。不愈，再行第2次治疗，直到痊愈为止（见《中国针灸》，2001年第7期）。

2. 王世彪用隔姜烧针发疱灸法。肩关节取肩髃、肩髎、肩贞、外关，肘关节取曲池、手三里、外关、天井，腕关节取阳池、外关、合谷、中渚、八邪；髋关节取环跳、承扶、髀关、足三里，膝关节取犊鼻、膝眼、阳陵泉、足三里、梁丘；踝关节取悬钟、解溪、商丘、丘墟、八风。在痛处取2~4穴，局部消毒2方寸，穴位上贴5mm厚、5分硬币大的鲜生姜薄片（事先在姜片上用三棱针刺数十个小孔），隔姜直刺进针，以患者有酸、麻、胀、重等针感为好，然后将捏成圆锥形的小艾炷套于针柄，紧贴生姜片，点燃头部让其自燃烧灼施灸，待艾炷燃尽后，再灸，连灸7~14壮。灸毕移去艾灰，起针去姜片，用湿纱布轻轻擦干。灸后皮肤潮红发疱（在此期间严防感染），至第3天用消毒针引流水疱液，擦干后，涂以龙胆紫药水（隔日1次），覆盖一层消毒纱布，以防感染，直至灸疱结痂脱落，皮肤愈合。一次未发泡者可连灸2~3次至发疱（见《中医外治杂志》，1994年第4期）。

3. 殷昭虹用壮医药线点灸法。遵循局部取穴与循经取穴相结合、主穴和配穴相结合的取穴原则，以疼痛部位局部取穴为主，每个部位局灸5~10壮，每天1次，15次为1个疗程，间隔1周可进行第2个疗程，最长治疗观察时间为3个疗程。以拇指、食指挟持药线的一端，并露出线头1~2cm。将露出的线端在煤油灯、蜡烛或其他灯火上点燃，然后吹灭明火，只留线头珠火即可。将线端珠火对准选定的穴位，顺应手腕和拇指屈曲动作，拇指指腹稳健而敏捷地将带有珠火的线头直接点按在预先选好的穴位上，一按火灭即起为1壮。1个穴位灸1壮（见《中国民族医药杂志》，1995年第3期）。

据现代研究表明，灸疗可对人体大脑皮质、自主神经系统、内分泌系统、免疫系统及各个脏腑组织产生不同程度的调节作用，能够增强机体的细胞与体液免疫功能。因此，灸法与针刺相结合的温针灸疗法则可发挥针灸的双重疗效，用于治疗风湿性关节炎，能够较快地提高患者机体免疫力，具有疗程短、见效快、疗效稳定等特点，比单纯毫针刺法更具优势。

吴丙煌认为，红细胞沉降率（ESR）增速，常作为风湿热所致风湿性关节炎、风湿性肌炎及风湿性心脏病的临床辅助诊断手段之一。用回旋灸法，可以较好地降低血沉。取穴：大椎、阳陵泉。以穴位为中心，2cm为直径所圈定的范周内用药艾条，离皮表2~3cm处施以回旋灸，每穴5~10分钟，其中大椎穴每次不少于10分钟，灸至局部有明显热感，皮肤呈红晕为度。每日灸1~2次，5次为1个疗程。间隔2天行第二疗程治疗。总有效率为91.5%，病程短、治疗次数在26次以上者为佳。提示本病早期、连续治疗是一个关键（见《中国针灸》，1994年第3期）。

对风湿性关节炎的关节肿胀症状，李建武取关元和足三里（双侧）穴，放置自制附子饼（炮附子粉以黄酒和饴糖调制成直径10mm、厚2mm的圆饼，中间均匀戳5个小孔），用简易艾灸器将直径8mm，长20mm自制艾条悬距附子饼10mm上方点燃，灸治中不断刮去艾灰，并保持灸火与附子饼间距及火候，每穴艾灸时间15分钟。每天1次，每星期连续治疗6天（见《上海针灸杂志》，2008年第11期）。

十二、类风湿性关节炎

类风湿关节炎是一种慢性、消耗性、反复发作，以关节症状为主的自身免疫性疾病。

属中医"痹症"范畴，也称之为"历节"、"尪痹"。

病因病理

类风湿关节炎是一种自体免疫疾病，属于免疫复合物疾病，与免疫、感染、内分泌失调、代谢、遗传等多种因素有关。它是机体对抗原刺激产生免疫反应的结果。而本病免疫反应的产生是由于免疫调节和淋巴细胞亚群间相互作用失调的结果，是免疫反应产生后一系列介质作用的结果。

中医认为类风湿性关节炎由风寒湿热邪侵入机体，注入经脉，留于关节，痹阻气血，气血运行不畅，经脉阻滞，不通则痛。痹阻日久，经久不愈，伤及正气，影响肝肾心等脏器，且疾病日久，瘀血不去，新血不生，则反复发作，经久不愈。

诊断要点

1. 晨僵至少1小时（持续6星期以上）。

2. 3个或3个以上关节肿胀（持续6星期以上）。

3. 腕、掌指或近端指间关节，至少有一个关节肿胀（持续6星期以上）。

4. 对称性关节肿胀。

5. 手和腕的X线改变，具有典型RA的骨质侵蚀或病变关节及其周围有明显的骨质脱钙。

6. 类风湿性皮下结节。

7. 类风湿因子阳性。

具备4项或4项以上者，确诊为类风湿性关节炎。

治疗方法

‖方一‖

1. 取穴　大椎至腰俞。

2. 方法　用长蛇灸法。药饼：附子、肉桂、川乌、草乌、乳香、没药、穿山甲、薄荷、冰片、白胡椒、小茴香研末以醋或姜汁调和。按3cm宽、1.5cm厚，铺于大椎至腰俞，以药艾条做成三棱锥形置于其上，隔5cm点着1处，以局部热不烫为度，每次灸3壮，隔日1次，10次为1个疗程，最长治疗不超过2个疗程。

‖方二‖

1. 取穴　以关元、气海、足三里、肝俞、肾俞、脾俞为主穴，配合关节病变的局部选穴及循经取穴。上肢配肩髃、臂臑、天井、合谷、外关、阳池、阳溪、腕骨；下肢配犊鼻、合阳、委中、申脉、昆仑、丘墟、阳陵泉、梁丘、解溪；背部配华佗夹脊穴、身柱、秩边、腰阳关、次髎等。

2. 方法　用温针法。穴位皮肤常规消毒，选用0.30mm×50mm毫针，以指切进针法快速进针得气，主穴采用提插补法，配穴以平补平泻法。根据患者胖瘦、体质及穴位选适应的深度刺入，将约2cm长的艾条段点燃后插于针柄上施灸，每穴灸3壮，以患者感觉局部温热为宜。每日1次，每星期连续治疗5次，休息2日。1个月为1个疗程，治疗3个疗程。

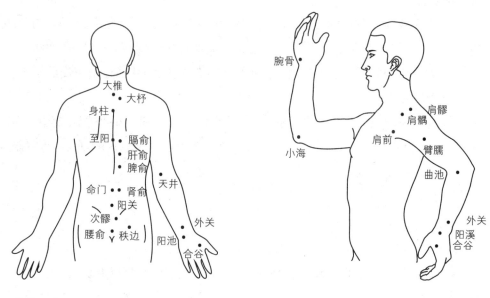

|方三|

1. 取穴　上肢关节发病者: 取大椎及其相应夹脊穴、至阳及其相应夹脊穴，另根据病痛部位循经选穴，肩部加患侧肩前、肩髎; 肘部加患侧曲池、小海; 腕部加患侧外关、腕骨。下肢关节发病者: 取命门及其相应夹脊穴、腰阳关及其相应夹脊穴，膝部加患侧膝眼、阳陵泉，踝部加患侧申脉、丘墟。

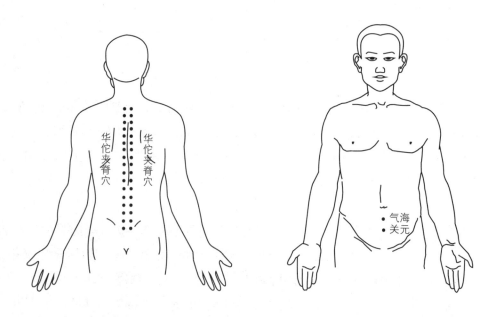

2. 方法　用麦粒灸法。上肢关节发病者，第1次取大椎、至阳，加病痛部位1穴; 第2次取大椎、至阳之一侧夹脊穴，加病痛部位另1穴; 第3次取大椎、至阳另一侧夹脊穴，加病痛

部位的最痛或最肿胀点（避开血管）。下肢关节发病者，第1次取命门、腰阳关，加病痛部位1穴；第2次取命门、腰阳关之一侧夹脊穴，加病痛部位另1穴；第3次取命门、腰阳关另一侧夹脊穴，加病痛部位最痛或最肿胀点（避开血管）。将艾绒做成麦粒大小艾炷，放在涂有少许凡士林的穴位上，用线香点燃，任其自燃，每穴3壮，术后嘱患者不可刺破灸疱，让其自然吸收，每周1次，3次为1个疗程。

▌方四▌

1. 取穴　大椎、大杼、膈俞、脾俞、肾俞。

2. 方法　用隔药饼灸法。药饼制法：麝香、延胡、白芥子、肉桂、细辛5味研粉根据患者体质按一定比例用姜汁调制，制成直径3㎝，厚0.9㎝的圆饼。灸法采用间隔灸的方法，在相应腧穴上放药饼，行大艾灸炷灸3壮，以局部皮肤潮红为度。疗程：隔两天灸1次，30天为1个疗程，治6个疗程进行观察。

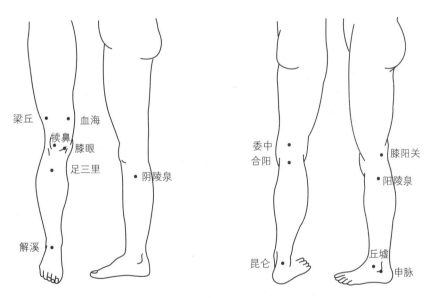

治疗效果

☞ 岳宝安用"方一"治疗172例，对照组172例，痊愈96、56例，显效58例，好转14、38例，未愈4、32例，总有效率97.67%、81.40%（见《陕西中医》，2007年第11期）。

☞ 刘金芝用"方二"治疗29例，对照组28例，近期控制分别为3、1例，显效10、6例，有效12、9例，无效4、12例，总有效率86.21%、57.14%（见《上海针灸杂志》，2006年第7期）。

☞ 何悦硕用"方三"治疗40例，显效20例，占50.0%；好转17例，占42.5%；无效3例，占7.5%。有效率为92.5%（见《中国针灸》，2008年第4期）。

☞ 龚福英用"方四"治疗33例，对照组32例，显效19、12例，有效10、9例，无效4、11例，总有效率87.9%、65.5%（见《针灸临床杂志》，2007年第5期）。

1. 张伏炎用冷灸法。时间以夏季最宜，药物：白吊（本品为水银、朴硝、铜绿、明矾、食盐、煅石膏煎炼而成）。取穴：取患处关节的邻近腧穴，膝关节取两膝眼、鹤顶、足三里；腕关节取阳池、阳溪、阳谷、合谷；背部取各椎间（大椎至腰俞）各穴治疗时取白吊粉，用冷水调成厚糨糊状，点敷在所定穴位处，直径0.3cm，以红纸膏药封贴固定敷贴6小时后患者开始感觉局部灼痛，后2日内疼痛逐渐加重，第3日起敷贴处红肿起疱，第5日后溃破、流脓血水。揭去膏药，用生理盐水将创面洗净，更换红纸膏药敷贴（或用消毒纱布覆盖），每日换药1次，待脓净后隔日换1次，直到创口结痂脱落后愈合。疗程1个月（见《中国民间疗法》，2000年第9期）。

2. 张则信用壮医药线点灸法。选用督脉腧穴大椎、陶道、身柱、神道、灵台、至阳、筋缩、中枢、脊中、命门、腰阳关、长强，加耳尖、大杼（双）、风门（双）、心俞（双）、膈俞（双）、足三里（双）、阿是穴。嘱患者坐位，用壮医药2号药线点上穴，先点耳尖，然后点督脉穴（由上而下），之后点大杼、风门、心俞、膈俞、肾俞、足三里，以上穴位每天点一壮，最后点阿是穴。阿是穴视病变关节范围大小点炙2～6壮，灸后病人背部和病变关节立即有温热舒适的感觉（见《江西中医药》，2008年第4期）。

3. 吴仕杰用铺灸法。让患者俯卧裸露背部，在脊柱上作常规消毒，涂上生姜汁，在督脉（大椎穴至腰俞穴）上敷辛芥粉（组成：白芥子、细辛、斑蝥粉、麝香等）3克，其上盖桑皮纸，纸上再铺姜泥呈梯形，宽约4cm，厚约2.5cm，姜泥上置艾条段（每段约4.5cm）点燃艾条，燃尽后再继续铺艾条施灸以3～5壮为宜。灸毕移去姜泥，用湿毛巾轻轻揩干。于第二天，用消毒针刺破水疱，其上不涂任何药水直至疱痂脱落，皮肤愈合。每月1次，3次1个疗程（见《光明中医》，2008年第3期）。

按语

临床观察证实，经灸法治疗后，多数患者血红蛋白升高、血沉下降、类风湿因子转阴、淋巴细胞转化率提高，补体C增高免疫球蛋白含量等的变化，说明灸法治疗类风湿性关节炎具有调节机体免疫功能的作用。

同时，观察显示，本法疗效与病程、病情相关，病程越短，病情越轻，疗效则较好。因此，温针灸治类风湿性关节炎患者，在改善临床症状及调节机体免疫能力方面，具有较好的疗效，通过早期发现，早期诊断，早期治疗效更理想。发病时不及时治疗，就可发生关节破坏和畸形，而关节滑膜病变也在最初6个月进展最快，温针灸配合痹痛丸治疗类风湿关节炎能快速缓解疼痛，控制病情发展继而痊愈，且疗程短，治愈率高，复发率低，值得临床推广。

中国穴位灸疗大全

十三、肌筋膜炎

肌筋膜炎也称纤维组织炎,是指肌肉、筋膜、肌腱及韧带等软组织的无菌性炎症。本病属于中医学"痹证"范围。

病因病理

现代医学认为,颈肩腰背肌筋膜炎是由于某种因素使筋膜反复受到牵拉、摩擦及冷热等异常或过量的刺激,致局部筋膜产生缺血、肥厚、变性、粘连等内在的病理变化而引起。

中医学认为久卧湿地,贪凉或感冒后复感寒邪,风寒湿邪侵入人体,寒凝血滞,使经络运行不畅或劳作过度,筋脉受损,气血阻滞筋脉;或素体虚弱,气血不足,筋膜失养等所导致本病发生。

诊断要点

1. 颈肌筋膜炎:①自觉颈后部僵硬感,紧束感或有重物压迫之沉重感,致使颈部活动不灵活,静止时症状加重,活动后减轻,劳累后症状恶化,患者能自己指出最僵硬及疼痛的具体部位。②发病缓慢,病程较长,可持续数周或数月,也有因受凉或头颈长期处于不协调或强迫姿势后而急性发病。③不适感及症状只局限于颈后部,严重者或伴有头痛或牵涉一侧肩背部,但无神经血管症状。④检查时局部可触及皮下深部有硬结,并伴有明显压痛,此硬结常形成触发机构。

2. 背肌筋膜炎:①症状:腰背部、臀部等处有弥漫性疼痛,且以腰部两侧及髂上方最为明显,疼痛性质以隐痛或胀痛为主;②体征:腰背部、臀部等处有特定的压痛点,压痛点可放射触诊检查时,在腰背部可摸到呈弥漫状分布的大小不等的结节或条索状物。

治疗方法

||方一||

1. 取穴　热敏灸穴。

2. 方法　用热敏灸法。先调定灸态,要求环境安静、患者情绪放松、呼吸和缓、意守施灸点,医生也必须守神,将艾热同守在热敏点。确定灸位:颈肌筋膜炎热敏化穴位多出现在局部阿是穴、颈胸夹脊、手三里、至阳等。背肌筋膜炎热敏化穴位多出现在局部阿是穴、背腰夹脊、腰阳关、委中、阳陵泉。艾灸操作:用点燃的艾条,以上述部位为中心,先回旋灸3分钟,温热局部气血,当患者感到施灸部位出现透热、扩热、传热、表面不热深部热、局部不热远处热,或其他传热感觉,如酸、胀、麻、重、痛、冷等感觉时即为热敏化穴位点。探查出热敏点后选取1~3个予以灸疗。灸量:对热敏点完成一次治疗剂量的施灸时间因人而异,一般从数分钟~1小时不等,每日1次。治疗10次为1个疗程。

||方二||

1. 取穴　阿是穴。

2.方法 用动力灸法。用清艾条，点燃5~10支备用，用桃仁、红花、地龙、丝瓜络、葛根片、片姜黄等中药浸泡红棉布，用浸泡好的红布包裹点燃的艾条，趁热在阿是穴及腰背部膀胱经、督脉及所选穴位上施行推、点、揉、按等手法，使热力向深层渗透，强度以患者感觉舒适为度。每次治疗用5~8根艾条，每日1次，5次为1个疗程。

▌方三▌

1.取穴 压痛点。

2.方法 用温针法。患者取俯卧位，在背部寻找痛点。扪及结节状、条索状物的压痛最甚点为进针部位。局部常规消毒，以规格0.35mm×40mm无菌针，采用指切法进针，得气后以该进针点为中心在其上下2~4寸处，呈45°角斜刺，三点一线，得气后，于3针上加套3cm长之艾炷，行温针灸，留针30分钟，每日1次，10次为1个疗程。主治背肌筋膜炎。

▌方四▌

1.取穴 大椎、双侧大杼、肺俞、心俞、颈部阿是穴。配穴可酌取颈5至胸6夹脊穴。

2.方法 用直接灸法。将艾绒搓成基部约0.5cm的艾炷，在上述穴位涂上少许万花油，把艾炷置于患处点燃，至患处有烧灼感，患者难以忍受时去除，再换一艾炷施灸。一般每个部位施灸5壮，以灸至皮肤发红而不起疱为度。每日灸1次，周日休息，共治疗2周。

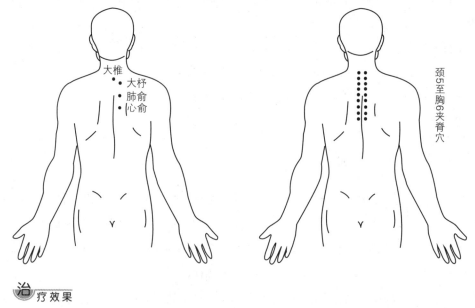

治 疗效果

☞ 邓玉玲用"方一"治疗23例，对照组23例，分别治愈20、15例，好转3、5例，无效0、3例（见《中国社区医师》，2009年第20期）。

☞ 杨海文用"方二"治疗腰背肌筋膜炎29例（占81.0%），好转5例（占13.9%），无效2例（占5.6%），有效率为94.4%；对照组36例，痊愈25例（占69.4%），好转4例（占11.1%），无效7例（占19.4%），有效率为80.5%（见《甘肃中医学院学报》，2006年第6期）。

☞ 张纯娟用"方三"治疗背肌筋膜炎43例,显效41例;有效2例。总有效率100%(见《中国针灸》,2005年第9期)。

☞ 李颖文用"方四"配合腹针治疗63例中痊愈21例,好转38例,未愈4例,总有效率94%,痊愈率33%(见《现代中西医结合杂志》,2008年第11期)。

方荟萃

1. 刘文国用芒针加回旋灸法。取督脉及背部膀胱经穴为主。患者俯卧位,常规皮肤消毒,取0.28×250mm芒针3根和0.28×60mm毫针2根。芒针用双手进针,先直刺0.2~0.5cm,然后针尖与皮肤成15度角刺入,缓慢平推进针。背部行大杼至脊中、大杼至胃俞,背部有条索状物或肥厚感明显者可两针并行针之。委中用60mm毫针针之。留针时在委中及芒针线路上用艾条回旋灸之,委中用旋转灸。针刺日1次,留针30分钟,灸10分钟。病变部位灸时间稍长。7天1个疗程,疗程间休息2~3天。主治背肌筋膜炎(见《中国民间疗法》,2008年第5期)。

2. 谭坚用温针法加中药熏蒸法。取穴:肾俞、阿是穴、大肠俞、秩边、环跳、委中、昆仑。患者俯卧或侧卧(患侧在上),局部用75%酒精棉球消毒,采用30号1.5~2寸毫针针刺,得气后针尾上套上2cm长艾条点燃,温针灸,留针30分钟。10次为1个疗程。休息1天后继续下一疗程。熏蒸方法:药用生川乌、防风、木瓜、五加皮、炒艾叶、当归、桂枝、牛膝、威灵仙、伸筋草、海桐皮各30g,加水煎煮30分钟,取液1000ml,选用全自动电脑熏蒸治疗仪进行治疗,喷头对准病变关节,以病人感觉热而不烫为度,每次40分钟。主治腰臀部肌筋膜炎(见《中医药导报》,2009年第11期)。

3. 陈治东用温针法。患者俯卧位。张口取双侧听宫穴,皮肤常规消毒后以1.5寸毫针垂直刺入0.5寸,轻微捻转得气后再以长约0.5寸的艾条套在针柄上灸之,每次3壮,继而在病变部位按压,寻找酸胀或疼痛等反应点,皮肤常规消毒后以七星针叩刺阿是穴,出血后以闪火法拔罐15分钟。隔日治疗1次,10次为1个疗程,每疗程之间间隔3日(见《中国针灸》,1997年第5期)。

4. 秦曦用针刺加隔药棉灸法。风门、心俞、督俞、肝俞、脾俞、胃俞、三焦俞、肾俞、气海俞、大肠俞、关元俞、小肠俞、委中和扪及有痛性结节和条索的阿是穴。常规消毒后,用毫针常规刺法,采用补泻兼施手法进行针刺,痛性结节或条索处用三针齐刺的手法,留针30分钟。针刺后,用大约2cm×2cm、厚约0.6cm的棉球蘸药酒放于压痛点或痛性结节条索处,药棉干湿度适中,将艾炷放于药棉上施灸,如药棉被烤干,立即更换,每次25分钟,每天1次,10天为1个疗程,间隔1天,继续下一疗程(见《中国针灸》,2007年第4期)。

按语

灸法治疗本病主要通过以痛为腧,气至病所通调局部气血,使之活血化瘀、舒筋通络、解痉,从而达到通则不痛的目的。艾灸有温经散寒作用,能使局部皮肤充血,毛细血管扩张，增强局部的血液与淋巴循环，缓解和消除平滑肌痉挛，使局部的皮肤组织代谢能力增强，促使炎症渗出物、血肿等病理产物吸收。艾灸时使芒针针体生热，加速经脉气血循行，从而达到舒筋通络、松解粘连、消炎祛痛之目的。

在使用隔药棉灸法治疗中，应注意药酒团如被烤干，应立即更换，灸的时间最多不超过25分钟，温湿度以患者适宜为度，以免灼伤皮肤。

本病多缠绵日久，经临床观察认为，经过多次肾上腺皮质激素类药局部封闭治疗及病程较久者，疗效较差，故早期治疗具有重要意义。

十四、腱鞘囊肿

腱鞘囊肿是发生于关节部腱鞘内的囊性肿物，一种关节囊周围结缔组织退变所致的病症。本病属中医学"筋结"、"筋瘤"范畴。

病因病理

腱鞘囊肿是发生在关节或腱鞘周围的半球状囊性且有弹性的肿块，指发生于关节或腱鞘附近，囊肿壁的外层由纤维组织构成，内层为白色光滑的内皮膜覆盖，囊内充满胶状黏液，囊腔与关节腔或腱鞘相通，或成封闭状。可以是因受伤或劳损及一些系统免疫疾病引起，甚至感染也有可能引起，一些需要长期重复劳损关节的职业，如打字员需要长时间操作电脑、货物工等都会引发或加重此病。

中医认为，由于多因患部关节过度活动、反复持重、经久站立等，劳伤筋膜或外感寒湿，致使经脉阻滞，气血运行失畅，筋膜肌腱失于濡养，致使关节囊或腱鞘发生黏液性或组织骨胶样变性，水液积聚于骨节经络而发为囊肿。

诊断要点

1. 腱鞘囊肿可发生于任何年龄，多见于青年和中年，女性多于男性。

2. 囊肿生长缓慢，圆形，直径一般不超过2cm。也有突然发现者。少数可自行消退，也可再长出。部分病例除局部肿物外，无自觉不适，有时有轻度压痛。多数病例有局部酸胀或不适，影响活动。

3. 局部症状，检查时可摸到一外形光滑、边界清楚的圆形包块，表面皮肤可推动，无粘连。囊肿多数张力较大，肿块坚韧，少数柔软，但都有囊性感。囊肿的根基固定，几乎不活动。

4. B超检查可帮助确定肿块的性质。

治疗方法

1. 取穴　局部。

2. 方法　用电针加悬灸法。病人取适当姿势，放松腕部，取28号银针从囊肿顶端垂直刺入底部，再从囊肿底四周均匀刺入四针，类似于扬刺法。相对两针一组接G6805电麻仪，用疏密波刺激30分钟，同时点燃艾条，对准囊肿进行熏灸，每次30分钟，1天1次，5次1个疗程。

方二

1. 取穴　囊肿局部。

2. 方法　用灯火灸法，药线制法：用苎麻线（直径0.7cm，长30cm）10条，七星剑10g，大风艾6g，95%酒精200ml，密封浸泡2周备用。操作方法：令患者坐、卧位，医者右手持药线，用酒精灯点着，以珠火施灸，距囊肿外围约3cm灸7壮，再施灸囊肿中央1壮，每日1次。

方三

1. 取穴　囊肿局部。

2. 方法　用温针法。取囊肿中央部位皮肤为第1针刺点，再分别于囊肿周围选取另两个针刺点，要求三点在一条直线上。将针刺点皮肤常规消毒，选取29号2寸针，先于第1针刺点垂直皮肤刺入，再于另两个针刺点向囊肿中央刺入。3针均以患者有酸胀感为度。针柄上端套置一段约2cm长的艾条，于下端点燃施灸，燃尽为止。为预防艾条脱落烫伤患者皮肤，需在针刺部位置一张剪好缝的纸板。以上治疗每日1次，每次留针30分钟，留针期间不捻针。5次为1个疗程。

方四

1. 取穴　囊肿局部。

2. 方法　用针刺加隔姜灸法。患者坐位或卧位，囊肿局部常规消毒，在囊肿四周用1~1.5寸毫针从前、后、左、右四个方向横刺入囊肿基底部，使针身在囊肿内呈"十"字样，囊肿顶端放厚约0.4cm的生姜1片，置艾炷施灸，如病人感觉灼热不可忍受时。将施灸姜片向上提起，加垫1片生姜再灸。每次施灸3~5壮，使局部皮肤潮红为止，艾灸结束后捻转行针1分钟，用2%利多卡因0.5ml，垂直刺入囊肿内行封闭疗法。最后以轻柔的按压法、柔法按揉囊肿及其周围，以促使药物充分吸收、囊肿消散。每周治疗1次，8次为1个疗程。

治 疗效果

☞ 朱慧用"方一"治疗36例，痊愈26例，显效7例，有效3例，有效率100%；其中3~5次治愈者22例（见《中医外治杂志》，2004年第4期）。

☞ 季美春用"方二"治疗58例，5~15天治愈，追访56例2年未见复发，2例1年后复发（见《中国民族医药杂志》，1995年第1期）。

☞ 张治国用"方三"治疗35例，治愈29例，占82.86%；好转6例，占17.14%，总有效率100%。其中1个疗程治愈1例，2个疗程治愈10例，3个疗程治愈1例。随访2年，无1例复发（见《针灸临床杂志》，2005年第7期）。

☞ 吴乃桐用"方四"治疗76例，治愈65例（85.5%），好转11例（14.5%），总有效率为

下篇 各论 第十二章 外科疾病

100%（见《中医杂志》，2002年第8期）。

1. 程子刚用电针加温灸膏法。患部消毒后，用32号1~1.5寸毫针，在囊肿边缘与皮肤<15度角平刺，针尖向囊肿中点，以指切快速捻转进针，进针深度略超过囊肿半径，针尖须达囊肿基底部。视囊肿圆周大小，小的均分4点，针刺4针，大的均分6点，针刺6针。然后接6805电针仪：连续波，强度以患者能耐受为度，通电30分钟，起针后用温灸膏（温灸膏由自动发热体和热熔药膏组成，其主要药物成分：制草乌，制马钱子，制乳香，细辛，独活，薄荷油等，贴敷患部8小时左右。每日1次，7次为1个疗程，休息2~3天，再行第2个疗程，均治疗1~3个疗程（见《浙江中西医结合杂志》，2004年第4期）。

2. 李琼用壮医药线点灸疗法。采用经过药物泡制的苎麻线，用拇、食指持线的一端，露出线头1~2cm，将线头在酒精灯上点燃，吹灭药线的火苗，快速用线头的火星对准穴位，顺应腕和拇指屈曲动作，拇指稳重而敏捷地将有火星线头直接点接于穴位上，火灭即起为1壮。每天点灸梅花穴（患侧）、合谷穴（患侧）各1次（见《中国民族医药杂志》，1998年第4期）。

灸法对本病的治疗，多是在针刺的同时，配合灸法进行，针刺治疗前应严格消毒，治疗后12小时内患处勿接触冷水，以防感染。治疗期间注意患处保暖，避免寒湿，减少患处关节活动，避免负重。针刺后，可在保证无菌的条件下，尽量给予挤压，使囊肿中液体从针眼中溢出，在选择针具时，应选择直径较大的粗针。

注意对患部的保养。一定要避免过量的手工劳动。避免关节的过度劳损，定时休息。不要长时间使用电脑，若需要长时间上网，也应每隔一小时休息5~10分钟，休息时勤做室内运动，做柔软操或局部按摩，针对肩颈、上肢、手腕进行拉筋及肌力训练，以增加柔软度及肌力。

十五、骨质疏松

骨质疏松症是一种以骨量减少，骨组织显微结构受损、继而引起骨骼脆性增加和骨折危险性增高的系统性骨骼疾病，女性多于男性，起病慢，早期无症状，多因腰背疼痛、驼背或骨折就诊，属中医"骨痹""骨痿"范畴。

人体进入老年后单位体内骨组织量减少加速，随着骨量不足，矿物质的含量也逐渐降低，表现为骨密度降低，骨质变薄，髓腔增宽，骨小梁变小，发展至骨质疏松，骨韧性和强度减弱，常引起疼痛，并可因轻微外伤而出现骨折。

中医学认为："肾主骨生髓"，精生髓，髓养骨，肾精充足，则骨骼生化有源，坚固充实，肾虚则骨不坚；若肾气不足，肾精必虚，髓无充，骨失养，脆弱无力，发为骨痿。女子七七, 天癸竭, 肾精自衰, 见骨软痿枯, 可见肾元亏虚是本病发生的根本所在。

诊断要点

1. 腰脊疼痛明显, 逐渐加重, 轻微外伤可致骨折;

2. 脊椎常有后凸畸形;

3. X线表现骨质普遍稀疏, 以脊椎、骨盆、股骨上端明显;

4. 单能骨密度检查低于健康青年人, 峰值骨量2个标准差以上。

治疗方法

▌方一▌

1. 取穴　大椎、肾俞(双)、足三里(双)、关元俞(双)。

2. 方法　用温针法。选用28号1.5寸毫针, 针刺上述穴位, 在行针得气基础上运针, 紧按慢提、小角度捻转后留针, 继而将预先切好的2cm左右艾段穿套在针炳上点燃艾条, 使之缓燃烧, 待艾条完全燃尽即出针, 隔日1次, 每周3次, 8周为1个疗程。

▌方二▌

1. 取穴　神阙穴。

2. 方法　用隔药灸法。将骨碎补、肉苁蓉、淫羊藿、吴茱萸、田三七各等份共碾为末, 加入等量食盐盐填脐, 填平后再加填成厚0.5cm左右、长宽约3cm×3cm的范围, 以高1cm、直径0.8cm、重0.1g艾炷点燃置于药盐上灸至局部皮肤出现潮红为度。每日1次, 10次为1个疗程, 疗程间休息3天。

▌方三▌

1. 取穴　气海、关元、肓俞为主穴以从气海旁开左右2.5寸两点为辅穴。

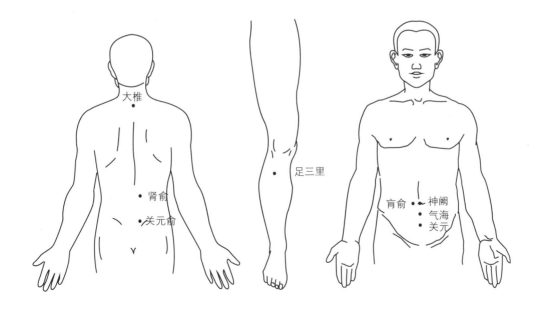

2. 方法　用温和灸法。选穴以局部取穴为主，循经穴为辅，每次选3~5个穴位。具体操作为点燃艾条，将点燃的一端在距离施灸穴位皮肤3cm左右处进行熏灸，以局部有温热感无灼痛为宜，一般每穴灸15分钟，至局部皮肤出现红晕为度。艾灸后用十一方酒（中药验方制剂）适量浸湿纱布棉垫，使用创效益治疗仪包扎带覆盖敷于疼痛的腰椎及四肢关节等部位，并包扎好，加热调节至中或低档，时间为15~20分钟，每天艾灸1次，中药烫疗每天2次，配以内服补钙药物。连续灸治3个月。

治 疗效果

☞ 陈丽仪用"方一"治疗21例，显效12例，有效7例，无效2例，总有效率90.48%（见《针灸临床杂志》，2000年第8期）。

☞ 李芳莉用"方二"治疗妇女绝经后骨质疏松症34例，治疗前后骨痛积分比较：34例患者治疗前骨痛积分为7.69±1.96，治疗后为3.59±1.43。前后比较，经统计学处理P<0.01，差异有非常显著性意义，说明治疗后骨痛积分有显著下降（见《中国针灸》，2005年第7期）。

☞ 黄丽欢用"方三"治疗28例，显效9例，占32%；好转16例，占57%；无效3例，占11%。总有效率89%（见《现代中西医结合杂志》，2006年第19期）。

处 方荟萃

1. 王东岩用红外灸疗法。取穴：神阙、足三里。操作：选用苏州华佗医疗用品厂生产的红外灸疗仪，接通稳压电源，然后将热电极分别插入A、B两输出孔，打开稳压电源开关，按A键将温度升高到45℃，按T键定时20分钟，然后按同样的方法设定B键的温度和时间，首先将A键放置于身体左侧足三里穴位，B键放置于神阙，按S键仪器开始工作；结束后，再用相同的方法重新设定A、B键，将A键放置于身体右侧足三里穴位，B键仍放置于神阙，再治疗20分钟。治疗结束后，从穴位上取下治疗电极，并切断电。隔日治疗1次，3个月为1个疗程，连续治疗2个疗程（见《国医论坛》，2000年第6期）。

2. 居贤水用隔药灸法。取4组穴位，穴位组序为：（1）大椎、大杼（双侧）、肝俞（双侧）；（2）中脘、膻中、足三里（双侧）；（3）脾俞（双）、肾俞、命门；（4）神阙、关元。采用补肾填精、温阳壮骨、疏通经络等中药，磨制成粉末备用。在临灸前用80%酒精调匀，压成直径3cm，厚0.8cm圆形药饼（药饼成分：补骨脂、当归、生熟地、仙茅、仙灵脾、丁香、肉桂等）。一穴放一药饼，饼上置以宝塔形艾炷（重2g），隔日艾灸1次，每次1组穴，每穴施灸5壮，按上述4组穴顺序灸毕，再隔灸，如此循环至24次完毕，总灸量最多480壮（见《针灸临床杂志》，1995年第9期）。

按 语

本法可提高原发性骨质疏松症患者的性激素水平，改善患者的微循环，增强人体免疫力，增强胃肠对营养物质的吸收能力，促进人体新陈代谢，从而抑制骨吸收，促进骨形成，使骨形成大于骨吸收，因而达到提高骨密度之目的。

徐正海认为，逆灸是中医传统保健方法之一，是指在人体未见明显病症的状况下，在一些具有保健作用或特定的疾病相关腧穴上进行适当程度的艾灸，以期达到防病强身目的的一种行之有效的方法，将之应用于骨质疏松的预防上也有较好的效果。方法是：自己用清艾条炎双侧足三里、三阴交，每日1次，每穴15分钟，以局部潮红为度，每灸25天休息5天，总共灸治1年（见《中国中医药信息杂志》，2001年第1期）。

杨莉认为，骨质疏松者多会出现腰背疼痛的症状，可以用下方进行治疗：取大杼、膈俞、肝俞、肾俞、脾俞、命门、足三里、绝骨、阳泉、太溪、关元。根据病痛部位，每次选3~4个主穴，2个穴，用1.5寸毫针快速进针，缓慢捻转得气后，将3cm长的艾段套入主穴针柄点燃。艾段下方垫薄纸皮，以防烫伤皮肤，潮红微痛时起针，每日1次，7次为1个疗程，休息2天进行下一疗程，最多治疗5个疗程（见《实用中医药杂志》，2000年第1期）。

在治疗期间，患者应常吃富含钙和蛋白质、高铁、维生素及易消化的食物。食量应与体力活动平衡，每餐不宜吃得太饱，尽量少食多餐，以利食物的消化吸收。

本病急性期适当卧床休息，鼓励或协助患者2~3小时更换1次体位，循序渐进，同时保持各关节功能位置；急性期过后指导患者进行运动疗法及功能锻炼，采取全身和局部相结合的锻炼方法，如转颈、握拳、挺胸、摆腿、打太极拳等。日光照射皮肤有利于体内维生素D的合成和钙的吸收。在护士指导下有计划、逐渐增加活动量，以患者能承受为限。

十六、腰肌劳损

腰肌劳损主要指腰部肌肉、筋膜等软组织的急慢性损伤，属于中医"腰痛"、"痹症"范畴。

病 因病理

腰肌劳损是腰部软组织积累性劳损，是因长期坐姿不正，超负荷劳动，急性损伤治疗不当的后遗症及腰部活动失衡后使部分肌肉长期处于紧张状态而致肌肉、关节囊、滑膜、韧带、脂肪等软组织充血、水肿、粘连、瘢痕挛缩等引起的长期慢性疼痛。

中医学认为，本病多因汗出当风，感受寒湿；或湿热内蕴，使经脉阻滞，气血不通；或闪挫跌仆，损伤经脉，气滞血瘀；或久坐久立，劳伤筋骨，气血耗损；或年高体虚；或禀赋不足，肝肾亏虚，精血不足，筋骨失养所致。

诊 断要点

1. 腰部酸痛或胀痛，休息时减轻，劳累时加重；适当活动和经常改变体位时减轻，长久弯腰和处在不良工作环境时加重。

2. 晨间痛。轻者晨起时腰酸，腰痛明显，经活动缓解数小时后症状显著减轻。重者往往在凌晨时被痛醒，然后不能入睡，起床活动后稍有缓解。

疗方法

▌方一▌

1. **取穴** 肾俞及阿是穴。

2. **方法** 用药锭灸法。药锭制法：麝香3g，朱砂6g，硫黄10g，各研极细末。先将硫黄在火上化开，然后投入麝香、朱砂，离火拌和，在光滑的石头上摊成薄片，切成米粒大小块，贮瓶密闭备用。取肾俞及阿是穴（应取最痛的一点）。治疗时将1小块药锭置于所取穴位处，以火柴点着，待到火将灭时，迅速以1小方块胶布固定，然后施以按揉手法放松腰部肌肉。如治疗1次不愈，第7天后可再治疗1次。一般治疗3~5次可愈。每次治疗后在局部可出现一小块创面，注意保护创面，一般不会感染。

▌方二▌

1. **取穴** 热敏腧穴。

2. **方法** 热敏灸法。局部选取患者腰部附近的经穴、痛点和压痛点、皮下硬结、条索状物处等反应物部位，远端选位集中在下肢阳经穴位为主，用点燃的艾条，在上述部位为中心，3cm为半径的范围内，距离皮肤3~5cm施行回旋灸和温和灸，当患者感受到艾热发生透热、扩热、传热、局部不热远部热、表面不热深部热；或其他非热感觉，如施灸部位或远离施灸部位产生酸、胀、压、重、痛、麻、冷等感觉时，此点即为热敏点，重复上述步骤，直至所有的热敏点被探查出，选择1~3个最敏感穴位予以灸疗。先回旋灸打基础，继之雀啄灸加强灸量、激发经气，再温和灸温通经络。医生需以手感受掌握患者皮肤温度（以患者感温热但无灼痛为度），随时弹去艾灰，防止烧伤皮肤及烧坏衣物。对热敏点的一次施灸时间因人而异，一般从数分钟至1小时不等，每日1次。共治疗10次。

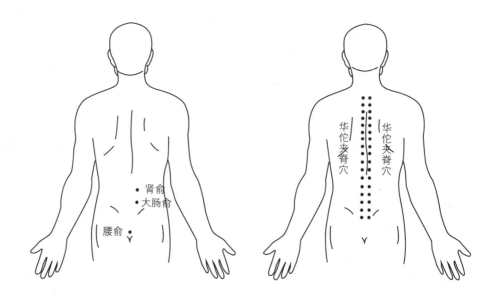

‖ 方三 ‖

1. 取穴　夹脊穴。

2. 方法　用温针法。患者取俯卧位或侧卧位，使腰肌松弛，灸熏点受热均匀。取同腰痛部位相应的夹脊穴2~4穴，根据患者体形选用2.5寸左右的毫针刺入。进针后针尾部应留出1.5cm左右，以免热灸时毫针根部灼伤皮肤，但亦不要离太远，否则热量及艾绒药性不能通过皮肤及毫针透入组织深部。进针得气后在针尾粘上艾绒球或艾条段，点燃施灸。艾绒宜捻成红枣大小，长约1.5~2cm。治疗时医者须一直立于患者身边，如艾绒或灰焰掉落，立即呼气吹出，以免灼伤皮肤。但不宜在皮肤上放置纸片等物遮挡，否则药性及热量不能到达组织，影响疗效。施灸宜3~5壮，以局部皮肤潮红、患者自觉腰部温热，轻松为佳。隔日1次，7次为1个疗程。

‖ 方四 ‖

1. 取穴　华佗夹脊穴、阿是穴、腰俞、肾俞、大肠俞、委中。

2. 方法　用温针法。患者取俯卧位，常规消毒后，用2寸毫针直刺，提插捻转施用补法（委中用泻法），待得气后，用纯艾条切20mm小段，用火点燃下端后，插在针柄上，每个艾段燃烧10分钟左右，待艾段燃完后，继续留针20分钟。出针后用医用凡士林均匀涂患部，然后取一玻璃火罐用闪火法吸附腰部，沿足太阳膀胱经于患部来回走罐，至皮肤呈紫红色。每日1次，10次为1个疗程。

委中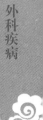

治疗效果

☞ 旷秋和用"方一"治疗101例，治愈55例，显效41例，无效5例（见《中国民间疗法》，2004年第6期）。

☞ 樊莉用"方二"治疗45例，对照组42例，治愈23、11例，好转22、31例，无效0、0例，治愈率51.1%、26.2%（见《江西中医学院学报》，2007年第5期）。

☞ 徐建钟用"方三"治疗180例中，痊愈95例，好转83例，无效2例，总有效率98.9%.痊愈率52.78%。对照组110例中，痊愈40例，好转68例，无效2例，总有效率98.18%（见《南京中药医大学学报》，1997年第3期）。

☞ 郭丽霞用"方四"治疗112例，对照组110例，治疗组治愈率为90.17%，对照组治愈率为64.55（见《江西中医药》，2006年第6期）。

处方荟萃

1. 张跃霞用艾条灸法。以阿是穴为主。若呈放射性疼痛者从根部找压痛点；若有多个压痛点或弥漫性压痛者，则第1次治疗取压痛最显著的1~2点，以后治疗再取他处；若无明显压痛点者可取局部2~3个经穴或沿着疼痛的径路选择常用穴位，如坐骨神经痛选择秩边、环跳、承扶、委中、阳陵泉、昆仑等穴。采用普通清艾卷或药物艾卷，按照传统太乙

下篇 各论 第十三章 外科疾病

神针的方法由上至下对以上穴位进行施灸。将艾卷点燃，在穴位上覆盖5~7层白棉布并用左手固定，右手持艾卷并将点燃的一端对准穴位按在白棉布上，当患者感觉到灼热时立即将艾卷提起，稍待片刻，再重新按下，若艾火熄灭，重新点燃，或用2~3支艾卷点燃轮流交替使用。每穴按灸5~7次，灸至局部皮肤呈现红晕，并使患者感觉到灸火的热力透达组织深部为度。每日治疗1次，疼痛严重者可每日2次，6次为1个疗程，疗程间隔2日（见《河北中医》，2003年第8期）。

2. 宋玲娣用铺灸法。在临床中根据病情，调整铺灸材料：皮肤表面涂抹一层凡士林油，以蒜和鲜姜的混合物（蒜2/3，鲜姜1/3）铺底，上盖艾绒；若寒湿重，需在蒜姜上撒麝香，且铺灸穴不只选督脉穴，随症选配局部穴，如肩痹可加配肩部穴位，范围可较针刺穴大。施灸处若有溃疡或月经期均需暂停治疗，高血压者血压稳定时选用。灸后一个月内忌食生冷辛辣，肥甘厚味，鸡、鹅肉及鱼腥发物等，禁冷水洗浴（可用温水），忌用力搓洗，避吹冷风，忌房事（见《实用中医内科杂志》，2005年第4期）。

按语

慢性腰肌劳损的热敏化穴位多位于腰部膀胱经穴（或腰夹脊）和督脉经穴，以腰阳关、大肠俞、肾俞、关元俞多见，下肢也常涉及委中、阳陵泉、足三里、风市穴。大肠俞、肾俞，治疗时还需注意的是：（1）守神是热敏灸疗的重要方面，患者和医生都必须保持心神的安宁，才能最大限度地激发经络感传。（2）施足灸量也是一个技术关键，灸量即艾灸的每次施灸剂量，根据机体的病理状态不同和个体差异，每个患者所的艾灸剂量都不尽相同。艾灸的最佳剂量是以完成感传为度的灸量，直至热敏现象消失为一次施灸量。同时，随着病情改善，腧穴热敏现象也会减少，热敏出现的时间也会延长。

运用温针灸时应掌握艾绒与皮肤之间的距离，使皮肤所受灸热适当，一般距离为1.3~1.7cm。其次还须注意艾绒球的大小、关窗防风等，以免影响疗效。

治疗期嘱患者宜卧硬板床休息，以减轻疼痛，缓解肌肉痉挛，防止继续损伤。注意避免受凉，并宜做腰部后伸锻炼，以加强腰肌的各种功能。

十七、急性腰扭伤

急性腰扭伤，俗称"扭腰"、"闪腰"，是指腰部软组织的急性损伤。本病属中医学"伤筋"范畴。

病因病理

此病常因劳动或运动过程中用力不当所致，如劳动时姿势不正确，负重或用力过猛，使腰部受到强力牵拉或行走跌倒受外力撞击，均可导致以腰部肌肉、韧带、筋膜为主的急性扭挫伤。

中医学认为，多因腰部突然受力，或强烈扭转、牵拉而使腰部筋脉受损，局部气血闭阻经脉,不通则痛;或劳动姿势不当,用力时使关节、筋膜发生错位嵌顿;或咳嗽、喷嚏、哈欠时,使腰部经气逆乱所致。

诊断要点

1. 有腰部扭伤史,多见于青壮年。

2. 腰部一侧或两侧剧烈疼痛、活动受限,不能翻身、坐立及行走,常保持一定强迫姿势。

3. 腰肌和臀肌紧张痉挛或可触及条索状硬块,损伤部位有明显压痛,脊柱生理曲度改变。

4. 排除腰椎骨折、腰椎间盘突出症、腰椎滑脱等症。

治疗方法

【方一】

1. **取穴** 取腰部梅花穴。配以承山、委中、人中、足三里、三阴交、阳陵泉、昆仑、后溪等。

2. **方法** 用壮医药线点灸法。采用局部和循经取穴相结合,主穴和配穴相结合。用2号药线点灸,用拇、食指持线的一端,露出线头1~2cm,将线头在酒精灯上点燃,吹灭药线的火苗,快速用线头的火星对准穴位,顺应腕和拇指屈曲动作,拇指稳重而敏捷地将有火星线头直接点按于穴位上,火灭即起为1壮。灸处有轻微灼热感。每日点穴1~2次,5天为1个疗程,3~5天进行第2个疗程。

【方二】

1. **取穴** 两侧肾俞穴、大肠俞穴和命门穴。如有压痛点再加灸压痛点。

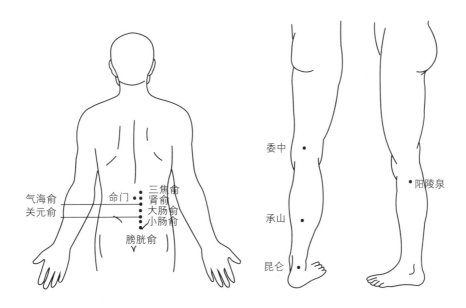

2.方法　用樟脑隔姜灸法。樟脑粉10g，生姜50g（捣如泥备用），纱布10cm×10cm。患者俯卧，术者先用温水浸湿纱布，拧干拉平，置于所取之腧穴及压痛点上，将生姜泥铺于纱布上，厚约1cm，压平。将樟脑粉分为5份，每份2g。每次取1份均匀地撒在生姜泥上（切勿超出姜泥范围），点燃樟脑燃灸。灸完1次，接着再放1份，直至灸完5次为止。灸时若患者有明显的灼热感，可用双手将纱布轻轻提高，稍稍变换位置。樟脑点燃后，让其自燃，不可吹或扇，灸毕以达到灸处皮肤微微发红为好，应避免灼烫起泡。

▌方三▐

1.取穴　三焦俞、肾俞、气海俞、大肠俞、关元俞、小肠俞、膀胱俞。

2.方法　用雷火针灸法。取纯净细软的艾绒125g平铺在40cm见方的桑皮纸上。取沉香、木香、乳香、羌活、干姜、穿山甲各9g，共为细末，麝香少许，掺入艾绒内，紧卷成爆竹状，外用胶水或糨糊封固，阴干备用。嘱患者取俯卧位，充分暴露施术部位。将雷火针的一端点燃，用清洁干燥棉布折叠七层将烧着端包裹，立即紧按于穴位处灸熨，使雷火针内的热力透过布层，深入肌肤，直达病所。如患者感太烫，应略将雷火针提起，以免烫伤，若针冷则再燃再熨，如此反复灸熨7~10次至局部皮肤发红为度。日1次，7次为1个疗程。

▌方四▐

1.取穴　阿是穴。

2.方法　用指掐加艾灸法。病在太阳指掐后溪，病在督脉指掐人中，病在太阳及少阳指掐腰痛穴；同时有酸麻胀感后指导病人做腰部活动3~5分钟，并在"阿是穴"上行艾炷灸，用药酒（75%酒精泡制蜂窝）或正红花油涂于灸处，使用中型艾炷灸5~7壮（以局部潮红，病人自觉有热感渗透肌肤为佳），灸后在痛处做轻揉按摩片刻。每日1次，6次为1个疗程。

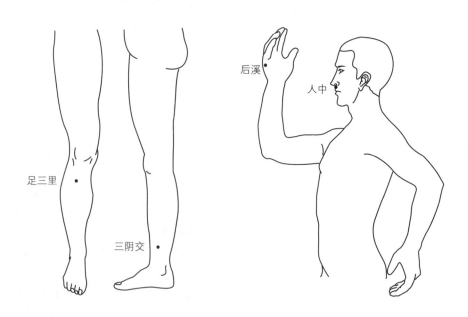

治疗效果

☞ 李忠贵用"方一"治疗42例中，点灸2次，疼痛消失，功能恢复正常者4例，点灸3~5次31例，6~10次4例，点灸10次以上者3例，其中有一例病程长者须配合其他方法治疗才显效，总有效率为100%（见《中国民族民间医药杂志》，1996年第21期）。

☞ 朱世强用"方二"治疗66例中，治愈41例，显效25例。治疗次数最少者1次（59例），最多2次（7例）（见《广西中医药》，1991年第1期）。

☞ 李欣欣用"方三"治疗80例，经1~2疗程治疗后，治愈56例，显效11例，好转9例，无效4例，总有效率达95%（见《山东中医杂志》，2006年第6期）。

☞ 罗立新用"方四"治疗30例全部获得显著效果，一般经1个疗程后，腰部肿胀、疼痛体征全部消失，活动自如（见《针刺研究》，1994年第3期）。

处方荟萃

1. 程爵棠用隔姜灸法。取穴：肾俞、夹脊穴、委中、阳陵泉、阿是穴。配穴：寒湿者加腰阳关、风府；恶寒发热者加大椎、合谷；劳损甚者加膈俞、次髎；肾阳虚者加关元、气海；肾阴虚者加照海。每次取3~5穴，取适当大小的艾炷隔姜灸（先将姜片贴穴位处，上置艾炷施灸），各灸5~7壮，每日灸1次，10次为1个疗程（见《艾灸疗法治百病》，2009年人民军医出版社出版）。

2. 程爵棠用刺络加隔药灸法。局部取穴、痛点取穴1~4穴。穴位经常规消毒后，先用梅花针扣刺，至轻度充血或用手按摩穴位至轻度充血，再穴位贴敷：取丁桂散（丁香、肉桂各等份，共研细末）约0.5g，放在穴位，用一小块胶布贴紧固定在穴位上，然后取艾条1支点燃，在贴药穴上灸2~3分钟，也可达5分钟，至有温热感止，2~3日换胶布1次（见《艾灸疗法治百病》，2009年人民军医出版社出版）。

按语

实践证明，壮医药线点灸治疗急性腰扭伤，确有较好的效果，说明其有疏通经络，活血化瘀，消肿止痛的作用。经过观察，一般施灸1~2次即可缓解疼痛，一疗程（5天）绝大多数急性腰扭伤患者均可恢复正常，而且，病程越短，就诊越早，效果越好，反之较差。

在治疗的同时，应注意腰部保暖，避免风寒等外邪的侵袭。睡卧硬板床，避免加重或复发。

十八、腰痛

腰痛是以腰部一侧或两侧疼痛为主要症状的一种病证。中医将其归属于"腰脊痛"范畴。

病因病理

腰疼并不是一个独立的疾病，而是一种症状，引起腰疼的原因很多也很复杂，常见的原因有:(1)由于脊柱骨关节及其周围软组织的疾患所引起局部损伤、出血、水肿、粘连和肌肉痉挛等;(2)由于脊椎病变,如类风湿性脊椎炎、骨质增生症、结核性脊椎炎、脊椎外伤及椎间盘脱出等。(3)由于脊髓和脊椎神经疾患,如脊髓压迫症、急性脊髓炎、神经根炎、脊髓肿瘤等引起的腰疼。(4)由于内脏器官疾患,如肾炎、泌尿系感染、泌尿系结石、胆囊炎、胆囊结石、胰腺炎、胃及十二指肠球部溃疡、前列腺炎、子宫内膜炎、附件炎及盆腔炎等引起;肿瘤也可引起腰骶部疼疼,女性病人往往同时伴有相应的妇科症候。(5)由于精神因素,如癔病引起。

中医学认为,腰痛主要与感受外邪、跌仆损伤和劳欲太过等因素有关。感受风寒,或坐卧湿地,或长期从事较重的体力劳动,或腰部闪挫撞击伤未完全恢复,均可导致腰部经络气血阻滞,不通则痛。素体禀赋不足,或年老精血亏衰,或房劳过度,损伤肾气,"腰为肾之府",腰部脉络失于温煦、濡养,可致腰痛,以上原因导致腰脊部经脉、经筋、络脉的不通和失荣是腰痛的主要病机。

诊断要点

1. 临床以腰部一侧或两侧发生疼痛为主要症状。腰痛常可放射到腿部,常伴有外感或内伤症状。

2. 引起腰痛病的原因很多,约有数十种,比较常见的有肾虚、腰部骨质增生、骨刺、椎间盘突出症、腰椎肥大、椎管狭窄、腰部骨折、椎管肿瘤、腰部急慢性外伤或劳损、腰肌劳损、强直性脊柱炎等。

3. 腰椎X线照片及CT、MRI等检查,可帮助寻找出导致腰痛的原因。

治疗方法

方一

1. 取穴　肾俞、足三里。

2. 方法　用温和灸法。患者坐位,严重者卧位,充分暴露双侧足三里穴和肾俞穴,点燃艾条,依次温和灸双侧足三里穴,变换体位后再灸双侧肾俞穴。每穴灸15~30分钟,灸至局部皮肤出现红晕,有温热感而无灼痛为度。每日1次,7日为1个疗程。主治瘀血腰痛。

方二

1. 取穴　肾俞、大肠俞、腰阳关、委中。

2. 方法　用隔姜灸法。患者俯卧位,取鲜生姜切0.5cm厚的姜片,用注射针头在姜片上刺几个小孔,将置于以上各穴,将艾绒捏成花生米大小的圆锥状艾炷置于姜片上,从顶端点燃,此为1壮,每穴3~5壮,10次为1个疗程,疗程间休息2~3天。主治寒湿腰痛。

方三

1. 取穴　主穴取阿是穴。配穴取肾俞、环跳、秩边、委中、阳陵泉、足三里、承山、悬钟。

2. 方法　用隔药灸法。组方: 生川乌、生草乌、乳香、没药、炮山甲、木香、赤芍、红花各等份。每次治疗选2~4穴,主穴每次必选,根据具体病情选1~3个配穴,随症配用。灸前取生姜切成厚约0.3cm的片,中间用中号缝衣针扎数孔,待用。患者俯卧于治疗床上,将1枚姜片贴于所选穴位处,上置适量药末和艾炷,点燃。片刻药气即可透入皮肤。病人感觉灼痛难忍时可将姜片略提起,稍候放下再灸。药艾燃尽,再另换1炷,每穴灸5壮,每日1次,5次1个疗程。主治急性腰痛。

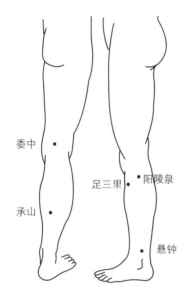
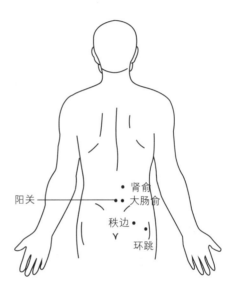

▶方四◀

1. 取穴　腘横纹头。

2. 方法　用艾炷灸法。病人取俯卧位,不能俯卧者的取坐位,屈膝90度,定位腘横纹两端,做记号,局部涂抹凡士林,平放双腿,4处穴位上安放圆锥形艾炷,底直径约3mm,2人同时点燃4个艾炷,烧至皮肤感到灼热即取下,共灸9遍,完毕休息3分钟起来,共做2次。主治急慢性腰痛。

治疗效果

☞ 夏晓红用"方一"治疗瘀血腰痛38例中,痊愈26例,显效7例,好转4例,无效1例。总有效率为97.4%。其中疗程最短4日,最长17日(见《河北中医》,2001年第11期)。

☞ 王明佳用"方二"治疗32例患者,痊愈21例,好转8例,未愈3例,治愈率65.6%,总有效率90.6%(见《中国民间疗法》,2009年第11期)。

☞ 万森知用"方三"治疗急性腰痛65例中,治愈58例,占89.2%,其中大多只治疗1~3次;有效5例,占7.7%;无效2例,占3.1%。2例无效患者后经CT检查显示为腰椎间盘突出症,总有效率96.9%(见《中国针灸》,2002年第9期)。

王玉华用"方四"治疗27例，对照组12例，分别治愈11、1例，显效7、8例，有效5、2例，无效4、1例（见《浙江中医药大学学报》，2006年第5期）。

处方荟萃

1. 孙小波用热敏灸法。(1)调定灸态：要求环境安静、患者情绪放松、呼吸和缓、意守施灸点，医生也必须守神，将艾热固守在热敏点上。(2)确定灸位：局部选取患者腰部附近的经穴、痛点和压痛点，远端选位集中在下肢阳经穴位为主，用点燃的艾条，在以上述部位为中心的3cm半径范围内，距离皮肤3~5cm施行回旋灸和温和灸，当患者感受到艾热发生透热、扩热、传热、局部不热远部热、表面不热深部热或其他非热感觉，如施灸部位或远离施灸部位产生酸、胀、压、重、痛、麻、冷等感觉时，此点即为热敏点，重复上述步骤，直至所有的热敏点被探查出，选择1~3个最敏感穴位予以灸疗。(3)艾灸操作：先回旋灸打基础，继之雀啄灸加强灸量、激发经气，再温和灸温通经络。医生需以手感受掌握患者皮肤温度（以患者感温热但无灼痛为度），随时弹去艾灰，防止烧伤皮肤及烧坏衣物。(4)灸量：艾灸的最佳剂量是以完成感传为度的灸量，直至热敏现象消失为一次施灸剂量。同时，随着病情改善，腧穴热敏现象也会减少，热敏出现的时间也会延长。一般从数分钟至1小时不等，每日1次，7次为1个疗程。主治寒湿腰痛（见《赣南医学院学报》，2009年第6期）。

2. 金安用金丹灸法。取穴原则：(1)首选足太阳膀胱经穴：三焦俞、肾俞、大肠俞、气海俞、关元俞等穴；(2)邻近病变区的穴位或阿是穴；(3)循经或异经取穴，常取委中、承山、腰俞、志室、风市、阳陵泉、犊鼻、足三里、肩井、肩髃等；(4)耳郭反应点及反应区。在明确诊断后，首先选好压痛点，或疼痛区相应的穴位，用拇指甲在穴位上压出一十字痕迹，作为标志，从上述备妥的金丹灸剂中，取一仁丹粒大小的丹剂，置于1.5cm²大小的胶布创膏中央，贴在选定的穴位上。每次施灸以1~3个穴位为宜，以后间隔7~10日另取邻近穴位行第二次或第三次灸治。施灸后应告诉病人自己揭去丹灸的时间。成人四肢和躯干施灸时，通常是在24小时后揭去，儿童或成人颜面部只需8~10小时；也可贴灸2~3天后揭去，当揭去丹灸时，在穴位上可见有"水痘样"灸疱形成，不痛，有时略有痒感。该灸疱经7~10天可自行吸收，表皮脱落、无斑痕，仅有暂时性轻度色素沉着，病人自行揭去贴灸后，应当用创可贴保护，以防搔破或感染（见《世界中医骨伤科杂志》，2001年第2期）。

3. 宋丽华用隔药灸法。巴戟天、淫羊藿、广木香、川椒、补骨脂、升麻、大茴香（炒）、肉桂、川楝子各30g，乌附片15g，将上述10味中药粉碎，过100目筛后，每次取药粉15~20g，用鲜生姜汁调成膏状。患者俯卧位，放于双侧腰眼穴（第四腰椎棘突下旁开3.8寸上），上盖纱布或净布，以艾炷放于药膏之上点燃灸之。每穴灸1~2壮，每天1次，连续7天为1个疗程（见《内蒙古中医药》，2009年第10期）。

灸法具有很好的镇痛效应。方宗仁等通过实验证明艾灸刺激能提高大鼠甩尾率，镇痛效应的时程长于电针镇痛（见《针刺研究》，1993年第4期）。崇桂琴通过实验，认为艾灸镇痛机制在于增加脑内阿片肽类物质含量，产生中枢性镇痛作用。在艾灸活血化瘀研究方面（见《针灸临床杂志》，1999年第6期），吴中朝等认为主要是通过清除痛症患者血液中增加的异常成分和改善血液理化性质实现的（见《中国针灸》，1998年第9期）。因此，用艾灸的方法治疗腰痛既能止痛又能活血，起到了标本兼治的作用。

腰痛是临床常见的一种症状，可由很多疾病引起，因此，在治疗腰痛的同时，有必要对腰痛的原发病进行治疗，以取得更好疗效。灸治时也往往根据原发病的不同，而采用不同的灸治方法，可取得相应的疗效。

1. 脊神经后支性腰痛。陈继春用隔姜灸法。患者俯卧，将2~3mm厚的生姜片用三棱针刺数个小孔后置于患侧相应夹脊穴上，然后在姜片上放蚕豆大艾炷施灸，连灸4~5壮。隔日治疗1次。若灸后出现水疱，可用三棱针挑破并外涂烧伤膏（见《陕西中医》，1996年第12期）。

2. 产后腰痛。周敏亚用隔药灸法。将肉桂、当归、桂枝、川断、牛膝、红花、独活等中药研末备用。取穴：第1组：腰2、腰4夹脊穴，十七椎下。第2组：腰3、腰5夹脊穴，十七椎下。两组穴交替轮换选取。将药末用适量米醋调和做成厚3mm、直径2cm的药饼放置于穴位上，再将艾绒制成合适大小艾炷放于药饼中心点燃，燃尽更换新炷，以局部皮肤潮红、有灼热感为度，每穴燃3壮，10次为1个疗程，共治疗3个疗程，每疗程间停止治疗5天（见《浙江中医学院学报》，2004年第2期）。

3. 腰椎压缩性骨折后遗腰痛。岳艳用化脓灸法。患者先摄片确定腰椎压缩的具体节段，在督脉上选取被压缩椎体棘突下方作为施灸部位，压缩2节者取2个部位。常规消毒后，用2%利多卡因作局部麻醉。将艾绒捻搓成麦粒状，置于选定部位上（如黏附不牢可事先涂些凡士林），用线香点燃艾炷，直至其燃尽。灸完1壮，以棉签蘸75%酒精擦拭所灸部位，再依前法续灸6~8次。施灸的第2日，在所灸部位上贴敷淡膏药，每天或隔日换1次，直至灸疮痊愈。不愿贴淡膏药的患者，可每10天施灸1次，连续3次。灸疮化脓期间，要保持局部清洁，以免并发其他病症（见《中国民间疗法》，2005年第5期）。

4. 椎间盘源性下腰痛。李述新用温针法。取穴肾俞、大肠俞、膀胱俞。患者俯卧位，穴位常规消毒后，取30号1.5寸不锈钢针向脊柱方向斜刺肾俞、大肠俞、膀胱俞，行平补平泻手法，得气后取药艾条1支，分为长2.5cm段，分别放置在针尾后点燃，留针30分钟，期间更换艾炷1回，每天1次，10次为1个疗程，每疗程中间休息2天（见《辽宁中医药大学学报》，2006年第6期）。

5. 椎间盘突出症术后腰痛。李述新用温针法。①取穴：肾俞、大肠俞、八、秩边委中、

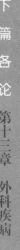

下篇 各论 第十三章 外科疾病

或腰椎病变节段处阿是穴。②操作：患者俯卧位，常规消毒后，针刺以上穴位，边针刺边捻转至酸、麻、胀、重感，秩边要求产生串电感。进针后将毫针留在适当的深度，然后取艾条1根（艾条要选择艾绒较细，卷曲结实，卷纸易于燃烧者）截成2.0~3.0cm，插在针柄上点燃，艾条距离皮肤3.0cm左右为宜。当艾炷点燃后，患者会有很强的灼热感，这时要特别注意嘱患者不要移动体位，将事先准备好的纸片垫在皮肤上作隔热处理，待艾条燃尽为止，每穴2壮。委中穴直刺1.5~3.0寸，施提插捻转泻法，留针20分钟，隔双日用梅花针或三棱针点刺放血，放血后拔火罐，留罐10分钟，治疗1次/天，7次为1疗程（见《针灸临床杂志》，2009年第9期）。

十九、腰椎间盘突出症

腰椎间盘突出症是椎间盘退行性变后，再因某种原因致纤维环发生破裂，髓核突出压迫神经根和脊髓引起腰痛和一系列神经症状。属中医学"腰痛"、"痹症"范畴。

病因病理

现代医学研究表明，腰椎间盘突出症是由于腰椎间盘退化变性，在各种诱因作用下导致腰椎间纤维环的破裂，髓核向后或向后外侧移位疝出，压迫马尾神经、脊神经及周围软组织，引起局部水肿，炎性渗出，继则引起一系列自身免疫反应异常及椎间盘本身蛋白多糖、胶原蛋白等代谢障碍等，出现腰痛伴有下肢反射痛或伴有马尾神经症状等为主的临床病症。

中医学认为，"通则不痛，痛则不通"，"痛多因瘀"。《素问·刺腰痛论》曰："足太阳脉令人腰痛，引项脊痛，如重状……"腰痛多由于跌仆闪挫或过劳负重，导致经脉受损、气血瘀阻；或感受风寒湿邪，痹阻经脉，导致寒凝血滞。本病始发多为实证；然久病之后，伤及肝肾，或年老体衰，肝肾不足，筋脉失养，致经络痹阻。临床上以气滞血瘀、寒湿凝滞及肝肾亏虚表现较为多见。

诊断要点

1. 有损伤史或着凉史。

2. 腰痛伴坐骨神经痛，腹压增加时加重。

3. 腰椎侧弯，活动受限，棘突旁有压痛并向下肢放射。下肢腱反射异常，皮肤神经支配感觉过敏或迟钝，足趾背伸或跖屈力减弱。

4. 直腿抬高试验、加强试验阳性。

5. X线摄片除外其他骨病，脊髓造影见硬膜前有压迹缺损。

6. CT片见到椎间盘突出阴影。

7. 手术及病理证实。

凡具备第1~4项可诊断，兼有第7项即可确诊，第5、6项可辅助诊断。

治疗方法

▌方一▐

1. 取穴 关元、气海为主穴。配穴：足太阳型取肾俞、大肠俞、环跳、秩边、承扶、殷门、委中、阳陵泉、承山、昆仑；足少阳型取肾俞、大肠俞、环跳、风市、阳陵泉、悬钟、丘墟。

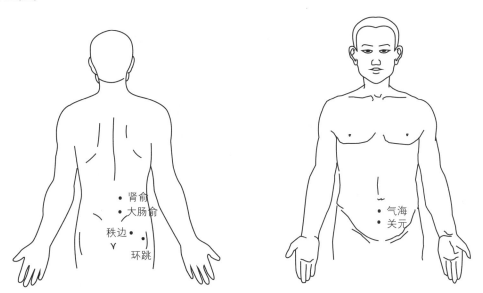

2. 方法 用温针法。患者仰卧，先用长2.0～3.0寸的毫针向腰两侧方向斜刺关元、气海，施以提插捻转手法，使针感向腰部传导，然后再用长1.5寸毫针直刺关元、气海，施以温针灸，采用清艾条（25g）用刀切成2cm长的段，垂直插于针柄上施灸，每次灸两段。每隔10分钟给予斜刺方向的针行针1次，30分钟后起针。起针后再行侧卧位，给予配穴施针，每日1次，7次为1个疗程，疗程间休息2天。

▌方二▐

1. 取穴 热敏腧穴。

2. 方法 用热敏灸法。在腰背部及下肢热敏化高发区寻找热敏穴实施灸疗，初始多在易出现热敏现象的足太阳膀胱经、督脉、带脉等经脉上，至阳、关元俞、委中、委阳、环跳、阳陵泉、昆仑、阿是穴等穴附近或皮下有硬结、条索状物处等反应物部位行灸疗。先行回旋灸2分钟温热局部气血，继以雀啄灸2分钟加强敏化，循经往返灸2分钟激发经气，再施以温和灸发动感传、开通经络。当某穴位出现透热、扩热、传热、局部不热（或微热）远部热、表面不热（或微热）深部热或其他非热感等（如酸、胀、压、重等）感传时此

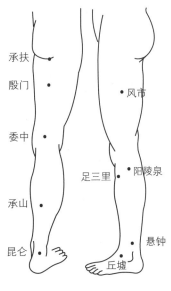

即是所谓的热敏化穴，探查出所有的热敏穴后，选择1~3个最敏感穴位予以灸疗至感传消失、皮肤灼热为止，完成一次治疗的施灸时间因人而异，一般从数分钟至1小时不等。每日1次，7天为1个疗程。

▌方三▌

1. 取穴　所选的穴位包括两部分，一部分为病变局部，以督脉、膀胱经背腰臀部穴位为主。如肾俞、腰阳关、命门、华佗夹脊等；第二部分为辨证选穴，如下肢放射痛以下肢外侧为主（第4、5腰椎间盘突出）选足少阳经穴风市、阳陵泉、悬钟等；下肢放射痛以下肢后侧为主（第5腰椎第1骶椎间盘突出）选足太阳经穴承扶、委中、承山等；混合型再配选委阳、丘墟、阿是穴等。

2. 方法　用运动灸法。患者多取俯卧位，采用清艾条，点燃5~10支艾条备用，用中药浸泡红棉布，浸布用的中药为桃仁、红花、地龙、丝瓜络、葛根、姜黄等。用药布包裹点燃的艾条，趁热在背腰部膀胱经、督脉及所选穴位上，施行推、点、揉、按等手法，使热力向深层渗透，强度以患者感觉舒适为度。每次治疗用5~8根艾条，每日1次，10日为1个疗程。

▌方四▌

1. 取穴　患处。

2. 方法　用隔药饼灸法。基本方：骨碎补、生大黄各1份，没药、延胡索、仲筋草、川续断各2份。有明显外伤史者酌加血竭、当归尾、麝香或冰片少许，体质虚寒、腰冷痛者加附子、肉桂。将药焙干研成细末，备用。用时取药末20克左右，以生姜汁少许调和，捏成直径4cm、厚约0.6~0.9cm的薄饼，敷贴患处，再将大艾炷置于药饼中央点燃，连续灸3~5壮。以患者自觉有温热感从腰部向下肢放散为佳。一般每日1次，如病情需要可1日2次，10次为1个疗程。

治疗方法

☞ 荆红存用"方一"治疗48例，对照组48例，痊愈20、14例，显效22、20例，有效6、9例，无效0、5例（见《针灸临床杂志》，2009年第11期）。

☞ 唐福宇用"方二"治疗60例，对照组60例，痊愈21、11例，显效18、13例，有效14、22例，无效7、14例，显愈率65%、40%（见《江西中医学院学报》，2009年第1期）。

☞ 庞根生用"方三"治疗160例，治愈46例，占28.8%；好转106例，占66.2%；无效8例，占5.0%。总有效率为95.0%（见《河北中医》，2005年第10期）。

☞ 万剑峰用"方四"配合推拿火罐治疗60例，痊愈28例，显效17例，有效13例，无效2例。痊愈者最少治疗3次，最多治疗10次。对有效者随访1年，无1例复发或加重（见《江西中医药》，1992年第5期）。

1. 唐勇用手法矫治加天灸法。根据脊柱解剖学及生物力学特点,对出现病痛部位的骨骼进行矫治,以纠正椎体三维方向的病变,理顺上下椎骨及其软组织间紊乱关系,使之回归自然状态,达到从根本上消除不稳定因素的目的。督脉天灸在椎间盘突出的病变节段上,选取阿是穴及夹脊穴,先行针刺使之得气,然后铺以破皮药,再敷以活血化瘀、消炎通经之药膏及姜末,并在其上放燃烧艾段进行灼灸治疗。起到提升中气,引气下行,使风寒湿三邪尽快祛除,激发人体自愈潜能的作用(见《社区医学杂志》,2004年第1期)。

2. 陶琪彬用化脓灸法。取肾俞(双)、气海俞(双)、大肠俞(双)、关元俞(双),痛侧选穴为秩边、环跳、承扶、殷门、合阳、承山、阳陵泉、阳关及阿是穴。将黄豆大小的艾炷用适量凡士林粘贴至阿是穴上,点燃艾炷,至烧近皮肤,患者感到灼热痛时,可拍打穴位周围以减轻痛感,烧毕1炷后以纱布蘸冷开水抹净所灸穴位皮肤再依前法灸7~9壮。每日灸2~4个穴位,隔日1次,一般灸2次。灸满壮数后,在灸穴上敷贴绿药膏或京万红以及红霉素软膏,数日后灸穴出现无菌性化脓性反应,30~40天后灸疮结痂脱落,局部遗留疤痕(见《中国中医急症》,2005年第1期)。

3. 刘传来用铺灸法。通督散:将补骨脂15g,透骨草15g,细辛6g,姜黄6g,桂枝6g,葛根6g,冰片1g,川芎10g,黄芪15g,当归20g,防己12g,制成中药粉末备用;将鲜姜制成姜泥,同时收集姜汁备用。使用方法:暴露患者腰部病变处,将鲜姜汁涂于皮肤上再均匀铺一层中药药末,然后用厚约0.5cm的姜泥块铺盖药物,在姜泥上放一楔形艾绒,灸3壮后,再用医用胶布固定中药药末和姜泥块于原位,保留12小时。牵引与铺灸相隔进行,10天为1个疗程(见《甘肃中医》,2007年第1期)。

按语

唐福宇认为,热敏穴位多位于腰部膀胱经穴和督脉经穴附近。因太阳经及督脉经行于背部,督脉又督一身之阳气,因此具有温煦阳气、激发经气的功效。热敏穴因人而异,因时而异,多随着疾病的好转而消失。在关元俞、上髎与次髎之间存在着一个"高热敏带",经统计,热敏组60例患者中就有42例在此带区内找到热敏穴并激发感传,疾病好转后42例患者中仍有7例可诱发感传。从解剖结构来看,该区处于神经根发出处,在该区行灸疗可直接刺激到硬脊膜、神经根、腰丛神经及脊神经后支,使气至病所(见《江西中医学院学报》,2009年第1期)。

在臀部针刺时,应注意针刺的深度、角度,特别是针尖必须透过敏感点,"刺之要,气至而有效",在针感传至足趾后,应控制针感,以捻转为主,提插幅度不宜过大,使针感"得而勿失",针感向足部传导是本法取效的关键,针感传导不明显的患者,则疗效较差。正如《针灸大成》所谓"只以得气为度,如此而终不至者,不可治也"。

治疗的同时,要求患者卧硬板床休息,绝对禁止做弯腰、负重等动作。

二十、隐性脊柱裂

隐性脊柱裂主要是在胚胎期神经管闭合时中胚叶发育障碍所致的椎管先天闭合不全、神经轴先天畸形的神经系统疾病。中医学将本病归属于"腰痛"、"痹证"范畴。

病因病理

脊柱裂是由于胚胎期的初级及次级神经化障碍，中胚层背侧形成受阻引起的以神经管闭合不全为共同特征的椎管内外的多种病理改变。根据有无脊髓脊膜膨出又分为隐性脊柱裂和囊性脊柱裂，其核心的临床特征是脊髓因这些异常的病理改变而形成脊髓栓系的病理状态，以及因此而出现的包括运动功能、反射功能及尿便功能受损为主的一系列脊髓栓系临床综合征。

中医学认为本病病因是先天禀赋不足，素体阳虚，肾精亏损，肾阳不固，或因后天不重视摄生，过度疲劳，导致风寒湿邪入侵，深至筋骨、肌肉、经脉，使经脉气血痹阻，运行不畅，不通则痛，而出现长期腰部怕冷、疼痛，活动受限，劳累后疼痛加重的病症。

诊断要点

1. 轻症。起病时的症状有下肢力量弱、轻度肌萎缩、麻木、遗尿，有时表现为腰痛或腿痛，多为一侧下肢受累，但也有两下肢同时发生肌无力者。检查发现呈周围性神经损害的表现，即肢体肌张力低，弛缓性轻度肌肉无力，下肢及会阴部浅、深感觉减退。

2. 中症。上述运动与感觉障碍较为明显，常见有马蹄内翻足畸形，有时出现腰痛、坐骨神经痛或伴发尿失禁。

3. 重症。下肢表现明显肌力减退，甚至瘫痪；感觉亦明显减退或消失，常并发神经营养性改变，下肢远端发凉、发绀，出现营养性溃疡。少数伴有椎间盘突出或腰椎滑脱，尚见有因脊髓栓系引起上肢症状者。

4. 临床上需通过CT、X线摄片进行诊断，片中可见一个或几个椎体的椎板缺失，脊膜大多完整无损，以腰5骶1为主。

治疗方法

方一

1. 取穴　命门穴、腰阳关穴、肾俞穴、气海俞穴、大肠俞穴、上髎穴。

2. 方法　用温针法。患者俯卧位，松开腰带，用75%的酒精做皮肤常规消毒，用0.35mm×50mm无菌针灸针，补法进针得气后，将备好的约4mm厚薄的老姜片插放在针下，在针柄上放置3cm长的药用灸条段点燃温灸，约10分钟后患者可感觉有较强的热感渗透至针尖，即疼痛最深的地方，如热感差的患者可在针柄上继续放置灸条段直到有热感为准，待灸条燃尽后出针，治疗完毕。每天治疗1次，10次为1个疗程。2个疗程后休息5天。主治隐性脊柱裂。

方二

1. 取穴 上髎（双侧）、次髎（双侧）、肾俞（双侧）、阿是穴；配穴：秩边（双侧）、膀胱俞（双侧）、肝俞（双侧）、命门、腰阳关、委中（双侧）、承山（双侧）。

2. 方法 针刺加隔姜灸。患者取俯卧位，局部按摩10分钟，以疏通经络，放松患者，消除恐惧心理。选定穴位，常规消毒后取28号2~2.5寸毫针进行直刺。进针得气后，留针30分钟，每10分钟行针一次，用补法。每10天为1个疗程。各疗程间隔3天。自第2疗程起，取主穴加隔姜灸，取鲜姜切成0.6cm厚的薄片。于中心处用针穿刺数孔，于施术部位，上置艾炷灸之。当感知灼痛时，更换再灸，每穴7~11壮。主治骶裂。

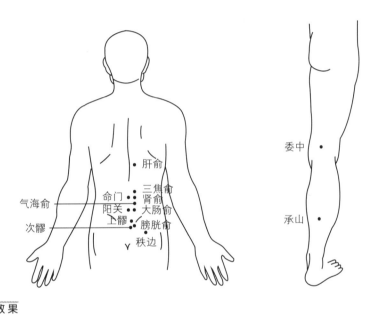

治疗效果

☞ 孙蓉新通过"方一"治疗32例患者，显效26例，好转5例，无效1例。总有效率达96.88%（见《现代临床医学》，2005年第5期）。

☞ 刘多勇用"方二"治疗5例经9~11个疗程的治疗均痊愈，腰部酸痛、下肢麻木症状消失。随访2年无复发（见《沈阳部队医药》，2002年第6期）。

处方荟萃

1. 封立华用温针法。仰卧位治疗，主穴：气海、关元、中极、曲骨、水道。配穴：三阴交、太溪、阴陵泉。患者取仰卧位，每次选主穴中的3个穴位及三阴交穴温针灸，针刺双侧水道穴，进针1.5~2寸，气海、关元、中极、曲骨等穴位每次针感均应出现向阴部强烈的放射，尿道局部有麻窜不适感。辨证加用1~2个配穴，单纯针刺。留针20分钟。俯卧位治疗，主穴：命门、肾俞、八髎、秩边；配穴：会阳、长强、会阴。患者取俯卧位，命门、肾俞、八髎，用1.5~2.5寸毫针，根据患者胖瘦进针1.5~2寸，得气后给予温针灸。秩边穴以4寸毫针，45度角进针，针尖朝向阴部，在进针至2.5~3寸时，肛周出现强烈的针感，继续进针，肛周针感消失，出现酸胀并有向尿道及前阴生殖器放射的强烈针感，得气后即出针，不留针，隔日1次。如果患者有鞍区麻痹、大便失禁等症状，每次选用配穴1~2个，单纯针刺。留针20分钟。20天为1个疗程，疗程间休息2天，每次均俯卧及仰卧位治疗。主治脊柱裂引起的神经源性膀胱（见《河北中医》，2009年第5期）。

2. 封丽华用温针法。取穴：主穴为肾俞、膀胱俞、八髎、关元、中极、曲骨；主要配穴为三阴交、太溪、命门、气海；次要配穴为会阳、会阴、长强等。先针腹部及四肢穴位，腹部穴位针感向阴部放射。留针20分钟，给予温针灸；起针后再针背部穴位，留针20分钟。主穴温针灸：取约2.5cm长的艾条置于针柄点燃。以患者有温热感而不烫为度，如觉烫可在皮肤上衬纸以减轻热度。每日治疗2次，上午治疗时主穴给予电针刺激，不加艾灸，下午给予温针灸，连续治疗2~3个月。有效者继续治疗，多数需治疗半年，少数重度患者八髎和会阴穴短时间注射硝酸士的宁0.5ml/穴，晚上服用2粒氯酯醒。主治脊柱裂引起的尿失禁（见《江苏中医药》，2007年第5期）。

按语

在临床选穴时，可根据病变涉及部位的不同而选择不同的穴位，如主穴：括①约肌功能障碍取穴：秩边，气海，关元，中极，足三里，三阴交；②下肢功能障碍取穴：环跳，阳陵泉，足三里，承筋；③腰骶部疼痛取穴：大肠俞，关元俞，膀胱俞，胞肓，委中。

隐性脊柱裂用针灸治疗是一种对症疗法，如果神经系统症状呈进行性发展，宜行手术治疗。囊性脊柱裂应做手术治疗，如果暂时用针刺疗法去缓解症状，则囊肿处不可针刺，以免引起脑脊膜腔内感染。

二十一、腰腿痛

腰腿痛是腰腿、关节局部慢性、非特异性炎症或自身免疫反应性炎症所致软组织损伤。属于中医"痹症"范畴。

病 因病理

慢性腰腿痛的病因复杂，有先天性的，有外伤、身体机能退变造成的，还有一些内脏疾病也可表现为腰腿痛，甚至心理因素引起的腰腿痛近年也逐步增多。很多疾病都可引起腰腿痛，如损伤：骨折与脱位、韧带劳损、腰肌劳损、腰椎间盘突出症、腰椎滑脱、肾挫伤等导致局部致痛物质增加，以及影响血液循环，造成局部组织慢性缺血缺氧，组织粘连或增生骨质压迫神经根，从而导致长期反复发作的腰腿疼痛及功能障碍。

通则不痛，痛则不通。腰为肾之府。腰腿痛特别是间盘源性腰腿痛病机虽繁杂，分型多种，多因扭闪外伤、慢性劳损及感受风寒湿邪所致。但最基本的病机不外寒、湿、热、气血、虚等因素郁滞经脉，伤及腰肾而成。轻者腰痛，经休息后可缓解，再遇轻度外伤或感受寒湿仍可复发或加重。

断要点

1. 原发性坐骨神经痛：腰骶部或臀部疼痛，沿股后向小腿后外侧、足背外侧和足底放射。行走、弯腰常使疼痛加重，直腿抬高试验、压膝试验、足背屈试验、伸膝弯腰试验均阳性。

2. 椎间盘脱出：外伤后即出现腰骶部疼痛，弯腰、咳嗽、喷嚏使疼痛加剧；侧突者以腰骶神经根刺激症状或下肢麻痹症状为主；后突者呈脊髓半横贯或横贯性损伤，位置觉、震动觉障碍、截瘫。正常腰弓消失，腰部脊柱向患侧弯曲，骶棘肌痉挛，椎旁压痛。许多椎间盘脱出患者外伤史不明显，常致误诊，CT可证实。

3. 腰骶部脊髓肿瘤：起病缓慢，先后出现双侧坐骨神经痛症状，以后神经根受累逐渐增多并加重，有大小便失禁和椎管梗阻。

治疗方法

方一

1. 取穴　肾俞、腰部压痛点、环跳、殷门、阳陵泉、悬钟、昆仑，气血虚加灸足三里、血海。

2. 方法　用直接灸法。采用3年陈艾绒，加少量人工合成麝香做成0.6×0.6cm艾炷直接灸，每穴3壮，只灸1次，不用复灸。用小膏药贴灸疤，待灸疤愈合为止。灸疤化脓时不需作任何处理。

方二

1. 取穴　①阿是穴，腰腿痛、腿痛者取患部最明显压痛点或主诉最痛处。②阴交穴，腰痛者取阴交穴。

2. 方法　用熏灸法。用周老创制的灸架插入点燃后的清艾条，再将艾架绑附于所取穴位熏灸，使灸处受热均匀，以病人耐受为度，时间以病人感觉出现灸感并完成"灸感三相"为佳，未出现灸感者以灸治2小时为度。灸感是当灸处热力升高到一定程度时，从灸处或从别处出现的与疼痛部位密切相关的不同表现形式（酸、麻、胀、热、蚁行感等）的循经感传现象。每日1次，7次为1个疗程。

方三

1. 取穴　肾俞、大肠俞，并根据术前CT诊断，在病损部位取相应的腰夹脊穴；下肢取足三里、三阴交、委中穴。

2. 方法　用温针法。一般腰部取4～6穴。选用30号9～15cm毫针用夹持进针法直刺9～12cm，提插捻转施用泻法，令其得气，即酸、麻、沉、胀感。进针后将毫针留在适当的深度，然后取1个艾炷0.3cm×0.3cm×0.5cm大小1根，用止血钳在

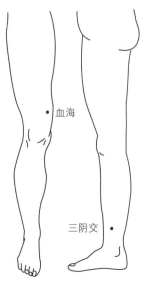

血海

三阴交

艾炷中央穿1小孔，插在针柄上点燃，艾条距离皮肤3.0cm左右为宜，同时参照辨证分型施予不同的补泻手法。湿热留恋及气滞胀痛型则在灸时急吹燃烧的艾炷；寒湿浸淫和风湿痹阻型则让其缓慢燃烧，艾炷燃烧完，用棉球急按之；瘀血刺痛、痰注木痛型则在痛点或麻木处用梅花针叩刺出血，然后再按湿热留恋型灸法灸之；劳倦酸痛、肾虚隐痛灸法同寒湿浸淫型，并加悬灸足三里、三阴交。若灸处出现水疱或感染则对症处理。每天温灸治疗1次，30天为1个疗程。

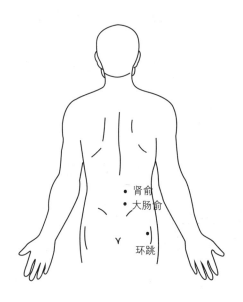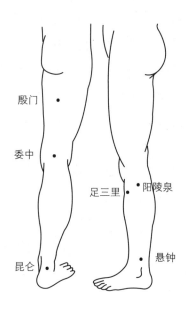

▌方四▌

1. 取穴　夹脊穴。

2. 方法　用银质针温针法。病人采取俯卧位。在L3～S1棘突旁1cm、2cm处分别选准软组织处特定压痛点（两侧约20个点），另在髂后上棘内缘和髂嵴后1/3处选准组织压痛点。无菌操作下在每个进针点作0.25%利多卡因皮内注射，皮丘直径约1cm。选择10与12cm长度的银质针分别刺入皮丘，向病变方向作直刺或斜刺，经过软组织病变区，直达腰部深层肌在椎板髂后上棘及髂嵴上的附着处，引出较强针感。在每一支银针的圆球形针尾上加一艾球点燃，艾球直径2cm。燃烧时患者自觉来自深层组织的温热感。艾火熄灭后，待针身余热冷却后方可起针，针眼涂以2%碘酒任其暴露，3天内勿接触水或不洁物，病变治疗区仅作1次热灸治疗。

治疗效果

☞ 王月珍用"方一"治疗106例，痊愈81例，占76.4%；显效15例，占14.2%；好转7例，占6.6%；无效3例，占2.8%。有效率达97.2%（见《中国针灸》，1995年第6期）。

☞ 程银海用"方二"治疗腰腿痛76例，痊愈37例，显效21例，有效12例，无效6例，有效率93.42%（见《针刺研究》，1992年第4期）。

☞ 罗艳用"方三"治疗53例病人，经1疗程显效29例，有效20例，无效4例。有效49例，占总数的92%；4例无效，其中2例经一次治疗后因其他原因未继续治疗（见《医学理论与实践》，2006年第11期）。

☞ 李琳用"方四"治疗56例，治愈31例，明显好转25例（见《河北医药》，2002年第2期）。

处方荟萃

1. 樊松龄用温针法。病人取俯卧位，在相应夹脊穴（双侧），选26号1.5~2寸毫针缓缓垂直刺1~1.5寸。捻转时当有酸、胀、沉、涩感及向尾骶部放散传导感，即停止捻转，点燃艾段并加盒盖，以局部灸至潮红弥散，有恒温舒适感为佳。针毕，局部拔罐15分钟。在温针夹脊的同时，在病灶放散之痛点穴位针刺，如：八髎、臀中、环跳、委中、阳陵泉、伏兔、阿是穴等，针感要求酸、麻、胀、重，留针20分钟，隔日治疗1次，10次为1个疗程（见《针刺研究》，1997年第3期）。

2. 李桂以壮医药线点灸法。取直径0.7mm的二号药线，点灸腰部阿是穴、肾俞、腰俞、阳关、次髎、环跳、阴市、伏兔、委中、阳陵泉等穴位，每穴灸2~3壮，隔2天灸1次，15天为1疗程（见《辽宁中医杂志》，2004年第80期）。

3. 韦礼贵用隔药灸法。药膏配制：由杜仲、当归、白芷、防风、乳香、没药、肉桂等11味药组成，共研末，取药用松节油调膏备用。取穴：肾俞（双侧）、命门、大肠俞（双侧）、腰阳关、委中（双侧）、阿是穴。如有下肢放射痛再加患侧承山和昆它，下肢麻木者加患侧至阴。患者取俯卧位，暴露灸治部位。医者用止血钳轻轻钳住0.2cm厚的生姜片（姜片中央用7号针头刺成若干个小孔），然后取玉米粒大小、捏成圆球状的药膏置于姜片上，点燃后即可将姜片贴紧皮肤进行灸治。一般先灸近心端的穴位，再灸远端穴位。灸治过程中，嘱患者感觉局部有明显灼热感后左右摇动腰部以告知医者，医者即将姜片提起，于另一穴位灸治，如此交替进行，每2个穴位为1个交替组，每组灸3遍至局部皮肤微红为好。灸完1组即更换1次姜片。每天灸1次，7次为1个疗程（见《广西中医药》，1991年第4期）。

按语

使用"方二"时，熏灸的效果取决于灸感的出现与否，能完成"灸感三个基本时相"者疗效更好，极少数连续灸2小时没有灸感或有灸感但未完成"灸感三相"者亦可收良效，有少部分病例产生了灸感且完成"灸感相"者居然疗效差。所以灸感的产生与个体性差异、取穴、刺激量、病种等因素有密切关系。笔者认为，熏灸是否适应某患者、某疾病取决于是否出现灸感。

灸感的出现时间和表现形式多样，绝大部分病例证实循经感传的"趋病性"，故熏灸过程中应详细询问患者方可判定。而且临床发现，部分湿热型腰腿痛利用熏灸法不仅可以引出灸感，而且疗效确切，说明"热证可灸"。

罗艳经临床观察表明,用灸法对5年以下病程疗效最好(P<0.05),提示病程愈短,疗效愈好。其病变部位与疗效无明显的关系。提示本疗法可治疗多种病变部位的腰腿痛。在辨证分型与疗效方面,中医辨证分型不影响治疗效果,提示各类型腰腿痛均可接受本法的治疗(见《医学理论与实践》,2006年第11期)。

银质针热疗法不但有较好的近期效果,更有远期疗效。明显区别于一般针刺、推拿、局麻、理疗等治疗方法。临床观察银质针热灸针刺1~3个月后出现明显松弛作用。对腰椎间盘突出患者进行肌电图观察,显示治疗前全部病例有自发性电活动,经银质针热灸针刺治疗后或减少或消失,证明银质针有肌肉松弛作用。本研究证明1个月后血流较治疗前仍有明显增加,说明长期的血液循环的改善是银质针疗效持久的重要原因。

二十二、臀上皮神经综合征

臀上皮神经综合征是因为腰臀部软组织发生急慢性病变,而使该神经在此处卡压而继发无菌性炎症。中医学认为,本病属于"伤筋""痹证"范畴。

病因病理

臀上皮神经是由腰1、2、3脊神经后支的外侧支所发出的一组皮肤分支,分布于臀上外侧至股骨大转子区皮肤。由于各支在行程中穿过坚厚的肌层与腰背筋膜,并跨过坚硬的髂骨嵴后,到达臀上部,因此,腰部软组织发生急慢性损伤时,臀上皮神经往往受累。该神经发生损伤时,可引起神经及周围软组织充血、水肿,甚至出血,日久可导致神经轴突和髓鞘的变性反应,神经束呈梭状增粗,从而出现神经痛症状。

中医学认为多因筋脉扭挫、风寒湿邪留滞足太阳和足少阳经脉,引起气血运行不畅,经络受阻,不通则痛。

诊断要点

1. 一侧腰臀部疼痛,呈刺痛、酸痛、撕裂样痛,急性期较剧烈,可有下肢牵扯样痛,但多不过膝。

2. 弯腰受限,坐后起立或直立后下坐时均感困难,需扶持方可站立或坐下。

3. 在髂后上棘最高点内侧2.0~3.0cm处压痛明显,并可在局部软组织中触到"条索样"硬物,触压时患者感到胀麻,疼痛难忍。

治疗方法

‖方一‖

1. 取穴　居髎、环中、阳陵泉。

2. 方法　用温针法加推拿法。患者取侧卧位,屈上腿、伸下腿。常规消毒后用30号2.5寸毫针刺入上述穴位,得气后在居髎、环中行紧提慢按之泻法,使针感向患侧下肢方向扩散,以到达足跟或足背外侧为佳。后用杏核大艾炷灸居髎和环中穴3~5壮,灸至局部皮肤出现红晕，热度以患者耐受为度，灸毕再行针片刻后起针，嘱患者仍侧卧，医者触摸到臀部的"条索样"肿物后，作与其垂直方向的弹拨手法，以患者局部有酸胀感，且能忍受为度。弹拨5~10分钟。

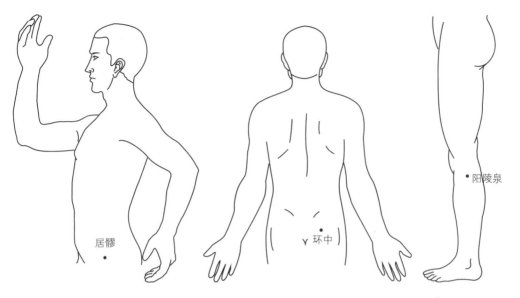

居髎   环中   阳陵泉

【方二】

1. 取穴　阿是穴。

2. 方法　用温针法。患者俯卧位，取腰3~5夹脊穴，髂嵴中部（疼痛点）周围齐刺法。穴位皮肤用碘伏严格消毒后，采用长75mm毫针直刺，针刺得气后，分别插上2~3cm长的艾条，点燃，待艾条燃尽后（约20分钟），再灸一次，燃尽后拔针。为了防止烫伤皮肤，可在施术腧穴皮肤上衬垫厚纸片。每日温针灸1次，10次为1个疗程。

【方三】

1. 取穴　阿是穴。

2. 方法　用针刺加灸法。选用28号2寸毫针，在患侧髂嵴中点下3~4cm处按压，寻找到最疼痛点。常规消毒后，左手指将此痛点固定，手持针快速直刺入皮下，缓缓进针，使针尖达最痛处，行提插手法，使针感向四周及下放射。然后在距该针约2~3cm的上、下、左、右各斜向横透刺入一针（针身与皮肤成15度角），针尖朝向疼痛点。同时针刺同侧阳泉穴，行平补平泻或泻法。最后在直刺的一针上温针灸3壮，留针20分钟后出针。隔日1次。急性期可每日1次，10次为1个疗程。

治疗效果

☞ 李林华用"方一"治疗45例，对照组42例，痊愈28、19例，显效8、11例，好转6、5例，无效1、7例，总有效率97.67%、83.33%（见《现代临床医学》，2005年第4期）。

☞ 涂慧英用"方二"治疗20例，经过1个疗程治疗后，临床治愈13例，显效5例，无效2

例，有效率达90%（见《上海针灸杂志》，2009年第8期）。

☞ 奚向东用"方三"治疗52例，经治疗全部有效，其中治愈32例，占61.5%；好转20例，占38.5%（见《中国针灸》，1992年第6期）。

处方荟萃

1. 吴云川用温针加理筋法。患者取俯卧位，充分暴露患处，在髂嵴中点下方3~4cm处找阿是穴，沿条索状物刺入3针，直达病灶，使之得气后，在针尾挂约2cm长的艾条卷，让其自然燃尽。可灸1~2壮。另外，取穴大肠俞、环跳、承扶、秩边、委中行平补平泻法或补法。理筋时首先使用滚法、一指禅推法放松局部和周围。按揉阿是穴及膀胱经相关穴位。术者用双拇指沿着臀上皮神经走行方向触诊，当触及到滚动或高起的条索样物后，行弹拨法。再触诊其出槽的沟、痕，然后一手拇指将臀上皮神经向上牵引，另一手拇指垂直于臀上皮神经的走向前后推动。使离槽的臀上皮神经回位，随后顺向按压，使其平复。最后在患侧臀部施攘法放松。可在患部施擦法，以局部透热为度。以上方法，隔日1次（见《河南中医》，2002年第6期）。

按语

本病病因多为损伤导致气滞血瘀、痹阻经络。温针灸即是针刺后针柄加艾卷灸，借助艾火热力，温通经络，宣通气血，活血化瘀。这种热能沿针传导至发病部位，扩散到周围的软组织，有直接的热疗作用，并利用艾叶的药理作用，增加了局部的血液循环，促进局部致痛致炎物质的降解和转运，去除局部软组织的炎性变化，阻断疼痛的传导。在温针镇痛作用下使用理筋手法能使偏离组织复位，松解粘连，使组织恢复正常关系，故而取得较好疗效。

临床观察表明，本病不论疼痛性质如何，只要病程在半年以内，其治愈率就明显高于半年以上的，因此，用灸法治疗本病以早治为好。

二十三、尾骨疼痛

尾骨疼痛是临床上各种原因，如尾骨或骶尾关节的损伤、感染、肿瘤、分娩后、肛门直肠术后、妇科手术以及尾骨周围部位自发性疼痛的综合征。属中医学"痹症"范畴。

病因病理

因各种原因如尾骨或骶尾关节的损伤、感染、肿瘤、分娩后、肛门直肠术后、妇科手术以及尾骨周围部位出现的病症都可能引起尾骨疼痛。长久坐姿不正确，动过会阴部（肛门与外生殖器之间）和直肠手术的人，或是尾骨曾脱臼、骨折的人，都会引发尾骨不适。至于妇女，由于骨盆的特殊结构，或因胎儿过大，生产时行经阴道而直接压迫尾骨神经，导致尾骨疼痛。

中医认为，无论是产后、久坐还是跌仆外伤，均可致正气受损，气血滞留经络，瘀结不散而致疼痛,同时夹有风寒湿邪乘虚而入,则遇天气变化时症状加剧。

断要点

1. 多有尾部外伤史。

2. 尾部疼痛,在坐硬板凳、咳嗽、排大便时加重。

3. 骶尾联合处有压痛,尾骨活动时疼痛。

4. 排除尾骨结核或肿瘤等疾病后可确诊。

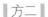疗方法

▍方一▍

1. 取穴　会阳。

2. 方法　用温针法。患者俯卧位,局部常规消毒,根据患者胖瘦选用40~50mm的毫针,与水平面呈35度夹角,向内斜刺25~40mm,行捻转泻法,以患者感觉局部酸胀为宜。把艾条切成1.5cm长的小段,置于针尾上点燃,连灸3~5壮后出针。每日1次,10次为1个疗程。

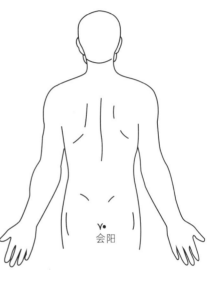

▍方二▍

1. 取穴　压痛点。

2. 方法　用隔药灸法。药粉成分:生草乌、细辛、当归、川芎、淮牛膝、乳香、没药、透骨草、地鳖虫、全蝎、独活。嘱患者俯卧位(疼痛部位较低的患者需用双膝跨伏,臀部翘起,头部俯下),压痛点用酒精消毒,用梅花针轻轻叩刺后,取活血祛瘀、行气止痛药粉和米醋适量,合骨友灵药水调成膏状,捏成约0.5cm厚,直径3cm药饼,置于压痛点上(如药饼放置困难,可略向上移位,具有相同疗效)。然后剪一段2cm长艾条,竖放于药饼上,点燃熏灸,至局部灼热,夹起艾条,少歇再放上,如此反复将艾条燃尽,至局部皮肤潮红为度,隔日1次,7次为1个疗程。休息5天继续第2个疗程。

▍方三▍

1. 取穴　压痛点。

2. 方法　用艾炷灸法。取患者尾骶骨端的压痛穴,令患者双膝跨伏,臀部翘起,头部俯下,局部用酒精消毒,用艾炷(半粒枣核大)直接灸7壮,灸后涂以红汞,覆盖消毒纱布一小块,以胶布固定,以防摩擦感染。在行走时此部位易被挤摩而致灸疤出水,但一般不会出问题,只要每天调换敷料,几天后自会痊愈。

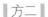疗效果

☞ 刘锦丽用"方一"治疗21例,痊愈15例,占71.4%;显效3例,占14.3%;有效3例,占14.3%。总有效率100.0%(见《中国针灸》,2006年第10期)。

☞ 娄月娟用"方二"经3个疗程，治疗15例患者，其中痊愈8例，有效6例，无效1例。其中经治1个疗程后有4例痊愈，10例有效，1例无效（见《光明中医》，1999年第1期）。

☞ 朱先桢用"方三"结合练功治疗27例，经1次灸疗和2个疗程（20天）以内练功，尾骨端疼痛均消失，疗效甚为满意（见《东方气功》，1999年第4期）。

处 方荟萃

用隔姜灸法。取生姜一块，切成厚约0.3cm姜片，大小可据穴区部位和选用的艾炷大小定，中间用针穿刺数孔。施灸时，将姜块放在尾骨疼痛的地方，上置大或中等艾炷，点燃。待病人局部有灼痛感时，略略提起姜片，或更换艾炷再灸。一般每次灸5~10壮，以局部潮红为度。每天治疗1次，10次为1个疗程。

按 语

尾椎骨疼痛原因可以很多，除了外伤，还有尾椎骨关节慢性炎症，骨质病变，以及不正常坐姿导致的慢性病损等，因此，可采用改变坐姿的办法，以减少臀部的持重和压力；坐时可用气垫、气圈将痛处腾空，以防止压迫，从而缓解疼痛。如果尾骨畸形明显，保守治疗无效，只有采取手术治疗了

二十四、腰椎骨质增生症

腰椎骨质增生症是发生在骨与关节的增生性退行性病变。40岁以上的人易发，属中医学"腰痛"、"痹证"或"骨痹"范畴。

病 因病理

人的关节软骨弹性会锐减，软骨胶原纤维显露，关节中部活动时极易磨损，其外周软骨面便代谢性增损肥厚，最后骨化形成骨刺。职业性持久用力、长期被迫体位不良、慢性或机械性刺激、跌打损伤等是重要的发病诱因。一旦增生的骨刺刺激邻近组织和压迫神经根时，就会出现局部放射性疼痛。

中医学认为，人过中年，肾督渐亏，则卫阳空疏，屏障失固，复因劳逸不当，跌扑闪挫而致气血瘀滞，运行不畅；或汗出当风，露卧贪凉，久居湿地，寒湿入侵，血脉凝涩不得宣通，不通则痛。久之，腰椎体前后缘及关节面骨质增生畸形，刺激周围软组织，发生无菌性炎症、水肿而表现出腰痛、无力，活动受限，生理弧度和骨质等的改变，腰臀腿部有压痛点等症状与体征。

诊 断要点

1. 腰部疼痛，重者可影响腰部活动功能。

2. 四季皆有，以寒冷、潮湿气候多见，常有劳累，纵欲，坐卧湿冷之地、涉水、淋雨史，或身体亏虚，或年老体虚者。

3. 虚实皆见，实证起病急骤，虚证常呈慢性反复发作。

4. X线及CT检查腰椎有骨质增生性改变，并排除其他疾病所引起。

治疗方法

|方一|

1. 取穴　腰痛患处。

2. 方法　用隔布灸法。十一方药酒30～40ml。主要药物成分有三七120g，血竭、琥珀各100g，生大黄、泽兰、归尾、杜仲、苏木、无名异、制马钱子、川断、骨碎补、土鳖虫、乳香、没药、桃仁、红花、自然铜、秦艽各150g，七叶一枝花90g，米三花酒15kg，浸3～6个月后备用。使用时将樟脑粉0.3～0.4g，溶解于上述药酒中应用。把备用的医用脱脂棉敷到患处，滴入含有樟脑粉的药酒直至棉花湿透，再敷上6～8层棉布于药酒棉花上，最后把点燃的2～3根纯艾条直接压灸到棉布上，艾条熄灭点燃再灸，反复进行直至棉花上的药酒灸干后再添加适量的方药酒，灸干2～3次药酒后，局部皮肤呈深红色时即好，历时约30分钟。此为治疗1次，每日施灸1次，10次为1个疗程。

|方二|

1. 取穴　沿督脉经腰椎增生部位，寻疼痛最明显点即为主穴，其上下各2.5cm处为配穴。

2. 操作　用隔姜灸法。将鲜姜切成0.2～0.3cm厚，面积大于腰椎体。用三棱针把姜片刺数孔后置穴上，再在姜片上放满艾绒施灸。当患者有灼热感时在姜片边缘垫上厚纸，以减轻灼痛感。艾炷燃尽换壮，连灸4～5壮。

|方三|

1. 取穴　腰椎夹脊穴：以病变椎体为主，若病变椎体多者则其取首尾椎骨夹脊或间隔1～3椎夹脊穴。肾虚腰痛者加肾俞、命门、志室；寒湿骨痹者加腰阳关、肾俞、次髎；瘀血腰痛者加阿是穴。一般每次选取3～4穴。

2. 用温针法。在所选腰椎夹脊穴，取穴与皮肤呈60度角，针尖向棘突方向进针，以得气（酸麻胀）为度。针上面置自制灸架（温灸盒）罩上，放上点燃的艾灸条3～4截，把盒盖盖好，留针灸30～40分钟，10次为1个疗程，每日或隔日1次。每疗程后休息2～3天。

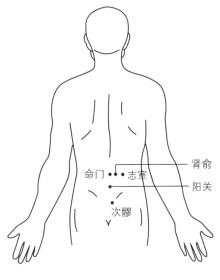

|方四|

1. 取穴　肾俞、命门、增生腰椎夹脊穴。

2. 方法　用温针法和穴位注射法。用2.5寸毫针垂直刺入穴位，得气后将2cm长的艾炷插在针柄

555

上点燃施灸，在针身与皮肤间垫上一薄纸片，以防烫伤。待艾炷烧完后除去灰烬，将针取出。随后以5ml无菌注射器配7号针头，抽取骨宁、当归注射液各2ml，快速刺入夹脊穴（针尖与皮肤呈60度角向脊柱斜刺），得气后回抽无血，缓慢注入药液0.5ml。温针每日1次，穴位注射隔日1次，连续治疗10次为1个疗程。

治疗效果

☞ 黄月莲用"方一"治疗64例，对照组64例，临床缓解43、26例，好转19、32例，无效2、6例，有效率96.9%、90.6%（见《中国针灸》，2002年第1期）。

☞ 吴祥官用"方二"治疗58例中，痊愈23例，显效25例，好转7例，无效3例，总有效率94.83%；对照组46例中，痊愈15例，显效14例，好转8例，无效9例，总有效率80.43%（见《江苏中医》，1995年第8期）。

☞ 宋南昌用"方三"治疗200例患者，临床缓解108例；好转81例；无效11例。总有效率94.5%（见《江西中医药》，2007年第12期）。

☞ 王晓东用"方四"治疗本病103例，经过2个疗程治疗，基本治愈74例，占71.8%；显效15例，占14.6%；好转10例，占9.7%；无效4例，占3.9%。总有效率为86.1%（见《中国针灸》，1996年第11期）。

处方荟萃

1. 刘秀萍瘢痕灸法。用乳香、没药、桑寄生、破故纸、透骨草等。研末适量加入艾绒中，做成直径约1.5cm，1cm艾炷6个，切成5分钱币大小，厚约2mm姜片，用毫针刺7个孔，呈梅花形，备用。沿腰椎找到压痛点，置姜片和艾炷于压痛点上，点燃艾炷以患者觉灼痛但能忍受为度，至烧完6个艾炷。取下姜片，用酒精棉球轻擦烧灼处，次日可见有水疱突出，尽量勿弄破，以自行吸收预防感染。若破裂，用酒精棉球每日擦1次，用无菌敷料覆盖。一般10日内可结痂形成斑痕。后分别于第1次灸后第11天和第21天取斑痕处上下各约2cm处再灸2次，此为1个疗程。若仍未愈，同法进行下1个疗程（见《针灸临床杂志》，1998年第10期）。

2. 郭朝印用艾灸器灸。取肺俞、膈俞、脾俞、肾俞，将灸器置于八俞穴上，灸的时间一般在10～40分钟，以局部皮肤潮红或汗出为度。个别病例配合隔附子饼（即附子研末加面，用酒水做成0.5cm厚饼）灸法，直接取病变部位，上置艾炷施灸。每日或隔日治疗1次，10次为1个疗程（见《陕西中医》，1986年第1期）。

3. 雷鸣用大灸法。腰椎夹脊穴、棘突压痛点为主要选穴部位，下肢疼痛者加环跳、阳陵泉、足三里并阿是穴等。药酒制作：选羌活、独活、生川乌、生草乌、生南星、生半夏、生栀子、生姜黄、生大黄、土茯苓、香附、苦荞头根为主药，用等量白酒浸泡，春秋两季泡5天，夏季泡3天，冬季泡7天即可取用。用时以棉纱蘸药酒贴于相关穴位，上覆以浸酒的棉纱，再以黄草纸折成浅浅的纸盒，用水浸湿，放于浸酒的棉纱上，内盛浅浅一层艾蕊，点燃灸治。患者若感觉太热时，将纸盒移至另一覆有浸酒棉纱的穴位上灸治，直到艾蕊燃尽。每日1

次,每7次为1个疗程,疗程间休息1日(见《四川中医》,2005年第4期)。

腰椎骨质增生是机体退化性表现之一,40岁以上的人均有不同程度的骨质增生,然而在日常生活中绝大部分人并不会因此而得病。从临床来看,只有在急慢性劳损或感受寒凉等情况下,增生的骨质刺激周围软组织,发生无菌性炎症、水肿而表现出腰痛、无力、活动受限、生理弧度改变和腰部有压痛点等症状与体征,这时才能作为一种疾病。因此,临床发现,经治疗后,绝大多数患者症状已全部消失或基本消失,但复查X线片却未见骨质增生病灶有任何改变。

温针灸除用针刺行气、活血、通络外,更以灸之热力通过针身传入穴位,加强穴位温补作用,使凝滞闭阻经脉得以通畅,从而达到温通经脉、活血通痹的目的。因此,临床上观察到温针灸法对腰椎骨质增生症偏于风寒气血不足患者适合,尤其是止痛效果较好。

二十五、梨状肌综合征

梨状肌综合征是指由于梨状肌变异或损伤,刺激或压迫坐骨神经引起的以一侧臀腿痛为主要症状的病症,属中医学之"臀部伤筋"、"痹证"范畴。

病因病理

梨状肌毗邻臀中肌、闭孔内肌、股方肌,与通往盆内及下肢的盆内神经、血管关系密切,当蹲位用力,或在下肢外展、外旋位突然内收、内旋使梨状肌猛烈收缩,过度牵拉损伤。梨状肌损伤后,局部出血水肿,细胞破裂坏死形成异物,破坏神经、体液和自身调节平衡,刺激周围组织,产生疼痛;当其自身修复过程中,局部血肿、渗出等异物被吸收、机化后即形成组织粘连,损伤经久不愈,遇寒冷劳作加重,梨状肌僵硬增粗,从而影响坐骨神经,出现下肢放射痛。

中医学认为,本病主要病因为外伤,即由于臀部外伤致梨状肌损伤而引起;还有由于先天不足,肝肾亏虚,致梨状肌变异而引起本病;寒湿、湿热之邪侵袭,痹阻经络,也可导致本病。病机主要为瘀血内阻、经络不通。治疗重在活血化瘀,通络止痛。

诊断要点

1. 有外伤或受凉史。

2. 常发生于中老年人。

3. 臀部疼痛,严重者患侧臀部呈持续"刀割样"或"烧灼样"剧痛,多数伴有下肢放射痛、跛行或不能行走。

4. 臀部梨状肌部位压痛明显,并可触及条索状硬结,直腿抬高在60°以内疼痛明显,超过60°后疼痛减轻,梨状肌紧张试验阳性。

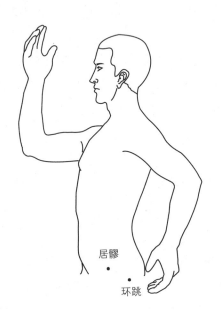

治疗方法

方一

1. 取穴　环跳、居髎、承扶、委中、阳陵泉、承山等穴。

2. 方法　用温针法。患者俯卧位，选用30号2.5寸毫针直刺，得气后在环跳、承扶、委中、阳陵泉、承山穴的针柄上套1.5cm长的艾条段，点燃艾条段燃烧至尽，每次每穴针灸3壮，每日或隔日1次，10次为1个疗程。

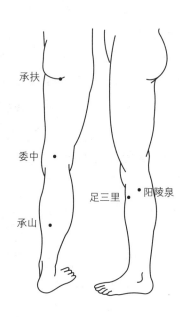

方二

1. 取穴　阿是穴。

2. 方法　用针刺加药灸法。取防风、白胡椒、乳香、没药各50g共研细末，用纱布包好，用优质醋浸透备用。病人取俯卧位，医生用拇指触及患者臀肌深部肿胀痉挛的梨状肌，沿梨状肌走行方向，顺臀大肌从内侧向外侧，选用28号，长2.5~4寸的毫针刺2~3针，深达梨状肌肌腹，然后顺髂后上嵴与股骨大转子连线的中点，针刺臀肌深达梨状肌。得气后，施强刺激，留针5~10分钟，留针时间隔施以强刺激，出针后，将上述醋浸泡后的中药放在针刺部位，保护好周围软组织，用75%的酒精将药包点燃，灸至病人感到局部温热而不烫为度。

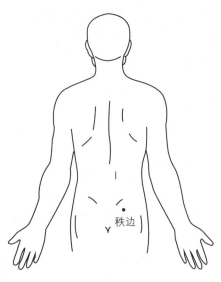

方三

1. 取穴　秩边穴。放射症状明显者加选足三里。

2.方法　用着肤灸法。药物组成：肉桂、干姜、公丁香、独活、细辛、白芷、苍术、雄黄、火硝及艾绒、麝香。先取陈艾晒干打碎去灰存绒，雄黄、火硝入捣钵内捣匀，加药末及麝香少许和匀，装瓶密闭备用。取麦粒至半粒蚕豆大小艾炷点燃，待艾炷燃至2/3或患者感烫时用舌板压灭，每次灸3~5壮，隔日治疗1次，每3次为1个疗程。

〖方四〗

1.取穴　痛点。

2.方法　用温针法。①病员采取俯卧位。在髂后上棘与坐骨结节下缘连线的上1/3与下2/3交界处，选准软组织压痛点为进针点，无菌操作下在每个进针点做0.25%利多卡因皮内注射，皮丘直径约1cm。根据患者胖瘦在进针点选择12cm长度的银质针缓缓垂直进针约4~8cm达梨状肌部，出现下肢放射麻木感时退针5mm，并向一侧偏斜25°~30°，再进针10mm，纵行分离松解坐骨神经一侧3次。然后以同样方法松解坐骨神经另一侧，最后横行弹拨2~3次。坐骨结节上部（6枚，针距为1.0~1.5cm）分2行呈弧形直刺达骨膜。②梨状肌在股骨大粗隆尖部附着处选准软组织压痛点（单侧约4枚）。做局麻皮丘直径约1cm。选择10cm与12cm长度的银质针分别刺入皮丘，向病变方向作直刺或斜刺，经过软组织病变区，直达大粗隆尖端部附着处，引出较强针感。③在每一支银针的圆球形针尾上装一艾球点燃，艾球直径2cm，燃烧时患者自觉有来自深层组织的温热感。若艾球燃烧加热至高峰时，因针体选择欠长会使针眼周围皮肤产生灼痛难忍，此时可用备好的装满凉水的20ml注射器将水喷至高热的针柄，瞬间即可降温而消除灼痛。但切勿使用酒精代替凉水，以免引燃酒精发生烫伤。④艾火熄灭后，待针身余热冷却后方可起针，针眼涂以2%碘酒让其暴露，3天内不接触水和不洁物，在同一个病变治疗区仅作1次热灸治疗。多个病变区域的治疗，间隔时间以2~3周为宜。每治疗1次为1个疗程。

治疗效果

☞ 马良福用"方一"治疗51例，对照组27例，治愈26、6例，好转20、14例，无效5、7例，总有效率91.96%、74.07%（见《针灸临床杂志》，2008年第3期）。

☞ 苏维用"方二"治疗55例，痊愈40例，显效14例，无效1例，有效率98%。其中经1次治疗获效者15例，2~3次获效者32例，4~5次获效者7例（见《中国民间疗法》，2002年第2期）。

☞ 钟有鸣用"方三"配合推拿治疗本病，症状完全消失者14例，显效12例，好转者7例（见《新中医》，1989年第8期）。

☞ 金瑛用"方四"治疗72例，对照组64例，分别治愈58、26例，好转14、32例，无效0、6例，总有效率100%、90.6%（见《实用中医药杂志》，2007年第10期）。

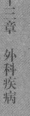

处方荟萃

1.濮建忠用温和灸加拔罐、水针法。用大、中号竹火罐闪火法自上往下，从患侧臀部、下肢后外侧拔闪罐至皮肤红晕。再涂活络油，拔循经走罐，重复5~7遍。用药艾条，循足太阳膀胱经、足少阳胆经自上而下，艾灸至患者能耐受为度，穴位周围适当多灸。水针患侧臀部为主穴，秩边、环跳、承扶、臀中、阿是穴每次取1~2个；风市、殷门交替取；阳陵泉、足三里、合阳、承筋每次取2个；药用：VitB$_2$2ml、VitB$_1$2ml、10%GS15ml的混合液，每穴视肌肉丰厚情况注入1~3ml。每天1次，治疗5次为1个疗程，疗程间休息2天（见《中华医学研究杂志》，2007年第4期）。

2. 罗仁瀚用温针法。选穴：阿是穴、环跳、殷门、承扶、阳陵泉。操作：在选定的穴位上作局部常规消毒，用一次性1.5寸毫针针刺以上穴位（环跳用3寸毫针），得气后行平补平泻手法，取约2cm长艾卷一节，套在每根针的针柄上，艾卷底端距皮肤2~3cm，从艾卷顶端点燃灸之。若艾火灼烧皮肤，可在穴位上隔一厚纸片，以防烫伤。当第一艾卷燃尽时，除去残灰，稍停片刻再燃第二卷。待第二卷燃烧完，除去灰尘后片刻拔针。每天治疗1次，10次为1个疗程。间隔5天再行第2个疗程（见《甘肃中医学院学报》，2008年第2期）。

3. 段希栋用温针法。患者俯卧位，医者于梨状肌表面投影处用拇指触摸梨状肌，有肌束隆起感和压痛点。在压痛点及其他进针点处局部涂抹恩钠乳剂（利多卡因与丙胺卡因），2小时后即可产生麻醉作用，进针区域皮肤、皮下肌肉可以达到无痛。局部皮肤常规消毒后，选取直径为1.0mm，长度合适的高压消毒银质针，以痛点为中心，沿梨状肌纤维走行方向顺次排刺，针刺间距为1cm，针体和臀部平面垂直，当针刺入皮下后，继续摸索深入，若患者诉有电针感、刺痛感，即将针尖稍上提，移动1~2cm，继续进针，待患者诉有酸胀感时，说明已达病变部位。进针完毕后，以1cm宽长纱条顺次缠绕各针体下端，并以痛点为中心，在痛点处针及顺次间隔1针的针尾上各套一长约1.5cm艾条段，点燃行温针灸。若针眼周围皮肤灼痛难忍，可用备好的装满凉水的10ml注射器将水喷至纱条上，可立即降温，消除灼痛（见《上海针灸杂志》，2004年第9期）。

按语

银质针由85%纯度的白银制成，针柄用细银丝作紧密的螺旋形缠绕，针端尖而不锐，针身直径1mm，针身长度分为8、10、12、15、18cm五种规格。针身较粗，刺入时能松解剥离粘连，银质针热传导效果好，热灸针刺后，体外针柄温度大于100℃，体内针身55℃，针尖40℃。银质针将体外艾条燃烧产生的热量导入深部软组织，产生解除肌肉痉挛功能，银质针热灸疗法通过改善病变区血流量，起到更好的促进血液循环，加强组织营养，加速代谢产物和致痛物质的排除，消除或改善无菌性炎症病变的作用，促进组织再生过程，使挤压张力减轻，梨状肌放松复原，坐骨神经压迫解除，疼痛消失，起到"通则不痛"的治疗目的。

银质针针刺后2~4星期内人体软组织会进行一次应力调整，梨状肌处于功能低下状态，此间不适宜大量活动以利于梨状肌恢复，1个月后大多可消除疼痛现象。对于急性、较重的病人,应采用强刺激,大幅度捻转提插,运用泻的手法;对于久病体弱、病轻的病人宜少捻转,慢提插,运用补的手法,并且要在针刺点针感最强时才做剥离;同时还要熟悉解剖位置,掌握好针刺的深度和角度,注意安全,防止烧伤皮肤。

二十六、第三腰椎横突综合征

第三腰椎横突综合征是以第三腰椎横突,特别是横突尖部明显压痛为特征的急慢性腰痛。属中医学"腰痛"、"痹证"范畴。

病 因病理

第三腰椎位于腰椎生理曲度的顶点,是腰部伸屈、侧弯、旋转的中心。其腰椎两侧的横突明显长于其他腰椎横突。当腰部肌肉收缩时,受到的牵引力最大。在腰部作屈伸活动时增加了横突尖部摩擦损伤腰部软组织的机会,当人体做过多的持久的弯腰屈伸活动时,第三腰椎横突就会摩擦损伤腰背深筋膜和骶棘肌。使局部组织炎性水肿、充血、液体渗出等。因此发生粘连必在横突尖部,当粘连形成后,痛点就固定在第三腰椎横突尖部这个点上,故形成第三腰椎横突综合征。

中医学认为,本病病因病机为:①肾精不足,筋骨失养;②寒湿痹阻,经脉不通;③急性扭挫,气血瘀阻。以上病因病机中,外伤病因是不可少的,最终导致肾虚血瘀,寒湿侵袭腰部经络,或因劳损闪挫致局部气血瘀阻。横突顶端周围筋脉瘀阻,气血不荣筋脉而发本病。

诊 断要点

1. 有突然弯腰扭伤、长期慢性劳损或腰部受凉史。

2. 多见于从事体力劳动的青壮年。

3. 疼痛为腰部一侧或双侧,晨起或劳累后加重,弯腰活动时加重,症状重者可沿大腿向下肢放射,弯腰及旋转腰部时疼痛加剧,咳嗽、打喷嚏等增加腹压时则无影响。

4. 第三腰椎横突顶端处明显压痛,且有结节状纤维硬化而触及条索状硬结。

5. X线摄片示第三腰椎横突过长,远端边缘部有钙化阴影,或两侧横突不对称。

治 疗方法

‖方一‖

1. 取穴　第三腰椎横突尖端压痛点、阿是穴。

2. 方法　用药棉灸法。药物组成:艾绒20g,当归80g,川芎20g、红花10g,丁香10g,乳香15g,没药15g,白芷10g,橘络10g。上药放入低度红曲酒2000ml中浸泡1~2个月备用。患者俯卧位,暴露腰背部,将直径为2cm,厚0.3mm的脱脂棉衬里纱布垫蘸上适量药液,置于施灸部位,垫上放麦粒大小95%酒精棉球1枚,然后点燃施灸。灸时,患者局部有温热感而不灼痛,应以皮肤红润而不起疱为度,熄火后,用原薄垫再蘸少许药液,如上法再灸,以施灸部位的皮肤出现红晕为佳。熄火为1壮,每次8壮,每日1次,10次为1个疗程。

【方二】

1. 取穴　阿是穴。

2. 方法　用温针法。患者取俯卧位，腹部加垫枕头使腰部稍凸起，上肢顺势放好暴露患处。医者用拇指在患者腰椎两侧疼痛明显的病变局部用力均匀地按压，寻找疼痛敏感点，用指甲在该点皮肤画"十"字标记，常规消毒，针刺时先用左手拇指按压阿是穴片刻，然后用夹持进针法进针1~2寸，得气后行较大幅度提插捻转强刺激10~20秒后将艾段置于针柄尾端，点燃，艾段燃尽后，小心取下灰烬，留针15分钟行小幅度提插捻转后出针，隔日1次，3次为1个疗程。

【方三】

1. 取穴　阿是穴、肾俞、委中。

2. 方法　用温针加拔罐法。患者俯卧，局部皮肤常规消毒。用2~3寸的针灸针，分别从第三腰椎横突端末端的阿是穴进针，沿着横突上、下缘向脊椎方向各刺一针，使针体与皮肤成15~35度角，进针后行较大幅度的提插捻转，使患部出现较强烈的针感；用2.5寸的针在肾俞、委中直刺2寸左右，针感均为局部胀痛；在留针过程中，将艾绒搓成一团，裹在针柄上点燃，通过针体将热力传入穴位。留针30分钟。其间须注意防止艾火脱落烫伤皮肤。起针后在阿是穴拔火罐，留罐5~10分钟，1次/天，6天为1个疗程。

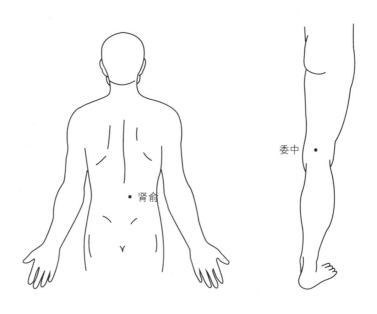

【方四】

1. 取穴　阿是穴。

2. 方法　用温针法。患者采取俯卧位，腹下垫枕，于患者第三腰椎水平处寻找明显压痛点，常规消毒后，用0.35mm×40mm毫针于痛点直刺一针，旁开1cm处沿45°角斜刺一针，行提插捻转泻法3~5次后，分别在针柄上加2cm长清艾条，并于皮肤上垫一硬纸片以防烫伤，温灸3次以后取针。隔日1次，10次为1个疗程，每疗程间隔3~5天，一般2~3个疗程。

治疗效果

☞ 缪希奇用"方一"治疗132例，对照组126例，痊愈112、39例，好转18、67例，无效2、20例，有效率98.5%、84.1%（见《福建中医药》，1995年第6期）。

☞ 汪大军用"方二"治疗17例，痊愈10例，显效5例，有效2例，有效率100%（见《针灸临床杂志》，2000年第10期）。

☞ 王健用"方三"治疗47例患者，痊愈38例（80.9%）；好转8例（17%）；无效1例（2.1%）。总有效率97.9%（见《实用医药杂志》，2004年第9期）。

☞ 王艳用"方四"治疗42例，痊愈30例（71.43%），显效11例（26.19%），无效1例（2.38%），总有效率97.62%（见《中国中医急症》，2006年第8期）。

处方荟萃

1. 邱晓虎用温针法。主穴取患侧第三腰椎横突尖和臀部阿是穴，以上部位针刺得气后接G6805电针仪，选连续波，耐受量。然后在横突尖及臀部针柄上置2cm长艾条段点燃温针灸，并预铺纸片防艾条抖落灼伤皮肤，留针30分钟。针刺术毕在原针刺部位及大腿根部痛点施点按、弹拨手法之后施予轻柔滚法共10分钟。以上治疗每日1次，每疗程5次，疗程间隔2日。并嘱患者疼痛缓解后进行燕子点水、五点支撑之腰背肌功能锻炼，每日做20~30分钟（见《上海针灸杂志》，2004年第3期）。

2. 侯宽超用温针法。患者取俯卧位，用30号2.5寸毫针，在第三腰椎横突尖端的体表投影处（即压痛点）直刺一针，进针1.2~1.5寸，再在第一针上、下侧旁开0.5寸处呈45度角各进一针，针刺方向朝第一针，进针深度以针下有抵触感时（说明针尖已触到第三腰椎横突尖部），将针稍退为宜；然后采用搓针导气法（将针如搓线绳状单向转运，勿转太紧），使针下产生强烈酸胀感应，留针，将温灸用纯艾条切20mm小段，用火点燃下端后，插在针柄上，每个艾段燃12分钟左右，待艾段燃完后，继续留针10~15分钟。出针后，让患者取仰卧位，双下肢伸直，做患侧下肢直腿抬高锻炼，每侧20次左右，每日1次，7次为1个疗程（见《中医外治杂志》，2005年第1期）。

3. 白卫民用隔药灸法。药物组成：杜仲20g，秦艽20g，桑寄生25g，细辛5g，僵蚕10g，威灵仙20g，木瓜20g，续断20g，川乌9g，草乌5g，乳香10g，没药10g，红花10g共为细末，醋调成糊状，涂于阿是穴上艾灸，每次3~5壮，每日1次，若皮肤有不适可隔日1次，10次为1个疗程。可同时配合推拿治疗（见《现代中西医结合杂志》，2009年第12期）。

4. 李强用回旋灸法。取穴：肾俞、命门、阿是穴。具体操作方法：患者俯卧位，将艾条的一端点燃。采用温和灸法先在肾俞和命门穴施灸，再在阿是穴（第三横突尖端，条索状结节物处）施予回旋灸。熏烤距离2~3cm，以患者皮肤有温热感而无灼痛为宜，至皮肤出

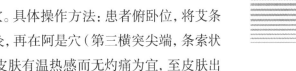

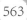

红晕为度。每穴5分钟，1日1次，10次1个疗程（见《按摩与导引》，2007年第3期）。

临床上使用温针法时，寻找痛点是一个关键。邱晓虎用以下方法寻找痛点：令患者俯卧位，医者用与患处同侧的手，把虎口置于患者肋弓下，手掌紧贴腹部皮肤，外展的拇指尖端深压腰部皮肤所触骨端即为第三腰椎横突尖端。为使针能更顺利刺达横突尖端而不致因过上过下，或过外致刺空误入腹腔，同时考虑横突尖端内侧也多有不同程度压痛，在按取横突尖端后以此为水平，用0.38mm×75mm不锈钢毫针从正中线旁开2cm之后关节起始由内向外每隔5mm进行排刺，要求均达骨面，至某一针刺相同深度未触及骨面，则此前一针所达为横突尖，将各针略上提斜向上、下、外方反复大幅度提插捻转，但要求均达骨面，直至酸胀感明显。一般横突尖端离正中线约6cm。针刺深度1.5~2寸达骨面。伴臀部疼痛者加取臀部阿是穴，多为髂嵴中点直下3~4cm处臀上皮神经反应点（见《上海针灸杂志》，2004年第3期）。

二十七、股外侧皮神经炎

股外侧皮神经炎又名"感觉异常性股痛"，临床表现主要为大腿外侧部感觉异常，一般多为慢性或亚急性起病。中医属"皮痹"、"肌痹"范畴。

病因病理

现代医学证实股外侧皮神经为单纯性感觉神经，发自第2、3腰神经前支后股，经腹股沟韧带深面，在髂前上棘下约5cm处穿出，分布于大腿外侧皮肤。股外侧皮神经在髂前上棘下经过股外侧皮神经骨纤维管，其出口距髂前上棘较近，周围结构致密可因外伤、感染、受压迫等致病因素致其损伤。出现局部组织的充血、水肿、粘连并引起该神经的营养代谢障碍及炎性病变，则表现为麻木、刺痛，感觉减退等症状。

中医学认为，股外侧皮神经炎与肝肾亏虚、气血不足、营卫失调关系密切。其病机为营卫气虚，风寒湿诸邪乘虚而入，久则气滞血瘀、闭阻经络，脉络不通，气机失调，肌肤失于濡养所致。卫虚则麻，营虚则木，营卫气虚则麻木不仁，经络失畅则局部有刺痛或蚁走感。

诊断要点

1. 临床症状：单侧或双侧大腿外侧有蚁走感、烧灼感、麻木感或疼痛，动作用力、站立或行走时间过长、遇寒均可加重；

2. 查体：大腿外侧皮肤感觉减退甚至消失，可伴皮肤萎缩，无肌肉萎缩，腱反射正常，无运动障碍。

3. 发病过程缓慢，开始发病时疼痛呈间断性，逐渐变为持续性。除外由于外伤、肿瘤压迫所致者。

治疗方法

║方一║

1. **取穴**　患侧大肠俞、髀关、阿是穴（疼痛最敏感点或感觉异常区中心点）。配穴：患侧环跳、风市、梁丘、伏兔。

2. **方法**　用温针法。皮肤常规消毒，以26号2~3寸不锈钢毫针刺入穴位，运针得气后，将艾条切成约3cm长艾段，将艾段套置针柄上。近端离皮肤约2.5cm，在艾段近皮肤端点燃，燃尽后除去灰烬，连灸3个艾段后拔针，配穴以28号2~3寸不锈钢毫针刺入穴位，运针得气后，行平补平泻法，与上穴同时拔针，每日1次，10次为1个疗程。1个疗程后休息2天进行第2个疗程。

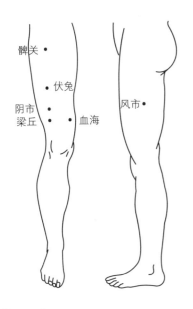

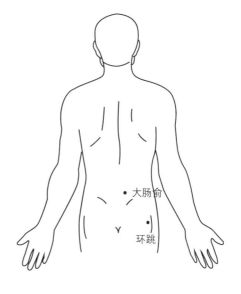

║方二║

1. **取穴**　病灶区。

2. **方法**　用刮痧和艾条灸法。先按病型之不同配制刮痧用药物：①风湿痹阻型：羌活30g，干姜20g，蜈蚣3条，乌梢蛇10g，寄生20g，樟脑15g，薄荷脑10g；②瘀血痹阻型：红花30g，紫草30g，当归20g，血竭15g，川芎15g，樟脑15g，薄荷脑10g。将上述两组药物，除樟脑、薄荷脑外，分别置于500ml色拉油中浸泡1日后放至铁锅中用火烧热至油冒清烟后取药液置瓶中。另将樟脑、薄荷脑用乳钵均匀研为细末后以95%酒精适量调成糊状，混合于上述药液的瓶中备用。治疗时患者取仰卧位，根据病型选取相对应药液，均匀蘸在感觉异常处或病变的经络路线的表皮上。用水牛角刮痧板呈45度角由上至下，由内向外，由轻到重反复刮拭，直至皮肤出现密集的紫红色条状丘疹或出现瘀血斑为止。取艾条2根点燃，在表皮颜色最深或瘀血斑处施灸约15分钟。隔日1次，5次为1个疗程。

方三

1. 取穴　病灶区。

2. 方法　用皮肤针加温和灸法。确定病区，用28号1寸不锈钢毫针，转绕病区周围皮肤由远及近，逐步点刺皮肤，以寻找出感觉异常之病区，确定施术部位。用75%酒精棉球于施术病灶区常规消毒后，用皮肤针以中等强度手法逐一叩打病区，令皮肤表面轻度出血为宜，每次叩打5~10分钟。叩打后用无菌干棉球拭去皮肤出血，再用艾条于病灶区行温和灸，灸至病区皮肤，呈现潮红为度。温和灸需10~20分钟。隔日治疗1次，一般3~5次即愈，重者可治10次。

方四

1. 取穴　患侧髀关、风市、伏兔、阴市、血海、阿是穴（疼痛最敏感点或感觉异常区中心点）。

2. 方法　用温针法。皮肤常规消毒，以26号2~3寸不锈钢毫针刺入穴位，运针得气后，施以温针灸，将艾条切成约3cm长艾段，将艾段套置针柄上。近端离皮肤约2.5cm，在艾段近皮肤端点燃，燃尽后除去灰烬，连灸3个艾段后拔针。每日1次，7次为1个疗程。1个疗程后休息2天进行第2个疗程。

治疗效果

☞ 丁德光用"方一"治疗45例，对照组36例，分别痊愈32、14例，显效7、7例，有效5、10例，无效1、5例，有效率97.78%、86.11%（见《中国康复医学杂志》，2006年第6期）。

☞ 胡韬用"方二"治疗28例均治愈，症状体征全部消失。其中经1个疗程治疗治愈24例，2个疗程治愈4例（见《中国民间疗法》，2001年第12期）。

☞ 腾斌权用"方三"治疗21例，痊愈16例，显效3例，好转2例（见《针灸学报》，1992年第1期）。

☞ 王燕用"方四"配合局部梅花针拔罐治疗17例，治愈13例，占76.5%；显效3例，占17.6%；无效1例，占5.9%，总有效率为94.1%（见《中国民间疗法》，2008年第4期）。

处方荟萃

1. 张德基用腕踝针和艾灸法。患者仰卧或侧卧位，找出股外侧或前侧皮肤浅感觉减退或疼痛范围，即是病灶范围。确定踝部进针区，取下$_4$、下$_5$点。进针时用右手持针柄，针体与皮肤表面成30度，用拇指端轻旋针柄，使针尖通过皮肤后，即将针放平贴近皮肤表面，循直线经皮下表浅进针。如遇有阻力或出现酸、胀、痛等感觉，是因针刺较深，应将针尖退至皮下重新表浅地刺入1.4寸。留针30分钟或更长时间。腕踝针刺后，在病灶区常规消毒，用梅花针在患处自外向内叩打，力量以稍有血点为度，而后以姜皮敷贴叩打患处表面，进行隔姜灸20分钟，以发热发红为度，然后再在患处拔罐10分钟。每日1次或隔日1次（见《四川中医》，2000年第1期）。

2. 金孟祥用刺络拔罐加艾灸法。患侧大腿前外侧局部皮肤常规消毒后，根据疼痛、麻木病变的范围大小进行局部叩击，并且进行循经叩击，即沿大腿部足阳明胃经和足少阳胆经循经叩击，重点叩刺阿是穴、髀关、伏兔、风市等穴位，中强度刺激，使局部皮肤出现红晕或隐隐有出血，然后立即用闪火法拔罐病变部位，留罐10分钟，起罐后用消毒棉球吸干净拔出的血液及组织液。再用药艾条施行回旋灸，同时点燃4支艾条，在病变部位平行地左右旋转熏灸，距穴位皮肤2~3cm，每次灸10~15分钟，以局部出现红晕为度。每日1次，7次为1个疗程（见《上海针灸杂志》，2006年第7期）。

按语

温针灸不仅具有针刺疏通经脉、调和营卫气血之作用，同时其艾灸的温热之力借助针体传导，直达病所，驱散经脉内风寒湿邪，疏通经络气血之闭滞，使邪气无所留止。这是温针灸发挥作用的关键机制。温针灸应达到温热效应并使患者耐受为度，避免烫伤患者。

梅花针叩刺是治疗本病的常用方法，如能配合拔罐和艾灸，则疗效倍增。每次梅花针点刺及拔罐治疗前应探测大腿部感觉障碍区，治疗后已恢复正常的部位可不再叩刺，同时应注意严格无菌操作，避免局部感染。

二十八、髌骨软化症

髌骨软化症，是髌骨软骨面软化、碎裂和脱落等退行性变化引起的一种常见膝前疼痛症状。该症应属于中医的"痹症"、"筋伤"、"劳损"范畴。

病因病理

膝关节髌骨软化症是膝部的一种常见运动损伤，也称髌骨劳损。它是由于膝关节经常过分伸屈，超常范围的内外翻，髌骨下面的软骨与股骨髁的相对应面长期碰撞挤压，诱发或加剧股骨关节面的退变，其主要病理变化为髌骨关节面软骨有局限的软骨软化原纤维形成而致髌骨软骨退变，且退变产物刺激滑膜发炎，导致骨内组织容量增多引起骨内压增高，造成髌骨软骨肿胀、碎裂、侵蚀、脱落，久之与相对应的股骨软骨也发生病变而形成髌骨关节的骨关节病。

中医学认为，膝为筋之府，承载着人体绝大部分重量，又为人体运动的重要关节，本病多因人届中年后肾气始衰，肝肾精血虚少，精不能生髓主骨；血不能养肝主筋；"久立、行、坐"必然易损伤髌股关节的"骨""筋""肉"等，又因外伤或劳损，导致局部气血瘀滞不宣，筋膜软骨失于气血濡养而发病。故本病以肝肾亏虚为本，治疗宜补肝肾、强筋壮骨为先。

诊断要点

1. 患者多有外伤史或劳损史。

2.初期膝部软弱无力,疼痛不适。活动时或活动后有隐痛,随着病情的发展,疼痛更加明显,尤其上下楼梯时,和半蹲位时疼痛更为加剧,活动后疲惫不堪,休息后症状减轻或消失。晚期可出现膝关节肿胀、积液。

3.髌骨压痛,髌周指压痛,股四头肌萎缩;髌骨研磨试验阳性,伸膝抗阻力试验阳性,单腿下蹲试验阳性;晚期有积液时,浮髌试验可呈阳性。

4. X线:病程短者X线关节及骨质多属正常,病程长者,膝关节骨质增生,髌骨上下极有不同程度的唇样骨质增生,同时髌股间隙减小。

治疗方法

▋方一▋

1.取穴　髌骨周围。

2.方法　用温针法。患者仰卧,膝部放松,膝下垫一薄枕,屈膝15度左右,以2寸针灸针(华佗牌)沿髌骨内上、内下、外上、外下角,髌骨两侧中点,鹤顶穴七点围刺,力求针至髌骨关节面内0.5~1寸,得气后不要行强刺激,以免引起股四头肌收缩而夹滞针身。于前6穴针尾上套一小艾绒球,大小以点燃后局部关节腔内感到温暖舒适为准,每次灸2~3壮。温针围刺与常规针刺法交替运用,每天1次,6次为1个疗程,共两2个程,之间休息2天。

▋方二▋

1.取穴　①鹤顶、双膝眼、足三里、阴陵泉;②梁丘、双膝眼、阳陵泉、血海。

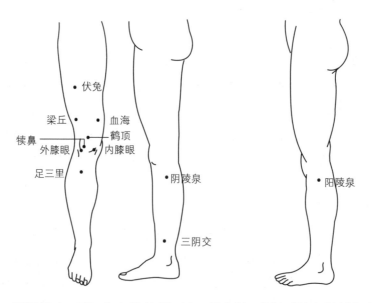

2.方法　用温针法。两组穴交替使用,用30号毫针,进针后施行捻转提插手法,得气后将艾条1寸置于针柄上,从底部点燃,与皮肤相距30mm左右。艾条燃尽为1壮,每穴1壮,每日1次,10次为1个疗程。针刺方向,膝眼从前向后内直刺,或从前内向后外刺,深1.5~2

寸,针感为局部酸胀,有时向下扩散;阳陵泉可向胫骨后缘斜下刺入深2~2.5寸,局部酸胀并向下扩散时再用温针灸。

▎方三▎

1. 取穴　血海、膝眼、梁丘、阳陵泉、委中及阿是穴;肝肾不足、腰膝酸软者加关元、肾俞;血瘀气滞,疼痛较重者加膈俞、三阴交。

2. 方法　用悬灸法。每次选3~5个穴,每穴灸10~15分钟,至皮肤出现红晕为度。15天为1个疗程,连用2个疗程。

▎方四▎

1. 取穴　犊鼻、内膝眼、伏兔、血海、梁丘、鹤顶、阴陵泉、足三里、阿是穴。

2. 方法　用温针法加推拿法。用2寸无菌毫针刺入穴位,针刺得气后,留针30分钟并将2cm长的艾条段插于内膝眼、犊鼻的针柄上(或血海、梁丘、鹤顶、内膝眼、犊鼻、阿是穴任选2穴),每次灸20~30分钟,同时加TDP照射,调节高度到患者感到温热舒适为宜,时间也为30分钟,取针后,做适当的手法按摩,可在股骨髌骨面内侧或外侧、在痛部做揉搓2~3分钟。取膝眼、阴陵泉、阳陵泉、委中、梁丘、丰隆、足三里穴位进行推、揉、滚的按摩,强度以患者忍受为宜,也可用分筋手法分离松解髌骨周围的软组织粘连,以减轻超过正常范围的髌骨压力和刺激。10次为1个疗程,第1疗程,1次/天;第2疗程1次/2天,连用1~2个疗程。

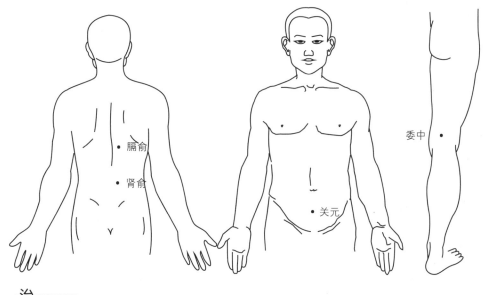

治疗效果

☞ 刘保成用"方一"治疗40例,对照组34例,分别治愈18、6例,显效15、13例,好转7、12例,无效0、3例(见《针灸临床杂志》,2001年第1期)。

☞ 李爱平用"方二"配合推拿和中药治疗44例,治愈8例,占18.18%;好转32

例，占72.73%；未愈4例，占9.09%。总有效率90.91%（见《实用中医药杂志》，2000年第4期）。

☞ 王新磊用"方三"配合推拿治疗42例，治愈25例，显效9例，好转7例，无效1例，有效率97.6%（见《中国社区医师》，2008年第19期）。

☞ 张绚红用"方四"治疗216例，治愈185例（85.65%）；好转31例（14.35%），无无效患者（见《四川医学》，2008年第12期）。

处 方荟萃

1. 栾继萍用温针法。髌下穴位于髌骨下缘，内、外膝眼之间。根据疼痛的性质分别配合犊鼻穴、膝眼、足三里、梁丘、血海等穴。患者屈膝卧位或坐位，穴位常规消毒后，用28号1.5~2寸毫针在髌骨下缘即髌下穴，沿髌韧带正中垂直进针1寸左右，稍作提插捻转，患者自觉局部酸胀舒适，使针感向足跟部放射，然后用0.5寸长艾炷套在针柄上施灸，每次2壮，每日1次，5天为1个疗程（见《实用中医药杂志》，1998年第12期）。

按 语

采用髌骨温针围刺对附着于髌骨周缘的软组织的营养状态及张力的改善，特别是对髌骨关节面微循环的改善，降低骨内压，起着非常积极的作用，从而较好地缓解或消除髌骨关节面的疼痛。

临床观察到膝前疼痛患者，如能早期治疗，一般预后较好。对两组28例治愈或显效病例1年后跟踪观察，温针围刺组病例的疗效稳定性要好于对照组。其中温针围刺组伴髌骨X线片明显退变的部分治愈病例，1年后X线片均有不同程度的改善，且有2例髌骨X线片退变的治愈患者1年后X线片基本恢复正常。

在日常生活中，髌骨软骨症患者，治疗期间应避免蹲、跪、跑、跳、携重物等动作，运动时注意膝弯度不可超过90度，坐立时双脚最好伸直，降低膝盖的压力，起身最好握着扶手，以分担膝盖的压力，这样可以防止髌骨软化症的患者症状恶化，促进病损的愈合。

二十九、髌下脂肪垫炎

髌下脂肪垫损伤是指由髌骨下脂肪垫的无菌性炎症病变引起膝前痛及膝关节功能受限的临床症候群。中医归属于"痹症"范畴。

病 因病理

髌下脂肪垫炎又称髌下脂肪垫损伤，是一种髌下脂肪垫的无菌性炎症反应，可以累及相关的滑膜肌腱。髌下脂肪垫具有衬垫和润滑关节的作用，防止关节面的摩擦，当脂肪垫受到某种因素刺激造成急慢性损伤，均可产生无菌性炎症、出血、渗出增生、肥大、硬化、纤维变性或粘连，刺激皮神经而致疼痛。造成脂肪垫损伤的主要原因是急性损伤、长期屈伸活动对局部韧带反复牵拉和挤压所致慢性劳损等，另外膝关节的炎症，如滑膜炎、妇女经前水潴留等，均可引发。

中医学认为，本病系因诸虚劳损，筋脉失养，复感外邪侵袭，气血痹阻，阻塞经脉而致。

诊断要点

1. 此病多见于女性，中青年人，经常下蹲和步行者及登山运动员居多，或有膝部外伤，劳损受寒史。

2. 膝前下方酸痛乏力，膝伸直或用力疼痛加重。疼痛位于髌下后方及其两侧，有时可放射到腘窝，甚至沿小腿后侧到足跟，关节活动一般无明显障碍，踢腿、跳跃、跑步、劳累后症状加重，休息后症状减轻，充分伸膝时疼痛加重，稍微屈膝减轻，穿半高跟鞋减轻，与健侧相比脂肪垫肥厚，双膝眼饱满。

3. 髌骨下压痛明显，少数可出现嵌顿、卡阻现象。X线检查，髌下脂肪垫支架的纹理紊乱，或有钙化阴影，无骨质增生，关节间隙正常。

治疗方法

‖方一‖

1. 取穴　膝眼。

2. 方法　用温针法。患者取仰卧位，局部常规消毒后，用0.35mm×50mm毫针，从髌韧带后，外膝眼向内膝眼方向刺入1~1.5寸，行捻转泻法后，再依同样的方法从内膝眼刺入一针，然后，两针尾各置2~4cm长药艾条，点燃，至艾燃尽并没有余热后出针，病情严重者可燃2壮。每天1次，7次为1个疗程，共治1~3个疗程。

‖方二‖

1. 取穴　内膝眼、外膝眼。以及内外膝眼与髌韧带连线的中点各取1穴。

2. 方法　用温针法。患者仰卧位，用28号2寸毫针，针尾呈扇形刺入穴位，针尖达髌尖粗面脂肪垫附着区，得气后每穴行捻转平补平泻法5s，然后剪取长约2cm艾条若干段，在其一端中心戳一小孔（注意勿穿透另一端）套置在每个针柄尾部，针旁皮肤上放置纸片以防艾段散落灼伤皮肤，点燃艾条，燃尽1段为1壮，每穴灸3壮，1天1次，10次为1个疗程。

‖方三‖

1. 取穴　膝眼、足三里、悬钟。膝痛伴小腿酸痛者加委中、承山，内外侧副韧带痛者加局部阿是穴。

2. 方法　用温针法。患者取仰卧位，在腘窝处垫一枕头，使大腿与小腿成120度角，选毫针在局部消毒后刺入，针尖向髌骨方向与皮肤成45°角，迅速进针，足三里、悬钟可直刺20~30mm，施平补平泻手法，局部有酸麻胀重感后点燃，5cm长度艾条置于膝眼穴针柄端，留针25分钟，再让患者俯卧位，取委中、承山直刺30mm，得气后委中加灸，留针25分钟。

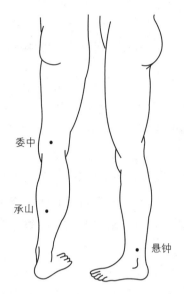
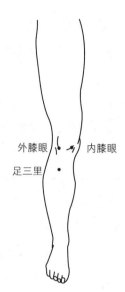

委中

承山

悬钟

外膝眼　内膝眼

足三里

治 **疗效果**

☞ 李国忠用"方一"治疗62例，痊愈32例，占51.6%；显效28例，占45.2%；无效2例，占3.2%。总有效率96.8%（见《上海针灸杂志》，2007年第4期）。

☞ 陈仲新用"方二"治疗49例，对照组49例，治愈35、26例，有效10、9例，无效4、14例，有效率91.8%、71.4%（见《辽宁中医学院学报》，2003年第4期）。

☞ 萨仁用"方三"治疗50例，治愈38例，占76%；好转8例，占16%；未愈4例，占8%，总有效率92.7%（见《中国中医药现代远程教育》，2006年第7期）。

处 **方荟萃**

1. 梁晓东用温针法。选犊鼻、内膝眼为主穴。患者仰卧，局部消毒后，取2寸毫针4根，用傍针刺法（正一旁一），针尖均斜向髌骨下1/2段边缘，行提插捻转手法，中强度刺激。待出现强烈酸胀感后，在每一针尾装一艾球点燃，待燃完一壮、针体完全冷却后起针。5次为1个疗程。平时配合局部热敷（见《湖北中医杂志》，2002年第11期）。

按语

本病初期出现膝痛或伴有膝关节的肿大，应注意休息，避免在潮湿处睡卧，并进行适当锻炼，以直腿上抬操练为主，尽量避免负重的膝关节屈伸活动，坚持做双侧股四头肌的静力训练。即取卧或坐姿，双下肢伸直，用力绷紧大腿前方肌肉群，持续10~20秒，放松5~10秒，重复20~30遍，每日4~5次。

临床配合中药熏蒸治疗有较好的效果，也像艾灸一样进行"热处理"。处方，羌活12g，防风12g，牛膝12g，鸡血藤10g，骨碎补12g，伸筋草9g，海风藤12g，千年健12g，寻骨风12g，桑寄生12g，杜仲12g，桂枝12g。在锅内，加一半水、一半醋，浸泡中药30分钟左右，然后开始熬，将疼痛的部位置于锅上50cm左右处，使蒸汽持续熏蒸患处，在锅上置一布袋，以防蒸汽外漏，但是也要注意过热时放开一点布袋，以免烫伤。注意熬时随时加水醋混合剂，以免干锅。一般每日1剂，每次1小时。熬中药的锅只要不是铁锅就可以。

三十、膝关节骨性关节炎

膝关节骨性关节炎是由于老年或其他原因引起的关节骨非炎症性退行性改变，临床可产生关节疼痛、活动受限和关节畸形等。中医将其归属为痹证之"骨痹"、"着痹"、"膝痹"、范畴。

病 因病理

膝关节骨性关节炎是一种骨性退行性病变，这种退变与衰老、肥胖、内分泌紊乱、关节磨损等因素有关。退化从软骨开始，以负重部位的不规则、软骨丧失、软骨下骨硬化、囊性变、边缘骨赘、干骺端血流增加以及不同程度的滑膜炎为病理特点。同时，因为骨赘的形成，对关节周围软组织液形成摩擦刺激，造成组织的渗出水肿，而导致关节肿胀疼痛。

中医认为，本病发病机制是因为人过中年，属肝肾亏虚、筋骨失养、夹杂风寒湿邪入侵，致气滞血瘀，寒凝湿蕴，血不能养筋，肝不能柔筋，导致关节痹阻，发为骨痹。

诊 断要点

1. 膝关节疼痛：随病情进展可逐渐出现始动痛、负重痛、无活动痛、夜间痛、休息痛。疼痛为间歇或持续性。呈钝痛或胀痛也可呈针刺痛，多在天气变化或活动过多后加重。

2. 关节肿胀：可有关节积液也可为软组织变性增生、骨质增生或三者并存。

3. 膝关节活动时可有摩擦响声。

4. 关节活动障碍：关节局部有轻度晨僵，一般短于30分钟，蹲起困难。

X线片示：关节间隙有不均匀改变，呈现不同程度间隙变窄，膝关节边缘呈唇样增生。

年龄大于40岁。

治 疗方法

‖方一‖

1. 取穴　患侧犊鼻、内膝眼、梁丘、血海、阴陵泉、阳陵泉、足三里、丰隆等。

2. 方法　用隔姜温针法。用3寸不锈钢毫针刺入穴位相应深度行针得气后，于针柄插2cm长的艾条段，以备温针灸。将姜块切成2mm厚的姜片，于膝关节所针穴位周围皮肤上铺满姜片，然后点燃艾条，加TDP照射，每燃尽1根艾条为1壮，每次灸3壮，每日1次，7天为1个疗程。

‖方二‖

1. 取穴　患膝犊鼻、内膝眼、足三里。

2. 方法　用隔物温和灸法，用炮附子研粉，加适量黄酒、饴糖调制成直径约20mm、厚

下篇　各论　第十三章　外科疾病

3～5mm的圆形药饼,中间均匀戳直径约2mm左右小孔5个。准确取穴,将附子饼置于穴区,用自制艾灸器将直径约2cm、长约4cm艾条悬置距附子饼1cm上方点燃,灸治过程中不断将艾灰去掉,并保持艾条与附子饼间距和火势,每穴灸约30分钟,以穴位皮肤泛红而不灼伤为度。每天1次,每周连续治疗6天。

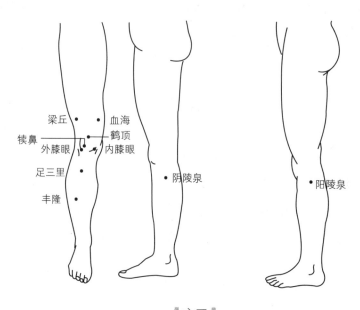

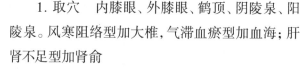

||方三||

1. 取穴 内膝眼、外膝眼、鹤顶、阴陵泉、阳陵泉。风寒阻络型加大椎,气滞血瘀型加血海;肝肾不足型加肾俞

2. 方法 用隔药灸法。风寒阻络型纳入隔姜灸组、气滞血瘀型纳入隔三七饼灸组、肝肾不足型纳入隔附子饼灸组。用鲜姜切成直径2～3cm、厚0.2～0.3cm的片,中间以针刺10个小孔,放在应灸腧穴处,上面再放自制艾炷(重2g)5壮施灸,以使皮肤红润而不起疱为度。将附子和三七研成粉末,用60%酒精调和做成直径约3cm、厚约0.8cm的附子饼,中间以针刺10个小孔,放在应灸腧穴处,上面再放自制艾炷(重2g)5壮施灸,以使皮肤红润而不起疱为度。隔日1次,10次为1个疗程;每疗程间隔10天,最多治疗2个疗程。

||方四||

1. 取穴 热敏化腧穴。

2. 方法 用热敏灸法。选择舒适、充分暴露病位的体位;用点燃的纯艾条,以患者病位附近的经穴、压痛点、皮下硬节等反应物部位为中心、3~5cm为半径的范围内，距离皮肤2cm左右施行温和灸。当患者感受到"艾热"向皮肤深处灌注时，此点即为灸位（热敏化腧穴）。重复上述步骤，直至找到1~2处透热最明显处，此1~2处施灸点即为最佳灸位。根据病情需要，在最佳灸位上施行单点温和灸或双点温和灸，直至透热现象消失为一次施灸剂量。完成一次治疗剂量的施灸时间因人而异，一般从20~100分钟不等，标准为透热现象消失，每日1次，一般连续施灸1~2次，至施术部位发疱或渗流黄水为度，1次艾灸发疱至灸疮愈合为1个疗程，常需20天左右。根据临床病情需要，连续治疗1~2个疗程。

治疗效果

路振华用"方一"治疗60例，对照组30例，痊愈38、15例，好转20、12例，无效2、3例，总有效率为97.5%、88.3%（见《河南中医》，2008年第12期）。

李建武"方二"治疗30例，对照组30突兀，基本痊愈24、16例，显效3、2例，好转1、5例，未愈2、7例，有效率为93.3%、76.6%（见《中国针灸》，2008年第1期）。

程红亮用"方三"治疗60例，对照组60例，分别临床控制21、5例，显效4例、2例，好转33、5例，无效2、10例，有效率96.67%、83.33%（见《中医药临床杂志》，2008年第2期）。

付勇用"方四"治疗34例，经1~2疗程治疗，治愈10例，占29.41%；显效14例，占41.18%；有效9例，占26.47%；无效1例，占2.94%。总有效率为97.06%（见《中国针灸》，2007年第7期）。

处方荟萃

1. 林家驹用天灸法。将斑蝥、白芥子、马钱子、血竭、甘遂、肉桂、三七按一定比例研粉，用姜汁或凡士林软膏调匀，制成直径约1cm大小药饼。取穴内外膝眼、鹤顶、曲泉、阴谷、阴陵泉、血海、梁丘、膝阳关、阿是穴。常规消毒，将药饼贴敷在穴位上，医用胶布固定（对胶布过敏的患者用绷带固定），贴敷4~12小时后将药饼除去，施灸时间因人而异。灸后可见局部皮肤发红、出水疱，用消毒针刺破水疱，将水疱液排尽，用碘伏消毒，嘱患者保持皮肤清洁干燥，防止感染，每日消毒排水2次。天灸治疗间隔时间在10天以上，3次为1个疗程，一般在夏季三伏天治疗（见《浙江中医药大学学报》，2008年第3期）。

2. 余健用温针法。治疗组取内膝眼、外膝眼、梁丘、血海、阴陵泉、阳陵泉、足三里、阿是穴。患者取端坐位，膝关节屈曲约90度。皮肤常规消毒，用直径0.30mm、长度40mm毫针直刺穴位约1~1.5寸，行提插捻转手法，得气后在针柄上加直径10mm、长度15mm艾炷，由下端点燃，待艾炷燃完后继续留针15分钟。每日治疗1次，10次为1个疗程，连续治疗2个疗程，疗程间休息3天（见《实用中医药杂志》，2009年第2期）。

按语

灸治过程中，应选择质量上乘的清艾条，防止质量不好的艾条在燃烧过程中落下灰渣烫伤皮肤；艾炷燃烧后皮肤会有很强的灼热感，为防止烫伤，将事先准备好的硬纸片垫在皮肤上；注意掌握艾炷与皮肤间的距离，艾炷距皮肤约1寸左右为宜；艾炷燃尽时，术者不要急于取针，此时针体仍有灼热感，如需取针时，可用止血钳将针取出。

膝关节骨性关节炎常会附带产生一些症状，也可用灸法进行治疗。

1. 膝关节侧副韧带炎。吴刚用针刺加艾灸法。取穴：阿是穴。操作：患者取坐位或平躺，医者取1.5寸毫针，在阿是穴周围沿皮下呈45度角斜透刺，针尖朝痛点方向，行轻度的捻转手法，得气后留针；同时用艾条在阿是穴处灸15~20分钟，熄灭艾条后，再留针5~10分钟后取针。每日1次，15次为1个疗程，隔3~5天，再行第2个疗程（见《湖北中医杂志》，2001年第8期）。

2. 膝关节肿痛。宫艳华用温针法。犊鼻、膝眼、鹤顶、阴陵泉，配穴梁丘、血海、足三里。患者取仰卧位，用物品将膝关节稍垫起，选主穴进行治疗，取0.35mm×50mm毫针用夹持进针法直刺，施提插捻转手法令其得气，以产生酸麻沉胀感为度，进针后将针留在适当深度。取清艾条一根，将其截成寸段，约1~2cm，用止血钳将艾段中央穿一小孔，然后插在针柄上将其点燃，点燃后艾炷涂徐燃烧，皮肤产生热感，约燃烧10~15分钟艾炷自行熄灭，每穴灸1壮。配穴只针不灸，留针30分钟。若病情重者，起针后在膝关节周围拔火罐，或取委中穴泻血后拔火罐，留罐10分钟左右。每1~3天治疗1次，15次为1个疗程（见《针灸临床杂志》，2005年第1期）。

3. 膝关节积液。李静用针刺加艾箱灸法。梁丘、膝眼、鹤顶、犊鼻、膝关节周围阿是穴。令患者坐位，患脚平放于治疗床上，充分暴露患处，患处皮肤常规消毒后用28号1.5~2寸长的毫针，直刺1~1.5寸，膝眼穴需向膝中斜刺。用提插捻转法重刺激，得气后留针。将1根艾条分成6节，双侧点燃放入艾箱中，将艾箱置于针刺膝关节上，待艾条燃尽后取下艾箱。出针时，摇大针孔，出针不按压。此时针孔处若有淡黄色渗出液或少许血水样分泌物流出，用消毒干棉球擦尽即可。一般1次/d，5次为1个疗程，2~15次即可消除积液。积液消除后可单用艾箱灸，巩固治疗5~7天，1次/天，以关节局部为主（见《河南中医》，2007年第7期）。

三十一、膝关节滑膜炎

膝关节滑膜炎是以膝关节肿胀、积液为主要症状的非感染性炎症，分急性创伤性滑膜炎和慢性滑膜炎。依据临床症状及体征可归属于中医"痹证"、"鹤膝风"等范畴。

病 因病理

膝关节滑膜炎是指膝关节受到急性或慢性劳损时，引起滑膜损伤或破裂，导致膝关节腔内积血或积液的一种非感染性疾病。本病可分为急性创伤性滑膜炎和慢性损伤性滑膜炎，急性滑膜炎多由于暴力击打、扭转、运动过度或外科手术后引起，临床表现为膝关节肿胀、疼痛、活动困难、走路跛行，局部温度高，关节穿刺多为血性液体，多发于青年人；慢性滑膜炎一般由急性创伤性滑膜炎失治转化，或由长期慢性劳损导致滑膜的炎性渗出，腔内充满积液使滑膜受刺激造成。

中医学认为，本病多因劳作过度、扭挫损伤或体虚久居寒湿，致湿邪下注，凝聚于膝，气血痹阻，发为膝关节肿胀酸痛，屈伸不利。病理特点为湿、瘀（痰）、虚交结，其中湿邪是关键，湿性黏滞，郁久化热伤阴，或聚而生痰，痰瘀互结，致病情缠绵难愈。

诊断要点

1. 在青壮年人多有急性膝关节外伤史，伤后膝关节开始发生轻度水肿、疼痛、活动受限及跛行。通常在伤后6~8小时出现滑膜反应性积液，膝关节明显肿胀、发热，不敢活动。检查发现膝关节屈伸活动受限，下蹲困难并伴有疼痛，关节周围可有局限性压疼点，浮髌试验阳性。

2. 慢性损伤性滑膜炎，可能无明显外伤史，主要表现膝关节发软及活动受限，肿胀持续不退，不敢下蹲。活动增多时加重，休息后减轻。久病者，可扪到膝关节囊肥厚感。对膝关节积液多者或反复出现积液者，可做关节积液检查，它能反映出滑膜炎的性质及其严重性。

3. 关节穿刺和滑液检查，对膝关节滑膜炎的诊断和鉴别诊断，均有重要参考价值。

治疗方法

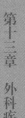

方一

1. 取穴　双侧膝眼、鹤顶、足三里、阳陵泉、丰隆。

2. 方法　用温针法。取1.5寸毫针进针1~1.2寸，得气后行泻法，行针5分钟后，将艾绒缠绕上无菌棉絮制成2cm长的艾段，将艾段套罩存针柄上，近端离皮肤约2.5cm，在艾段近皮肤端点燃，燃尽后除去灰烬，温灸3壮，每日1次，留针30分钟。10天为1个疗程。

方二

1. 取穴　患侧犊鼻、内膝眼、梁丘。配穴：患侧阳陵泉、阴陵泉、足三里。

2. 方法　用温针灸法。让患者采取仰卧屈膝或坐位屈膝使之感觉舒适的体位，取准穴位，局部常规消毒后，直刺进针，其中针阳陵泉穴时，可透刺到阴陵泉，一针2穴。再用剪刀将艾条剪成长约2cm的小艾段，插在主穴针柄上，点燃小艾段施灸，每穴灸1~2个艾段，灸完后再留针10分钟，出针后拔罐5分钟，隔日1次，10次为1个疗程。

方三

1. 取穴　膝眼、犊鼻、阳陵泉、三阴交加配阿是穴。

2. 方法　用温针法。嘱患者取坐位，全身放松，膝下加垫。局部皮肤常规消毒，选用30号1.5~2.5寸毫针，由内膝眼透外膝眼，进针0.5~1寸后，行捻、转、提、插针法，在患者感觉酸、胀、麻最明显处留针，其他穴位刺法类同。将先准备好的药艾条（剪成3cm长度）插入两侧针柄上，用火点燃艾团，配以红外线灯照射，约25~30分钟艾团燃尽，取针，1日1次。7~10次为1个疗程。

▌方四▌

1. 取穴　膝眼（双患侧）、委中、阿是穴（患部）。

2. 方法　用药条雀啄灸，取川红花15g，川牛膝、苍术各9g，共研细末，与艾绒250g和匀，制成药物艾条，备用。每次取1支药条，点燃，每穴各灸15~30分钟（其中委中灸5~10分钟），每日1次，中病即止。主治膝关节创伤性滑膜炎。

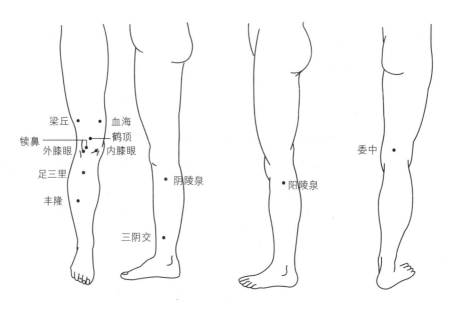

治疗效果

☞ 崔国有用"方一"配合四妙散加味治疗李某，女，56岁，因左膝关节肿痛，关节活动障碍1周，以治疗1个疗程后，上症明显好转，关节活动如常，再经2次巩固治疗后，上症痊愈。随访半年未复发（见《长春中医药大学学报》，2008年第2期）。

☞ 徐一新用"方二"治疗62例患者，痊愈49例，占79.03%；显效12例，占19.35%；无效1例，占1.62%。总有效率98.38%（见《中医外治杂志》，2009年第3期）。

☞ 董冰媛用"方三"治疗100例经治1个疗程后，66例积液量"+"及13例积液量"++"患者，积液诱发膨出试验转阴，临床症状完全消失；11例积液量"++"及10例积液量"+++"患者，膝关节疼痛、肿胀、功能受限等临床症状明显缓解，积液量分别转为"+"及"++"（见《实用医药杂志》，2007年第3期）。

☞ 程爵棠用"方四"曾治疗25例，全部有效（见《艾灸疗法治百病》，2009年人民军医出版社出版）。

方荟萃

1. 王允惠用艾条灸法。阿是穴（即病变部位用手按压时感觉有明显酸麻、疼痛处）。配穴：可在与病变对应的部位或病变周围部位取穴，施灸者右手持点燃的2支艾条对准穴位施灸，艾条离皮肤约3cm，以患者感觉有温热感为度。当有酸麻等感觉，皮肤局部微红，触之稍热的时候，就可以了。每次取穴3~5个，每穴施灸10~15分钟，顺序为先上后下，先左后右。轻者可每日或隔日1次；重者每日2次，5日为1个疗程，一般1个疗程即可治愈。如不愈可休息1~2天，再进行第2和第3个疗程。主治儿童髋关节滑膜炎（见《家庭医药》，2006年第6期）。

2. 程爵棠用温和灸法。取穴内膝眼、外膝眼、委中、阳陵泉。用艾条温和灸法，重点灸双膝眼各10分钟左右，灸至局部皮肤感到灼热为度，其他穴各灸5~10分钟，每日灸1次（见《艾灸疗法治百病》，2009年人民军医出版社出版）。

按语

膝关节滑膜炎是指膝关节受到急性创伤或慢性劳损时，引起滑膜损伤或破裂，导致膝关节腔内积血或积液的一种非感染性炎症反应疾患。采用温针法治疗膝关节滑膜炎，通过针刺调节经气，疏通局部气血运行，并结合温灸，温通血脉，使痹阻经脉通畅。两种疗法相互促进，共同作用，以促进膝关节血液循环，加快炎症吸收，及损伤的滑膜修复，从而达到治疗目的。

滑膜炎与膝关节负重活动有直接关系，急性炎症首先应避免引起创伤或劳损的运动，减少膝部负重及屈伸活动。注意减轻膝关节负担，尤其避免做跳跃和扭转动作。若积液量多，应适当休息，抬高患肢，床上做膝关节功能锻炼，锻炼股四头肌是重要而有效的治疗措施，直腿抬高可促进血液循环，有利于关节积液吸收，防止股四头肌萎缩，预防滑膜炎反复发作，恢复膝关节伸屈功能，有着积极作用。可以仰卧于床上，放松肌肉后，做股四头肌力收缩锻炼30次，每日2~3遍，伴直腿抬高锻炼30次，每日2~3遍（轻度滑膜炎一般不必卧床休息，可以正常生活起居）。急性炎症控制水肿消除以后，可以下床适量做单腿直立耐力试验，双掌心扶于髌骨上做环绕运动，坐在凳椅上做踢腿练习，巩固期配合下蹲功能锻炼（可首先扶物或用健肢支撑下蹲），以上方法循序渐进不可急于求成，逐渐增多运动量。

单纯锻炼并不能有效预防滑膜炎，要积极治疗膝关节其他病症，消除隐患，同时加强腰臀部、腿部肌力训练，增强膝关节稳定性，避免运动伤或外伤，总之任何预防膝关节炎的方法对预防滑膜炎都具有重要意义。

三十二、踝关节扭伤

踝关节扭伤是临床常见的运动损伤性疾病，如急性期治疗不当或治疗不彻底可形成陈旧性损伤。本证属于中医学"伤筋"范畴。

因病理

踝关节周围主要的韧带有内侧副韧带、外侧副韧带和下胫腓韧带。当因跌仆导致足部过度内外翻时，可致踝部扭伤，造成患处韧带、肌腱等软组织部分拉伤或断裂，其内的大量细胞破裂、坏死渗出或微小血管破裂出血，主要损伤部位为上述韧带。通常在急性期处理不当或不足，或功能锻炼不及时的情况下，遗留局部疼痛、麻木、乏力等症状而成陈旧性损伤，常因运动、风寒湿邪入侵时加重，早期多为气血瘀滞，脉络不通，导致损伤局部肿胀、疼痛。

中医学认为损伤后，由于脉络受损，血离经脉，经脉受阻，气血运行不通，"不通则痛"；或急性期失治、误治，日久复感寒湿之邪，造成气血凝滞，出现关节肿块，活动不利，形成陈旧性踝关节扭伤。

诊断要点

1. 符合急性踝关节韧带损伤的诊断，临床表现有明确的扭伤史，踝部疼痛、肿胀、皮下瘀斑，活动时踝关节疼痛加重；查体：伤部有局限性压痛，足内翻或外翻时疼痛加重。

2. 疼痛、肿胀评分≥5分。

3. 病程2~5天。

4. X线检查排除骨折、骨裂及韧带断裂。

5. 急性期处理不当或不足，或功能锻炼不及时的情况下，遗留局部疼痛、麻木、乏力等症状而成陈旧性损伤。

治疗方法

‖方一‖

1. 取穴　阿是穴。

2. 方法　用隔药灸法。取红花、乳香、没药、桂枝、细辛、川芎、独活、穿山甲等量，共为细末，再取适量医用凡士林加热融化后加入上述药物，加热5分钟，滤出药渣后即得药液。趁热加入促渗透皮剂，搅拌均匀后，置入摊开的医用纱块若干，冷却后备用。选穴以取局部阿是穴为主，兼取疼痛点所在经络上穴位。取2~3张层叠的药纱布剪成适当大小，放置于所取穴位上，然后在上方放置灸盒，点燃艾条，施灸20分钟。每天1次，5天为1个疗程。主治陈旧性踝关节扭伤。

‖方二‖

1. 取穴　阿是穴。

2. 方法　用温针法。患者取坐位，患肢放于凳子上，足尖朝上（艾灸时，可防止艾火脱落，烧伤皮肤），用1寸或寸半毫针直刺压痛最明显的两点0.2~0.3寸（肿胀范围较大时，可在肿胀中心加刺1针），再选用1cm左右的艾条挂于针柄之上，点燃，待燃尽后，再灸1壮（灸治过程中，如果过热，可用小纸片遮挡，防止烧伤），每日治疗1次，连续治疗5次。主治急性踝关节扭伤。

方三

1. 取穴　压痛点。

2. 方法　用天灸法。雄黄9g，斑蝥30g（去翅足，用米微炒黄，去除米）二味碾细末，用少量凡士林调和，以不见药粉露出为度。取一块双层小胶布，中间剪一小洞，直径约1.0～1.5cm，贴在压痛或酸痛最明显处，在小洞内涂少量发泡膏，再以一块略大的胶布覆盖固定。经15小时左右当局部起一似小洞大小水疱，便揭去覆盖的胶布清除药膏，并在消毒后用针刺破挤出疱内液体。再用无菌干棉球及纱布覆盖固定，保持水疱壁完整。此期间该处勿沾水，避免感染及再度损伤患处。10天内愈合，每10～15天治疗1次，共2次。主治慢性踝关节扭伤。

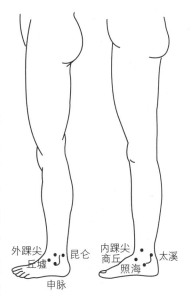

外踝尖　昆仑
丘墟
申脉
内踝尖　太溪
商丘
照海

方四

1. 取穴　内踝扭伤取太溪、照海、商丘、内踝尖；外踝扭伤取昆仑、申脉、丘墟、外踝尖。

2. 方法　用电针加壮医药线点灸法。穴位消毒后，踝部穴位选用1寸长的针，上穴进针得气后，选取疏波，加电20分钟。取大号壮医药线于出针后在肿胀处快速用线头的火星对准穴位，顺应腕和拇指屈曲动作，拇指稳重而敏捷地将有火星线头直接点接于穴位上，火灭即起为1壮。灸处有轻微灼热感，1日1次。主治急性踝关节扭伤。

治疗效果

☞ 陈庆用"方一"治疗陈旧性踝关节扭伤57例，经1~3个疗程治疗后，痊愈37例，显效16例，好转4例，痊愈率为65%，总有效率为100%（见《新中医》，2006年第10期）。

☞ 周瑞堂用"方二"治疗急性踝关节扭伤26例，治疗组疼痛、肿胀分值减少5分以上占80.77%，对照组为52.17%（见《上海针灸杂志》，2008年第2期）。

☞ 姜少伟用"方三"治疗慢性踝关节扭伤37例，2次治愈率达83.8%，药物注射组3次治愈率为60.0%（见《中国针灸》，2002年第8期）。

☞ 吕其玲用"方四"治疗急性踝关节扭伤43例，痊愈24例，显效17例，有效2例，无效0例，痊愈率55.81%（见《按摩与导引》，1997年第4期）。

处方荟萃

1. 张伟用针刺加温和灸法。取阿是穴和循经经穴。经穴选取：足少阳胆经的阳交、丘墟，足少阴肾经的太溪、照海，足太阳膀胱经的昆仑、申脉、金门。根据损伤的范围，以"阿是穴"为主穴，另取2~3个经穴。"阿是穴"运用"徐疾补泻法"之泻法：快速进针，强刺激，加速捻转约半分钟，留针15~20分钟。徐徐出针，出针后不立即按压针孔，待有少许血液溢出，用干棉球轻擦即可。其余配穴用平补平泻法，留针时间相同。针刺留针期间，将艾条一端点燃，对准所选取的每个针刺穴位，距皮肤约2~3cm，进行熏烤，使患者局部有温热感而无灼痛。每处灸6~8分钟，至皮肤出现红晕为度。每日针刺1次，每日灸2次，7日为1个疗程（见《河南医药信息》，2008年第16期）。

2. 劳太兰用壮医药线点灸法加中药外敷。急性期（伤后24小时内）：①冰敷治疗：先涂上跌打万花油后再用冰袋在踝关节局部作间歇性冰敷。②壮医药线点灸：取穴阳陵泉、丘墟、悬钟、解溪、昆仑及肿胀局部梅花穴，用2号药线在酒精灯上点燃后，对准所取穴位点灸。每穴灸1~3壮。恢复期（扭伤24小时后）：①壮医药线点灸：取穴及方法同上，每天1次。②用中华跌打丸每次2丸加入消肿止痛酊15ml同煮成糊状，待温热时直接涂敷于肿痛局部皮肤，用绷带包扎固定，每日1次，连敷24小时（见《广西中医药》，2007年第4期）。

3. 高艳秋用天灸疗法。取生巴豆50~60粒，去壳，除去果仁外膜，捣碎如泥，备用；凡士林30g，用酒精灯加热将其烊化，趁热倒入巴豆泥，搅拌均匀，随之将其摊涂于7cm×7cm纱布上（纱布外敷以等大的塑料布以防药膏外渗染衣）贴敷阿是穴或患处，外用绷带包扎固定，4~6小时后，待患者敷贴处发痒难忍时，揭除纱布及药膏，以起红色斑疹或小水疱为佳，每周1次。主治陈旧性踝关节扭伤（见《江西中医药》，2008年第4期）。

【按语】

对急性扭伤者，伤后立即用拇指指腹压迫痛点止血，趁局部疼痛尚轻、关节两侧肌肉未出现痉挛时，立即做踝关节强迫内翻或外翻试验和抽屉试验，以了解韧带是否完全断裂。若疑有韧带完全断裂或合并骨折时，经加压包扎后送骨科处理。

韧带轻度扭伤，应立即冷敷，然后用棉花或海绵置于伤部进行加压包扎并抬高伤肢。绷带包扎时要注意行走方向，如外侧韧带损伤时，使踝关节处于轻度外翻背伸位。3~4天后在保持原固定下练习行走。对韧带部分断裂、踝关节强迫内翻或外翻试验有轻微不稳的患者，经冷敷、加压包扎后，用托板固定3周。2~3天后拆除加压包扎。

现代软组织损伤学中减轻局部无菌性炎症、松解粘连为关键，病变局部均为肌肉组织较为薄弱之处，不能施行大幅度手法以加强针感。温针灸可以提高刺激量，能够利用温热的作用加速局部血液循环及新陈代谢，利于正常组织的恢复再生，可缩短疗程。同时要求患者注意休息，避免剧烈的体育运动，减少患肢负重，以提高疗效。

三十三、痹证

痹，即痹阻不通。痹证是指人体机表、经络因感受风、寒、湿、热等引起的以肢体关节及肌肉酸痛、麻木、重着、屈伸不利，甚或关节肿大灼热等为主症的一类病证。

病因病理

痹症是中医病名,包括现代医学的各种关节、肌肉等骨和软组织的疾病。其病因病理因不同疾病而各异。

中医学认为,本病与外感风寒湿热之邪和人体正气不足有关。风寒湿等邪气,在人体卫气虚弱时容易侵入人体而致病。汗出当风、坐卧湿地、涉水冒雨等,均可使风寒湿等邪气侵入机体经络,留于关节,导致经脉气血闭阻不通,不通则痛。正如《素问·痹论》所说:"风寒湿三气杂至,合而为痹。"根据感受邪气的相对轻重,常分为行痹(风痹)、痛痹(寒痹)、着痹(湿痹)。若素体阳盛或阴虚火旺,复感风寒湿邪,邪从热化或感受热邪,留注关节,则为热痹。总之,风寒湿热之邪侵入机体,痹阻关节肌肉筋络,导致气血闭阻不通,产生本病。

诊断要点

1. 肢体关节及肌肉酸痛、麻木、重着、屈伸不利,甚关节肿大灼热。

2. 病后常因气候变化而加重。

3. 部分患者可有低热,四肢环形红斑,或结节性红斑。心脏常可受累。

4. 包括现代医学的风湿热(风湿性关节炎,类风湿性关节炎,骨性关节炎、痛风等病)。

治疗方法

方一

1. 取穴　患处。

2. 方法　用隔药蜡灸法。组方为生川乌、草乌各1份,羌活、独活各2份,白芷3份。按比例将诸药烘干研粉备用。用时将药末用白酒或50%酒精喷润,以能粘成饼状为度,敷于患处,约0.3~0.5cm厚。再用一塑料薄膜封盖,将溶化之白蜡均匀涂于薄膜上,稍凝即涂,厚度以1~2cm为宜。20分钟待蜡温接近皮温时,将药取下,治毕。每日1次,药粉3次一换,10次为1个疗程。

方二

1. 取穴　取穴根据病变部位,酌取大椎、风池、肩髃、曲池、合谷、肾俞、腰阳关、环跳、足三里、阳陵泉、太冲、阿是穴。

2. 方法　用温灸器法。先打开温灸器外罩,将切成2~3cm长的一节艾条置于温灸器夹持铜丝之间固定,用火点燃艾条后套紧外罩,在穴位、痛点上进行定点或上下、左右滚动温灸、按摩,用力轻柔、均匀,以病人感觉温热、舒适为度。每次灸治20分钟,每日治疗1次,10次为1个疗程,疗程间休息2~3天,共治疗3个疗程。

方三

1. 取穴　以关常穴(即取各关节部常用穴位,如膝关节部的膝眼等)、足三里、曲池为主穴，以阿是穴为配穴。

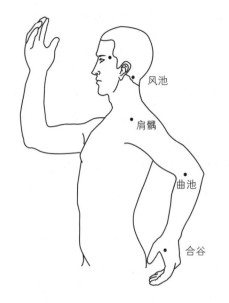
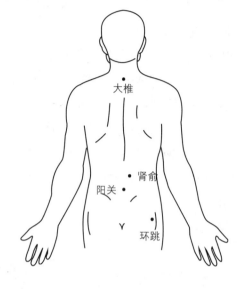

2. 方法　用壮医药线点灸法。医者以右手拇指、食指夹持药线的一端，并露出线头1~2cm，在酒精灯上点燃，然后吹灭明火，使之成圆珠状炭火，随即将此火星对准预先选好的穴位，顺应腕和拇指的屈曲动作，拇指指腹稳重而敏捷地将有火星线头点压于穴位上，采用中等力度以不起水疱为度，时间1秒，一按火灭即为1壮，一穴灸1壮。每天施灸1次。

▌方四▌

1. 取穴　肾俞、关元、阿是穴。

2. 方法　用综合灸疗法。

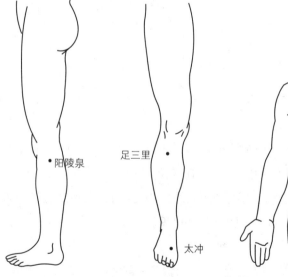
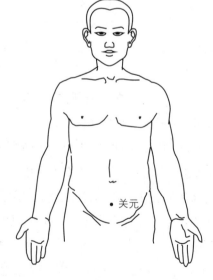

艾盒灸：在肾俞、关元穴区上应用。自制灸盒：用五合板制成15cm×12cm×10cm大小盒子，上面固定铁纱网罩，用时将艾绒适量均匀摊放于铁纱网罩上（厚约1cm），分别于俯卧、仰卧位施灸穴区，从一方点燃，艾绒燃尽即止，通用于各型痹证。

温针灸：循经辨证选穴，多选用病痛所过经脉之腧穴、郄穴，针刺得气后针上加灸。方法：将艾条制成2cm长艾段，套置于针柄上点燃，燃尽为止，病重者可更换1次，注意观察，防止燃烧之艾灰脱落烫伤皮肤。

毛刺加艾条悬灸：用梅花针轻叩病变部位皮肤，潮红微出血为度；然后用市售药艾条点燃一端。均匀在毛刺部位反复回旋悬灸，使患者局部有温热感而无灼痛，每区灸10分钟或灸至皮肤出现红晕为度。多用于行痹及着痹，如风湿性关节炎、类风湿性关节炎、股外侧皮神经炎。

痛点小艾炷隔姜灸：取0.5mm厚鲜姜片，上穿若干小孔，将自制小艾炷（圆锥状，底径1cm，高1cm）置姜片上，放于病痛点上，点燃顶部，燃尽更换艾炷，灸处潮热红晕为度，勿令皮肤发疱。病位不同施灸壮数不同，如面部每次10壮，四肢关节每次15~20壮，姜片干焦及更换。多用于痛痹，如颞颌关节紊乱综合征、网球肘、痛风性关节炎等。

上4种灸法配合使用，艾盒灸及温针灸每次必用，毛刺加艾条悬灸配合用于麻木、肿胀明显之患处，痛点小艾炷隔姜灸配合用于疼痛部位固定，范围局限较小之痛痹，每日施灸1次，7天为1个疗程，疗程间休3天，再行下1疗程治疗。

治疗效果

☞ 王华用"方一"治疗治疗组总有效率为90%，显效率39%；对照组总有效率70%，显效率22%（见《上海针灸杂志》，1997年第6期）。

☞ 刘本立用"方二"治疗124例，对照组124例，治愈分别为100、72例，显效15、21例，好转6、15例，无效3、16例，总有效率97.5%、87.1%（见《中国针灸》，2003年第7期）。

☞ 黄荣英用"方三"治疗22例，对照组21例，分别显效16、6例，有效4、7例，无效2、8例，总有效率90.9%、61.90%（见《中国保健》，2008年第18期）。

☞ 沈永勤用"方四"治疗150例痹证，显效105例，好转41例，无效4例（见《中国针灸》，2001年第8期）。

处方荟萃

1. 杨宝华用冷灸发疱法。用白芥子、斑蝥各等份，研末，以50%的二甲基亚砜调成发疱软膏。在患处用2.5%碘酒棉球消毒后，再用75%酒精棉球消毒或直接用75%酒精消毒。将配好的发泡软膏制成绿豆大小的粒，置于面积为2cm×2cm的胶布中心，贴于发疱穴位，以胶布或绷带固定，然后观察是否有蚁走感。皮肤发红、灼、痛时，将药贴取下。6~8小时后皮肤逐渐起疱，小水疱不用特殊处理。大水疱待充盈后，垫治疗巾于水疱下方，置盘于治疗巾上方，常规消毒水疱，用无菌针头刺入水泡下部，抽取疱内液体，以酒精棉签消毒针眼，外涂龙胆紫或消炎膏，无菌纱布，用胶布绷带包扎（见《家庭中医药》，2009年第4期）。

2. 李洁华用代灸膏法。根据病变的部位，以近部与循经取穴位为主，辅以阿是穴、肩井等穴；肩周炎取肩贞、肩髃、曲池、外关等穴；腰痛取肾俞、大肠俞、阿是穴等穴；坐骨神经痛取环跳、委中、足三里、承山等穴。每穴以代（温）灸膏贴之，每天换药1次，7天为1个疗程（见《现代中医》，1994年第2期）。

按语

使用冷灸发疱法时，术前患者应洗澡，术后1周内患处勿局部清洗和使之受潮。当疼痛较甚或无疱发生时，即取下药贴。术后有充液，可进行2次抽取，一般隔日换药1次。术后注意休息，减少活动，切勿碰破水疱，以防止感染。

田宁在灸疗的过程中观察到不少痛痹病人体表存在"透热点"这一特殊的病理反应点。在此反应点上施灸，可取得出乎意料的疗效。所谓透热点灸，是在病人身上找出"透热点"，并在"透热点"上施行温和灸，直至透热现象消失，病痛随之痊愈。透热点的出现有一定的规律，其部位并不完全与穴位符合。透热点与穴位相比较，有喜热、耐热、透热、传热四个特征。以相同的艾火，相同的距离，在"透热点"和非透热点上施灸，非透热点出现灼痛，而透热点不但无灼痛，而且感觉舒适，并且热感深透远传：将艾条置于穴位上方约2~3cm，热感会深入腰部并向四周扩散如手掌大，5分钟后，诉热感如细带状沿经脉行走，至60分钟停灸时，热感循行仍然存在。透热点灸治疗痛痹，具有高效、速效的特点。我们认为，透热点是一种新发现的疾病反应点，是腧穴反映疾病的一种特殊的形式；不同形式的反应点有其相对特异的适宜刺激方式（包括参数、剂量）；透热点则最适宜用透热灸疗法（见《江西中医药》，2004年第355期）。

华玉辉对背寒肢冷的症状，通过灸法缓解症状。患者俯卧于床上，取0.2~0.3cm厚鲜姜一片，以针刺数孔，置于身柱穴上，再置艾炷于姜片上，点燃熏灸。每次10~20壮，以皮肤红润不起疱为度，每日1次，疗程1~2周（见《实用中医药杂志》，1998年第1期）。

临床上，痹症又分为多种类型，可以分别采用灸法治疗。

1. 尪痹：张增炉用温和灸法。患者取平卧位，用清艾条作灸材；点燃艾条一端后，灸火约离局部皮肤5~10cm。采用温和悬灸法，使患者局部有温热感而无灼痛为宜；施灸10分钟，以局部皮肤出现红晕为度，每日3次，每次30分钟。1~2个月为1个疗程。同时口服三痹汤（独活、杜仲、川芎、秦艽、防风、党参、白芍、续断、牛膝各9g，细辛、肉桂各3g，茯苓、当归各12g，甘草6g，熟地黄15g，黄芪30g，生姜3片。加减：疼痛较剧加制川乌、制草乌各9g；畏寒肢冷加制附片5g（见《安徽中医学院学报》，1998年第3期）。

2. 风湿痹症：杨平梅用天灸法。将斑蝥25g（去头足及翅，研碎过罗）、麝香1g、雄黄5g（研成粉状）用蜂蜜调制成膏状放入阴凉处备用。每个穴位准备6cm×6cm大小的胶布，在胶布中央先放置2g由南星、半夏、乌头、马钱子（比例为3∶3∶2∶1）加生姜汁调制成的止痛膏，再在止痛膏上放置适量发泡用的斑蝥膏（根据部位不同用量为绿豆粒到黄豆粒大小）。在病变局部寻找最明显的压痛点，也可循经取穴，每次取穴2~3个。每次贴药4~8小时，每周贴药1次。3次为1个疗程。局部起疱后的第二天，首先严格消毒皮肤，并将疱内液体放出，为加强疗效，再在原处拔火罐1~3次，每天拔1次。起罐后涂京万红烫伤膏，然后用无菌纱布包扎固定（见《针刺研究》，2000年第2期）。

3. 寒湿痹：肖一宾用天灸法。在患肢上选择好压痛点1~4点，将野棉花鲜叶捣烂或鲜叶晒干后研成的粉末加水调成糊状，装入直径1~3cm的空瓶盖内，扣在压痛点上，用胶布或绷带固定，4~24小时敷药部有烧灼，去掉外敷药物，这时可见一与瓶盖直径基本相符的水疱，用消毒后的三棱针将水疱挑破，外敷湿润烫伤膏或绿药膏即可，3~5天后皮肤将恢复正常，不留疤痕；7天后，若该痛点仍有疼痛，或压痛点移至附近，可在最痛点上如上法外敷发疱治疗，3次为1个疗程，休息半个月，可进行第2疗程，以3个疗程为限（见《中国民族民间医药杂志》，2001年第52期）。

4. 骨痹：杜碧燕用温针法。取天柱、新设、肾俞、大肠俞、犊鼻、阳陵泉。配穴为痛处所属经脉的络穴。每次选2个主穴，1个配穴。用毫针刺入得气后，用3cm长艾段点燃，套入针柄（主穴处）。艾段下方垫薄纸片，以防烫伤。每次灸1~2艾段。每天1次，6次为1个疗程。休息1天再行下一个疗程（见《四川中医》，1998年第9期）。

5. 着痹：陈元产用隔药灸法。药灸的药物组成：川乌、草乌、朱砂各3g，千年健、钻地风、甘松、苍术各6g，蜈蚣2条。将上药共研细末，另取乳香、没药各12g，冰片6g，硫黄适量，共放置陶瓷方盘内，放菜油加温成块，再加麝香粉5g，均匀散于药块上。待冷却后打碎成米粒大小，密封备用。用前按照患病部位和经络循行路线确定相应的药灸穴位：如肩关节取肩三针、臂臑、肩贞等，肘关节取曲池、天井、尺泽等，髋关节取髀关、环跳、阴廉等，膝关节取内外膝眼、梁丘、鹤顶等，亦可取阿是穴。用法：取备好的1分硬币大小的薄生姜片（刺孔若干），平放在穴位上，取原药1粒，放置在姜片上点燃，让其自然烧尽。如确实太热可适当提高姜片，以防烫伤。根据病情轻重、患病部位，确定药灸的穴位和时间以及间隔时间（见《浙江中医杂志》，1997年第10期）。

6. 风寒湿痹症：陈建军用灸罐法。隔膏药胶布，多选用麝香风湿膏、关节止痛膏和伤湿膏等几种。根据痛点大小选贴一片或数片膏药后，视所贴膏药的大小，选用大小相适的灸罐（灸罐为自制的竹制灸罐），把灸罐固定在贴膏药的患部灸30分钟左右，温度以患者可耐受的最高热度为宜，灸治完6~12小时后，撕去膏药，让患部皮肤得以休息后再治疗。每日治疗1次，5~7天为1个疗程，如1个疗程未愈，可休息3~5天后再进行第2个疗程（见《中华现代中医学杂志》，2009年第3期）。

三十四、骨折

骨的连续性和完整性遭到了破坏,称之为骨折。中医称"骨折",或称"折疡"、"折骨"、"断骨"。

病因病理

本病多因直接或间接暴力的作用破坏了骨小梁的连续性而造成骨折,也可由肌拉力、积累性损伤造成,骨折如发生在骨病变部位,称为病理性骨折。

中医学认为,外力的伤害致使皮肉、筋骨断裂,瘀血阻于其中,经络阻塞,产生疼痛,并因骨折导致脏腑、经络、气血功能紊乱,而造成一系列症状。

诊断要点

1. 有外伤史或骨骼原有病变。

2. 疼痛、肿胀、功能障碍。外观畸形,且有骨擦音、异常活动、压痛。

3. 由于骨折的程度和部位不同,可有相应的症状和体征。

4. X线片可协助诊断。

治疗方法

方一

1. 取穴　以阿是穴为主,在足及踝关节肿胀压痛明显处,选与骨折相关的腧穴1~3穴均可;足三里。

2. 方法　用雷火灸法。如小腿胫腓骨中下1/3骨折,切开内固定,外用足小腿石膏夹板或小腿下1/3骨折的小夹板固定,拆线后1周,可解开外固定。点燃2支药,固定在两头灸具上,患者取仰卧位。用温灸法,距离皮肤3~5cm,在骨折肿胀部位及患侧踝关节部位作熏疗,熏至皮肤微红,深部组织感热为度,可反复在骨折处及患侧足交替灸疗,灸疗时间每次不少于15~20分钟;灸阿是穴、足及踝关节肿胀压痛明显处、足三里,用小螺旋形法,距离皮肤2~3cm,每旋转8次为1壮,每处各灸8壮,每壮之间可用手指轻轻抚压。每次灸完以后,把外固定重新加上。每天灸1次,每7天为1个疗程,每个疗程之间休息2天。若遇1个月以上的陈旧性骨折,骨痂不生长,患肢肿胀严重,每天可灸2次,还可结合中药熏洗疗法。

方二

1. 取穴　股骨骨折取环跳、髀关、阴市、血海;胫膝骨骨折取足三里、阳陵泉、悬钟、太冲;饮食不佳者加刺中脘;尿闭者加刺冲门;便秘者加刺内庭;体虚者加刺涌泉。

2. 方法　用针刺加艾灸法。采用指切押刺进针法从夹板缝进针,初期用泻法,中后期用补法。得气数分钟后取2个超越骨折断端的主穴作为正负极,外接6805针刺治疗仪,初期用强刺激,中后期轻刺激,每日1次,每次20分钟。采用自制的中药接骨艾条(艾绒内加中药粉混合制成),于骨折断端进行艾灸治疗,初期用泻法(艾条未燃完时突然移开),中后期用补法（待艾条燃灭），每日l次，每次20分钟。

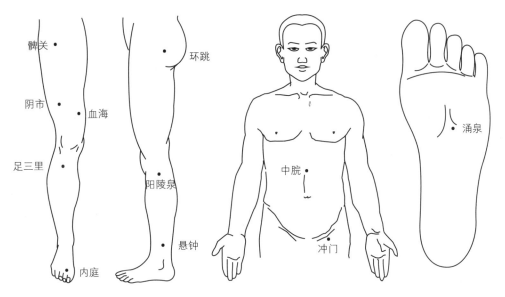

■方三■

1. 取穴 骨折局部。

2. 方法 用推拿加艾灸箱法。在肿胀区域周围运用推、拿、按、揉等手法放松紧张的软组织；在病变部位的痛点上，施以拇指按法和弹拨手法；在骨折部位相近的关节处施以摇法，顺时针、逆时针交替；双掌摩法和擦法施术于患部，配合正红花油或按摩乳等介质，以局部透热为度；运动患部关节。根据患部区域大小选用艾箱，将2~3支艾条折成3~4cm的段，点燃置于艾箱中，置于患部封盖温灸30~40分钟。10次为1个疗程，均治疗3~4个疗程，疗程之间休息2~3天。主治骨折后遗症。

治 疗效果

赵时碧用"方一"治疗胫腓骨下1/3骨折32例，粉碎性骨折6例，横断骨折26例。均为内固定术后，配合灸疗治疗的患者在预期内，每例骨折患者未发生骨不连或迟缓愈合等现象（见《中国雷火灸疗法》，2008年上海远东出版社出版）。

王作君用"方二"治疗147例，观察结果显示，用"方二"均有增进饮食、调节二便、活血消肿、化瘀止痛等作用，并发现中药接骨艾条能明显增加肢体血流，改善患肢血循环，对促进骨折愈合和功能恢复有良好的作用（见《中医正骨》，1992年第1期）。

魏玉龙用"方三"治疗骨折后遗症112例，显效39例，占34.8%；有效59例，占52.7%；无效14例，占12.5%。总有效率为87.5%（见《天津中医药》，2003年第4期）。

处 方荟萃

王作君用艾灸法。于骨折复位术第二天开始治疗，用温和灸法。点燃艾条一端后，施灸局部，灸火约离皮肤5~10cm。采用温和悬灸法，使患者局部有温热感而无灼痛为宜；每天治疗1次,每次15分钟(见《中医正骨》,1992年第2期)。

灸法治疗骨折,一方面可消除症状,另一方面可促进骨折愈合,三是可治疗骨折产生的后遗症。灸疗手法上一般都是采用温灸,温煦骨折部及受累的关节肢体部,可以使血脉扩张,瘀血溶化,重建脉络通路,气血疏通,肢体的肿胀就容易消散,血肿瘀血消散速度加快,患肢精血供应逐渐加强,骨断处骨痂就会如期形成,骨化期可预期出现或提前出现。凡系通过灸疗配合治疗的骨折,胫腓骨下1/3血供应差的部位骨折,不管是横断或粉碎作内固定的患者临床观察均未出现骨迟缓连接或不连接的现象。从治疗的结果看,在改善骨折愈合后软组织损伤造成的伤肢肿胀,持续性的疼痛、麻木,关节僵硬、远端脉搏消失或减弱、肌肉萎缩等临床表现方面疗效显著,解除功能障碍作用明显,起到疏通经脉,和血养筋的作用。

三十五、软组织损伤

本病是人体软组织受到外力冲撞、打击、跌仆等造成的局部创伤。中医称为"伤筋"。

病 因病理

本病多因人体软组织受到外力挫伤冲撞、打击、跌仆等形成局部创伤,导致局部出现无菌性炎症反应,肌肉痉挛,肌组织血供不良,血管、淋巴管破坏,从而产生血肿、肿胀、疼痛等症状。

中医学认为,本病多由外来撞击,挫伤、跌仆引起筋肉或损或断,络脉随之受损,气血互阻,形成肿胀疼痛。或由于风寒湿邪流注经络关节,气血运行不畅,造成气滞血瘀,津液涩渗,肢体失于濡养,从而产生本病。

诊 断要点

1. 早期疼痛剧烈,2~3天后局部迅速肿胀、疼痛,出现功能障碍。

2. 中期,受伤3~4天后,瘀血渐化,肿胀开始消退,疼痛渐减,伤后10~14天轻者可康复,重者则需3~5周后方可恢复。

3. 慢性者可出现局部隐痛,或酸楚、肿胀,或功能出现障碍,并因劳累或受寒加重。

4. 经检查无骨折、脱位等骨骼及关节病变。

治 疗方法

‖方一‖

1. 取穴　命门、腰阳关、肾俞、大肠俞、气海俞、关元俞、膀胱俞、上髎、次髎、秩边、环跳、承扶、殷门、髀关、伏兔、阴市、梁丘等。

2. 方法　用灸盒法。首先仔细寻按患者疼痛及压痛最明显的部位及局部穴位,该部为施灸处。将灸盒（自制：长20cm，宽10cm，高10cm，盒内上1/5下4/5部置铜网罩一块，放置艾绒用，无底，上有一盒盖）置于施灸部位。在盒内放置半支揉碎的艾条，点燃艾绒，用盒盏调节盒内温度，使患者感到施灸局部有明显的灼热感，但无灼痛，灸至局部发热，发红，微有出汗为止，大约30分钟。灸后医者在局部点按腧穴，使之"得气"数分钟，治疗完毕。每日1次，10次为1疗程。一般1个疗程即可获效。主治慢性软组织损伤。

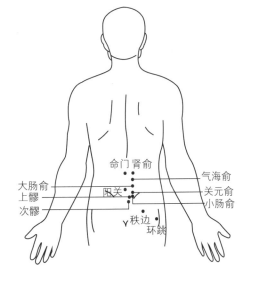

■方二■

1. 取穴　肘部损伤取手三里、曲池、肘髎、尺泽；腕部损伤取阳溪、阳池、阳谷、外关、大陵、支沟、太渊；腰部损伤取肾俞、委中、昆仑、腰阳关、秩边、殷门、命门；膝部损伤取阳陵泉、阴陵泉、足三里、梁丘、血海、承山、委中、膝眼、犊鼻、曲泉、梁门；踝部损伤取昆仑、太溪、申脉、解溪、悬钟、丘墟、中封。同时加用局部损伤部位和背部阳性压痛点。

2. 方法　用点灸法。取穴原则为在损伤部位上下、周围循经选穴；局部损伤部位；从背部寻找阳性压痛点，三者均是本病选穴的思路。将点灸笔点燃后，右手食指和拇指挟持药笔下1/3端，左手将备好的药纸平铺覆盖在穴位上，用点灸笔隔药纸对准所选穴位雀啄样点灼4~5下即可，每日点灸2次，3日为1个疗程。主治急性软组织损伤。

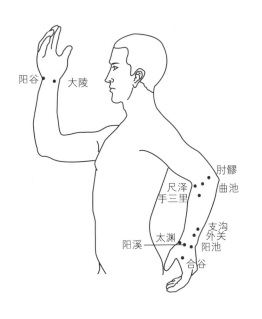

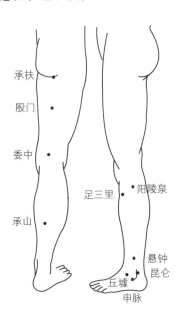

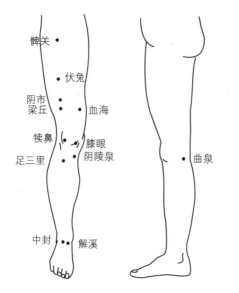
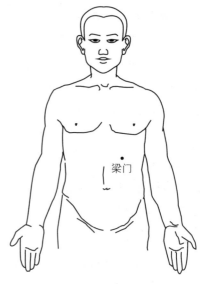

方三

1. 取穴　阿是穴。

2. 方法　用温针法。令患者保持舒适体位,适当活动患部,在胀痛范围内取3~4个阿是穴,另按针灸配穴的原则,选辅助穴1~3个,以加强疗效,急性损伤亦可在疼痛部位施行围针针刺。取22至28号、0.5至5.5寸毫针,皮肤常规消毒后,右手持针快速刺入皮下,用提插捻转及高频震颤法使得气,即患者有酸麻胀重感,并向整个疼痛部位及外周扩散,留针。将艾条剪成约3cm长的小段插在针柄上,近端距皮肤3~5cm为宜,点燃艾条远端,让其自然缓慢燃烧,针下放一纸片以防烫伤皮肤。待针凉时去灰,出针。每日1次,5~10次1个疗程。主治软组织闭合性损伤。

方四

1. 取穴　阿是穴。

2. 方法　用药火灸法。将樟脑结晶、雄黄粉、梅珠片、细辛、小皂角、麝香按一定比例先后置于研钵中碾搅,捏成鸭蛋大小药球,密封备用。治疗时将药球点燃10秒钟左右,灭熄1~2秒钟后趁热直接按压于预先选定的病变部位或经络穴位或阿是穴上3~5秒钟,使局部皮肤出现潮红为佳,特殊病例可使局部起水疱(相当于I度浅灼伤)。5~7天治疗1次,3次为1个疗程。

治疗效果

☞ 陈向华用"方一"治疗慢性软组织损伤51例,经1个疗程的治疗后治愈38例,占74.5%:好转9例,占17.6%:未愈4例,占79%。总有效率为92.1%(见《针灸临床杂志》,2001年第3期)。

☞ 李扬镇用"方二"治疗急性软组织损伤113例,对照组74例,痊愈69、18例,显效22、18例,好转13、15例,无效9、23例,总有效率92.0%、68.9%(见《上海针灸杂志》,1999年第1

期)。

☞ 彭宏治疗软组织闭合性损伤102例，经1~5个疗程的治疗后，痊愈率为67.65%，显效率为19.61%，好转率为5.88%，无效率为6.86%，总有效率达93.14%（见《泸州医学院学报》，1996年第1期）。

☞ 廖家泉用"方四"治疗718例软组织劳损，经治疗，结果优382例（53.2%），良250例（34.8%），有效率为88%；无效86例（12%）（见《中国民间疗法》，1998年第6期）。

处 方荟萃

1. 刘德春用艾条熏灸法。每次熏灸前应将创面坏死组织修去，清除脓性分泌物，显露缺损面。取清艾条1~2支，如创面较大或多个创面，可分别点燃艾条熏灸患处。每次熏灸时间在30~60分钟，艾条与创面的距离在5~8cm，以患者不感到烧灼为宜。每日1~2次。熏灸时可将艾条缓缓移动，如将艾条置于创面下方则效果更好。灸后创面用无菌生理盐水纱布覆盖，如初起脓液较多可给予雷夫奴尔纱布或庆大霉素生理盐水纱布覆盖。游离植皮：本法仅对那些创面较大、治疗时间过长的患者使用。主治软组织缺损（见《针刺研究》，1997年第3期）。

2. 乐扬用隔药灸法。用白酒将七厘散调成比患部稍大药饼，厚度为3~4mm，用针扎数孔放于患处，上置大号艾炷，采用灸泻法至药饼下皮肤灼热为止，更换另一大号艾炷，药饼不动。每次6壮，每日1次。每5次为1个疗程。灸毕将药饼用纱布遮盖。固定在患24小时方可除去（见《中级医刊》，1998年第12期）。

3. 邢剑秋用围针加艾灸法。以软组织损伤的中心点为轴心，用30号1.5~2寸的毫针从四周向轴心方向在皮下平刺，每两针之间相隔3~4cm，进针后无任何感觉（不可出现酸胀麻重或疼痛等感觉），然后局部用艾条作温和灸，灸至局部皮肤红晕充血、病人有轻松感为度。急性软组织损伤每天治疗1次，3次为1个疗程，慢性软组织损伤隔天治疗1次，5次为1个疗程。对于陈旧性软组织损伤者，根据病情可适当延长疗程（见《江苏中医》，2000年第1期）。

4. 何海明用滞针温针法。首先在疼痛部位寻找1~3个痛点用滞针法治疗。用1~1.5寸毫针，常规消毒后刺入痛点约1~2cm深，然后单方向旋转针体，使肌纤维缠绕针尖，再作快速捣刺，同时让病人做最大程度的关节活动，时间约30秒，然后依次治疗其他痛点。术毕，用约1寸长艾条段1节或数节点燃后置针柄上。艾段距皮肤约2~3cm。如患者感到灼痛时，可在贴近皮肤处用一厚纸片隔开。燃毕，弹去余灰后出针。主治筋急证（见《针灸临床杂志》，2003年第1期）。

按 语

用"方二"点灸法时，应避免将药纸燃穿，防止造成烫伤，灸后患者自觉局部不痛或仅有蚊咬样微痛，局部皮肤无改变，或微红润，灸量以轻重适中为佳，重则易烫伤皮肤起水疱,手法过轻则达不到治疗目的,灸后局部穴位可搽薄荷油,以防发疱,若不慎烫伤发疱,可用自制蟾皮油膏擦拭(蟾皮6g,冰片6g,麻油250g,将蟾皮、冰片研粉浸入麻油中,7天后可用),每日数次,3~5日后可愈,不留疤痕。

在临床应用中,刘德春认为艾条熏灸尚有以下作用:①促进坏死组织分离,加速坏死脂肪组织液化。运用艾条熏灸后,由于局部组织代谢增加,那些失活的组织其坏死分离脱落的过程明显加快。而正常有活力的组织又由于这种刺激而加快修复过程。②减少脓液的分泌。经艾条熏灸3~5次以后,其创面情况即有明显改变,脓性分泌物明显减少,创面干燥显露生机。③促进肉芽组织生长。大约在熏灸后一周左右可见到肉芽组织的旺盛生长并很快融合成片。此外,还发现连续熏灸可促进死骨分离脱落,瘘管闭合等作用(见《针刺研究》,1997年第3期)。

临床上,多见散在肢体各部位的软组织损伤,可根据病变情况分别进行治疗。

1. 腕关节慢性劳损。黄勇用发疱灸法。取0.3~0.5cm厚、半径约2cm鲜姜片,用针扎孔数个,贴敷在压痛点上,用中华艾条在离姜片5~8cm处行温和灸,时间20~35分钟,以痛点皮肤略泛白起疱为度。水疱小者让其自然吸收,水疱大者用消毒大头针刺破,使疱内液体流出,无需任何处理,期间患处不能着水,腕部尽量少活动。5~7天后疤痕愈合,只留表浅小疤痕,不影响外观。此法只能用1次。双侧损伤患者,可同时治疗,或一侧治愈后接着进行另一侧的治疗(见《中国针灸》,2003年第7期)。

2. 桡侧伸腕肌腱周围炎。尹双红用隔姜灸法。以桡侧伸腕肌腱最肿痛处取穴,切取厚约0.5cm、直径为2cm生姜1片,用粗针穿刺数孔,上置直径为1cm艾炷隔姜施灸,烧至艾炷底,病人感觉灼热不可忍时,嘱患者坚持2~3分钟,上提姜片,来回热熨肌腱循行部,直至艾炷熄灭,连续灸3壮,至施灸皮肤潮红泛白为度。告知患者勿触水、揉按,起水疱后,待其自然吸收结痂(禁忌剪去疱皮)(见《针灸临床杂志》,2006年第4期)。

3. 劳损性肩胛部软组织疼痛综合征。刘锦丽用隔姜灸法。患者俯卧床上,胸部垫一薄枕,以充分暴露患部,取双侧天宗穴、阿是穴,用鲜姜切成直径约3cm,厚约0.2cm的薄片,中间以针刺数孔,置于所取穴位上,后将备好的直径约2.5cm,高约2cm的圆锥形艾炷置于其上,点燃。连施数壮,使灸热感以施灸点为中心向周围片状扩散为宜。每日1次,10天为1个疗程(见《河北中医》,2009年第10期)。

4. 股四头肌腱末端病。王秀珍用温针法。主穴:阿是穴、阴陵泉、阳陵泉、血海;配穴:阴市、梁丘、足三里、三阴交,每次治疗主穴必用,选1~2个配穴,常规进针,得气后施平补平泻手法1分钟,然后留针。取段长约2cm艾条,插在针柄上,点燃施灸,艾条烧完后除去灰烬,分别施灸2~3壮,使热力透达组织深部,施灸完毕再留针10分钟。每日1次,5次1疗程(见《中国针灸》,2001年第10期)。

5. 肱二头肌短头肌腱损伤。周立武用隔姜灸法灸阿是穴(肩前喙突部)。取新鲜生姜一块，沿生姜纤维纵向切取，切成厚约0.2~0.5cm，直径约3cm的姜片4~6片，中间用三棱针穿刺数孔。施灸时，将其放在阿是穴（肩前喙突部），其上放置长3cm艾炷点燃。待患者有局部灼痛感时，提起姜片在其下面再放一片姜片，如此添加姜片直至艾炷燃尽，约治疗20分钟。每日治疗1次，5次为1疗程。治疗2个疗程（见《中国中医药现代远程教育》，2009年第7期）。

6. 棘上韧带损伤。用隔姜灸法。切取厚约0.3cm、直径为2cm生姜1片，用三棱针刺数孔，上置直径为1.5cm艾炷隔姜施灸，烧至艾炷底病人感觉灼热不可忍，上提姜片，在损伤处上下左右移动施灸。

7. 头夹肌损伤。林冬梅用温针法灸大椎穴。用毫针刺大椎穴0.5寸，然后在第七颈椎棘突上缘、棘突旁缘、棘突上行毫针一穴多针刺法，视包块大小而定毫针数目。留针后用艾灸器施温针灸。每次留针30分钟。10次为1个疗程（见《中医外治杂志》，2009年第2期）。

三十六、痛风性关节炎

急性痛风性关节炎是嘌呤代谢障碍，血尿酸增高，导致尿酸盐在关节和关节周围组织以结晶形式沉积而引起的急性炎症反应。本病证属中医学"痹证"、"痛风"范畴，病至晚期，反复发作，出现关节畸形，功能障碍时，属于"顽痹"范畴。

病因病理

肾脏对尿酸盐的排泄是一个复杂的过程，尿酸经肾小球滤过，再经肾小管重吸收后再分泌，最终排出的尿酸仅占小球滤出的6%~12%。当肾小球的滤过减少或肾小管对尿酸盐的再吸收增加，或肾小管排泌尿酸盐减少时，均可引起尿酸盐的减少，导致高尿酸血症。高尿酸血症是导致痛风发作的根本原因，高尿酸血症的直接后果是会有针状晶体在组织中析出，在软骨、滑膜及周围组织沉积而引起的非特异型炎症反应。在某些因素如饱餐、饮酒、感染、药物、疲劳状态下，痛风则易发作。

中医学认为，本病病因多为嗜食膏粱厚味，醇酒肥甘，伤及脾胃，运化失健，湿浊内生，郁久成湿热，湿热内蕴，或外感风湿蕴而化热，或外感湿热侵袭经络，气血不通，瘀血凝滞，阻塞经脉关节致关节红肿热痛，好发于蹠趾、踝关节部位，这与"湿性趋下"有关。

诊断要点

1. 1次以上的急性关节炎发作。

2. 炎症表现在1天内达到高峰。

3. 单关节炎发作。

4. 观察到关节发红。

5. 第一跖趾关节疼痛或肿胀。

6. 单侧发作累及第一跖趾关节。

7. 单侧发作累及跗骨关节。

8. 可疑的痛风石。

9. 高尿酸血症。

10. 关节内非对称性肿大（X线检查）。

11. 骨皮质下囊肿不伴有骨质糜烂。

12. 关节炎症发作期间，关节液微生物培养阴性。

13. 典型的痛风足，即第一跖趾关节炎，伴关节周围软组织肿。

治疗方法

方一

1. 取穴　阿是穴（红肿热痛最明显处）、双侧小肠俞、足三里、丰隆。

2. 方法　用隔药灸法。以百合与冰片按10∶1的比例用饴糖制成1.5mm厚药饼，用精制温针艾条做灸炷。将药饼覆盖于上述穴位，并把灸炷置于饼上燃烧，以不灼伤皮肤为度。每次3壮，2日1次，10次为1个疗程。疗程间休息1周，共治疗2个疗程。

方二

1. 取穴　跖趾关节病变取大都、太白、太冲、行间、内庭、足临泣；踝关节病变取太溪、商丘、丘墟、照海、申脉。

2. 方法　用隔姜灸法。纯净艾绒用手搓捏成1.5~2cm大小圆锥形艾炷；新鲜生姜切成厚0.2cm薄片，大小在2cm×4cm左右，中间以针刺数孔。将艾炷置于姜片上，穴区常规消毒后，将姜和艾炷置于穴上，点燃艾炷，急吹其火，待患者灼烫难以忍受时（以不起疱为原则），用镊子持姜炷在病变关节部位缓慢移动，待艾炷熄灭后，易换姜和艾炷，每穴3柱，每日1次，7次为1个疗程。

方三

1. 取穴　阿是穴、脾俞、三阴交、公孙、肾俞、太溪、照海。

2. 方法　用艾炷灸加针刺法。急性期在局部施大艾炷灸；慢性期选脾肾经腧穴为主，采用"麦粒灸"。具体方法：大艾炷用精绒做成圆锥状，底直径2~3cm，高1.5~2.5cm，置放于痛风关节上，点燃施灸，当艾炷燃剩至2/5或1/4时。患者感微灼痛便扫除之，易炷再灸，每次灸3~5壮，1日1~2次。"麦粒灸"每次选2~4穴，用精艾绒做成麦粒大小的艾炷放在腧穴上施灸，当灸火即将燃尽，患者感到灼痛时，毋吹其火，以木片压之令火熄灭。1炷灸毕，易炷再灸，每次3~7壮，1日1次或间日1次。再在痛风性关节对侧相应部位的局部与循经选穴进行针刺。并根据邪正、虚实施用补泻手法，以提插、捻转手法为主。留针30分钟，其间行针1~2次。每日1次，10次1个疗程。

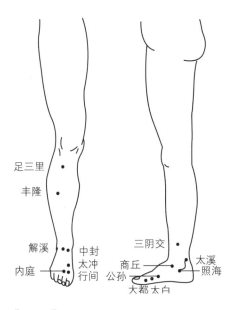
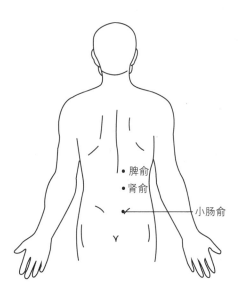

方四

1. 取穴 阿是穴、背部压痛点、耳尖。

2. 方法 用点灸法加刺血法。点灸法：取周氏快速点灸笔在酒精灯上点燃，局部隔上专用药纸，以点灸与片灸结合，在穴位与疼痛局部快速点灸数次，不能烧破药纸，一般以局部剧痛稍减即止，每日2次，间隔4~6小时。取穴：双侧耳尖、局部红肿关节、背部压痛点。放血法：取红肿关节部位，局部常规消毒，以最痛、最红肿处为中心，用三棱针呈梅花形快速刺4~5处，每点出血由紫变红即可。以上两种方法一般先行放血法，随即予以快速点灸，疗程为1~3天。

疗效果

☞ 顾煜用"方一"治疗30例，对照组30例，艾灸组显效7例，有效19例，无效4例，总有效率为86.67%；对照组显效8例，有效19例，无效3例，总有效率为90.00%（见《上海中医药杂志》，2008年第4期）。

☞ 冯伟民用"方二"治疗33例，对照组32例，分别痊愈18、13例，显效10、9例，有效5、2例，无效0、8例，总有效率100%、75%（见《针灸临床杂志》，2003年第5期）。

☞ 李崇新用"方三"治疗吕某，男，66岁，患者右拇趾跖趾关节与右内踝关节部红肿疼痛伴发热已2日，步履艰难，疼痛很甚，夜不安眠。用"方三"治疗10次痊愈（见《四川中医》，1998年第5期）。

☞ 李剑松用"方四"治疗36例，对照组24例，分别显效24、6例，有效12、14例，无效0、4例，有效率100%、83.3%（见《中华现代中医学杂志》，2006年第2期）。

方荟萃

1. 丁健用温针法。第1跖趾关节处取太冲（或行间）、大都、太白、公孙；第2跖趾关节处取内庭（或陷谷）、阿是穴。常规消毒后，用28号1.5寸毫针用扬刺法针刺，得气后留针；针柄插点燃的1.5cm长艾段，得气后留针，灸2~3次后出针，出针时摇大针孔，流出暗红色血液；每日1次。出血3ml左右止血。治疗1~5次（见《中华实用中西医杂志》，2001年第14期）。

2. 李成东用红外温针法。患者取坐位，75%酒精常规消毒后，使用红外线治疗仪距离患肢足部30~50cm（根据患者感觉调节，以发热但不发烫为宜）灸疗5分钟后，继续灸疗并取太冲、中封、太白、公孙、大钟，用28号1.5寸不锈钢灸针，指切法，行缓慢小幅度的提插捻转，得气后留针10分钟，出针时摇大针孔，让针孔处流出暗红血液微量。每日1次，2周为1个疗程（见《内蒙古中医药》，2008年第12期）。

3. 宋曼萍用温和灸加刺血法。患者取舒适位，选取阿是穴或肿痛关节处最肿胀的周围给予艾灸熏20分钟后，皮肤常规消毒，在每个红肿关节的皮肤周围上下寻找暴露浅表的脉络，最明显处用三棱针快速点刺1~2mm，至出血约2ml后按压针孔、消毒，并用消毒纱布固定，每日1次，选不同点（见《中国康复》，2007年第3期）。

按语

目前，西医治疗痛风性关节炎主要用秋水仙碱、苯溴马龙等药物，疗效尚可，但毒副作用大，长期使用易产生耐药性。用灸可不同程度地改善痛风性关节炎症状和降低血尿酸、尿尿酸和血沉，作用与苯溴马龙相当，疼痛及肿胀均在1~3天消失或减轻且无任何药物反应，或身体不适但无明显副作用，又易于被患者接受。

从现代医学的观点来看，灸法首先改善了病变局部的血管、淋巴的功能，使循环障碍的血管、淋巴管重建，恢复维持细胞生命的物质供应，增强营养加速代谢，减轻水肿，消除炎症，促进渗出物吸收，由于循环旺盛，带走或中和蓄积于患处的病理产物，阻断其衍进过程，加快恢复；其二，刺激神经末梢及其感受器，提高自身应激能力，促进病理产物的清除，激发全身机能的调整，如在痛风灸治中，我们发现灸治后患者会感到局部清凉感、轻松感、肿胀减轻感等，这应是患处神经感受器等受物理刺激而得到调整的表现。

痛风病人限制嘌呤摄入，禁食内脏、骨髓、海味、发酵食物、豆类等。也应少吃脂肪，因脂肪可减少尿酸排出。痛风并发高脂血症者，脂肪摄取应控制在总热量的20%或25%以内。大量喝水，每日应该喝2000ml至3000ml水，促进尿酸排除。少吃盐，每天应该限制在2~5g。禁酒，酒精容易使体内乳酸堆积，对尿酸排出有抑制作用，易诱发痛风。少用强烈刺激的调味品或香料。

三十七、足跟痛

跟痛症是由多种慢性疾患所致的跟骨跖面疼痛，是骨科临床常见病、多发病。跟痛症属中医"痹证"范畴。

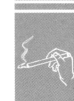

病因病理

现代医学认为跟痛症系由跟骨骨质增生、跟骨脂肪垫炎、滑囊炎、跟骨高压症等原因引起。久立或行走工作者易患,因长期、慢性轻伤引起,主要病理变化为足跟部软组织充血、水肿、渗出和纤维化,炎性细胞浸润和代谢产物在局部组织中堆积等。

中医理论认为,足跟部为足少阴肾经所经过。人过中年,肾脉多虚,由于长期行走承重,兼以风寒湿邪侵袭经脉,邪气闭阻足跟部位,导致气血凝滞不通,不通则痛。足跟疼痛内因是肾不能主骨;外因为风寒湿邪侵袭,以及足跟部压力过重,内外合因,邪滞络阻而致疼痛。初起邪在浅表,跟骨病变尚不明显,故X线片无明显病理表现。若正虚邪实日久,病变加重,X线片则显示跟骨骨刺形成。

诊断要点

1. 足跟痛多为刺痛或灼痛,常波及踝部,不能久立或远行,局部无红肿。

2. 跟骨骨刺压痛点多在跟下外侧,且可有高突感。

3. 跟部脂肪垫的损伤和滑囊炎,大都有明显的外伤史,跟部呈肿胀状态,大多足跟不敢着地,行动困难,局部有尖锐疼痛感。

治疗方法

▌方一▌

1. **取穴** 患肢太溪、仆参、昆仑。

2. **方法** 用隔姜灸法。将2mm厚的1.5cm×1.5cm的姜片数片(用针穿刺数个小孔),1~1.5cm高的艾炷数个,与姜片等大的纸片数片,先灸太溪,患者完全坐于床上,患足向外屈膝平放于床面,尽力使太溪穴平坦,然后找准穴位,作好标记。在太溪穴上放一片生姜,姜片上放艾炷,点燃。病人感觉灼热不可忍受时,将姜片提起,下垫碎纸片保持太溪穴局部烫热。每穴灸3~5壮。接着,再依次灸仆参、昆仑。患者取坐位,屈膝向前,足背朝后,足背内侧面平放于床上,尽力保持仆参、昆仑穴平坦,依次同上法灸仆参、昆仑。灸毕,伸膝,跺脚数次。每日1次或早晚各灸1次,7次为1个疗程。可灸1~4个疗程。主治中老年足跟痛。

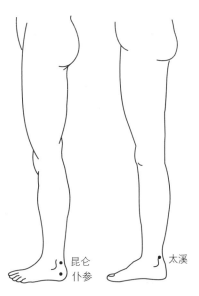

昆仑
仆参
太溪

▌方二▌

1. **取穴** 热敏穴。

2. **方法** 用热敏点灸法。取舒适、充分暴露病变部位体位,用点燃纯艾条,以病位附近的经穴、压痛点、皮下斑点及硬结等反应物部位为中心,于以3cm为半径范围、距离皮肤约2cm施行温和灸。患者感"艾热"向皮肤深处或周围扩散时,此点即为热敏点;重复上述步骤,直至探查出所有热敏点。分别在每个热敏点上施行温和灸,直至透热或散热现象消失为1次施灸剂量。1次／天,10次为1个疗程。主治跟骨增生。

▌方三▐

1. 取穴　阿是穴。

2. 方法　用温针法。急性损伤不超过3日者,以针刺为主;3日以上者,以温针灸为主。操作方法:患者取卧位,用1.5~2寸长粗针,痛点取穴,斜刺至骨膜,待有明显酸胀或麻胀感后,在针柄上套一段1~2寸长的艾卷,从下面点燃,至艾卷自然燃尽后出针,灸时可在针柄下加一小垫,以防烫伤患者,每日或隔日治疗1次。主治跟骨结节软骨炎。

▌方四▐

1. 取穴　阿是穴。

2. 方法　用雀啄灸法。取足底最痛点,或者是经X线确定的骨刺的部位。将艾卷燃着端对准选择的部位,类似麻雀啄食般的一起一落忽近忽远地施灸,给予较强烈的温热刺激。一般可灸5~15分钟,以局部出现深红晕为度。另外也可均匀地上下或向左右方向移动或反复地旋转施灸,注意不要烫伤患者。每星期灸2~3次。2星期1个疗程,4个疗程后无效者停止治疗。

治疗效果

☞ 赵琼芬用"方一"治疗22例,治愈16人,占73%;有效6人,无效者0,总有效率100%(见《新医学导刊》,2008年第7期)。

☞ 喻淑珍用"方二"治疗跟骨增生36例,痊愈29例,显效7例,总有效率为100%(见《山东医药》,2007年第20期)。

☞ 王江民用"方三"治疗23例,经3~6次治疗,全部痊愈(见《中国民间疗法》,2006年第11期)。

☞ 宋宇用"方四"治疗38例,痊愈29例,显效6例,无效3例,总有效率为92.1%(见《上海针灸杂志》,2007年第3期)。

处方荟萃

1. 徐彦龙用铺灸法。药方:补骨脂、桑寄生、杜仲、狗脊、寻骨风、透骨草各100g,川芎、草乌、乳香、没药各60g,穿山甲、地鳖虫各30g。上药共研细末备用。鲜生姜泥、鲜生姜汁、精制艾绒、胶布。铺灸部位为背腧穴区:以L2~S1椎体为中心,左右涉及膀胱经第一侧线。局部阿是穴区:以病变局部阿是穴为中点,向四方延伸,尽可能覆盖所有疼痛范围。铺灸方法:先灸背腧穴区,再灸局部阿是穴区。背腧穴区铺灸法:让患者俯卧于床上,裸露背部,蘸姜汁擦拭施灸部位后,将中药末均匀撒在擦有姜汁的部位(厚度为1mm左右),然后将姜泥制成长方形饼状体铺在药末之上,厚约0.5cm,长度和宽度依据病人体质情况灵活掌握(宜恰好覆盖施术部位)。再将艾绒制成三棱锥体形艾炷,置于姜泥之上如长蛇状，从三棱锥体形艾炷上缘分多点位点燃，让其自然燃烧，待患者有灼热感时将艾炷去掉，再换新艾炷。最后取掉艾炷，保留尚有余热的药末与姜泥，以胶布固定，待患者没有温热感时，取尽所有铺灸材料，灸疗完成。隔日铺灸1次，3~5壮/次，7次为1个疗程。局部阿是穴区铺灸法：让患者选适宜铺灸的体位，并裸露施穴区，其余操作同上（见《甘肃中医》，2007年第11期）。

2. 段湘波用隔姜温针法。取阿是穴（即患者行走时最痛点），用1.5寸毫针迅速刺入，得气后，切厚约0.6cm的鲜姜1块，中间用针穿刺数孔，再用火柴棒于中心处穿一较大孔，使姜块穿过毫针，贴于皮肤上。将艾绒捏成大艾炷置于姜块上，以患者耐受温度为量灸3壮。可加针刺太溪、申脉、仆参穴。留针20分钟，每日1次，5次为1个疗程，隔3天再行下一疗程（见《针灸临床杂志》，2000年第9期）。

3. 韩露霞用温和灸法。将艾条点燃，置于足跟底疼痛点下方，艾烟熏疼痛点。开始可距皮肤近些，以能耐受热为度，并且让皮肤被熏黄。时间45分钟，每日1次，10次为1个疗程（见《中国针灸》，1996年第2期）。

4. 方伟用温针法。患者俯卧位，踝前垫一枕，取患侧阿是穴常规消毒，先直刺进针1~1.5cm，后将针退至皮下再分别向左右旁开45度斜刺，形成3个方向的"合谷刺法"，最后直刺痛点后单向捻转180度并予以温针灸3壮出针；出针后令患者将患足背伸最大限度，重复9次，结束治疗（见《中国康复》，2008年第6期）。

按语

灸治足跟痛主要有两种方法，一种是针刺与灸的结合，另一种是单纯用灸。前者针刺时特别是在阿是穴针刺时较为疼痛，因此，临床多用后一种方法。后一种方法又分为两种，一是不用药垫，另一是使用药垫。最常用的就是药饼灸了。药饼灸治疗足跟痛是一种外治法，药饼中含有峻猛之品，温通经脉，活血止痛。因为是外治比内服安全，所以用药之际可少受限制，且能最大程度发挥多种药物的治疗作用，即所谓"假猛药、生药、香药率领群药，开结行滞，直达病所"，因此使用安全，而且疗效较好。临床实践证实，药饼灸对许多痛证的治疗效果都较理想，是一种值得提倡的疗法。

治疗期间注意尽量减少足部负重，让足跟部充分休息，少走路，为损伤愈合创造条件；选择厚底、鞋底不能软、鞋垫软一些的鞋子，最好后跟部有一定弧度以适应足跟的弧形；足跟部应用软垫，如硅胶制成的跟痛垫，保护足跟减轻摩擦；以防对足跟造成新的损伤，起到保护作用，对提高治愈率和防止复发，尤有益处。

临床上，可配合泡脚的方法治疗，也可起到热灸的作用，用乌梅200g，加水浓煮30分钟，去梅，加白醋100g。待温度适宜，泡脚。3~5次后可见效。

第二节　普通外科疾病

一、胆石症

胆石症是胆道系统内结石形成的总称，根据结石存在的部位而分为胆囊结石、胆总管结石、肝内胆管结石等，以其临床表现的不同。在中医学中分别属于"胁痛"、"黄疸"、"心下痛"、"胆胀"、"结胸"等证之范畴。

病因病理

胆囊结石形成的原因较为复杂，但胆汁中成分的改变，特别是胆盐与胆固醇在胆汁中含量的变化，是胆结石形成的一个重要因素。正常情况下，这二者在胆汁中保持一定的比例。胆固醇呈溶解状态，随胆汁排出。如果胆盐过少，或者胆固醇过多，二者失去正常比例，胆固醇便处于过饱和状态，胆汁中过多的胆固醇便沉淀下来，形成结石。如同时胆囊还有炎症、蛔虫卵、坏死组织及胆色素者，结石就更易形成。而糖可刺激胰岛β-细胞分泌胰岛素，胰岛素可使胆固醇增加，导致胆汁中胆固醇处于过饱和状态，促使胆结石形成。

中医学认为，胆系结石的形成，主要是由于肝胆郁热，或因情志不舒，肝气郁滞，或因大惊大恐，伤及肝胆，或因饮食不节，湿热内生，这些病因皆能导致肝失调达、胆失疏泄，郁而化热；肝胆郁热，则胆汁受其煎熬，日积月累，使胆汁中之杂质凝聚而结为砂石。

诊断要点

1. 有反复急性发作史，右上腹痛、畏寒、发热、黄疸等症状。

2. X光摄影：X光检查只能诊断大约10%~15%的胆结石，而这些胆结石都是钙化程度比较明显的，才可以在X光片上显示出来。

3. 腹部超声波检查：超声波对胆结石来说是相当理想的一种检查，它的诊断准确度可达90%~95%。

4. 计算机断层摄影：可以用来评估结石钙化的程度。

5. 另外，核医扫描（用于急性胆囊炎检查比较多）、内视镜逆行性胆道和胰道造影术和穿胆道造影术，也有不错的诊断率，可以清楚地把阻塞的部位显现出来。

治疗方法

方一

1. 取穴　神阙。

2. 方法　用悬灸法加耳针法。耳针取穴肝、胆、胃、大肠、皮质下、神门、内分泌、交感、耳迷根等穴。针刺以上诸穴,中等刺激,留针30分钟。艾条悬灸神阙穴30分钟,每天1次,5次为1个疗程,休息2天后再行第2个疗程。以皮肤温热发红为度。治疗5~6个疗程。

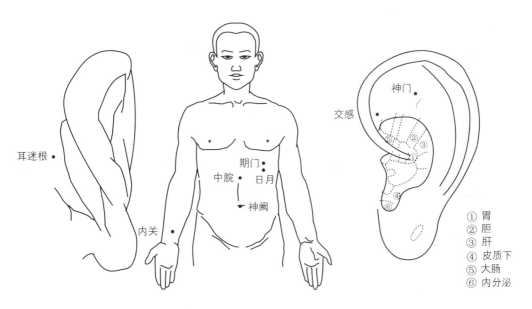

①胃
②胆
③肝
④皮质下
⑤大肠
⑥内分泌

▓方二▓

1. 取穴　日月、期门、肝俞、胆俞、胃俞(均取右侧),体弱者加足三里。

2. 方法　用灸疗器法。取清艾条4g装入灸疗器内点燃后用胶布贴敷(或用松紧带扣系)于上穴,经示范后由患者在家自灸,每日两次(11:00~13:00、19:00~21:00)施灸4小时,1周停灸1天,1个月为1个疗程。同时每日服高脂餐(猪蹄炖服或煎蛋两只)并淘洗大便检查结石是否排出。

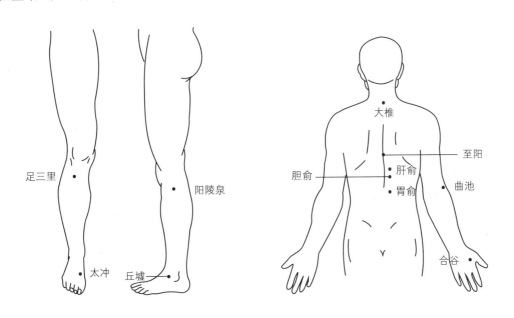

┃方三┃

1. **取穴**　阳陵泉、胆俞、神阙、日月。高热加大椎、曲池、合谷；恶心呕吐加内关、中脘；绞痛加足三里、丘墟；黄疸加至阳；厌油加足三里、太冲；胆囊炎加胆囊穴，慢性加期门、足三里。

2. **方法**　用温和灸法。每穴灸5～10分钟，每天1～2次，10次为1个疗程。

治 疗效果

　　☞　罗红昱用"方一"治疗80例患者，痊愈28例，占35.0%；好转45例，占56.3%；无效7例，占8.7%。总有效率为91.3%（见《中国现代医生》，2008年第15期）。

　　☞　翟光墨用"方二"配合耳穴贴压法治疗31例，经上法治疗1个疗程后，症状消失，自淘大便发现结石，并经B超检查未见结石者9例，占29%，症状明显缓解，发现结石排出随访一年未复发者15例，占48.4%，发现少量结石排出，症状缓解，一年内偶有轻微发作（继续上法治疗仍然有效）7例，排石总有效率为100%（见《云南中医中药杂志》，1996年第6期）。

　　☞　穆腊梅用"方三"治疗晋某，女，40岁，患慢性胆囊炎2年，右上腹持续隐痛，用方三治疗3个月症状基本消失（见《实用保健灸法》，1994年华中理工大学出版社出版）。

处 方荟萃

1. 周秉真用隔姜灸法。取生姜一块，切成厚约0.3cm厚的姜片，大小可据穴区部位所在和选用的艾炷的大小而定，中间用针穿刺数孔。用生姜一片置神阙穴上，上放1cm长艾条段温灸，每次10壮，以腹痛减轻为度（见《针灸临床杂志》，1999年第1期）。

2. 漆浩用艾炷灸法。取穴风市、阳陵泉。先将施灸部位涂以少量大蒜汁或凡士林，以增加黏附性，再放上艾炷点燃，当艾炷燃剩2/5左右，病人感到灼痛时，马上用镊子将艾炷夹去或压灭，更换新艾炷再灸。两穴各灸3～8壮（见《艾灸养生祛病法》，1995年北京体育大学出版社出版）。

按 语

　　胆为中清之腑，根据六腑以通为用原理，灸法能迅速恢复胆腑的疏畅，诱发大量胆汁分泌，促使病理胆汁的排空。开放狄氏括约肌，起增水行舟的作用，有利于结石的排出，从而迅速解除胆囊的绞痛和炎症。排石时间：治疗后7～14天内为排石高峰期，最早见石为治疗的第二天，多为一周，先为泥沙样小结石，继而中大结石。排石速度加快当与加强胆囊舒缩功能、胃肠蠕动作用有关。除在医院进行治疗外，也可由患者居家自灸，保证灸量，多可使胆区胀痛即时缓解。

　　治疗期间，病人要限制食油摄入量，忌吃肥肉。饮食以清淡少渣易消化为宜，忌食辣椒、洋葱、萝卜等刺激性强、含粗纤维的食物；应少量多餐，并多饮汤水，以利胆汁的分泌和排出；忌食产气和带气味的果菜豆类，以免加重腹胀。

中国穴位灸疗大全

二、术后腹胀

术后腹胀，是手术后常见症状之一。中医归属于"腹胀"范畴。

病 因病理

腹部手术后可因诸多因素造成术后肠功能障碍，如麻醉者和手术者的操作技术、手术时间的长短、创伤的大小及腹腔感染的轻重，以及长期禁食，分泌的胃液没有食物稀释；药物引起的胃炎；肠粘连、肠梗阻等，从而导致部分患者肠道蠕动变缓，肠内积气，致肠腔膨胀，出现不同程度的腹胀。

中医学认为术后人体元气受到伤害，脏腑气机郁滞，脉络受损，胃肠气机壅塞，传导失司，水液内停，蠕动缓慢，出现腹胀排气障碍，产生腹胀。

诊 断要点

1. 腹胀前有腹部手术史。

2. 一般说来，腹部手术2~4日肠蠕动即可恢复正常，如在腹部手术1~2周内，病人出现腹部胀满、排便排气时间延长，即为腹胀。当腹部胀气压迫膈肌时，可出现气急和呼吸困难。严重腹胀可使腹内压升高，下腔静脉回流受阻诱发下肢深静脉血栓形成。

3. 透视可发现有局部肠段扩张，这是肠腔积液积气的表现。

4. 术后出现持续性腹胀，有可能是肠粘连的反应，应引起注意。

治 疗方法

▌方一▐

1. 取穴　神阙。

2. 方法　用温和灸法。用隔姜灸法。病人在手术后出现肠胀气时开始隔姜灸。取新鲜生姜切成1~2mm厚的薄片，用针扎数个小孔，置于神阙穴上，再采用雀啄灸法行灸，灸至局部皮肤潮湿红润为度。每日2次。

▌方二▐

1. 取穴　中脘、天枢、气海、足三里。

2. 方法　用温针法。患者仰卧位，皮肤常规消毒后，用毫针刺法，行平补平泻，得气后将已点燃的2cm长有烟灸条段套在各穴针柄上施灸，待灸条燃尽已无热感后除去灰烬，继之捻转行针1次，留针30分钟，每日1次，5次为1个疗程。

▌方三▐

1. 取穴　曲池、中脘、天枢、足三里、上巨虚。

2. 方法　用雀啄灸法。嘱患者取仰靠坐位，充分暴

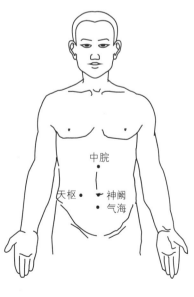

中脘
天枢 · 神阙
· 气海

露穴位,施灸者手持燃着的艾条,均匀地上下移动施灸。施灸顺序为:中脘、天枢、曲池、足三里、上巨虚,距离以患者能耐受为度。每穴灸治10分钟,日2次。

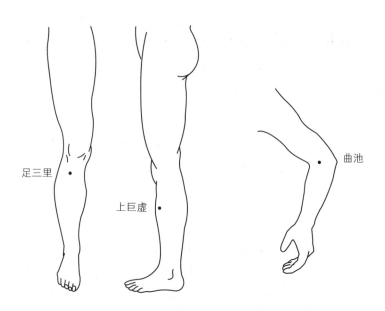

▋方四▋

1. 取穴 中脘、神阙、足三里。

2. 方法 用温和灸法。将艾条一端点燃,在距离穴位1寸左右的高度进行熏烤,灸至局部灼热红晕为度,一般每穴灸3~5分钟,要求取穴要准确,操作耐心,精力集中,以免艾火烫伤病人。

治 疗效果

☞ 李晓霞用"方一"治疗60例中,47例显效,占78.33%;11例有效,占18.33%;2例无效,占3.33%。总有效率为96.67%(见《浙江中医杂志》,2008年第4期)。

☞ 陈宏伟用"方二"治疗术后腹胀33例,痊愈31例,占93.9%,有效2例,占6.2%,总有效率100%(见《江苏中医药》,2003年第9期)。

☞ 王凤兰用"方三"治疗58例中,1次治愈29例,2次治愈14例,3次治愈15例,治愈率为100%(见《山东中医杂志》,2005年第8期)。

☞ 刘春华用"方四"治疗45例,对照组45例,治愈分别为40、29例,好转5、10例,无效0、6例,总有效率为100%、86.67%(见《辽宁中医杂志》,2006年第7期)。

处 方荟萃

1. 王紫英用隔姜灸法。将新姜切成2mm厚的姜片,在姜片上刺数个针眼,再用艾绒做好底和高均为2cm的锥形艾炷,病人术后6小时在清醒状态下分别在双侧足三里和神阙穴上行隔姜灸,每穴5~10分钟,以局部皮肤温热、红润、产生轻微灼痛为度,每天3次,直到肠蠕动完全恢复为止（见《黑龙江中医药》，2007年第5期）。

2. 罗三娇用艾盒灸法。把1根清艾条分成4段，每段长约4～5cm，点燃后同时放入艾灸盒内固定在针上，盖好盖。扣牢后将艾灸盒直接放在神阙穴（脐中央）上施灸约30分钟，以局部温热而无热烫感为度，2次／天，至排气（见《井冈山医专学报》，2008年第6期）。

灸法治疗术后腹胀，有较好的疗效，经对照，两组患者术后第一次排气时间、临床效果、并发症发生方面均具有显著的差异，P<0.01。且操作简便，价廉，是促进术后重建消化道功能的一种安全、简便、经济、快速、有效的方法。

对各种手术引起的腹胀，灸法都可以起到很好的治疗和预防作用。

1. 罗燕芬妇科腹部术后腹胀。术后24小时嘱病人侧卧，护士手持艾条，点燃一端，对准大肠俞、小肠俞、关元俞穴位，距皮肤约3cm进行熏烤：以病人局部有温热感而无灼痛为宜，灸至皮肤稍起红晕为度。每穴灸15分钟（见《中国临床医药研究杂志》，2008年第1期）。

2. 申屠珍兰胆道术后腹胀。用隔姜灸法。取穴神阙和天枢穴。将厚0.5cm的鲜生姜薄片，中间以针刺数孔，置于穴位上。将艾卷燃着一端先靠近穴位皮肤，再慢慢地提高，离皮肤约0.5～1寸，使病人局部无灼痛感而有舒松感。也可对准穴位的皮肤一起一落，不灼伤皮肤，一日2次，每次20～30分钟。每次灸至皮肤红润即可（见《中华护理杂志》，1998年第3期）。

3. 陈海燕心脏术后腹胀。用温和灸法。将艾条一端点燃并对准神阙穴，距皮肤2～3cm处进行熏灸，以患者局部有温热感但无灼痛为宜，灸10～15分钟至皮肤出现红晕为度，每天1次（见《辽宁中医杂志》，2006年第12期）。

三、肠麻痹

肠麻痹是指腹部严重创伤，手术后肠蠕动减弱或停止之疾患。中医学属"肠结"范畴。

肠麻痹的发生机理：由于机械创伤、腹部手术后肠梗阻、腹膜炎、内毒素等因素引起腹膜严重出血、广泛水肿、渗出大量液体，使肠管沉浸在炎性渗出液中，腹膜壁层和脏层周围神经受到抑制，使肠蠕动减弱或消失。

中医认为，本病多为外感时邪，伤及太阴、阳明经，致气血不畅，腹气不通所致。

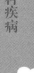

1. 有腹部手术史，手术脏器不仅限于胃肠，还可为胆囊、脾脏、肝脏、腹腔后肿瘤等。

2. 术后短期内胃肠功能恢复，能正常进食，肛门有排便排气，肠鸣音正常。

3. 术后7～10天突发性腹胀，停止排气，表现为麻痹性肠梗阻，体检腹胀明显，无固定性压痛，未扪及肿块，肠鸣音消失。

4. 腹部立位平片示肠管弥漫性扩张，肠积气，无绞窄性肠梗阻征象。

5. 上消化道钡餐检查示胃扩张，张力差，胃肠无蠕动。

治疗方法

‖方一‖

1. 取穴　神阙、中脘、天枢（双侧）。

2. 方法　用温和灸法。准备艾条数根，纱布2~3块。病人仰卧位，双下肢伸直，全身放松，充分暴露穴位，冬季注意保暖，以防病人受凉。在穴位上铺一层纱布，以防艾炭灰掉下烫伤皮肤。点燃两根艾条后同时对准两个穴位，用温和灸法施灸，艾火距离穴位0.5~1寸，使病人局部无灼痛感，而感到舒松。每日熏灸2次，神阙穴每次施灸30~40分钟，中脘穴及双侧天枢穴每次各灸30分钟，直到病人感觉腹胀消失。主治术后肠麻痹。

‖方二‖

1. 取穴　天枢（双侧）。

2. 方法　用温和灸法。施灸时将艾条的一端点燃，对准应灸的腧穴部位或患处，距皮肤2~3cm处进行熏烤。熏烤使患者局部有温热感而无灼痛为宜，灸双侧天枢穴约5分钟，至皮肤潮红为度每天治疗1次。同时给予口服六味安消胶囊：3~4岁每次服1粒，5~6岁每次服2粒，每日3次。主治小儿中毒性肠麻痹。

‖方三‖

1. 取穴　神阙、天枢、中脘。

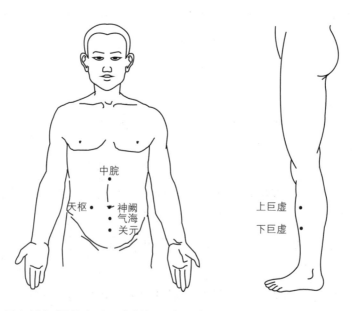

2. 方法　用电针加隔姜灸法。先针泻天枢、合谷、上巨虚穴，后针补足三里、内关；中脘行子午补泻手法，之后可接G6805电疗机通电30分钟，电流强度以病人能忍耐为度，通电期间用隔姜灸神阙、天枢、中脘穴。取生姜一块，切成厚约0.3cm厚的姜片，中间用针穿刺数孔。施灸时，将其放在穴区，上置大或中等艾炷，点燃。待病人有局部灼痛感时，略略提起姜片，或更换艾炷再灸。以局部潮红为度。每穴各灸3壮。

【方四】

1. 取穴　天枢、关元、上巨虚、下巨虚。

2. 方法　用针刺加艾条灸法。用28号、1.5寸长毫针直刺进腧穴的皮内，进针的深度可根据病人的胖瘦而定，运用《金针赋》中子午捣臼手法，寻找针感，得气后反复实施，后间隔5分钟行子午捣臼手法，在此期配合艾条灸，灸腹部的腧穴，留针1小时，每日治疗1次。

治疗效果

☞ 李美新用"方一"治疗术后肠麻痹32例病人经治疗后全部获效，其中28例经1~2次艾灸腹胀消失，占87%；4例经3~4次艾灸后消失，占13%（见《齐齐哈尔医学院学报》，2000年第5期）。

☞ 张南用"方二"治疗31例，对照组30例，结果分别痊愈26、19，好转4、6例，无效1、5例，总有效率96.77%、83.33%（见《福建中医药》，2005年第2期）。

☞ 叶彩荷用"方二"治疗23例经1~4次施治均获临床痊愈（见《福建中医药》，1998年第2期）。

☞ 陈玲琳用"方四"治疗28例，对照组10例，治愈18、0例，显效7、1例，有效1、2例，无效2、7例，总有效率92.86%、30.00%（见《针灸临床杂志》，2003年第9期）。

处方荟萃

谭支绍用天灸法。取穴：神阙、中脘、膻中。药物：白芥子、苏子、香附子、莱菔子、山楂子各等份，大蒜头适量。先将药物炒黄，研为细末调匀，另将大蒜头捣蓉如膏。取5cm×8cm单层纱布一块铺在应敷穴位，再取大蒜泥膏如花生仁大平敷穴位，然后取五子末约5克撒在大蒜膏上，盖以纱布，胶布固定。6~8小时后局部灼辣、麻痛时即去药。局部可出现小水疱，涂以紫药水，每次贴敷1穴，3穴交替使用。每日贴敷1次，7次为1个疗程（见《中国天灸疗法》，1991年广西科学技术出版社出版）。

按语

本法是借灸火的热力及艾之通阳散寒作用，使热透入肌肤以温经散寒，局部血液循环加快，传导功能增强，从而加速肠蠕动，减轻腹胀，促进肛门排便排气，而且艾灸法操作简便，艾条价廉，无摄入性胃肠道负担及其他毒副作用，可有效减轻术后病人之痛苦，病人及家属易于接受。故认为本法是一种安全、简便、经济、有效地缓解术后腹胀的方法。

麻痹性肠梗阻病人一般进行非手术治疗大多都可获得痊愈。但在经胃肠减压等非手术疗法失败，或不能排除机械性或绞窄性肠梗阻的情况下，偶尔可以考虑行肠减压造瘘术。

腹部术后中毒性肠麻痹非手术治疗过程中要密切观察腹部变化,特别注意肠鸣音恢复情况,在没有发现腹膜刺激征情况下,应耐心等待,均可避免手术而愈,切不可操之过急。在治疗过程中,可根据病情配合使用现代医学的一些措施,

四、肠梗阻

肠梗阻是指任何原因引起的肠道通过障碍,而导致肠道和全身的病理变化。中医属"肠结"、"关格"范围。

病因病理

机械性肠梗阻是由于肠道内或肠道外器质性病变而引起肠管堵塞。病因可以是先天性发育畸形,如肠闭锁、肠狭窄、肠旋转不良、环状胰腺、疝气嵌顿等。后天的原因有肠套叠、蛔虫团堵塞、肠扭转、肿瘤压迫、炎症或手术后肠粘连等。功能性肠梗阻是由于肠蠕动功能不良使肠内容物不能正常传递运送。常见于各种重症肺炎、败血症、肠炎所致的中毒性肠麻痹或低血钾引起的麻痹性肠梗阻。或是因肠道神经发育不正常引起的先天性巨结肠、幽门肥厚性梗阻等。

中医学认为,由于各种致病因素导致肠腑气滞血瘀,通降功能失常,滞塞上逆而发本病,肠腑气机痞塞,不通则腹痛;气机阻滞,升降失调,清浊不分,浊物下降,故腹满、腹胀;肠腑闭塞,胃肠之气上逆故呕吐;肠腑传导失司,大便和肠气不能排出则闭。出现痛、吐、胀、闭等四大特征。

诊断要点

1. 出现腹痛、呕吐、腹胀,或出现停止排便排气。

2. 可见肠型及肠蠕动波或见不对称腹胀。触诊可有压痛或有肌紧张及反跳痛。叩诊有鼓音或有移动性浊音。听诊有肠鸣音亢进,可闻及高调金属音或气过水声,麻痹性肠梗阻肠鸣音消失。

3. 化验白细胞计数增高,脱水明显时血液浓缩,血红蛋白增高。

4. 腹部透视,立位可见小肠内积气并有阶梯状液平面。腹部平片,卧位可见胀气肠绊。

治疗方法

方一

1. 取穴 双侧天枢。

2. 方法 用温和灸法。施灸时将艾条的一端点燃,对准应灸的腧穴部位或患处,约距皮肤2~3cm进行熏烤。熏烤使患者局部有温热感而无灼痛为宜,灸双侧天枢穴约5分钟,至皮肤潮红为度每天治疗1次。同时给予口服六味安消胶囊3~4岁每次服1粒,5~6岁每次服2粒,每日3次。主治小儿中毒性肠麻痹。

▌方二▐

1. 取穴　足三里、天枢、关元、内关。

2. 方法　用针刺加温和灸法。针刺足三里（双）、上巨虚（双）、天枢（双）、腹结（双）。配穴：关元、内关。实证、急证者只针不灸，用泻法，强刺激，不留针：虚证、久痛者用补法，留针20～30分钟，在留针期间用艾条灸足三里、天枢、关元、内关，每日1次。主治粘连性肠梗阻。

▌方三▐

1. 取穴　中脘、天枢（双侧）、足三里（双侧）

2. 方法　用温和灸法。患者取平卧位，全身自然放松。暴露中脘、天枢（双侧）、足三里（双侧）3穴之部位，点燃药艾条对上述穴位依次行温和灸，每穴灸5～10分钟，患者感觉温热，局部皮肤红晕为度。主治粘连性肠梗阻。

▌方四▐

1. 取穴　足三里、上巨虚、天枢、内庭。

2. 方法　用温针法。患者仰卧位，常规消毒皮肤，选用0.25mm×40mm毫针，针刺足三里、上巨虚、内庭得气后温针，再针天枢得气后留针。腹部以神阙为中心点放一灸盒，灸30～45分钟，使患者腹部感温热感。1天1～2次，3次为1个疗程。主治术后麻痹性肠梗阻。

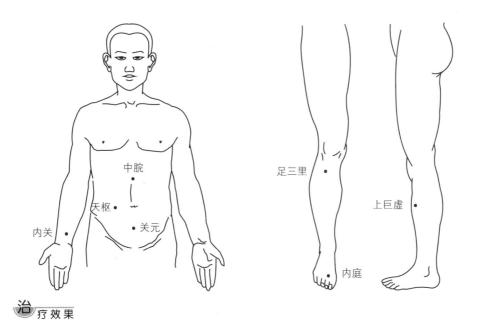

治疗效果

☞ 叶彩荷用"方一"治疗23例经1～4次施治均获临床痊愈（见《福建中医药》，1998年第2期）。

☞ 岳爱霞用"方二"配合音乐治疗机治疗粘连性肠梗阻60例，25例经2次治疗后痊愈，占41.7%；20例3次而愈，占33.3%：12例5次而愈，占20%；3例因病程长，病情重而送外科手术，占5%；总有效率为95%（见《甘肃中医》，2002年第1期）。

☞ 舒浩用"方三"配合电动按摩机治疗粘连性肠梗阻22例中，临床痊愈13例，占59.1%；有效8例，占36.4%（见《陕西中医》，2002年第6期）。

☞ 杨筱明用"方四"治疗术后麻痹性肠梗阻48例，经3次针灸治疗后，48例中治愈39例，好转9例，总有效率100%（见《浙江中西医结合杂志》，2008年第3期）。

处方荟萃

1. 徐晓用艾灸加针刺按摩法。取足三里、上巨虚（或下巨虚），均双侧，行针得气后，用G6805电针机脉冲电刺激，连续波，频率120~160次/分，强度以患者能忍受、局部肌肉有较明显跳动为度，并随时根据患者感受加以调整。同时用艾条熏灸脐部及其周围中脘、关元、天枢、气海、大横等穴，待艾条熏至局部皮肤潮红后，用顺揉手法，顺时针方向抚按腹部，反复数次，但对术后患者宜轻柔，或据情况选用以上治法，每次治疗1小时，每日2次。主治急性肠梗阻（见《浙江中医杂志》，1996年第10期）。

2. 林红用隔盐灸法。取穴神阙，灸至1小时后患者出现矢气，腹痛腹胀缓解，即停。主治术后并发不全性肠梗阻（见《上海针灸杂志》，2005年第9期）。

按语

从治疗效果看，术后时间与疗效、疗程具有一定的相关性。术后时间越短则疗程亦短，疗效越高，这可能与术后肠粘连由松散向牢固发展过程有关。这提示，对那些术后可能发生肠粘连的患者，用该疗法进行早期预防性治疗，在预防粘连性肠梗阻的发生上具有一定的意义

患者常规补液维持水电解质平衡，补充血钾、抗感染、肠外营养、胃肠减压，同时给予针灸治疗。值得注意的是，当针灸治疗肠梗阻无明显疗效时，应考虑采取其他治疗措施。

五、肛肠术后疼痛

肛肠术后疼痛是因肛肠手术后引起的局部性疼痛。

病因病理

肛肠术后疼痛产生的原因主要有以下几点：①齿状线以下的肛管组织由脊神经支配，感觉敏锐，受到刺激可产生剧痛。②肛门术后，损伤细胞即炎性细胞（如肥大细胞、巨噬细胞、淋巴细胞）等释放的炎性介质作用于致敏的肛周神经末梢而发生敏感化反应口，使正常时不引起疼痛的低强度刺激也可致痛。③疼痛加重病人恐惧心理，使肛门括约肌长时间处于收缩状态，引起局部血液循环障碍，进一步加重疼痛。

中医学认为肛肠病主要病因是湿热下注肛门，加之手术创伤，阻滞了肛门局部经络气血运行，局部经络阻塞、气血凝滞而成。不通则痛，不容亦痛，同时局部气血凝滞、运行不畅而致水肿等。

断要点

1. 患者进行肛肠手术后产生疼痛。

2. 疼痛以术后24~48小时为重。

3. 可伴有肛门出现红肿。

4. 疼痛可使患者产生恐惧感，还可影响患者睡眠，甚至引起排尿困难或尿潴留，老年病人甚至会诱发血压升高、心动过速、心律失常。

治疗方法

▌方一▐

1. 取穴 主穴选会阳、承山、孔最、二白、小肠俞。湿热蕴结型配阳溪；气虚血亏型配百会；气滞血瘀型配血海。

2. 方法 用温和灸法。用艾条（由艾叶、藿香、降香、香附、高良姜、白芷、陈皮、丹参、雄黄等11味中草药配制而成），采用温和灸，将艾条一端点燃，对准相应穴位，距皮肤2.5~3.0cm的距离施灸，以局部皮肤发红。有温热感，但无灼痛为度，一般每穴灸5分钟。术后麻醉消失即施灸，每日1次，第4日换药前1小时施灸。

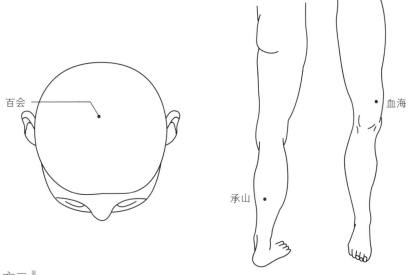

▌方二▐

1. 取穴 长强。

2. 方法 用中药洗浴加艾灸法。将银花、蒲公英、槐花、紫花地丁、地榆等诸药混合，加水2500ml，武火煮沸，文火煎至2000ml，用纱布过滤。待药液的温度约45~60℃时，即可进行坐浴治疗，坐浴时应做到边坐浴边做提肛运动，这样可使肛门括约肌松弛，改善局部血液循环，促进炎症消退、水肿消失从而减轻疼痛，每次10~15分钟，1~2次/天。行常规换药后艾灸长强穴10~15分钟，2次/天，5天为1个疗程。

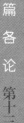

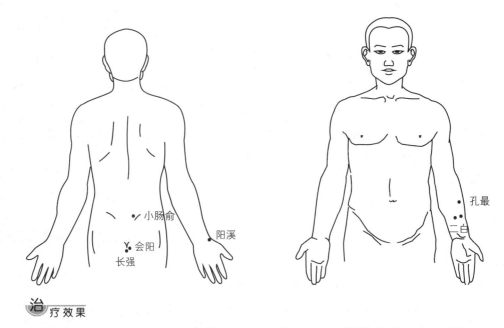

小肠俞
会阳
长强
阳溪
孔最
二白

治疗效果

☞ 刘娟用"方一"配合耳压法治疗75例，对照组75例，结果分别无痛1、0例，轻度痛33、25例，中度痛29、26例，重度痛12、24例（见《中华护理杂志》，2006年第4期）。

☞ 梁思杏用"方二"治疗60例，对照组60例，显效47、0例，有效11、24例，无效2、26例，总有效率96.66%、40.00%（见《现代护理》，2008年第4期）。

处方荟萃

用温针法。取穴：八髎（每次选用2~4穴）、长强、承山、二白。均取双侧。针刺得气后用强刺激手法，到疼痛减轻或消失时再将艾条段放置在针柄上点燃，留针20~30分钟。

按语

《玉龙歌》曰："九般痔漏最伤人，必刺承山效若神，更有长强一穴是，呻吟大痛穴为真。"因此，二白、长强、承山等穴均为治疗肛肠疾病的要穴，可提高痛阈，从而达到镇痛的目的。

在艾灸的过程中要注意询问病人的感受，皮肤以温热发红为度，随时调整距离，尤其是年龄较大、感觉减退者，护士可将另一手的食、中指置于施灸部位，来确定局部的温度。

中药坐浴护理：温度保持在患者可承受范围内，年老体弱、反应迟钝者温度宜调低，以防烫伤。坐浴过程中随时询问患者情况，温度是否适宜，观察患者面色及出汗情况，如有头晕、胸闷等不适时调低温度，饮适量温水或停止治疗，对症处理，及时为患者擦汗更衣。

六、痉挛性斜颈

痉挛性斜颈是一种以颈肌扭转或阵挛性倾斜为特征的锥体外系器质性疾患。中医属"痉证"、"瘛疭"范畴。

病因病理

本病的病因尚不明确，患者可能有家族史，少数继发于脑炎、多发性硬化、一氧化氮中毒后，但大多无明显病因。对其致病原因，有中枢性及外周性两种推测。中枢性病因可能是额顶部皮质萎缩、中脑被盖部损害或因由间质核到丘脑系统或基底节等处病变所引起。也有人认为与递质有关。

中医学认为，本病多为风气内动，其动风的病理基础是阴虚阳亢的阳证和阳虚阴盛的阴证，随着病情的发展可有阴阳、脏腑、经络、气血亏虚的表现，临床诸症也随之进一步加剧。

诊断要点

1. 一侧胸锁乳突肌收缩时引起头向对侧旋转，颈部向对侧屈曲；一侧胸锁乳突肌合并对侧斜方肌和颈夹肌同时收缩时则头部向前屈曲，为颈前倾；肌肉呈强直性收缩者则呈现反复阵挛样跳动式痉挛。

2. 患肌可肥大，伴有颈项部疼痛，不随意运动可因情绪激动而加重，睡眠中完全消失。

治疗方法

方一

1. **取穴**　风池、扶突、天容、大杼。

2. **方法**　用艾条灸法。点燃艾条的一端，沿患侧胸锁乳突肌和斜方肌走行方向，距皮肤约2~3cm，往返熏灸，以患者局部有温热和舒适感为度，施灸时间15~20分钟。温和灸之后，重点在风池、扶突、天容、大杼等穴位行雀啄灸，每穴灸3~5分钟，至皮肤出现红晕为度。每天2次，隔4~6小时以上，10次为1个疗程。

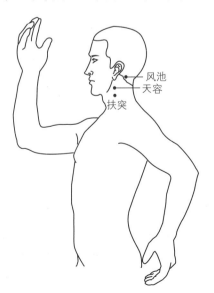
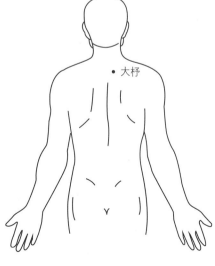

方二

1. 取穴　阿是穴、风池、扶突、天容、大杼。

2. 方法　用灸法加针刺法。点燃艾条的一端，沿患侧胸锁乳突肌和斜方肌走行方向，距皮肤约2~3cm，往返熏灸，以使患者局部有温热和舒适感为度。施灸时间15~20分钟。温和灸后，在上穴行雀啄灸，每穴3~5分钟，至皮肤出现红晕为度。灸后在患侧胸锁乳突肌和斜方肌腱上各取一最明显的压痛点，用直径0.35mm、长40mm毫针，直刺入腧穴，得气后，将针尖退至皮下，顺胸锁乳突肌和斜方肌肌腱走行方向左右刺入，形似鸡足，然后将针退出，不留针。每天2次，中间间隔4~6小时以上，5天为1个疗程。

方三

1. 取穴　局部。

2. 方法　用灸法和推拿法。患儿取侧卧位，医者左手固定好患儿头部右手持点燃的艾条，对准患侧风池穴，回旋式温和灸约5分钟，然后在患侧胸锁乳突肌（重点为包块处）雀啄灸约5分钟，使之有温热感，局部皮肤潮红为度。推拿时，医者在患侧胸锁乳突肌处交替使用推揉及拿捏手法，约2分钟；沿胸锁乳突肌自上而下施拨离手法，来回往返约10次，继之，对胸锁乳突肌硬结施弹拨拿捏手法，约3分钟。让患儿家长固定骨盆，医者一手固定患儿下颏，一手托住枕部，行拔伸牵引，并左右旋转10次，继之医者一手扶住患侧肩部，一手扶住患侧头部，同时反向用力使患儿头部渐渐向健侧肩部倾斜，逐渐拉长患侧胸锁乳突肌，反复进行约10次。隔日1次，10次为1个疗程。

治疗效果

☞ 周立武用"方一"治疗30例，痊愈26例，显效3例，有效1例，无效0例（见《中国骨伤》，2004年第8期）。

☞ 周立武用"方二"治疗45例，对照组45例，分别痊愈39、8例，显效4、9例，有效2、12例，无效0、16例，总有效率100.0%、64.4%（见《中国针灸》，2007年第6期）。

☞ 刘文军用"方三"治疗16例，14例有效，无效2例，均为病程长达1年以上者，总有效率93%（见《山东中医杂志》，2007年第7期）。

处方荟萃

潘小霞用针刺加艾灸法。主穴：新设（定位：风池穴直下、第4颈椎旁开3.3cm、斜方肌外侧凹陷中）、天柱。配穴：风池、大杼、附分、膏肓、肩中俞、外关、支沟、阳陵泉、足三里、悬钟。每次仅取1~2穴，主穴必取，双侧同取或单取患侧。医者手执0.3mm×40mm毫针，指实执针（拇、食、中指紧执针柄），将针尖轻轻靠近患者并平稳落在穴位皮肤上停1~2秒后，指虚捻针（执针柄的手指稍微放松），拇指原地均匀迅速地轻捻转动针柄，10余秒后稍加压力将针捻进皮下，使患者产生麻、痒的感觉又不产生疼痛。针尖通过皮肤后继续捻针，配合进、退、捣、留等行针手法，使患者产生酸、胀、麻或触电样感觉，并使感觉沿颈

中国穴位灸疗大全

部上下放散至头部或肩背部，然后留针40分钟，期间行针2次，让患者保留较重而舒适的感觉。起针时执针手指轻捻转动针柄，边捻边提，分深部、浅部和皮肤三层将针起出。留针期间配合温和灸颈部腧穴，或大杼、附分、膏肓等穴拔罐10分钟。每天针灸1次，每周5次，连续治疗1个月，观察病情再安排下一疗程。本病要坚持长期治疗（见《中国民间疗法》，2006年第9期）。

本病尚无特效办法，本疗法也只能是逐步缓解，并且在缓解的过程中还会有所反复，容易使患者的心理失衡，丧失治疗信心，失去最佳治疗时机。这时应做好患者的思想工作，要耐心、细致地对病人解释本病的发生、发展及转归情况，鼓励病人坚持治疗，克服病人浮躁心理。从临床观察看，只要治疗时机得当，持之以恒，获得治愈的可能也是有的。本病宜早发现，及时治疗，并须坚持足够疗程（治疗时间一般在1~3个月）。

七、截瘫

截瘫是由于脊柱疾病和脊柱骨折造成脊髓损伤，导致下肢运动障碍，大小便失常及皮肤感觉障碍的疾病。中医多将其归属于"痿症"范畴。

病因病理

外伤性截瘫是由于直接损伤（如火器、刀刺伤等）和间接损伤（脊椎骨折、脱位等）脊髓所致。脊柱损伤可影响到肌肉，使之逐渐萎缩、丧失有关的感觉和知觉，及使某些器官功能受损（如膀胱失控等）或失去某些活动能力等，严重的有生命危险。

中医学认为，本病乃督脉膀胱经和肾经三经同时受损，致瘀血阻滞，痹塞不通，经气运行不畅，则筋脉失养，肢体痿痹不用、二便失禁。

诊断要点

1. 脊髓损伤后，损伤平面以下立即出现完全性弛缓性瘫痪，肌张力消失，各种反射、感觉、括约肌功能消失，小便潴留，一般于数小时内自行恢复。大多需3~6周才能逐渐出现损伤水平以下的脊髓的功能活动。

2. 根据CT或MRI能帮助确诊。

治疗方法

║方一║

1. 取穴　在脊髓损伤节段上方和下方各取督脉一穴（椎间隙处），两穴尽量靠近损伤脊髓节段，配穴：上肢取肩髃、曲池、合谷、外关；下肢取环跳、风

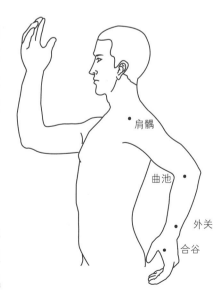

肩髃

曲池

外关

合谷

市、足三里、昆仑、太冲。

2. 方法　用温针法加针刺法。主穴针刺时应避开瘢痕，沿棘突方向进针，得气后，施以捻转行针，强刺激1分钟。然后在针柄上套置市售艾条段2cm，点燃后施灸，每穴灸2壮。配穴按常规方法针刺，留针30分钟。每日1次，15次为1个疗程，疗程间休息3天，再进行第2个疗程。

方二

1. 取穴　①大敦、中冲、足窍阴；②隐白、少冲、厉兑；③商阳、至阴、关冲。

2. 方法　用直接灸法加中药熏洗。以上3组穴位交替使用，用小艾炷直接灸，每日1组，每穴灸3壮。采用广东省名中医杨文辉教授治疗外伤性截瘫的经验方——千斤活力汤，方中主要药物有千斤拔、五爪龙、艾叶、当归等。用上方加水3000ml，煮开后用文火煎30分钟，再熏洗60分钟，每日1剂。每天治疗1次，2个月为1个疗程。

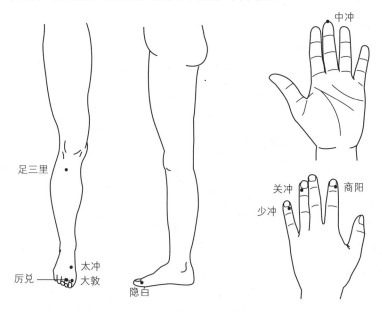

方三

1. 取穴　以受伤椎体上下夹脊穴为主，配以关元、气海、肩髃、曲池、合谷、环跳、阳陵泉、足三里、委中、悬钟等肢体常用穴位。

2. 方法　用温针法加电针及注射疗法。用针刺得气后接G6805-Ⅱ型电针治疗仪，连续波频率70次/分，强度以患者耐受为度。留针30分钟，继用温针灸治疗。将艾条切割成1~1.5cm长段，备用，取受伤椎体上、下各1~2个椎体夹脊穴、双肾俞，将艾炷插于针柄点燃艾炷下部，每次灸3~4炷，灸至腧穴周围红润，患者感觉温热为度，隔日1次，10次为1个疗程，疗程间隔5天。再取受伤椎体上、下各一椎体棘突下凹陷处，用5ml一次性空针抽取维生素$B_1$100mg、维生素B_{12}500μg，进针1~1.5寸，得气后缓慢注药，每穴0.5ml，隔日1次。

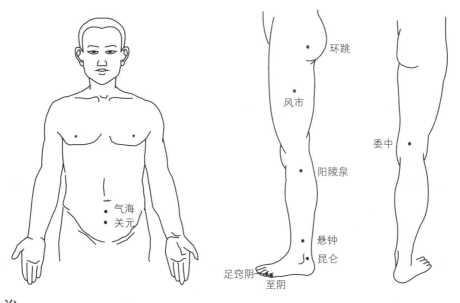

疗效果

☞ 秦家超用"方一"治疗40例病人中，基本治愈14例，占35.00%；进步21例，占52.50%；无效5例，占12.50%。总有效率为87.50%（见《中医外治杂志》，2002年第4期）。

☞ 郑谅用"方二"治疗49例，痊愈9例，好转34例，无变化6例，恶化0例，总有效率为87.76%（见《上海针灸杂志》，2000年第1期）。

☞ 孔秀玲用"方三"治疗28例，治疗20~30个疗程（平均2个疗程），基本痊愈2例，好转20例，无效6例，有效率78.5%（见《中华综合医学杂志》，2005年第8期）。

处方荟萃

藏明用电针加温和灸法。取穴以督脉为主，百会、大椎、天柱及风池穴同时选相应病位脊髓段平面上的棘突下间隙处和夹脊穴，并配合四肢穴位。以上穴位交替选用。行针得气后施平补平泻手法，然后加电针治20~30分钟（选用CT6805Ⅱ型电针治疗仪，疏密波中强度）同时加药艾条温和灸督脉诸穴，以灸处红润为度，每日或隔日治疗1次。可隔2~3日治疗1次，如法治疗1~2周后，患肢穴位可交替配合注射维生素B_1、B_{12}针及当归针各2支，每穴注1~2ml，隔日1次（见《浙江中医杂志》，1998年第3期）。

本病治疗的时机与疗效有密切关系，损伤初期即可接受针刺治疗者，疗效显著。脊髓是感觉运动信息在脑和躯体之间穿过的一个主要通路，脊髓损伤在中医学属督脉受损，督脉、脊髓和脑有着密切联系。实验证明，针刺能增加脊髓的氧含量，促进脊髓的血运，减少坏死及减轻水肿。真正的脊髓横贯性损害是不可逆的损伤，但针刺治疗可取得代偿性的功能重建，使处于正常生理功能的脊髓组织发挥代偿作用，可以使肌容量、肌营养、肌张力有明显改善。

医师在治疗后应亲自指导患者翻身、起坐、下床、站立、行走，进行功能锻炼，督促其多做主动运动，可以调动患者的主观能动性，防止关节僵直和肌肉萎缩。加速新陈代谢，提高机体抵抗力，以防止多种并发症，促进神经功能的恢复。可在医护人员指导下，遵循"卧—床上体位转换—倚物坐—扶坐—独立坐—站—扶行"顺序，逐步锻炼运动功能。并帮助患者树立战胜疾病的信心，以取得较好的疗效

八、痔疮

人体直肠末端黏膜下和肛管皮肤下静脉丛发生扩张和屈曲所形成的柔软静脉团，称为痔，又名痔疮、痔核。

病 因病理

痔的形成与以下因素有关：（1）解剖因素：直肠上静脉丛属门静脉系，门静脉及其属支无静脉瓣，血流易于瘀积。（2）压力因素：便秘、久蹲、妊娠、腹内肿物、腹水等造成腹内压力增加，静脉回流受限；（3）炎症因素：大量进刺激性食物，饮酒，可造成直肠黏膜静脉充血。肛隐窝炎可导致痔静脉血流障碍，静脉壁纤维化而失去弹性，对压力的抵抗减弱。

中医认为痔疮的发生多因久坐、嗜食辛辣，使湿热、风燥之邪不得宣散，蕴聚肛中，久之瘀血、浊气汇于肛门，使肛周黏膜、肛管脉络扩大，血流不畅瘀于肛缘，形成肿块，产生肿胀、疼痛。

诊 断要点

1. 内痔：表面由黏膜覆盖，位于齿线上方，由痔内静脉丛形成，常见于左侧正中、右前及右后3处，常有便血及脱垂史。

2. 外痔：表面由皮肤覆盖，位于齿线下方，由痔外静脉丛形成，常见的有血栓性外痔、结缔组织外痔（皮垂）、静脉曲张性外痔及炎性外痔。

3. 混合痔：在齿线附近，为皮肤黏膜交界组织覆盖，由痔内静脉和痔外静脉丛之间彼此吻合相通的静脉形成，有内痔和外痔两种特性。

治 疗方法

‖方一‖

1. 取穴　痔点。

2. 方法　用艾灸法。施术部位：在腰部的肾俞穴至大肠俞穴之间寻找瘀点，一般为红色或紫色点（但要与本身皮肤的红痔区别），颜色越深，说明痔疮程度重，病程久。方法，可采取着肤灸、隔姜灸、悬灸3种方法。着肤灸一般每个点灸1~3壮，隔姜灸一般灸3~7壮，悬灸10~15分钟，均为3天1次，5次1个疗程。

‖方二‖

1. 取穴　痔顶（取外痔顶部为穴）、长强、梁丘（穴位是双侧者取双侧穴位交替点

灸）、神门、孔最、承山、八髎、肛周四穴（肛门周围上下左右各取一穴）。大肠炽热、久忍大便者加百会、大肠俞、里内庭、二间、三间、曲池；久泻久痢者加足三里、大肠俞、阳陵泉、下关元；过食辛辣、大量饮酒者加百会、足三里、大肠俞、下关元、阳溪、二间、曲池、会阴；气血亏损、气虚下陷者加三阴交、足三里、百会、关元、气海。

2.方法　用壮医药线点灸法。用食、拇指持药线的一端，并留出线头1~2cm。将露出的线端在酒精灯上点燃，如有火焰必须扑灭，线头有火星即可，将有火星线端对准穴位，顺应腕和拇指屈曲动作，拇指指腹稳重而敏捷地直接点按于穴位上，一按火灭即起为1壮，一般1穴灸1壮。

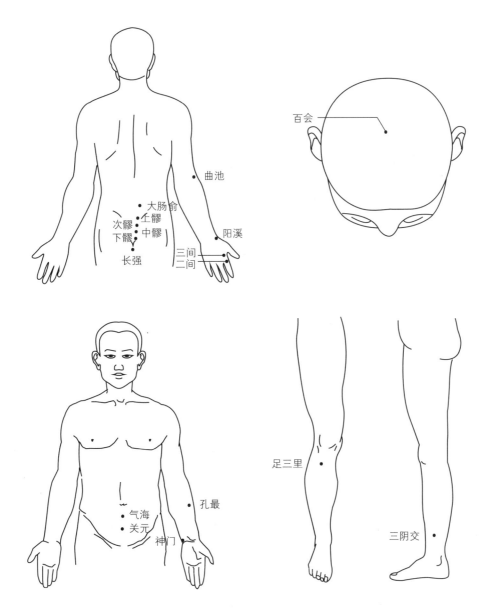

║方三║

1. 取穴　腰骶部。

2. 方法　用温灸加刺血法。刺血：内承浆（暂定名，取穴在下唇内侧，正中旁两侧）处寻找怒张的静脉血管，用三棱针点刺出血。配穴：委中（双）取立位点刺出血，腰俞至命门段督脉及膀胱经范围内的静脉充盈点，选2～3处点刺出血。使其尽量多出些血，如腰骶部的穴位出血量少，也可加拔火罐，令其多出血。温灸：刺血完毕后，给患者温灸盒1个，艾条1～2支，要患者带回家自灸腰骶部，此法非常方便。如不愈1周后可再治疗1次，2次不愈可改用其他方法。

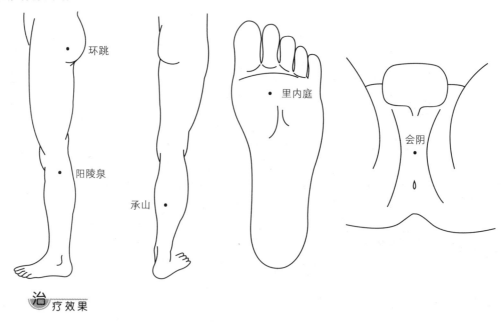

环跳

阳陵泉

承山

里内庭

会阴

治 **疗效果**

☞ 刘光忠用"方一"治疗内痔18例中全部痊愈，外痔20例中痊愈18例，好转2例，混合痔12例中痊愈10例，好转1例，无效1例（见《针灸临床杂志》，2001年第3期）。

☞ 李华中用"方二"治疗50例均获痊愈，点灸2次血止者15例，3次血止者24例，4～7次血止者10例，炎性外痔点灸8次后痔核萎缩消失。随访半年，未见复发（见《四川中医》，2000年第11期）。

☞ 王胜用"方三"治疗30例患者，1次治愈21例，2次治愈7例，经2次治疗后仍不愈2例（见《中国民间疗法》，2008年第1期）。

处 **方荟萃**

1. 用悬灸法。取穴阿是穴、陶道、大肠俞、腰俞、长强、承山。湿重者加阴陵泉；大便秘结加上巨虚；出血加血海、气海俞。用艾条悬灸，每穴5～10分钟，每日2～3次，或用艾炷灸。

2. 林红用隔药灸法。取八髎穴，选用七星针在八髎穴处缓慢叩打，使局部充血，放上

中国穴位灸疗大全

622

丁桂散（丁香、肉桂）药粉，布满八髎穴，再覆盖麝香虎骨膏1张，然后用艾条灸悬灸，每次10~15分钟，隔日1次（见《中医民间灸法绝技》，2009年四川科学技术出版社出版）。

痔疮很易复发，因此，预防其复发是在治疗时必须考虑的，应注意以下十点：①生活要有规律多进行体育锻炼。②防治大便秘结。③养成定时大便的习惯。④保持肛周清洁。⑤注意下身保暖。⑥避免久坐久立。⑦注意孕产期保健。⑧常做提肛运动。⑨自我按摩。⑩尽早用药。

痔疮治疗时配合局部治疗可提高疗效：①1：5 000倍热高锰酸钾溶液坐浴或将明矾10克热水冲化后坐浴。②血栓性外痔、炎性外痔局部肿痛时可用祛毒汤局部熏洗。③内痔脱出嵌顿合并糜烂时，可用祛毒汤熏洗或马齿苋30克、黄柏10克煎水局部湿热敷。

九、直肠脱垂

直肠脱垂是一部分直肠或肛管下垂于肛门外的病症。中医称为"脱肛"。

直肠脱垂的病因尚不完全明了，认为与多种因素有关。①解剖因素：幼儿发育不良、营养不良、病人、年老衰弱者，易出现肛提肌和盆底筋膜薄弱无力；小儿骶骨弯曲度小、过直；手术、外伤损伤肛门直肠周围肌或神经等因素都可减弱自肠周围组织对直肠的固定、支持作用，直肠易于脱出。②腹压增加，如便秘、腹泻、前列腺肥大、慢性咳嗽、排尿困难，多次分娩等，经常致使腹压升高推动直肠向下脱出。③其他内痔、直肠息肉经常脱出，向下牵拉直肠黏膜、诱发黏膜脱垂。

中医认为，本病常见于体虚患者，妇女多产耗伤真元；婴儿时期，身体发育未完全，若患久痢久泻，脾气亏损常可导致脱肛，老年人则因中气不足，液亏促干所致。而五脏六腑之气皆根于元气，元气虚则五脏皆虚，如脾虚则中气不足，固摄失司，气虚下陷，而致脱肛；肺与大肠相表里，肺虚则大肠失于固摄，而致脱肛；肾开窍于二阴，肾虚则关门不固，而致脱肛。由于湿火下注出现的痔疮和便秘所致者属实证；由于久病体弱或劳倦内伤久泻不止，正气不足，气虚下陷而不能摄纳升提导致者属虚证。

1. 一型：不完全性直肠脱垂，即直肠黏膜脱垂。表现为直肠黏膜层脱出肛外，脱出物呈半球形，其表面可见以直肠腔为中心的环状的黏膜沟。

2. 二型：完全性直肠脱垂，即直肠全层脱垂。脱垂的直肠呈圆锥形，脱出部可以直肠腔为中心呈同心圆排列的黏膜环形沟。

3. 二型根据脱垂程度分为三度：I度为直肠壶腹内的肠套叠，即隐性直肠脱垂。排粪造影呈伞状阴影。Ⅱ度为直肠全层脱垂于肛门外，肛管位置正常，肛门括约肌功能正常，不伴有肛门失禁。III度为直肠和部分乙状结肠及肛管脱出于肛门外,肛门括约肌功能受损,伴有肛门不全性或完全性失禁。

疗方法

▌方一▌

1. 取穴　百会、长强。

2. 方法　用艾炷灸加针刺法。准确找出百会穴,作好标记,穴位消毒并涂医用凡士林,将米粒或黄豆大小的艾炷直立于百会穴上点燃。艾炷燃烧至皮肤患者呼烫时,用手指在穴位周围抚摸拍打以分散其注意力,减少灼痛,为了防止感染,施灸局部可用消毒敷料覆盖。一般2天灸1次,每次灸1~3次。针长强穴,按常规消毒穴位处皮肤,针刺方向与肛门呈90度角沿尾骨进针。其深度与针刺强度可根据患者的年龄、体质及穴位局部的肌肉肥瘦而定。留针30分钟,隔天针1次。注意操作必须严格消毒,以防止感染,外敷消毒纱布,胶布固定,艾灸与针刺间隔治疗。

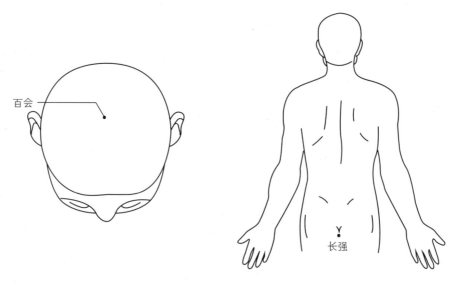

▌方二▌

1. 取穴　关元。

2. 方法　用温和灸。嘱患者仰卧,自然放松,使用艾绒灸条,点燃艾条插入灸架中,火头对准关元穴,距离以患者感觉温热舒适,略有灼热感为度,如灸条温度有所下降,将艾条缓慢向下移动以保持局部温热持续性适中刺激。每次施灸60~120分钟,每日2次,5次为1个疗程,共治疗4个疗程。

▌方三▌

1. 取穴　第一组穴:百会,左耳取心、肝;第二组穴:双侧足三里,右耳取脾、肾。

2. 方法　用艾灸加耳穴法。取穴分为两组,两组穴交替使用。百会及足三里用艾灸法, 医者手持已点燃的艾条, 用雀啄法灸, 以患者自觉温热为度, 每次灸20分钟。耳穴用针刺法, 耳穴皮肤严格消毒, 用0.5寸不锈钢毫针, 刺至皮下至耳软骨之间为宜, 每5分钟行针1次, 留针20分钟。艾灸与针刺均为每天治疗1次, 12次为1个疗程, 间隔5天再进行第二个疗程。

方四

1. 取穴　百会、气海、足三里。

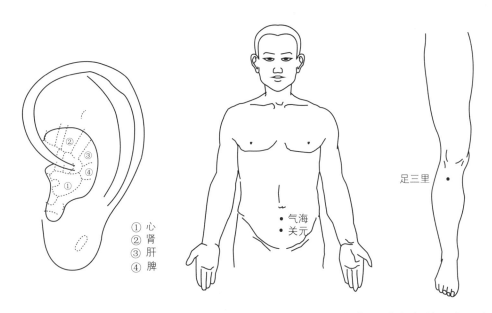

① 心
② 肾
③ 肝
④ 脾

气海
关元

足三里

2. 方法　用悬灸法。施灸时将艾条的一端点燃, 对准应灸的腧穴部位, 约距皮肤2~3cm处进行熏烤。使患者局部有温热感而无灼痛为宜, 一般每处灸3~5分钟, 至皮肤出现红晕为度。操作者可将中、食二指分开, 置于施灸部位的两侧, 这样可以通过医者手指的感觉来测知患儿局部的受热程度, 以便随时调节施灸的距离和防止烫伤。每次灸10~20分钟, 每周灸3次。20天为1个疗程。每次灸时患者自觉肛门向上提升。

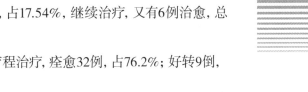
治疗效果

☞ 武恩珍用"方一"治疗45例患者, Ⅰ度脱垂治疗20例, 4个疗程全部治愈; Ⅰ度脱垂治疗17例, 经8个疗程, 显效9例, 有效7例, 无效1例; Ⅱ度脱垂治疗8例, 显效2例, 有效2例, 无效4例。显效共31例, 占69%; 有效共9例, 占20%; 无效共5例, 占11%, 总有效率为89%(见《内蒙古中医药》, 1994年第1期)。

☞ 唐泗明用"方二"治疗Ⅰ度脱垂患者30例全部治愈, Ⅱ度脱垂治愈11例, Ⅲ度脱垂治愈6例, 痊愈者共47例, 占82.46%; 好转者10例, 占17.54%, 继续治疗, 又有6例治愈, 总有效率为100%(见《山西中医》, 2009年第1期)。

☞ 肖俊芳用"方三"治疗42例, 经过1~3个疗程治疗, 痊愈32例, 占76.2%; 好转9倒,占21.4%；无效1例，占2.4%。总有效率达97.6%（见《针灸临床杂志》，1997年第8期）。

李军霞用"方四"治疗患者刘某某，男，60岁，脱肛已有5年，灸治15次时，患者自觉肛门下坠感消失，没有进凉气的感觉，灸20次基本痊愈（见《光明中医》，1995年第6期）。

处方荟萃

1. 郝立明用悬灸法。实证取长强、承山、大肠俞。配穴：便秘者加天枢；腹胀者加上巨虚。灸法：每日灸1~2次，每穴3~5壮，或艾条悬灸，每穴灸10分钟。虚证取百会、长强、气海。配穴：气虚者加神阙；肾虚者加肾俞；脾虚者加足三里。灸法：每日施灸2~3次，每穴5~10壮，或每穴艾条悬灸10分钟（见《吉林医学信息》，1997年第2期）。

2. 尚秀葵用温和灸法。取穴商丘及昆仑穴施艾条温和灸。患者取平卧位，充分暴露膻中穴部位，用清艾条作灸材；点燃艾条一端后，施灸膻中穴，灸火约离皮肤5~10cm。采用温和悬灸法，使患者局部有温热感而无灼痛为宜；灸60分钟，每日1次（见《无津中医》，1998年第4期）。

按语

用"方一"针灸3个疗程后脱肛立止。便后下坠感也随之消失。部分患者在脱出物不能回纳有嵌顿时，治疗期间应先消炎止痛或中药熏洗使脱出复位回纳后再进行针灸。

灸法治疗脱肛多用于脱肛术后恢复及脱肛的急性发作期。手术后的灸治有利于伤处的愈合，提高手术的治愈率；急性发作期灸治可使脱出的直肠自动回缩，症状缓解。灸法治疗脱肛，有的患者停灸后，有复发现象。

用灸法治疗本病还可起到防病保健，强壮体质的作用，临床观察，在治疗结束后有15例易感冒患者体质得到改善，10例患者的便秘症状消失，6例患者的夜尿次数明显减少，其他如疲乏、食欲下降、畏寒等症状均得到改善。

十、外伤感染

外伤感染是由于细菌侵入人体皮肤而发生的炎症反应，中医归属于"疮疖"、"痈"、"疔"范畴。

病因病理

外伤伤口侵入微生物出现增殖，导致炎症反应的局部激活而形成临床感染。病菌增殖，产生多种毒素，激活凝血、补体、激肽系统以及血小板和巨噬细胞等，导致炎症介质生成，并引发相应的效应症状，出现炎症的特征性表现：红、肿、热、痛等。严重者可出现全身反应。

中医学认为，本病多因外伤后，再外感火热之毒致气血凝滞、经络阻塞、营气不从、热盛内腐而成脓。

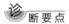断要点

1. 大部分由几种细菌引起,一部分即使开始时是单种细菌引起,但在病程中,常发展为几种细菌的混合感染。

2. 多数有明显突出的局部症状。

3. 病变常比较集中在某个局部,发展后常引起化脓、坏死等,使组织遭到破坏,愈合后形成瘢痕组织,并影响功能。

治疗方法

▌方一▌

1. 取穴 局部。

2. 方法 患者取适当体位,先用0.9%生理盐水局部清洗,去除表层痂皮及脓性分泌物。然后将艾条切成小段置于手持艾烟熏灸器中(状如带烟囱的小炉)燃烧,并将熏灸器置于创面的稍下方,使烟囱口对准患处(距离皮肤约3~5cm)熏灸30分钟,其烟气上熏可使创面形成一层薄黄色油膜,周围皮肤红润、温热。灸毕,外以消毒敷料包扎。每日熏灸1~2次,连续灸治不间断,直至痊愈。

▌方二▌

1. 取穴 肩井。

2. 方法 用温和灸加针刺法。先让患者端坐,取患侧肩井穴,用28号或30号1.5寸毫针,直刺0.5~0.8寸,泻法,快速捻转强刺激,不提插,使针感传导到肩部或胸部或上肢,持续行针1~3分钟后出针。再让患者选取适当体位(暴露患处),取清艾条1根,将一头点燃,于患处行温和灸15~20分钟,艾条与患处距离以患者能耐受为度。每日1次,6次为1个疗程。主治软组织急性化脓性感染。

▌方三▌

1. 取穴 局部。

2. 方法 用温和灸法。暴露刀口局部用75%
酒精棉球消毒伤口周围0.1%新洁尔灭棉球清除伤口内脓液及渗出物,然后点燃清艾条,从刀口周围向内温灸。以刀口局部发红充血,灼热感能忍受为度,每次灸30分钟,然后用雷弗奴尔纱条盖伤口。每日灸1次,10次为1个疗程。主治肌肉注射部位感染术后不愈。

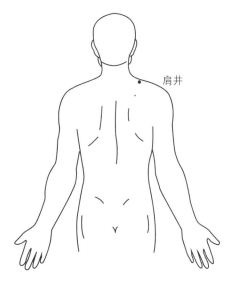

肩井

方四

1. 取穴　局部。

2. 方法　用熏灸器法。将炉式熏灸器打开顶盖，取3段长4cm左右的清艾条（约20g重）放入。底缸内点燃，不用明火，取其烟，将顶盖盖上，艾烟即可经通道上出于顶口，手持把柄，将出烟口对准病灶处熏灸，距离以患者能耐受为度，一般相距2~5cm。每次熏灸的时间根据致病菌种类的不同而确定，一般熏灸30~50分钟，灸后创面用消毒纱布覆盖，胶布固定。每日治疗1次，10次为1个疗程。治疗期间患处需保持清洁干燥，不宜沾水。主治外科感染性疾病。

治疗效果

☞ 姚玉芳用"方一"治疗86例，全部治愈。治疗天数最短1~2天，最长15天（见《中国针灸》，1999年第11期）。

☞ 夏晓红用"方二"治疗43例，经1~2个疗程治疗，治愈42例（1次治愈11例，2~3次治愈27例，4~6次治愈4例）；无效1例（见《安徽中医学院学报》，1996年第2期）。

☞ 许录山用"方三"治疗14例全部治愈。其中1个疗程治愈10例，2个疗程治愈4例，治愈率100%（见《今日应用医学》，1999年第2期）。

☞ 秦黎虹用"方四"治疗1200例外科感染性疾病患者，治愈1128例，占94.00%；好转72例，占6.00%。有效率为100%（见《中国针灸》，1994年第6期）。

处方荟萃

1. 明彩荣用温针法。用1寸毫针快速百会穴，每日2次，每次5分钟，再用艾灸灸感染的病灶和百会穴，采用悬离雀啄灸法，每日2次，每次20分钟（见《辽宁中医杂志》，1998年第12期）。

2. 刘武荣用回旋灸法。将艾条点燃后，在距病灶1~2cm处施回旋灸法，从周边到中心，再从中心到周边，反复旋转灸治，每次10分钟。温度以患者能耐受为度。同时予庆大霉素注射液滴敷整个病灶区，艾灸与滴敷反复进行（见《中国民间疗法》，2003年第6期）。

按语

使用艾灸不但能抑制局部感染的整个炎症反应过程，而且还能促进炎症消散和破损灶的修复。在治疗第7天的组织切片上可见吞噬细胞的游出。提示艾灸能提高机体抵抗能力和预防炎症发生。

运用艾烟治疗皮肤外伤性感染，能够使艾烟的挥发油（主要成分为苦艾素）敷布疮面，形成一层黄色油状薄膜，对金黄色葡萄球菌、链球菌、大肠杆菌等有明显的抑制、杀灭作用，并能保护疮面免受再污染。同时，艾烟熏灸，艾在燃烧时产生的热效应，可以增加局部的血液循环，促进新陈代谢，增强人体的免疫机能，提高白细胞数。热气内注，可以改善患部的生理环境，调整和增强机体的免疫功能，显著提高血液中白细胞数，并使吞噬能力增强。因此，艾烟熏灸疗法具有明显的抗菌消炎作用，对于皮肤化脓、感染，能够一举奏效，大获全功。

使用"方二"对软组织感染未化脓阶段效果尤其明显。治疗时要注意的是，肩井穴内为肺尖，针刺时不宜过深，艾灸患处时亦宜防止烫伤皮肤。同时治疗期间还嘱患者多休息，少食辛辣刺激之物。

本病病程短则疗效好，一般1~2天和多数3~5天内就诊者属正盛邪实，局部气血壅盛，经治一个疗程消散较多，少有酿脓。少数3~5天和绝大多数5天后治疗者，多属气血瘀阻化热，化腐成脓，一个疗程后虽有改善但收效不如早期就诊者。

十一、疮疡

疮疡是一类常见的皮肤感染性疾病，包括疔、痈、疖等。中医归之于"痈疽疔肿"范畴。

病 因病理

本病临床常见的有痈、疖、疔、肿，葡萄球菌是引起皮肤、软组织感染发生的主要原因，在患者病后，或免疫力低下时，可导致感染。疖是因皮肤感染引起，痈则是深部软组织急性化脓性感染所引起，疔是由金黄色葡萄球菌所致的好发于手足的急性化脓性炎症。

中医学认为本病多因外感六淫及过食膏粱厚味，内郁湿热火毒，或外来伤害感染毒气，致使营血失和，邪热壅聚，经络壅遏不通，气血凝滞而成。

诊 断要点

1. 痈肿：初起为痒痛小疙瘩，逐渐增大，肿硬、焮红、灼热，且疼痛剧烈，并伴寒战、高热、毒血症状。发展后脓腔形成较深较大，或形成多房性脓肿。

2. 疖肿：初起为毛囊性红色小丘疹，逐渐增大为硬节，数天后中央形成脓腔和脓栓，当脓栓排出，疼痛很快减轻，红肿消退。

3. 疔疮：该病初起状如粟粒，色或黄或紫，或起脓水疱、脓疱，根结坚硬如钉，自觉麻痒而疼痛轻微，继则红肿灼热，疼痛增剧，多有寒热。如见壮热烦躁，眩晕呕吐，神志昏聩者，为疔疮内攻之象，称为"疔疮走黄"；如发生于四肢，患处有红丝上窜的，名为"红丝疔"。

治 疗方法

‖方一‖

1. 取穴　病灶。

2. 方法　用隔蒜灸法。先将独头蒜切成0.5cm厚的薄片，用针穿刺数孔备用。治疗时患者取适当体位，充分暴露患部，然后将备用蒜片放于该处，点燃艾条施灸，距离皮肤约2~3cm，使患者局部有温热感而无灼痛为宜，如果病灶已化脓，则先用三棱针点刺排出脓液后再行此法。一般灸20~40分钟，至皮肤出现红晕为度，每天1次，10天为1个疗程。主治疗疮。

【方二】

1. 取穴　局部。

2. 方法　用隔蒜灸法。选用紫皮独头蒜捣成蒜泥，在单层纱布上制成厚约3～4cm，大小约等于红肿范围的圆形蒜泥饼，敷在疮上。另用陈艾绒据疮大小，做成黄豆至蚕豆大小艾炷。将艾炷置于蒜泥饼正中点燃，以局部有热辣感、患者能耐受为度。患者感烫时，术者可用双手提起纱布，使蒜饼稍离皮肤。疮红肿明显且伴有全身症状者，蒜饼宜厚些，艾炷宜大些，每次可灸至9壮；疮红肿范围小，全身症状不明显者，蒜饼可薄些，艾炷可小些，一般灸3壮即可。体虚毒恋型再配合艾条补法悬灸足三里穴。每日治疗1次，至治愈为止。主治疮。

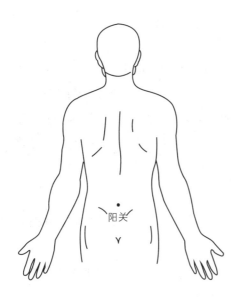

阳关

【方三】

1. 取穴　第四腰椎脊突下，旁开1寸在两边各取1穴，即腰阳关旁开1寸。

2. 方法　用隔蒜灸法。将大蒜外皮剥去并切成4个约1cm厚的圆盘状蒜盘，用针在切好的蒜上均匀地刺上许多眼。将做好的艾炷置于其上点燃，感觉烫时换1壮。3壮后易蒜。取切好的另2瓣蒜，再灸3壮后，换用过的2瓣蒜。因3壮后，蒜瓣较烫。每日1次。大小在2cm×2cm及以下的单个疮肿应用此法，一般3天可痊愈，无脓头的第1日可镇痛，肿胀减轻，第2日肿块明显消减，疮肿局部周围的皮色恢复正常，第3日恢复正常。有脓头的，第2日溃脓，镇痛，第2日肿块减小，脓头消失，第3日痊愈。其他的多个疮肿、足发背等，可配合使用抗生素。一般5～6天可痊愈，2～3天必出现好转。用此法治疗，治疗时间最长为6次。主治疮痈。

【方四】

1. 取穴　局部。

2. 方法　用隔蒜温针法。首先在痈的周围常规消毒，进行围刺，针的长短按痈所在部位及大小而定，留针30分钟，1天1次。如已成脓，于痈中央皮肤常规消毒，用火针刺3～5处，拔火罐排脓；之后继续围刺治疗。围刺的四周任取4针，蒜切成薄片，中央扎1小孔套于针上，紧贴于皮肤，取中号艾炷紧贴针体置于蒜片上，每处灸3壮，之后起针去蒜，1天1次，1周为1个疗程。主治痈。

董青军用"方一"治疗14例，治疗1个疗程后，临床痊愈9例，显效4例，有效1例，有效率为100%。随访半年，痊愈者均未复发（见《河南中医》，2004年第12期）。

☞ 孛惠芳用"方二"治疗疖38例，治愈37例：好转1例。治率为97.37%（见《云南中医药杂志》，1996年第1期）。

☞ 匡国宏治王××，鼻部红肿疼痛2天。鼻尖部可见一2cm×2cm大小的红肿疮头，两年来疖肿经常不断，此好彼发，右中腹部有一已溃疖肿，右臀部和下腹部各有一新起的疖子，用"方三"治疗2日后鼻部疖肿完全好了，腹部的疖肿收口愈合（见《针灸临床杂志》，2001年第11期）。

☞ 孙巧梅用"方四"治疗65例，对照组65例，分别痊愈53、42例，好转12、18例，无效0、5例，总有效率100%、92%（见《陕西中医》，2003年第12期）。

处 方荟萃

1. 张卫东用隔姜灸法，将鲜姜切成0.5cm厚的薄片，其大小依疖肿大小而定，姜片中心用针穿刺数孔，上置艾炷（中炷），然后放在疖肿上施灸，当患者感到灼痛时可将姜片上提稍许，使之离开皮肤片刻，旋即放下，反复进行。灸完1壮后换艾炷再灸，至患者感到疖肿部位疼痛减轻或局部有凉感为度，一般约需6壮，1次／天。治疗1次后，患者疼痛明显减轻，皮色变浅，3~5次即可痊愈。主治疖（见《天津中医》，2002年第4期）。

2. 许光辉取艾条一根点燃，置疖肿上方温和灸，距离以病人感微烫为度（灸时，医者可以另一手食指置疖肿旁试温），以疖肿最高点为中心，缓慢均匀移动艾条，灸至疖肿及其围皮肤明显红晕，皮温微烫为止。时间20~30分钟，每天1次。主治疖肿（见《福建医药杂志》，2006年第6期）。

按语

隔蒜灸是灸法治疗疮疡的主要方法之一，艾灸有温经活血之功，大蒜有消肿、解毒、杀菌之力，借火力以透药性。今据古人之法，用于治疗疖肿，方法简单、取材容易、疗效显著。除治疖外，还可用于痈早期、甲沟炎、乳腺炎、阑尾炎等，均有一定疗效。

临观察表明，年龄29岁以下者均在4次以内治愈，而50岁以上者的痊愈，治疗次数明显多于低年龄组；病程越短所需治疗次数越少；本方法对热毒蕴结型疗效最好，其次为暑热浸淫型、体虚毒恋型治愈所需次数最多。

十二、窦道

因坏死形成的开口于表面的深在性盲管称为窦道，两端开口的通道样坏死性缺损称为瘘管。属于中医"漏"的范畴。

病 因病理

窦道形成的主要原因是细菌侵犯了骨组织，引起骨与软组织几乎是同时出现在局部具有持续性慢性炎症的一种表现形式。这些细菌或由其引起患部的各种致炎介质持续性刺激着周围软组织而引起应激反应（病患部软组织为骨组织的贴合围缩作用）使大量脓性分泌物引流不畅，被迫首先在深部软组织内迂回破坏，形成窦道。

中医认为，本病可因患者先天不足，或年老气血亏虚，痈疽耗伤气血，不能托毒外出或无力生肌，久则成漏；或因痈肿切口过小，脓毒引流不畅，毒邪留滞局部，溃口久不愈合，无力托毒生肌，日久成漏。

诊断要点

1. 常有局部手术或感染史。

2. 局部小疮口，有脓性分泌物流出，疮周皮肤潮红、丘疹、糜烂、瘙痒。

3. 管道由深部组织通向体表，有1个或多个外口。管道或长或短或直或弯，一般不与内腔有脏器相通。窦道形态多样，深浅不一，管道数目多少不一。疮口内可有手术丝线，死骨排出。

4. 明确窦道的走向、分支及深度，借助X线下造影技术或B超检查。

治疗方法

方一

1. 取穴　患处。

2. 方法　用蟾麝线熏灸法。蟾麝线制作：将麻线扎成长3cm左右的线团，把扎好的线团放入蟾蜍口中并将嘴缝合，倒挂，让蟾蜍的唾液把线团浸透，取出线团，将适量的雄黄粉、麝香拌匀后撒在麻线上，晾干备用。将制好的药线点燃（要求麻线处于无焰燃烧状态），持药线于患处周围熏灸。以不烫伤皮肤为度，每次5～10分钟。熏灸后患处皮肤微红，并有轻度的灼热感，此属正常现象。21天为1个疗程。

方二

1. 取穴　窦道局部。

2. 方法　用隔药灸法。赤小豆50g，黄酒适量，艾炷7壮，含艾绒3g，将赤小豆研成粉末加黄酒搅拌均匀拍成直径2cm的圆饼，饼的中央对准瘘口，隔饼艾灸7壮，1日1次，7天为1个疗程。

治疗效果

☞ 李银述用"方一"治疗56例，经1个疗程治疗瘘管愈合者5例，2个疗程愈合者35例，3个疗程愈合者15例。平均治疗时间为42天（见《湖北中医杂志》，1997年第1期）。

☞ 姜锦洲用"方二"治疗13例中12例痊愈，1例女性患者瘘管在会阴外侧部周整形治疗而中断。一个疗程治愈者2例，2个疗程治愈者6例，3个疗程治愈者4例（见《安徽中医临床杂志》，1994年第3期）。

处方荟萃

1. 用硫黄灸法。取疮口大小硫黄1块，再另取少许置于火上烧之，以银钗脚挑取火焰，点硫黄，令着三五遍，取脓水，以疮干为度。此法用于治疗顽固性疮疡及形成瘘管者。

2. 用隔药灸法。皂矾500g（煅），穿山甲3g（煅存性），木鳖子8g（煅存性），乳香、没药各5g。上药共研细末，贮瓶备用。施灸时取药末适量，用凉水调和制成药饼，贴于患处，上置艾炷灸之（引自"广汉中医药网"）。

按语

硫黄灸法首载于元。齐德之所撰之《外科精义》，用于治疗疮疡久不愈合形成瘘管的患者，方法为"硫黄一块，可疮口大小安之，别取少许硫黄于火上烧，用钗头挑起，点硫黄令着三五遍，取脓水干为度"。现代基本上沿袭传统之法，在方法上分为两类：一为用硫黄结晶置于穴处灸治，另一为以单纯或复方硫黄块行隔物灸。多用于痛证。中医学认为，硫黄性酸温，入肾、大肠经，有补火助阳之功，易燃，灸后可直接给患部以温热刺激，烧沸压熨时，刺激尤为强烈，能即时收到温阳强筋通络、行气散瘀止痛之效。加之硫黄灸灸药制作简便，操作尤易。施灸虽有烧灼之痛，尤在压熨时更甚，但一瞬即逝，且所垫之纸并无焦痕，更不烧穿。

窦道的局部处理很重要，若脓已成引流不畅可行切开排脓，再用提脓祛腐药（红升丹）。先用探针探查疮口深浅、瘘管的走向、有无分枝及疮口中有无死骨等，临床使用时，疮口大的可撒于疮面上，疮口小的可将药黏附在药线和线条上，从瘘管的开口直接插入。隔天换药1次，窦道瘘管外敷金素膏。经上述治疗后伤口分泌物不多，肉芽组织新鲜无脓水者，停用提脓祛腐药，改用生肌收口药。

十三、蝮蛇咬伤

蝮蛇咬伤是我国剧毒蛇类咬伤中最常见、分布最广、危害最大的一种。

病因病理

蝮蛇为风火混合毒毒蛇，其蛇毒中含有蛋白水解酶、精氨酸酯酶、舒缓肽增强肽和磷酯酶A_2等多种成分，其毒液通过尖锐的毒牙注入人体内，经淋巴和血液循环迅速扩散到全身，蛇毒酶能破坏血管壁及肌肉组织，影响机体血管舒缩运动的生理活性物质，加之蛇毒中的溶血毒素、凝血素、抗凝血素、蛋白水解酶等毒性成分，使血液内的红细胞溶解及毛细血管内皮细胞破坏，引起广泛溶血和出血，造成机体多脏器功能损害，甚至致死。

中医学认为，毒蛇咬伤皮肤，蛇毒循络入脉，阻滞气血运行，致毒瘀互结，侵犯脏腑，致脏腑功能失调而发病，根据其临床表现将其辨证分为风毒、火毒和风火毒，三者均属阳邪。

诊断要点

1. 毒蛇咬伤后，伤口局部常留有一对或3~4个毒牙痕迹。

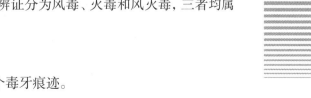

2. 伤口周围明显肿胀及疼痛或麻木感，局部有瘀斑、水疱或血疱，全身症状也较明显，常可导致复视，严重者可导致死亡。

3. 与无毒蛇咬伤相鉴别，无毒蛇咬伤后局部可留两排锯齿形牙痕，或有血流出。

治疗方法

方一

1. 取穴　局部。

2. 方法　用局部隔蒜灸。首先使用常规的抢救方法。局部用灸法。将0.3cm厚的独头蒜片（用针扎数个孔），平置于创口或咬伤处，上置圆锥形艾炷（炷高1.5cm，炷底直径约1cm，炷重0.2g，燃烧约7分钟），点燃灸之，每次灸3~5壮，每天灸3次，连续应用3天为1个周期。

方二

1. 取穴　局部。

2. 方法　用箍毒拔毒灸法。先用九味消肿拔毒散醋调外涂蛇咬伤创口周围及肿胀青紫处，涂药范围超出咬伤部位1~2cm，创口中心用雷弗诺尔纱条保持湿润引流。涂药后，认定伤口处及局部肿胀、疼痛、青紫的四周边缘，先行环形箍毒灸，使邪毒箍束在病变范围内，并依次向心性环形走向，由外而内数次箍毒至病变中心，再用明火艾条由低至高数次拔引邪毒外出。每日灸3次，连灸3天。

治疗效果

☞ 王万春用"方一"治疗50例，对照组50例，分别治愈35、29例，显效12、10例，有效3、9例，无效0、2例，愈显率94.0%、78.0%（见《新中医》，2007年第3期）。

☞ 喻文球用"方二"治疗35例，治愈23例，显效10例，有效2例，无效0例。对照组35例，治愈18例，显效9例，有效7例，无效1例。治疗组总有效率为94.28%，对照组总有效率为77.1%（见《辽宁中医杂志》，2008年第4期）。

处方荟萃

章建平用温和灸加中药熏洗法。手执燃着的艾条距离穴位点皮肤2~3cm，每穴施灸15分钟，以局部温热潮红而无热烫感为度。病位在上肢者，取穴曲池、合谷、外关；病位在下肢者，取穴足三里、三阴交、太冲。灸毕行中药熏蒸（海桐皮、鸡血藤、透骨草、伸筋草、艾叶各30g，五加皮、威灵仙、冬青叶各20g，当归、红花、川芎、大黄各15g），置于Dxz-Ⅰ型中药熏蒸治疗机中，治疗温度一般在38~55℃，根据患者耐受能力设定，每次40分钟，每天1次，10天为1个疗程，1个疗程结束评定疗效。主治蝮蛇咬伤后肢体功能障碍（见《新中医》，2005年第5期）。

按语

本法适用于蝮蛇咬伤的早期患者，咬伤时间小于12小时；无严重心、肝、肾、血液系统的损害。

因蛇毒为剧毒,来势凶猛,毒蛇咬伤患者早期局部处理非常重要,局部处理得当,局部症状及全身中毒症状轻微,反之则重笃。故在使用灸法时均应先按蝮蛇咬伤的常规处理,如在咬伤部位做"十"字皮下切开,用双氧水冲洗;应用抗蝮蛇蛇毒血清6000U加入生理盐水中静滴;常规应用激素、抗生素、能量合剂等;口服季德胜蛇药片,首次服20片,后每隔6小时服10片。

"方二"中蛇伤外敷散是外治毒蛇咬伤的有效药物,由七叶一枝花、雄黄、五灵脂、天南星、川芎、黄柏、白芷、明矾和芒硝等9味药物组成。具有解毒抗毒,泻火祛风,祛湿化瘀,消肿定痛等作用,将其涂抹在伤口周围,起着箍集围聚,收束蛇毒的作用,即中医外科学中所说的"箍围药",具有有效改善局部症状,恢复患肢功能,缓解患者病痛,提高治愈率,缩短病程的作用。用醋调可促进药物的吸收,且醋本身也具有抗蛇毒的作用。隔蒜艾灸具有宣通毒滞,畅行营卫,拔毒于外的作用,通过灸法调动全身及局部免疫功能,使网状内皮系统等加强解毒抗毒。二者结合应用,可相互促进,加强抗毒解毒的功效。

十四、褥疮

褥疮是因局部组织长期受压,血液循环障碍、持续缺血、缺氧、营养不良而形成组织坏死的压力性溃疡。中医称"席疮"。

病因病理

褥疮是身体局部持续受压,血运障碍,组织细胞缺氧水肿,加之无氧代谢产物的积聚所造成的组织坏死,最终导致皮肤溃破。长期卧床病人,特别是偏瘫患者,意识不清、大小便失禁,由于生活不能自理,自行翻身困难,皮肤经常受潮、摩擦等物理刺激,加之病人及家属缺乏正确的护理知识,病人极易产生压疮。

中医学认为压疮的发病机理由久病气血亏损,压挤部位气血瘀滞,血脉不通,经络阻隔,肌肉筋骨失养,气血亏虚、气滞血凝、经络受阻、肌肤失养而所致局部肌肉坏死溃烂,形成席疮。

诊断要点

1. 见于经久卧床不能自行翻身者。主要发生于接触床褥的身体背面的突出部皮肤,如枕骨部、脊柱、肩胛、坐骨节结、骶骨、股骨粗隆、足外踝及根部等。

2. 局部受压迫后,皮肤呈现苍白、灰白或红色,边界清楚,中心颜色较深。病势急速进行,可于表面发生水疱,破裂后形成溃疡。若不及时处理,创面可蔓延扩大,并向深部侵犯,侵及肌肉、骨骼,形成坏死,易继发感染或血行播散而引起败血症。此外,亦有呈干性坏死而无水疱形成者。

3. 自觉疼痛显著。

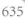

治疗方法

方一

1. 取穴　局部。

2. 方法　用艾条灸法。表皮未溃者，可单独采用清艾条灸，持清艾条于红肿处作回旋灸，每次20~30分钟，每日1~2次。表皮已溃者，先用75%酒精在创面四周皮肤消毒，然后局部给予艾条。对已化脓者，创面先用生理盐水清洗后，配合红霉素软膏外敷，然后用艾条回旋灸，每次30分钟，每日2次（注：创面清洗，每天1次，若脓性分泌物减少，创面有愈合趋势，可隔日清洗1次）。

方二

1. 取穴　热敏化腧穴。

2. 方法　用热敏灸法。在患者的压疮部位或疮面附近穴区寻找，距离皮肤3cm左右施行温和灸，当患者感到艾热向皮肤深处灌注或出现灸性感传，即腧穴热敏化现象（如透热、扩热、传热、局部不热远部热、表面不热深部热及产生非热觉）时，此穴即为热敏化穴，然后在热敏化穴进行艾条悬灸，同时还可以配关元、气海、足三里等穴，灸疗剂量为热敏化灸性感传现象消失，则为完成一次灸疗的时间，1次/d。在灸疗完成后，即用无菌生理盐水清洗疮面，取正疡膏（乳香、没药、红花、麝香、当归、黄芪等组成）30g左右外敷疮面，再用无菌纱布覆盖，1次/天。

方三

1. 取穴　局部。

2. 方法　用隔药灸法。将经紫外线照射30分钟的紫草100g，放入先加热至120℃然后降温至60~80℃的麻油500ml中浸泡1小时，再于常温下放置24小时，过滤去渣，即得紫红色紫草油，继将其均匀倒入盛有大小合适的纱布条块的药盒中，以不滴油为宜，然后加盖进行高压消毒以备用将紫草油纱条敷于褥疮表面，点燃艾卷，置于距褥疮表面3~5cm处，10分钟后逐渐远离褥疮表面，以使患者自觉无烫热为度，每次灸30~60分钟，每日3~4次，紫草油纱条每日更换1次，10次为1个疗程。

方四

1. 取穴　局部。

2. 方法　用回旋灸法。先常规清创后于创面贴敷新鲜鸡蛋皮内膜。取艾条一根点燃，在距创面3cm左右处做回旋灸。以局部有温热感而无灼痛为度，注意匆使燃烧的艾球掉下，以免烫伤病人皮肤，每次熏灸10~15分钟。

治疗效果

☞ 郭克栩用"方一"治疗82例，全部有效，其中，表皮未溃者均于7天内治愈，已溃未化脓者均于2周内治愈，已溃并化脓者15天治愈14例。经治2周左右取效缓慢者，创面清洗给予消炎药膏后,于3周内治愈。总有效率为100%(见《中医外治杂志》,2000年第2期)。

 张翠蓉用"方二"治疗20例,Ⅱ期患者1天显效,4~7天内愈合;Ⅲ期患者3天内显效,7~15天内愈合;Ⅳ期患者7天内显效,15~30天内愈合;所有患者治疗后均有效(见《齐鲁护理杂志》,2008年第11期)。

 张海玲用"方三"治疗39例,经1个疗程治疗后治愈33例,占84.6%;有效6例,占15.4%;有效率为100%(见《实用中医药杂志》,2002年第3期)。

 徐凤云用"方四"治疗26例,除2例因病情危重死亡外,期余24例均痊愈,治疗天数一般为5~15天(见《甘肃中医》,2002年第11期)。

处方荟萃

1. 邵永红用温和灸法。术者手执点燃的清艾条,对准压疮处,距离以患者感到温热而又能忍受为度,固定艾条集中于一点连续施灸。一般每次灸30分钟,日1~2次。对水疱及脓液较多的压疮不宜直接将艾条对准患处,而应在其周围施灸。I度压疮即未溃破者采用药艾条施灸,并可在施灸前按揉局部5~10分钟(见《针灸临床杂志》,1999年第5期)。

2. 林英用温和灸加敷药法。用3%过氧化氢溶液彻底清洗创面后,用药艾条灸10~15分钟,再把云南白药均匀涂撒在创面上(最好是用适量蒸馏水、白酒或75%乙醇将云南白药调成糊状敷上,使其不易脱落)。每日换药1次。本方法适用于Ⅱ~Ⅲ期褥疮患者(见《中国民间疗法》,2005年第11期)。

按语

温和灸是临床上应用最为广泛的灸法之一,有温经通络,散寒祛邪,活血化瘀,软坚散结等功效,经艾灸后之疮面覆盖有一层薄黄色油状保护膜,不要擦去,此物有杀菌作用,可保护疮面。对于昏厥,局部知觉减退的患者和小儿,医者可将食、中两指,置于施灸部位两侧,这样可以通过医者手指的感觉来测知患者局部的受热程度,以便随时调节施灸距离,掌握施灸时间,防止烫伤。对Ⅱ度褥疮,每日艾灸2次,2~3天受压部位红肿硬全部消失,Ⅲ度褥疮,每日艾灸2次,2~3天脓性分泌物消失,创面周围皮肤向中央延生,10天左右结痂,12~15天脱痂。

虽然清艾条和药艾条均有温经散寒、消瘀散结的作用.然青艾条的抗菌作用优于药艾条.而药艾条的活血之力划长于青艾条。因此,治疗I度压疮,选用药艾条;治疗Ⅱ、Ⅲ、Ⅳ度压疮,选用青艾条。

本病在治疗的同时,需注意对伤口的清洁保护,已化脓者及时清除脓性分泌物及腐烂组织,以防侵蚀周围组织,且可妨碍炎热之力透入而影响疗效,愈后应加强护理,帮助患者定时翻身,对褥疮好发部位经常按摩,并加用棉垫、气圈等,以减少压迫,防止复发。

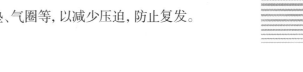

十五、瘢痕疙瘩

瘢痕疙瘩是皮肤损伤愈合过程中，胶原合成代谢机能失去正常的约束控制，持续处于亢进状态，以致胶原纤维过度增生的结果。中医上称为"蟹足肿"或"巨痕症"。

病因病理

本病是由纤维结缔组织过度增生的产物，凡属疤痕体质者表皮若受到损伤，如创伤、蚊虫叮咬、防疫注射、烧烫伤、毛囊炎、痤疮等就有很大可能形成疤痕疙瘩。局部因素中包括外伤后的炎症、异物刺激、张力过大等。在正常的伤口愈合过程中，胶原的合成代谢与降解代谢之间维持着平衡状态。但在增生性瘢痕和瘢痕疙瘩中，这种正常的平衡被破坏，胶原的合成明显超过降解，最终导致胶原的大量堆积。

中医认为本病多由先天禀赋不足，后天为金刃所伤，或水火烫伤，或疮疡疖肿感受外邪，经治疗后余毒未尽，气血不和，血瘀痰凝聚结而成。

诊断要点

1. 瘢痕的确诊：瘢痕多发生于各种原因所造成的皮肤损伤，一般不难作出诊断，但是瘢痕疙瘩有时因其起始病因可能会被患者忽视而遗忘，故应仔细追问病史。

2. 瘢痕的病期：瘢痕的增生活动期，表面呈红色、潮红或紫色，充血明显，扪之坚硬；而在退化期，表面颜色变浅，质地变软，这与瘢痕发生的病程有关。但是，不同年龄和不同部位，其增生活动期的长短不一，应综合考虑。

3. 增生性瘢痕和瘢痕疙瘩的鉴别诊断目前尚无一种特异性的诊断方法，主要依靠其临床表现和治疗的反应来明确诊断。

治疗方法

‖方一‖

1. 取穴　局部。

2. 方法　用针刺加艾灸法。首先施围刺法，在疤痕中心直刺1针，然后从疤痕上、下、左、右向中心方向各斜刺1针。由于病灶质硬，所用手法宜轻巧，针刺深度随病灶探浅相应调整，进针后缓慢捻转，强度以患者能忍受为度。其次加艾灸，同时点燃两根普通药艾条在疤痕上施雀啄灸。注意调整施灸距离，病灶部位微微汗出为度。每日1次，每次30分钟，1周为1个疗程。

‖方二‖

1. 取穴　局部。

2. 方法　用直接灸法。取陈艾制成0.5cm直径灸条，点燃后反复快速于病变处行直接灸5~6次，以灸破皮肤为度。2~3天后，清除结痂表皮，重复上述操作，灸遍破损处。

治疗效果

☞ 张彤用"方一"治疗26例，有效率为100％。其中临床治愈19例，占73％；好转7例，占27％（见《针灸临床杂志》，2000年第8期）。

☞ 陈勇，女，72岁，患者于2年前不慎碰伤前额，前额有约1元硬币大小头皮发红，3月后逐渐变为紫黑色且奇痒难忍，用"方二"经4次治疗，患者述瘙痒症状消失。1年后随访，头皮正常（见《中华现代中西医杂志》，2003年第4期）。

处方荟萃

用悬灸法。使用艾条灸之。患者取平卧位，充分暴露局部，用清艾条作灸材；点燃艾条一端后施灸，灸火约离皮肤5～10cm。采用温和悬灸法，使患者局部有温热感而无灼痛为宜；每日1次，每次灸20分钟，1周后便可阻止其发展。

按语

外伤性疤痕现代医学认为系损伤修复过程中纤维组织增生过多，大量的胶原纤维沉积所致。中医认为刀伤、烫伤、车祸等外伤瘢后，气血凝滞不行而致，属痹证范畴。西医疗法虽然不少，但效果均不满意。《灵枢·官针》："齐刺者，直入一，旁入二，以治寒气小深者。或曰三刺，三刺者，治痹气小探者也。""方一"根据治痹针法齐刺理论，采用了围针刺法，并结合艾条灸治疗痹痛的优势，临床应用于26例外伤性疤痕患者的治疗，取得了满意的效果。

齐刺可以疏通局部经络，改善局部气血流通：对拔除病邪，特别是对拔除顽固根深的痹气具有效力专的作用。艾灸可以温通经络，活血除痹，消癥散结：对软化局部凝结之疾临床见效快，方法简单易行，其活血通脉之功具有立竿见影的作用。

"方二"直接灸法消结散瘀，直接清除病变组织，效果明显，方法简便易行。不足之处在于治疗过程中患者疼痛明显，所以施治要快，也可轻拍周围头皮以减轻疼痛。另，瘢痕体质者非本法所宜。

十六、血栓闭塞性脉管炎

血栓闭塞性脉管炎是一种常见的慢性、周期性加剧的中小动脉闭塞性疾病，属于祖国医学"脱疽"、"脱骨疽"、"脱骨疔"范畴。

病因病理

本病的原因主要有：(1)吸烟，烟碱引起血管收缩。(2)寒冷刺激，造成血管痉挛。(3)激素水平紊乱，引起血管舒缩失常。(4)霉菌感染。以上诸因素造成中小动静脉痉挛，非化脓性炎症，以及血液黏稠度增高，导致血栓形成，甚则闭塞血流，肢端血液供应障碍，是脉管炎的主要病机。

中医学认为：(1)寒湿侵袭,凝滞脉络。(2)外伤血瘀,阻滞脉络。(3)情志失调,气滞血瘀。以上诸因素闭阻经脉,使气血运行不畅,不能到达肢端,肢端失去气血之温养,而造成疼痛、溃烂,甚至坏死,这是脱疽的主要病机。

诊断要点

1. 多发于寒冷地区,以40岁以下的嗜烟男性多见,以下肢发病为主。

2. 下肢趾端疼痛,伴有游走性浅静脉炎,或间歇性跛行。

3. 足背动脉搏动减弱或消失。

4. 足趾持续性变冷,皮肤苍白或青紫,甚至出现肢端溃疡或干性坏疽。

治疗方法

|| 方一 ||

1. 取穴　太冲、太溪。配穴太白、悬钟、三阴交、通谷、申脉、照海、足三里。

2. 方法　用温针法,患者选择适当的体位,选用1.5~2.0寸毫针,针刺得气后,将毫针留在适当的深度,将艾绒捏在针柄上点燃,直到艾绒燃尽为止,或在针柄上套置一段约1~2cm长的艾条段,使热力同时能够透选穴位。每次选主穴2个,配穴1个,每日治疗1次,7次为1个疗程,疗程间休息2~3天。主治寒湿型血栓闭塞性脉管炎。

|| 方二 ||

1. 取穴　主穴:关元、气海、足三里、三阴交。配穴:太冲、太溪、公孙、太白、悬钟、通谷、申脉、照海。

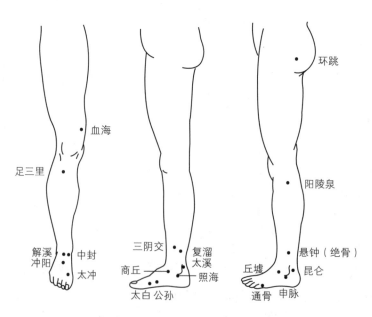

2. 方法　病人平卧,将生姜切成0.2~0.3cm薄片,刺数孔,贴于关元、气海穴,以艾炷灸,其余穴位以艾条施回旋灸。在施行回旋灸时,艾条的旋转方向以顺时针方向和逆时针

方向交替进行,每个方向操作10~15次。以皮肤潮红为度,避免灼伤皮肤。每日1次,30天为1个疗程. 主治阴寒型血栓闭塞性脉管炎。

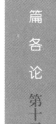

方三

1. **取穴** 以患肢踝关节周围穴位为主,即复溜、太溪、中封、昆仑、商丘、丘墟、照海、申脉。下肢寒冷麻木加次髎、关元、足三里、绝骨;足趾剧痛加八风;肤色紫暗加血海、三阴交、涌泉;间歇性跛行加阳陵泉。

2. **方法** 用隔姜灸法。用如黄豆大或麦粒大艾炷,每穴灸10~30壮,每日或隔日1次,10次为1个疗程。

方四

1. **取穴** 主穴:分2组。①气海、中脘、膻中、肝俞、脾俞、肾俞;②内关、太渊、足三里、阳陵泉、三阴交、神门。配穴:分2组。①环跳、委中、承山、血海;②冲阳、照海、申脉、解溪、太溪。

2. **方法** 用艾灸法。每次选主穴和配穴各1组。各组在血栓闭塞性脉管炎不同病变阶段,刺灸法有所不同。早期,主穴第1组采用无疤痕着肤灸法,每穴灸3壮,壮如黄豆大;同时针配穴第1组,得气后不留针。主穴第2组采用针刺,施热补手法,留针20分钟,同时用艾条灸配穴第2组,不计时间,以患者感舒适为度。上述2组可轮换进行,隔日1次。至中期,在上面治法的基础上,加三棱针挑刺委中出血,背部腧穴拔罐15分钟。至晚期,以上疗法加隔蒜灸冲阳、太溪,5~7壮,艾炷如小指头大,并以艾条灸破溃处,及煎药洗患部。针灸治疗每日1次,药水煎洗每日2次,隔日涂用玉红膏1次。针灸10次为1个疗程。疗程间隔3~5天。

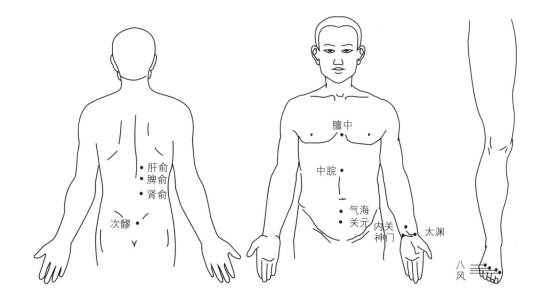

疗效果

☞ 海丽用"方一"治疗12例，治疗1~4个疗程，治愈2例，占16.7%；好转9例，占75%；无效1例，占8.3%，总有效率91.7%（见《实用中医内科杂志》，2007年第1期）。

☞ 蔡伟波用"方二"治疗30例中，临床治愈11例，占36.67%；显效9例，占30%；有效6例，占20%；无效4例，占13.33%。总有效率86.67%（见《长春中医学院学报》，2006年第1期）。

☞ 穆腊梅用"方三"治疗30例，止痛优者24例，良者6例，溃烂愈合优者22例，良者8例。疗程为3~6个月（见《实用保健灸法》，1994年华中理工大学出版社出版）。

☞ 彭厚荣用"方四"共治48例，其中18例用针灸之法，治愈9例（50.0%），显效3例（16.7%），有效6例（33.3%）（10，11）。另30例，仅用灸法，5天内基本止痛者24例（80.0%），3日以内伤面愈合者22例（73.3%），其效果较单服中药为优（见《全国针灸针麻学术讨论会论文摘要（一）》，1979年版）。

处方荟萃

1. 罗子华用温和灸法。以三阴交与悬钟、血海与梁丘为主穴。以阴陵泉和阳陵泉为配穴。选用以艾叶为主体的药用艾条。每天于伤口换药后，将患肢放于舒适体位。取温和灸，手持艾条，点燃一端，对准灸穴，距皮肤2~3cm进行熏烤。由于以上3对穴位均为可透之穴，故双手同时各执一点燃艾条对准内外两侧阴阳之穴温灸，效果更佳，也节省时间。每次每穴灸5~10分钟，每天1次，15天为1个疗程（见《护理研究》，2007年第7期）。

2. 用骑竹马灸。令患者骑于竹竿上，两足着地，在背部取穴。其法是，以患者手中指尖至肘横纹中点之长为度，自尾骨尖向上直量，其尽端两旁各一中指同身寸处是穴。经现代针灸工作者通过100人次测量观察及临床验证，将骑竹马穴确定为第7胸椎旁开1.5寸，即膈俞穴的部位。一般用来治疗痈疽疔疖、瘰疬肿瘤等外科疾病，主要用来治疗脱骨疽且取得良好效果。取双侧穴，以艾条作雀啄灸。每次30分钟，每日1次，15次为1个疗程。疗程间隔3~5日。

按语

灸法治疗本病应以早期为宜，止痛、活血、通络之效较好；晚期发生溃疡、肢端坏死者，必须采取综合治疗。在艾灸前后1~2小时患者不宜进食冷饮，坚持戒烟是治疗血栓闭塞脉管炎关键。避免寒冷、潮湿、外伤和注意患肢适当保暖有助于防止病变进一步加重和出现并发症。但也不宜采用患肢局部热敷，以免增加组织氧耗量，造成患肢缺血坏疽。

患肢运动练习有助于促进患肢侧支循环建立，增加患肢血供。方法是，平卧位，患肢抬高45°，维持1~2分钟。然后坐起，患肢下垂床边2~5分钟，并作足部旋转、伸屈运动10次。最后将患肢放平休息2分钟。每次重复练习5回，每日练习数次。

十七、输液性静脉炎

输液性静脉炎是一种因输液产生的静脉脉管炎性病变。中医归属于"脉痹""恶脉"等范畴。

病因病理

静脉输入各种抗生素或高渗葡萄糖溶液或因机械直接损伤静脉壁，还有长期静脉曲张引起的血瘀滞等，都可导致静脉血管内膜损害，形成血栓，迅速导致整条浅静脉壁的炎症反应，甚至累及静脉周围组织，并有渗出液，局部表现有疼痛、肿胀和压痛的索条柱，往往伴有全身反应，但多不严重。其病理变化特点为静脉壁的损伤，血流状态的改变及血液高凝状态等导致深部静脉血栓形成。

中医学认为其病机为邪毒外侵，经络受损，气血凝滞，穴闭瘀阻，蕴而生热，致使局部血运不畅，从而产生肿胀及疼痛等症状。

诊断要点

1. 产生于静脉输液患者。

2. 周围皮肤可呈现充血性红斑，有时伴有水肿。以后逐渐消退，充血被色素沉着代替，红斑转变成棕褐色。

3. 少数病人可引起反应，如发冷、发热、白细胞增高等，患者常常陈诉疼痛肿胀。

治疗方法

▎方一▎

1. 取穴　外关、阿是穴。

2. 方法　用隔姜灸法。将鲜生姜横切成直径2~3cm、厚度0.1~0.3cm的姜片数块，以细针穿刺数孔，置于外关、阿是穴上，在姜片上置黄豆大的艾炷，每次灸4~8炷，燃烧约1~3分钟，如患者自觉灼热难忍，可再加1片生姜，继续施灸，以穴位皮肤温热潮红为度，1次／天，7天为1个疗程。主治化疗性静脉炎。

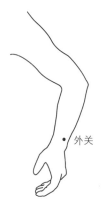

外关

▎方二▎

1. 取穴　局部。

2. 方法　用艾条回旋灸法。将艾条点燃后，在静脉病变区域作环状移动的回旋灸或作远近移动的雀啄灸。艾条点燃距离皮肤约3cm，取患者有温热而无灼痛感为度，熏灸时注意勿使灰屑落于皮肤上而致烫伤，患者取坐位较适宜，每次熏时间以艾条燃掉3cm左右或见有皮肤潮红，温度升高即可。

▎方三▎

1. 取穴　热敏穴。

2. 方法　用热敏灸法。选择舒适、充分暴露病位的体位，用点燃的纯艾条，以患者病位附近的经穴、皮下条索状物为中心，距离皮肤2cm左右施行温和灸。当患者感受到"艾热"向皮肤周围扩散或有瘙痒酸胀感等，此点即为热敏点，可查找出多个热敏点，分别在每个热敏点上施行温和灸，直至上述现象消失为一次施灸量。施灸量大小及时间因人而异，每日1次。主治血栓性浅静脉炎。

▌方四▌

1. 取穴　局部。

2. 方法　用电子灸疗仪法。在肿胀部位选取穴位，涂上薄薄的一层湿润剂，范围约五分硬币大。将灸疗头（哈工大康为电子医械公司KWJ—01型）对准穴位，调节强弱的快慢。施灸距离、施灸时间（每穴20～30分钟），可根据需要或感受适当调整，以达到最佳的疗效为准。灸完后，用棉球或纸巾轻轻擦去湿润剂。主治输液后静脉炎。

治 疗效果

☞ 陈涛用"方一"治疗40例，对照组40例，治愈12、9例，显效16、8例，有效10、14例，无效2、9例，总有效率95%、78%（见《护理学报》，2009年第2期）。

☞ 章爱莲用"方二"治疗185例，经1～6次灸治后，红肿消退158例；又经1～15次艾灸，有26例红肿消退，留下的呈条状硬条已软化，血管弹性恢复正常；1例无效（见《浙江中医学院学报》，2009年第3期）。

☞ 喻淑珍用"方三"治疗32例，痊愈8例，显效10例，总有效率100%，痊愈率44.4%；西药组痊愈2例，显效10例，无效2例，总有效率85.7%，痊愈率14.3%。两组痊愈率、总显效率比较，均P<0.01（见《上海针灸杂志》，2008年第12期）。

☞ 刘晓松用"方四"治疗33例，治愈31例；显效2例，无效0例。总有效率100%。疗程最短3天，最长7天。平均5天（见《中国中医药科技》，2005年第3期）。

处 方荟萃

庞自云用温和灸法。将艾条一端点燃，对准静脉炎部位，以局部有温热感而不烫为准，每次灸15～20分钟，艾灸后将新癀片碾碎以冷开水调匀敷于患处，范围略大于病变处，2次/天（见《护理学杂志》，2005年第5期）。

按 语

应用浅静脉留置针，现在应用较为普遍，但易并发静脉炎。吕艳临床观察表明，浅静脉留置针输液采用艾灸足三里穴能提高机体的免疫功能，艾灸穿刺点附近则起到促进局部血液循环以达抗炎之效；因此，利用艾灸的抗炎免疫作用能明显减少静脉炎的发生及提高浅静脉留置针的使用时间。方法如下：用艾灸足三里穴及穿刺点始沿近心端静脉约10cm处，将点燃的艾条距施灸部位约2～3cm进行温和灸，以患者感觉温热舒适为宜，每天输液开始时灸1次，每次30分钟（见《广西中医学院学报》，2007年第2期）。

周娜认为，临床护理工作中常遇到这样一个问题：有相当部分病人在输用刺激性较大的药物，如红霉素、氯化钾、环丙沙星、甘露醇后出现肢体胀痛较剧而被迫停药，影响治疗效果。用灸法也可起到预防作用。方法如下：在输液对侧肢体上取合谷穴或内关穴或曲池穴。让病人充分暴露穴位，根据天气冷暖，分别采取隔姜灸和隔蒜灸，即将鲜生姜或大蒜头切成约0.1cm厚片，中间扎数孔，置于施术部位，将艾条一端点燃，对准穴位，距2~3cm处左右进行熏烤，使患者局部有温热感而无灼痛，1次灸3~5分钟，至皮肤稍起红晕为度。一般一瓶250ml以内液体灸一次即可顺利输完，一瓶500ml液体灸2~3次即可（见《四川中医》，1969年第8期）。

十八、肌注硬结

肌注硬结是在疾病的治疗过程中，肌肉注射药物后的最常见并发症。中医学归属于"瘀血"和"痰滞"范畴。

病因病理

臀部多次注射刺激性药物后，局部出现水肿，组织细胞代谢紊乱，药液不能及时吸收而滞留局部，加重局部化学性刺激，导致肿胀进一步加重，形成恶性循环；长时间注射机械性刺激损伤肌肉纤维、肌纤维变性萎缩，机体修复功能的启动，成纤维细胞增生活跃，结缔组织形成，硬结随之形成。

中医学认为，本病多因注射时操作不良，药液吸收不好，局部经络阻滞，气血不通，导致局部血瘀痰浊，形成病理产物而形成硬结。

诊断要点

1. 病人在肌内注射药物后，局部出现肿痛症状和形成大小不等的硬结。

2. 局部可有按压疼痛，有的甚至产生感染。

3. 严重者影响病人行、坐、卧，造成生活和工作的诸多不便，甚至中断治疗。

治疗方法

▌方一▏

1. 取穴　局部。

2. 方法　用雀啄灸法。将艾条点燃，使艾条燃点距离臀部皮肤1~3cm，在硬结区域作环状移动的回旋灸或作远近移动的雀啄灸，以回旋为主，且回旋范围大于硬结1~3cm，使局部皮肤潮红、皮肤温度升高，病人有舒适的温热感而无灼痛为宜，熏灸5~10分钟，熏灸后再以手掌略做轻柔按摩20~30次。每日2次，持续1~14天不等。

▌方二▏

1. 取穴　局部。

2. 方法　用隔姜灸疗法，先在患处用手轻揉按摩3分钟，后用鲜姜片揉擦1分钟，再切一1.5mm厚鲜姜片（约5分硬币厚），大小与硬结面积适宜（亦可两片拼成一大片），用16号针头穿7~9个孔后敷于患处,用点燃的艾条温灸。点燃的艾条头距姜片表面高约5mm,病人感到灼痛(感觉不敏感的老年人约过1时可逐渐抬高至2cm),并将艾条在姜片上面均匀地转动,要密切注意观察皮肤温度及颜色的变化,以局部充血发红为度。每次灸15分钟,每日2次,5天为1个疗程,休息1~2天,再进行第二个疗程。

方三

1. 取穴　局部。

2. 方法　用隔药灸法。用酒精擦净局部皮肤,再用调药匙将适量云南白药粉均匀涂在凡士林油纱上,然后将药纱敷在硬结局部;点燃艾条,使艾条燃点距离硬结点皮肤2~3cm,在硬结区域作回旋灸或雀啄灸,以回旋灸为主,且回旋范围大于硬结直径2~3cm,使局部皮肤温度渐渐升高,皮肤潮红,病人有舒适的温热感而无灼痛为宜,每次灸15~20分钟;灸完后保留药纱用干纱布覆盖固定,每日2次,10天为1个疗程,治疗1个疗程观察疗效。

治疗效果

☞ 刘宝环用"方一"治疗106例,显效90例,有效12例,无效4例,总有效率96.2%(见《护理学杂志》,2004年第1期)。

☞ 刘翠梅用"方二"治疗90例,对照组90例,结果分别治愈51、18例,显效20、24例,好转14、26例,无效5、22例,有效率94.45%、75.56%(见《吉林中医药》,2001年第6期)。

☞ 昊凤玉用"方三"治疗78例,显效58例,占74.4%;有效17例,占21.8%;无效3例,占3.8%,均为陈旧性肌注硬结;总有效率96.2%(见《广西中医学院学报》,2007年第1期)。

处方荟萃

1. 伍伟用悬灸法加贴敷法。患者俯卧,暴露臀部用艾灸条悬灸患处。以患者感到皮肤发热为宜。1次/天,每次10分钟。在艾灸的基础上,将土豆切成薄片,以略大于硬结为宜。贴于结节表面。外用伤湿止痛膏予以固定。每日换1次(见《护理学杂志》,2006年第9期)。

2. 金玉用隔姜汁灸法。灸前以鲜姜片外敷,或鲜姜挤汁外涂再艾灸,艾炷点燃后,予隔姜灸,至局部皮肤潮红为度。一般15分钟,每日1~2次,5天为1个疗程(见《针灸临床杂志》,2001年第9期)。

临床观察,硬结形成时间长者艾灸时间应延长,硬结消散时间亦相应延长。灸时,应给病人取舒适体位,坐位或侧卧位均可,局部暴露范围适宜,避免过大或过小。随时询问病人被灸部位的感受,观察局部皮肤颜色,及时调整艾条燃点与皮肤的距离,并及时吹净灰烬,保持火力均匀,避免灼伤。已有化脓则熏灸无效,宜切开排脓。

凌峰认为,臀部肌注后的硬结有时会产生感染,用灸法也可进行治疗。取鲜生姜1块。用清水洗净后切成0.3cm厚的薄片，中间以针刺孔备用。对施术部位进行常规消毒，将姜片置于施术部位，然后取艾炷捏成约1cm高圆锥形放在姜片上点燃，每次施灸约20~30分钟，当患者觉灼痛时，立即将姜片略提起，然后再灸，使局部红润为度。灸后局部有温热感，患者感觉舒适，最后对伤口再做常规消毒，用溃疡油纱条包扎。隔日灸1次，直至痊愈。注意事项：施灸时注意安全，防止艾绒脱落烧损皮肤或衣物（见《中国社区医师》，2002年第11期）。

十九、慢性下肢溃疡

慢性下肢溃疡是发生于小腿下1/3胫骨嵴两旁、踝部皮肤与肌肉之间的慢性溃疡，中医称其为"臁疮"。

病 因病理

慢性下肢溃疡的发病原因主要是下肢静脉回流障碍导致静脉压增高，血管壁通透性增加，毛细血管血栓形成，造成下肢局部皮肤营养障碍形成溃疡，由于局部营养不良，血流不畅，溃疡常不易愈合。

从中医学观点看，下肢溃疡多因长期负重或长久站立，耗伤气血、脉络失畅、瘀血潴留、肌肤失养、瘀毒互结而成。

诊 断要点

1. 多发于经久站立工作者，以及有下肢静脉曲张、血栓性静脉炎的患者。

2. 好发于小腿下1/3，踝骨上9cm的内、外臁部位。

3. 初起时小腿内臁或外臁瘙痒，继而焮红漫肿，后则溃烂，滋水淋漓，日久不愈。疮口边缘增厚，形如缸口，疮面肉色灰白或秽暗，流出污浊臭秽脓水，疮口周围皮肤暗红或紫黑发亮。常并发湿疹，极少数有癌变。

治 疗方法

‖方一‖

1. 取穴　局部。

2. 方法　用温和灸法。艾条灸局部创面及周边5cm左右皮肤，每日艾条灸3次，每次30分钟。创面大者，用2根艾条同时灸，或适当延长艾灸时间。另根据病人的全身及局部情况，加服中药。湿热下注者，四妙汤加减；脾虚湿盛者，四君子汤加减；气虚血瘀者，桃红四物汤加减。

‖方二‖

1. 取穴　局部。

2. 方法　用艾条灸法。在常规治疗的基础上，加用艾条对疮面进行灸疗。具体操作方法如下：在施灸时，用点燃的艾条在患肢的疮面距离皮肤约3cm处依序进行回旋、雀啄、往返、温和灸四步法施灸，先行回旋灸2分钟，温热局部气血，继以雀啄灸1分钟加强敏化，循经往返1分钟。激发经气,再施以温和灸发动感传,开通经络。如此往返共约30分钟,每日2次,治疗以20天为1个疗程。

☞ 孟达理用"方一"治疗31例,治愈29例,好转1例,未愈1例。疗程最长152天,最短30天,平均52天(见《江苏中医》,1998年第5期)。

☞ 杨来香用"方二"治疗50例,对照组50例,分别治愈35、29例,显效13、10例,有效1、8例,无效1、3例,愈显率为96.0%、78.0%(见《蛇志》,2009年第2期)。

处 方荟萃

陈蕾用温和灸法。将艾条点燃后用熏灸架固定,置溃疡面周围施行温和灸,热力以舒适可耐受为度。每日灸2次,每次30分钟。同时辨证(寒凝型与虚损型)使用中药治疗,并可视病情给予少量西药,如感染重者给以适量的抗生素等(见《中医研究》,1994年第1期)。

按 语

经临床观察,艾灸后创面局部温热,周边皮肤及肉芽鲜红,分泌物变稠、减少,能促进创口上皮生长,明显缩短疗程,治愈率高,具有抑制和杀灭细菌作用,尤其对金葡菌。

操作时应注意,艾灸时以局部感温热而不灼伤创面、艾灰不落入创口为原则,灸前创面常规消毒,灸完覆盖敷料。对浅表创面可以不加用外用药;对创面大、创口深者,应辨证施治,加用外用药,如九一丹、五五丹、生肌玉红膏等,以加速创口愈合;对剖面红肿明显,有继发感染者,不宜采用灸法。

从治疗进程看,用"方一"治疗的31例中,1个疗程,全部肉芽变鲜红,周边皮肤色泽潮红,脓液变稠。仅有2例创面缩小,其余创面无明显变化。第2个疗程,创面均有不同程度缩小,有10例缩小近1cm,20例创剖面中间皮岛形成。经过3~4个疗程,26例创面基本痊愈。

二十、冻疮

冻伤是机体受低温侵袭引起的全身或局部的损伤。中医也称之为"冻伤"、"冻疮"。

病 因病理

低温是冻伤的主要原因,此外,还受潮湿、风速、饥饿、疲劳、御寒衣装、个体耐寒差异等因素的影响。组织冻结首先在细胞间隙形成冰晶,以致细胞外渗透压增高,细胞内液渗出,造成细胞死亡。全身冻伤主要病理为血液循环障碍和细胞代谢不良。

中医学认为:本病的发生是由于寒邪侵袭,气血运行不畅,经脉阻遏,血流瘀滞所致。多因冬季静止少动,气血不调,或素体衰弱,过度疲劳等因素而诱发。气血经脉得寒则凝,故初起皮肤苍白,继则血瘀红肿,或起水疱,而后转为暗红,甚则皮肉凝滞而坏死,严重时可以引起骨枯干燥, 坏死零落。若染毒则见局部红肿热痛、毒热炽盛等证。

诊断要点

1. 多发生于低温操作或严寒地带野外作业者。

2. 全身冻伤: 寒战、体温下降、四肢无力, 继而神志不清、知觉消失、呼吸循环衰竭。

3. 局部冻伤: 伤部皮肤苍白、冰冷、肿胀、疼痛和麻木, 重者感觉丧失。

4. 根据组织损伤程度, 分为四度, 各度冻伤的症状、范围要在复温后数日才表现出来。

治疗方法

▌方一▌

1. 取穴 阿是穴。

2. 方法 用隔姜灸法。视冻疮大小, 将生姜切成约2mm薄片置于疮面上, 再将艾绒做成约小指腹大的艾炷, 安放于姜片上施灸。当患者感到灼痛时, 医者可用手来回移动姜片(不离开疮面), 每处灸3~5壮, 每日1次, 连续治疗5次。

▌方二▌

1. 取穴 体穴: 中脘、肺俞、手三里、血海、神门、足三里、梅花穴(壮医特定穴, 于冻疮疮面取之), 平素气血虚弱者加灸脾俞、胃俞、食背穴(壮医特定穴, 在手掌背部, 第二掌指关节中点), 畏寒肢冷者加灸肾俞、命门。耳穴: 肺、相应部位、神门、皮质下。

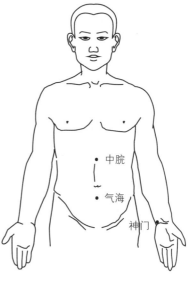

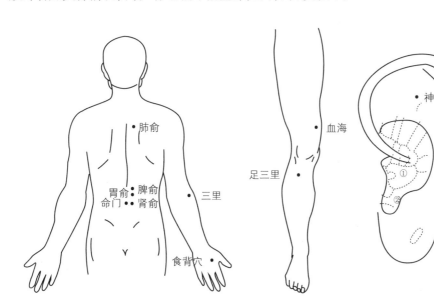

① 肺
② 皮质下

2. 方法　用壮医药线点灸法。取2号药线，用拇、食指持线的一端，露出线头1~2cm，将线头在酒精灯上点燃，吹灭药线的火苗，快速用线头的火星对准穴位，稳重而敏捷地将有火星线头直接点按于穴位上，火灭即起为1壮。灸处有轻微灼热感。每穴点灸1~3壮，痛痒甚者采用重手法。点灸1次／天，重者2次／天，5天为1个疗程。

方三

1. 取穴　局部。

2. 方法　用针刺加灸法。选用28号1.0~1.5寸毫针，局部常规消毒。左手将冻疮中心固定，右手持针快速直刺入皮下，直达冻疮结节根部，然后在冻疮边缘四周按上、下、左、右各斜向朝冻疮中心横透刺入1针，有针感为佳，无针感亦不行手法。最后在直刺的1针上加温针灸3壮，留针20分钟后出针，每日1次，连续治疗5次为一疗程。

治疗效果

☞ 何道钰用"方一"治疗58例中，分别痊愈52例，好转4例，无效2例，有效率为96.6%（见《中国针灸》，1992年第6期）。

☞ 宋宁用"方二"治疗55例，对照组35例，分别痊愈46、27例，有效9、8例，有效率均为100%（见《中国民族医药杂志》，2008年第9期）。

☞ 李芳莉用"方三"经1~5次治疗114例，痊愈89例，占78.1%；好转20例，占17.5%；无效5例，占4.4%，有效率95.6%（见《中国针灸》，2000年第11期）。

处方荟萃

1. 李建丽用隔姜灸法。用以消毒棉球清洁冻疮局部，切取鲜姜片如钱币厚，细艾绒隔姜灸9壮。捕捉活雀，取其脑髓敷于冻疮局部，然后用干净纱布包扎2~3天，其疮必愈。隔姜灸敷并以雀脑治疗冻疮，尤其对破溃者，愈后患部皮肤细白且不再复发（见《中国民间疗法》，2009年第9期）。

2. 赵源用艾熏法。药艾绒放入金属器皿中约寸许，点燃后双手置于其上熏灸，灸毕温水洗净患处，外贴伤湿止痛膏。治疗期间，注意保暖。隔日1次，每次1小时（见《中国针灸》，1995年第2期）。

按语

现代医学认为，冻疮是由于个体皮肤抗寒能力降低，寒冷低温刺激血管引起的末梢循环障碍所致。而艾炷灸能升高皮肤的温度，使表皮、真皮组织变形，出现暂时性全身血管反应而改善末梢循环状态。所以，采用灸法治疗冻疮，能够取得非常满意的效果。很多病例点灸第一次当天就能收到明显缓解痛痒的效果，明显优于其他疗法。

对已患冻疮的部位，应加强保暖。冬季易患冻疮的人，除皮肤起水疱或溃烂者外，可用生姜片或辣椒涂擦易患冻疮的部位，每日2次，可减轻或避免冻疮的发生。也可用100瓦灯泡代替红外线仪进行照射治疗。并经常按摩，以促进血液循环。约1周后，症状即可消失，表皮逐渐脱落，不留疤痕。

对已经溃破的创面，可先消毒周围正常皮肤，再用无菌温盐水清洗创面后，涂以抗菌药物加以包扎。并经常检查创面愈合情况和更换药物及包扎纱布等。

第三节　泌尿外科疾病

一、术后尿潴留

术后尿潴留是手术后常见的并发症，以排尿困难或小便闭塞不通为主证，属中医的"癃闭"范畴。

病因病理

出现术后尿潴留的原因可归纳为四种：①麻醉对盆骶神经、会阴部和排尿低级中枢有抑制作用，阻断了排尿反射；止痛泵的运用可明显增加术后病人尿潴留的发生率，这是因为在镇痛的同时，也可引起排尿反射功能减弱，逼尿肌无力而致尿潴留。②手术刺激及术后疼痛反射性引起膀胱、尿道括约肌痉挛。③术后患者排尿姿势改变，有害羞和不习惯的心理。④对伤口疼痛的恐惧、思想紧张等，抑制副交感神经致膀胱逼尿肌松弛无力，尿道括约肌张力增高，从而导致排尿困难。

中医则认为受手术之损致精血亏耗，元气受损出现气血两虚，肾气不足，命门火衰，阳气无以化阴，膀胱气化无权而发生癃闭，或因腹部手术出现脾胃虚弱，中气下陷，清阳不升，浊阴不降，膀胱气化无权，开阖无力则少腹坠胀，时欲小便而不得出，或量少而不畅。

诊断要点

1. 病史　有下腹部手术史，或手术损伤膀胱史者，有术前、术中留置导尿管史。

2. 症状　术前排尿通畅，术后出现排尿不畅或不通者，常伴尿路感染，警惕尿道损伤，前者有尿感，后者以血尿为主。

3. 实验室检查　尿常规或尿液细菌培养，如尿常规见白细胞"＋＋"以上者，考虑感染所致，有时尿液培养可找到致病菌；如果尿常规以红细胞为主，则要警惕尿道损伤的可能。

4. 其他检查　如果血尿持续不止，可做膀胱镜或肾盂造影等检查。

5. 鉴别诊断　与心、肾功能障碍或手术导致的水液代谢紊乱导致的少尿、无尿鉴别。可根据术前系统病史、手术前各项化验检查和术后的心功能、肾功能、电解质测定、血气分析等进行鉴别诊断。

疗方法

‖方一‖

1. 取穴　神阙。

2. 方法　用隔姜灸法。取新鲜生姜切成约0.3cm薄片，用针刺出多个孔，用陈年艾绒揉成直径为3cm，高约3cm的艾炷。姜片放在穴位上，把艾炷放在姜片上点燃，以皮肤潮红为度，也可上下提拉姜片防止烫伤，灸至有尿意即止。

‖方二‖

1. 取穴　中极穴。

2. 方法　用艾条灸法。患者仰卧位，取中极穴，点燃艾条直接灸，距离以病人感到温热、舒适、灼热而不痛为度，如患者感热力透入腹腔，可将艾条缓慢上下、左右移动，持续刺激穴位。在施灸的同时播放事先录制好的流水声，用时10～15分钟，嘱其排尿。如果效果不佳，可取针刺中极、足三里、三阴交等穴位。

‖方三‖

1. 取穴　关元、气海、大横（双）、足三里（双）、三阴交（双）。

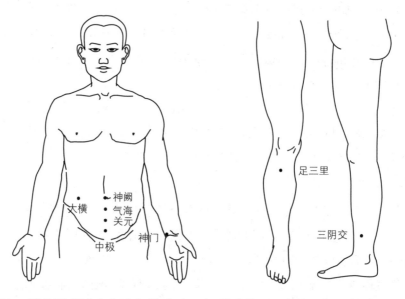

2. 方法　用壮医药线点灸法加按摩法。取1号药线，用食指和拇指持线的一端露出线头1～2cm，将此线头在酒精灯上点燃，甩灭火焰，使之形成圆珠状炭火，随即将此火星对准选取穴位，顺应腕和拇指的屈曲动作，拇指指腹稳重而敏捷地将有火星的线头直接点按于穴位，点穴1次为1壮。按摩手法：每穴灸1壮后，伸出手掌，使大小鱼际肌贴放于体表相当于膀胱底位置，5指张开分别放置膀胱边缘周围，轻而慢地进行按揉，直到排出尿液。

‖方四‖

1. 取穴　热敏化腧穴。

2. 方法　用热敏灸法。热敏化腧穴多分布于：关元、中极、气海、三阴交等腧穴。先行回旋灸1~3分钟，继以雀啄灸1~2分钟，循经往返灸2~3分钟，再施以温和灸。只要出现以下1种以上（含1种）灸感反应表明该腧穴已发生热敏化：透热、扩热、传热，局部不热（或微热）远部热，表面不热（或微热）深部热，施灸部位或远离施灸部位产生酸、胀、压、重、痛、麻、冷等非热感觉。最佳剂量以每穴完成灸感四相过程为标准，灸至感传完全消失为止。

治疗效果

🍃　马长江用"方一"治疗26例，治疗后立即排尿有5例，1天内恢复正常排尿12例，2~3天恢复者6例，总有效率达92.3%（见《长春中医药大学学报》，2008年第2期）。

🍃　刘春用"方二"治疗19例，1次有效者16例，艾灸同时加针刺中极穴、足三里、三阴交等穴位结合录音流水声有效者2例，以上方法无效给予导尿者1例，总有效率95.00%（见《中国中医急症》，2008年第4期）。

🍃　滕桂文用"方三"治疗35例中，显效28例，占80%；有效6例，占17.2%；无效1例。总有效率为97.2%（见《广西中医药》，1997年第1期）。

🍃　徐琛用"方四"治疗30例，对照组30例，痊愈16、9例，显效11、10例，有效3、9例，无效0、2例（见《结直肠肛门外科》，2008年第1期）。

处方荟萃

1. 余卫华用电温灸器法。常规取穴（中极、关元、三阴交、阴陵泉、足三里、曲骨），在电温灸器的发热头之环形凹槽中放置艾药片贴放在皮肤上，同时发热头之通槽对准针灸针套入。用胶布将发热头固定在皮肤上。调节波段开关，选择温和灸档，接通电源，开始计时，治疗15~30分钟后嘱患者用力排尿。仍不能排尿者予以导尿。主治肛肠术后尿潴留（见《新中医》，2008年第7期）。

2. 李聪智用温针法。取穴关元、曲骨、中极、阳陵泉、足三里、三阴交。局部消毒后，快速将毫针刺入，得气后用强刺激持续行泻法1分钟，再将艾炷插于毫针柄上，进行温针灸，留针20分钟。每日1~2次（见《针灸临床杂志》，2005年第3期）。

按语

运用灸法治疗手术后尿潴留疗效显著。施灸的同时听流水录音利用条件反射，增加排尿意识，以帮顺利排尿。在施灸完后嘱其小便时注意应将全身的肌肉放松，或者让其看报以分散注意力，可以提高疗效。

操作前需做好患者的心理护理，耐心讲述本疗法的目的、方法、操作过程及注意事项，以消除患者的紧张、焦虑情绪，取得患者及家属的积极配合，树立战胜疾病的信心。操作时注意保护患者的隐私，避免不必要的暴露，天冷时注意患者保暖。取穴需准确，在施灸过程中需加强巡视，观察艾灸部位皮肤情况，询问有无烧灼痛感，及时调整治疗巾厚度，防止烫伤。同时防止打翻艾灸盒，伤及患者，杜绝安全隐患。艾灸完毕，帮患者整理好

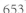

衣服,指导患者多饮水,及时排尿,观察小便排出情况,并做好记录。

二、慢性前列腺炎

慢性前列腺炎是男性泌尿生殖系统常见病,属中医"淋证""腰痛""白浊"等范畴。

病因病理

现代医学认为本病是由致病菌通过血行和淋巴传播到前列腺,或由后尿道及泌尿生殖系其他部位的感染向前列腺直接蔓延所致,其发病机制多为逆行感染,有单纯的病原体感染,还有复合感染,都可能是造成慢性前列腺炎的原因之一。

中医学认为本病可因过度饮酒、过食辛辣肥腻之品,酿生湿热,循经下扰,引动相火;或久坐不动、长期骑车,会阴部受压过久均可导致精室反复充血水肿,久则引起气血运行不畅,气滞血瘀,少腹及阴部疼痛;思虑过度,七情内伤或忍精不射则伤及脾肾,久则导致脾虚下陷,肾阳虚衰,从而导致本病。

诊断要点

1. 临床表现有尿频、尿痛、尿不尽感,大便或尿末时滴白;性欲减退、阳痿、早泄、频繁遗精;腰骶部、耻骨上区、会阴部、腹股沟等部位疼痛不适;可伴有神经衰弱症状,如头昏、失眠、乏力等。

2. 扪指诊前列腺可软可硬,有压痛。

3. 前列腺液涂片每高倍视野白细胞数超过10个,细菌培养阴性。

治疗方法

方一

1. 取穴　热敏化穴:腹部及背腰部为高发区,多出现在关元、三阴交、肾俞、腰阳关、次髎、命门、会阴等腧穴。

2. 方法　用热敏法。在上述穴位先行回旋灸2分钟温通局部气血,继以雀啄灸1分钟加强敏化,循经往返灸2分钟激发经气,再施以温和灸发动感传、开通经络。只要出现1种或以上灸感反应就表明该腧穴已发生热敏化,如:透热、扩热、传热,局部不热远部热,表面不热深部热,施灸部位或远离施灸部位产生酸、胀、麻、痛等非热感。最佳剂量以每穴完成灸感4相过程为标准,灸至感传完全消失为止。每天治疗1次。主治慢性非细菌性前列腺炎。

方二

1. 取穴　肾俞、大肠俞、中极、关元、三阴交、会阴。

2. 方法　用温针法。用太乙药条(成分为艾叶、白芷、防风、乌药、小茴香、官桂等),剪成5cm左右长艾段备用。治疗时,患者俯卧,医者用28号4寸毫针,分别刺其双侧肾俞、大肠俞,提插捻转,使针感向前阴放射然后点燃艾条,插在针柄上,直至艾条燃尽。患者再取仰卧位,用28号3寸毫针分别刺其中极、关元,进针后提插捻转,使针感向前阴放射;又刺双侧三阴交,使针感向上放射;继而刺会阴旁两点,即相当于会阴前列腺注射的两点处,用28号4寸毫针刺入,进针后捻转,至患者有欲小便感为止。然后点燃艾条段,分别插在各针柄上,直至燃尽。每天1次,1个月为1个疗程。主治慢性前列腺炎。

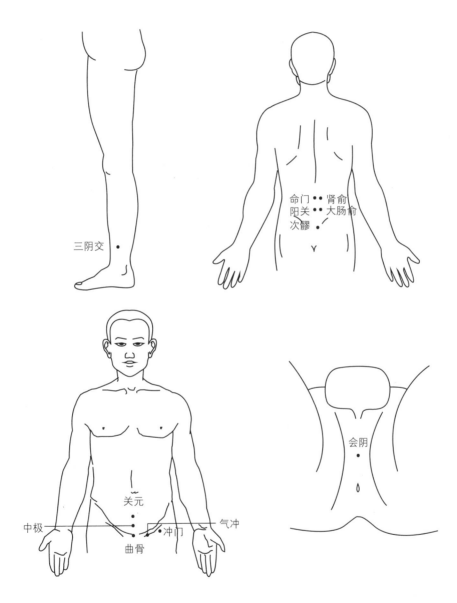

方三

1. 取穴　会阴。

2. 方法　用艾炷灸法。将艾条剪成5cm长的段,取3段并作一炷,点燃后竖置于干净的痰盂内,上提睾丸试坐痰盂之上,调整会阴的前后或艾炷的位置,使艾炷正对会阴穴进行熏灸,每日1次,每次1炷,约需30分钟。4周为1个疗程。

〔方四〕

1. 取穴　中极、冲门（双侧）、肾俞（双侧）和气冲（双侧）、命门、曲骨、会阴。

2. 方法　用药绳点灸法。上穴分为2组穴交替使用并随症加减（可选阿是穴）。在穴位上盖一层薄纸，将点燃的药绳〔用苎麻绳（长30cm，直径0.5cm）与生川草乌各10g，生南星、生半夏、闹羊花、制乳没、牛蒡子、桔梗、柴胡、白芷、桂枝、肉桂、杜仲各20g，生马钱子10g一起加水适量煮1小时，将麻绳取出阴干备用〕靠近纸上，用包有厚纸或厚布的右手拇指突然快速压向点燃的药绳，使药绳与隔纸、穴位三者接触，这时药绳火焰被压死，病人有痒感，10天左右痂皮脱落（该处20天后可重复点灸），有时有色素沉着，一般数月后可消失，从未发生局部感染。每半月1次，3次为1个疗程。主治非细菌性慢性前列腺炎。

治 疗效果

☞ 陈伊用"方一"治疗48例，温针组46例，对照组40例，愈显率艾灸组为89.58%，温针灸组为63.05%，对照组为57.50%。3组比较，差异明显（见《现代诊断与治疗》，2008年第5期）。

☞ 洪文用"方二"治疗30例，治愈19例，显效9例，无效2例；对照组30例，治愈9例，显效14例，无效7例（见《浙江中医杂志》，2001年第6期）。

☞ 张培永用"方三"配合坐浴治疗60例，对照组30例，治愈19、5例，好转32、14例，无效9、11例，有效率85%、63.33%（见《中医外治杂志》，1999年第5期）。

☞ 杨纯杰用"方四"治疗非细菌性慢性前列腺炎25例，中药组16例，近期治愈13、7例，有效8、6例，无效4、3例，总有效率84%、81.25%（见《江西中医药》，1999年第3期）。

处 方荟萃

1. 马培功：用艾条灸法。令患者仰卧屈膝，暴露阴部，臀部略垫起，用艾灸架固定在会阴穴上施灸，或教会患者携艾卷在家自行熏灸，症状比较重时（初诊患者）加用针，腰骶酸痛配肾俞、次髎；睾丸坠痛加大敦穴点刺放血；少腹不利针三阴交、关元，每日下午灸治，每次20~40分钟，疗程间隔2~3天，继续治疗（见《针灸临床杂志》，1993年第3期）。

2. 白耀辉用仿灸仪法。选用穴位为关元、气海、会阴，仿灸仪灸头分别对准上述穴位，距离皮肤约3~4cm，输出频率每分钟60次，每次治疗20分钟，10次为1个疗程，一般治疗1~3个疗程（见《中国针灸》，1991年第2期）。

3. 刘锦丽用温针法。取穴秩边，患者俯卧，穴位常规消毒，用90~100mm毫针刺入穴位，针尖稍向内侧，进针75~90mm。病人感觉小腹重胀并向会阴放射为宜。不施手法。置艾炷于针柄上，点燃，5~7壮后出针，每日1次，10次为1个疗程（见《中国针灸》，2006年第6期）。

按 语

使用"方三"时应注意，会阴部的皮肤较为薄嫩，艾灸时患者可穿一内裤，以消除艾烟刺激皮肤所致的灼痛，但是要收紧内裤，紧贴会阴以降低内裤对热力渗透产生的影响。

另外，值得注意的是，前列腺炎患者普遍存在焦虑、抑郁、多疑、失眠、多梦等症状。因此，在本病的治疗过程中，患者不仅需要生理上的治疗，更需要心理上的疏导与治疗。当然，加强体育锻炼，如跑步、打太极拳、扩胸、深呼吸等也十分必要。适度的体育锻炼既能增强体质，又能放松情绪，减轻症状，故而能大大促进本病的康复。因过度劳累、烟酒及辛辣食物刺激，皆可引起机体抗病力下降，导致病情加重。所以，一定要忌食辛辣、肥甘等油腻或刺激性食物，戒除手淫，节制房事。在痊愈后，病人每天或隔天自灸足三里1次，每次15分钟，能较好地防止疾病复发。

三、前列腺增生症

前列腺增生症又称前列腺肥大，是一种老年男性无法预防的前列腺疾病。中医称本病为"淋症"、"癃闭"。

病 因病理

前列腺增生与体内雄激素及雌激素的平衡失调关系密切。睾丸酮是男性主要雄激素，在酶的作用下，变为双氢睾丸酮，双氢睾丸酮是雄激素刺激前列腺增生的活性激素。雌激素对前列腺增生亦有一定影响。现代医学研究发现，BPH引起的膀胱出口梗阻，既有机械性因素，也有张力性因素，由于前列腺增生导致机械性阻力增加，而张力性因素与膀胱颈、尿道、前列腺和前列腺包膜中的平滑肌和纤维组织张力大小直接有关。上述组织的张力除因前列腺增大的牵拉形成被动张力外，自主神经及其受体的作用也十分重要。

中医学认为，前列腺增生症多因肺失肃降，不能通调水道，下输膀胱，或脾失转输，不能升清降浊，或肾气虚弱，命门火衰，所谓"无阳则阴无以生"，致三焦、膀胱气化失调，膀胱气化无权，则尿不能出，水道通调受阻，则小便点滴不下。

诊 断要点

1. 临床症状均有排尿不尽感，尿频，排尿中断，尿急，尿线细，排尿费力，夜尿次数增多，直肠指诊前列腺增大。

2. B超检查可确诊。Ⅰ度增生：前列腺较正常大1.5~2倍，中央沟变浅，突入直肠约1~2cm。Ⅱ度增生：前列腺较正常大2~3倍，中央沟消失或略突出，突入直肠约2~3cm。

治 疗方法

▌方一▌

1. 取穴　至阴。

2. 方法　用隔姜灸法。生姜切片，将姜片放在至阴穴上，用底径为0.5cm、高0.5cm大小的艾炷行隔姜灸5壮，觉有灼痛时立即更换下一壮。关元与中极穴上置姜片，用底径为0.8cm、高1.0cm大小的艾炷行隔姜灸5壮，觉有灼痛时立即更换下一壮。隔日治疗1次，以1个月为1个疗程。

【方二】

1. 取穴　肾俞、腰阳关、上髎、次髎、中髎、下髎。

2. 方法　用隔附子灸法。将附子研末后与小麦粉（1∶1.5比例）混合，再用黄酒调和，做成直径为3cm、厚约0.8cm的附子饼，在其中央针刺20余个孔备用。将艾绒制成底面直径为2cm的圆锥体。每次交替选用3个穴位，将艾绒放在附子饼上施灸，每穴灸3壮。每周治疗3次，3个月为1个疗程。

【方三】

1. 取穴　关元、神阙、命门、次髎。

2. 方法　用隔药灸法。附子4份，熟地、山药、吴茱萸、泽泻、车前子各2份，肉桂、牛膝、香附各1份。按上药比例，共取20kg，打粉过80目筛。取一半药粉，加水4kg拌匀，隔水蒸1小时，冷却后拌入酒曲，再密封发酵。2周后出料，加入另一半生料，并加入蜂蜜1kg，明矾适量，拌匀后放置1天，然后压制成直径为6cm，厚约0.3~0.5cm的软药饼备用。用时放置于患者穴上，外贴以温灸贴。贴敷时间是每次6~8小时，每日1次，10日为1个疗程，连续治疗2个疗程。

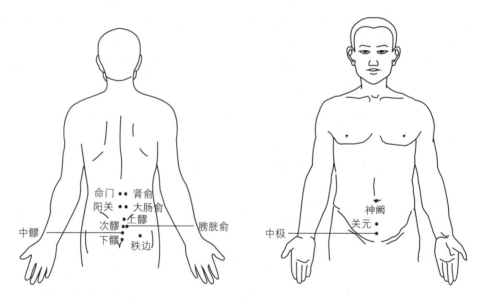

【方四】

1. 取穴　肾俞、次髎、膀胱俞、会阴、秩边；配穴：三阴交、中级、关元。

2. 方法　用温针灸法。每次选取6个穴位，交替使用。对选取穴位作常规消毒后，以32号1.5寸针针刺得气后留针15分钟，主穴用灸盒艾灸（会阴、秩边只刺不灸），选取配穴时视患者情况行补或泻手法。每天1次，1个月为1个疗程。

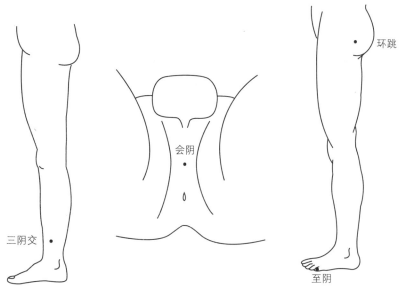

环跳

会阴

三阴交

至阴

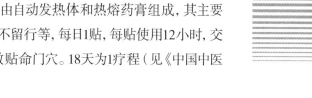

![治]疗效果

☞ 周勇用"方一"治疗40例中，显效12例，有效26例，无效2例，总有效率为95.0%。对照组40例中，显效4例，有效27例，无效9例，总有效率为77.5%（见《山东中医药大学学报》，2007年第1期）。

☞ 于波用"方二"结合快刺法治疗66例，显效34例，占51.5%。有效23例，占34.9%；无效9例，占13.6%。总有效率为86.4%（见《中国针灸》，2008年第8期）。

☞ 严伟用"方三"治疗36例中，显效20例，好转14例，无效2例，总有效率94.4%；对照组36例，显效11例，好转17例，无效8例，总有效率77.8%（见《浙江中医杂志》，2003年第8期）。

☞ 肖远辉用"方四"治疗51例，对照组47例，显效33、24例，有效12、9例，总有效率88.2%、70.2%（见《天津中医学院学报》，2002年第1期）。

![处]方荟萃

1. 孙广全用温灸贴法。用神阙温灸贴（宁波三环自然疗法研究所），每次1贴，每晚1次贴于神阙穴。神阙温灸贴是由黄芪、红参、沙苑、补骨脂、淫羊藿、当归等32味中药精制而成，同时加入铁粉、活性炭、水等使其发生化学反应而产热。治疗2个疗程，最多4个疗程（见《丹东医药》，2005年第4期）。

2. 夏立强用贴灸法。采用前列腺灸与滋肾通关丸治疗。滋肾通关丸每次口服12g，每日3次。前列腺灸（中国中医研究所针灸研究所研制）由自动发热体和热熔药膏组成，其主要药物成分有大黄、龙胆草、丹参、金钱草、泽兰、王不留行等，每日1贴，每贴使用12小时，交替贴敷神阙、中极穴。腰酸痛、尿频、夜尿多者增敷贴命门穴。18天为1疗程（见《中国中医急症》，2007年第2期）。

3. 张仁用隔药灸法。用盐水洗净神阙穴，轻轻按摩，使局部微红且有热感，再用酒精消毒。然后取中成药金匮肾气丸一粒，切成两半，将其中一半压成铜钱大小药饼，敷贴于神阙穴，上盖一片2cm厚的薄生姜片，将黄豆大小之艾炷点燃后放在姜片上灸，连灸6次。灸毕，去掉姜片，用消毒敷料外包药饼，上用胶布固定。第二天起，于每晚临睡前再用艾条灸药饼10~15分钟，要求热感透入脐眼深部。每3天换药1次，6次为1个疗程（见《大众医学》，2006年第5期）。

按语

本法对控制前列腺的症状有较明显的作用。但要求坚持施灸和正确施灸。临床治愈后，嘱患者在家长期用艾条悬灸涌泉穴以巩固疗效。此外，本法对前列腺增生电切术后仍残存部分症状的患者不但有效，并且远期疗效亦佳。

治疗期间注意保暖，预防外感，起居作息有规律，调畅心情，忌食生冷、辛辣刺激性食物，多喝温水，自我摩腹，并积极治疗兼病，每日早晚各作提肛运动36次，养成不长时间忍大小便的习惯，适当减少性生活。

第十四章　妇科疾病

一、功能性子宫出血

功能失调性子宫出血是由于卵巢功能失调而引起的子宫出血,简称"功血"。属于中医"崩漏"范畴。

病因病理

功能性子宫出血是妇科临床常见病,主要由于下丘脑—垂体—卵巢轴的功能失调使卵泡不能正常生长发育,影响雌激素及孕激素的分泌,引起不规则子宫出血。

中医学认为,本病多因脾虚统摄无权,冲任不固;或因情志所伤,冲任郁滞,血不归经;或因肾虚,封藏失职,冲任不固;亦有因素体阴虚血亏,冲任虚损所致。

诊断要点

1. 临床表现为不规则的子宫出血,月经周期紊乱,出血时间延长,经血量多,甚至大量出血或淋漓不止。

2. 根据排卵与否,通常将功血分为无排卵型及排卵型两大类,前者最为多见,约占80%~90%。

3. 主要发生在青春期及更年期,后者多见于生育期妇女。

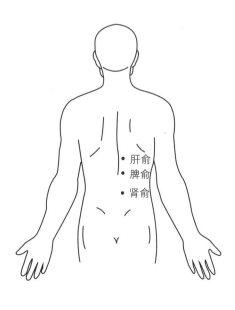

• 肝俞
• 脾俞
• 肾俞

治疗方法

▎方一▎

1. 取穴　主穴:肾俞、气海、石门、子宫、三阴交、太溪。配穴:有瘀块者加太冲、肝俞、血海、地机；色淡者加脾俞、关元、足三里、交信、大赫、归来。

2. 方法　用温针法。每次主配穴共选4~6个，针刺后，将市售药艾条剪成1.5cm长艾段，插在针柄上行温针灸，每次每穴灸2壮后起针。每天1次，10次为1个疗程，疗程间休息5~7天。

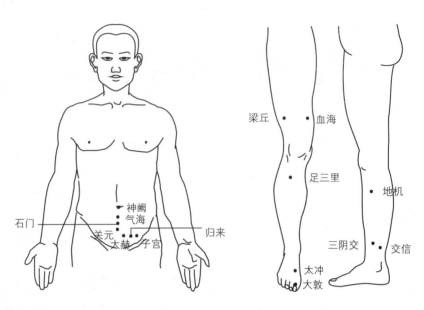

‖方二‖

1. 取穴　关元。

2. 方法　用太阳灸法。取艾绒50g，捏紧呈球状。鲜生姜100g，捣烂与面粉调和，捏成约1.2cm厚圆饼，直径较艾绒球大3cm，备用。将棉纸（卫生纸亦可）1.5cm厚，铺于脐下小腹部，将姜面饼隔纸置于关元穴上，再将艾绒球置于姜面饼正中点燃，约1小时30分钟燃尽，隔1天灸1次。

‖方三‖

1. 取穴　百会、脐周四穴（壮医特定穴，神阙旁开1.5寸，上下左右各一穴）、梁丘、阳陵泉、涌泉。

2. 方法　用壮医药线点灸法。采用2号药线，将线端在酒精灯上点燃(如有火焰必须扑灭，只需线头有火星即可)，将有火星线端对准穴位，直接点按于穴位上，一按火灭即起为一壮。为增强疗效，采用梅花形灸法（即取穴位及距穴位5mm处等距各取四穴）。每日1次，10次为1个疗程，休息2天，再进行第2疗程。主治更年期功能性子宫出血。

‖方四‖

1. 取穴　大敦。

2. 方法　用艾炷灸法加针刺法。用手工将艾绒搓捻成中等大小艾炷（炷高0.5cm，炷底直径0.5cm），施灸前将穴位局部用75%乙醇消毒，将艾炷直接置于大敦穴皮肤上，用火点燃，当患者感到局部灼痛时即用镊子取下残余艾炷，每次灸5壮。心脾两虚型配神门、心俞、气海、脾俞，用针刺常规捻转补法，捻转频率20转/分；肝郁型配太冲、肝俞，常规捻转泻法；脾虚型配脾俞、足三里、三阴交；肝肾阴虚型配肝俞、太冲、太溪，用针刺常规捻转补法。留针15分钟，每天或隔天1次，5次为1个疗程。

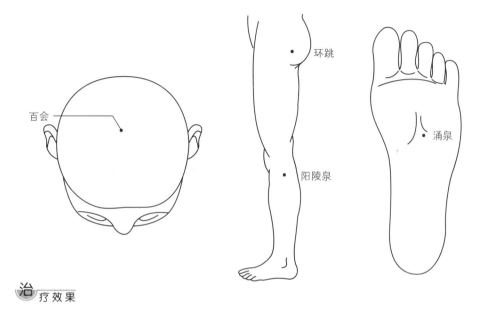

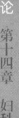

治疗效果

☞ 蔡小莉用"方一"32例，治2～3个疗程后，13例治愈，占40.6%；18例好转，占56.3%；1例无效，占3.1%。有效率为96.9%（见《中国针灸》，2007年第8期）。

☞ 郑玉兰用"方二"治疗68例中痊愈36例，有效29例，无效3例（见《新中医》，2000年第1期）。

☞ 叶运英用"方三"治疗66例，治愈52例，占78%；有效12例，占18.2%；无效2例，占3.0%。总有效率为97.0%（见《中国针灸》，2000年第4期）。

☞ 张磊用"方四"治疗60例，显效41例，占68.3%；有效13例，占21.7%；无效6例，占10.0%（见《中国针灸》，2004年第8期）。

处方荟萃

1. 徐玉英用隔姜灸法。取艾绒50g，捏紧呈球状。切取鲜姜片，径较艾绒球大约3cm，中间用针刺数孔备用。患者取平卧位，选准关元穴（脐正中下3寸）。将鲜姜片放于关元穴上，将艾绒球置于姜片上点燃。当患者感到灼热，灸处皮肤红润为度。每天灸1次（见《甘肃中医》，2001年第5期）。

2 刘娟用悬灸法。艾灸隐白穴。把艾条的一头点燃后，悬于一侧隐白穴上1.5cm处，每次悬灸15～20分钟，以隐白穴周围皮色转红有热感为止。先灸一侧，然后灸另一侧，每日灸3～4次，待出血停止后可再继续灸1～2天。可配用中药定经汤内服（见《实用中医药杂志》，

2007年第6期）。

3 孙良君用艾灸法。主穴神阙。配穴：①足三里、血海、至阴；②三阴交、气海、大敦。隔盐艾绒壮灸神阙，每次20壮，每日1次。配穴以艾条悬灸，每穴20分钟，两组交替使用。月经来潮后第3天开始治疗，直至经血停止，再巩固治疗5~7天，月经恢复正常周期后仍须坚持治疗2~3个疗程（见《中国针灸》，1996年第10期）。

按语

应用艾灸治疗功能性子宫出血，不仅对虚寒型疗效好，而且对阴虚有热者疗效亦佳。笔者认为虽能助阳气，以达阳生长之目的，但同时灸虽法对机体有双向调节作用。因此，对虚寒型、阴虚型均有效。治疗时应注意，出血停止后可再继续灸3~5天，巩固疗效。灸时病人常常会感到下腹部绷紧感消失，心情也随之开朗，经量也往往于灸后不久即明显减少。

艾灸隐白、百会穴，对重症功血有较好的疗效，止血快，症状得到较好的改善，且无大量应用激素的不良反应。实践表明，艾灸与中药口服相结合较为明显地缩短了阴道流血的时间和血量，比单纯应用汤剂具有明显的优势。

二、痛经

原发性痛经，是指行经前后或月经期出现下腹疼痛，而女性生殖器官无明显器质性改变的一种疾病。原发性痛经属于中医"经行腹痛"、"室女痛经"的范畴。

病因病理

本病多因前列腺素F_2在孕激素的作用下，在分泌期子宫内膜合成，其受体在子宫肌壁含量过高能引起子宫肌强烈收缩，使经血潴留，同时子宫内血管闭塞，血流量下降，导致痉挛性疼痛，非孕子宫对其尤为敏感。这是原发性痛经的主要原因。

中医学认为原发性痛经多因情志不畅，肝气不舒，而致气滞血瘀，或感受风寒，贪食生冷而致寒凝血瘀，使冲任瘀阻，经络不通，气血运行不畅，胞宫经血流通受阻，以致"不通则痛"而发病。

诊断要点

1 经期或经行前后小腹疼痛，痛及腰骶，甚至昏厥，呈周期性发作。

2 好发于青年未婚女子。

3 排除盆腔器质性病变所致腹痛。中医辨证为寒湿凝滞型：经行小腹冷痛。

治疗方法

▌方一▌

1. 取穴　主穴为神阙穴，配穴为阴交、气海、石门、关元、中极、子宫、中脘、三阴交和太冲。

2.方法　用温和灸法。患者取仰卧位，暴露腹部。取清艾条一根点燃后，先灸神阙穴至皮肤潮红以患者不能忍受为度，大约灸5分钟；然后灸阴交、气海、石门、关元、中极、子宫、中脘至皮肤潮红，每个穴位约灸2分钟；再以神阙穴为主，其他穴为辅，施以艾灸40分钟；最后灸三阴交（双）、太冲（双），每个穴位约灸5分钟。每日1次，每个月经周期治疗1~2次为1疗程。

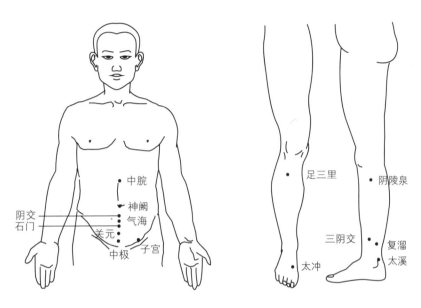

▍方二▍

1.取穴　热敏腧穴。

2.方法　用热敏灸法。选择合适体位，充分暴露腹部、腰骶部及小腿内侧等部位，用点燃的纯艾条在患者上述部位距离皮肤3cm左右施行温和灸，当患者感受到艾热向皮肤深处灌注或出现灸感传时，此即为热敏化穴。每个热敏化穴上按下述步骤分别依序进行回旋、雀啄、往返、温和灸四步法施灸操作：先行回旋灸2分钟温热局部气血，继以雀啄灸1分钟加强敏化，循经往返灸2分钟激发经气，再施以温和灸发动感传、开通经络。施行温和灸直至透热现象消失为一次施灸剂量。对热敏化穴完成一次治疗剂量的施灸时间因人而异，一般5~100分钟不等，标准为热敏化穴的透热现象消失，每日1次。

▍方三▍

1.取穴　体穴：三阴交、足三里、承山、关元、中极、脐周四穴（壮医特定穴，神阙旁开1.5寸，上下左右各一穴）、梅花穴（壮医特定穴，于疼痛处取之，无疼痛不取此穴）。实证加灸合谷、太冲，虚证加灸太溪、复溜。耳穴：子宫、内分泌、交感、肾、皮质下。

2.方法　壮医药线点灸法。用右手食指和拇指持线的一端，露出线头约2cm并点燃，吹灭火苗，留圆珠状炭火星，将有炭火星线头直接点按于穴位上，一按火星灭即起为一壮；点灸耳穴时采用非常手法，将药线拉直，像扎针一样将线端炭火星点在穴位上。经前5

天开始治疗,至经期结束为止,点灸1次/天,重者2次/天,每穴点灸1~3壮,重者采用重手法(火星接触穴位时间较长,刺激量较大)。连续3个月经周期为1个疗程。

   ▌方四▐

1. 取穴　气海、关元、子宫、阴陵泉、三阴交、足三里。

2. 方法　用温针法加拔罐法。患者取仰卧位,针气海、关元、子宫三穴直刺1.0~1.2寸,行捻转补法,针感向小腹部、前阴放射为宜;阴陵泉、三阴交、足三里三穴直刺1.0~1.2寸,平补平泻产生针感,留针30分钟。气海、关元、子宫三穴针后于针柄上置2cm长艾条段点燃。30分钟后起针,患者取俯卧位,术者用闪火法在腰骶部及腰背部两侧闪罐数遍,留罐于命门、双侧脾俞、肾俞10~15分钟。于经前约7天开始治疗,每日1次,7次为1个疗程。

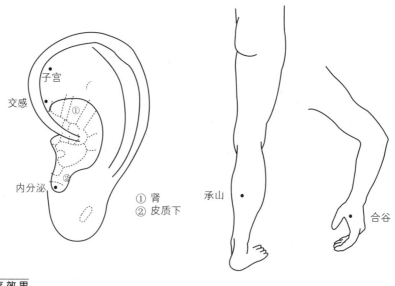

治疗效果

☞ 汤萍用"方一"治疗34例,治愈12例,显效18例,好转4例,无效0例,有效率100%(见《井冈山学院学报》,2008年第8期)。

☞ 章海凤用"方二"治疗33例,对照组32例,分别痊愈24、9例,显效6、3例,有效2、15例,无效1、5例(见《河南中医》,2008年第10期)。

☞ 宋宁用"方三"治疗85例,对照组35例,分别痊愈59、11例,有效25、15例,无效1、9例,总有效率98.82%、74.29%(见《中国民族医药杂志》,2008年第7期)。

☞ 宋美芹用"方四"治疗36例患者中,痊愈12例,好转21例,无效3例,总有效率为91.7%(见《医学理论与实践》,2008年第6期)。

处方荟萃

1. 张思明用温和灸加神灯法。患者取仰卧位,暴露关元、中极、足三里、三阴交穴,TDP照射关元、中极穴,照射头距离皮肤20~30cm,以不烫伤和病人可耐受为度。照射30分钟，同时选取足三里、三阴交穴，点燃艾条用温和艾灸法，每穴灸约10分钟，以皮肤发红为度。连续灸治4天，治疗3个周期（见《光明中医》，2008年第1期）。

2. 赵秀萍用隔姜灸法。主穴取关元、中极、子宫穴（双）、三阴交（双）。气滞血瘀型配气海，寒凝血瘀型配归来；肝、肾虚损型配脾俞、肾俞、十七椎。施灸时取独头蒜或生姜，切成厚0.3~0.5cm的薄片，在其上用针刺数孔，将如蚕豆或枣核大小的艾炷置于蒜或姜片上点燃，放在所选穴位上每穴灸3~5壮，每次灸30分钟。于月经来潮前3~5天开始施灸，直至月经来潮后2天疼痛停止为1个疗程。一般治疗2~3个疗程（见《上海针灸杂志》，2009年第4期）。

3. 陈爱兰用隔药灸法。取细辛粉、川椒粉、元胡粉各3g，用水和成糊状，敷于脐部及脐周，再用艾条灸治，每日2次，每次10分钟，于经前10天开始，连续灸疗15天，3个月为1个疗程（见《河北中医药学报》，2006年第4期）。

观察结果表明，温灸能缓解子宫的痉挛，从而使疼痛明显减轻，提示温灸疗法可以通过改善机体神经递质及激素来调节机体的免疫系统，从而影响机体的神经—内分泌—免疫系统，使其恢复到稳定而平和的状态。

针前应注意排空小便，一般在经前一周开始治疗，在月经期间还应注意外阴部清洁卫生，禁止使用阴道药物及坐浴。在生活起居上要注意保暖，不要受凉、淋雨。同时还应少吃生冷食物，不要喝冷水。禁忌房事。

三、月经不调

月经不调是妇女月经病中最常见的疾病，凡是月经在周期、经量、经色、经质等方面的改变，同时伴有其他方面不适者，属于月经不调。中医学根据病状不同而分别命名，月经提前者称"经早"，月经错后者称"经迟"，月经迟早不定称"经乱"等。

病 因病理

本病可由精神紧张、恐惧、环境和气候突变、饮食不节或慢性疾病，如神经、内分泌功能失调，营养不良、生殖器官器质性病变等引起体质虚弱，均可导致腺垂体或卵巢功能失调引起月经周期、血量、血色和经质的异常，产生月经不调。

中医学认为，素体阳盛、热扰血海；外感寒邪，寒凝血脉；情志抑郁，气郁化火；久病伤阳，运血无力；肾阴亏虚，虚火内扰等均可引起月经不调的症状。

诊 断要点

1. 主要表现为月经先期、后期、先后无定期，月经过多、过少等症状。

2. 常伴烦热、面赤、心烦易怒，或经色异常，面色苍白，或头晕腰酸等。

3. 须区别是因功能性或因器质性疾病引起的月经不调。

治疗方法

▌方一▌

1. 取穴　关元、气海、肾俞、足三里。

2. 方法　用艾炷灸法。将艾绒做成如花生米大小的艾炷直接置于穴位皮肤表面，点燃施灸。当艾炷燃烧到接近皮肤，病人有灼痛时，即将艾炷移开，再加另一艾炷，如此反复操作，每穴6壮，以皮肤潮红不起疱为度。每隔3天1次，7次为1个疗程，疗程间休息3~5天，月经期暂停针灸。

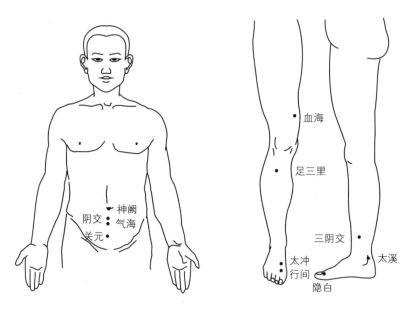

▌方二▌

1. 取穴　阴交。配穴：气虚配隐白、百会；血虚配足三里、三阴交；血热配血海、膈俞，气滞配太冲或行间；肝肾阴虚配太溪、肝俞、肾俞。

2. 方法　（1）艾条灸：让患者仰卧，暴露腹部，点穴定位，将温灸器用橡皮筋固定在阴交穴上，然后将点燃的艾条放入温灸筒内进行温和的熏烤，以患者温热舒适为度，每次30~60分钟，7~10次为1个疗程。（2）艾炷灸：可将细柔无杂质的艾绒做成半枣大小的艾炷置于隐白穴上施灸，每次一穴灸20或30壮，左右两穴共施灸40~60壮即可。每日1~2次，待经量逐渐趋于正常。（3）温针：扶正治本，调理脾胃时可采用此法。当针刺穴位得气后，将艾条剪成1~1.5寸的艾节套入针柄，然后点燃艾节，待患者有温热舒适感为佳。此外若月经挟有瘀血块者可用磁疗针加用重叩手法，叩击背部腧穴，并重点叩击心、肝、脾、膈、肾等腧穴。若气滞者循经叩击肝经，脾经3~5次，以达到活血化瘀行气调经之功。

▌方三▌

1. 取穴　神阙穴。

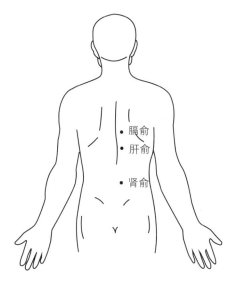
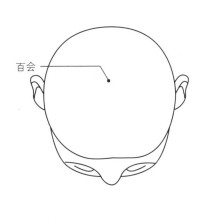

2. 方法　用微波灸法。wFL-Ⅲ型微波多功能治疗仪，病人取平卧或坐位，暴露脐部。辐射器垂直距神阙穴1~2cm，微波输出功率为15~20W，根据患者对热的耐受程度，调节功率，直到病人感觉最舒适为止，皮肤温度在42±1℃，每次灸治15分钟，每日1次，连续10次为1个疗程，共灸疗2个疗程。

（治）疗效果

☞ 吴思平用"方一"治疗98例，有效率90.8%，电针组82例，有效率68.3%（见《中国针灸》，1992年第1期）。

☞ 曹淑珍应用"方二"治疗经不调65例疗效确切（见《贵州医药》，1991年第8期）。

☞ 赵秀芝用"方三"治疗肾阳虚月经不调60例，有效率为73%，治愈为50%（见《中国妇幼保健》，2007年第20期）。

（处）方荟萃

1. 月经过少。尚丹用温灸盒灸。采用腰部及下腹部大面积温盒灸法。每日1次，每次30分钟，先灸腰部15分钟，再灸腹部15分钟。30天为1个疗程（见《河北中医》，2009年第1期）。

2. 月经过多。黄琦劳用艾炷灸法。取穴隐白，灸的时间定于巳时进行。在施灸前，先用75%酒精棉球消毒后，涂上凡士林软膏，然后置放米粒大的塔形艾炷，连续点燃1壮为1次量，3次为1个疗程（见《上海针灸杂志》，2005年第11期）。

（按）语

"方二"是利用灸感取效，灸疗感传是取得疗效的重要标志之一，即在灸治过程中，如有感传出现而能达到气至病所之目的疗效最佳。但是这种感传的出现与年龄、病程的长短、病势的轻重、治疗时环境，尤其是刺激量有直接关系。一般来说中壮年，首次发病，病情缓和，温暖安静，着灸火力均衡，持续灸治并达到一定的作用量时灸感易出现，疗效即能出现。因此,在临床中取得灸感是取得成功的因素之一。

临床观察表明,使用微波灸后,检验宫颈黏液、基础体温、子宫内膜变化,组内比较具有显著性差异;血激素E2、P,经检验,组内、组间比较有显著性差异,说明治疗组疗效优于对照组。微波灸疗可以改善卵巢功能、促进卵巢排卵,特别是对肾阳虚月经不调疗效肯定,方法简便,易于操作,对心率、血压及造血系统无不良影响,安全可靠,是调整卵巢功能、诱发卵巢排卵新的治疗方法。

四、慢性盆腔炎

盆腔炎是指女性内生殖器及其周围的结缔组织、盆腔腹膜发生的炎症。根据其临床表现多归属于中医"妇人腹痛""带下病""症瘕"等范畴。

病 因病理

慢性盆腔炎是指女性内生殖器官相关的慢性炎症,常为急性期未能彻底治愈,或患者体质较差而使病程迁延所致,包括慢性子宫内膜炎、输卵管炎、卵巢炎、盆腔腹膜炎及盆腔结缔组织炎等。

中医认为本病多因经期产后,肾精亏虚,又摄生不慎或感受邪毒、湿邪,或气虚致瘀,或阳虚血瘀导致的。瘀血、湿热、肾虚是本病的主要病理因素。

诊 断要点

1 临床表现为下腹疼痛、肛门坠胀、腰骶部酸胀疼痛,带下量多。

2. 妇检子宫活动受限或粘连固定,宫颈举痛,附件区变粗或有包块。

3. B超检查提示单侧或双侧输卵管增粗。

4. 患者皆为育龄期女性,有性生活史。

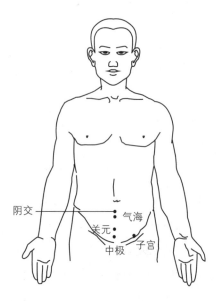

阴交
气海
关元
子宫
中极

治 疗方法

‖方一‖

1. 取穴 气海、关元、中极、子宫、血海、足三里、三阴交。

2. 方法 用壮医药线点灸法。上穴可左右轮换灸治。选择中号药线,点燃后,将有火星线端对准穴位,直接点按于穴位上,一按火灭即起为1壮,一般每穴灸1~3壮,每天1次,连续5天为1个疗程。

‖方二‖

1. 取穴 热敏腧穴。

2. 方法 用腧穴热敏化艾灸。热敏化分布以下腹部及腰骶部为高发区,多出现在关元、三阴交、肾俞、腰阳关、次髎、子宫、中极、阴交、足三里等腧穴。4步法施灸操作: 先行回旋灸3分钟, 继以雀啄灸2分钟, 循经往返灸3分钟, 再施以温和灸。只要出现以下1种以上(含1种)灸感反应就表明该腧穴已发生热敏化, 如透热, 扩热, 传热, 局部不热远部热, 表面不热深部热, 施灸部位或远离施灸部位产生酸、胀、麻、痛等非热感。最佳剂量以每穴完成灸感4相过程为标准, 灸至感传完全消失为止。每天治疗1次, 治疗30天为1个疗程。

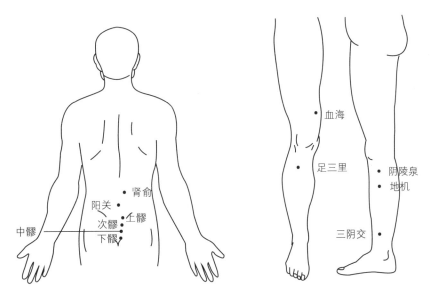

【方三】

1. 取穴　关元、气海、三阴交、子宫穴(双)、足三里(双)、肾俞(双)。

2. 方法　用温针法。患者排尿后, 腹部及下肢穴位取仰卧位, 腰背部取俯卧位, 选定穴位, 常规皮肤消毒, 针刺后用中等刺激, 得气后施补法。在针尾套上2.5cm长的艾条, 艾条距皮肤约4cm, 点燃艾条施灸, 每穴灸2壮, 约治疗40分钟, 1次／天, 10天为1个疗程, 疗程间休息2~3天。

【方四】

1. 取穴　(1)子宫、关元;(2)八髎。

2. 方法　用盒灸法加穴位注射法。选取地机、阴陵泉、血海、三阴交。穴位皮肤常规消毒后, 用5ml注射器抽取复方当归注射液4ml, 垂直刺入穴位, 得气后将复方当归注射液缓慢注入穴位。每日注射2穴, 每穴2ml。交替取穴。注射后将艾条1支置于自制灸盒(长18cm、宽14cm、高10cm, 距盒底面6cm处镶铁丝网)内, 于穴位上施灸。(1)、(2)穴位交替使用。10天为1个疗程, 经期暂停治疗, 疗程之间休息5天。

治疗效果

　谢爱泽用"方一"治疗47例, 痊愈13例, 占28%; 显效16例, 占34%; 有效14例, 占30%; 无效4例, 占9%。总有效率91%(见《中国民间疗法》, 2007年第10期)。

☞ 汪小春用"方二"治疗30例,对照组30例,分别治愈15、10例,显效12、9例,有效2、6例,无效1、5例(见《河南中医》,2008年第10期)。

☞ 李其英用"方三"治疗46例,对照组40例,痊愈23、9例,显效13、2例,有效8、10例,无效2、9例,有效率95.7%、77.5%(见《齐鲁护理杂志》,2009年第1期)。

☞ 赵宏廷用"方四"治疗57例,对照组52例,分别治愈48、32例,有效7、11例,无效2、9例,总有效率96%、83%(见《江西中医药》,2008年第8期)。

处方荟萃

1 王妍用盒灸法加法。曲骨、中极、关元、石门、气海、阴交、大赫、气穴。将温灸盒竖置于下腹部中央,点燃3~5cm长的艾条段3~4段,对准穴位放在铁网罩上,盖好封盖,保持温热而无灼痛为宜。20~30分钟/次,1~2次/天,一般7~10天为1个疗程,经期停用(见《吉林中医药》,2009年第6期)。

2 陈建华用腹针加艾灸法。取穴天地针(中脘、关元)、护宫(气海穴旁开2寸)、肠遗(中极旁开2.5寸)及神阙穴,用0.35mm×40mm毫针刺入中脘、关元、护宫、肠遗,捻转得气后,用TDP灯照射下腹部,同时神阙穴采用艾条灸使之产生温热感,每次20~40分钟。每日1次,10次为1个疗程,疗程间休息3~5天(见《临床针灸杂志》,2008年第4期)。

按语

使用"方一"时,要讲究施灸手法的轻重,本着"以轻治轻,以重治重"的原则,病程短、症状较轻的用轻灸手法;病程长、症状重的用重灸手法。

给患者进行施灸的同时,应向患者解释本病的治疗需要一定的疗程,平时应注意休息,不能劳累过度,注意经期卫生,注意饮食清淡,不进食油腻食物、虾蟹等,并根据患者的情况辨证给予不同饮食。

慢性盆腔结缔组织炎和慢性盆腔痛是慢性盆腔炎的并发症,应用灸疗有一定效果:

1.慢性盆腔结缔组织炎。叶玲用隔药饼灸,将制附子、鹿角霜、肉桂、乳香、五灵脂以5:2:1:1:1的比例用机器打成60目细粉,用时以20%酒精调制后,用模具压成直径3cm、高0.5cm的药饼。把细艾绒用模具做成底径2.5cm、高2.5cm、重2.5g的艾炷。置艾绒于药饼上,再取水道穴、归来穴为A组穴位,次髎、秩边为B组穴位,隔天交替选1组穴位,每穴灸3壮,治疗时间约30分钟,持续治疗1个月为1个疗程,共观察2个疗程(见《针灸临床杂志》,2008年第8期)。

2.慢性盆腔痛。杜巧琳用雷火灸法。选穴任脉,曲骨至神阙穴,两侧少腹部,第4腰椎至第1骶椎,八髎穴。施行温火灸,离皮肤3cm,横行、纵向旋转从上到下,从左到右每移动灸10次按揉皮肤1次,依次施补法60次,共10分钟,至皮肤发红,深部组织发热为度。平补平泻法:距离皮肤约2cm,均匀地上下左右移动或旋转,每10次按揉皮肤1次,依次施平补平泻60次,共10分钟,至皮肤较快发红、深部发热。泻法:距离皮肤1cm,用雀啄灸、旋转灸手法，灸28次。每7次用手按揉1次。疗程每日1次，每次30分钟，6次为1个疗程，疗程间休息1天。月经期停灸（见《辽宁中医杂志》，2007年第11期）。

五、急性乳腺炎

急性乳腺炎是乳房的急性化脓性感染，中医称本病为"乳痈"。

病 因病理

急性乳房炎的发生原因，除产后全身抵抗力下降外，尚有以下两大诱因。①乳汁瘀积：此为发病的重要原因。乳汁瘀积的原因有：乳头发育不良（过小或内陷）妨碍哺乳；乳汁过多或婴儿吸乳少，致乳汁不能完全排空；乳管不通，影响排乳。②细菌侵入：乳头破裂，乳晕周围皮肤糜烂，这是感染的主要途径。婴儿口腔感染，吸乳或含乳头睡眠，致使细菌直接进入乳管也是感染的途径之一。

中医学认为本病多因乳汁瘀积，经络不畅，日久败乳蓄积则易酿脓所致，或因情志内伤、肝气不舒及产后饮食不节，阳明积热，致经络阻塞、气滞血凝、邪热蕴结、热盛内腐而致。

诊 断要点

1. 初起乳房有肿胀、疼痛，局部皮肤发红，有硬结，触痛明显。

2. 继之有发热、硬块、红晕增大，肿胀疼痛为甚，化脓时体温可达39℃。

3. 多有恶寒发热，头痛，周身不适等症，患侧腋下淋巴结可肿大。

4. 血白细胞总数及中性粒细胞数增高。

治 疗方法

‖方一‖

1. 取穴　局部。

2. 方法　用隔蒜灸法。将鲜蒜切成蒜片，厚3～5mm，取2～3片置于乳腺管硬结处，上面放直径10mm、高10mm的艾炷点燃，当燃完第3壮时，积乳可从乳头自行排出。主治急性乳腺炎。

‖方二‖

1. 取穴　乳根穴、期门穴、肩井穴、足三里穴、阿是穴。

2. 方法　用隔蒜灸加中药外敷法。先用艾炷在患侧乳根穴、期门穴、肩井穴、足三里穴及乳腺管硬结处(阿是穴，根据硬结大小可取数个点)隔蒜灸3壮，然后用中药外敷膏均匀涂敷于患处（敷药面积略大于硬结面积），暴露乳头，再用薄塑料

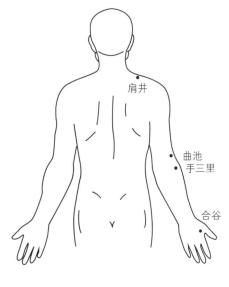

薄膜覆盖并固定，2次/天，每次30~60分钟，3~5天为1个疗程；中药外敷膏由四妙勇安汤（金银花、玄参、当归、甘草）加蒲公英、王不留行、鲜仙人掌组成，将方中前6味药干燥后研成细末，过120目筛，提取细粉，临用时用鲜仙人掌汁调成糊状，并加热至40℃左右。

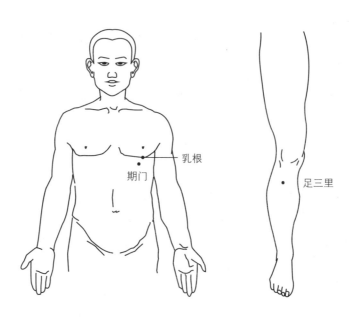

【方三】

1.取穴　肩井、乳根为主穴，曲池、合谷和手、足三里为配穴。

2.方法　用温和灸法。取患侧经穴，点燃艾条的一端，熏灸穴位，以患者感到温热为宜，每穴灸5~10分钟，每天灸治1次，乳痈初起灸一两次即可消散；已成脓者加少泽穴，可促其提前排脓，加速愈合。

治疗效果

☞ 吴巧玲用"方一"治疗28例，有23例1次治愈，其余5例为了促进炎症消散，续灸3~5次而治愈（见《中国针灸》，2004年第8期）。

☞ 朱银萍用"方二"治疗102例，对照组94例，治愈69、53例，显效21、16例，有效9、14例，无效3、11例，有效率97.06%、88.6%（见《齐鲁护理杂志》，2009年第22期）。

☞ 侯桂英用"方三"治疗30例，1次治愈者15例，占50%；2次治愈者9例，占30%；3次~5次治愈者5例，占16.67%；1例停灸，占3.33%（见《中医外治杂志》，2001年第5期）。

处方荟萃

1.李维瑜用艾条灸加刺血法。嘱患者尽量挤出乳汁，再取清艾条1支点燃，在硬块上方悬灸，距离以患者感到局部微烫为度，从硬块中部缓慢向四周移动，灸至硬块及其周围皮肤出现明显红晕为止，约15分钟。于双侧少泽穴及右侧天宗穴点刺放血；继取患侧肩井穴，以1寸毫针直刺0.8寸，捻转泻法使针感传至患侧乳房部为佳。再取双侧足三里、期门、内关, 行捻转泻法, 每5分钟行针1次, 留针30分钟。嘱患者早晚各灸1次（见《新中医》, 2007年第9期）。

临床证明, 治疗乳痈期间可让患者继续哺乳, 曾有认为患者应停止哺乳, 以防感染扩散, 但这样不仅使乳汁更易瘀积, 还会影响婴儿喂养。根据诊治乳痈的经验, 白细胞计数不超过$13.0×10^9/L$, 可继续母乳喂养且不会感染婴儿, 有益母婴双方健康。

用隔蒜灸治疗急性乳腺炎是针对哺乳期妇女排乳不畅、乳房硬肿胀痛, 或恶寒发热早期症状的治疗, 对已经化脓溃疡者应结合外科治疗。

六、乳腺增生

乳腺增生病是中青年女性常见、多发的一种乳腺组织良性增生性疾病。中医称乳腺增生为"乳癖"。

病因病理

西医认为, 由于人生存的外部环境、遗传因素、工作及生活条件、人际关系、各种压力造成人的精神紧张、焦虑、抑郁等因素导致体内内分泌功能紊乱, 几种激素的分泌出现异常, 这是乳腺增生发生的主要原因。

中医认为, 乳腺增生病属中医学乳癖范畴。其病因多为郁怒伤肝, 肝郁气滞。情志不舒, 气滞则郁, 郁久化火则肝火上炎, 肝气横逆, 胃脉受阻而血瘀痰凝, 使乳络结块而痛, 并且患者多冲任失调, 情志不舒, 或劳累过度, 故每遇月事来潮之前, 乳房肿块增大变硬, 疼痛加重。

诊断要点

1. 乳房有不同程度的胀痛、刺痛或隐痛, 可放射至腋下、肩背部, 可与月经、情绪变化有相关性, 连续3个月或间断疼痛3~6个月不缓解。

2. 一侧或两侧乳房发生单个或多个大小不等、形态多样的肿块。

3. 经乳房彩超确诊, 钼靶片或病理活检, 排除其他乳房疾病及癌变。

治疗方法

▎方一▎

1. 取穴　局部。

2. 方法　用隔药灸法。先在乳房上寻找肿块并定位, 再把葱白、大蒜、食盐混合捣成糊状, 按肿块大小均匀敷于肿块上, 厚度3~5mm, 最后点燃艾条, 做雀啄灸。每天1次, 每次20分钟, 一个星期或10天为1个疗程, 休息1天, 再进行下一个疗程, 灸至肿块消失或基本消失、痛止。

方二

1. 取穴　膻中、屋翳、乳根、少泽、足三里、肩井、天宗。肝火上炎者配双侧行间、阳陵泉；肝肾阴虚者配双侧肝俞、肾俞、太溪；气血双亏者配气海和双侧脾俞、肾俞；冲任不固者配关元、三阴交、合谷。

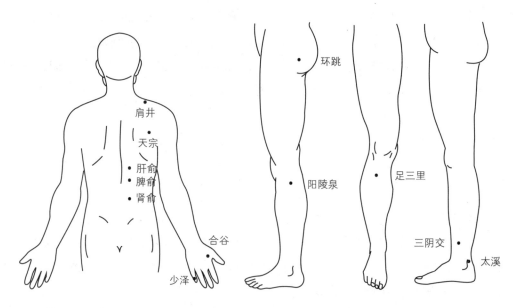

2. 方法　患者仰卧位，针刺穴位常规消毒。取膻中穴向脐方向平刺1.0寸，以有麻胀感为度；取患侧乳根穴向乳头方向斜刺1.0~1.2寸，以乳房有胀痛感为度；取屋翳穴向乳头方向斜刺1.0~1.2寸，以乳房有酸胀感为度。以上三穴针刺后均用太乙艾条雀啄灸10分钟。取少泽穴浅刺0.1寸，取肩井穴从后向前平刺1.2寸，取天宗穴向外下方平刺1.2寸，以上三穴均采用平补平泻法。配穴操作：针刺深度以常规为宜。行间、阳陵泉用泻法，肝俞、肾俞用平补平泻法，太溪用补法，关元、三阴交温针灸15~20分钟，合谷用平补平泻法，气海用温针灸15~20分钟，脾俞、肾俞用平补平泻法。每日1次。10日为1个疗程，疗程间休息5日。月经期停止针灸。

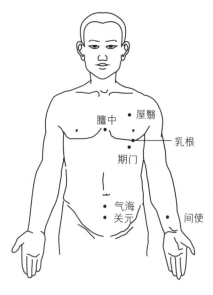

方三

1. 取穴　膻中、屋翳、乳根、阿是穴（肿块处）。

2. 方法　用隔姜灸法。取生姜一块，切成约0.3cm厚的姜片，大小可据穴区部位所在和选用的艾炷大小而定，中间用针穿刺数孔。施灸时，将其放在穴区，将大或中等艾炷放在其上，点燃。待病人局部有灼痛感时，略略提起姜片，或更换艾炷再灸。每穴灸3柱，每日一次，10次为1个疗程，疗程间休息3天，月经期不治疗。

方四

1. 取穴　患处。

2. 方法　用隔药灸法。木香研末、生地捣膏，木香与生地比例为1:2，加用蜂蜜调和制成圆饼状，直径4cm，厚度0.5cm。在乳房病变部位涂抹适量凡士林，将饼置于病变部位，上置中艾炷点燃，每次3壮，隔日1次，自月经后第15日起至月经来潮止，共计治疗3个月经周期。

治疗效果

☞ 刘正义用"方一"治疗13例，显效10例，有效者3例。总有效率为100%（见《中医外治杂志》，2002年第4期）。

☞ 陈旭梅用"方二"治疗100例，痊愈68例，显效25例，好转5例，无效2例。总有效率98%（见《河北中医》，2003年第10期）。

☞ 杨海泉用"方三"治疗63例，对照组62例，治愈34、13例，好转22、22例，无效7、27例（见《中国民族民间医药》，2009年第6期）。

☞ 李琳用"方四"治疗60例，对照组36例，治愈35、10例，显效10、7例，有效10、8例，无效5、11例，总有效率91.66%、69、44%（见《针灸临床杂志》，2006年第6期）。

处方荟萃

1. 汪慧敏用天灸法。自制乳结散：乳香15g，皂角刺、山慈姑、生白芷各10g，鹿角霜25g，以上药物研粉，用时黄酒调和成药糊，再放在纱布上，药糊面积和肿块面积等大，厚约0.4cm，直接贴在乳房肿块位置，用胶布固定，2天换1次药，7次为1个疗程，连用4个疗程；同时用白芥子末敷患者双侧肩井穴，贴4～6小时，令其发疱，半个月左右皮肤恢复正常，再重复一次，一般需贴3次（见《浙江江中医杂志》）。

2. 唐伟球用壮医药线点灸法。医者用右手食指和拇指持线一端，露出线头1～2cm，点燃，轻轻地甩灭火焰，形成圆珠状火星。将火星对准穴位，直接点按于穴位上。一按火灭为1壮，一般采用患处梅花穴，即定准肿块四周为4个穴位，再加中间1个穴位。还可选加膻中、期门、丰隆、足三里等。每天1次，10天为1个疗程，经期停灸（见《广西中医药》，1997年第2期）。

按语

本法治疗乳腺增生的机制可能有：①改善局部血液循环，对局部积累的有害代谢物质具有稀释作用，同时可以减轻局部水肿，调节pH值，缓解疼痛；②调节激素水平，降低乳腺细胞与激素结合的几率，减少细胞增殖能力；③通过调节乳腺细胞激素受体的表达，整合细胞的功能，从而达到下调细胞应激水平的目的。

从临床观察可见，本疗法对冲任失调型疗效最好，总有效率达到100%，对脾虚湿盛型

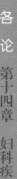

也具有较好的疗效，对肝郁血瘀型的疗效较差。

七、更年期综合征

妇女进入更年期以后，因机体阴阳平衡功能衰退、脏腑失调而引起的一系列病症，简称"更年期综合征"。归属中医的"百合病"、"脏躁"、"郁证"、"心悸"、"不寐"、"眩晕"、"头痛"、"崩漏"、"月经不调"等范畴。

病因病理

更年期综合征是中老年妇女的常见病，妇女在绝经前后由于卵巢功能减退，下丘脑-垂体-卵巢轴(性腺轴)平衡失调，而出现一系列或轻或重的血管、精神神经症状等。

中医学认为，更年期综合征的病因是因女子年过"七七"(《内经》所指的更年期)，肾气渐衰，肾精渐虚，天癸(月经)将绝，进而脏腑经络失养，气血失调，阴阳失衡，导致以心肝肾经病变为主的病证。

诊断要点

1. 在更年期发病(更年期一般指绝经前1年至绝经后3年)，或有创伤、手术切除、盆腔放射治疗而损伤卵巢的病史。

2. 绝经期间，月经初呈周期紊乱，经量减少或增多，尔后月经逐渐闭止。常有自主神经功能紊乱，如面部阵发性潮红发热、记忆力减退、失眠、焦虑、抑郁、神经过敏、哭笑无常等。严重时呈精神病状态。心悸、胸部压迫感、肢端蚁走感、麻木、疼痛及苍白等。代谢障碍表现，如食欲异常，多饮多尿，全身发胀及皮肤瘙痒等。

3. 血压可升高，体型肥胖或消瘦，皮肤角化，心动过速或过缓，阴道黏膜变薄，子宫、输卵管、卵巢及乳腺等逐渐萎缩，下肢水肿。

4. 阴道涂片可示角化细胞减少，多数为基底层或中层以下的细胞胞浆嗜酸性，白细胞较多。

5. 血、尿的雌激素、FSH与LH及PRL的测定，可发现雌激素及PRL减少，FSH与LH明显增高，FSH平均分泌量约为生育年龄的13~14倍；而LH约为3倍，为诊断本症的客观证据。

治疗方法

方一

1. 取穴　神阙穴。

2. 方法　用隔药灸法。将生地、肉苁蓉、菟丝子、吴茱萸各等份共碾为末，加入等量食盐备用。将药盐填脐，填平后再填成厚0.5cm左右、长宽约3cm×3cm的范围，将高1cm、直径0.8cm、重0.1g艾炷点燃置于药盐上，灸至局部皮肤出现潮红为度。每日1次，4周为1个疗程。

‖方二‖

1 **取穴** 中极、子宫。配穴：气海、膻中。腹胀纳差配建里、内关；面部烘热多汗，配合谷、复溜；头昏、神疲、记忆力下降，睡眠差加上印堂（印堂上1寸）、神庭及双侧本神。

2 **用针刺加灸法。** 患者仰卧位，针刺得气后，行平补平泻手法，同时在腹部空位上加大灸盒一个，覆盖腹部主穴，灸盒内装两支2寸灸条，燃尽为止。每日针灸治疗1次，5次为1个疗程，休息2天后，再行第二疗程。

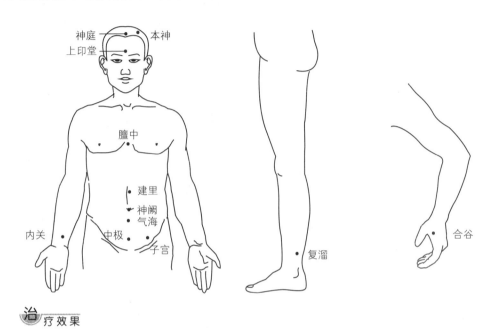

治 疗 效 果

☞ 李芳莉用"方一"治疗31例，对照组31例，显效25、10例，有效5、11例，好转1、9例，无效0、1例（见《中国针灸》，2004年第10期）。

☞ 雷红用"方二"治疗30例，治愈28例，占9.3%；好转2例，占6.6%，有效率100%（见《中国针灸》，1996年第5期）。

处 方 荟 萃

1. 张仁用隔盐灸。将精细食盐适量填于脐中使之与腹部表面相平，填平后再填厚0.5cm左右，长宽约3cm×3cm的范围，将高1cm、直径0.8cm艾炷点燃置于药盐上，灸至局部皮肤出现潮红为度，每日1次，4周为1个疗程（见《大众医学》，2007年第4期）。

2. 张仁用悬灸法。取纯艾条一支，点燃后在背部命门穴施灸。术者将左手食中指分置于穴位两侧，右手持艾条将燃端离穴位2～3寸处固定不动，距离以穴区感温热而不烫为宜，灸至患者感到热向四周扩散更佳，而穴区皮肤应仅出现微红色，每次灸5分钟左右。每日或隔日1次，4周为1个疗程（见《大众医学》，2007年第4期）。

灸脐法可以调节女性更年期综合征患者E_2水平,同时可以明显改善女性更年期综合征患者烦躁易怒、骨关节痛、眩晕、乏力、皮肤感觉异常、心悸等方面的症状,其疗效明显优于西医补充雌激素的治疗方法。故灸脐治疗本病具有疗效显著、简便易行、无不良反应等优点,值得临床推广应用。

叶运英认为,对更年期产生的子宫出血,可用壮医药线点灸法。取穴:百会、脐周四穴、梁丘、阳陵泉、涌泉。采用2号药线,食、拇指持线的一端露出线头1~2cm,将露出的线端在酒精灯上点燃(如有火焰必须扑灭,只需线头有火星即可),将有火星线端对准穴位,顺应腕和拇指屈曲动作,拇指指腹稳重而敏捷地将有火星线头直接点于穴位上,一按火灭即起为1壮。为增强疗效,采用梅花形灸法(即取穴位及距穴位5mm处等距各取四穴)。每日1次,10次为1个疗程,休息2天再进行第2个疗程,共治疗2个疗程(见《中国针灸》,2004年第4期)。

八、妊娠呕吐

妊娠呕吐是指妊娠早期出现严重的恶心呕吐、头晕厌食,甚则食入即吐者。中医学又称"妊娠恶阻"、"呕吐"、"子病"、"阻病"等。

病因病理

妊娠早期大脑皮质及皮质下中枢的兴奋和抑制过程平衡失调,大脑皮质的兴奋性降低,而皮质下中枢的抑制过程减弱,产生丘脑下部自主神经功能紊乱,引起妊娠呕吐。此外,早孕阶段子宫内感受器不断受到刺激,冲动传到大脑中枢,可引起各种不同反射性反应。当大脑皮质与皮质下中枢功能失调时,则产生病理反射性反应,引起呕吐。由于妊娠期间自主神经系统的敏感性个体差异很大,因而妊娠呕吐的严重程度有较大差别。情绪不稳定,胃肠道障碍的症状就更为明显,精神紧张、恐惧可加重呕吐。

中医学认为,本病可因胃气素虚,孕后经血停闭,血聚冲任养胎,肝血亦虚,冲脉气盛;或因郁怒伤肝,肝郁化热;或因痰饮内停,冲脉气盛,从而造成冲气上逆,胃失和降,产生诸症。

诊断要点

1. 有停经史、早期妊娠反应,多发生在孕3个月内。

2. 呕吐发作频繁,厌食,甚则可导致全身乏力,精神委靡、明显消瘦、全身皮肤和黏膜干燥,眼球凹陷,体重下降,甚至出现血压降低、体温升高、黄疸、嗜睡和昏迷。

3. 妇科检查为妊娠子宫。

4. 实验室检查:尿妊娠试验阳性,尿酮体阳性。

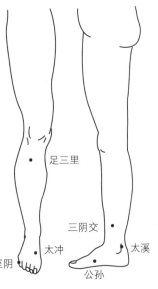

治疗方法

方一

1. 取穴　三阴交、关元。脾胃虚弱型加灸足三里(双)，肝胃不和者加灸太冲。

2. 方法　令患者仰卧位，将艾条的一端点燃，对准穴位，距离2cm左右，艾灸5~10分钟，以皮肤出现红晕为度。灸关元穴时间可以略短，以局部感觉温热而无灼热为度，每日1次。

方二

1. 取穴　主穴取至阴。配穴为中脘、足三里、内关。

2. 方法　用雀啄灸法。患者取仰卧位，用普通艾条先在双侧至阴穴上方约2cm处，施回旋灸与雀啄灸手法，交替灸15分钟，以表皮充血发红为度。接着用酒精消毒双侧内关穴，用1.5寸毫针直刺0.5寸深，待得气后施以泻法，行针10分钟留针。隔15分钟如法行针1次。然后再依次灸中脘、足三里穴，施平补平泻手法，每穴灸10分钟。最后再次灸至阴穴1次。10分钟后起针收灸，如此每天1~2次，7次为1个疗程。

方三

1. 取穴　第一组取公孙、内关、足三里、三阴交穴，均为双侧；第二组取章门(双侧)、上脘、中脘、下脘穴；第三组取膈俞、肝俞、脾俞、胃俞穴，均为双侧。

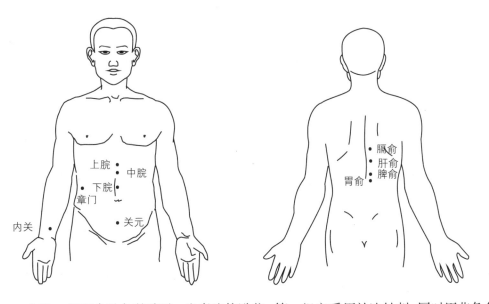

2. 方法　温和灸法加按摩法。患者取仰卧位，第一组穴采用补法针刺，同时用艾条灸第二组穴，留针加灸30分钟。针刺时针感以麻胀感为度，施灸时，热度以患者能耐受、皮肤潮红为宜。不要灸起疱。灸用按法、揉法、搓法，自上而下沿足太阳膀胱经按揉，重点按揉第三组穴位,约20分钟。以上治疗方法每日1次。

▌方四▌

1. 取穴　内关、足三里。脾胃虚弱者加中脘;肝胃不和者加太冲。

2. 方法　用灸法加针刺法。穴位常规消毒。脾胃虚弱者针刺用补法,并灸足三里;中脘穴进针时慢进针,得气即止,快出针;内关、足三里进针时慢进针,得气后,按照经脉循行方向,将针尖顺经而刺,快出针。肝胃不和者针刺补泻兼施。足三里针刺用补法,并用艾条灸10分钟;内关、太冲针刺用泻法,进针时快进针,得气后,按照经脉循行方向,将针尖逆经而刺,慢出针。留针20分钟,每5分钟行针1次,每日针1次,连针3次为1个疗程。

治疗效果

☞ 范永军用"方一"治疗151例,对照组151例,治疗组和对照组的痊愈率分别为96.7%和58.0%(见《中国针灸》,1995年第1期)。

☞ 杨飞用"方二"治疗13例全部治愈。其中经治2次痊愈者5例,3次痊愈者3例,4次痊愈者2例,5次痊愈者2例,7次痊愈者1例(见《中国针灸》,1997年第3期)。

☞ 傅立田用"方三"治疗94例中痊愈80例(占85%),好转14例,无效者为0(见《按摩与导引》,1995年第21期)。

☞ 段如胜用"方四"治疗40例,显效32例,占80%;有效8例,占20%(见《中国针灸》,1996年第3期)。

处方荟萃

程爵棠用艾条温和灸法。主穴:内关、三阴交。配穴:肝热加章门;痰湿加丰隆;脾虚加足三里。取紫苏叶、黄连、苍术各30g,艾绒200g。先将前3味药共研细末,与艾绒混匀,依法制成药物艾条。每次取主配穴各1对,各灸1~10分钟,每日灸1次,中病即止(见《艾灸疗法治百病》,2009年人民军医出版社出版)

按语

"方二"采用灸至阴为主的治法而取得效果,至阴穴在临床上用来治疗胎位不正、难产以及头目等疾患。以至阴穴为主穴来治疗妊娠剧吐,目前临床尚未见有报道。只是现代有人通过临床实验证实,灸至阴穴可通过人体垂体-肾上腺皮质系统的作用,使血浆中游离皮质醇的含量明显上升,从而提高其机体免疫力和耐受性,使孕妇"气阴耗伤"等现象得到改善。值得探讨。

妊娠早期胞胎未固,针治时取穴要少,手法不宜太重,以免影响胎气。患者宜心情舒畅,保持平静,注意卧床休息,搞好饮食营养,切忌恣食生冷油腻之品,少食多餐,调养胃气。

九、胎位不正

胎位不正是妊娠30周，胎儿在子宫内先露部分不是头部而是其他部位(臀部、横位、复合先露位等胎头异常)者。祖国医学称为"逆产"、"横产"或"逆生"、"横生"。

病因病理

妊娠28周前，由于羊水较多，胎体较小，胎儿在子宫内活动范围大，胎儿位置和姿势容易改变，除器质性病变外，若子宫平滑肌紧张性降低，收缩力减弱，加之胎儿自身活动减弱，易造成胎位不正。

中医学关于胎位不正的辨证，原因虽多，终不离肾，胞脉系于肾，若素体肾虚或房劳过度，或多产伤肾，精血亏损，复加受孕之初，精血聚于养胎，不能通过胞脉濡养胞宫，故此胎位难正。

诊断要点

1. 妊娠28周后经腹部、阴道、B超检查证实为异常胎位。

2. 臀位诊断：腹部检查子宫呈纵椭圆形，子宫底部可触到圆而硬、按压有浮球感的胎头。耻骨联合上方可触到软、宽而不规则的胎臀。胎心音在脐上方左或右侧听得最清楚。B超检查胎头在肋缘下。耻骨联合上方为臀或为足。

3. 横位的诊断：子宫呈横椭圆形，胎头在母体腹部一侧触及，耻骨联合上方较空虚。胎心音在脐周两旁最清楚。B超检查胎头在母体腹部的一侧。

治疗方法

‖方一‖

1. 取穴　至阴、三阴交。

2. 方法　用艾条灸和点穴法。艾条灸和拇指掐至阴穴轮换进行10分钟，艾条灸和拇指按揉三阴交穴交替进行5分钟，双下肢轮换进行，每次施术15分钟，每日2次，10次为1个疗程。点穴用中度刺激量，以患者能耐受为度，艾条灸以温和灸为宜。

‖方二‖

1. 取穴　主穴：至阴。配穴：足三里穴，太溪穴。气滞脾虚型：至阴穴配足三里；肾虚型：至阴穴配太溪穴。

2. 方法　用悬灸法。孕妇平躺，松解腰带，用艾条对准穴位，两足轮换熏灸，每次灸5~10分钟，每天1次，5次为1个疗程。

‖方三‖

1. 取穴　至阴

2. 方法　艾灸加膝胸位法。艾灸两侧至阴穴，嘱孕妇放松腰带仰卧床上，或坐在靠背椅上。以艾条灸两侧至阴穴15~20分钟，灸至有烧灼感效果更好，每日1~2次，7天为1个疗程。膝胸卧位：嘱孕妇放松腰带，排空膀胱，采用膝胸卧位姿势，每日2次，每次15分钟，7天为1个疗程。

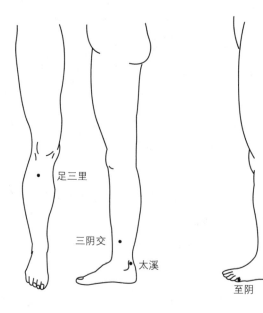

足三里

三阴交

太溪

至阴

方四

1. 取穴　至阴。

2. 方法　用灸法加压豆法。孕妇仰卧位，解开腰带，保持心情平静。用艾条同时灸双侧至阴穴，先远后近，先温后热，辨证施量，以使孕妇产生较平常频繁且强劲的胎动为止，随即将王不留行籽按压在双至阴穴上，以胶布固定，并于当晚睡前揉压穴位3~5分钟，次日复查。如未矫正，可重复上述灸疗。以3次为限。

治疗效果

☞ 李银山用"方一"治疗130例，经艾灸点穴纠正后，126例转为头位。其中48例经2次纠正，53例6次得以纠正，25例经10次纠正，4例无效（见《按摩与导引》，2001年第5期）。

☞ 徐强华用"方二"治疗136例，转为头位者129例，占95%；未转正者7例，占5%。其中1个疗程转正104例，2个疗程转正25例（见《江苏中医》，1995年第10期）。

☞ 段翠香用"方三"治疗78例胎位异常中61例转为头位，2个疗程后又有8例转为头位，总有效率达88.5%（见《中国社区医师》，2005年第19期）。

☞ 于萍用"方四"治疗初产妇134例，矫正成功116例，成功率87%；66例经产妇，矫正成功62例，成功率94%（见《中国民间疗法》，2004年第10期）。

处方荟萃

1. 燕玉贞用艾条灸法。孕妇取坐位或仰卧位，暴露双侧三阴交穴和双侧至阴穴。医者或患者家属把点燃的艾条对准穴位，距离以不感灼痛为度，先灸三阴交，后灸至阴穴，每组灸10分钟，每日1次，治疗时嘱孕妇放松裤带及肌肉。7天为1个疗程（见《中医外治杂志》，1996年第2期）。

2. 李贽用温和灸法。取双侧三阴交。用点燃的艾条悬灸患者双侧三阴交穴,距离1cm,1~2分钟后,患者感觉烫时,移至离皮肤3cm左右,此时医者可将小指及小鱼际处放在病人小腿上,以患者感觉三阴交穴处皮肤热而不烫为度,并保持这一姿势,每次灸40分钟,每日1次。至次日灸前为患者检查胎位,胎位正则停灸,不正则继续灸。4次为1个疗程,最多治疗2个疗程(见《上海针灸杂志》,2006年第12期)。

3. 赖灶金用隔姜灸法。将生姜切成直径2~3cm,厚约0.25cm的薄片,中间刺以数孔;将底径约1.3cm、高约1.6cm的圆锥形艾炷放在姜片上点燃,再把姜片放在一侧至阴穴上施灸。灸至感觉较痛时(不要灸至起水疱),即移放至另一侧至阴穴。如此反复灸双侧至阴穴,待艾炷燃尽,即为1壮,共灸3壮。每天1次,3次为1个疗程。次日经妇产科及B超复查。在晚上睡前21时至21时30分治疗,灸毕嘱孕妇继续躺卧床上,随即睡觉(见《新中医》,2003年第8期)。

影响胎位不正倒转成功的因素与羊水量、胎儿大小、孕妇腹围、臀先露的类型有关。在灸治的同时,患者可以配合膝胸位法矫正,可以提高疗效。在临床应用中,一般孕期短的孕妇,胎位容易反复,但再灸时效果仍好。一般来说,应在孕6个月以后进行,因为6个月以前的胎位不正可能会自己转回去。另外,如有脐带绕颈、羊水少、腹壁过紧等情况则胎位也不易纠正。

至阴穴是治疗胎位不正的主要穴位,为膀胱经井穴,其性属金,通达肾气,具有催生下胎,去恶净漏、矫正胎位之效(临床试验,刺激至阴穴具有收缩宫体作用)。灸至阴穴能温通十二经,振兴冲、任、督三脉,启动肾气,温煦胞宫,推动胎儿落巢。但有研究认为,悬灸三阴交也可同样取得确切疗效。灸至阴穴前,应嘱孕妇排空大小便,精神放松,仰卧床上,双手自然平放身体两侧,腘窝下垫以10cm高的软枕,使双膝稍屈。

于萍通过临床观察,已总结出各种情况下的矫正成功率,可以参考:初产妇成功率87%,经产妇成功率94%;横位成功率93%,臀位成功率83.5%;孕32~38周者成功率94%,孕39~40周者成功率68%;一次矫正成功率75%,二次成功率11.9%,三次成功率3%。总成功率89%(见《中国民间疗法》,2004年第10期)。

十、乳汁缺乏

乳汁缺乏是指产后乳汁分泌减少,不能满足婴儿的需要。中医学又称"产后缺乳"。

本病多因产妇乳腺发育差,孕期因胎盘功能不全等使乳腺准备性发育障碍,或分娩时出血过多,或产后营养不良,或有慢性病及精神因素或过度劳累、睡眠不足等均可影响内分泌功能,使乳汁分泌减少。

中医学认为:妇女乳汁乃冲任气血所化。故产后乳迟、乳少多由气血不足、冲任脉气虚弱而致。而情志郁结不舒,气机不能畅通亦可致"乳脉"不行。前者因气血不足以致乳少属虚,后者因肝气郁滞引起乳汁不畅属实。

断要点

1. 产后排出的乳汁量少,甚或全无,不够喂养婴儿。

2. 乳房检查松软,不胀不痛,挤压乳汁点滴而出,质稀。或乳房丰满乳腺成块,挤压乳汁疼痛难出,质稠。

3. 排除因乳头凹陷和乳头皲裂造成的乳汁壅积不通,哺乳困难。

疗方法

方一

1. 取穴 乳根、膻中。

2. 方法 用针刺加艾灸法。针刺取穴:膻中、乳根、少泽、脾俞、中渚、肝俞、足三里、三阴交。操作时患者取仰卧位,先于少泽穴用三棱针轻刺出血,再用毫针刺其他腧穴。每次取2~4穴,均用补法,得气后留针20~30分钟,最后用艾条灸乳根、膻中20分钟。每天1次,10次为1个疗程。

方二

1. 取穴 足三里、肝俞。

2. 方法 用针刺加艾灸法。取穴:乳根、膻中、少泽,取仰卧位,嘱病人身体完全放松,得气后留针30分钟,施平补平泻法,每隔10分钟行针1次。艾灸足三里、肝俞,取坐位,一天每侧灸20分钟。以上各穴每日1次,10次为1个疗程,休息3天再行第2个疗程。

方三

1. 取穴 少泽、乳根、膻中。虚证(气血不足)加脾俞、足三里,实证(肝气郁结)加肝俞、期门。

2. 方法 取少泽用三棱针点刺出血,膻中、乳根均用毫针刺,施补法,留针30分钟。与此同时用艾卷温和灸膻中、乳根。如属虚证者则加脾俞、足三里,亦施行针刺补法,加灸;如属实证者则加肝俞、期门,施行针刺泻法,不灸。每日施术1次。

方四

1. 取穴 乳根、膻中、足三里、合谷、少泽。

2. 方法 用揉压法加艾灸法。取厚0.3cm、直径1cm干姜片贴于直径3cm大小的胶布上,再将姜片对准乳根、膻中、足三里贴压固定,每穴白天揉压4次,晚上揉压2次,每次揉压2~3分钟。气血虚弱者,揉压宜轻,频率宜慢,揉压后加灸足三里5~10分钟,上、下午各行1次。肝气郁滞者,揉压稍重,频率稍快,揉压后拿(捏而提起)合谷、少泽2~3分钟。上述治疗完毕后,挤压揉摩乳房3~5分钟,并让婴儿吸吮乳头。

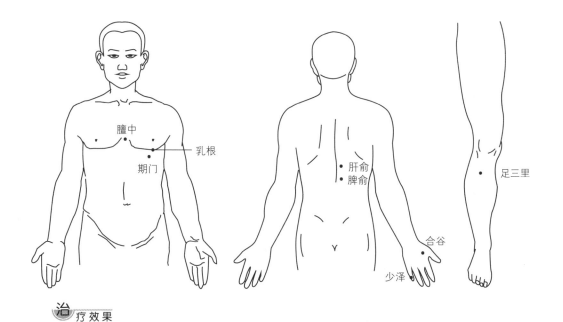

 疗 效 果

  陈凤霞用"方一"治疗45例，显效35例，好转7例，疗效不明确3例（见《中国针灸》，1983年第8期）。

  张艳梅用"方二"治疗60例，治愈55例（其中1个疗程治愈27例，经2个疗程治愈28例），好转5例，无效0例，有效率100%（见《实用中医内科杂志》，2003年第6期）。

  肖少卿用"方三"治疗26例，显效者18例，好转者7例，无效者1例。总有效率为96.19%（见《中国灸法治疗学》，1996年宁夏人民出版社出版）。

  李红枝用"方四"治疗120例缺乳者，经1~2周治疗痊愈69例，占57.5%；好转42例，占35.09%；无效9例，占7.5%。有效率为92.5%（见《中国针灸》，2006年第6期）。

方荟萃

  1. 张红用艾灸法。取穴：膻中、少泽、涌泉。一般只取前两穴，效果不明显时加涌泉。后两穴双侧均选用。取纯艾条1支，点燃先在膻中穴上作回旋灸，反复灸20分钟左右。以胸部皮肤出现明显潮红为宜，如能灸至胸内有发热感更佳。再灸其他穴位，用雀啄灸法，每一穴约灸5分钟。每日1次，一般须灸5~7次（见《大众医学》，2006年第8期）。

  2. 张仁用隔姜灸。取穴：膻中、足三里。取厚约2~3mm的新鲜老姜3片分别置于穴区。先灸膻中，用莲子大圆锥形艾炷灸5~7壮，再在双侧足三里灸3~5壮。每日1次。为了增加效果，如有条件可用真空抽吸罐在膻中穴灸后进行吸拔，以大号罐抽吸，每次吸3~5分钟即可，吸后穴区皮肤略有发红即可（见《大众医学》，2006年第8期）。

按语

  临床观察，产后缺乳2周内施该法治疗效果满意，产后超过2周进行治疗者，疗效差。

下篇 各论 第十四章 妇科疾病

实践证明，灸法与针刺结合效果尤佳。

治疗期间，患者需保持精神乐观，充分休息，饮食上宜多食富含蛋白质的食品，不宜进食辛辣油腻食物，亦不能饮酒。

患者应掌握正确的哺乳方法。宜配合在乳房局部热敷，以助经络通畅，使乳汁顺利排出，一般可用水或葱煎汤熏洗，或用橘皮煎汤趁热湿敷乳房。治疗的同时，可多食猪蹄、鲫鱼汤，以增进营养。

需要回乳，可取足临泣、光明，针后加灸，每穴用艾条灸10分钟，每日1次，连续灸3~5次。

十一、带下

白带是指女性阴道分泌的一种液体，在正常情况下起到润滑、保护阴道的作用。当白带的颜色、质量、数量出现异常时则是某种疾病的表现。中医称"带下"、"赤白带"。

病因病理

白带异常的病因及其表现是：(1)无色透明黏性白带：多因应用雌激素药物或体质虚弱所致。症状是外观正常，白带量多，伴腰酸乏力。(2)脓性白带：常有滴虫性阴道炎、慢性宫颈炎、老年性阴道炎、子宫内膜炎、宫腔积液、阴道异物等化脓性细菌感染所引起。表现为黄色或黄绿色，有腥臭味。(3)豆腐渣样白带：是霉菌性阴道炎所致，伴外阴瘙痒。(4)血性白带：多由宫颈息肉、老年性阴道炎、重度慢性宫颈炎、宫颈癌、宫体癌或宫内节育器副反应等因素引起。特别是白带中混有多少不等的血液，伴头晕。

中医学认为，带下病系由湿邪影响冲任，带脉失约，任脉失固，导致阴道分泌物量多或色、质、气味的异常改变。

诊断要点

1. 带下量多，缠绵不绝。

2. 带下量虽不多，但色黄或赤或青绿；质稠浊或清稀如水，气味腥秽或恶臭。

3. 可伴腰酸痛、小腹坠痛，或外阴灼热瘙痒等症状。

4. 须与输卵管和子宫体、颈的恶性肿瘤相鉴别。

治疗方法

‖方一‖

1. 取穴　阴陵泉、丰隆、带脉。配穴：脾虚配脾俞、关元、太白等；肾虚配肾俞、关元、命门、太溪等；湿热配行间、丘墟等。

2. 方法　用温灸加针刺法。根据病人胖瘦选用1.5~2.5寸针，根据辨证分型每次取5~6穴，或补或泻或平补平泻，针后用温灸盒灸腹部或腰骶部，每日1次，5次为1个疗程，两疗程间休息2~3天，月经期休息。

1. 取穴　第一组取右上肢温溜, 左下肢足三里, 右下肢三阴交、涌泉, 腹部取气海、中极穴; 第二组取左上肢温溜, 右下肢足三里, 左侧下肢三阴交、涌泉, 腹部取中极、关元穴。

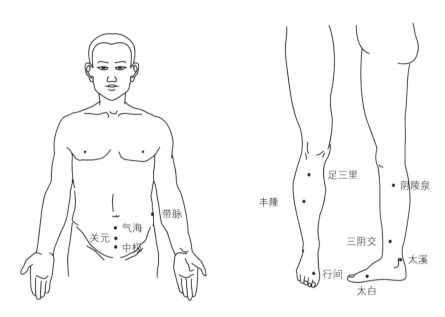

2. 方法　用温针法。每次选取一组穴位, 两组穴位交替使用。让病人侧卧 (避免烫伤)。选用4寸消毒毫针, 再剪取2cm长的艾条节数个备用。穴位经常规消毒后, 直刺进针1.5寸深, 将艾条节附于各针柄点燃, 待艾条节燃尽即出针。一日温针1次, 10日为1个疗程。

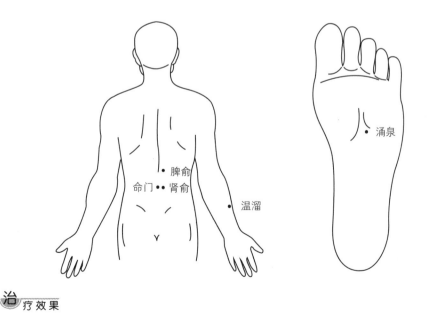

 疗效果

☞ 蒋国庆用 "方一" 治疗58例, 痊愈38例, 有效16例, 无效4例, 总有效率为93% (见

☞ 熊建珍用"方二"治疗朱某, 女, 65岁, 患者半月前洗澡受凉, 返家后于五日前出现腰痛, 白带量多, 淋滴不尽, 浸湿内裤, 已服药治疗但效果不佳。守上法治疗6天, 诸症悉除(见《四川中医》, 2002年第2期)。

处 方荟萃

用温和灸法。主穴取带脉、三阴交。脾虚带下加取脾俞、足三里、隐白; 肾虚带下加取关元、肾俞、次髎。令患者取适宜体位, 术者右手如持笔写字状拿艾条, 使艾条与局部皮肤成45°角, 将艾条的一端点燃对准穴位处, 距皮肤约3cm, 以局部温热、泛红但不致烫伤为度。于每穴施艾条温和灸15分钟, 每日1次, 连续10次为1个疗程。

按语

带下病系湿邪为患, 而脾肾功能失常又是发病的内在条件, 任脉损伤, 带脉失约是带下病的核心机理。其治则主要是健脾、升阳、除湿。阴陵泉是足太阴脾经的穴位, 为健脾、除湿要穴; 带脉是治带下要穴; "脾不留湿无生痰", 痰为肺脾肾三脏功能失常所致, 而首责之于脾, 而丰隆为祛痰要穴。三穴相配有健脾除湿止带之功。以艾灸温里、祛寒、除湿均能取得较好疗效。

用灸法治疗白带过多有较好效果, 一般治疗2~3次即可见效, 临床中发现针灸治疗宫颈糜烂Ⅱ度以上致带下病的疗效欠佳。如发现血性或水样恶臭白带, 应及时进行妇科检查, 查明病因, 以免延误病情。

患者要注意饮食调养, 减少房事, 不要劳累太过。应养成良好的卫生习惯, 内衣勤洗勤换, 注意经期卫生, 及孕产期调护, 经期宜保暖, 忌食生冷及冒雨涉水, 对患有糖尿病、肺结核、贫血等慢性消耗性疾病的患者, 在治疗本病的同时, 要注意对原发病的治疗。

十二、慢性附件炎

慢性附件炎是妇科常见病和多发病, 是指盆腔内输卵管、卵巢及周围结缔组织发生的炎症, 有的因引起不孕而导致患者身心疾病。属中医学"腹痛"、"带下"、"不孕"范畴。

病 因病理

慢性附件炎大多发生在正常产后、剖宫产后、流产后、各种妇科手术后, 及放置宫内避孕器之后, 这时生殖器官的完整性及其自然的防御有了损伤, 使细菌得以进入创面使之感染而得病。

中医学认为, 慢性附件炎主要是由于脾肾阳虚, 肝郁气滞, 湿浊瘀血阻滞腹部经脉, 以致冲任失调, 日久而成症瘕积聚。

診断要点

1. 程度不同的腹痛，或小腹坠胀和牵扯感，时轻时重及腰骶酸痛等症状，且往往在经期或劳累后加重。

2. 双侧或单侧附件区压痛，增厚感，或出现压痛性的包块；可触及肿大固定的囊性包块。

3. 盆腔充血，结缔组织纤维化，盆腔器官相互粘连；白细胞数目升高或正常；白带增多，月经失调等。

4. 慢性炎症反复发作，迁延日久，会合并腹水，诱发不孕，诱发子宫附件囊肿。

治疗方法

▌方一▌

1. 取穴　关元、归来、足三里。

2. 方法　用温针法。消毒医者手指、针具及穴位，针刺上述诸穴，采用中等强度刺激，得气后，把2～3cm长的艾条段套在针柄上点燃，为防烫伤，在针刺部位放纸垫，待艾条燃尽针凉后出针。每日1次，10次为1个疗程，疗程间隔3～5日。

▌方二▌

1. 取穴　关元。

2. 方法　用竹圈灸法。取直径7～9cm无开裂的毛竹，锯成长3～4cm的竹圈备用，取一竹圈用两层纱布封底，周边用橡皮筋固定，绷紧。先放入粗食盐一汤匙（约20g），平铺在纱布上，再放入艾绒一把(约15g)压实，顶部捏成锥状以利点燃(根据竹圈大小及治疗时间长短，艾绒可适当增减)。使用时从顶部点燃艾绒后约10分钟艾火烧灼至底层将食盐加热，置于患处熨灸，局部皮肤热时可随时移动竹圈往返熨灸，不要悬起。熨灸范围可大可小，竹圈内艾绒燃烧时间约30～45分钟，艾绒燃尽至底层食盐时可产生"劈啪"声响，此时结束治疗，倒去艾灰，竹圈留待下次再用。以关元为中心灸下腹部诸穴位，来回熨灸使下腹部产生温热感为宜。每日1次，3～7次为1个疗程。

▌方三▌

1. 取穴　关元、太溪、三阴交、足三里、肾俞、少腹部及腰骶部阿是穴。

2. 方法　用温针法。患者平卧，先针三阴交穴，单侧附件炎患者取患侧，双侧附件炎患者取两侧。使气至病所，同时嘱患者按揉少腹两侧疼痛部位，如此操作2分钟。然后取双侧太溪、足三里得气后行补法；再取少腹部两侧压痛明显部位，使针感传至阴部；最后取关元穴用补法。针完后每个针柄

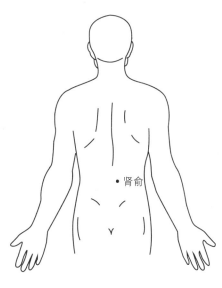

·肾俞

套一1.5cm长艾条段点燃，灸两炷，针凉后出针。然后让患者俯卧，先取肾俞得气后用补法，次取腰骶两侧与患侧附件对应处压痛敏感点，然后每个针柄套一1.5cm长艾段点燃，灸两炷，针凉后出针；最后在腰骶两侧及肾俞拔火罐10分钟。每日1次，10次为1个疗程，疗程间隔2天。

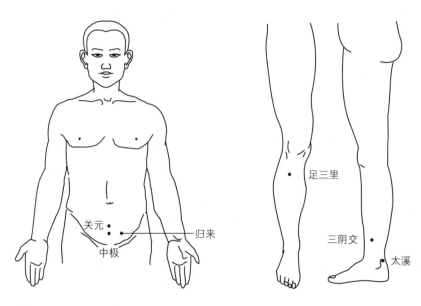

‖方四‖

1. 取穴　关元、中极、归来、足三里、三阴交。

2. 方法　用针刺加隔姜灸法。用1~5寸毫针针刺上穴，均施平补平泻法，留针20~30分钟出针。拔针后将鲜姜片置于关元、中极、归来上，将艾条剪成3cm许3段，放在姜片上，艾灸。三阴交、足三里分别用点燃艾条对准，距皮肤3cm左右，灸至皮肤呈潮红为度。每日1次，12次为1个疗程，疗程间休息3~5日，经期停用。

治疗效果

☞ 王凡星用"方一"治疗60例，痊愈18例，占30.00%；显效34例，占56.67%；有效6例，占10.00%；无效2例，占3.33%。总有效率为96.67%（见《中国针灸》，1996年第5期）。

☞ 许凯声用"方二"治疗28例，痊愈10例，有效16例，无效2例，总有效率92.9%（见《中国针灸》，2005年第10期）。

☞ 詹春芳用"方三"治疗52例，痊愈16例，占32%；显效28例，占53.8%；有效7例，占14%；无效1例，占2%，总有效率98%（见《中国现代药物应用》，2009年第2期）。

☞ 赵建琴用"方四"治疗38例中，经2疗程治愈6例，经3疗程治愈10例，经4疗程治愈16例，经5疗程治愈6例（见《泰山卫生》，2005年第6期）。

方荟萃

1. 张宏用温针法加超短波法。子宫穴、血海、关元、二阴交、足三里，每次取3个穴位，操作方法：穴位常规消毒，针刺得气后，再将艾条切成约1.6cm长的艾段插在针柄上对腹部进行温针灸。艾段燃完后，除去艾灰，每穴灸2壮，每日1次，每次20分钟。针灸后进行超短波治疗：将电极对置于腹部、腰骶部，给予微温量，每日1次，每次20分钟。以上治疗15次为1个疗程（见《中国针灸》，2002年第2期）。

2. 胡晓靖用温和灸加穴位注射法。取穴：中极、两侧子宫穴。将穴位严格消毒后，用7号注射针准确刺入约2~2.5cm深，并使患者有酸胀感，回抽无血时，将100%胎盘注射液徐徐注入穴位，每穴注射1ml左右。注射后，把点燃的艾条盒放置于下腹部，温灸半小时，使病人感到整个下腹部温热酸胀，每周治疗2次，在月经间隙期间均可治疗（见《中国针灸》，2001年第11期）。

按语

附件炎有急性、慢性之分，在急性期间，当拟清热消瘀为主，可用抗生素治疗，而慢性期抗生素疗效就不明显了，采用温灸法治疗更为适当。特别是温针灸能促进新陈代谢，增强血液循环，加速炎症消退。近道与远道穴位结合共同温经脉、调虚实、和脏腑，而达到治疗本病的目的。慢性附件炎用药后不会立竿见影，但症状会随着治疗的深入，逐渐缓解减轻，甚至完全消失，身体也逐渐恢复到健康状态。

竹圈盐灸法的起源来自于民间的"砭盐术"，利用其产生的温热熨灸脐周或腹部以及其他关节疼痛之处，"盐米"冷后再放入热锅内翻炒，取出继续熨灸患部，来回几次可收到临床效果。极具地方特色，制作简单，经济实用，安全有效，一个竹圈可多次使用，经长期临床实践可用于多种病症和痛证的治疗，适用于基层医院，并可取得较好效果。

治疗期间，饮食应以清淡食物为主。多食有营养的食物，忌食生、冷和刺激性的食物。月经期忌房事，以免感染。月经垫要注意清洁卫生，最好用消毒卫生纸。

十三、不孕症

青年夫妇婚后同居，配偶健康，又未采取任何避孕措施，4年以上未见怀孕，称原发性不孕症；有的夫妇婚后曾孕育过（或小产过），以后多年不再受孕者，称继发性不孕症。

病因病理

本病可因下丘脑下部—垂体—卵巢功能紊乱、紧张、焦虑、营养过剩、营养不良、输卵管炎症阻塞等引起卵巢功能紊乱，导致排卵障碍而不孕。此外，子宫发育不良、子宫内膜结核、内膜息肉、肌瘤、子宫腔粘连或卵巢功能不足等均可导致不孕。

中医学认为本病病机是脏腑功能失常，气血失调，尤以肾亏，冲任病变，致胞宫不能摄精成孕。病位在胞宫、冲任,与肾、肝、脾有关。临床有肾阴虚、肝郁、痰湿、血瘀之分。

诊断要点

1. 婚后2年以上不孕,排除配偶因素。

2. 月经失调,表现为月经稀发,周期紊乱,经期延长等。

3. 经实验室检查: BDT、FSH、LH、P、PRI等测定,宫颈黏液结晶、阴道细胞涂片提示卵巢功能障碍。

治疗方法

‖方一‖

1. 取穴　关元、子宫、三阴交。配穴:肾虚者加肾俞;肝郁者加肝俞;痰湿内阻者加脾俞、丰隆。

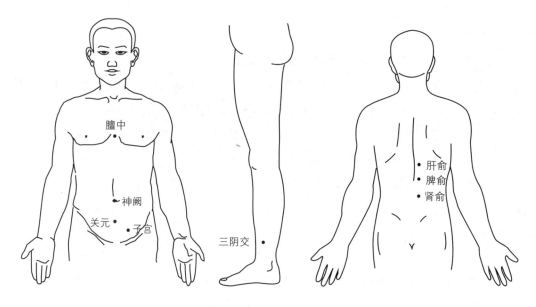

2. 方法　用温和灸法。点燃艾条的一端,熏灸以上穴位,以局部温热为度,主穴每穴灸20分钟,配穴每穴灸15分钟,每日或隔日1次,月经周期的第12~16天每日灸1次,经期停灸。主治排卵障碍性不孕症。

‖方二‖

1. 取穴　子宫穴(中极穴旁开3寸,归来穴外1寸处)。

2. 方法　用温针法。于月经干净后即可施术。取两侧"子宫穴",直刺进针1.5~2寸。平补平泻,待得气后(针感到达阴部为最佳效果)将事前准备好的艾条插在针柄上,用火柴点燃施灸。第一炷燃尽之后,用同样手法按第二炷至第三炷(阳虚宫冷、阴寒证盛者可灸5炷),待艾条燃尽后除去灰烬,将针起出。每日1次,3天为1个疗程,第1个疗程后观察3~6个月,无效时,可进行第2个疗程。

〖方三〗

1. 取穴　神阙。

2. 方法　用隔药灸法。药物组成：五灵脂、白芷、川椒、熟附子、食盐、冰片等，将药物超微粉碎混合，密封备用。患者取仰卧位，暴露脐部，用75%乙醇常规消毒脐部，以温开水调和面粉制成面圈（约长10cm、直径1.5cm），将面圈绕脐1周，先取少量冰片置于脐部，再将上述制好的药末填满脐部，将大艾炷(艾炷大小与面圈内径相同，直径约2.0cm、高1.5cm。根据患者肚脐的大小可有所不同)置于药末上，连续施灸20壮，约3小时，灸后用医用胶布固封脐部，2天后自行揭下，并用温开水清洗脐部。每周治疗1次，连续治疗3个月为1个疗程。主治排卵障碍性不孕症。

〖方四〗

1. 取穴　关元、子宫（双）、三阴交（双）、膻中。

2. 方法　用温和灸法。从月经第4天开始治疗，用点燃的药用艾条在上述穴位熏烤至局部皮肤微红，其面积约3cm×3cm大小，患者感觉温热为宜。每次约30分钟，同时在神阙穴上置放中药粉（受孕1号方）0.2g，铺上少量药棉，胶布覆盖12小时，每天1次，8～12天为1个疗程。治疗期间忌房事。治疗结束时，恰在月经排卵期前后，隔天行房事1次，共3次；以后自行安排，每周1～2次为宜。

 疗效果

🍃 黄进淑用"方一"治疗排卵障碍性不孕症46例，有效35例，其中15例已怀孕，无效11例，有效率76.08%；中药组42例，有效32例，无效10例，有效率76.19%（见《中医药导报》，2006年第9期）。

🍃 许淑琴用"方二"治疗原发性不孕18例，治愈12例；继发性不孕22例，治愈17例；子宫后倾者8例，治愈5例。共计48例，治愈34例，无效14例，有效率为71%。1个疗程怀孕者21例，2个疗程怀孕者1例（见《针灸临床杂志》，1999年第3期）。

🍃 郭闰萍用"方三"治疗组30例，治愈12例（排卵21例），有效14例，无效4例，总有效率85.0%，治愈率40.0%；对照组30例，治愈7例（排卵18例），有效13例，无效10例，总有效率66.7%，治愈率23.3%（见《山东中医药大学学报》，2006年第5期）。

🍃 沈观印用"方四"治疗128例中，受孕数78例，受孕率为60.9%（见《武警医学》，1996年第5期）。

 方荟萃

1. 陈琼用温和灸法。取子宫穴、阿是穴。将艾条点燃用灸架（安徽中医学院厢楣声主任医师发明）固定，灸火与皮肤表面距离以患者感到烫热，定位皮肤表面潮红。时间一般为20分钟，每日2次，上下午各一次，10天为1个疗程。视病情可连用2～3个疗程（见《安徽中医临床杂志》，1994年第3期）。

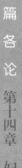

2. 李艳梅用温针法。取穴: 主穴,子宫、三阴交; 配穴,中极、气海、合谷、太溪。气滞血瘀型加膈俞、太冲、肝俞。针灸得气后不起针于膈俞、肝俞穴位上拔罐; 湿热瘀阻型中极穴用泻法; 寒湿瘀滞型在肓俞穴加灸。痰瘀互结型加丰隆穴平补平泻。在子宫穴及其上下循按找到压痛点针刺,使针感传导到阴部,针刺气海和中极穴也要使针感传导到阴部,针刺三阴交穴使针感向上走为最好。针刺完毕后将艾条切成1.5cm长的小段串到已针好的毫针柄上(子宫与三阴交穴必须用灸,其他穴位辨证施用)燃烧3壮后起针。每个月经周期于停经后第3天开始温针灸,治疗1个月经周期为1疗程,第2疗程于第2个月经周期治疗。配合内服中药通管汤,主治输卵管不通导致的不孕症(见《针灸临床杂志》,2006年第4期)。

3. 韦金香用壮医药线点灸法。耳穴: 盆腔、内分泌、内生殖器; 体穴: 中极、下关元、腰俞、三阴交、阳池。用泡制后的苎麻线(直径0.7cm),食指、拇指持线的一端,并露出线头1~2mm,将露出的线端在酒精灯或蜡烛上点燃,仅留火星,直接点灸于穴位上,一按火灭即起为1壮。一般1穴灸1壮,灸处有轻微灼热感。月经干净后第3天开始用药线点灸,每日1次,连用10天。主治输卵管阻塞(见《广西中医学院学报》,2004年第2期)。

【按语】

经临床观察表明,婚龄短、年龄小(30岁以内)、疗程长者疗效较好,反之疗效较差。故凡婚后正常夫妻生活2年未孕者,应尽早检查,尽早治疗,以获更好疗效。同时,临床还表明,艾灸对肾阳虚型无排卵者疗效较好。

由于不孕症患者大多数有明显的精神、情绪消极或抑郁等心理因素,这要求我们在艾灸治疗的过程中不要忽视精神护理、心理护理和心理治疗,耐心解释、细心疏导,以增强其战胜疾病的信心,使其配合,共同完成治疗。

十四、卵巢囊肿

卵巢囊肿是指卵巢内有囊性肿物形成,中医学将卵巢囊肿归属于“癥瘕”范畴。

【病因病理】

卵巢囊肿是一种常见的良性肿瘤,是妇科比较常见的一类疾病。这种疾病大多是由卵巢炎症引起的,它是因为卵巢本身或药物刺激造成的过度生理性反应所导致的。女性黄体的异常增大,造成黄体出血,可使黄体变成一个大的卵巢囊肿。当女性的卵巢发生子宫内膜异位症的时候就会侵入卵巢组织导致囊肿发生,卵细胞可以因自身的发育而引发异常增生致使囊肿形成。

中医学认为,卵巢囊肿的发病与七情所伤密切相关; 多由七情损伤、房事过劳,或经期或产后外感风寒,或内伤生冷,或郁怒伤肝造成正气内损、气机阻滞、脏腑失和,阴阳失衡,日久而成“癥瘕”。

1. 腹部肿块　患者自觉下腹部肿块逐渐增大,或在腹部触及包块,或在妇科检查时发现包块。

2. 下腹痛　良性卵巢肿瘤一般无腹痛,当出现腹痛,尤其是突然发生者,多系卵巢肿瘤蒂扭转所致,偶为肿瘤破裂、出血或感染。

3. 压迫症状　巨大的卵巢良性肿瘤可产生压迫症状,如压迫横膈引起心悸、呼吸困难;由于腹内压增加,影响下肢静脉回流,可引起两下肢水肿;膀胱受压时可引起尿频、排尿困难或尿潴留;位于子宫直肠陷凹的肿瘤可压迫直肠引起下坠感或排便困难;压迫胃肠道还可出现上腹部不适,食欲减退等。

4. B超等可辅助诊断。

疗方法

▌方一▌

1. 取穴　子宫、气海、天枢、三阴交、太溪、太冲。

2. 方法　用温针法。患者取仰卧位,常规消毒,用0.30mm×50mm毫针针刺。刺子宫穴时要在子宫穴处及上下左右循按,以出现酸胀痛感之点为针刺点,进针得气后,轻轻提插捻转,使针感传到阴部效果最佳;气海、天枢、太冲均直刺,使局部产生酸胀感;三阴交、太溪直刺,得气后尽量使针感向上传导,并施捻转补法。将艾条切成1.5cm长的艾段,用牙签在艾段中间扎一小孔,然后将艾段套在气海、子宫及三阴交处的毫针针尾上,从下端点燃,燃尽后将灰拨掉为1壮。如此灸2壮,然后起针。每日治疗1次,针灸5次为1个疗程。

▌方二▌

1. 取穴　神阙。

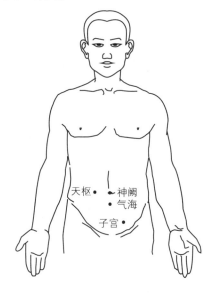
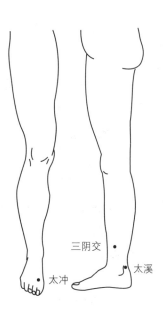

2.方法 用灌肠加艾灸法。处方: 败酱草45g, 薏苡仁45g, 赤芍25g, 白花蛇舌草45g, 紫草皮45g, 夏枯草45g, 苦参20g, 莪术40g(腹胀痛明显加玄胡40g, 刘寄奴40g; 白带秽多加红藤40g)。共浓煎成600ml, 分6次灌肠, 每日灌肠1次, 6天为1个疗程。根据囊肿大小制定疗程。一般需治6~8个疗程。最后2个疗程时隔天治1次, 月经期量多时停止治疗, 月经干净后7天做B超复查。灌肠后点燃艾条, 熏灸神阙, 以患者感到温热为宜, 时间以15~20分钟为度。以辅助药物吸收。

治疗效果

李艳梅用"方一"治疗26例, 对照组20例, 治愈14、3例, 有效9、14例, 无效3、3例, 总有效率为88.4%、85.0%(见《中国针灸》, 2005年第8期)。

刘俊梅用"方二"治疗24例, 显效17例, 占70.8%; 痊愈5例, 占20.8%; 无效2例, 占8.3%; 总有效率91.6%(见《河南中医》, 2008年第10期)。

处方荟萃

黄敏用药物与艾灸法。中药: 当归10g, 白芍20g, 熟地15g, 菟丝子20g, 巴戟天15g, 仙灵脾15g, 党参30g, 女贞子15g, 鹿角胶10g(烊化), 枸杞子15g, 川断15g, 白术15g, 煎汤服, 1日1剂。月经干净至排卵前选取三阴交、关元、子宫穴, 用拇指指腹部按摩每一个穴位, 顺时针50次, 逆时针50次, 然后艾灸每个穴位各15分钟。月经周期第5天开始口服克罗米芬胶囊50mg, 1日1次, 连服5天。月经延期或闭经者, 排除怀孕后, 肌注黄体酮针20mg, 1日1次, 连注3天, 使月经来潮后再进行以上治疗。主治多囊卵巢综合征(见《按摩与导引》, 2007年第1期)。

按语

在使用"方二"时, 灌肠时嘱病人不要说话, 不做增加腹压的动作。灌后卧床休息1小时, 嘱灌肠后3~4小时勿大便。神阙穴周围皮下组织薄, 血液循环丰富, 便于吸收。药液的温热作用加之热疗神阙强壮穴的辅助作用可扩张血管, 促进盆腔周围血液循环使盆腔周围药物浓度升高, 直接到达需要治疗部位。特别是对于胞宫虚寒而致不孕的女性效果极佳, 还避免了清热苦寒药物对女性的影响。

患者应保持乐观开朗的心情和平和的心态, 平时注意保暖, 避免感冒受寒。月经期间, 禁止一切剧烈体育运动及重体力劳动。月经期禁止性生活。如已查出患有子宫内膜异位症, 卵巢巧克力囊肿大于6cm以上者, 在月经期或月经中期一定要注意保持情绪稳定, 并避免过度劳累。因为一旦囊腔内张力突然升高时, 囊壁破裂, 会形成急腹症。

十五、子宫脱垂

子宫从正常位置沿阴道下降到子宫颈外口达坐骨棘水平以下, 甚至子宫全部脱出阴道口以外, 称为子宫脱垂。本病属于中医学"阴脱"、"阴脱"等范畴。

病因病理

本病多因产伤、产妇过度参加体力活动, 腹压增高, 肌肉、筋膜、韧带的张力减低, 使支持子宫正常位置的韧带等发生损伤, 或过度松弛 使子宫沿阴道向下脱出, 导致子宫脱垂。

中医学认为子宫脱垂是因产后体虚, 中气不足, 气虚下陷或肾虚不固, 致使胞宫下坠阴道或伸出阴道口外面; 或因生育过多、房事过多, 则肾气亏耗, 带脉失约, 冲任不固, 加之产后过早从事体力劳动所致。

诊断要点

1. 子宫由正常位置沿阴道下降。I度: 子宫位置较正常稍低, 宫颈仍在阴道口内; Ⅱ度: 宫颈及部分宫体落于阴道口外; Ⅲ度; 宫颈及全部宫体脱出于阴道口外。

2. 伴坠胀, 劳累后加重, 轻者休息后回升, 腰酸, 大便困难, 小便失禁等症。

治疗方法

▌方一▌

1. 取穴　关元

2. 方法　用温和灸法。患者取半卧位, 暴露施灸部位, 点燃长艾条一端, 距皮肤3cm, 施温和灸, 以局部皮肤潮红为度。每次40分钟, 每日1次, 2个月为1个疗程。

▌方二▌

1. 取穴　百会。

2. 方法　用温和灸法加针罐法。施灸时将艾条的一端点燃, 对准应灸的腧穴部位或患处, 约距皮肤2~3cm处进行熏烤。使患者局部有温热感而无灼痛为宜, 灸30分钟, 至皮肤出现红晕为度。操作者可将中、食二指分开, 置于施灸部位的两侧, 这样可以通过医者手指的感觉来测知患儿局部的受热程度, 以便随时调节施灸的距离和防止烫伤。同时针刺取穴: 关元、维道、子宫、三阴交。脾虚气陷型配合针刺足三里, 肾阳亏虚配合针刺肾俞, 湿热下注型配合针刺曲池。针刺得气后, 使针感向小腹部和会阴部传导、放射, 留针30分钟, 其间行针一次, 起针后在小腹部由大赫、关元、石门、气海行旋转走罐15分钟, 背部由关元俞、肾俞行走罐15分, 每日1次, 10次为1个疗程。中间休息3天, 继续下一疗程。

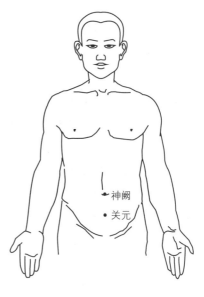

神阙

关元

▌方三▌

1. 取穴　八髎、神阙。

2. 方法　用隔姜灸法。取八髎(每次两穴)、百会、气海、维道、血海、子宫、足三里、三阴交穴，针后隔姜灸八髎、神阙，每次每穴灸7壮，每壮艾炷如大枣大。每日1次，10次为1个疗程，于月经前10天进行。

⫼ 方四 ⫼

1. 取穴　百会。

2. 方法　用化脓灸法。穴位常规消毒。取利多卡因1ml，穴处皮肤局麻后取自制底部直径0.5cm的锥形艾炷直接置于穴位上，点燃后待其自烬，艾灸以穴位处皮肤有灼伤为度，灸3壮。擦净艾炷灰烬，胶布密封，2天后清除灸疮处的皮肤，再次敷以胶布，促其化脓，3～4天后即可清疮除脓，局部做消毒处理。穴处形成一直径0.8～1cm、深0.2～0.3cm的灸疮，待其自行干燥结痂，约2个月后结痂脱落，形成瘢痕。

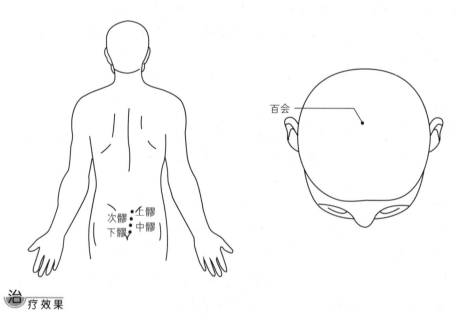

百会

次髎·上髎
下髎·中髎

治 疗 效 果

☞ 王科用"方一"治疗14例，痊愈2例，显效8例，有效4例。总有效率100%（见《中国针灸》，2005年第11期）。

☞ 丁敏用"方二"治疗22例，痊愈14例，占63.6%；有效8例，占36.4%；总有效率为100%（见《中国民间疗法》，1998年第2期）。

☞ 胡雨华曾治患者，女，36岁。小腹坠胀疼痛5年余，诊断为子宫脱垂（Ⅱ度）。用"方三"治疗1个疗程后诸症见轻，共治6个疗程症状基本控制，两年来未再复发（见《上海针灸杂志》，2000年第12期）。

☞ 白良川用"方四"治疗叶某，女，40岁，子宫脱出3年余，每随大便加重妇科检查示子宫脱垂（Ⅰ度）。经"方四"治疗后即感阴部收缩，脱落子宫回纳，共治12次痊愈（见《上海针灸杂志》，1996年第6期）。

陈红用悬灸法。艾条成分：艾叶、桂枝、高良姜、广藿香、降香、香附、白芷、陈皮、丹参、生川乌。圆柱状艾条，长20~21cm，直径1.7~1.8cm。取穴三阴交、气海、关元穴，点燃艾条，分别对准穴位，每穴悬灸10分钟，以各穴位皮肤潮红色为度。同时配合口服补中益气汤（见《浙江中医杂志》，2009年第11期）。

按语

灸法治疗本病应同时配合凯格氏锻炼法，可以提高疗效。凯格氏锻炼法是1952年由德国妇产科女医生凯格尔发明的，即耻骨尾骨肌(盆底肌肉)锻炼法，本方法增强了盆底肌肉收缩力和耐力，协助子宫复位，从而改善了相应的各种临床症状、体征。方法是嘱患者在站立或静坐时做缩肛（提肛）动作。开始收缩3秒为1次，重复10次为一组。以后逐渐延长到每次收缩10秒钟，每天收缩300次。早晚各1次。

治疗的同时，应加强营养，合理安排休息和工作，避免重体力劳动，避免长期站立或下蹲、屏气等增加腹压的动作，保持大便通畅，保持会阴部清洁，同时积极治疗使慢性腹压增加的疾病。

十六、子宫内膜异位症

子宫内膜异位症是具有生长功能的子宫内膜组织，包括内膜的腺体及间质，出现在子宫腔被覆黏膜以外身体其他部位的一种激素依赖性疾病。中医将其归属于妇人"腹痛症"、"症瘕"、"痛经"、"月经紊乱"、"不孕"等证的范畴。

病因病理

正常情况下，子宫内膜覆盖于子宫体腔面，如因某种因素，使子宫内膜在身体其他部位生长，即可成为子宫内膜异位症。这种异位的内膜在组织学上不但有内膜的腺体，且有内膜间质围绕；在功能上随雌激素水平而有明显变化，即随月经周期而变化，但仅有部分受孕激素影响，能产生少量经血而引起种种临床表现。

中医学认为，本病多虚实夹杂，本虚多为肝肾亏虚，冲任失调，或肾阳不足，经脉失养；标实多为气滞、血瘀，致冲任失养，经脉瘀阻，或痰浊阻滞。以虚、瘀、滞为主要病机。肝肾亏虚则精血不足，经脉不荣；气滞血瘀则经脉不通，均使疼痛加剧。治法宜温补肝肾，行气活血，散结消瘀。

诊断要点

1. 渐进性痛经；

2. 经期少腹、腰骶部不适，进行性加剧；

3. 周期性直肠刺激症状，进行性加剧；

4. 后穹窿、子宫骶骨韧带或子宫峡部触痛性结节;

5. 附件粘连包块伴包膜结节感,输卵管通畅;

6. 月经前后附件上述肿块有显著大小变化(未用抗感染治疗)。

凡有以上"1、2、3"点之一和"4、5、6"点之一,两点共存时可作为临床诊断。

疗方法

▌方一▌

1. 取穴　A组:关元、子宫穴(双);B组:次髎(双)、肾俞(双)。

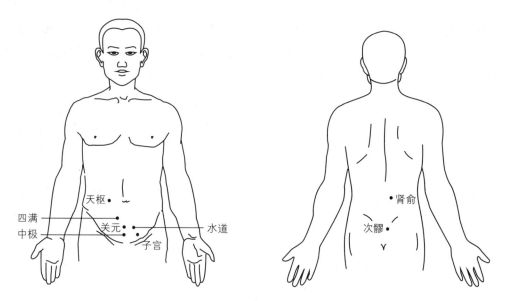

2. 方法　用隔药灸法。将中药附子、鹿角霜、肉桂、乳香、五灵脂按2:2:1:1:1比例混合,用粉碎机打粉(60目),用时以20%酒精调制后,用模具压成直径3cm、厚0.5cm的附子饼;细艾绒用模具做成底径2.5cm,高2cm,重2.5g的艾炷。隔日选一组穴位,两组穴交替使用,每穴灸2壮,经期可灸,将药饼置于穴位上,艾炷置于药饼上,点燃艾绒,药饼温度慢慢升高,如患者感觉太烫,则在药饼下垫一至二层纱布,灸至局部皮肤出现红晕为度。待温度低了,患者感到不热,再灸第二壮。治疗10次为1个疗程,共治疗6个疗程。

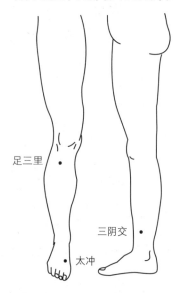

▌方二▌

1. 取穴　关元、中极、天枢、足三里、三阴交、太冲。

2. 方法　用温针法。均取双侧穴位。取苏州市艾绒厂生产的太乙药条(成分为艾叶、白芷、防风、乌药、小茴香、官桂等),剪成5cm左右长备用。患者平卧,医者用28号4寸毫针快速进针，得气后点燃艾条，插在针柄上，直到艾条燃尽。每日1次，15天为一周期，停针2天，4个周期为1个疗程。

方三

1. 取穴　双侧水道、四满穴，单侧三阴交穴。

2. 方法　用温通药灸法。温通药灸散组成：黄芪、当归、细辛、威灵仙、附子、艾叶各等份，和匀制成粗末。用时取30g，放入一直径4cm铜制容器中，底部有多个微孔。加入10%姜酊湿润后点燃。取上穴熏灸，每穴10分钟，每天1次。10次为1个疗程。

方四

1. 取穴　关元、次髎、子宫穴。

2. 方法　用隔药灸法加水针法。药物：附子、肉桂、鹿角霜、乳香、五灵脂按一定比例混合打成细粉，临用前用黄酒调和，制成厚0.4cm、直径2cm的药饼，上置艾绒，放在上述穴上，每次灸其中1个穴位，隔天灸1次，每次灸3壮。水针治疗：取足三里、血海；次髎、三阴交两组穴位，隔天交替选一组一侧穴位，每穴注射复方丹参注射液2ml，共4ml；2个月为1个疗程。观察2~3个疗程。

治疗效果

☞ 吕洪清用"方一"治疗28例，痊愈6例，显效10例，有效7例，无效5例，有效率82.1%（见《上海针灸杂志》，2006年第5期）。

☞ 曾睿用"方二"治疗38例，对照组38例，临床治愈17、8例，显效10、10例，有效9、11例，无效2、9例，总有效率94.73%、76.32%（见《医学理论与实践》，2009年第5期）。

☞ 刘亚欣用"方三"治疗76例，显效56例，有效11例，无效9例，总有效率88.16%。对照组31例，显效14例，有效6例，无效11例，总有效率64.52%（见《新中医》，2000年第5期）。

☞ 阮继源用"方四"治疗46例，结果轻型者总有效率97.8%，中型者84.2%，重型者63.6%（见《实用中医药杂志》，2001年第3期）。

处方荟萃

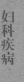

用雷火灸法。灸疗部位，小腹、骶髂关节部位，耳孔（双侧）；穴位：神阙、气海、归来、八髎、阿是穴。点燃2支药，放入两斗式灸具内，横放在小腹上（摆横阵），在骶髂关节部，摆竖阵，灸头距离皮肤3~5cm，以能承受为度，每处各温灸30分钟，取出1支药后，灸神阙、气海、归来、八髎、阿是穴(腰部疼痛处)，距离皮肤1~2cm，用雀啄法，每雀啄9次为1壮，每穴各雀啄7壮。每天灸疗1次，每次月经周期后治疗10天为1个疗程。

按语

本病位置基本局限在盆腔，盆腔瘀血阻滞，故改善盆腔血液循环为治疗本病的关键；活血化瘀、补肾疏肝为治疗本病的原则。但因口服中药治疗到达局部盆腔药物浓度不高，而且胃肠道反应大，故临床疗效受到限制。灸能温通经络，活血化瘀，提高免疫功能，调节内分泌功能。隔药饼灸除具有一般灸的作用外，又能通过皮肤组织对药物的吸收发挥药理效应。一般治2～4个疗程，病情会明显好转或治愈，不能治愈者一定要做进一步妇科检查，以明确是否有肿瘤癌变增生，及早发现及早手术治疗。

汪慧敏通过实验也表明，隔药饼灸能降低异常升高的血浆PGE2，导致雌激素水平降低，实现调节机体异常的免疫功能和紊乱的内分泌功能。所以，隔药饼灸是通过直接改善盆腔血循环，降低前列腺素水平，介导人体免疫，来达到治疗效果的（见《中国中医药科技》，2004年第6期）。

十七、女阴白色病变

女阴白色病变又称慢性外阴营养不良。系指一组女阴皮肤、黏膜营养障碍而致组织变性及色素改变的疾病。属于中医学的"阴痒""阴疮""阴蚀""阴痛"等范畴。

病因病理

其发病原因至今不明，可能与过敏、慢性机械性刺激、外阴深部结缔组织中神经营养失调或自身免疫代谢障碍，导致覆盖其上的皮肤发生病变。

中医学认为，该病为肝肾不足，精血亏虚，生风化燥。阴部肌肤失养；或脾虚化源不足，使阴部失荣；或脾肾阳虚，阴部肌肤失煦，均可导致阴部干萎、变白、粗糙、皲裂。另外久居湿地或感受外湿，湿蕴化热加之肝郁化火，湿热合流下焦，阻碍阴部充养亦可见本病。

诊断要点

1. 外阴瘙痒，有时可有灼热、疼痛感。患部皮肤粗糙、呈苔藓样增厚，有抓痕，有时发生皲裂。局部色素减退，大阴唇、小阴唇普遍变白。

2. 外阴可见轻度萎缩，严重时阴蒂、大小阴唇萎缩、粘连，小阴唇部分或全部消失，后联合缩紧，阴道口狭小、弹性消失，甚至影响排尿和性生活。

3. 本病的诊断，除以上特有的症状体征外，必须依靠活组织病理检查确诊。

治疗方法

▌方一▌

1. 穴　会阴、足三里、三阴交。

2. 方法　用温和灸法加中药熏洗法。将艾条点燃，对准穴位温灸，患者感到温热为宜，每穴3～5分钟，灸至皮肤潮红为度，勿令起疱，每日1次。2周为1个疗程，疗程间休息3日。中药（自拟方）黄芪30g、当归12g、丹皮12g、补骨脂10g、丹参15g、黑木耳10g、白鲜皮12g。将上方中药煎煮30分钟后，熏洗患处10～15分钟，每日1次。

‖方二‖

1. 取穴　膀胱截石位取穴组：曲骨、横骨、会阴、阴廉、阴阜（阴蒂上1寸，旁开1.5寸）；俯卧位取穴组：肝俞、肾俞、脾俞、足三里、血海、三阴交、太溪。

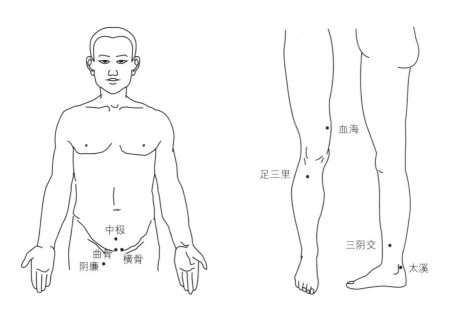

2. 方法　用温针法。嘱病人排空小便，以免刺伤膀胱。各穴常规消毒，阴阜穴用3寸针向下斜刺，以局部有酸胀感为度，其余穴位用1.5寸针，平补平泻。四肢部针感须沿肢体向上传导，躯干部穴应使针感放射到会阴部。第1组穴各穴采用温针灸的治疗方法，取清艾绒少许放于掌心搓匀如枣核大，缠绕在针柄上，从上端点燃之，待艾火完全熄灭冷却后去除艾灰，再同前法将另一个艾团缠绕于针柄上，灸第2壮，共灸3壮，留针30分钟。每次治疗，先取膀胱截石位温针灸，起针后再取俯卧位针刺各穴，采用平补平泻手法，留针30分钟。1周治疗3次，3周为1个疗程，疗程间休息7天。

‖方三‖

1. 取穴　横骨、三阴交、中极、下髎、会阴。

2. 方法　用温针法加贴敷法。横骨，直刺2~2.5寸，针感放射至会阴部，在针柄加艾段，点燃温针灸，余穴针刺，留针20~30分钟，隔日1次，10次为1个疗程，疗程间隔7日。自制中药乌龙祛斑膏：何首乌、龙胆草、蛇床子、川椒、甘草、麦冬、白藓皮、地肤子等药组成。将各药研为细粉，过100~120目细罗。取猪脂油400g入锅内加热熬化，过滤去渣，加入白蜡50g，溶化后，候温，加入上述药粉，搅拌均匀即得。每用少许，敷于患处。

‖方四‖

1. 取穴　足三里（双）、三阴交（双）。

2. 方法　用艾灸加耳针法。艾灸足三里、三阴交，每穴10分钟，外阴局部艾卷灸20~30分钟，每日1次，10次为1个疗程。耳针选神门、外生殖区、皮质下区、内分泌区。隔日1

次,两耳交替,10次为1个疗程,疗程间隔5~7天。

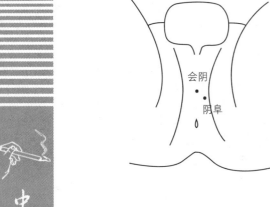

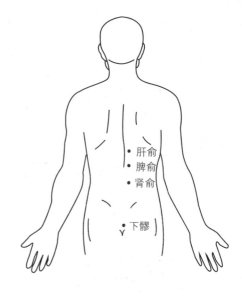

治 疗效果

☞ 张连生用"方一"治疗82例,基本痊愈44例,占53.7%;显效25例,占30.5%;好转10例,占12.2%;无效3例,占3.6%。有效率为96.4%(见《中国针灸》,2004年第1期)。

☞ 朱鸿秋用"方二"治疗46例,痊愈11例,占23.9%;显效23例,占50.0%;好转9例,占19.6%;无效3例,占6.5%。有效率为93.5%(见《中国针灸》,2004年第5期)。

☞ 杜鑫用"方三"治疗39例,显效20例,有效17例,无效2例,总有效率达94.87%(见《中国保健营养·临床医学学刊》,2009年第8期)。

☞ 赵晶华用"方四"治疗20例,治愈9例,显效8例,有效3例(见《辽宁中医杂志》,1986年第2期)。

处 方荟萃

1. 向继德用点灸法加熏洗法。将黄麻搓成如棉签粗细,用雄黄酒浸泡8~10天。取出阴干,加少许麝香、雄黄、艾绒密闭瓶内备用。用上药熏洗后将灸条点燃并快速点状触烧患部。

灸法合消斑洗剂治疗50例。然后用消斑洗剂:苦参、蛇床子各15g,黄柏、蝉衣、荆芥各9g,蜂房、花椒各6g,白鲜皮30g,水煎3000ml,熏洗外阴部2~3次/日。再外用搽药(见《辽宁中医杂志》,1983年第9期)。

2. 于兰馥用光灸疗法。将以竹红菌提取物配制的软膏涂于患处,用可见波长400~500nm照射。光源可用400W高压汞灯或特制的2G20-55型竹红菌光疗灯泡,每日1次,每次30~40分钟。30天为1个疗程(见《中华妇产科杂志》,1984年第1期)。

按语

临床实践表明，温针灸及外用中药能扩张血管、改善局部组织营养，从而促使皮肤黏膜色素增加，使外阴白色病变痊愈。

温灸法治疗较适于肝肾阴虚、血虚生风、脾肾阳虚等型。使用过程中瘙痒先消失，然后有表皮色素的恢复，皮肤弹性缓慢恢复。

保持外阴皮肤清洁干燥，禁用肥皂及其他刺激性药物擦洗，避免用手或器械搔抓刺激，忌食辛辣刺激性食物，忌食无鳞鱼类、醋及烟酒。不穿不透气的人造纤维内裤，以免湿热郁积而加重病变。

十八、习惯性流产

自然流产连续发生3次以上者称习惯性流产。中医称"滑胎"。

病因病理

引起习惯性流产的病因复杂，临床上竟有43种疾病最终可导致习惯性流产的发生，有免疫性因素、遗传性因素、感染性因素、内分泌性因素、解剖因素等，而其中免疫性因素导致的流产占习惯性流产的67%之多，解剖因素占14%、内分泌因素11%、遗传因素占5%、其他因素占3%。

中医学认为，滑胎的主要病机是肾虚，胎元不固，此类患者屡经堕胎、小产，脏腑气血、冲任极度虚损，身心备受折磨，焦急抑郁，精神不振，而极不稳定的情绪，每每可导致流产。

诊断要点

1. 习惯性流产是指自然流产连续发生3次或更多，每次发生流产的时间可在同一妊娠月份，也有不同者。

2. 临床表现与一般流产相同，亦可经历先兆流产——难免流产——不全或完全流产几个阶段。早期仅可表现为阴道少许出血，或有轻微下腹隐痛，出血时间可持续数天或数周，血量较少。

3. 一旦阴道出血增多，腹疼加重，检查宫颈口已有扩张，甚至可见胎囊堵塞颈口时，流产已不可避免。

4. 如妊娠物全部排出，称为完全流产；仅部分妊娠物排出，尚有部分残留在子宫腔内时，称为不全流产，需立即清宫处理。

治疗方法

‖方一‖

1. 取穴 神阙。

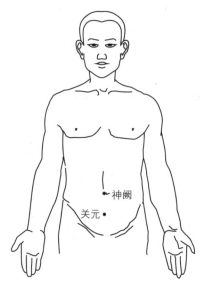

2. 方法　用温和灸法加贴脐法。于末次流产清宫术后（或初诊病人）立即行神阙穴拔罐，留罐2~3分钟，去罐以艾条温灸脐部20~30分钟，去灸后将装好药粉的家蚕茧壳（破洞口朝上）贴于脐部以胶布固定之，3天重复1次，每于拔罐前2~6小时去脐部茧壳，10次为1个疗程。疗程间相隔10~15天，茧壳内装药粉为寿胎丸原方1剂加黄芪、党参各20g，上6味药物研极细末，临用装入茧壳内，以装满茧壳为度。

▌方二▐

1. 取穴　百会、足三里、外关、行间、三阴交、血海、关元。

2. 方法　用温针法。取银铜合成的20号针，用2号针向前攒刺百会穴，施捻转手法，得气后留针，在针尾装艾卷点燃加温。取3寸针直刺外关、足三里等穴，施提插手法；行间穴向上斜刺，得气后加温。每日1次，每次必针百会穴，其他穴交替使用，10次为1个疗程。

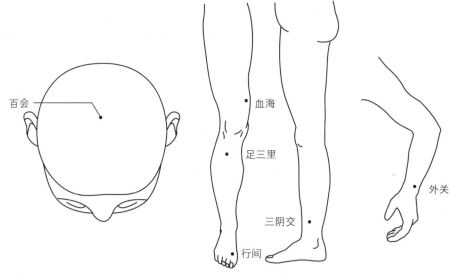

治 疗效果

☞ 赵玉侠用"方一"治疗351例，对照组201例，有效率分别为87.29%、60.80%（见《上海针灸杂志》，2001年第5期）。

☞ 于荣用"方二"治疗41例中有27例38~40周分娩，婴儿体重2600~3800g，有4例孕妇31~33周早产，婴儿体重1800~2100g。无效10例（见《陕西中医》，1993年第6期）。

处方荟萃

田从豁用温和灸法。取穴昆仑和气海穴。患者取平卧位,充分暴露穴位,用清艾条作灸材;点燃艾条一端后施灸,灸火离皮肤5~10cm。采用温和悬灸法,使患者局部有温热感而无灼痛为宜;每日艾卷灸昆仑穴20分钟,气海穴5分钟。患者坚持施灸3个月(见《中国灸法集粹》,1987年出版)。

按语

本病应在末次流产后即进行必要的检查,明确其引起流产的原因,针对原因采取相应的预防措施,以杜滑胎之虞。

焦急抑郁,精神不振,几乎是习惯性流产病人共有症状,而极不稳定的情绪,每每可导致流产。因此,治疗期间精神鼓励、心理调节至关重要。同时,孕妇在流产后切忌恼怒、担忧或受到惊吓,丈夫应多安抚,但不要在短期内有性生活。避免屏气、提举重物、用力大便,使腹内压增高而发生流产。

艾卷温和灸法对治疗妊娠三个月以内的早期习惯性流产效果好,但对妊娠5个月以上的习惯性流产则效果较差。其灸治时间应从妊娠试验阳性时开始,早期施灸则奏效尤佳。

医生可指导患者自行用艾卷温和灸气海、关元、中极、曲骨等穴,每次施灸15~20分钟,每日1次。应坚持灸治3~5个月,其间若能配合服用"保胎无忧散"之类进行治疗,效果更好。

第十五章　儿科疾病

一、小儿扁桃体炎

扁桃体炎是儿童时期常见病，多发病，分为急性扁桃体炎和慢性扁桃体炎。中医称为"乳蛾"。

病因病理

学龄前儿童易患病毒性扁桃体炎，急性扁桃体炎常为病毒和细菌共同侵犯。通常较大的孩子和成人易患细菌性扁桃体炎。病毒感染能导致继发性细菌感染。许多感染上呼吸道的病毒（如流感病毒、副流感病毒、鼻病毒）也常导致病毒性扁桃体炎。最常见的细菌感染是溶血性链球菌、肺炎球菌及葡萄球菌等。

中医学认为，小儿脏腑娇嫩，形气未充，肺、脾常不足。肺不足则卫外不固，易感受外邪。小儿体禀纯阳，外邪感触，易从火化，而致邪热壅盛，热毒蕴结于肺，搏结于咽喉，热壅血瘀，灼腐肌膜，致咽喉红肿热痛，喉核肿大或腐败成脓。

诊断要点

1. 小儿患扁桃体炎时全身的感染症状很明显，孩子表现为：高烧可达39~40℃，同时伴有寒战，全身乏力，头痛及全身痛，食欲不振，恶心和呕吐。

2. 检查咽部时可发现扁桃体上有脓。

治疗方法

‖方一‖

1. 取穴　耳尖。

2. 方法　用点灸法。取灯芯草一段，蘸芝麻油少许，点燃后对准双侧或单侧耳尖穴灸之，听见"啪"的响声即可。不响者效不佳，以响为度。每日1次。主治急性扁桃体炎。

‖方二‖

1. 取穴　阳溪。

2. 方法　用天灸法。取10个斑蝥浸出液,将圆形滤纸浸泡其中。取单侧阳溪穴,左或右均可,但需避开体表静脉,对学龄儿童,为便于学习可取左手。在对穴位进行常规消毒之后,取浸足药液的圆形滤纸贴敷其上,1.5~2.0小时后取下,贴敷处就会渐现一滤纸大小水疱,3~5天内尽量保持水疱不破,待其自然吸收则效果更佳;若在2天内水疱意外破裂,则需保持局部干燥,以防出现溃烂。主治慢性扁桃体炎。

▌方三▌

1. 取穴　双侧角孙。

2. 方法　取灯芯草4~8cm,一端浸入植物油(桐油、菜油、香油、麻油均可)中约1cm,燃火前用卫生纸吸去灯芯草上的浮油,或轻轻抖去浮油,以防蘸油过多烫伤患者,施术者用手拇指、食指捏住灯芯草上1/3处,即可点火,火焰不要过大。将角孙穴处头发分散开,暴露穴位,将点火一端向穴位移动,待火焰略变大,立即将浸油端垂直接触穴位标志点,动作要迅速,一触即提起。第一次可有清脆的爆响声,如无此声,应重复施灸1次。每穴灸1灯火,每天灸治1次。

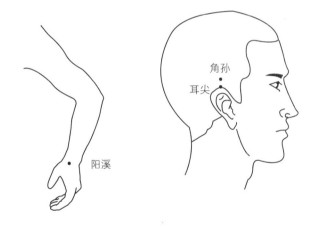

 疗效果

☞ 岳明华用"方一"治疗33例,痊愈27例,有效3例,无效3例(见《新中医》,1993年第2期)。

☞ 袁燕萍用"方二"治疗60例,8例显效,占13.3%;35例好转,占58.3%;17例无效,占28.3%。总有效率为71.6%(见《浙江中医杂志》,2008年第2期)。

☞ 黄琼用"方三"治疗高某,男,28岁咽喉疼痛3天,体温38.5℃,双侧扁桃体肿大,灯火灸治2次后痊愈(见《中医外治杂志》,2007年第1期)。

处 方荟萃

王跃丰用温和灸法。取穴风门、身柱,将艾条点燃后,在身柱、风门上熏烤,距离穴位处皮肤2cm左右。由于患儿不能及时准确地反映灼热程度,故要细心观察,以皮肤出现红晕为度。若局部皮肤只出现淡红，可将艾火距离稍近些，如红晕色深灼热，可使艾火离远些。或术者将左手食、中指分开放于穴位两旁，用术者的感觉来调整施灸的距离。一般每次灸10~20分钟，开始时可隔日灸1次，10次为1个疗程，1个疗程后，可减少施灸次数，每周灸1次或每月灸1~2次。在灸治的同时，所有患儿均每日给予梅花点舌丹，服用剂量因患儿年龄而异，3~6岁每次1粒，每日2次；6~12岁，每次1粒，每日3次。主要用于预防小儿慢性扁桃体炎（见《针灸临床杂志》，2002年第6期）。

耳尖穴为经外奇穴，具有退热消炎作用，某些实热证用之多效。用灸法治疗热性疾病古亦有之。如《医学入门》云"……实者灸之，使邪随火气而发散也"。"热者灸之，外发，火就燥之义也"。灸法具有消炎、镇痛、增加抗体、激发体内抗病能力的作用。应用灯火灸耳尖穴，毒邪得懈，郁热强散，故取效颇捷。临床观察：风热性疾病可用灸者，病之初即灸之，取效佳，往往1~2次即愈。

在日常的生活调护中，饮食宜清淡，不宜过食肥甘厚味煎炸之品，忌过食生冷；要随季节气候冷热适时增减衣服；保持所处环境清洁、通风，避免长期置身于空调房内；适当加强体育锻炼，以增强机体的抗病力。

二、小儿支气管炎

小儿支气管炎系指支气管发生炎症，中医归属于"咳嗽"范畴。

病因病理

本病病原主要为呼吸道合胞病毒，其他依次为腺病毒、副流感病毒、鼻病毒、流感病毒等；少数病例可由肺炎支原体引起，感染病毒后，细小的毛细支气管充血、水肿，黏液分泌增多，加上坏死的黏膜上皮细胞脱落而堵塞管腔，导致明显的肺气肿和肺不张。是肺炎的一种特殊类型。

中医学认为，小儿脏腑娇嫩，外感、内伤诸因均易伤肺而致咳嗽。外感寒、热、燥等表邪，侵入犯肺，肺气上逆；内有食滞，脾困生湿生痰，痰湿蕴积，肺气失宣；素体虚弱，久咳伤津，虚火上炎，更灼肺阴，肾不纳气而生。

诊断要点

1. 年龄多见于1岁以下的小儿，尤以6个月以下婴儿多见。

2. 一年四季均可发病，但以冬春季较多见。

3. 起病较急，有感冒前期症状，如咳嗽、喷嚏，1~2天后咳嗽加重，出现发作性呼吸困难、喘憋、面色苍白、口唇发绀、三凹征，肺部体征早期以喘鸣音为主，继之出现湿音。症状严重时可伴充血性心力衰竭、呼吸衰竭、缺氧性脑病以及水和电解质紊乱。一般体温不超过38.5℃，病程1~2周。

4. 血白细胞多正常或轻度增加。血气分析可见低氧血症以及动脉血二氧化碳分压降低或升高。胸部X线片以肺纹理增粗、双肺透亮度增强或有小片阴影和肺不张。有条件可做呼吸道分泌物病毒快速诊断以明确病毒种类。

治疗方法

‖方一‖

1. 取穴　神阙、定喘。

2. 方法　用铺灸法。药物：麻黄10g、法夏10g、白果仁10g、白芥子5g、公丁香5g、肉桂5g。将上药研成极细粉末，装入瓶中密封备用。先用75%的酒精棉球擦净穴处皮肤，用镊子夹取药末分别敷灸于神阙、定喘穴处（敷灸的药末团约蚕豆大小），滴2至3滴75%的酒精于药末团上，使药末湿润，然后用4cm×4cm大小的医用胶布将药末团固定在穴位上，24小时后将胶布及药末除去，洗净穴处充血潮红的皮肤。再隔24小时后进行第2次敷灸。3次为1个疗程，疗程间隔1个月。主治小儿急性支气管炎。

‖方二‖

1 取穴　天突、膻中、肺俞、定喘及合谷。如食滞明显，可加中脘、脾俞、胃俞等穴。

2 方法　用雷火灸法。患儿取坐姿，头向后仰，点燃灸条，距离皮肤2~3㎝，灸至皮肤红热为度，时间约为15~20分钟。每天1次，9次为1疗程，视病情轻重和病程长短灸1~2个疗程。主治小儿慢性咳嗽。

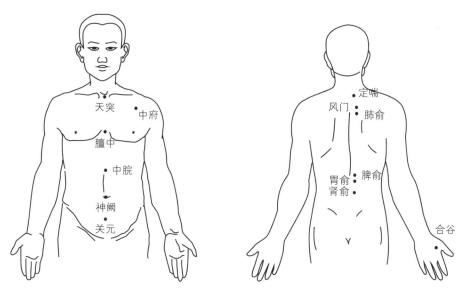

‖方三‖

1 取穴　天突、膻中、定喘、肺俞。

2 方法　用仿灸仪法。婴儿一般由其家长坐抱怀中，其余患儿取卧位和坐位，仿灸仪

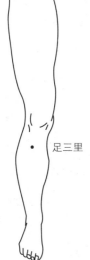

足三里

灸头分别对准上述裸露穴位，一次两穴，距离皮肤6~8cm脉冲频率每分钟40~60次，每次16~20分钟，以辐射后局部皮肤出现红晕为度。每天1~2次，6天为1个疗程。

方四

1. 取穴　初伏：肺俞、中府、足三里；中伏：肾俞、定喘、神阙；末伏：脾俞、风门、关元。以上穴位均为双侧取穴。

2. 方法　用三伏灸法。取白芥子、斑蝥、细辛、甘遂、玄胡各10g，烘干磨粉，用姜汁、蜂蜜1:4调成稠糊状，做成直径为2.0cm、厚约0.5cm的饼状，正中放少许麝香，备用。使用华佗牌雷火针，在施灸部位铺上棉布7~10层。取雷火针二支，均点燃一端。将其中一支作为备用，以握笔状执住另一支艾条，正对穴位，紧按在棉布上，稍留1~2秒钟，使药气温热透入深部，至患者觉有热感，或医生用手放施灸皮肤部位有温感，略提起药艾条，待热减后再行按压。如此反复进行3次，使热力持续深透。雷火针之后紧接着进行穴位贴敷，用4cm×4cm的防敏胶布固定，每次贴药时间2~4小时，视患儿皮肤情况而定，如局部无明显灼热痛感者可适当延长贴敷时间，最长不能超过24小时，如皮肤感觉特别疼痛者可提前取下。于每年夏季初、中、末伏各贴药1次，整个疗程共3年。

治疗效果

☞ 段祥会用"方一"治疗58例，临床治愈42例，占72.4%；显效8例，占13.8%；无效8例，占13.8%。有效率为86.2%（见《中国针灸》，1997年第6期）。

☞ 崔霞用"方二"治疗68例咳嗽中，治愈54例，好转13例，未愈1例，有效率98.5%，治愈率为79.2%（见《四川中医》，2007年第11期）。

☞ 张渝用"方三"治疗102例患儿，经1~8个疗程治疗，痊愈45例，好转54例，无放3例，总有效率为97.06%（见《中国针灸》，1992年第3期）。

☞ 吴雁用"方四"治疗90例患儿，治愈70例，占78%；好转15例，占17%；无效5例，占5%，总有效率为95%（见《护士进修杂志》，2009年第22期）。

处方荟萃

郭素洁用温和灸法。取艾条一根，点燃一端，医者右手持艾条距肺俞穴6cm左右行温和灸，左手食中两指分放于患儿肺俞穴的两侧，以感知温度，以便于右手随时调整施灸的距离，并不时对施灸的部位加以轻抚，以减轻不适感。每穴约灸10~20分钟，每日1次。并可配合小儿推拿治疗（见《按摩与导引》，2004年第5期）。

按语

小儿支气管炎是儿童中高发的疾病之一，临床中针对病源，应用抗菌、抗病毒及止咳等药物治疗，静点及口服药物给患儿增加很多痛苦和麻烦。而采用灸法进行治疗，可以纠正患儿机体代谢紊乱，增强细胞免疫功能，达到扶正祛邪、标本同治的目的，从而有利于缩短病程，减少复发。

凡接受天灸疗法的患者，贴药时避免挤压，贴药后局部皮肤出现灼热感、发红或起水疱等均属正常现象，可在局部涂紫草油，如起水疱，局部消毒后用消毒针头将水疱挑破，排出水液后涂百多邦，覆盖消毒纱布，贴药的部位在10天内不宜着冷水，也不可用肥皂等刺激性物品擦洗，当天忌食生冷、肥腻、辛辣等刺激性食物，忌食羊肉、鸡、鸭等发物，多饮水。

三、小儿哮喘

小儿哮喘是指小儿机体由于外在或内在过敏源或非过敏性因素，通过神经体液而导致可逆性气道阻塞性疾病。中医归属于"哮症"、"喘症"范畴。

病 因病理

现代医学认为，婴幼儿哮喘是一种常见的慢性呼吸道疾病。是由多种炎性细胞和炎症介质介导产生的气道慢性炎症性病理变化，并由此形成的气道旁反应性疾病。

中医学认为，小儿肺脏娇嫩，脾常不足，肾常虚，脾、肺、肾三脏功能失调而致痰饮形成，感受外邪，引动伏痰留饮，痰随气升，气因痰阻，互相搏激，阻塞气道，气机升降不利，以致呼多吸少，气息喘促，咽喉哮吼痰鸣。

诊 断要点

1. 发作前常有喷嚏、咳嗽等先兆症状，或夜间突然发作。发作时喉间哮鸣，呼吸困难，咯痰不爽，甚则不能平卧，烦躁不安等。

2. 常因气候转变、受凉，或接触某些过敏物质等因素诱发。

3. 可有婴儿期湿疹史，或家族过敏史。

4. 心肺听诊：两肺满布哮鸣音，呼气延长，或闻及湿啰音，心率增快。

5. 支气管哮喘，血白细胞总数正常，嗜酸性粒细胞可增高，可疑变应原皮肤试验常呈阳性。伴肺部感染时，血白细胞总数及中性粒细胞可增高。

治 疗方法

‖方一‖

1. **取穴** 定喘、天突、膻中、肺俞穴，寒喘加选关元，热喘加选曲池。

2. **方法** 用隔药饼灸法。寒喘药饼由炙麻黄、炙百部、翩附子、干姜各5g，杏仁、蛤蚧、川贝各10g组成，研极细粉末加入适量酒做成饼，直径2.5～35cm，厚约0.8cm，中间以针刺数孔；热喘药饼由炙麻黄、桑白皮、生甘草各5g，杏仁、黄芩各10g，生石膏、鱼腥草各15g组成，研极细粉末加入适量凉开水做成灸药饼，大小与厚度同上，中间以针刺数孔。根据寒喘、热喘辨证，将相应药饼置相应穴位，饼上再放艾炷（如苍耳子大），每穴施灸1～2壮。每天1次，10天为一疗程。

1. 取穴　天突、膻中、定喘、肺俞。

2. 方法　用光灸法。用仿灸仪穴位照射，小于1岁患儿由家长抱坐，1岁以上或能配合者则取骑马式坐位或平卧位，仿灸仪灸头分别对准上述裸露穴位，距皮肤5~7cm，一次两穴，电流脉冲频率每分钟40~60次，以辐射后局部皮肤出现光晕、触之温热为宜，每天1~2次，每次15~20分钟，或每天1次，每次30分钟。5天为1个疗程。

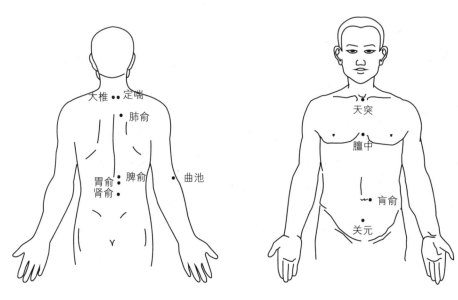

方三

1. 取穴　发作期：双侧涌泉及足背对应的阿是穴；缓解期：取大椎、肺俞、肓俞、膻中、脾俞和肾俞。

2. 方法　用药物灸法。发作期：取局部常规消毒后，用中药桃仁、杏仁、栀子和糯米共研成细末，调成糊状后敷于穴位上（桃仁灸），12小时取下，日1次，连续贴5次。缓解期：局部消毒，用中药白芥子（生、炒量比例，随年龄配制）、延胡索、甘遂、丁香和肉桂共研成细末，加入少许冰片，用姜汁调成稠糊状，取适量敷于以上穴位，用保鲜膜覆盖，胶布固定，1~4小时取下，以所灸穴位局部充血潮红、起粟米状小水疱为最佳，10天治疗1次，1个月为1个疗程。

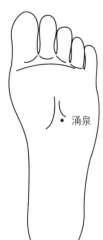

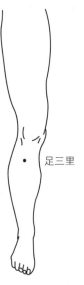

方四

1. 取穴　双侧足三里。

2. 方法　用温针法。进针后行捻转手法，得气后平补平泻，然后剪取艾条段1寸长，置于针柄上，施以温针灸。留针15分钟，每日1次，7次为1

个疗程。温肺平喘汤（炙麻黄、辛夷、远志、地肤子、蛇蜕各6~9g，细辛3g，白芥子、地龙各9~15g）。每日1剂，连服7天。主治小儿寒哮。

治疗效果

☞ 王宗殿用"方一"治疗92例，显效共20例，占21.74%；有效共68例，占73.91%（见《针刺研究》，1997年第3期）。

☞ 张佩荣用"方二"治疗50例，对照组50例，痊愈28、8例，好转17、18例，无效5、24例（见《黑龙江中医药》，2000年第5期）。

☞ 黄传萍用"方三"治疗50例，对照组50例，分别临床控制32、20例，好转17、19例，无效1、11例（见《吉林中医药》，2007年第3期）。

☞ 马秀华用"方四"治疗50例，显效36例，有效10例，无效4侧；对照组50例，显效22例，有效20例，无效8例（见《中国针灸》，1994年第6期）。

处方荟萃

1. 乔赞用温和灸法。艾灸组主穴：肺俞、风门、足三里；配穴：肺气亏虚加太渊、膏肓；脾气亏虚加中脘、脾俞；肾气亏虚加关元、肾俞；痰壅气逆加丰隆、膻中。采用艾条温和灸法，将所选穴位分为2~3组，每组最多不超过3穴，其中肺俞每次必灸。每穴灸10分钟（双侧取穴者，每侧灸10分钟），每天1组，交替进行，15天为1个疗程，疗程间休3天，连续灸治4个疗程。主治虚证小儿哮喘非急性发作期（见《湖南中医药大学学报》，2008年第4期）。

2. 李惠红用天灸法。取白芥子25%、玄胡25%、细辛20%、地龙10%，混合研成细末，用鲜生姜汁（20%）调成稠膏状。切成约1cm×1cm×1cm大小的药膏块，含药约6g。同时在膏药表面加少许麝香，用约5cm×5cm的正方形胶布固定膏药于所取穴位上。在每年的三伏天，即初伏、中伏、末伏进行贴敷。初伏取穴：定喘、肺俞、膏肓；中伏取穴：大椎、风门、脾俞；末伏取穴：肺俞、大杼、肾俞。皆取双侧穴位。每隔10天贴敷1次，一般每次0.5~1小时，不得超过2小时，共贴3次（见《中医儿科杂志》，2007年第4期）。

按语

在临床上对中、重度病例，可将艾条温和灸与内服中药结合应用，轻度病例或中重度病例病情降至轻度后，单纯用艾条温和灸，不必内服中药。

在用光灸穴位治疗时，必须加强巡回护理，注意患儿的脉搏、心率、呼吸等生命体征，针对患儿天性好动的习惯，应加强说教，注意灸头与体表皮肤的距离，防止灼伤及线路故障造成的触电事故。

药物灸对消除患儿的气道高反应，消除气管炎症，降低机体的过敏状态有着良好的作用。从远期疗效观察，药物灸组患儿感冒次数和哮喘发作次数为零或明显减少，解决了临床上长期使用激素所带来的副作用，值得临床推广和应用。

四、小儿咳嗽

咳嗽是小儿肺系疾患中的一个常见症状。现代医学的急、慢性支气管炎，气管炎，部分咽喉炎均属于此病范围。中医学按其临床主要症状将咳嗽分为两大类，一般继发于感冒之后的称为"外感咳嗽"，没有明显感冒症状的称为"内伤咳嗽"。

病 因病理

小儿咳嗽是人体的一种保护性呼吸反射动作。咳嗽的产生，是由于当异物、刺激性气体、呼吸道内分泌物等刺激呼吸道黏膜里的感受器时，冲动通过传入神经纤维传到延髓咳嗽中枢，引起咳嗽。

中医学认为，小儿肌肤柔嫩，腠理疏松，卫外不固，加之冷暖不知自调，故易感外邪，"肺为娇脏"，肺脏气机特点是宣发与肃降，邪气袭肺，使肺失宣降引起咳嗽。

诊 断要点

1. 上呼吸道感染：多为一声声刺激性咳嗽，好似咽喉瘙痒，无痰；不分白天黑夜，不伴随气喘或急促的呼吸。有时可伴随发热，体温不超过38℃；精神差，食欲不振，出汗退热后，症状消失，咳嗽仍持续3~5日。

2. 支气管炎：通常在感冒后接着发生，咳嗽有痰、有时剧烈咳嗽，一般在夜间咳嗽次数较多并发出咳喘声。咳嗽最厉害的时间是孩子入睡后的两个小时，或凌晨6点左右。

3. 咽喉炎：声音嘶哑，有脓痰，咳出的少，多数被咽下。咽喉疼痛，烦躁、拒乳，咳嗽时发出"空、空"的声音。

4. 过敏性咳嗽：持续或反复发作性的剧烈咳嗽，多呈阵发性发作，晨起较为明显，遇到冷空气时爱打喷嚏、咳嗽，但痰很少。夜间咳嗽比白天严重，以花粉季节较多发生。

治 疗方法

┃方一┃

1. **取穴** 天突、膻中、肺俞、定喘、合谷。如食滞明显可加中脘、脾俞、胃俞等穴。

2. **方法** 用雷火灸法。患儿取坐姿，头向后仰，点燃灸条，距离皮肤2~3cm，灸至皮肤红热为度，时间约为15~20分钟。每天1次，10次为1疗程，视病情轻重和病程长短灸1~2个疗程。主治儿童慢性咳嗽。

┃方二┃

1. **取穴** 身柱穴。

2. **方法** 用中国灸法。将中国灸（咳嗽型）打开后展开护翼，剥开离心纸，将药片处对准身柱穴，两翼贴于皮肤，将温控贴揭下贴于无药一面中心，温控贴能有效地减少空气进入，延缓氧化反应，以减少热量释放，达到控温的目的，4小时后揭去，每日1次，4天为1个疗程，连用6d。

▌方三▐

1. **取穴** 大椎、肺俞、涌泉。虚者加艾灸肾俞;痰热者加艾灸丰隆。

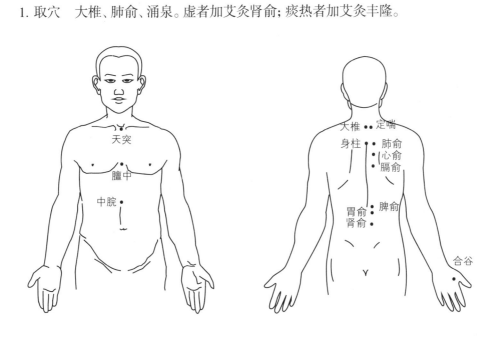

2. **方法** 用隔盐灸法。选用直径4.0cm、高约3.5cm的通心木圈,一端包上两层纱布为底面,另一端放上少许盐,盐上面放些艾绒并点燃之,放在穴位上并左右移动。艾绒燃完后再放第二次,如此反复操作。每穴可灸4~5壮,皮肤潮红即可。操作完后给局部皮肤搽上少许万花油,以防起疱。隔日治疗1次,10次为1个疗程。

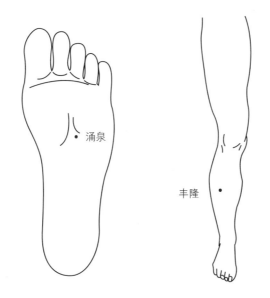

▌方四▐

1. **取穴** 膻中、天突、肺俞、心俞、膈俞穴。

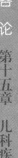

2. 方法　用天灸法。取炙麻黄21g，炙白芥子21g，延胡索21g，甘遂12g，细辛12g，甘草12g，精选地道中药材，洗净杂质，晾干消毒加工制成150目粉末，生姜汁调成糊状，将绿豆粒大小的药膏放于2.5~2.5cm透明脱敏胶布中心贴于所选穴位上，2~4小时自行揭下，以皮肤微微发红为度。每年初伏、中伏、末伏各治疗3天，连续治疗3年为1个疗程。主治小儿过敏性咳嗽。

治 疗效果

☞ 崔霞用"方一"治疗68例，治愈54例，好转13例，未愈1例，有效率98.5%，治愈率为79.2%（见《四川中医》，2007年第11期）。

☞ 赵卫用"方二"治疗60例，对照组30例，分别显效42、12例，有效15、12例，无效3、6例，总有效率95%、80%（见《中国当代医药》，2009年第17期）。

☞ 吴思平用"方三"治疗386例中，痊愈152例，进步197例，无效37例。有效率为90.4%（见《中国针灸》，1993年第4期）。

☞ 范永红用"方四"治210例，治愈128例，占49.2%；显效72例，占27.7%；有效48例，占18.5%；无效12例，占4.6%。总有效率95.4%（见《上海针灸杂志》，2009年第12期）。

处 方荟萃

1. 郭素洁用温和灸法。取艾条一根，点燃一端，医者右手持艾条距肺俞穴2寸左右行温和灸，左手食中两指分放于患儿肺俞穴的两侧，以感知温度，便于右手随时调整施灸的距离，并不时对施灸部位加以轻抚，以减轻不适感。每穴灸10~20分钟，每日1次。并可配合小儿推拿治疗（见《按摩与导引》，2004年第5期）。

2. 温乃元用梅花针叩刺加温和灸法。选取后颈部（颈5~7两侧）、气管两侧、天突、手太阴肺经体表循行路线。中等度刺激，叩至局部皮肤潮红、出丘疹，但不出血。取穴大椎、风门、肺俞、列缺。操作时点燃艾条一端，在距穴位3cm的高度进行熏烤，灸至局部起红晕为度。每日1次，3次为1个疗程（见《按摩与导引》，2001年第1期）。

按语

咳嗽只是一种症状，许多疾病均可引起咳嗽，有的疾病甚至可以引起生命危险，因此，在治疗咳嗽的同时，应查出并治疗引起咳嗽的原发性疾病，以免延误病情。

儿童在咳嗽期间饮食要清淡，禁食寒凉食物、肥甘厚味食物、禁食橘子。长期咳嗽不愈的患儿，可用梨加冰糖煮水饮用，以润肺止咳；也可用鲜百合煮粥，对咳嗽日久、肺气已虚的儿童效果甚好。对于脾虚痰多的患儿，平时可多食山药，或煮莲子粥、薏米粥及大枣粥等食用。

五、小儿反复呼吸道感染

反复呼吸道感染是儿童时期常见的疾病。中医归属"外感"、"感冒"、"咳喘"范畴。

病因病理

现代医学认为,小儿反复呼吸道感染与呼吸道慢性病灶、疾病、饮食、环境因素、免疫因素、微生物感染等诸多因素有关,引起上呼吸道感染的细菌、病毒种类繁多,变异复杂,不同种类病毒、细菌反复感染,缠绵难愈,导致机体抵抗力下降,免疫功能低下;而许多患儿因免疫功能下降,又易受微生物感染,严重影响患儿正常生长发育。

中医认为,小儿气血未充,肌肤柔脆,腠理疏松,风寒所触,营卫受病。体虚卫外不固,反复感邪,夹湿伤食,则缠绵难愈。其病机可概括为外感六淫、六伤乳食、内外合邪。

诊断要点

1. 患儿每年有7~10次以上呼吸道感染,2次左右呼吸道感染,每次感冒病程可在10天以上。

2. 发病时上感有鼻或(和)咽部卡他症状或有扁桃体红肿,下呼吸道感染有呼吸频数、喘促、发绀及肺部啰音等表现。

3. 患儿有不同程度的食欲不振、出汗、消瘦、偏食等症。

治疗方法

方一

1. 取穴 肺俞、肝俞、脾俞、肾俞、大肠俞等穴。

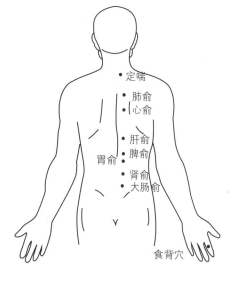

定喘
肺俞
心俞
肝俞
脾俞
胃俞
肾俞
大肠俞
食背穴

2. 方法 用灸箱法。自制小木箱1个,长约30cm,底空,中间以细铁丝网相隔,顶部加盖,顶盖并有小孔若干。将艾条撕碎,平铺于小木箱中铁丝网上,以少许95%酒精洒在艾叶上,点燃,待箱底有热感后,嘱患儿取卧位,将术箱置于背部腧穴部位,背部皮肤灼热发红为度,如过热,可将木箱稍垫高。每次温灸30分钟,每周治疗5次,1个月为1个疗程。

方二

1. 取穴 神阙。

2. 方法 用敷灸法。中药I号方用黄芩、甘草;II号方用黄芪、白术、黄芩、甘草。药量分别按2:1.5和3:2:2:1.5比例投用,分别适用于邪袭肺卫和脾气亏虚两型。上药研末备用。取姜汁、蜂蜜、甘草醇(500mL、32度米酒加200g甘草泡浸1个月),按1:2:3比例,调药粉成泥状,调到一撮约3~5g。脐部以TDP特定电磁波治疗器照射20分钟,或常规消毒后敷以上药,敷料固定,或以消毒纱布加绷带固定,勿使之脱落。12~16小时取下,每周2次,8次为1个疗程,间隔1个月进行第二疗程。

方三

1. 取穴 脐周四穴(包括任脉之水分、阴交二穴及肾经肓俞共四穴)、脾俞、足三里、食背、大椎、肺俞。

2. 方法　用药线点灸加刺络法。以三棱针快速浅刺四缝穴，深1.5~2mm，挤出稠质黏液，隔日一次，2~3次至无黏液后，用壮医标准三号线点灸穴位，每天1次，共10天。间隔20天后重复以上灸刺法，3个月为1个疗程。

‖方四‖

1. 取穴　双侧定喘、肺俞、脾俞、肾俞。

2. 方法　用天灸法。时间为每年的三伏和三九天，三伏天每10天贴药1次，三九天每9天贴药1次，贴敷药物选用代温灸膏（湖南湘潭飞鸽药业有限公司生产），每次贴药2小时。

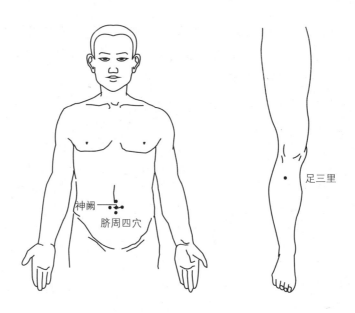

治疗效果

☞ 龙训用"方一"治疗46例，对照组40例，显效34、16例，有效10、18例，无效2、6例（见《贵阳中医学院学报》，1998年第4期）。

☞ 金丽玲用"方二"治疗142例中，痊愈36例，占25.3%；显效46例，占32.4%；好转47例，占33.1%；无效13例，占9.1%。总有效率90.8%（见《针刺研究》，2001年第1期）。

☞ 蔡莉君用"方三"治疗36例，对且30例，分别显效20、5例，有效12、9例，无效4、16例总有效率分别为88.89%、46.67%（见《广西中医药》，2009年第4期）。

☞ 谢学田用"方四"代温灸膏天灸对小儿反复呼吸道感染有良好疗效，能显著降低呼吸道感染次数、缩短呼吸道感染总病程（见《新中医》，2007年第9期）。

处方荟萃

1. 陈礼勤用天灸法。每位患儿连续2年分别于夏季和冬季进行天灸疗法，"三伏贴"于每年农历三伏（头伏、中伏、末伏）敷贴，共3次；"三九贴"从冬至算起至三九，每九贴1次，共敷贴3次。敷贴药膏药用甘遂、细辛、元胡、白芥子、肉桂等。将中药研末混合，用鲜榨姜汁调至干湿适中,外敷在患者定喘、肺俞、肾俞、天突、膻中等穴上,每次敷药2~4小时,视患儿皮肤腠理厚薄,以敷药处皮肤发红、起泡为度(见《中医外治杂志》,2008年第1期)。

2. 王小平用针挑结合艾灸法。身柱、肺俞、足三里、四缝,每次选2~3个穴位,用小号三棱针快速刺入皮肤0.1~0.2cm,挑断表皮内少许纤维,出针后抹上万花油。每7~10天挑刺1次,3次为1个疗程。上述穴位每次取2穴,用艾条点燃一端,灸治穴位,每日1次,灸20分钟,1个月为1个疗程(见《四川中医》,2006年第7期)。

按语

临床观察表明,儿童反复呼吸道感染的发生与患儿的体质有很大的关系,其中脾肺两虚最为多见,达65%,其次为气阴两虚,占30%,先天不足的肾虚也达5%。脾为后天之本,肾为先天之根,而肺为华盖,最易受病,因此,调整肺、脾、肾之功能是祛邪外出、提高机体免疫力的关键。背俞温灸治疗小儿复感,易于为患儿及家属接受,对小儿反复感冒、营养不良而常年服药不断者疗效甚好。

谢学田用代温灸膏治疗小儿反复呼吸道感染的第2、3年有显著疗效,在第2、3年显著减少了呼吸道感染次数,3年均显著缩短呼吸道感染总病程。需要指出的是,在第1年,治疗组总有效率高于对照组,呼吸道感染次数下降幅度也大于对照组,但差异并不显著,提示天灸疗法可能起效较慢,要达到更好的效果,需要坚持治疗2年以上,或配合其他起效较快的方法(见《新中医》,2007年第9期)。

六、小儿发热

发热是指病理性的体温升高,是人体对于致病因子的一种全身性反应。是儿科疾病最常见症状之一,小儿以外感引起的发热最常见。中医称之为"壮热"、"实热"、"日晡潮热"等。

病因病理

大多数发热是由于感染引起的,而且以病毒为最常见,像感冒、流感、麻疹、幼儿急疹、流行性腮腺炎等,其次是细菌感染,像扁桃腺炎、猩红热、流行性脑膜炎等,寄生虫感染有些也有发热,如疟疾、黑热病等,但比较少见;非感染性发热有中暑、脱水、白血病、肿瘤、外伤或手术后等;还有些散热障碍的疾病,像鱼鳞广泛性皮炎、汗腺缺乏症等,均可影响人体体温中枢而出现发热。

中医学认为,小儿肺常不足,因肺为清虚之脏,既不耐寒热,又易受邪,外邪入侵,则肺失宣肃,卫阳被遏,邪正交争而发热。

诊断要点

1. 体温异常升高(肛温达37.5℃以上)是本病的主要特征。由外感引起者多伴有上呼吸道卡他症状,咽部充血。

2. 患儿可出现烦躁不安,呼吸急促,鼻翼煽动,惊跳抽搐或精神萎靡,神昏谵语,疲乏无力，不思饮食等。

3. 听诊可闻及肺呼吸音增粗或干、湿啰音，实验室检查，血白细胞总数增高，中性白细胞增高。胸部X线检查可发现肺纹理增粗或炎症改变。

疗方法

‖方一‖

1. 取穴　肺俞、足三里。

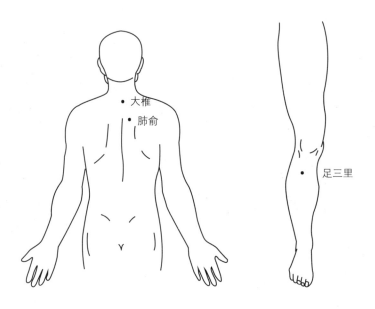

2. 方法　用雀啄灸法。上穴皆双取。患儿坐卧不限，以患儿感觉舒适为宜，暴露上述穴位，点燃艾条的一端，距皮肤2~3cm，施以雀啄灸，以患者感到温热为宜，每穴5~7分钟，至局部皮肤红晕面积不小于5cm×5cm，皮肤红晕、湿润为度。每日治疗1次。

‖方二‖

1. 取穴　大椎。

2. 方法　用艾炷灸法加刺血法。患者俯卧位，用艾绒做成艾炷，置大椎穴上，点燃，患者感灼热时，再换一壮，如此灸大椎9壮（壮数大，急吹其火），三棱针点刺少商出血，加风门拔火罐。

疗效果

☞ 路瑶用"方一"治疗72例患者中，治愈68例，占94.3%；显效4例，占5.7%。总有效率100%。其中治疗2次痊愈22例，3次治愈38例，5次治愈12例，平均治愈天数3天（见《山东中医杂志》，2003年第2期）。

☞ 刘安然用"方二"治疗黄某，2天来，发热，恶寒，咽喉疼痛，体温39.1℃，治疗后微出汗，热退（体温37.4℃），咽痛消失（见《安徽中医临床杂志》，1998年第3期）。

用温和灸法加刺血法。取穴百会穴,点燃艾条的一端,左手食指和中指拨开患儿百会穴处头发,用手感受温度,熏灸穴位,时间5~10分钟,灸后再在大椎与少商穴点刺放血数滴,每日1次,直至热退。

按语

小儿肺气之所以娇弱,关键在于脾胃不足。灸法有通行经脉、疏风解表之效。《医学入门》曰:"虚者灸之,使火气以助元阳也;实者灸之,使实邪借火气而发散也;寒者灸之,使其气之复温也;热者灸之,引郁热之气外发,火就燥之义也。"故灸之则既能卫外自固,又能驱邪外出,以疏风散热,清宣肺气,疗效显著。遇有外感高热用物理降温和药物退热仍持续者 用针灸疗法退热效果较好,退热平均针灸次数为3次左右,刺血后1~2小时内热度可下降1~2℃,一般经过3~4次治疗,可降至正常范围。发热仅是一个症状,故在治疗发热的同时,还应寻找出原发性疾病并进行有效治疗,才能彻底解决发热的根本原因。

七、小儿厌食症

小儿厌食症是指较长期的食欲减退,是儿童时期最常见的症状。中医将其归属于"伤食"范畴。

病因病理

本病可以是慢性疾病的一种临床表现。此外,不良饮食习惯、精神因素均可导致胃肠功能紊乱,影响食欲,造成厌食。

中医学认为,由于小儿"脾常不足"的生理特点和饮食不节等诸多因素均易损伤脾胃,令其受纳、运化失职,使小儿长期食欲不振厌恶进食,久则病及他脏或全身,影响小儿的生长发育。

诊断要点

1. 长期食欲不振,时间超过1月。

2. 面色少华,形体偏瘦。

3. 有喂养不当史。

4. 排除因肝脏、肠道炎症及肺结核等各种慢性疾病或因药物所引起的食欲低下。

治疗方法

‖方一‖

1. 取穴　脐周四穴(以脐中为中心,旁开1.5寸,上下左右各取1穴,共4穴)、足三里、脾俞、四缝。配穴:脾胃不和加内关、里内庭;脾胃气虚加章门、中脘、阴陵泉;脾胃阴虚加肝俞、肾俞;肝旺脾虚加期门、阳陵泉。

2. 方法　用壮医药线点灸法。医者以右手拇指、食指夹持2号药线的一端，并露出线头1~2cm，在酒精灯上点燃，然后吹灭明火，使之成圆珠状炭火，随即稳重而敏捷地将有火星线头点压于穴位上，采用中等力度以不起水疱为度，时间1秒钟，一按火灭即为1壮，一穴灸5壮。每周治疗2次，每次2~3个穴位，交替选穴，4周为1个疗程。

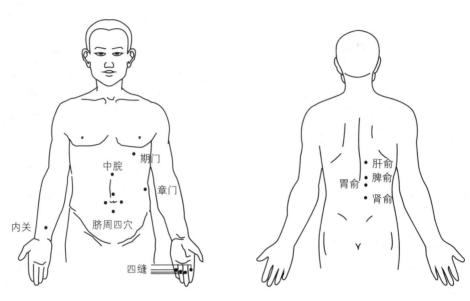

【方二】

1. 取穴　足三里。

2. 方法　用温和灸法。取小儿合作、舒适体位，手执点燃艾条，对准足三里穴，距离以患儿感到温热、舒适为度，约距皮肤2~3cm。艾条可缓慢在足三里穴上、下移动，以不灼伤皮肤为准，灸至皮肤稍见红晕为度，约15~20分钟，日1次，连续治疗1周，以后每周治2~3次，直至恢复正常食欲。

【方三】

1. 取穴　中脘、胃俞。

2. 方法　用温和灸法。患儿仰卧位，医者手持清艾条垂直于中脘穴上，距皮肤2~3cm，点燃艾条施灸。次日患儿取俯卧位，医者灸其胃俞穴，双侧轮流进行。施灸时医者可将手指放在穴位旁，以测知温度，防止烫伤患儿。每穴约15~20分钟，开始时灸治时间可略短，逐渐加长治疗时间，以穴位处皮肤潮红为度，如患儿渐能耐受，以皮肤灼热微痛为佳。每日治疗1次，灸治1~3个月。

【方四】

1. 取穴　中脘、双足三里。

2. 方法　用温和灸法。患儿仰卧于床，取穴，点燃灸条，施灸，操作医师以手放穴位旁以测温度，防患儿灼伤。每次温灸10分钟，以穴位皮肤潮红为度，每日1次，7天为1个疗程。

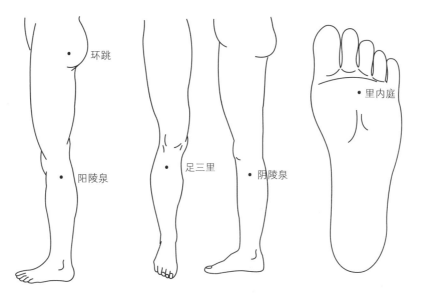

环跳

里内庭

阳陵泉　足三里　阴陵泉

治 疗效果

☞ 王小平用"方一"治疗73例,对照组72例,分别治愈59、45例,好转7、11例,无效7、16例,总有效率为90.41%、77.78%(见《中医儿科杂志》,2007年第5期)。

☞ 鲍连凤用"方二"治疗35例,1周后均有明显效果,坚持2~3个月后,患儿食欲皆恢复正常,治愈率100%(见《山东中医杂志》,2004年第5期)。

☞ 孙敬青用"方三"治疗30例,对照组30例,治愈25、13例,显效3、5例,有效2、8例,无效0、4例,总有效率100%、86.7%(见《中国针灸》,2004年第6期)。

☞ 刘宁用"方四"治疗110例,显效95例,占86.36%;好转者15例,占13.67%;总有效率100%(见《现代临床医学》,2006年第3期)。

处 方荟萃

区鹿兰用壮医药线点灸法。主穴取四缝、足三里、胃俞、中脘。配穴:实热型配不容、内关;虚寒型配关元、脾俞;咳嗽者配肺俞;腹痛及大便溏烂者配水分、天枢;大便干燥者配内庭;多汗者配肝俞。药线由苎麻卷成长30cm,直径0.7cm的细线,再放入由麝香、雄黄等药物制成的药液中浸泡24小时即成。操作时以食指和拇指持线的一端,点燃,吹灭明火,把火星压在穴位上,火灭即起为1壮。轻症者一穴1壮,重症者一穴2壮。每天1次,10天为1个疗程。1个疗程疗效欠佳者,再继续1个疗程(见《新中医》,1997年第10期)。

按 语

药线灸疼痛轻微,且每次治疗时间短(不足1分)。线灸后穴位四周形成直径约2cm宽的红晕持续约2小时。局部温度的升高对穴位仍继续有物理刺激作用,其作用温和而持久,故能调和脾胃,增加肠蠕动,使营养充分吸收。本方法简单易行,效果确切,无不良反应,值得同道们一试。但操作时应注意,用药线点灸后局部有灼热感或痒感,注意不要用手抓破皮肤,如个别皮肤破损者给予万花油外涂,以预防局部感染。

八、小儿肠炎

小儿肠炎是小儿以腹泻为主要表现的综合征。本病属中医学"泄泻"、"濡泄"范畴。

因病理

大多数肠炎是感染细菌或病毒等病菌后引起的,导致肠炎的病菌种类繁多,其中以病毒最为多见,如轮状病毒、腺病毒、柯萨奇病毒等。由细菌引发的肠炎则症状较重,其中常见细菌有空肠弯曲菌、沙门氏菌、痢疾杆菌、致病性大肠杆菌、金黄色葡萄球菌等。致病的病菌大多是通过受污染的食物、餐具或直接通过手进入人体。

中医学认为,急性肠炎可因外感时邪,侵犯脾胃;或因饮食不节,暴饮暴食或恣食生冷;或误食腐馊食物,使胃失和降,脾失健运,升降失常,清浊不分而致吐泻。慢性肠炎则有因外感泄泻迁延日久,损伤脾胃;或因长期饮食失调,劳倦内伤,导致脾胃虚弱而成;或反复发作,脾病及肾,命门火衰,致脾运化失司而致大便下泄。

诊断要点

1. 主要是根据腹痛、腹胀、腹泻等临床症状以及肠炎发生的季节、腹泻的大便性状来判断引起肠炎的原因。

2. 在秋冬季出现的2岁以下孩子流行性腹泻,粪便呈蛋花样或白色水样,那么患轮状病毒肠炎的可能性大;如肠炎发生在夏季,则由致病性大肠杆菌引起的可能性大;如果大便中含有黏液、脓血,则有可能是细菌性痢疾、空肠弯曲菌肠炎等。

3. 大便镜检有少量白细胞及脂肪球。

治疗方法

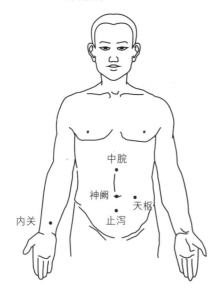

┃方一┃

1. 取穴　中脘、天枢、神阙、止泻。配穴:足三里、上巨虚;呕吐加内关、公孙;发烧加大椎、曲池。

2. 方法　用回旋灸法加针刺法。主穴为主,如效果不显著或某些症状明显时,加取配穴1~2穴。主穴用灸法:以神阙穴为中心,向上下左右之穴位,用艾卷盘旋施灸15~30分钟,每日2~3次。配穴用刺法,得气后略作提插捻转即去针,每日1次。

┃方二┃

1. 取穴　神阙。

2. 方法　用隔姜灸法。以干姜饼灸神阙穴治疗。具体方法:患儿入睡状态下,将药艾条剪成高2cm的艾炷，放在干姜饼上灸神阙穴，每次灸2壮，每日1次，3天为1个疗程。主治婴幼儿病毒性肠炎。

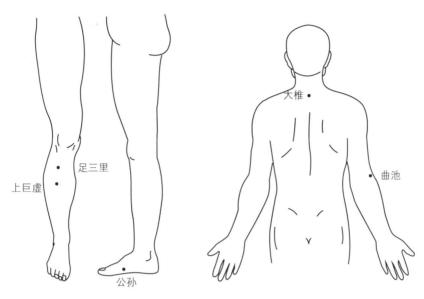

上巨虚　足三里　公孙　　大椎　曲池

治 疗效果

🌿 吕兰仪用"方一"共治35例，有效率97.7%（见《上海中医药杂志》，1982年第6期）。

🌿 陈胜兰用"方二"治疗112例，对照组128例，分别治愈89、48例，好转20、43例，未愈3、37例（见《新中医》，1997年第8期）。

处 方荟萃

王群用回旋灸法。取天枢、止泻穴（脐直下2.5寸），迁延不愈者加长强穴。操作的方法有温和灸法、雀啄灸法和回旋灸法。其中后者最为常用，每天治疗1次。主治小儿病毒性肠炎（见《中国乡村医生杂志》，1995年第9期）。

按 悟

由于小儿肠炎易致脱水及转变，故在进行灸疗的同时，应常规采用饮食疗法及支持疗法，伴有发热和上呼吸道感染症状者予以退热等对症处理，若伴脱水、酸中毒者则补液以纠正水电解质紊乱。

饮食方面现在不主张禁食，一般情况下可以继续进食，严重呕吐及腹泻的患儿，可以减少进食的次数和量。母乳喂养的患儿延长喂奶间隔时间，人工喂养儿可以进食米汤，加少许盐、藕粉、淮山药，但糖类食物应慎用。

艾条灸腹部时，小儿有舒适感，多数安静不动或逐渐入睡，易于配合，效果较好，但灸时应注意小儿皮肤细嫩，不可灸时过久，一般每穴每次灸2～5分钟至皮肤轻度潮红即停止，避免烫伤。

九、小儿消化不良

小儿消化不良是婴幼儿夏季最常见的一种消化道疾病,中医归属于"积滞"、"泄泻"。

病因病理

现代医学认为婴幼儿单纯性消化不良多由于喂养不当;或对牛奶或食物过敏或不能耐受;或因气候突变,腹部受寒,肠蠕动增强;或气温过高,消化液分泌减少所致。

中医学认为,小儿脏腑娇嫩,脾薄弱,若感受外邪或饮食不节,则脾胃易伤,脾失健运,升降失常,清浊不分而作泄泻,故曰"泄泻之本,无不因于脾胃"。脾胃受伤,脾失健运,则"水反为湿,谷反为滞",出现脾虚湿胜,食积不化的病理变化。

诊断要点

1. 临床表现:慢性上腹痛、腹胀、早饱、嗳气、反酸、烧心、恶心、呕吐、喂养困难等上消化道症状,持续至少4周。

2. 辅助检查:内镜检查未发现胃、十二指肠溃疡、糜烂,肿瘤等器质性病变,未发现食管炎也无上述疾病史。B超X线检查,排除肝、胆、胰疾病。

3. 实验室检查排除肝、胆、胰疾病。

4. 无糖尿病史、结缔组织病、肾脏疾病及精神病。

5. 无腹部手术史。

治疗方法

┃方一┃

1. 取穴 中脘、神阙。寒湿型加灸列缺,脾虚型加灸脾俞(双侧)。

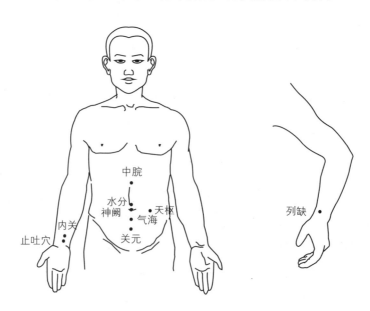

2.方法　用温和灸加推拿法。将艾条一端点燃，艾火对准穴位，每穴灸5分钟至皮肤潮红为度。医者应将食、中两指置于施灸部位两侧，来测知小儿局部受热程度，以防烫伤，每日1次，3次为1个疗程。推拿取穴：逆运内八卦，补脾土，补大肠，推上七节骨各200~300次。主治小儿单纯性消化不良。

▌方二▐

1.取穴　脐周四穴（双侧天枢、分水、气海）。伴胸闷呕吐者加内关、足三里、止吐穴；滑泄者，加命门、大肠俞、三阴交；里急后重者加阴陵泉。

2.方法　用壮医药线点灸法。用2号药线点灸，用拇、食指持线的一端，露出线头1~2cm，将线头在酒精灯上点燃，吹灭药线的火苗，快速用线头的火星对准穴位，顺应腕和拇指屈曲动作，拇指稳重而敏捷地将有火星线头直接点按于穴位上，火灭即起为1壮。灸处有轻微灼热感。第一天治疗，每隔4个小时点灸一次，一天可点灸2~3次。10天为1个疗程。

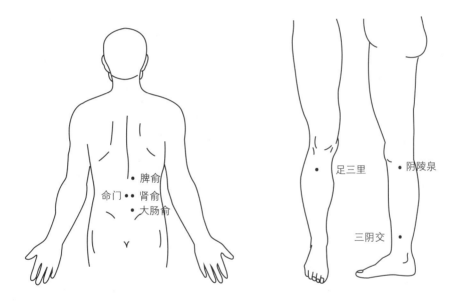

▌方三▐

1.取穴　神阙穴。

2.方法　用隔姜灸加挑刺法。取鲜姜切0.6cm厚薄片，于中心处用针穿刺数孔，置于患儿肚脐中间，然后在姜片上用艾炷施灸，每次10~15分钟，隔日1次，5次为1个疗程。刺血取四缝（手第二、三、四、五指的掌面，当第二指关节横纹中点取穴），常规消毒，用28号0.5寸不锈钢针灸针或三棱针挑刺四缝穴0.1~0.2寸，挤出黄白色透明样黏液，隔日1次，5次为1个疗程。

▌方四▐

1.取穴　中脘、足三里、天枢、关元、神阙。

2. **方法** 用艾灸温和灸法。将艾条燃旺，与穴位保持一定距离围绕腧穴熏灸，使局部感受到温和的热力，至腧穴皮肤起红晕为佳。治疗时注意保暖，勿受寒，并禁食难消化的食物，艾灸治疗早晚各一次，疗程为4天。主治婴幼儿单纯性消化不良。

疗效果

☞ 孙善斌用"方一"治疗小儿单纯性消化不良48例，患儿经艾灸加推拿治疗，痊愈39例（81.25%），有效6例（12.5%），无效3例（6.25%）；总有效率为93.75%（见《针灸临床杂志》，2003年第7期）。

☞ 吴兴远用"方二"治疗218例，点灸2次见效72例，占33%；点灸3～4次见效103例，占47.2%；点灸5～6次见效33例，占15.1%；点灸7～10次，见效10例，占4.5%。治愈197例，占90.4%；好转21例，占9.6%，总有效率100%（见《海南医学》，2001年第8期）。

☞ 杨卫华用"方三"治疗26例患儿，经治疗全部治愈，其中3次治愈者10例，4次治愈者9例，5次治愈者7例（见《中国民间疗法》，2009年第3期）。

☞ 董平高用"方四"治疗婴幼儿单纯性消化不良58例，治疗组痊愈35例，占60.2%；好转20例，占34.5%；无效3例，占5.2%，总有效率为94.8%。对照组痊愈28例，占50%；好转17例，占30.35%；无效11例，占19.64%，总有效率80.35%（见《贵阳中医学院学报》，1998年第1期）。

处方荟萃

1. 程爵棠用艾条温和灸。取穴：脾俞、胃俞、中脘、足三里。每次取2或3穴，各灸5～10分钟，每日灸1次，5次为1个疗程。若先揉按，再艾灸，则效果更好（见《艾灸疗法治百病》，2009年人民军医出版）。

2. 程爵棠用温和灸法。取中脘、天枢；配穴：虚甚者，加肩髃、足三里；寒泻者，加关元；身热泻者，加曲池、合谷。主穴每次只用1穴，再随证加配穴。热泻针刺用泻法，主穴加灸（温和灸），虚证、寒泻，主穴针刺用平泻平补法，针后加灸（温和灸），配穴用温和灸。施针时多以捻转手法，不留针。每日治疗1次（见《艾灸疗法治百病》，2009年人民军医出版出版）。

按语

临床表明，本病用灸法有较好疗效，因为婴幼儿脏气清灵，病因单纯，很少受七情影响，若辨证准确，调治及时，医之得法，能很快恢复正常。临床观察表明，寒湿型与脾虚型治疗结果经统计学处理，疗效无明显差异（P>0.05）。急性期与迁延期（病程在2周至2个月以内）之间疗效比较，经统计学处理，有显著意义（P<0.05），说明急性期疗效明显优于迁延期。

治疗时注意保暖，勿受寒，并禁食难消化的食物。吐泻严重者宜禁食12小时，然后从糖水、米汤开始逐步过渡到正常饮食。严重脱水者应及时补液。

十、婴幼儿腹泻

婴幼儿腹泻是以腹泻为主的综合征。归属于"泄泻"范畴。

病因病理

婴幼儿腹泻的病因颇多，发病机理首先考虑与患儿的免疫功能低下有关，大多为病毒感染、营养不良。轮状病毒是致病主因，直接侵犯小肠黏膜，使小肠绒毛上皮细胞脱落，导致肠功能障碍引起腹泻。

本病因小儿脾胃功能虚弱，即"脾常不足"，再感受风寒湿之邪，或过食生冷，导致脾失健运，运化无权，脾胃升降失常，清浊不分，完谷不化，传导失司而成。

诊断要点

1. 多发生于6个月至18个月的小儿。

2. 多数患儿就诊时每日大便8~20次，呈稀水样或蛋花样，有少量黏液，伴有呕吐、低热和轻度脱水，纳差，神疲。

3. 大便镜检可见脂肪球、不消化食物、少量白细胞，部分患儿镜检呈阴性，大便培养阴性。

治疗方法

方一

1. 取穴　神阙。

2. 方法　用回旋灸法。患儿取侧卧位（最好于睡眠状态），以肚脐为中心暴露腹部直径8cm区域，点燃艾条，医者用左手触摸患儿腹部，轻轻揉摩，右手握住艾条，在距离皮肤3~6cm处，以肚脐为中心呈环形旋转熏灸，先顺时针，后逆时针，意在平补平泻。每次温和灸30分钟，以医者手下有温热感，患儿局部皮肤微红为度，每日2次。

方二

1. 取穴　耳尖（双侧）、脐周四穴（水分、阴交、双侧天枢）。风寒型加点灸列缺（双侧）、小肠俞（双侧）、公孙（双侧）、三阴交（双侧）、阴陵泉（双侧）；湿热型加点灸合谷（双侧）、大肠俞（双侧）、龟尾、双手肘以下阳明经循行路线、双膝下阳明经循行路线；脾虚症状明显加点灸脾俞（双侧）。

2. 方法　用点灸法。先用药纸平整紧贴穴位。用点燃的"万应点灸笔"，对准穴位如雀啄之状，一触即起，每穴点灸5~6次，以局部皮肤潮红为度。每日1次。

方三

1. 取穴　天枢、大肠俞、长强、足三里和内关。

2. 方法　用灯芯草灸和敷法。施术者左手拿灯芯草点燃，待其燃烧充分时右手拇指、示指捏灭灯草，利用右拇指的温度迅速压在小儿的穴位上，1~2分钟后移开，每穴反复2~3次。每日重复3~5次。将吴茱萸5g和热饭60g混匀用纱布包好趁热敷在肚脐上，饭冷蒸热可再敷,每日换药1次。

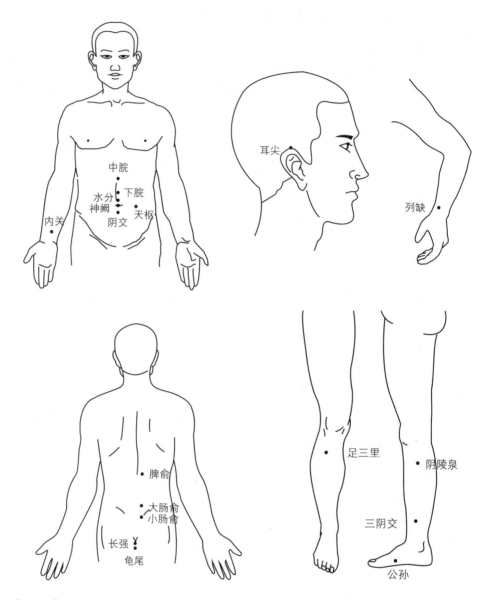

║方四║

1. **取穴** 中脘、下脘、神阙、天枢、足三里。

2. **方法** 用雀啄灸法。点燃艾条的一端,在施灸部位像雀啄一样忽近忽远上下移动,灸至患者皮肤潮红为度。每日2次。

治疗效果

☞ 范永红用"方一"治疗142例患儿,痊愈74例,有效56例,无效12例,总有效率91.55%(见《山东中医杂志》,2008年第2期)。

☞ 蔡圣朝用"方二"治疗321例,对照组46例,痊愈229、20例,好转77、16例,无效

15、10例，总有效率分别为95.4%、78.3%（见《安徽中医学院学报》，1998年第4期）。

☞ 黄月艳用"方三"治疗27例中，治愈23例，好转2例，未愈2例。总有效率92.6%（见《中国临床医生》，2001年第10期）。

☞ 马建华用"方四"治疗128例，结果治疗1~3次痊愈37例，3~5次痊愈45例，显效42例，无效4例。总有效率为96.87%（见《中国针灸》，1996年第9期）。

处方荟萃

1. 区鹿兰用药线灸法。取穴大肠俞、小肠俞、神阙、水分、阴交、肓俞。取适量吴茱萸粉、雄黄、樟脑、麝香等浸入95%酒精中备用。将苘麻搓成直径0.7mm、长30cm的细线放入药液中浸泡24小时即可使用。将药线一头点燃，吹灭明火，只留线头火星，对准穴位轻轻按灭火星为1壮。轻者每穴只灸1壮，重者每穴灸2壮，每日1次，有轻度脱水者配合口服补液盐（见《江苏中医》，1997年第3期）。

2 王德燕用温和灸法加脐疗法。取止泻穴（位于外踝直下赤白肉际相交处），采用温和悬灸法，持点燃的艾条，医生手部感到温热且能忍受为度，左右穴每次灸10~15分钟，灸至潮红，1天2~3次。用75%酒精擦净脐部，待干，将药末（白胡椒20g，肉桂15g，丁香10g，冰片3g，共研细末）填满肚脐，用消毒纱布及胶布贴封，勿使药物外漏，保留24小时，1天1次（见《中医外治杂志》，2007年第2期）。

3 陈学珍用隔药灸法。取吴茱萸研粉末，装瓶密封备用。取2~3g/次，用醋调成糊状，置清洁消毒后的脐窝，以填满为度，用伤湿止痛膏敷之，24小时更换1次。将艾条的一端点燃，吹去灰烬，对准脐部灸治（距脐部3~5cm），早晚各1次，20~30分钟/次（见《中国实用乡村医生杂志》，2007年第8期）。

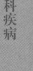

按语

灸法治疗婴幼儿腹泻，可明显改善腹泻症状，收效快，疗程短。多数病儿常治疗1次而获效，2~3次痊愈。此法对腹部受凉、食积、腹泻时间长、久治不愈及非细菌性肠炎所致腹泻效果最佳。

最好趁患儿睡觉时治疗，根据小儿皮肤稚嫩的特点，温度以不灼醒患儿为宜。为保持艾条与皮肤间距离不变，防止灼伤皮肤，防止烫伤，减轻术者疲劳，艾条与肚腹距离不得小于2cm，并应及时掸掉灰烬，切不可使患儿仰卧，亦不能固定熏灸一处，以免灼伤患儿。医生可用拇、食、中指持艾条，小指尖放于施灸穴位附近的皮肤上，作为支撑点。将中、食指分开，放于施灸部位的两侧，这样可根据医生的感觉代替患儿的灸热程度，以便随时调节施灸距离。

在婴幼儿腹泻治疗中饮食配合相当重要。治疗期间继续进食，母乳喂养者继续哺喂母乳，人工喂养者可改为稀释的低糖牛奶、米汤或豆制代乳品，呕吐频繁者可暂禁食4~6小时，在禁食期间补充足够的水分，多饮温开水或淡盐水以减轻胃肠道负担。要减少喂食次数，每次仅喂70%食量，辅以白开水或口服补液盐，在没有彻底康复时切不可加用不易消化或油腻较多的食物，常有婴幼儿在增加饮食后再次引起腹泻。

由于施灸刺激量有一定的积累过程，散在施灸中采用每日2~3次，每次10~30分钟，适量多次的施灸方法，可使灸疗的温热作用连续地作用于施灸部位，更好地发挥穴位的治疗功能，提高治疗效果。

十一、小儿脑瘫

小儿脑瘫是指未发育成熟的大脑受到损害或损伤所造成的非进行性中枢性运动调节紊乱的综合病症，属于中医学"五迟"、"五软"范畴。

病因病理

现代医学认为，出生前、围产期及出生后的多种疾病均可致此病，出生前因素主要有胚胎脑发育畸形、母孕早期严重营养缺乏、创伤、感染、中毒及其他理化损伤等；围生期因素主要有窒息、核黄疸、早产、产伤、低出生体重等；出生后因素包括新生儿期各种重症感染、窒息、外伤等。

中医学认为，本病由于先天禀赋不足，后天失养或感受邪毒，髓海受损、心脾不足，气血亏虚，精乏髓涸，心窍蒙蔽，筋脉失养。病理改变涉及肾、肝、心、脾及脑、髓、骨、脉等多个脏腑器官。

诊断要点

1. 痉挛型：肌张力增强，腱反射亢进，踝阵挛或巴彬斯基征阳性。上肢内收、后旋、关节屈曲，下肢内收呈剪刀状。

2. 锥体外系型：出现不自主，无规则，不能控制和无目的的运动，睡眠时消失。

3. 共济失调型：自幼出现非进行性共济失调及意向性震颤，肌张力低下，指鼻试验阳性。

4. 混合型：以上任何两型或三型混合存在，以痉挛型与锥体外系型混合多见。

治疗方法

|方一|

1. 取穴 以督脉穴为主，如大椎、身柱、腰阳关等。配合手足阳明经穴以疏通阳脉、促进气血运行。肾气亏虚型灸肾俞、关元、命门、气海、风池；伴有遗尿者加灸中极；脾气不足型灸脾俞、足三里、三阴交、血海、中脘、肾俞；伴有纳差者加灸公孙；肝血不足型选肝俞、肾俞、血海、气海、膈俞。

2. 方法 用艾条灸法。3岁以上患儿取坐位或俯卧位，3岁以下患儿由家长抱住。(1)温和灸。施灸时将艾条的一端点燃，对准应灸的腧穴部位或患处，约距皮肤2~3cm处进行熏烤。熏烤使患者局部有温热感而无灼痛为宜，一般每处灸3~5分钟，至皮肤出现红晕为度。操作者可将中、食二指分开，置于施灸部位的两侧，这样可以通过医者手指的感觉来测知患儿局部的受热程度，以便随时调节施灸的距离和防止烫伤。(2)雀啄灸。施灸时，像

736

鸟雀啄食一样,一上一下地施灸。(3)回旋灸。将点燃的艾条与施灸部位的皮肤保持一定的距离(约距皮肤3~4cm),在直径3~5cm的范围内,向左右方向移动或反复旋转施灸,以局部出现温热潮红为度。每次灸10~20分钟,20天为1个疗程。

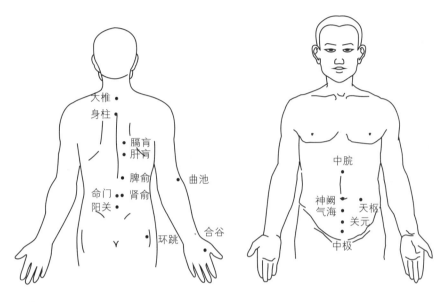

方二

1. **取穴** 以头项部腧穴为主,如四神聪、风池、听宫、头维、翳风等。配合头针腧穴,如额中线,运动区,平衡区,语言区,及机体阿是穴(即机体关节不灵活处或畸形处)。

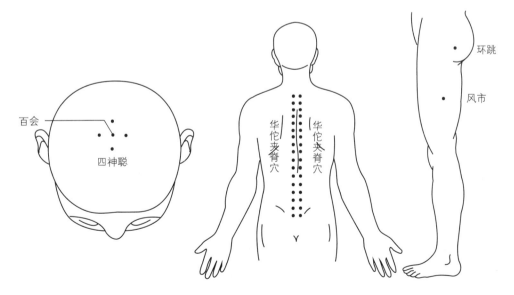

2. **方法** 用天灸法。局部消毒(贴头部时应把头发剃掉刮干净),斑蝥、雄黄、麝香等研极细粉末然后用蜂蜜调膏装瓶备用。用医用脱敏胶布1cm大小方块,取火柴头大小药物放在中间, 贴在穴位皮肤上。贴24小时取下, 该处有一水疱, 用消毒棉球消毒后把水疱挑破, 在伤口处贴上无菌纱布, 待4~5天后皮肤自愈。每次选上述穴位3~4个贴敷。不愈再行第2次贴敷直到疹愈为止。每日1次, 30天为1个疗程。

▌方三▐

1. 取穴　华佗夹脊穴、百会、肾俞。配穴:上肢重者, 合谷、曲池、肩髃;下肢重者, 太冲、足三里、三阴交、环跳、风市。

2. 方法　用针刺加艾灸法。常规消毒后, 快速进针, 行提插捻转补法, 3分钟出针, 所有穴位均不留针。每天1次, 或隔天1次, 双侧肾俞穴施以艾条灸, 每天1次, 或隔天1次, 每次10~20分钟, 4周为1个疗程, 疗程间休息1周。

▌方四▐

1. 取穴　百会、风府。

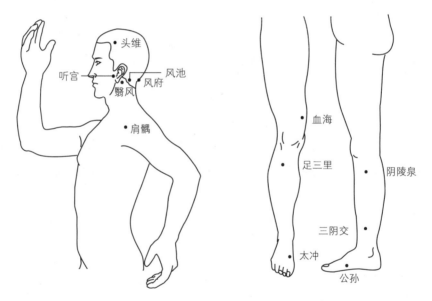

2. 方法　用温筒灸法。取穴将市售艾条剪成3cm长之艾段, 取两节艾段点燃后, 放入直径10cm, 高10cm, 铁丝网距底边5cm的温灸筒中, 合上顶盖, 置于穴位上, 每穴温灸30分钟, 1次/天。20次为1个疗程, 每个疗程后休息15天, 再进行下个小疗程治疗。3个小疗程为1个大疗程。主治手足徐动型脑性瘫痪。

治疗效果

☞ 谢洁珊用"方一"治疗34例患儿, 经过60天治疗, 身体免疫力增强7例, 占21%;汗出减少4例, 占12%;食欲好转3例, 占9%;遗尿减少1例, 占3%;余无明显变化。总有效率为45%(见《中医儿科杂志》, 2006年第5期)。

☞ 李玉芹用"方二"加针刺推拿治疗58例患儿, 治疗90次即3个疗程后, 基本痊愈:5例, 显效30例, 好转20例, 无效3例。总有效90%以上(见《中国实验方剂学杂志》, 2007年第7

期）。

☞ 刘金喜用"方三"治疗35例，基本痊愈3例，显效10例，有效17例，无效5例，总有效率85.72%。药物组：20例中，基本痊愈0例，显效4例，有效8例，无效8例，总有效率60%（见《陕西中医》，2003年第11期）。

☞ 刘卫民用"方四"治疗12例患儿，经1次大疗程治疗后，3例显效，7例有效，2例无效，有效率为83%（见《中国临床康复》，2003年第7期）。

处方荟萃

张健用温针法。选取外关、阳池、八邪等穴。配穴：健侧头部，顶中线、顶颞前斜线、顶颞后斜线、颞前线等；患侧上肢，肩髃、臂臑、曲池、手三里等；患侧下肢：髀关、外丘、阳陵泉、足三里、丘墟、太冲等。穴位常规消毒后，将28号1寸不锈钢毫针垂直快速刺进皮肤，刺入帽状腱膜下后将针推进一定深度，运针得气后，将艾绒缠绕上无菌棉絮制成2~3cm长的艾段，将艾段套罩存针柄上，近端离皮肤约2.5cm，在艾段近皮肤端点燃，燃尽后除去灰烬，连灸5个艾段后拔针。1次／天，10次为1个疗程。用于改善痉挛偏瘫型脑性瘫痪手功能障碍（见《中国康复医学杂志》，2008年第11期）。

按语

通过观察表明：年龄越小，病程越短，疗效越好。提示早期发现，早期诊断，早期治疗是治疗小儿脑瘫的首要环节。一般观察时间为2个疗程，但脑瘫的康复是一个长时期的过程，坚持治疗时间越长，疗效越好。

针灸能显著增加脑瘫儿的脑血流量，改善脑细胞代谢，促进脑功能的部分代偿或完全代偿的作用，对脑组织的修复及功能的可塑性有一定的促进作用。但脑瘫是一种难治的病，必须配合针刺、推拿、作业、药物，必要时配用手术等方法，方能取得较为满意的效果。

十二、小儿脑积水

脑积水，是指脑脊液过多聚积于脑室及蛛网膜下腔所引起的一种病症。中医称之为"解颅"。

病因病理

一般认为该病是由于新生儿缺血缺氧性脑病、颅内出血、化脓性脑膜炎、高胆红素血症、早产等多种因素造成蛛网膜颗粒吸收脑积液的能力下降，从而导致蛛网膜下腔内脑脊液潴留所致，其中缺血缺氧性脑病系致使外部性脑积水最常见的原因；也有部分病例病因不明确。

中医学认为，可因先天禀赋不足、胎气怯弱、肾气亏虚，或因大病之后，耗伤脾肾之阴致病；亦可因外感风邪、热毒，或内因后天失调，脾胃虚弱等致病。

诊断要点

1. 先天性脑积水可使婴幼儿的头颅进行性膨大，表现为颅缝裂开，前囟异常扩大，头皮静脉怒张，表现面部小而头颅大，眼球突出或震颤，可有惊厥，视神经萎缩，或有运动、感觉障碍，严重者影响智力发育。

2. 后天性脑积水因发病不同，症状与体征亦不同。除表现有致病因素的一般症状外，还可出现颅内压增高刺激征，锥体束征，垂体机能减退症状等临床表现。

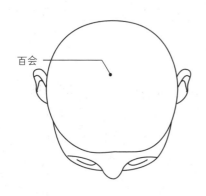

治疗方法

方一

1. 取穴　百会。

2. 方法　用熏灸帽法。根据病情辨证处方，将活血化瘀、温化痰湿的中药研成粉末，用水调成厚约2cm、周长30cm的药饼置头顶百会穴。将两节长5.5cm的艾段点燃后，置于熏灸帽内，盖上盖，将帽子戴在患儿头上，系好固定带，用棉布固定好，以防漏气。每疗程20天，每天1次。

方二

1. 取穴　百会、关元、涌泉。先天性脑积水配用肾俞、脾俞，后天性脑积水配用大椎、命门。

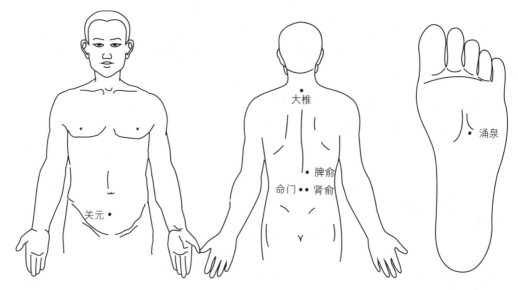

2. 方法　用针刺加灸法。一般先针后灸。针刺时，关元行补法，涌泉用泻法，两穴在得气后即取针；百会行平补平泻法，可留针。配穴均在得气后即取针。施灸时，以周氏灸架固定艾条，每穴灸完1支艾条为度，百会及涌泉为每次必灸穴，灸至穴位局部潮红，不发疱为宜。3个月为1个疗程，休息1个月后进行下一疗程。

治疗效果

☞ 袁海斌用"方一"治疗72例，对照组66例，分别痊愈62、38例，好转10、22例，无效0、6例，总有效率100%、90.9%（见《中西医结合脑血管病杂志》，2005年第6期）。

彭长林用"方二"治疗27例患儿，经治疗1~6个疗程，结果治愈6例，显效6例，有效4例，无效11例（见《安徽中医学院学报》，1997年第4期）。

处方荟萃

黄玉源用针刺加艾灸法。主穴：分2组。①水沟、支沟、四神聪、合谷、水分、阴交、中极、水道、阴陵泉、足三里、三阴交、复溜；②风府、风池、大椎、命门、腰俞、殷门、委中、承山、绝骨。每次取用1组，按患儿情况酌情加减。早期以点刺或作短时间的刺激为主，待适应后，四肢穴可留针20~30分钟。每次刺针之前，先以皮肤针叩打夹脊穴，自上至下轻叩，直至皮肤潮红。对尿少、囟门不缩小及肢冷者，用艾条回旋灸水分、阴交、关元穴，每次5~10分钟。为加强效果，可在患儿头部外敷中药。针刺每日1次，30~50次为1个疗程，疗程间隔10天。中药隔日1敷。外敷中药制备：大戟10克、芫花10克、甘遂10克、商陆10克、冰片1克、麝香10毫克，共研细粉，以醋或凡士林调成糊状（见《全国针灸针麻学术讨论会论文摘要（一）》，1979年版）。

按语

本病在使用灸法的同时，还应采用综合的治疗措施。如根据临床表现设计早期医学干预方案，包括给予功能训练、按摩、丹参和促进脑功能恢复的药物。根据病人的轻重程度决定治疗时间，每个疗程20天，对于肢体活动不灵的患儿应配合主动及被动功能锻炼（医生帮助患儿做关节和肌肉的按摩及患儿自己在学步车上进行行走练习，每天至少进行3~4次，每次约30分钟。

目前主张干预从新生儿期开始。由于0~6个月是小儿脑发育最快的时期，进行早期干预，给予神经营养因子类药物和促进神经细胞代谢类药物易使损伤修复和再生，给予足够的运动和感觉刺激后可促进脑细胞的发育和髓鞘形成。此外，出生后6个月内异常姿势和运动还未固定化治疗后运动障碍较易恢复，并可预防由于姿势和运动异常引起的继发性损害，如关节挛缩、肢体变形等。对于疗效，从中医辨证分型看以肾阳虚者疗效好而脾肾阴虚者针灸效果差；而从西医分类看，发现针灸治疗交通性脑积水有效率高远期疗效也较稳定；阻塞性脑积水疗效低且预后亦差。

十三、小儿遗尿

小儿遗尿是指年满5周岁具有正常排尿功能的儿童在睡眠时不能自行控制而排尿者。属中医学"遗尿"范畴。

病因病理

小儿遗尿主要是由于幼儿大脑皮层发育尚未完善，对排尿初级中枢控制力弱，或神经系统发育延迟、遗传、器质及心理等多种因素所致的排尿反射调节失调均可发生遗尿症。

中医学认为，本病多由禀赋不足，病后体弱，导致肾气不足，下元虚冷，膀胱约束无力；

或病后脾肺气虚，水道制约无力，因而发生遗尿。

断要点

1. 发病年龄在3周岁以上。

2. 睡眠较深，不易唤醒，每夜或隔天发生尿床，甚则每夜遗尿1~2次以上者。

3. 尿常规及尿培养无异常发现。

4. X线检查，部分患儿可发现隐性脊柱裂，或做泌尿道造影可见畸形。

疗方法

‖方一‖

1. 取穴　下关元、三阴交、百会。肾气不足，下元虚寒者加膀胱三穴（于尿液潴留而隆起之膀胱上缘取左、中、右3穴）、大椎、肾俞、长强、涌泉；体质弱，脾肺气虚者加四缝、内关、肺俞、脾俞、足三里。

2. 方法　壮医药线点灸法。用食、拇指持线的一端，露出线头1~2cm，将露出的线端在酒精灯上点燃，灭去火焰，将有火星的线端对准穴位，顺应腕和拇指屈曲动作，拇指稳重而敏捷地将有火星的线点直接点按于穴位上，一按火灭即起为1壮，1穴灸1壮。1日灸1次，12天为1个疗程。

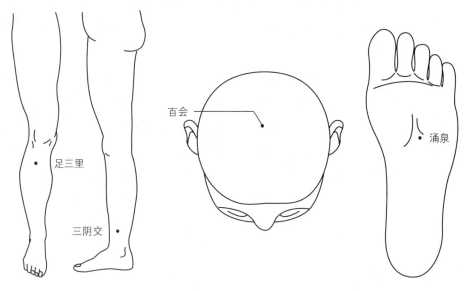

‖方二‖

1. 取穴　百会。

2. 方法　隔姜灸法。将鲜生姜切成厚0.2cm的薄片，其面积大于艾炷底面，上扎数孔。取百会穴，将其毛发剪去，面积与姜片等大。置姜片于上，点燃艾炷灸之。灸时使患儿有温热感为宜。若出现灼热患儿难以忍受时，可轻轻拍打周围皮肤以减轻灼痛感，或另换一生姜片继续灸之。待艾炷燃尽后再换1壮，反复灸之20分钟即可。每日1次，10次为1个疗程。

疗程间隔3~5天。

‖方三‖

1. 取穴　神阙。

2. 方法　用隔药灸法。取麻黄20g，肉桂10g，益智仁10g，共研细末，用醋调和成糊状，取适量敷肚脐上，然后点燃艾条灸之，持续约30分钟。灸毕用纱布将药盖上，用胶布固定，每日换药治疗1次。

‖方四‖

1. 取穴　关元、气海、中极、肾俞及膀胱俞。

2. 方法　用隔鳖甲灸。取整鳖甲1具，用陈醋浸泡30分钟后取出备用，然后在鳖甲壳下面放置细盐能把壳衬起为度，细盐下面放3层棉纸，以免盐外流，先令患儿仰卧，取关元、气海及中极穴，再把甲壳及盐放置穴位上，取10g艾绒捏成直径大约5cm、厚0.3cm圆饼铺在甲壳上面点燃即可，灸15分钟，再令患儿俯卧，取肾俞及膀胱俞，把甲壳及盐放置穴位上，另取10g艾绒捏成圆饼铺在甲壳上面点燃，穴位灼烫时可上下置换一下位置，再灸15分钟，皮肤潮湿红润为度。每日1次，每次30分钟。10天为1个疗程，间隔2天后继续下一疗程。

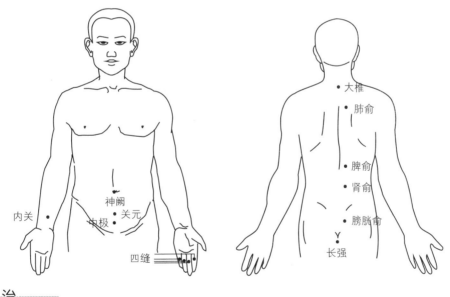

治 疗效果

🍃 吕其玲用"方一"治疗120例，痊愈101例，好转11例，无效8例。总有效率为93.33%（见《中国民族医药杂志》，1997年第2期）。

🍃 冯玉俊用"方二"治疗20例，痊愈14例，好转5例，无效1例，总有效率95%（见《中医外治杂志》，1996年第5期）。

🍃 李叙香用"方三"治疗50例，一般连续用药1周即可见效，治愈40例（80%），好转6例（12%），无效4例（8%），总有效率为92%（见《中华现代临床医学杂志》，2005年第3期）。

☞ 万红棉用"方四"治疗36例，对照组36例，治愈21、9例，显效9、10例，有效5、7例，无效1、10例，总有效率97.2%、72.2%（见《中国中医药科技》，2005年第1期）。

处 方荟萃

1. 黄梅红用麦粒灸法。取夹脊穴（胸11~腰5），每侧7穴，每次取间隔的双侧对称的3~4对穴为一组，即：第一组穴取双侧胸11、腰1、腰3、腰5椎的夹脊穴；第二组穴取双侧胸12、腰2、腰4的夹脊穴。两组穴位交替使用。患儿取俯卧位，先揉按要施灸的夹脊穴每穴1~2分钟，自上而下摩、擦腰骶部至皮肤发红发热。然后将搓捻成麦粒状的艾炷放在穴位上点燃，不等艾火烧到皮肤，当患儿感到烫时立即用镊子将艾炷夹去，连续灸4~7壮，以局部皮肤出现红晕为止。每日1次，10次为1疗程，疗程间休息3~5天（见《上海针灸杂志》，2006年第10期）。

2. 许卫国用温针法。主穴：关元、三阴交、中极、膀胱俞；配穴：肾气不足型加肾俞、太溪；脾肺气虚型加足三里、气海。主穴每次取2穴，交替使用。用1.5寸毫针，快速进针0.5~1寸，施以提插捻转补法30秒至1分钟，关元、中极针尖刺向前阴部行针后有针感传向前阴部，三阴交以有针感向上传导为佳。将一块硬纸片分别套盖在穴位皮肤上，取1寸长艾条置于针柄施灸。每穴灸2~3壮，留针30分钟。隔日1次，10次为1个疗程，疗程间隔3~5天，共治疗2个疗程（见《江苏中医》，2001年第3期）。

按语

使用"方二"施灸时，患儿如出现昏昏欲睡的感觉，灸热渐渐传至整个头部，再传向身柱穴，以至全身皆发热，则疗效更佳。

治疗期间，勿使患儿过度疲劳和情绪激动。鼓励患儿消除紧张怕羞情绪，建立战胜遗尿信心，积极配合治疗，以提高治愈率与防止复发。睡前尽量控制饮水，定时叫醒患儿小便。

十四、小儿神经性尿频

小儿神经性尿频常见于学龄前儿童，是由于儿童在精神紧张或恐慌的情况下所引起的小便频数的一种疾病。尿频属中医"淋证"范畴。

病 因病理

现代医学认为，小儿神经性尿频多由于小儿大脑皮层发育尚未完善，对脊髓初级排尿中枢的抑制功能较差，加之膀胱容量小，极易刺激张力感受器，传入脊髓排尿反射中枢，形成尿意而预排尿。

中医学认为，小儿乃稚阴稚阳之体，经脉未盛，气血未充，脏腑未坚，智力未全，易致肾气不固，膀胱失约，而引起神经性尿频。

断要点

1. 仅有尿频或尿急症状，约数分钟至1小时排尿1次，且出现在白天及入睡前，入睡后尿频消失。晨起第一次尿量较多，之后每次尿量均少，甚至呈尿滴滴状，总尿量正常。患儿玩兴正浓或所处环境不允许排尿时排尿间隔时间延长。

2. 无发热，尿痛等泌尿系感染症状，查体无阳性体征。

3. 两次以上尿常规检查正常，中段尿培养无细菌。

4. 除外其他可导致尿频的疾病。

治疗方法

‖方一‖

1. 取穴　百会、关元、中极。

2. 方法　用温和灸法。施灸时将艾条一端点燃，对准穴位，距皮肤2~3cm处悬灸，使局部有温热感。每穴灸5~10分钟，以皮肤出现红晕为度。每日1次，5天为1个疗程。

‖方二‖

1. 取穴　气海、关元、中极穴。

2. 方法　用温和灸法加穴位注射法。将清艾条点燃后行悬灸，共30分钟，至皮肤潮红为度。取双侧三阴交穴，用2ml一次性注射器取硫酸阿托品注射液1ml，分别注入双侧三阴交穴，每穴0.5ml。以上治疗均每日1次，10次为1个疗程。

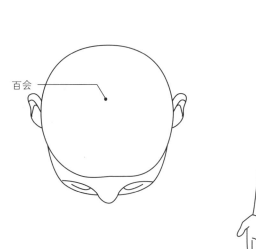
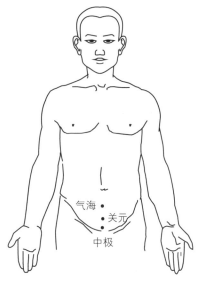

‖方三‖

1. 取穴　阴三角（男性患儿在阴茎正面根部上0.5cm，阴茎背面根部左、右各0.5cm处取穴，女性患儿在耻骨联合正中线上1cm，向下左右旁开2cm处取穴，3穴呈等腰三角形）。

2. 方法　针灸前，令患儿排空小便，使之安静，而后在选定穴位上用毫针直刺0.5cm，行平补平泻手法,以"得气"为度,15~20分钟后起针,再点燃艾条灸所刺穴位,以皮肤潮红为度。6天为1个疗程,休息1天,根据病情,再进行下一疗程。

治疗效果

☞ 邢坤用"方一"治疗80例患者中,治愈75例,好转5例,有效率100%(见《上海针灸杂志》,2007年第11期)。

☞ 谢松林用"方二"治疗56例,痊愈50例,占89.3%;好转4例,占7.1%;无效2例,占3.6%。总有效率为96.4%(见《上海针灸杂志》,2009年第10期)。

☞ 朱建平用"方三"治疗18例,痊愈16例,好转2例。总有效率100%(见《陕西中医函授》,1997年第1期)。

处方荟萃

胡永生用隔姜灸法。患者仰卧,腹部放松。取鲜生姜切为2mm厚的片,以三棱针或针灸针在姜片上刺几个孔。然后把姜片置于中极穴、关元及气海上。既可3穴同时施灸,也可分别施灸。将艾绒捏成花生大小的圆锥形艾炷,放在姜片上,从顶端点燃,待艾炷燃尽为1壮。每穴灸3~5壮,每日1次,7天为1个疗程。一般1个疗程即可见效(见《中国民间疗法》,2004年第7期)。

按语

清代罗国纲《会约医镜》曾说:"小儿之多小便,由阳气尚微,不能约束,宜于温补。"且《灵枢·官能》:"针所不为,灸之所宜。"灸法用于小儿较针刺更易于接受。临床取穴多以小腹部穴位为主,以充益肾气、固摄下元振奋膀胱的气化功能,再加上百会穴升清阳气,据现代医学研究,有调节大脑皮质的作用。如此标本兼治,疗效满意。

治疗时对儿童要有耐心,家长不要打骂训斥,不可不让患儿小便,应多加安慰,使患儿注意力集中到别的活动上去。应教会和鼓励小儿将两次排尿间隙的时间尽可能延长,并记录每天两次排尿间隙的最长时间,如有进步,可适当给予鼓励。医生的关心和鼓励,将会有利于改善患儿的症状。

十五、小儿脱肛

小儿脱肛,也称直肠脱垂,是指直肠肛管向下移位脱出肛门外的一种疾病。中医归属于"脱肛"范畴。

病因病理

现代医学认为本病的原因是儿童的骨盆腔内支持组织发育不全,不能对直肠承担充分的支持作用,加之儿童骶骨弯曲尚未长成,影响直肠与肛管之间角度的形成,直肠呈垂直状态,因久病、体弱、营养不良或久泻、便秘等因素,直肠黏膜下层与周围组织、肛门括约肌松弛而成脱肛。

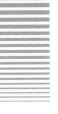

中医认为幼儿脏腑娇嫩，形气未充，如饮食劳逸失调，久病体弱，则脾胃受损，中气亏虚下陷而提托无力，致肛肠不固而脱出。

诊断要点

1. 常见于老年与儿童，幼儿型往往在5岁之前可逐渐自行消失。

2. 初起患者只感排便时有肿物脱出肛门外，便后自行复回。加重后出现便后下坠和排便不尽感，严重时咳嗽、喷嚏、抬物时直肠均可脱出，须用手推回或卧床休息方能回纳。

3. 可伴肛周皮肤的潮湿瘙痒，腰骶及腹部坠胀酸痛，肛门坠胀疼痛。

4. 反复脱出者肛门长期扩张，括约肌收缩无力，故晚期常并发肛门松弛。

治疗方法

|方一|

1. 取穴　神阙。

2. 方法　用隔姜灸法。患儿取平卧位，取神阙穴隔姜艾绒灸，每次灸5~7壮；百会穴灸条温灸、鸡啄灸，每次3分钟左右；然后患儿改为俯卧位，取长强穴温灸3分钟。以上各穴1天1次，10天为1个疗程。治疗后患儿禁水30分钟。

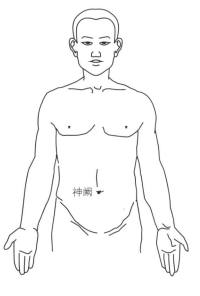

|方二|

1. 取穴　百会、长强。

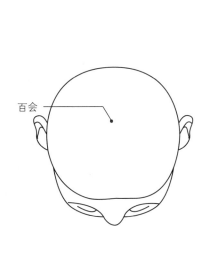

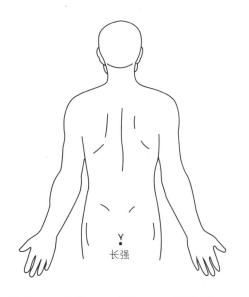

2. 方法　用熏洗加艾灸法。药物组成：苍术10g，黄柏15g，苦参20g，五倍子15g，白蒺藜10g，地丁15g，枯矾20g，朴硝30g。以上药物除枯矾、朴硝外加水3000ml，煎沸15分钟后，将药汁倒入盆中,再将枯矾、朴硝加入药液中,先利用热气熏蒸肛门10分钟,待药至温热时,再坐浴盆中10分钟。1天1剂,1天2次。2周为1个疗程。取百会、长强二穴,采用温和悬灸法,上下两穴各灸10~15分钟,灸至潮红为度,1天1次,2周为1个疗程。

方三

1. 取穴　神阙,配穴百会、长强。

2. 方法　用光灸法。使用红光治疗仪,每次照15分钟。照射百会前尽量剃光头发,照射长强时采用胸膝位。红光输出光波段600~700mm,输出功率2~3W,光斑直径30mm。每日1次,10次为1个疗程,疗程间休息3天。

方四

1. 取穴　神阙。

2. 方法　用隔药灸法。取艾绒捏成艾炷,如绿豆大小,约10~15粒;另取食盐炒干研末备用。取食盐填入患儿脐孔中,继之将艾炷置于脐内食盐之上,点燃艾炷灸之。每次灸2~5壮,每天灸1次,10天为1个疗程。

治疗效果

☞ 白衣康用"方一"治疗103例,治愈87例,好转15例,无效1例,总有效率99.03%(见《中医外治杂志》,2009年第5期)。

☞ 简弄根用"方二"治疗37例,治愈29例,占78.38%;好转8例,占21.62%。总有效率100%。一般治疗1个疗程即可见效,2个疗程达到治疗效果(见《中医外治杂志》,2008年第6期)。

☞ 王勇用"方三"治疗小儿脱肛26例,治愈16例,占61.5%;好转9例,占34.6%;无效1例,占3.9%,总有效率96.1%(见《上海针灸杂志》,2000年第1期)。

☞ 谭支绍用"方四"治疗马某,患脱肛2年,每次大便时肛脱出不能自行回缩,用涂脐1个月,服中药补中益气汤12服,补中益气丸3盒,患儿大便时肛门不再脱出,便后肛门可以自行回缩,获得治愈(见《中医药物贴脐疗法》,2005年广西科学技术出版社出版)。

处方荟萃

1. 用隔药物灸法。取穴百会、神阙。抱患儿正坐位,术者站在其后面,先按摩百会穴,有热感后,用生姜一片贴在百会穴上,再置艾炷,点燃灸2壮。每日灸2次,连灸3~5日。神阙用艾炷隔盐灸,取神阙穴,每次隔盐灸3壮,每日灸1次,10次为1个疗程。

2. 程爵棠用温针法。主穴:长强、承山、大肠俞、百会、气海。配穴:脾气虚者,加脾俞;肾阳不足,加肾俞、神阙;实证者,加曲池、阴陵泉。每次取3~5穴,各灸3~4壮(或15~20分钟),每日治疗1次,7日为1个疗程(见《艾灸疗法治百病》,2009年人民军医出版社出版)。

有观察显示，Ⅰ度～Ⅱ度脱垂者治愈率达100%，度数越高，患病时间越长疗效越差，故此法对病程越短、病情越轻者疗效越佳。对因腹泻引起者较便秘者效果好。灸法配合熏洗治疗本病，可使药物直达病所，能迅速起到温经通脉、消肿活血、改善局部血液循环的作用。药灸互参，更能达到治疗本病的目的。

治疗期间，对大的孩子应每天做提肛运动5～10次，每次做10回左右。应避免负重步行，积极治疗慢性腹泻、便秘、慢性咳嗽等，防止腹压过度增高，局部可采用T字形托带棉垫固定，并每天进行提肛锻炼。注意早期治疗，防止疾病发展。注意肛门卫生，经常洗涤。

直肠脱出后应尽快及时复位，以避免脱垂部充血、水肿等症状给复位带来困难。当小儿发生脱肛时，应让患儿趴在家长的膝上，家长的手指涂上石蜡油或食用香油，缓慢地将脱出的直肠纳入肛门，使脱垂的直肠复位，然后清洁肛周皮肤，再用吊带将纱布垫固定肛门两侧。若脱出时间较长，脱出部位充血水肿，用一般方法不能复位，应马上带孩子去医院就诊。

十六、小儿疝气

小儿疝气是指小儿睾丸或脐部偏坠胀痛的疾病。俗称"小肠气"。

病因病理

在胚胎时期，腹股沟处有一"腹膜鞘状突"，可以帮助睾丸降入阴囊或子宫圆韧带固定，有些小孩出生后，此鞘状突关闭不完全，导致腹腔内的小肠、网膜、卵巢、输卵管等进入此鞘状突，即成为疝气，若仅有腹腔液进入阴囊内，即为阴囊水肿。

中医学认为，疝气多由坐卧湿地，或冒雨涉水，风寒侵袭，寒湿循任脉及足厥阴肝经，凝滞于少腹、睾丸、阴囊等部，血气痹阻或寒湿之邪蕴绪化热或肝脾二经湿热下注，以致睾丸肿大积水，阴囊红肿热痛而成。

诊断要点

1. 小儿疝气有可能会在出生后数天、数月或数年后发生。

2. 通常在小孩哭闹、剧烈运动、大便干结时，在腹股沟处会有一突起块状肿物，有时会延伸至阴囊或阴唇部位；在平躺或用手按压时会自行消失。

3. 一旦疝块发生嵌顿（疝气包块无法回纳）则会出现腹痛、恶心、呕吐、发烧、厌食或哭闹、烦躁不安。

治疗方法

‖方一‖

1. 取穴　大敦、三角灸（以患者两口角之间的长度为一边，作等边三角形，将顶角置于患者脐心，底边呈水平线，两底角处是穴）。配穴：寒疝加关元、神阙，湿热疝加膈俞、三焦

下篇　各论　第十五章　儿科疾病

俞,孤疝加足三里、提托。

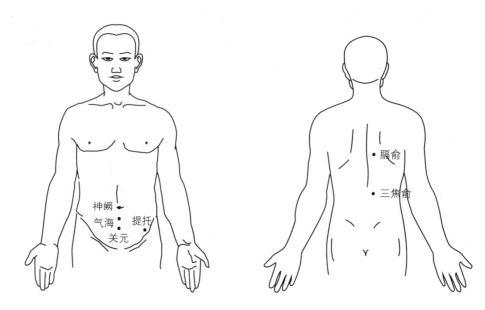

2. 方法　用悬灸法。施灸时将药艾条的一端点燃,对准应灸的腧穴部位,距皮肤约2~3cm左右处施灸,使患者局部有温热感而无灼痛为宜,每穴每次15分钟,至皮肤红晕为度。每日1次,10次为1个疗程,疗程间休息3天。

▌方二▌

1. 取穴　气海、关元、太冲、三阴交、提托、三角灸。

2. 方法　用针刺加艾灸法。先针前5穴,每日1次,每次30分钟,7次为1个疗程。经过针刺治疗30分钟后可自行恢复,若效果不明显可灸关元并配合三角灸,若仍无效可在肚脐部拔火罐,如果有肠鸣或矢气即可还纳。取大茴香9粒,大红枣7枚,白胡椒10g,焙黄,共研细末,贴于肚脐部。

▌方三▌

1. 取穴　大敦、中封、太冲、三阴交、阴陵泉。

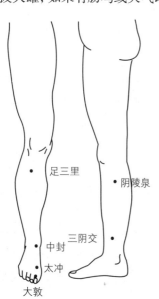

2. 方法　用悬灸法加贴药法。取双侧穴位用艾条燃着的一靠近穴位熏灼,一般距皮肤2~3cm,灸时见其下肢掣动,即应移至另一个穴位,以免灼伤皮肤,每穴灸2~3遍,10天为1个疗程。取吴茱萸、苦楝肉、小茴香各50g,研为细末,取药末30g,面粉6g,加水适量,调匀成干糊状,摊于面积适当的纱布上,贴于脐下气海至中极部位,胶布或绷带固定,每2日一换,间隔1天再贴,5次为1个疗程。

▌方四▌

1. 取穴　阿是穴(患部)。

2.方法　用隔姜灸。将小儿固定,下肢外展。取老生姜一片放于患侧腹股沟内上方(相当于腹股沟管的腹环处),取蚕豆大艾炷置姜片上,点燃施灸,使热量通过姜片慢慢透入皮肤,这时小儿必有乱动和哭闹,更须注意小儿体位,同时术者要防止姜片移动和艾炷脱落,直至艾炷燃尽火熄灭即可。灸后皮肤上如出现潮红或水疱,只要保护局部得法,一般不做其他处理。

治疗效果

☞ 解小会用"方一"治疗74例疝气患者,总有效率达97.7%。计1~2次痊愈者22例,10次以上痊愈或好转者17例,以10次以内痊愈或好转者为多(见《中国针灸》,1993年第11期)。

☞ 王莹用"方二"治疗17例,痊愈6例,仅有1例因年龄较大、病程较长无明显效果。总有效率为94.1%(见《中国民间疗法》,2008年第3期)。

☞ 黄紫堂用"方三"治疗154例,痊愈132例,占85.7%;好转13例,占8.4%;无效9例,占5.9%。总有效率为94.1%(见《四川中医》,2001年第8期)。

☞ 程爵棠用"方四"治疗2例,均获痊愈(见《艾灸疗法治百病》,2009年人民军医出版社出版)。

处方荟萃

1. 用瘢痕灸法。取气海三角灸(左病灸右,右病灸左)各9壮。患者仰卧位,穴位常规消毒。取利多卡因1ml,穴处皮肤局麻后用自制底部直径0.5cm的锥形艾炷直接置于穴位上,点燃后待其燃尽,以穴位处皮肤有灼伤为度,灸2~4壮。擦净艾炷灰烬,胶布密封,2天后清除灸疮处的皮肤,再次敷以胶布,促其化脓3~4天后即可清疮除脓,局部做消毒处理。穴处形成一直径0.8~1cm、深0.2~0.3cm的灸疮,待其自行干燥结痂,约2个月后结痂脱落,形成瘢痕。

2. 黄铜盘用隔药灸法。以脐为顶角,以患儿闭嘴两嘴角宽度为边长,画成等边三角形,两底角即为左、右疝穴。艾灸法:艾条粗以3mm直径为宜。可切一薄片生姜贴于疝穴上,艾条灸于生姜片上,一可避免灸出水疱,二可发挥生姜温中作用,每次10分钟左右,每天治疗1次(见《中国乡村医药》,1997第12期)。

按语

用艾灸给孩子治疗疝气,孩子会很舒服,没有副作用,几日内就会看到很好的疗效。在艾灸和温热的作用下,会快速促使疝内容物自然回缩还原;增强腹壁、腹膜组织弹性和强度,杜绝疝内容物反复突出,用艾灸的温热和药气的作用起到了温阳散寒,理气生机的功效。

治疗疝气,用艾灸取穴无非从肝经和任脉入手,根据辨证分型以化裁。大敦是肝经的井穴，三角灸是治疗疝气的经验效穴。必要时可运用辨证选穴方法，如证属寒疝者加温补关元、神阙以培元阳，解寒凝；证属湿热疝者，运用泻法，艾灸膈俞以活血、三焦俞以行气；证属狐疝者加足三里、提托以温补中阳，升下陷之气。

小儿疝气患者应尽量避免或减少哭闹，咳嗽，便秘，生气，剧烈运动等。应注意休息，坠下时，用手轻轻将疝气推回腹腔。尽量减少奔跑与久立，久蹲，适时注意平躺休息。饮食上适当增加营养，平时可吃一些具有补气功效的食物，如扁豆、山药、鸡、蛋、鱼、肉等。

除少数婴儿疝气外，大部分腹股沟疝气不能自愈。随着病情的拖延，疝气包块逐渐增大，会给治疗带来难度，并且，腹股沟疝气容易发生嵌顿（疝气包块被卡住无法回纳）和绞窄，甚至危及病人的生命安全。因此，除少数特殊情况外，小儿疝气均应尽早接受彻底的治疗。

十七、小儿汗症

小儿汗症是指小儿不正常出汗的一种病症，多见于2~7岁的儿童，有自汗、盗汗之分。白天出汗，动则汗出称自汗；睡中出汗，醒时汗止者，称盗汗。中医归属于"汗症"范畴。

病 因病理

西医认为全身性多汗为急慢性感染性疾病、循环功能不全、结缔组织疾病、营养性疾病、药物作用、精神因素或内分泌功能异常所致；半侧身体多汗为颅内占位性病变、脊髓病变，局部交感神经受损或病变或偏头痛所致。

中医认为汗为小儿气血未充、腠理不密而津液发泄太过所致，小儿稚阴稚阳之体，阴阳易失调，阳虚者为自汗，阴虚者为盗汗。

诊 断要点

1. 小儿在安静状态下，全身或局部汗出很多。

2. 寐则汗出，醒则汗止者称盗汗；白天安静状态或稍事活动汗出者称自汗；但头汗出较多则可称头汗。

3. 需除外因传染病、风湿热、结核病等引起的汗出。

治 疗方法

‖方一‖

1. 取穴 神阙、涌泉（双）。

2. 方法 用悬灸法。使小儿熟睡时平卧，用药艾条1根，取神阙穴悬灸10分钟，艾火与穴位之间距离4~10cm。双侧涌泉穴，每穴悬灸10分钟，艾火与穴位之间距离4~10cm。每日1次，10次为1个疗程。主治小儿盗汗、自汗。

‖方二‖

1. 取穴 肝俞、肾俞、神门、筋缩、足三里、三阴交、百会、孔最、内关、太溪、中冲、劳宫。

　　2.方法　药线点灸法。用3号细苎麻药线,医者以右手拇指、食指夹持2号药线的一端,并露出线头1~2cm,在酒精灯上点燃,然后吹灭明火,敏捷地将有火星线头点压于穴位上,采用中等力度以不起水疱为度,一穴灸5壮。每周治疗2次,每次2~3个穴位,交替选穴,4周为1个疗程。每天1次,7天为1个疗程。

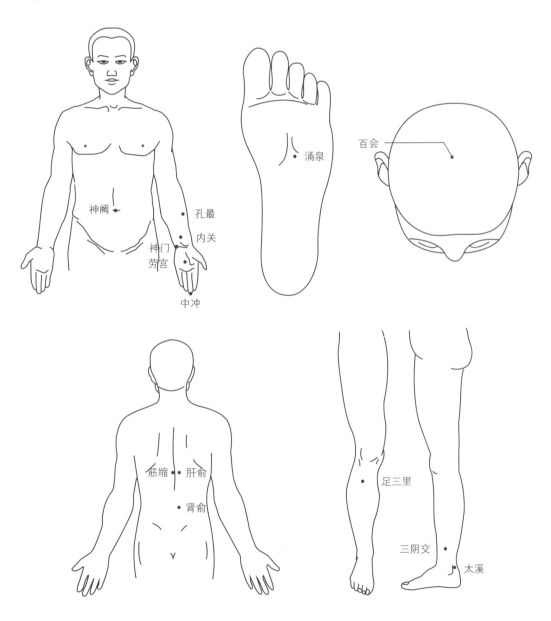

疗效果

　　☞ 韩长根用“方一”治疗24例中,治疗次数最短者5次,最长者10次,半年后随访24例患者均痊愈(见《上海针灸杂志》,2007年第10期)。

☞ 王小平用"方二"治疗49例中，36例痊愈，12例好转，1例无效；中药组45例中，30例治愈，13例有效，2例无效；西药组47例中，11例治愈，15例有效，21无效。药线组治愈率73.5%、有效率98.0%；中药组治愈率66.7%、有效率95.6%；西药组治愈率23.4%、有效率55.3%（见《中国民间疗法》，2004年第8期）。

处方荟萃

拔罐加艾灸法。选取神阙、涌泉、大椎、肺俞、膏肓俞、脾俞。患儿先取俯卧位暴露背腰部，术者左手将打火机的火焰开至最大于右手所持的罐口适宜的玻璃罐中瞬间闪过后迅速将罐拔于患儿的大椎、肺俞、膏肓俞、脾俞上，留罐各3~5分钟起罐后令患儿翻身至仰卧位，术者右手如持笔写字状持艾条，将艾条点燃端对准神阙、涌泉穴位处，距离以5~15cm为佳，以局部温热但不致烫伤为度施温和灸，每穴每次灸15分钟，每日1次。10次为1个疗程。涌泉、肺俞、膏肓俞、脾俞四对穴隔日左右交替施术；神阙、大椎两穴每日必取（引自"搜狐圈子"）。

按语

灸治汗症多用足三里，足三里是胃经要穴，而胃是人后天之本。刺激足三里穴，可健脾和胃，使胃肠蠕动有力而规律，并能提高多种消化酶的活力，增进食欲，帮助消化。艾灸有通经活络、祛除阴寒之功效。用艾条灸足三里，使局部产生温热或轻度灼痛的刺激，从而达到治疗效果。

小儿汗症是一种症状，多伴发于各种疾病，因此，不能见汗止汗，而要寻找出原发疾病，同时治疗，方能取得良效。

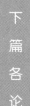

第十六章　皮肤科疾病

一、痤疮

痤疮又称青年痤疮,是一种毛囊、皮脂腺的慢性炎性反应。中医称为"粉刺"。

病因病理

痤疮与内分泌、痤疮丙酸杆菌的大量繁殖和感染等因素有关,而雄性激素代谢失调、毛囊皮脂腺导管角化异常、免疫失调等是痤疮发生的主要原因。有家族史及精神压力的人发生痤疮的相对危险性大,女性月经不调者相对危险性也明显增高,痤疮患者常因进食刺激性食物或饮酒而使病情加重,成为痤疮加重和复发的明显诱发因素。

中医学理论认为,痤疮是因为腠理不密,外邪上蒸,肺气不清,外受风热,膏粱厚味,胃热上蒸,脾湿化热,湿热夹炎,或月经不调,瘀滞化热所致。

诊断要点

1. 初起在毛囊口,呈现小米粒大小红色丘疹,亦可演变为脓疱。此后可形成硬结样白头粉刺或黑头粉刺,严重病例可形成硬结性囊肿。

2. 多发于男女青春期之面部及胸背部,常伴有皮脂溢出。

3. 多有饮食不节,过食肥甘厚味,或感外邪等诱发。

4. 青春期过后,多数可自然减轻。

5. 妇女多伴有月经不调。

治疗方法

方一

1. **取穴**　天枢。

2. **方法**　用隔药饼灸法。肺经风热型选用清肺饮,药用金银花15g,生地15g,丹皮12g,夏枯草30g,桑白皮30g,黄芩12g,黄连8g,蝉蜕12g,地龙30g,蒲公英20g,甘草6g。肠胃湿热型选用黄连汤加味,药用黄连、黄芩、栀子各10g,黄柏、大黄各8g,藿香15g,大青

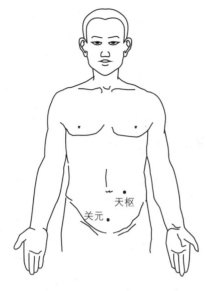

叶、夏枯草各30g, 天葵15g。分别用上方配制中药, 然后研末成粉, 用蜂蜜或饴糖调和制成直径约3cm、厚约0.8cm的药饼, 中间以针穿刺数孔, 上置艾炷。取天枢穴, 每次灸3~4壮, 隔日1次, 10次为1个疗程。

方二

1. 取穴　局部。

2. 方法　用壮医药线点灸法。小梅花点灸法, 主要点灸治疗较大体痤疮、结节等。在痤疮、结节体面上进行小梅花状样点灸。小三角点灸法, 或称为品字状点灸法, 对小形体痤疮, 如黑头、白头粉刺体面上进行小三角状样点灸, 每天1次, 视病情轻重, 运用以上方法连续反复点灸1~2次, 连续治疗1~2天即可。

方三

1. 取穴　关元、足三里(单)、三阴交(单)、合谷(单)。舌苔厚腻加灸丰隆。

2. 方法　用温和灸法。清艾条作灸材; 点燃艾条一端后, 施灸膻中穴, 灸火约离皮肤5~10cm。采用温和悬灸法, 使患者局部有温热感而无灼痛为宜; 各穴分别灸30分钟, 局部痤疮用艾条悬灸, 隔日1次。每10次1个疗程, 治疗2个疗程。

方四

1. 取穴　大椎穴、颈夹脊穴(双)、胸夹脊穴(双)、肺俞穴(双)。

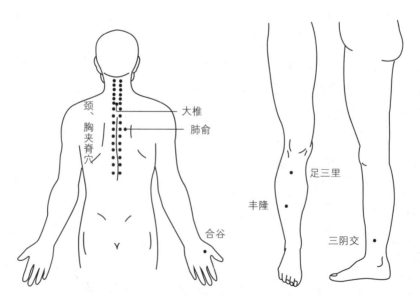

2. 方法　用针挑和姜灸法。取以大椎穴为中心向左右旁开0.5寸, 向上至第5颈椎, 向下至第3胸椎引两条直线取穴。先取第5和第6颈椎双侧夹脊穴挑治, 患者骑坐在靠背椅上，前额靠在椅背上。皮肤常规消毒局麻，医者右手持针，先从麻醉皮丘的边缘进针，挑破皮肤，然后挑断皮下纤维，挑完后，常规消毒，创面敷一鲜姜片，越薄越好，再用无菌纱布覆盖，胶布固定即可。一般每隔5天挑1次，4次为1个疗程，每次挑3~4个穴位。如1个疗程疗效不显者，可休息2个月再挑第2个疗程。

治疗效果

☞ 张毅明用"方一"治疗62例患者中，治愈20例，占32.3%；显效32例，占51.6%；有效10例，占16.1%（见《上海针灸杂志》，2009年第4期）。

☞ 莫子华用"方二"治疗250例中，点灸治疗1~2次，隔日1次，1~2天显效120例，占48%；3~5次，隔日1次，3~5天有效130例，占52%。总有效率为100%（见《广西中医药》，1998年第2期）。

☞ 罗敏然用"方三"治疗35例，治愈20例，占57.1%；好转9例，占25.7%；未愈6例，占17.1%；总有效率82.9%（见《河北中医》，2002年第8期）。

☞ 马明祥用"方四"治疗118例，显效82例，有效24例，好转10例，无效2例，总有效率98.3%（见《辽宁中医杂志》，2007年第5期）。

处方荟萃

1. 张蕾用针刺加雀啄灸法。取合谷、三阴交、太冲、曲池、太阳、颧髎为主穴。肺经风热加用肺俞、风池；胃肠湿热加用足三里；便秘加天枢；脾虚痰湿加用阴陵泉、丰隆；瘀血阻滞加用血海。诸穴均用平补平泻，留针20分钟。用艾灸疗法，对准面部痤疮皮损部位施雀啄灸，距离皮肤1~2cm，灸至局部皮肤微红、深部组织发热为度，随时吹灰，保持火旺。脾虚痰湿型加用温和灸灸足三里。隔日1次，5次为1个疗程，疗程间休息2天（见《北京中医》，2006年第8期）。

2. 梁欣用针刺加隔蒜灸法。主穴为下关、大迎、颊车、内庭；其中胃热者加足三里、下巨虚。下关、大迎、颊车用平补平泻，内庭、足三里、下巨虚用泻法。再以面部皮损集中处为中心，酌情用1寸长毫针呈15度角向心围刺，针距约为0 5寸。上述治疗均留针30分钟。大蒜(最好是独头蒜)横切成片，约硬币厚，中间以针刺数孔，将蒜片放置于面部皮损集中处，其上放艾炷(如莲子大小)，点燃艾炷，以局部皮肤潮红，患者感觉舒适温热为度，每处每次灸3~5壮。艾灸及针刺可同时进行，每日1次，10次1个疗程（见《针灸临床杂志》，2004年第4期）。

按语

临床发现，病程1年以内患者愈显率、治愈率明显优于1年以上者。肠胃湿热型患者的愈显率优于肺经肺热型。由此可以看出，寻常痤疮患者越早治疗，疗效越好，且肠胃湿热型患者疗效优于肺经风热型。

疮点较多较重者，可适当用"绿药膏"外涂点灸处，以防止感染。为了防止复发嘱患者忌口为首要,禁止饮酒,忌食辛辣、腥冷、刺激性食物。辛辣热燥食物偏好者以及少数女性患者,由于行经前冲任脉充盈过盛夹热上行等因素,致使血热更盛,而致本病复发或重发。

使用"方四"时,不用化妆品。为防止胶布过敏,覆盖穴位的纱布、胶布两天后揭开。保持挑灸点部位清洁,治疗期间可正常工作,不需休息。

二、黄褐斑

黄褐斑又名蝴蝶斑,是一种常见的发生于面部的后天性色素过度沉着性皮肤病。在祖国医学中又称"面上杂病"、"面尘"、"鼾黑斑"、"肝斑"。

病因病理

黄褐斑是对称发生于面部的淡褐色或深褐色色素斑,是面部色素沉着性皮肤病。妊娠、月经不调、日晒、药物、慢性肝病以及长期面对电脑等因素均可导致发病。

中医学认为,黄褐斑的病机主要为气滞血瘀,脏腑功能失调。故当胞宫瘀阻,冲任失调,可引起脏腑功能紊乱;或脏腑功能紊乱亦可致冲任脉失调,经气阻滞,气血不能上荣于面,面部气血两虚、气滞血瘀而形成黄褐斑。

诊断要点

1. 面部有淡褐色至深褐色界限清楚的斑片,通常对称分布,无炎症表现及鳞屑。

2. 无明显自觉症状。

3. 女性多发,主要发生在青春期后。

4. 病情有一定季节性,常夏重冬轻。

5. 排除其他疾病(如颧部褐青色痣、Riehl黑变病及色素性光化性扁平苔藓等)引起的色素沉着。

6. 色素沉着区域光密度值大于自身面部平均光密度值的20%以上。

治疗方法

▍方一▍

1. 取穴 神阙。

2. 方法 用隔药灸法。祛斑药粉选用黄芪、当归、川芎、赤芍、羌活、白附子等药,混匀研细末备用;另用肉桂、大黄、冰片分别研细末装瓶备用。用75%的酒精球在神阙穴作常规消毒。对辨证属气滞血瘀型者,取祛斑药粉5~10克,加冰片1克,用温开水调成糊状,做成药饼填于脐中,上置蚕豆大艾炷点燃,燃烧至患者感局部

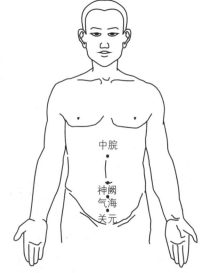
中脘
神阙
气海
关元

发烫时除去，此为1壮，每次灸3壮。对辨证属胃肠积热型
或大便秘结者，在祛斑药粉中加大黄粉约2克，和匀后加
水调制成药饼，施灸方法同上。辨证属脾肾两虚型者，在
祛斑药粉中加肉桂粉约2克，操作方法同前。灸毕即用塑
料薄膜覆盖药饼，再以医用胶布固定，每周治疗1~2次，每
10次为1个疗程。24小时后自行将药饼取下。

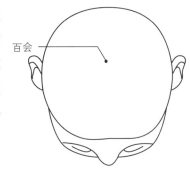

　　┃方二┃

　　1. 取穴　辨证取穴：肝肾阴虚型主灸肾俞、肝俞、命门、太溪等穴；气滞血瘀型主灸
血海、三阴交、气海、曲池等穴；脾胃虚弱型主灸足三里、百会、中脘、关元等穴。

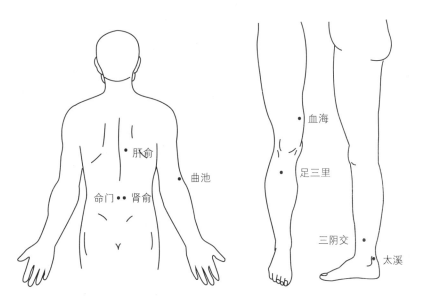

　　2. 方法　用温和灸法，即将艾卷一端点燃，开始时放在距皮肤较近部位的穴位上熏
烤。当患者感觉灸疗处皮肤发热时，将艾卷略提高到一定位
置，使患者感觉既舒适又觉温热为度，每穴施灸15分钟左右，
每日施灸1次，7天为1个疗程，隔一日再开始下一疗程。

　　┃方三┃

　　1. 取穴　局部。

　　2. 方法　用耳压加艾灸推罐法。耳压主穴取肺、肝、脾、
肾、面颊。失眠加神门；月经不调加内分泌，每次于单侧贴王
不留行籽，两耳交替。隔日1次，10次为1个疗程。然后面部常
规消毒后，于黄褐斑处采用悬灸法，每次10分钟，以周围有红
晕为宜。用万花油均匀涂于面部，然后选取小号火罐吸拔于
面部，由下颌向面颊，由下向上，由内向外，由中间向两边轻推，力度要合适。如此反复30余

次，至患者感觉火罐发烫时再换另外侧。隔日1次，10次为1个疗程。

治疗效果

☞ 林红用"方一"配合推拿治疗50例，显效29例，有效17例，无效4例，总有效率为92%（见《中国针灸》，1995年第5期）。

☞ 韩亚兰用"方二"治疗58例病例中，痊愈42例，占72%；好转9例，占16%；无效7例，占12%（见《中国临床医药研究杂志》，2006年第149期）。

☞ 张帆用"方三"治疗63例，基本治愈37例，占54.4%；显效21例，占30.9%；好转7例，占10.3%；无效3例，占4.4%，总有效率95.6%（见《上海针灸杂志》，2008年第5期）。

处方荟萃

李子勇：针刺加艾灸法。取穴：①主穴：曲池、血海、三阴交、足三里、肺俞。②配穴：肝郁气滞型加合谷、太冲、肝俞；胃肠积滞型加天枢、中脘、上巨虚；脾肾两虚型加关元、脾俞、肾俞；失眠加安眠、神门、照海。用毫针在黄褐斑较明显的部位浅刺1~2mm，毫针数以遍及黄褐斑范围为宜，毫针间距最小为1~2mm。留针30分钟。出针后，在面部选取斑片较明显的部位涂少许陈渭良伤科油，行小麦粒直接灸，3壮／穴。每周治疗2次，8次为1个疗程，治疗3个疗程（见《中国民间疗法》，2006年第6期）。

按语

灸法治疗面部黄褐斑一般都是以局部皮肤为主，从现代医学看，热效应能改善微循环，通过皮肤神经的调节作用，促进代谢物的吸收。诸法并用共奏疏通面部经脉，活血祛瘀，加强面部皮肤气血滋养，逐渐恢复正常肤色。本病虽然病在皮肤，但不能只进行面部治疗，还要调解全身的功能以达到治病求本，从根本上治疗本病的目的。

黄褐斑可由其他疾病引起，故应去医院检查，在治疗本病的同时，积极治疗原发疾病，疾病痊愈了，黄褐斑也就消失了。

治疗期间，要增强营养，多吃蔬菜、水果。防日晒，慎用各种化妆品。注意调节情志，保持愉快的心情，保持充足的睡眠，可以取得更好疗效。

三、斑秃

斑秃是一种骤然发生的斑状秃发。在中医学中属于"油风"范畴，俗称"鬼剃头"。

病因病理

现代医学研究表明，斑秃可能与下列因素有关。精神因素：精神创伤或过度紧张能诱发及促使病情加重；自身免疫因素：一些患者外周血T辅助细胞减少，功能降低，或在脱发区毛囊周围发现有免疫球蛋白沉积，还有血清中发现有抗自身组织的抗体；遗传因素：约10%~20%的患者有家族史；内分泌功能失调、感染、中毒及头部外伤等亦与斑秃有关。

本病病因病机可概括为血热生风，窜于巅顶，毛根得不到濡养；或瘀阻血络，新血不能养发；或气血两虚，不能荣润须发，而致脱落。

诊断要点

1. 发病突然，可自愈亦可复发；

2. 头发成片脱落，脱发区成圆形或不规则形，数目不定，无断发，严重时眉毛、腋毛、阴毛均可脱落；

3. 脱发区皮肤正常。

治疗方法

‖方一‖

1. 取穴　脱发区。

2. 方法　用隔姜灸法。用鲜姜切成厚度0.2~0.3cm（约5分钱硬币之厚度），面积大于艾炷底面的姜片，将姜片中央穿刺数个小孔，在姜片上放一底面直径约2cm、高2~3cm圆锥形艾炷，由炷顶点燃艾炷施灸，至患者感到灼热不可忍耐时，连同生姜片一同提起片刻再灸或更换姜片，连灸3壮，使温热之气透入皮肤，以局部皮肤潮红、不发疱为度。每日睡前灸治1次，每周6次，周日休息。

‖方二‖

1. 取穴　主穴：莲花穴（按照局部皮肤病损的形状和大小，沿其周边和中部选取一组穴位，呈莲花形）。配穴：肾俞、脾俞、足三里、神门、劳宫（均为双侧并用）。

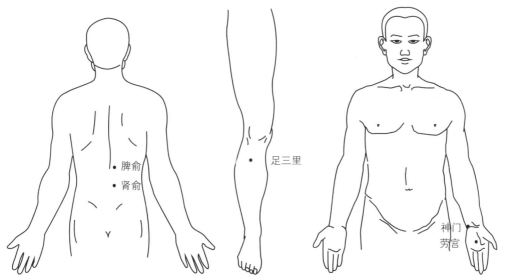

2. 方法　用壮医药线点灸法。用2号药线点灸，用拇、食指持线的一端，露出线头1~2cm，将线头在酒精灯上点燃，吹灭药线的火苗，快速用线头的火星对准穴位，将有火星线头直接点按于穴位上，火灭即起为1壮。灸处有轻微灼热感。每日点灸1次，10天为1个疗程。

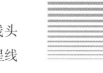

1. 取穴　患处。

2. 方法　用梅花针加温灸法。先用2%碘酒、75%酒精常规消毒后，用梅花针沿斑秃区的边缘渐由外向内叩刺。叩至皮肤潮红充血，微微渗血为度，再用一次性无菌针筒抽取醋酸确炎舒松A注射液适量，喷洒在患处，让药液自行吸收。然后用艾条在患处温灸5～10分钟，至药液干燥，再用干棉球将血迹擦干，如此反复操作3遍为1次治疗。每3天治疗1次，10次为1个疗程，疗程间休息3~4天。

方四

1. 取穴　斑秃局部。

2. 方法　用梅花电针加灸法。双侧脾俞、肾俞、风池。患者取俯卧位，穴位局部消毒后，用1.5寸毫针直刺入1寸，脾俞、肾俞采用补法捻转。将木制温灸器置于穴位上，温灸器中燃着6节艾条，每节长约5cm，留针30分钟。上述针灸完毕，将带有两极输出线的梅花针，连接到G6805-Ⅱ型电针治疗仪的输出端上。常规消毒斑秃局部皮肤，让患者手握梅花针的一个输出端(铜管)，另一端即梅花针置于斑秃处。启动电针开关，刺激量以患者能够耐受为宜。梅花针叩刺脱发区，直至皮肤发红或微出血为度。每日治疗1次，10次为1个疗程。

治 疗效果

☞ 眭道顺用"方一"配合内服中药治疗40例，对照组25例，临床痊愈24、5例，显效9、5例，有效6、9例，无效1、6例，总有效率97.5%、26%(见《广州中医药大学学报》，2008年第3期)。

☞ 韦振群用"方二"治疗30例中，治愈27例，好转2例，无效1例(见《云南中医药杂志》，1993年第1期)。

☞ 张巧玲用"方三"治疗73例，对照组54例，分别痊愈63、15例，显效6、18例，有效2、5例，无效2、16例，总有效率95.23%、76.37%(见《临床针灸杂志》，2004年第2期)。

☞ 叶建红用"方四"治疗6例患者，斑秃局部均长出新发，且头发润泽无枯槁脱落，半年后随访无复发(见《湖北中医杂志》，2001年第7期)。

处 方荟萃

1. 贺奎强用外擦法加灸法。将秃发的部位充分暴露，脱发区局部常规消毒，将鲜生姜切片，用力搓擦脱发处皮肤，约4～5分钟，使头皮发热，后用梅花针从脱发区四周向中心做环状重手法密集弹刺，至微微渗血为止，然后用艾条(华佗牌)行局部温灸，每处4~5分钟，行环状灸或雀啄灸，至皮肤出现红晕为止。当局部已有稀疏新发生长时，改用轻叩法，每日或隔日1次，10次为1个疗程(见《吉林中医》，2007年第3期)。

2. 覃道光用壮医药线点灸法。取穴局部梅花穴、列缺、合谷、内关、神门、腰梅(按局部沿其周边和中央选取的一组穴位)等。用2号药线点灸，用拇、食指持线的一端，露出线头1~2cm，将线头在酒精灯上点燃，吹灭药线的火苗，快速用线头的火星对准穴位，将有火星线头直接点按于穴位上，火灭即起为1壮。灸处有轻微灼热感。每日点灸1次，10天为1个疗程（见《中国民间疗法》，2004年第8期）。

 按语

运用梅花针叩刺配合隔姜灸治疗，是治疗斑秃的常用方法，梅花针可激发经络之气，促进局部血液循环。再借隔姜艾条温和灸之热力，起驱风散寒的作用，从而达到温通气血，活血通络，局部生发的目的。

本法治疗斑秃取得了较好的疗效，但病程超过1年的斑秃患者，疗效较差。

四、银屑病

银屑病又名牛皮癣，是一种常见多发的慢性炎症性皮肤病。中医学称本病为"白疕"、"干癣"、"松皮癣"。

病因病理

现代医学认为神经肽在银屑病发病机理中起作用，神经源性炎症，不论是外源性或内源性刺激引起，都可能是潜在的机制，皮肤中感觉神经末梢释放P物质和其他神经肽引起了局部炎症反应，这种炎症反应触发了有遗传素质的人发生银屑病。

中医认为病因多为七情内伤，气郁不舒，郁久化火，毒热伏于营；或饮食失节，过食腥发动风之品致脾失和，日久生湿，湿蕴化热成毒，又复感风热或风寒湿邪，内外合邪而发病；病程日久，则易导致毒热内蕴，血瘀阻络而使病情加重或反复不愈。

诊断要点

1. 皮损初为针尖至扁豆大的炎性红色丘疹，常呈点滴状分布，迅速增大，表面覆盖银白色多层性鳞屑，状如云母。鳞屑剥离后，可见薄膜现象及筛状出血，基底浸润，可有同形反应。陈旧皮疹可呈钱币状、盘状、地图状等。

2. 好发于头皮、四肢伸侧，以肘关节面多见，常泛发于全身。

3. 部分病人可见指甲病变，轻者呈点状凹陷，重者甲板增厚，光泽消失。或可见于口腔、阴部黏膜。发于头皮者可见束状毛发。

4. 起病缓慢，易于复发。有明显季节性，一般冬重夏轻。

5. 可有家族史。

6. 病理检查示表皮角化过度、角化不全。角层内有中性多形核白细胞堆积，棘层增厚。表皮突呈规则性向下延伸，真皮乳头水肿呈棒状，乳头内血管扩张，血管周围有炎性细胞浸润。

治疗方法

方一

1. 取穴　病损区。

2. 方法　先用皮肤针于皮损局部叩刺，使出血，然后取脱脂棉少许摊开展平如皮损部大小的极薄片，贴于皮损部，用火柴点燃，急吹其火，使其迅速燃完，随即再换一张薄棉，如法再灸，如此3~4次，以皮肤潮红为度。3天治疗1次，5次为1个疗程。

方二

1. 取穴　病损区。

2. 方法　用隔蒜灸法。将大蒜(独头大蒜较好)切成2mm厚的蒜片，用棉签扎上小孔，上置大艾炷，点燃后在皮损部位施灸，先灸皮损较重处或始发部位，渐次延及全身。每次择3~5处进行施灸，治疗过程中要忍痛(可采用拍打附近皮肤的方法)，灸至局部轻微出现小水疱，治疗后第二天局部出现明显的水泡为度。每周施灸2次，1个月为1个疗程，连续灸6个疗程，每个疗程间隔1周。

方三

1. 取穴　病损区。

2. 方法　用梅花针加温和灸法。先用钳子拔除患部皮毛，75%酒精清洗消毒后，待干，用自配药酒(三分三、蜈蚣、75%酒精以3:1:10组成)反复擦患部皮肤，随之用梅花针在患部皮肤自上而下反复刺激，直至表皮微微出血为止，再用艾条灸患部，灸至患部皮肤发红并有灼热感为佳。隔日一次，10次为1个疗程。

方四

1. 取穴　少商、商阳、肾俞。

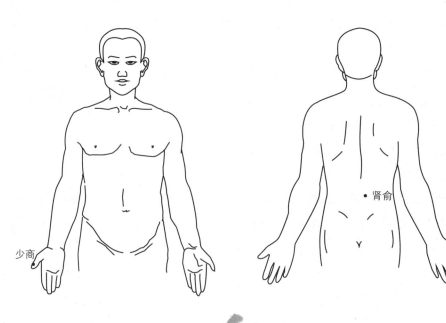

2. 方法　用刺血加灸法。取患者双手少商、商阳两井穴，常规消毒后用三棱针点刺，每穴出血1~2滴，后让患者俯卧于床上，于肾俞穴处施灸，每次15分钟，均隔日1次，10次为1个疗程。

治疗效果

☞ 缪奇祥用"方一"治疗32例中，临床治愈23例，显效6例，好转3例，全部病例均有效（见《上海针灸杂志》，1998年第1期）。

☞ 段建伟用"方二"治疗20例，6例治愈，14例好转（见《浙江中医杂志》，2006年第10期）。

☞ 吴世贵用"方三"治疗126例，痊愈61例，占48.4%；显效43例，占34.1%。有效16例，占12.7%；无效6例，占4.8%。总有效率为95.2%（见《针刺研究》，1992年第4期）。

☞ 褚静用"方四"治疗30例，临床治愈6例，显效16例，有效6例，无效2例，总有效率为93.3%（见《黑龙江中医药》，2002年第6期）

处方荟萃

梁静涛用针刺加温和灸法。取肺俞（双）、膈俞（双）、肝俞（双）、肾俞（双），采用毫针针刺，肺俞泻法，膈俞、肝俞均行平补平泻，肾俞行补法，并留针15分钟。选取肾俞及较明显皮损处行艾条灸，每处2~3分钟，以局部感温热为宜。每周治疗2次，5次为1个疗程，共4个疗程（见《四川中医》，2007年第5期）。

按语

本病病机为气机壅滞，郁久化火，阴血亏虚，化燥动风，发于肌肤。艾灸具有温经通络，行气活血之功。有的医者观察，一般在10~20次见效，最少3次，最多36次。灸治后产生的水疱可用消毒针刺破，放出其中的黏液，并注意防止感染。

治疗中发现灸法治疗的一个特点：四肢部治愈率最高，疗程短；躯干次之，头面部疗效较差，且疗程长。

随访发现部分复发，追其原因平素喜食鱼、虾、牛羊肉、酒及辣椒等腥辣动风发病之品，故治疗后应禁食腥辣动风发病之物，以防复发。

五、汗疱疹

汗疱疹是发生在掌跖、指趾屈侧皮肤的复发性水疱性皮肤病，常伴手足多汗。中医也称为"蚂蚁窝"。

病因病理

汗疱疹的发病原因和机制尚不完全清楚，可能是一种发生在皮肤的湿疹样变态反应。小汗腺本身无明显损害及汗液潴留现象，但减少掌跖部位出汗有助于症状缓解。精神因素、病灶感染（尤其是癣菌）、局部过敏或刺激、过敏性体质及神经系统功能失调可能与本病发生有关,个别患者有家族史。

中医认为阳气蒸腾阴津从玄府(汗孔)排出即为汗液。汗出可以发越阳气,当寒湿外闭,玄府开阖失司,阳气不得正常发越,寒气从之,汗反为湿,气反为闭。

诊断要点

1. 发生于手掌、足底和指趾侧缘的表皮深处的针尖至粟粒大小圆形小水疱,周围无红晕,内含清澈或浑浊浆液;小水疱可以融合成大疱,干涸后形成衣领样脱屑。

2. 自觉有不同程度瘙痒或烧灼感。

3. 病程慢性,春秋易复发。

治疗方法

方一

1. 取穴　局部。

2. 方法　用艾炷直接灸法。根据患病部位的大小范围,一次性或分次施灸。将艾绒去除叶梗搓成基部0.5~1cm的艾炷,置于患处点燃,轻吹其火,至患部有烧灼感时,即移动艾炷至相邻另一部位。如此反复施术,至患者难以忍受时去除,再换一艾炷施灸。一般每个部位施灸3~5壮,以灸至皮肤发红而不起疱为度。隔天灸1次,连灸3次。病损部位广泛者可分次施灸。

方二

1 取穴　局部。

2 方法　用温和灸法。点燃灸条,左右晃动熏烤皮损处,距离大约7~10cm,以患者自觉微热、舒服、能耐受为度,此时患者自觉瘙痒明显减轻,每天熏烤1次,每次10~15分钟,共5天;每次熏烤完后,将肤疾宁硬膏贴敷皮损处(剪成稍大于皮损方块状),共治10天。

治疗效果

☞ 倪占华用"方一"治疗15例,治愈9例,好转6例;好转的6例患者中3个月内复发者1例,半年内复发者5例,均经再次灸治后治愈(见《中国民间疗法》,2005年第8期)。

☞ 梁小梅用"方二"治疗60例,对照组48例,分别痊愈30、5例,显效26、20例,无效4、23例,总有效率93.33%、52.08%(见《中国中西医结合皮肤性病学杂志》,2003年第2期)。

处方荟萃

肖少卿用温和灸法。取陈艾绒、白芷(研细)、苍术(研细)各150克,硫黄(研细)60克,制成药物艾卷,备用。施灸时按艾卷温和灸法操作,多选用病损局部阿是穴,每次施灸15~30分钟,每日灸治1~2次,7~10次为1个疗程。对于皮损面积较大者,可配合采用温盒灸法(见《肖少卿中国灸法治疗学》,1996年宁夏人民出版社出版)。

本病的发生与阳气内郁、湿气内闭密切相关。故治疗当以发汗助阳除湿为治。艾灸可以温经通脉，活血化瘀，改善局部的血液循环，促进局部的修复，又因直接作用于局部，疗效更加迅捷可靠，且方法简便易行，值得推广应用。

汗疱疹应当及早治疗，以免加重病情，导致症状加重，增加治疗难度，但是汗疱疹复发还与过敏源和患者自身免疫力有关，所以应充分了解自己的发病因素，最好做个过敏源检测，明确过敏物质。

在治疗汗疱疹过程中生活方面应密切配合，高热量的、辛辣刺激性及易过敏的食品，应少吃或不吃。应多食苹果、西瓜、梨、桃子、红枣、核桃仁、绿豆及各种豆制品，各种新鲜蔬菜，对汗疱疹的康复大有益处。治疗汗疱疹用药忌间断，要坚持规律、足量的用药，不能间断，这也是治疗汗疱疹成功及不易复发的关键。

六、荨麻疹

荨麻疹是一种常见的变态反应性皮肤病。又有"风疹"、"瘾疹"、"风疹块"等名称。

病因病理

荨麻疹常见病因有：①食物以鱼、虾、蟹、蛋类最常见。②药物，有许多药物可引起该病。③感染：包括病毒、细菌、真菌和寄生虫。④动物及植物因素，如昆虫叮咬或吸入花粉、羽毛、皮屑等。⑤物理因素，如冷热、日光、摩擦和压力等都可引起。此外，胃肠疾病，代谢障碍，内分泌障碍和精神因素亦可引起。

中医认为本病多由卫气不足，腠理不密，感受风邪，遏于肌肤；或因胃肠积热，内不得泄，外不得达，郁于肌表而致；亦有因体质因素，不耐鱼虾荤等食物而诱发者。

诊断要点

1. 突然发作，皮损为大小不等、形状不一的水肿性斑块，境界清楚。

2. 皮疹时起时落，剧烈瘙痒，发无定处，过后不留痕迹。

3. 部分病例可有腹痛腹泻，或有发热、关节痛等症，严重者可有呼吸困难，甚至引起窒息。

4. 皮肤划痕试验阳性。

5. 病程持续2个月以上者为慢性荨麻疹。

治疗方法

方一

1. 取穴　曲池、血海、三阴交、膈俞、百虫窝。

2. 方法　用隔姜灸法。上穴均取双侧，按艾炷隔姜灸疗法操作。每穴每次各灸3~7壮(以灸处出汗、有红晕为度)，艾炷如黄豆大小，每日灸1~2次，至症状完全消失停灸。慢性者应多灸2~5次，以巩固疗效。

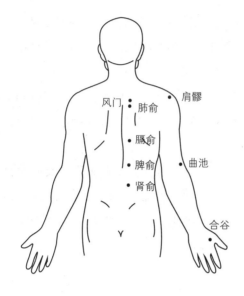

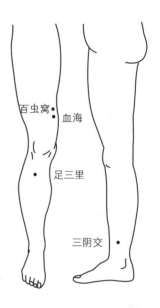

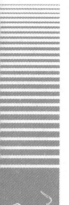

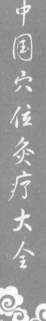

║方二║

1. 取穴 肺俞、脾俞、肾俞、合谷、血海、足三里、三阴交。

2. 方法 用温针灸法。患者取俯卧位，以一枕垫于双踝下，双侧取穴，常规消毒，用30号1.5寸毫针进针，行提插补泻手法，多补少泻，得气后在肺俞、脾俞、肾俞施温针灸各2壮，留针25分钟。隔日1次，连续治疗1个月为1个疗程。主治慢性荨麻疹。

║方三║

1. 取穴 中脘、肩髎。

2. 方法 用艾炷灸法。将绿豆大艾炷直接放在穴位上各灸3壮，2天灸1次，10次为1个疗程。疤痕灸效果更好，不用疤痕灸者可等艾绒燃烧至将尽时，用小夹子夹起，稍离皮肤，使之热而不灼伤肌肤；凡有实热、阴虚内热、行经期间者，皆先以针刺外关、曲池、合谷(经期不用)。

║方四║

1. 取穴 热敏灸穴。

2. 方法 用热敏灸法。将点燃的艾条在患者风门、肺俞、膈俞、神阙、关元、血海、足三里穴附近距离皮肤3cm左右施行温和灸。当患者感受到"艾热"向皮肤深处灌注，或向四周扩散，或热感向远处传导，或出现其他特殊感觉时，此点即为"热敏点"。分别在每个"热敏点"上实施温和灸，直至"热敏点"现象消失。每日1次，每10天为1个疗程。主治慢性

768

血虚风燥型荨麻疹。

疗效果

☞ 程晓晖用"方一"治疗急性荨麻疹患者32例，痊愈30例，显效2例；慢性荨麻疹患者54例中，痊愈38例，显效7例，无效9例（见《浙江中医学院学报》，2002年第4期）。

☞ 艾宙用"方二"治疗32例，痊愈14例、好转12例、无效6例，总有效率81.3%；对照组30例，痊愈10例、好转9例、无效11例，总有效率63.3%（见《针灸临床杂志》，2006年第12期）。

☞ 陈耀南用"方三"治疗李某，女，每次行经期间，发风疹团，瘙痒难忍，经过疹退，用"方三"治疗2个疗程，痊愈（见《中医杂志》，1991年第10期）。

☞ 李金娥用"方四"治疗30例，对照组30例，痊愈15、8例，显效8、7例，好转4、11例，无效3、4例，有效率为76.67%、50.00%（见《福建中医药》，2009年第1期）。

处方荟萃

1. 王光鼎用温针加灸法。合谷、曲池(温针)、足三里(温针)、太冲、血海、风市、风池、百会、大椎、中脘(灸)、神阙(灸)，每次灸30分钟，选用1.5寸毫针施平补平泻手法，每隔10分钟行针1次，留针30分钟。每日1次，10次为1个疗程（见《云南中医学院学报》，1995年第1期)。

2. 耿萍用针刺加隔蒜灸法。主穴为曲池、三阴交、血海；配穴为委中、尺泽、合谷、足三里、大椎、风市，每次针刺根据病情辨证选取主、配穴3~5个，采用轻刺激，施平补平泻法。针刺得气后留针30分钟。隔蒜灸取穴：足三里、血海、曲池、大椎、膈俞、外关、太溪。用新鲜大蒜（大瓣者为宜，独头蒜更佳）切成片，所切蒜片厚为0.3~0.4cm，用针在蒜片上扎5~10个小孔，将制好的蒜片放在选好的穴位上，上置艾炷，用线香将艾炷点燃施灸，当患者感到局部灼烫时，立即将艾炷去掉，更换新的艾炷继续灸之，每穴灸7~9壮，用补法，艾炷取单数，勿吹其火，也可在风团块密集处置蒜片施灸。以上两种疗法隔日交替使用，10次为1个疗程（其中针刺5次，隔蒜灸5次)，疗程间休息3天（见《针灸临床杂志》，2001年第7期）。

按语

凡病程长、反复发作者需施灸1~2个疗程，病初起者，或不明原因者只灸3~5次。接受过中西药治疗无效者，可以用本法。

若发生喉头水肿出现呼吸困难，甚者胸闷窒息感，应采用中西医结合急救治疗。若累及消化道，出现恶心呕吐，腹痛腹泻时，可加内关、天枢、公孙穴治之。

治疗本病时，应嘱患者少食刺激性食物及尽可能减少寒冷刺激等，如患者肠道有寄生虫，应先驱虫，后治疗。

下篇 各 论 第十六章 皮肤科疾病

七、硬皮病

硬皮病是一种以皮肤硬化为特征的结缔组织病。病属祖国医学"皮痹""肌痹"范畴。

因病理

目前多数认为本病可能是在一定遗传背景基础上再加持久的慢性感染而导致的一种自身免疫性疾病。可因遗传因素、感染因素、结缔组织代谢异常、血管异常、免疫异常等原因引起，导致血管和结缔组织硬化、小血管增生、管腔堵塞，可造成全身性的损害，除皮肤、关节损害外，还有内脏损害。

中医学认为，其病因主要是由于素体阳气虚弱，津血不足，抗病能力低下，外被风寒诸邪浸淫肌肤，凝结腠理，痹阻不通，导致津液失布，气血耗伤，肌腠失养，脉络瘀阻，出现皮肤硬如皮革，萎缩，汗孔闭塞不通而有出汗障碍、汗毛脱落等症状。皮痹日久不愈，发生内脏病变。

断要点

1. 主要标准：掌指关节近端的硬皮变化，可累及整个肢体、面部、全身及躯干。

2. 次要标准：①手指硬皮病：上述皮肤改变仅限于手指；②手指尖有凹陷性瘢痕和脂垫消失；③双肺基底纤维化。

凡具备1项主要标准或2项次要标准可诊断。其他有助于诊断的表现：雷诺现象，多发性关节炎或关节痛，食管蠕动异常，皮肤病理学胶原纤维肿胀和纤维化，免疫检查ANA，抗scl-70抗体、着丝点抗体（ACA）阳性。

疗方法

▌方一▐

1. 取穴　曲池、足三里、三阴交、血海、膈俞、膏肓、关元穴。

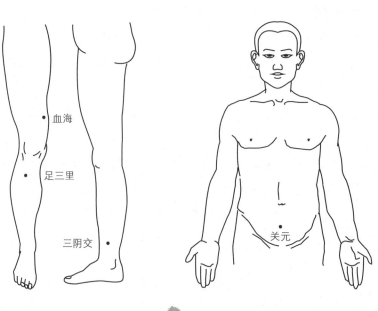

2. 方法　用针刺加隔姜灸法。对局部皮肤硬化部位,可采用围刺法,在硬化区边缘用28号1寸毫针4根在四周进行围刺,针与针呈90度,针与皮肤呈45度,向中心刺入。然后再隔姜片灸,将生姜切成直径大约2~3cm,厚0.2~0.3cm薄片,中间用针刺数孔,上置艾炷,点燃烧尽后再易炷复灸,一般灸5~7壮,以皮肤出现红晕不起疱为度。主治局限性硬皮病。

▌方二▌

1. 取穴　背部反应点。

2. 方法　用天灸法。所有患者均在督脉及膀胱经第一侧线背腧穴寻找异常反应点,在找到的反应点上,用烧热的镍针点刺使皮肤破损,然后在破损的穴位上敷化腐散,外用胶布固定,3~5天改用三仙丹少量撒在消毒后的穴位上,外敷全鸡吸毒膏。换药期间在穴位上拔火罐,每日换药1次,直到灸疮愈合为一疗程,隔1周后再做下一疗程。主治局限性硬皮病。

▌方三▌

1. 取穴　①肺俞、脾俞、肾俞、足三里;②大椎、曲池、合谷、阳陵泉。

2. 方法　用针刺和温和灸法。整体取穴以手足三阳经腧穴为主穴。①组用呼吸补法;②组用平补平泻手法。局部采用扬刺法,并依据皮损面积,以每针间隔2~3cm呈45度角刺入患处中心基底部,患部中心以90度角垂直于皮表进针入基底部,行捻转泻法,留针30分钟。在留针的同时,选取背腧穴和病变中心穴位加以温针灸。即取1.5~2寸长艾炷套于针柄上,一般灸3~5壮,以穴道内部觉热和皮肤红润为度。患部肌肉变薄处可采用悬起温和灸法。即右手持艾卷垂直悬起于穴道之上,距皮肤3~4cm,以病人感觉温热舒服,以至微有热痛觉为度。针后在病变部位拔火罐,隔日1次,拔出瘀血。每日治疗1次,每周治疗5次,10次为1个疗程,每两疗程间隔休息1周。

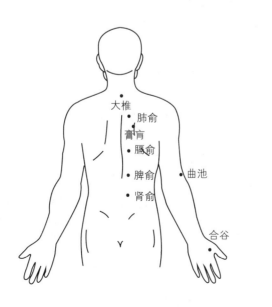

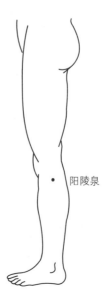

☞ 赵志芬用"方一"治疗8例患者,连续治疗半年至1年后,痊愈2例,有效4例,无效2例,总有效率为75%(见《山西中医》,2002年第5期)。

☞ 刘玉环用"方二"治疗顾某,女,54岁,彻夜瘙痒难眠2年余,伴有周身皮肤革样硬变1年余。用"方二"治疗2个疗程痊愈,1年后随访无复发(见《临床针灸杂志》,1997年第3期)。

☞ 果乃华用"方三"治疗21例病人,除1例未能坚持治疗外,其余20例均有效。其中痊愈9例,占42.8%;有效11例,占52.3%。最长连续治疗3年,每年治疗4~5个疗程,最短治疗4个疗程(见《航空航天医药》,2005年第3期)。

处方荟萃

谭鸣雁用针刺加温和灸法。每次选主穴和配穴各2~3穴,行毫针平补平泻法,留针35分钟;灸足三里、命门,患侧委中三棱针点刺放血;硬皮局部先用艾条温灸5分钟,再用皮肤针叩刺,拔火罐至有少量瘀血流出。隔日治疗1次,5次为1个疗程(见《中国民间疗法》,2002年第1期)。

按语

硬皮病是全身性结缔组织的一种弥漫性病变,其特征为炎症性、纤维性和退行性变化,如果得不到有效治疗可能出现许多合并症。灸则温通血脉,行气活血,宣痹散结且能滋补强壮,与针刺相辅,达到标本同治目的。灸法治疗的同时,可配合针刺、拔罐、刺络等法。加火罐并且祛瘀逐痹,宣散气血,相得益彰,且无毒副作用,收效甚好。治疗过程中发现,在天灸疮的拔罐口上经常可以看到脓水,气泡,黑紫色、红色皮肤。这些情况随着灸疮的恢复逐渐消失。同时相应的症状也逐渐减轻或消失。

八、癣症

癣症为真菌感染引发的皮肤疾病。主要有头癣、足癣、体癣、手癣等。中医分属于"肥疮"、"脚湿气"、"鹅掌风"、"铜钱癣"。

病因病理

癣症均为感染各种真菌造成,为接触传染。头癣长于头部,脚癣长在足部,体癣长在躯干,手癣长于手掌。

中医学认为,头癣多为脾胃湿热,风热外袭,染触虫毒,郁于皮肤,淫于毛孔而致;足癣则为脾胃湿热下注,化火生虫,蕴蒸足部而成;体癣为肥胖痰湿之体,湿毒风热之邪蕴积肌肤;手癣因于风湿热毒蕴积肌肤,湿热生虫而引起。

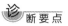断要点

1. 头癣：头皮结黄痂，有鼠尿臭味，发变枯黄折断，遗留永久性秃头。病程可延至数十年，多在儿童期发病，有与患者密切接触史。

2. 足癣：趾间浸渍，覆以白皮，常伴恶臭，或有水疱，干燥、肥厚、自觉剧痒，夏季尤甚。

3. 体癣：皮损圆形或不整形，边缘有炎性丘疹，逐渐扩展，表面有细碎鳞屑，瘙痒明显。好发于颜面、颈、腋等多汗部位，多见于肥胖者，常发生在夏天多雨季节。

4. 手癣：手掌局部有境界明显的红斑脱屑，皮肤干燥，甚或粗糙、皲裂，亦可有水疱或糜烂。瘙痒明显或不明显。

5. 真菌检查可呈阳性。

治疗方法

‖方一‖

1. 取穴　病损区。

2. 方法　用壮医药线点灸法。右手拇、食指持药线的一端，露出线头约1cm，将露出的线端在蜡烛上点燃。如有火焰则吹灭之，使线头有火星即可，将火星对准病位边缘敏捷地轻按一下，火灭即起，如此反复紧密围绕癣病病灶点灸一圈，然后视病变范围大小在病灶中部散点1~10壮不等，若边界不清楚者，则采用梅花灸法。隔日1次，7次为1个疗程，两疗程之间间隔1周。

‖方二‖

1. 取穴　病损区。

2. 方法　用蒜泥灸法。将紫皮大蒜捣研成泥，做成3mm厚，大小与皮损面积相当。用蒜泥饼敷灸，每次敷灸5~20分钟，以局部发痒、发赤及起疱疼痛为度。如水疱较大，用消毒针引出疱液后，涂龙胆紫药水，加盖消毒敷料，以防感染。无效隔周再灸。主要治疗体癣。

‖方三‖

1. 取穴　病损区。

2. 方法　用温和灸法。用艾卷灸施以熨热灸手法，每日1次，每次5~10分钟，以不引起2度烧伤为原则和皮肤充血为度，如病人不能坚持来诊，可教给病人家属进行家庭治疗，整个治疗期间，强调注意衣服消毒和杜绝再感染机会，治愈为止。主治头癣和体癣。

‖方四‖

1. 取穴　病损区。

2. 方法　用回旋灸法。将开水凉至能忍受为止，将患足放入水中浸泡20分钟，擦干后用酒精棉球擦掉患处的污垢或渗出物，右手或别人手持燃着的艾条对准患处局部施回旋

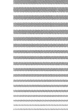

下篇　各论　第十六章　皮肤科疾病

773

和雀啄灸，热度以病人能忍受为度，每次30分钟至1小时不等，边灸边擦渗出物，未破的脓疱可用消毒针挑破。每日2次，7次为1个疗程。主治顽固性足癣。

治疗效果

☞ 殷昭红用"方一"治疗33例，经过1~5个疗程的治疗，痊愈24例，显效6例，有效3例，治愈率72.7%，总有效率100%（见《中国民族医药杂志》，1998年第4期）。

☞ 杨小傲用"方二"治疗20例全部有效，其中痊愈18例，好转2例，治疗1次痊愈者15例，2次痊愈3例，3次好转2例（见《中国民间疗法》，2008年第12期）。

☞ 段吉平用"方三"治疗73例，全部痊愈，灸1次痊愈者4例，2~3次治愈者35例，1~5次治愈者32例，6次以上治愈者2例（见《临床针灸杂志》，1993年第5期）。

☞ 魏振东用"方四"治疗19例，经1个疗程治愈者5例，2个疗程治愈11例，3个疗程治愈2例，1例好转。治愈率94.7%，总有效率100%（见《针刺研究》，1993年第4期）。

处方荟萃

白玲用药线灸法。将湿毒清腔囊药末与等量凡士林均匀调配；另备一根2号药线。先剔除残积在患处的坏死组织，用0.9%生理盐水行局部擦拭，用药线沿皮损的边缘灼灸，然后用消毒棉鉴蘸已配好的药膏均匀地涂于患处，并略加按揉，利于药物渗入皮肤，再用纱布包扎固定，1日1次，1周为1个疗程。主治足癣（见《桂林医学杂志》，1997年第4期）。

按语

由于大蒜液对皮肤有刺激性，而"方二"治疗体癣要求蒜泥直接贴敷于皮损处，刺激性更强，所以敷灸时间比一般的蒜泥灸治疗时间要短得多（一般的蒜泥灸要敷贴1~3小时），可以视患者的耐受度定夺，根据经验，时间在5~20分钟比较合适。而且灸后容易起疱，故应注意防护。

从治疗结果看，年龄越小，发病时间越短，治愈率越高，疗程越短，故癣病患者应当及早治疗。另外，疗程长者治愈率高、复发率低，疗程短者反之，由此看来癣病治疗但求坚持，不求速达。药线点灸对趾、指甲癣疗效不理想。

癣症多易复发，要降低癣病复发率，不能认为症状体征消失就为痊愈，还要做真菌镜检，有条件者可做真菌培养，阴性者才能确定痊愈。

足癣患者因足部末梢神经丰富、敏感，所以处置时动作宜轻，忌用刺激大的药液冲洗。待创面干燥，才使用灸法。在熏灸过程中患者有一种感受过程：热——局部剧痒——特别舒服——热。所以熏灸时等病人还原到热的感觉时再停止治疗。治疗过程中不要穿塑料鞋、橡胶鞋，要保持双足卫生，最好穿布鞋或布拖鞋。

九、单纯疱疹

单纯疱疹是一种由单纯疱疹病毒所致的病毒性皮肤病。中医称为"热疮"。

因病理

现代医学认为,此病是由于感染了单纯疱疹病毒,病毒侵入人体后潜居于局部感觉神经节,并且人为单纯疱疹病毒的唯一宿主,半数以上正常人是携带者。多在发热性疾病、胃肠功能紊乱、月经、过度劳累等因素诱发下,潜在的病毒被激活而发病。

中医认为,颜面部单纯疱疹的形成多因劳累、受凉之后,外感风热之毒,客于肺胃二经,蕴蒸于面部或因反复发作,热邪伤津,阴虚内热所致。

诊断要点

1. 患处皮损颜色微红,其上见簇集性、局限性丘疱疹。多数患者在皮损显现前可伴有灼热、痒痛等前驱症状。

2. 常发生于热病后或抵抗力低时,易反复发作。

3. 皮损多见于口唇、皮肤与黏膜交界处,和鼻孔周围、面颊及外生殖等部位。

治疗方法

▌方一▌

1. 取穴　病变皮损之局部阿是穴。

2. 方法　用温和灸法。嘱患者取坐位或卧位。以火点燃艾条,对准患者皮损处隔一定距离施以温和灸。施灸时以患者无疼痛而有温热感为度,每日灸1次,每次30分钟,若患者皮损非只1处者,每处每次施灸15~20分钟。7天为1个疗程。

▌方二▌

1. 取穴　主穴为莲花穴(根据皮疹形状或肿胀的范围,沿其周边及病损部位选取一组穴位,组穴呈莲花形)。配穴:脾胃蕴热型加曲池、合谷;阴虚火旺型加三阴交、太冲。

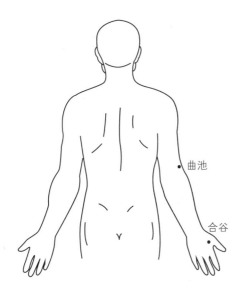

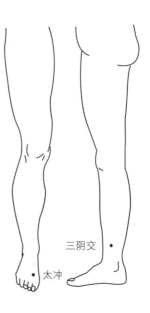

2．方法　用壮医药线点灸法。医者以右手拇、食二指持药线的一端，并露出线头0.5cm左右，在酒精灯上点燃，抖掉火焰，待其形成珠状火星时，快速将火星点按于所选穴位上，每按火灭即起为1壮。一般病变部位取主穴莲花穴点灸，配穴每穴点灸2~3壮。每日治疗1次，待疱疹干涸、范围缩小即停止治疗。主治颜面部单纯疱疹。

治疗效果

☞ 杨光升用"方一"治疗40例，痊愈32例，好转7例，无效1例，总有效率97.5%；对照组20例，痊愈4例，好转8例，无效8例，总有效率60%（见《中国社区医师》，2004年第18期）。

☞ 毛曦哗用"方二"治疗30例，对照组30例，痊愈28、24例，显效2、3例，好转0、3例，总有效率100.0%、90.0%（见《中国针灸》，2007年第11期)。

处方荟萃

用耳穴贴压加悬灸法。耳穴主穴取脾、肺、肾、口、面颊。每次于单侧贴王不留行籽，两耳交替，2天1次，5次为一疗程，嘱患者每日按压耳穴5次，每次3~5分钟。艾灸：主穴取足三里、丰隆，局部水疱处采用悬灸法，每次5分钟，以周围有红晕为宜。局部疱疹处悬灸至瘙痒感消失。在口面部为避免艾灰掉落引起烫伤，可铺孔巾暴露疱疹处。每天灸1次，结痂后只灸足三里、丰隆，5次为一疗程。

按语

单纯疱疹用灸法，可弥补内服药之所不及，直接作用于病变局部，发挥其泻热解毒，祛湿敛疮，消瘀止痛之效，达到改善局部皮肤血液循环，促进局部新陈代谢，激发病变局部组织免疫力及抗病毒能力，尽快使病变皮损处恢复正常功能。经临床观察此疗法效果显著，尤其是在病变局部刚出现灼热、痒痛时予以艾灸，多数患者在4~5天内痊愈，起效迅捷，明显缩短了病程。

单纯疱疹因皮损多见于患者面部，所以治疗时艾条火力不宜过大，切忌将正常皮肤处灸起水疱。在治疗过程中，嘱患者宜多饮水，忌食辛辣之品，注意休息。

十、皮肤瘙痒病

皮肤瘙痒病是一种有皮肤瘙痒感而无原发皮损为特征的疾病，属于中医学"风瘙痒"范畴。

病因病理

全身性瘙痒病常与某些系统性疾病，如糖尿病、尿毒症、肝胆疾病、内脏肿瘤、血液病、甲状腺疾病、变应性疾病、肠道寄生虫、习惯性便秘、月经不调、妊娠及精神焦虑、神经性疾病等有关。局限性瘙痒病的病因有时与全身性瘙痒病相同，也可能由内分泌失调、性激素水平低下及更年期自主神经功能紊乱等引起。

中医学认为，禀性不耐，血热内蕴，外感之邪侵袭，则易血热生风，因而致痒；或年老体弱，久病体虚，气血亏虚，风邪乘虚外袭，血虚则易生风，肌肤失养，而致本病；或饮食不节，过食辛辣、油腻食物，损伤脾胃，湿热内生，化热生风，内不得疏泄，外不得透达，郁于皮肤腠理，而发本病；或因情志抑郁，烦恼焦虑，脏腑气机失调，五志化火，血热内蕴，化热动风而致瘙痒。

诊断要点

1. 初期，仅有皮肤瘙痒，无任何原发皮疹。

2. 病久，皮肤可见抓痕、血痂、色素沉着等继发损害。

3. 排除因其他皮肤病或糖尿病、肝肾功能障碍等内脏疾病所致瘙痒者。

治疗方法

║方一║

1. **取穴** 病损部位。

2. **方法** 用铺棉灸法。先将病损部位常规消毒，用皮肤针中度叩刺3分钟，令皮损处潮红，微出血，以优质脱脂棉少许，摊开状如蝉翼薄片，不能有空洞，大小正好覆盖皮损，贴于皮损处，自上而下，自左而右，依次用火柴点燃，令其一闪而过迅速燃完，然后再换1片，如法再贴再灸，如此5次。每3日1次，10次为1个疗程。

║方二║

1. **取穴** 梅花形穴（即按患处皮肤病损的形状、大小，沿其周边和病损部位选取一组穴位）、血海、合谷。风寒型配风池、风门、列缺、肺俞；风热型配大椎、曲池、外关、阳陵泉；血虚风燥型配膈俞、风市、委中、足三里；湿热型配天井、章门、阴陵泉、三阴交等。

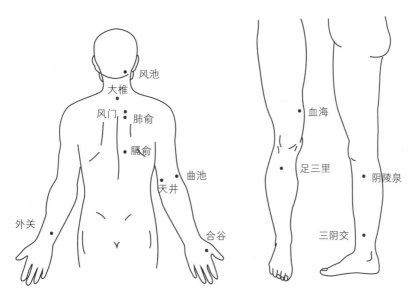

2. **方法** 用壮医药线点灸法。用食、拇指持线的一端，将露出的线点燃，将火星线头

直接按压在穴位上,一次火灭即起为1壮,此时火灸处以有轻微灼热感为度。每天施灸1次(重症亦可2次),6天为1个疗程,停灸1~2天,再进行第2个疗程。

▌方三▌

1. 取穴　神阙。

2. 方法　用刺络加温灸法。取曲池、血海、三阴交、膈俞、风池。用三棱针以围刺法在穴位及穴位周围5mm范围内点刺4~5下,然后用真空抽气罐在点刺的穴位上拔罐,留罐5分钟,将艾条的一端点燃,对准神阙穴,进行雀啄灸,使患者神阙穴有温热感而无灼痛,约10~15分钟,至皮肤稍呈红晕为度。隔日1次,5次为一疗程。

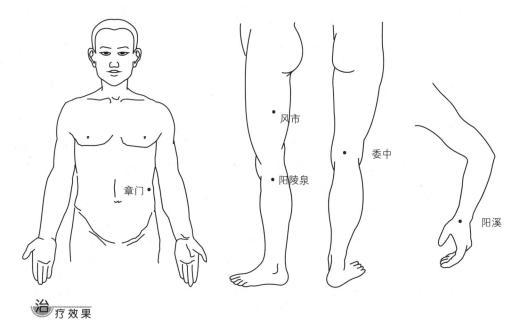

治疗效果

☞ 翟佳滨用"方一"治疗32例,痊愈12例,显效18例,无效2例,总有效率93.75%;对照组16例,痊愈4例,显效8例,无效4例,总有效率75.00%(见《中国中医急症》,2008年第2期)。

☞ 邓秋妹用"方二"治疗50例,其中1个疗程治愈者9例,2个疗程治愈者23例,显效12例,有效4例,无效2例。总有效率96%(见《中国民族医药杂志》,1999年第1期)。

☞ 郭淑颖用"方三"治疗56例,痊愈计34例,占60.7%;显效13例,占23.2%;有效7例,占12.5%;无效2例,占3.6%。总有效率为96.49%(见《中国针灸》,2004年第7期)。

处方荟萃

1. 席润成用温和灸法。排空大便,局部清洁,侧卧位,艾卷点燃,距肛门皮肤2~3cm用回旋的方法(艾卷在肛门周围皮肤瘙痒区域来回转动,但距肛门皮肤的距离不变),灸治至皮肤略发红,灸20~30分钟,病人略感温热即可。每日1次,10天为一疗程,主治肛门瘙痒症(见《北京中医》,1997年第3期)。

2. 庞宇舟用壮医药线点灸法。体穴：长子（首先出现的疹子或最大的疹子）、手三里、足三里、梁丘、血海、神门；耳穴：肺、相应部位、肾上腺、皮质下。将带火星的线头直接按压在穴位上，一次火灭即起为1壮，此时火灸处以有轻微灼热感为度。每天施灸1次，6天为1个疗程，停灸1~2天，再进行第2个疗程（见《中国民族医药杂志》，2005年第6期）。

【按语】

治疗本病发现，灸感十分重要。通常温热透达深处出现灸感者，疗效明显且都巩固，正可谓"凡灸诸病，必火足气道，始能求愈"（《医宗金鉴·刺灸新法要诀》）。又本病挟湿，缠绵难愈，故应多治疗一段时间，以起到巩固疗效作用。同时应忌辛辣鱼腥等发物。

从临床观察中，我们体会到药线点灸治疗皮肤瘙痒症的疗效是肯定的，而且止痒迅速，其中对风寒、风热型的疗效较为显著，血虚风燥及湿热型次之。但对局部潮湿、潮红、糜烂、渗液呈急性状者，疗效欠佳。

十一、湿疹

湿疹是由多种内外因素引起的皮肤过敏性炎症反应性疾病。中医称为"湿毒疮"或"湿气疮"。

【病因病理】

本病病因较复杂，主要有遗传因素、环境因素、感染因素、饮食因素、药物因素、其他因素。湿疹的产生尚可由苦闷、疲劳、忧虑、紧张、情绪激动、失眠等神经精神因素及日光、紫外线、寒冷、潮湿、干燥、摩擦等气候、物理因素所引起。此外慢性肠胃疾病、慢性酒精中毒、肠寄生虫以及新陈代谢障碍、内分泌失调等因素皆是湿疹发生的原因。

本病多因禀赋不足，脾失健运，风湿热三邪侵肌肤，或精神紧张、忧虑伤及脾气，运化水谷失健滞为湿，郁而化热，蕴于肌肤而发病，且反复发作缠绵难愈。

【诊断要点】

1. 急性发作，初期局限于某一部位，可很快发展为对称性或泛发性皮损，损害多由斑、丘疹、水疱组成，呈多形性，集簇成片状，边缘弥漫不清，搔抓后可引起糜烂、渗液、化脓、结痂等继发病变；

2. 病变部位剧烈瘙痒，影响睡眠及日常工作和生活。

3. 查体可见病变部位及周围皮肤明显浸润、肥厚、充血，表面有红斑、丘疹、糜烂、血痂及皲裂。

4. 病程约2~3周，广泛者约3~6周，急性期后可转为慢性，易于复发。

【治疗方法】

▌方一

1. 取穴　阿是穴。配穴取曲池、血海、合谷。

2. 方法　用回旋灸法。患者取舒适体位，充分暴露患部。点燃艾条，施灸时以温热感为度，采用回旋灸法，每日2次，每次15分钟。切忌灸起水疱。灸治期间，饮食宜清淡，忌食辛辣刺激食物，忌用热水烫洗。

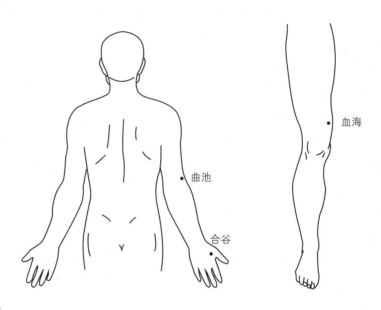

‖方二‖

1. 取穴　皮损区。

2. 方法　用围刺加直接灸法。用毫针先在湿疹起始部位边缘正常皮肤处呈15~30度角进针，针尖透向病灶中心，一般用4针，将湿疹围住。面积较大者可用6针，捻转使之得气；然后将艾绒搓捻成麦粒大小的圆锥状艾炷，用镊子夹住中部，用酒精灯点燃其尖，底部用湿棉球上涂少许水，以加强附着力，放置在湿疹上，逐个进行直接灸，当患者感到微痛时夹去艾炷，每处灸3~5壮，以皮肤潮红，患者感觉局部湿热为度，每日治疗1次，10次为1个疗程，主治急性湿疹。

‖方三‖

1. 取穴　皮损区。

2. 方法　用熏洗加回旋灸法。处方：黄柏20g，地榆20g，马齿苋30g，野菊花30g，苦参30g，地肤子30g，薏苡仁30g，白蒺藜20g，土茯苓30g，益母草30g。将上药加水2000ml煎煮20分钟后趁热熏蒸，待小儿能耐受药液温度时，用纱布蘸取药液湿敷患部，每次外洗20~30分钟，每日早晚各1次，1剂可反复使用3天，药液过少时可适当加水。并于每晚熏洗后加用艾灸治疗。患儿采取适当的体位，充分暴露患部，然后对准患部熏灸，采用雀啄灸或回旋灸，每处灸10~15分钟。主治小儿慢性湿疹。

‖方四‖

1. 取穴　皮损区。

2. 方法　用中药外洗加壮医药线点灸法。两面针、十大功劳、千里光各50g。用法：上药先浸泡20分钟，然后再煮30分钟，取其药液，待水温适度后，坐浴15~20分钟，用于毛巾擦干肛门及肛周，每日1次，10天为1疗程，一般治疗1个疗程。熏洗后，采用3号药线，右手持药线在酒精灯上点燃，将线头火星对准肛周病变皮肤点按，点按处距离1~1 5cm，隔天点灸1次。5次为1个疗程。主治肛门湿疹。

治疗效果

☞ 毕明燕用"方一"除1例因泛发全身无效外，有效者6例，余均痊愈，5例施灸2次即愈，总有效率96.9%（见《上海针灸杂志》，2005年第2期）。

☞ 叶红用"方二"治疗38例，对照组34例，治愈29、15例，好转8、14例，无效1、5例，有效率97.4%、44.1%（见《泰山医学院学报》，2008年第12期）。

☞ 薛聆用"方三"治疗36例，痊愈23例，显效5例，有效6例，无效2例。疗程最长20天，最短7天，平均13天（见《山西中医学院学报》，2003年第2期）。

☞ 牙廷艺用"方四"治疗46例中，治愈36例，好转9例，无效1例，总有效率为97.83%（见《云南中医中药杂志》，2007年第9期）。

处方荟萃

黄芳用铺棉灸法。将脱脂棉少许摊开展平如铜钱大小的薄片，贴于患部，用火柴点燃，速吹其火，使其迅速燃完，然后再换1张薄棉，如法再灸，如此3~4次，以皮肤潮红为度。另外可配合肺俞、脾俞、阴陵泉、太白等穴施艾条温和灸。慢性湿疹治疗时，以病变部位为主，采用回旋灸法，2次／天，每穴灸5~10分钟／次。另外，配合曲池、合谷、血海、三阴交等穴毫针刺。留针30分钟，1次／天。以上治疗均以7天为1个疗程，疗程间可休息3~5天（见《中国实用乡村医生杂志》，2007年第12期）。

按语

现代医学实验研究表明，艾灸既可使局部组织中淋巴细胞和单核巨细胞数量增加，又可使全身白细胞总数和淋巴细胞计数增多，对急性炎症造成的渗出和水肿有明显的抑制作用，具有很好的抗炎作用，可提高免疫功能，但应注意，施灸时有以温热感为度，切忌灸起水疱，灸后皮肤呈微黄色并有湿润感即可。

临床上发现，本病发病多与饮食不节、睡眠障碍、精神紧张、忧思劳累等因素有关。故灸治期间，嘱患者要注意调畅情志，清淡饮食，忌食辛辣刺激的食物，忌用热水烫洗患部。

十二、神经性皮炎

神经性皮炎是临床较难治愈的一种神经功能障碍性皮肤病，中医称之为"牛皮癣"或"摄领疮"。

病因病理

神经性皮炎，又名慢性单纯苔藓样变，是一种临床常见的慢性皮肤神经功能障碍性皮肤病。目前本病病因尚不清楚，一般认为本病可能与神经精神因素、胃肠道功能障碍、内分泌失调、饮食、局部刺激等诸多内外因素有关。

神经性皮炎是临床上难治愈的皮肤病，中医学认为多因情志不遂，郁闷不舒，心火上炎，以致气血运行不畅，凝滞于皮肤，日久耗血伤阴，血虚化燥生风，也有因脾蕴湿热，复感风邪，蕴阻肌肤而发病。

诊断要点

1. 好发于颈、肘、骶、眼睑处，开始时先感觉局部瘙痒，后出现群集至米粒大扁丘疹，表面光滑发亮，丘疹呈淡褐色，久之发展成苔藓样变斑块，相同皮损不超过3处。

2. 瘙痒剧烈，夜间尤甚。

3. 慢性病程，愈后易复发。

4. 组织病理检查示，表皮角化过度，棘层肥厚，表皮突延长，可伴有轻度海绵形成，真皮部毛细血管增生，血管周围有淋巴细胞浸润，或可见真皮成纤维母细胞增生，呈纤维化。

治疗方法

‖方一‖

1. 取穴　皮损区。

2. 方法　用隔蒜灸法。以新鲜大蒜适量，捣如泥膏状，越细越好，制成厚0.5cm的圆饼，在皮损区涂上少许凡士林后将大蒜饼铺在整个皮损区，一般应超过皮损区周围0.5cm的范围。然后在皮损区的大蒜饼上大约每隔0.5cm放置一艾炷（如麦粒大），一并点燃所有艾炷同时燃烧。待艾炷燃尽后休息3分钟左右，再在未灸区按上法灸1~2遍。如为惧痛者，可于未燃尽前用压舌板压灭，并可在灸治区周围以手轻拍减痛。待整个治疗完成后，扫去蒜泥及艾灰，用生理盐水轻轻拭净，盖以消毒敷料。如出现水疱，可穿刺引流并用龙胆紫抹涂。化脓者，用消炎软膏，痊愈后不留疤痕。每周1次。上述治疗3次为1个疗程。

‖方二‖

1. 取穴　皮损区。

2. 方法　用隔纸灸法。先将病损部位常规消毒，用皮肤针轻度叩刺3分钟，令皮损处潮红，不出血。以白纸3~5张叠在一起紧贴患处，将点燃的艾条迅速贴到白纸上，在患处皮肤上快速移动白纸，遍及皮损各处。当艾条火灭时，重新点燃再依上方法操作遍布整个皮损处。重复3~5遍。疗程：每日1次，10次为1个疗程，中间休息2天。

‖方三‖

1. 取穴　皮损区。

2. 方法　用贴棉灸法。先将皮损部位常规消毒，用皮肤针叩刺至皮损处潮红或微出血，擦去血污。取优质脱脂棉少许，摊开成状如蝉翼的薄片（不能有空洞），相当于皮损部大小，覆盖于皮损部之上，用火柴点燃，令火一闪而过，迅速燃完，仅为1次。视病人体质、皮损情况灸3~5次。疗程：每2日治疗1次，1个月为1个疗程。

┃方四┃

1. 取穴　皮损区。

2. 方法　用围刺加艾灸法。局部常规消毒，选用0.5寸至1.5寸毫针，针尖向病灶的中心点以15度角刺入，略捻转稍提插，患者局部有轻微的酸胀感为度。横刺的针距约2cm，刺入皮肤基底部，将整个病灶区包围，再取0.5寸针刺入中心点。艾条灸时先以病灶的中心点开始逐步向外划以圆圈灸，灸治的时间不得少于10分钟，灸治后接通电子治疗仪，选用疏密波，频率每秒10~100次，局部有节律的跳动，夹针时隔针一极，刺激量不宜过大，患者有舒适感。6次为1个疗程、隔日或每日围刺灸1次（不要按原针刺部位进针）。

治疗效果

　　旷秋和用"方一"治疗75例，对照组75例，治愈49、23例，显效4、5例，有效20、16例，无效2、31例，有效率97.3%、58.7%（见《针灸临床杂志》，2004年第6期）。

　　刘东霞用"方二"治疗32例，对照组16例，分别痊愈12、4例，显效18、8例，无效2、4例，总有效93.75%、75%（见《黑龙江中医药》，2008年第2期）。

　　刁灿阳用"方三"治疗60例，对照组60例，分别痊愈48、41例，显效5、4例，有效3、5例，无效4、10例，总有效率56%、50%（见《陕西中医》，2007年第4期）。

　　于庆祥用"方四"治疗50例，痊愈36例，显效8例，有效4例，无效2例，总有效率96%（见《针灸临床杂志》，1992年第1期）。

处方荟萃

1. 马玉莹用天灸法。采摘傍晚时分的新鲜芙蓉花洗净后沥干水分，将生品捣烂如泥状黏稠汁，外敷于病灶部。覆盖厚度为1cm，再用塑料薄膜包裹在药物的外表，然后用胶带缠绕。每日敷贴1次，每次6~8小时，连续敷几天，至苔藓完全剥脱为止（见《针灸临床杂志》，2001年第9期）。

2. 吴世贵用梅花针加艾灸法。先用钳子拔除患部皮毛，用75%酒精清洗消毒后，待干，用自配酒液（三分三、蜈蚣、75%酒精以3∶1∶10组成）反复擦患部皮肤，随之用梅花针在患部皮肤自上而下反复刺激，直至表皮微微出血为止，再用艾条灸患部，灸至患部皮肤发红并有灼热感为佳。隔日1次，10次为1个疗程（见《针刺研究》，1992年第4期)。

3. 周桂琴用温和灸法。将3支艾条捆成一束，点燃后急吹其火，使其烧旺后，重灸大椎、照海、曲池穴及皮损部位，每次灸10~15分钟，至皮肤发红，隔日灸1次。在治疗过程中患者开始觉瘙痒加重，随着热力的深透则瘙痒逐渐缓解。隔日治疗1次，10次为1个疗程（见

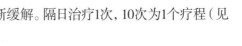

《中国民间疗法》，2005年第12期）。

按语

使用"方四"时时应注意以下几点：①皮损呈苔藓样变、瘙痒难以忍受者，手法宜重，可施以双层围刺法，也就是第一针的终点，是第二针的起点，依次排列，则称双层围刺。②艾条灸时先以病灶的中心点开始、逐步向外划施以圆圈灸，一定要灸"透"。灸至边缘皮肤红润、整个病灶区有微"汗"，患者感到有一种温热的舒适感为宜。剧痒者灸至不痒为度，不痒者灸至痒，再灸至不痒，疗效较为显著。③据中医学理论："肺主皮毛、诸痛痒疮皆属于心的原理，故增用艾条灸肺俞、心俞，每穴灸5分钟，灸至皮肤红润。

贴棉灸法是治疗皮肤病的有效方法，其法是将脱脂棉少许摊开展平如铜钱大小的薄片，贴于患部或所选穴位上，用火柴点燃，急吹其火，使其迅速燃完，然后再换1张薄棉，如法再灸，如此3~4次，以皮肤潮红为度。亦可先用皮肤针叩刺局部使微出血，再施以3~4次贴棉灸，其效更佳。

本病容易复发，究其原因系平素喜食鱼、虾、牛羊肉、酒及辣椒等腥辣动风发病之品，故治疗后应禁食腥辣、动风发病之物，以防复发。

十三、白癜风

白癜风是一种常见多发的色素性皮肤病。该病以局部或泛发性色素脱失形成白斑为特征，是一种获得性局限性或泛发性皮肤色素脱失症。中医学称之为"白癜风"或"白驳风"。

病因病理

现代医学对该病认为是由表皮与真皮交界处的黑色素细胞内缺乏酪氨酸酶，致使黑色素形成发生障碍的结果。但其病因到目前为止还不十分清楚，归纳起来有九大因素：遗传因素，精神神经因素，化学因素，酪氨酶、铜离子相对缺乏因素，感染因素，外伤因素等等。研究发现，白癜风患者不论发病在什么部位，都与微循环障碍有关系。

中医认为，白癜风的发病是机体内外因素互相作用的结果，内因为肝脾肾虚，多由肝血虚、肾阳虚、肾气不足，致令机体阴阳失衡，气血失和，在此基础上湿热风邪乘虚而入，客入肌肤，闭阻经络血脉，肌肤不得温煦，皮肤毛发失养致黑色素脱失而成白斑。

诊断要点

1. 皮损颜色变白，或斑或点，形状不一，无痛痒。

2. 可发生在身体各处，以四肢、头面部多见。

3. 多见于情志内伤青年。

4. 组织病理检查示表皮明显缺少黑素细胞及黑素颗粒。基底层往往完全缺乏多巴染色阳性的黑素细胞。

治疗方法

▌方一▐

1. 取穴　皮损处。

2. 方法　用隔药灸法。先用75%酒精棉球将病灶区清擦后涂抹薄薄一层金银膏,再用艾条熏灸或TDP热疗30分钟,灸后用手纸揩净局部。对多发者可分区施治。每日1次,12次为1个疗程。

▌方二▐

1. 取穴　皮损处。

2. 方法　用针刺加隔药灸法。第一组:地仓、印堂、合谷、百会、大椎、曲池、足三里、阳陵泉、阴陵泉。第二组:上星、颊车、三间、百会、陶道、手三里、上巨虚、悬钟、三阴交。两组穴位交替使用,隔日1次,每次针一组穴,每月针12次为一疗程。每次针刺后于局部白斑处涂擦食用白醋,而后用艾炷直接灸,每次灸数壮,至局部皮肤发红为度,不留瘢痕。

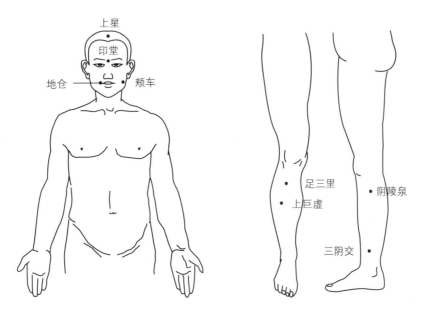

▌方三▐

1. 取穴　皮损处。

2. 方法　用梅花针加艾灸法。于皮损处作常规皮肤消毒后,用消毒棉签蘸取灭菌的5%硫酸铜溶液反复涂抹于患处,并同时用消毒梅花针从外圈向内圈轻轻弹刺皮损部位,每次5～10分钟,以轻微出血为宜。弹刺后用艾条温灸皮损处,边灸边涂抹铜溶液,每次温灸10分钟,以有温热感为宜。隔日1次,7天1疗程。

▌方四▐

1. 取穴　皮损处。

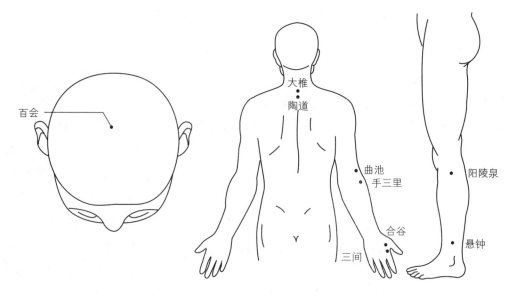

百会
大椎
陶道
曲池
手三里
合谷
三间
阳陵泉
悬钟

2. 方法　用艾灸加皮肤针与自血法。白癜风病变区域消毒后，用皮肤针轻叩病变区域，直至皮肤潮红，以微微出血为度。一般一个部位叩刺5～10分钟即可，5～7天1次。艾灸用点燃的艾条对准病发部位施灸，距皮肤2～5cm，使患者有温热和舒适感，病损部以出现红晕为度，灸5～10分钟／部位，皮肤针操作结束后施灸，操作次数同皮肤针。然后抽取患者肘部的静脉血，按常规操作抽出4ml血液，选双侧的肺俞、血海、足三里、曲池、三阴交5对10个穴位，任取一侧3～5穴，把4ml血液分别注射到穴位内，以上治疗4次为一疗程，1～2个疗效统计结果。

治疗效果

☞ 魏明丰用"方一"治疗147例，其中痊愈2例（占1.40%），显效40例（占27.20%），进步84例（占57.10%），无效21例（占14.30%），有效率为85.70%（见《中国针灸》，1990年第6期）。

☞ 车建丽用"方二"治疗38例，治疗5个疗程后，痊愈3例（7.9%），显效13例（34.2%），有效15例（39.5%），无效7例（18.4%）。总有效率为81.6%（见《中国针灸》，1999年第2期）。

☞ 赵金用"方三"治疗64处皮损片，痊愈5片，显效13片，好转17片，无效29片，总有效率54.76%（见《微量元素与健康研究》，1999年第3期）。

☞ 刘文国用"方四"治疗58例中，痊愈20例（34.5%），基本痊愈24例（41.4%），显效10例（17.2%），有效3例（5.2%），无效1例（1.7%），总有效率为98.3%（见《光明中医》，2009年第6期）。

处方荟萃

用艾灸法：取用艾绒为主要材料制成的艾炷或艾条，点燃以后，在体表的一定穴位熏灼，给人体以温热刺激以防治疾病的一种疗法。治疗白癜风取侠白穴（肱二头肌外侧缘中1/3与下1/3交界稍上方陷中）、癜风穴（中指末节鱼腹下缘正中指间关节横纹稍上方陷中）。方法：先用三棱针点刺出血，然后单侧癜风穴药艾条灸3壮，每天1次，但不要发疱（灸药处方：五倍子、桑叶、威灵仙、当归、川芎、白蔻仁各10g，石菖蒲、白芥子各30g，全蝎10g，共研细末备用）。

艾灸主要有温热刺激和疏通经脉的作用，直接用艾条在病变局部施灸，促进局部血液循行，疏通被阻经脉，《灵枢·刺节真邪》说"脉中之血，凝而留止，弗之火调，弗能取之"，说明艾灸能行气活血，消瘀散结。对白癜风能直达病所，促使病损部位早日恢复正常。

根据观察发现，只有坚持治疗，才能增加和巩固疗效。曾有患者治半年后才见效，一年半效果才明显增加。灸法不论年纪大小和病程长短均可施用，并操作简单、无痛苦，病人易于接受，

在治疗过程中，饮食应清淡，忌烟酒、辛辣、肥腻和鱼腥之品，避免服用神经化学药品，加强体育锻炼，增加蛋白质类营养。

十四、带状疱疹

带状疱疹是一种常见的急性疱疹性皮肤病。属中医"缠腰火丹"、"蛇串疮"等范畴。

病因病理

带状疱疹是由水痘—带状疱疹病毒引起，初次感染表现为水痘，以后病毒可长期潜伏在脊髓后根神经节中，当机体免疫功能减弱时，病毒可再度生长繁殖沿周围神经而波及皮肤，出现皮疹，即带状疱疹。

中医学认为，本病多因风火之邪，客于少阳、厥阴经脉，郁于肌肤或正气虚衰，感染湿毒，留滞手太阴、阳明经络，均可导致肌肤之营卫壅滞，脉络之阻塞而成疾。

诊断要点

1　皮损常发生在身体的一侧，沿某一周围神经呈带状排列，先出现红斑，而后出现成簇的粟粒至绿豆大小的丘疹、丘疱疹、水疱，各水疱群间皮肤正常，数日后水疱干涸、结痂。痂皮脱落后遗留暂时性色素沉着斑，

2　病程2~4周。自觉疼痛，即神经痛。有时十分剧烈，疼痛常在皮损前数日先期出现，有时在皮损愈合后尚持续数周或数月，称疱疹后神经痛。

治疗方法

▌方一▌

1. 取穴　大椎。

2.方法　用隔姜灸法。将鲜老生姜切成0.2~0.3cm厚薄片,将如半粒枣核大艾炷,置于姜片上燃着,待艾炷燃尽另换1炷,灸4~5壮,患者呼灼痛时,即将姜片在穴位上旋转移动,待艾炷燃尽为止,再易艾炷灸之,不需发疱,每日治疗1次。

▌方二▐

1.取穴　热敏腧穴。

2.方法　用热敏灸法。患者取侧卧位或坐位,取穴多在病灶局部或同节段背腧穴、至阳、手三里、阳陵泉、大椎等区域。用点燃的艾条在上述部位进行回旋、雀啄、往返、温和灸四步法施灸,当某一点或穴位出现酸、胀、压、重、痛、麻、冷、奇痒或灸热沿经络向病所传导,即可将艾条固定在该点进行悬灸,并灸至感传消失为止。若感传在传导过程中停止在某点时,可再点燃一根艾条在该点进行悬灸,并依次接力将感传传至病所。每日1次。主治带状疱疹后遗神经痛。

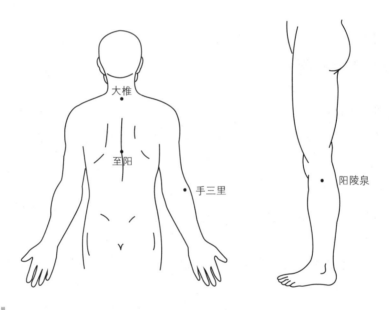

▌方三▐

1.取穴　患处。

2.方法　用贴棉灸法。视病损所在部位患者取坐位或卧位,常规消毒后,用极薄脱脂棉贴在皮损处,用火柴点燃,急吹其火,如法1~2次,以皮肤潮红为度,3~4日为1个疗程。

▌方四▐

1.取穴　患处。

2.方法　用灯火灸法。治疗时,患者取坐位或卧位,医生用灯芯草蘸油点燃直接点按在患者带状疱疹的两端,听到"啪"的一声响即可。1天1次,每次不能灸同一点,应稍隔开一点,以免连续刺激灼伤皮肤。所有病例最多治疗5次。

治疗效果

☞ 李彤用"方一"治疗48例,治愈26例,好转17例,未愈5例(见《中国临床医药研究杂志》,2003年第87期)。

☞ 刘忠云用"方二"治疗56例,痊愈36例,显效14例,好转6例,总有效率100%,治疗时间最短者10天,最长者30天(见《中国民间疗法》,2005年第2期)。

☞ 余畅用"方三"治疗153例,治愈146例,无效7例(见《云南中医药杂志》,2007年第2期)。

☞ 刘忠云用"方四"治疗68例,痊愈44例,显效22例,好转2例。其中38例在3日内痊愈,6例在5日内痊愈,痊愈率64.7%(见《中国民间疗法》,2009年第1期)。

处方荟萃

1. 张文军用点灸法。采用土麻绒(农村做布鞋底用的)分成像市场上出售的缝衣线那样粗细,用两束搓成麻线。在雄黄酒中浸泡1周,装入密闭容器中备用。用时将麻线的一端点燃,在患者的身柱穴快速灸两下。1周1次,一般只灸2次即可痊愈(见《内蒙古中医药》,2007年第5期)。

2. 彭丽辉用围刺加隔姜灸法。阿是穴(病痛部位,其取穴多少,视病痛部位大小而定,一般取3~5穴,穴与穴之间间隔0.5寸,呈梅花状分布)。用毫针从病痛边缘的一侧,沿皮下徐徐进针至病痛中心,得气后行平补平泻捻转手法1分钟,再针下一穴,共留针30分钟,其间10分钟行针1次,10次为1个疗程。针刺后取清艾条制备成1cm长的段,放置于姜片上(将生姜切成厚约2~3mm的姜片,大小约1.5~2cm,并用针点刺许多小孔,以利热穿透),用1.5寸毫针穿过艾段,将其固定于姜片上,将艾段的上端点燃后放置于阿是穴上,若病人感觉灼烫再垫以姜片续灸,1次灸2~3个艾段,以皮肤潮红汗湿为度。每日1次,10次为1个疗程。主治疱疹后神经痛(见《贵州医药》,2007年第1期)。

3. 朱炯用刺络拔罐加艾灸法。取穴夹脊(根据皮损部位相对应的神经根上下两个节段处,同侧夹脊)、阿是穴(皮损部位)。夹脊处、皮损周围和疱疹严格消毒后,用七星针叩刺,中度刺激,至皮肤轻微出血和/或有组织液渗出,再将玻璃罐用闪火法扣在叩刺处,留罐10分钟,拔出污血,出血量以0.5ml左右为宜,去罐后拭去污血和分泌物。在皮损部位再用艾条悬灸10分钟,每天1次,5天为1个疗程(见《上海针灸杂志》,2007年第11期)。

按语

用点灸法治疗带状疱疹,是一种有效的方法,一般治疗1次,即可基本控制其发展,凡初诊病人,发病1~2天,局部红斑、仅有少量水疱,用灯芯草灸1~2次后,3~4天可愈。对簇集水疱延伸较远,簇数较多,基底深紫红色,疼痛剧,或伴见寒热者,宜在灸的同时行刺络拔罐,吸出恶血,亦可配服清热解毒中药,一般5~7天可愈。可大大缩短病程,很少有后遗症。在灸的同时,配合夹脊穴穴位注射维生素B_{12}等,如使用得当,往往有立竿见影之效。

灯火灸法取穴方法有多种,除上述外,也可分为整体、局部。整体施灸点:发于头部、颈肩、上肢者,取大椎、灵台、至阳、T1~T6华佗夹脊穴;发于胸胁者,取大椎、灵台、至阳、T7~T12华佗夹脊穴;发于腰部以下者,取大椎、灵台、十七椎、L1~L5华佗夹脊穴。局部施灸点:找"蛇嘴",即最先发的疱疹;次找"蛇眼",即蛇嘴稍后疱疹较密集的两处;最后找"蛇尾",即最新发的一处取3~4寸长灯芯草,一端(约1寸左右长)蘸麻油或菜油,点燃后对准施灸点猛一接触,迅速离开,此时往往可听到"叭"的一声,如无此响,则重复一次。灸后皮肤可有一点发黄,有时起小疱。灸疱疹则可使其破裂。

十五、扁平疣

扁平疣是由感染人类乳头瘤病毒所致的一种皮肤病。中医认为此病属"扁瘊"、"千日疣"范畴。

病 因病理

疣是由人类乳头瘤病毒所引起,主要由直接接触传染,亦可通过污染器物损伤皮肤而间接传染。

中医认为,千日疮多由风毒搏于肌肤而成;或由肝虚血燥,筋气不荣所致;扁瘊则为肝火内动,气血失和,复感风热之毒阻于肌肤所致。

诊 断要点

1. 发病年龄多为青少年。

2. 大多骤然出现,为米粒大到绿豆大的扁平隆起丘疹,表面光滑,质硬,浅褐色或正常皮色,圆形、椭圆形或多角形,数目较多,多数密集,偶可见沿抓痕分布排列成条状,一般无自觉症状,偶有微痒;好发于颜面、手背及前臂等处。

3. 病程慢,有时突然自行消失,或持续多年不愈,愈后不留瘢痕。

治 疗方法

▌方一▐

1. 取穴　长子(最先出现的或最大的疣体顶部)为主穴。配穴:曲池(双侧)、血海(双侧)。

2. 方法　用壮医药线点灸加中药外洗法。用2号药线(直径0.7mm),将药线一端点燃后吹灭,对准穴位点灸,每穴点灸1~2壮,每天1次,7次为1个疗程,连续点灸2~3个疗程。药物:木贼30g,紫草30g,香附30g,薏苡仁30g,板蓝根30g,红花20g,桃仁20g,白芷20g,桔梗10g,莪术20g。上药加水1500ml,水煎30分钟后滤渣取汁,待药液温度适宜时用棉球蘸药液外洗患处,每天1剂。每日2次,每次15~20分钟,7剂药为1个疗程。共治疗2~3个疗程。

▌方二▐

1. 取穴　病灶。

2. 方法　用药线灸法。药线制法：七星剑10g，大风艾10g，苎麻线（直径0.7cm，长30cm）10条，95%酒精200ml浸泡药物和苎麻线，密封2周备用。令患者取坐卧位，使患处充分暴露，医者右手持药线，其一端放在灯火上点燃，以珠火炭迅速直接点灸在皮疹顶端，2天灸1次，6天为1个疗程。

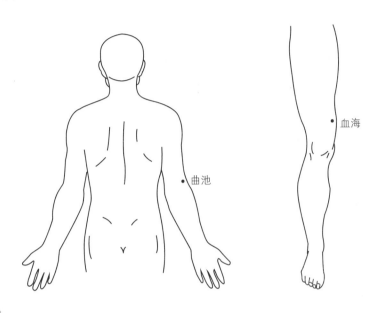

曲池　血海

|| 方三 ||

1. 取穴　疣体。

2. 方法　用隔姜灸法先找准较大的或最先发出的疣体1~3个，疣体正中心取一穴，以疣体为中心，其上下左右约0.5cm处各取1穴。常规消毒后，疣体正中心用0.30mm×40mm的毫针直刺，以穿过疣体根部为标准；余穴用0.25mm×25mm的毫针斜刺，以达到疣体根部为标准，待得气后，行捻转泻法1分钟。针刺完成后，将温灸用纯艾条切成20mm小段，插在疣体正中心毫针的针柄上后，用火点燃下端，连灸三炷，待艾段燃完后，继续留针10分钟后出针。1次／天，10次为1个疗程。治疗组先将姜洗净，切成薄片，取无烟灸条1根点燃，用薄姜片充分覆盖疣体，分大小疣体单个处理，用点燃的灸条对准姜片灸2~3分钟，患者感热为宜，个别大疣体可延时至5分钟左右（注意：如果灸后局部出现水疱涂上烧伤药膏即可）。

治疗效果

☞ 孙国昭用"方一"治疗16例，痊愈11例，有效4例，无效1例，占6.3%。治疗时间最短为2个疗程，最长为3个疗程（见《广西中医药》，2003年第2期）。

☞ 李美春用"方二"治疗86例，治愈69例，显效12例，有效5例，总有效率为100%（见《中医外治杂志》，1993年第4期）。

☞ 张海山用"方三"治疗32例，对照组30例，治愈29、4例，好转2、12例，未愈1、14例，总有效率96.9%、53.3%（见《亚太传统医药》，2009年第4期）。

方荟萃

冯桥用壮医药线点灸法。用药液泡制过的苎麻线点灸行间、太冲、养老、外关、丘墟、外踝点，点1次火灸1壮，每穴每日灸1次，每7天停灸1天后再施灸，并从最先出现的第一批疣中选择2～3颗较大而外观陈旧的疣体，用重法施灸（见《上海针灸杂志》，2000年第5期）。

按语

灸治疣体时，应先灸治最大、最先长的皮疹顶端，直捣病邪，疏通经络中壅滞气血。疣的原发母疣治愈后在其周围续发的子疣往往会自行脱落或消失，因此找准母疣，加以灸治，常能达到事半功倍的效果。治疗期间，应避免手抓，以防感染出现新疹。

在治疗过程中如皮损突然增多，发红，痒感明显，往往是即将痊愈的征兆，故不要轻易放弃治疗。

十六、寻常疣

寻常疣是生长于体表的一种赘生物。中医又称"赘疣""疣目"。

病因病理

致病菌为人类乳头瘤病毒（HPV-1、2、3、4、7、27、28、29）。皮肤和黏膜的损伤、细胞免疫功能异常是感染本病的直接因素。人乳头瘤病毒经伤口进入暴露的基底细胞。可以分裂的基底层细胞是病毒DNA的贮存处，带有病毒DNA的上皮细胞可以不出现任何临床表现而呈潜伏状态。发病时，病损处皮肤棘层肥厚，乳头瘤样增生和过度角化，伴有角化不全现象。

中医认为本病多由风热毒邪搏于肌肤而生；或怒动肝火，肝旺血燥，筋气不荣所致。

诊断要点

1. 青少年、儿童多见。

2. 病变初起为针尖大的丘疹，渐渐扩大到豌豆大或更大，呈圆形或多角形，表面粗糙角化明显，触之硬固，高出皮肤。呈灰黄、污黄或褐色。继续发育呈乳头样增殖，遇有摩擦或撞击容易出血。

3. 一般无自觉症状，偶有压痛。初发为单个，可自身接种而增多，多无自觉症状，病程慢。

4. 常好发于手指、手背、足缘等处。

治疗方法

‖方一‖

1. 取穴　皮损处。

2. 方法　用隔姜灸法。选择3～5个发病较早且较大的皮损作为治疗目标。将鲜姜切成直径约3cm，厚0.2～0.3cm的薄片，中间以针刺数孔，皮然后将姜片置于所选的皮损上粘贴住。上置艾炷(约枣核大)施灸,每个皮损灸2壮,以皮损周围的皮肤潮红而不起疱为度。每周2次,连续施灸8次。

‖方二‖

1. 取穴　皮损处。

2. 方法　用直接灸法。将艾绒根据疣体大小制成大小不等的艾炷,以蒜汁作黏附剂。患者取坐位,先将黏附剂涂于疣体上(以防止艾炷脱落),然后将点燃的艾炷置于疣体上,术者听见"噼啪"响声即可取下艾炷,再行第2壮,一般行2~3壮即可,以疣体顶端呈黄色或黑色为度,只需治疗1次。治疗当天患者感觉轻微疼痛,第2天疣体周围开始发红,并逐渐起水疱,但嘱不能将水疱弄破(以防感染),等其自然吸收后,肌体自动修复,疣体会自然脱落,不留疤痕。

‖方三‖

1. 取穴　皮损处。

2. 方法　用线香灸法。患处皮肤常规消毒,取线香点燃后将香头靠近疣体头部,施以温和灸,以使患者感略有灼痛,但能忍受为度。每个疣体施灸15~20分钟。若遇年轻体壮忍耐力强者,可用强火或直接灸之。若能将疣之根基去除,即可治愈,反之则需如法再次灸之,直至将其根除。若经1次灸疗未愈,再次施灸前宜将疣体头部已角化部分以消毒刀片祛除,暴露其根部以提高疗效。每日可施灸1~2次,7天为1个疗程。

‖方四‖

1. 取穴　母疣(最先生长的第1颗疣即是母疣,母疣外观较大而陈旧)、行间、太冲、养老、外关、丘墟。

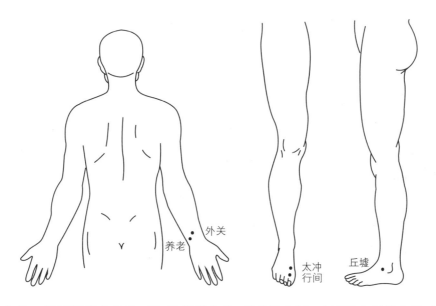

2. 方法　壮医药线点灸法。用2号药线点灸,将药线点燃,吹灭明火后将火星对准穴位点灸,点1次火灸1壮,每穴每天灸1次,10天为1个疗程。母疣用重法灸,其他穴位用中法灸。

疗效果

☞ 林克用"方一"治疗40例,痊愈24例,显效8例,无效8例。总有效率80.0%(见《中国针灸》,2004年第9期)。

☞ 童明欧用"方二"治疗35例中,21例于7天内疣体脱落,10例于10天内疣体脱落,4例于15天内疣体脱落(见《中医外治杂志》,2007年第2期)。

☞ 杨光升用"方三"治疗35例,1次治愈者18例,经1个疗程治愈者11例,经过2个疗程治愈者3例,无效3例。总有效率91.4%(见《中国民间疗法》,2004年第1期)。

☞ 冯桥用"方四"治疗49例,治愈35例,未愈14例,有效率71.42%(见《广西中医药》,2000年第3期)。

处方荟萃

1. 许素琴用烟草灸法。先取一张硬纸板,根据疣体大小在其中间剪个洞,再将纸板盖在患处,只露出疣体,然后用点燃的香烟在疣体上熏灼,距离以尽量接近疣体而又无灼痛感为佳,若有灼痛感应重新调节距离,以免烫伤皮肤。多个疣体者,应先灸原发疣(即母疣,当原发疣治愈后,继发疣往往会自行消退)。每天可灸1~3次,每次1支,灸治过程中疣体表面不断地被灼焦、脱落,如此反复,直至整个疣体干枯脱落,皮肤恢复正常(见《针灸临床杂志》,2005年第2期)。

2. 冯桥用药条灸法。取经干燥处理后的马齿苋、大青叶、板蓝根、白芷各等份研成细末,混匀,每次取10g,加入适量的艾绒,外用3层厚绵纸裹紧,制成长24cm、直径1.5cm的药条,胶水封口,将两头的纸拧结即成。选养老、外关、丘墟、外踝点,并找准母疣(生长的第一颗疣)施灸。艾火距皮肤约3cm,每次施灸5~10分钟,热度以患者能够忍受为度,灸至皮肤稍有红晕又不至于灼伤皮肤为妥。每穴(疣)每日灸1次,7日为1个疗程,疗程间隔2日,一般施灸2~3个疗程(见《河北中医》,2000年第5期)。

按语

艾灸治疗寻常疣在民间流行,主要是通过着肤灸使疣体局部缺血坏死,然后由肌体自动修复,或使局部产生温热或轻度灼痛的刺激,以调整人体生理机能,提高机体抗病力,从而达到治病目的。疗程长短与疣体大小、灸治次数密切相关。疣体小,每天灸治,则痊愈快,疗程短;反之则疗程长。

治疗过程中须注意,若疣体周围因灸时火力过大而起水疱,切勿刺破,可停灸数日待其干瘪后,以镊子除去疣体。

十七、尖锐湿疣

尖锐湿疣是由人类乳头瘤病毒引起的一种性传播性疾病。中医称为"鼠乳痔"、"疣目"、"臊疣"。

病因病理

尖锐湿疣系人类乳头瘤病毒感染生殖器、会阴和肛门部位表皮所致的瘤样增生物。本病属性传播性疾病。少数未婚妇女、儿童亦可通过非性接触或间接接触而传染。性滥交是本病流行的原因。本病主要通过性接触传播，但非性接触，如直接接触或经污染的内裤、浴盆、浴巾等间接接触亦可感染。

中医学认为本病主要由于机体正气不足，肝肾亏损，气血失和，卫外不足，秽浊毒邪凝结于肌肤，循经内注，聚久化热酿毒，致气滞血瘀下注阴器而发。而湿毒内结、瘀阻脉络、秽浊缠绵为其主要病机特点。由于湿毒为阴邪，其性黏滞，缠绵难去，容易耗伤正气，正虚邪恋以致易复发，故难以根治。

诊断要点

1. 接触史：有非婚性接触史、配偶感染史或间接感染史。

2. 临床表现：①男性及女性在生殖器、会阴或肛门周围，偶见口腔、乳房等处出现多个粉红色、灰白色或灰褐色丘疹或乳头状、鸡冠状或菜花状高起的赘生物，少数呈乳头瘤样增殖的巨大型尖锐湿疣；②自觉有痒感、异物感、压迫感或疼痛，常因皮损脆性增加而出血，女性可有白带增多；③女性患尖锐湿疣应与假性湿疣(绒毛状小阴唇)、男性应与珍珠样阴茎丘疹相区别，还要与扁平湿疣、鲍温样丘疹病、生殖器汗管瘤等相鉴别；④用5%醋酸液涂抹皮损处，3~5分钟后变白。

3. 实验室检查：①皮损活检：有HPV感染的特征性凹空细胞的组织病理学变化特点；②必要时在皮损活检中用抗原或核酸检测显示有HPV。

治疗方法

方一

1. 取穴　疣体。

2. 方法　用点灸法。先在局部消毒，采用灯芯草蘸菜油直接烧灼疣体。若疣体太大，用止血钳钳起疣体对准烧灼。若多次复发者，可加用肌注或口服抗病毒药，有炎症时加用抗生素。

方二

1. 取穴　疣体。

2. 方法　香烟灸法。暴露病灶，用点燃的香烟烟头烘烤病灶，烘烤时烟头距病灶2.0~5.0cm，以感微痛为最佳距离。每次烘烤15分钟，每日2次，7天为1个疗程，每个疗程间隔3天。连续治疗3个疗程。

方三

1. 取穴　母疣。

2. 方法　用艾炷灸法。患者取膀胱截石位，找出最大或最早出现的母疣一颗，用艾绒

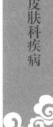

做成高0.3~0.5cm,底面直径为0.3~0.5cm的圆锥形艾炷数颗,灸疣体顶端,连灸3壮,如有水疱出现可在创面涂金霉素眼膏,3天后复查如不愈,继续用上法治疗,直至疣体完全消失,治疗期间禁止性生活。

▎方四▎

1. 取穴　梅花穴(整个外阴)、气海、关元、血海、足三里、三阴交。

2. 方法　用药线点灸法。药线点灸患处梅花穴及上述穴位。每日1次,连灸5~15天,灸治时间与疣体数量及大小成正比。点灸方法:取药线一条在蜡烛上点燃至有火星,然后准确而迅速地按于穴位上。

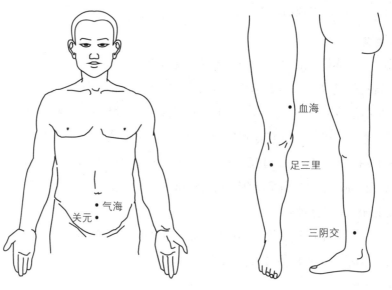

治疗效果

☞ 熊俊卿用"方一"治疗20例,治愈16例,占80%;显效3例,占15%;有效1例,占5%;总有效率100%(见《针灸临床杂志》,2001年第9期)。

☞ 赵学良用"方二"治疗47例,第1个疗程结束时,显效16例,有效23例,无效8例,有效率34.0%;第2个疗程结束时,痊愈24例,显效15例,有效8例,痊愈率51.1%,有效率83.0%;第3个疗程结束时,痊愈32例,显效9例,有效6例,痊愈率68.1%,有效率87.2%(见《中华皮肤科杂志》,2003年第5期)。

☞ 唐壹蓉用"方三"治疗35例中,治愈32例,好转1例,无效2例(见《中国全科医学》,2004年第6期)。

☞ 项志明用"方四"治疗33例中痊愈31例,治愈率93.94%,复发率6.1%。对照组30例中治愈率66.67%,复发率为33.33%(见《柳州医学》,2007年第1期)。

处方荟萃

用艾炷灸法。取穴:左手拳尖穴(手背上第三掌骨和中指第一指节连接处,握拳时的最高点)灸麦粒大艾炷7~10壮不等,每天治疗1次,10次为一疗程(引自"中医中药论坛网")。

"方一"使用灯芯草和菜油,随处均有。灯芯草蘸菜油,可以维持火力,且火力不大,易于掌握烧灼范围。而菜油的火力也不大,能除去疣而不损伤正常皮肤,有保护作用。本法具有易于推广、掌握、取材方便等优点。

使用"方二"时应注意,采用烟头灸治疗男性生殖器疣方法简便,疗效肯定,只要操作方法得当,一般不会发生不良反应。有个别患者治疗后1~5天病灶局部出现糜烂、疼痛,主要原因是烟头离病灶太近所致。停止治疗,同时外涂2%莫匹罗星软膏,7~10天糜烂愈合,继续治疗仍然有效。在操作上,控制烟头与病灶的距离是治疗成功、预防不良反应的关键。在病例选择上,本法适用于男性包皮龟头疣体直径小于1.0cm的病例。

为了防止复发,术后可照波姆光(由红外光和可见光组成)加中药外洗,对减轻伤口疼痛,促进愈合起到较好作用。外洗处方:蛇床子30g,苦参30g,土茯苓30g,金银花15g,黄柏15g,川椒6g。

治疗期间,应保持患部清洁,每日用1:8000高锰酸钾溶液或十分之一浓度的洁尔阴冲洗创面,预防感染,防止复发。治疗期间严禁同房。必须鼓励患者树立信心,不要忧心忡忡,终日胡思乱想而致饮食不佳,造成抵抗力下降,使病情加重。

十八、传染性软疣

传染性软疣是一种由软疣病毒感染引起的皮肤良性、自限性疾病。俗称"水瘊子"。中医的"鼠乳"与本病相类似。

病因病理

是一种病毒性传染性皮肤病。本病的传染途径可有直接接触和间接接触,直接接触也包括了性接触,对于成人发生于阴股部的传染性软疣多是由于性接触引起的。也可自体接种。传染性软疣的病原体是传染性软疣病毒,属痘类病毒。有人认为有家族性遗传过敏体质。

中医认为此系气血失和,腠理不密,复感外邪,凝聚肌肤而致。

诊断要点

1. 皮损处为粟粒至绿豆大小呈半球形丘疹。色乳白或正常,表面光滑,中心脐窝状孤立散在。刺破后可挤出白色粉状小体,自觉瘙痒。

2. 好发于躯体、四肢。

3. 多发于儿童、青年,有接触传染史。

治疗方法

方一

1. 取穴　局部。

2. 方法　用艾炷灸法。患者取卧位，先将黏附剂涂于疣体上（以防止艾炷脱落），然后将点燃的艾炷置于疣体上。术者听见"噼啪"响声即可取下艾炷，再行第二壮。一般灸2～3壮即可，以疣体顶端呈黄色或黑色为度，只需治疗1次。

方二

1. 取穴　隐白、大敦、血海、百虫窝、阿是穴（患处疣体）。

2. 方法　用点灸法。先将1条灯芯草搓结实，后蘸蜈蝎油（蜈蝎油的制备：大蜈蚣6条，不经盐渍的大全蝎4只，生穿山甲鳞片20g，干蟾皮6g投入200g麻油或花生油中，文火煎煮至山甲片膨胀饱满金黄色为度，捞出药渣，取油备用），点燃蘸油的一端对准选定的穴位施灸。灸位如疼痛难忍，可涂些肥皂液；如起疱，待次日消毒后，用针刺穿，排出泡液，涂2%龙胆紫液，每隔3天灸1次。一般灸2次疣体即完全坏死，为巩固仍需再灸3次。灸疣体时，如无疼痛感觉，应重新灸。

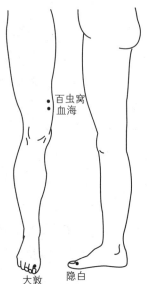

百虫窝
血海
大敦
隐白

治疗效果

☞ 向红兵用"方一"治疗32例中，21例于7天内疣体脱落，8例于10天内疣体脱落，2例于15天内疣体脱落，1例无效，总有效率为96.7%（见《泸州医学院学报》，2005年第3期）。

☞ 姚凌峰用"方二"治疗13例，2年内无复发12例，未足2年痊愈1例，总有效率100%（见《辽宁中医杂志》，2003年第3期）。

处方荟萃

用熏灸法。局部消毒后再涂上清凉油，用香烟火熏烤，至疼时稍坚持后拿掉烟火，1日2次，5天可脱落不发。

按语

处理传染性软疣，有时只用灯芯草火直接灸疣体。1～2次即可使其结痂脱落，但易复发。据有关文献报道。灸穴对机体体液免疫中抗体形成有促进作用，并可增加血液杀菌力。使备解素和调理素显著增加，能促进机体白细胞数增加，嗜菌能力增大，所以，"方二"除了采用同道介绍治传染性软疣有效穴隐白、大敦外，还选用了笔者在治疗皮肤病时使用最多的百血归聚的血海穴，调节全身气血；百虫窝穴，杀虫(菌)止痒，配合直接灸患处，破坏病原体的生态环境，清除毒质。现代研究证实，灸治后体内特异性抗体效价升高，以抑制病毒的散布、复制和增殖，起到抑制或抗病毒的作用，故各穴相互配伍，更显著效。

注意卫生，勤剪指甲，避免搔抓皮肤，不与患者共用衣物，内衣用开水消毒，对预防该病有一定的作用。

十九、跖疣

跖疣系感染人类乳头瘤病毒引起的足部皮肤新生物。中医学称本病为"疣目"、"瘊子"、"牛程蹇"。

病 因病理

跖疣是因感染人类乳头瘤病毒（HPV）引起的临床常见病，人乳头瘤病毒HPV属DNA病毒，主要在皮肤和黏膜上皮细胞寄宿。HPV可分为80余型，引起本病的多为2、4、7型，主要通过直接接触传染。其病程与机体免疫有重要关系。在免疫缺陷状态下，疣的发病率增高，而且细胞免疫对疣的防御起主要作用。外伤和摩擦可为其发病的诱因，足部多汗与跖疣的发生有一定的关系。

中医学认为本病由肝失荣养，失其藏血之功，导致血枯生燥，筋气外发于肌肤，复因风毒之邪相乘，蕴结于局部肌肤，而致血凝气滞，肌肤失润而生枯筋箭。

诊 断要点

1. 病史：①多见于成年人，有外伤、摩擦、足底多汗史。②好发于足底及受力部位和趾间，有时可在胼胝上发生，或两者同时并存。③病程缓慢，约有半数能自愈，常可有新的皮损出现，数目多时有明显疼痛。

2. 体征：初起为细小灰褐色丘疹，逐渐增至黄豆或更大的角化性丘疹，表面粗糙不平，呈污灰色，若用小刀刮去此层，其下为白色软刺状疣体，表面有散在小黑点，容易出血，数目多者可融合成片。

治 疗方法

方一

1. 取穴　阿是穴。

2. 方法　用雀啄灸法。以艾条间接灸（雀啄灸）阿是穴，艾条与穴位距离以患者自觉表皮不烫、能耐受为度。灸疗得气以局部可见粉红色圆点，其穴位周围或循经有酸、麻、蚁行感为标准。每日1次，每次15～20分钟，连续6周为1个疗程，主治多发性跖疣。

方二

1. 取穴　阿是穴。

2. 方法　用直接灸法。患者取俯卧位，暴露足底，用75%酒精消毒患处，用精制艾绒制成麦粒或绿豆大的小艾炷，将艾炷放于疣（母疣）上，术者用线香点燃艾炷（点艾），患者感觉局部微有热痛（感艾），术者迅即用手压灭艾炷(灭艾)，不去掉未燃尽的艾炷，继

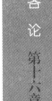

续在跖疣上放置小艾炷（放艾），重复点艾、感艾、灭艾、放艾四项操作步骤。每次约灸50壮，治疗时间20分钟，1天1次，6天为1个疗程，连续治疗2个疗程。如双足均有跖疣，则分别治疗，如有多个疣，只治疗母疣。

▍方三▍

1. 取穴　阿是穴。

2. 方法　用艾灸法。以艾条灸阿是穴（疣体处），采用雀啄灸，一般每穴15分钟，艾条与穴位距离以患者自觉表皮热而不烫、能耐受为度。每日1次。连续4周为1疗程。同时选取最大或最早出现的皮损（母疣）予无疤痕艾炷灸，先在其表面涂抹湿润烧伤膏，然后放置麦粒样大的艾炷并点燃，待病人感觉烫时即除去换炷，共灸7壮。刺激强度以病人能耐受为度，每周1次，连续4周为1疗程。

▍方四▍

1. 取穴　阿是穴。

2. 方法　用隔药灸法。每晚洗净足部，外贴麝香壮骨膏，用燃着的艾条在皮损处施灸，温度以可耐受为限，每次10~20分钟，严重处可贴灸至次日，次日晚更换药膏。10天为1个疗程。

治／疗效果

☞ 曹毅用"方一"治疗30例，对照组30例，痊愈26、18例，有效3、7例，无效1、5例，复发1、7例，痊愈率86.67%、60%（见《中国中医药科技》，2005年第4期）。

☞ 彭建东用"方二"治疗23例中，1个疗程治愈9例，占39.13%；2个疗程治愈14例，占60.87%。治愈率100%（见《中医外治杂志》，2009年第3期）。

☞ 张舒雁用"方三"治疗30例，治愈率为75.00%，水杨酸对照组为31.30%；艾灸治疗组总有效率为96.67%，水杨酸对照组为80.00%（见《中华中医药学刊》，2008年第10期）。

☞ 石红乔用"方四"治疗48例患者中，治愈26例，好转18例，无效4例，总有效率达91.7%（见《山西中医》，2002年第4期）。

处／方荟萃

曹毅用间接灸法。采用雀啄灸，一般15~20分钟，艾条与穴位距离以患者自觉表皮不烫、能耐受为度，灸疗得气以局部可见粉红色圆点，其穴位周围或循经有酸、麻、蚁行感为标准。鸡眼散封包：常规消毒，削去表皮角质层，以胶布保护正常皮肤，以鸡眼散局部封包，一周后揭去，若疣体仍未消失，则再重复予以以上治疗（见《浙江中医学院学报》，2004年第2期）。

按／语

艾灸局部穴位能提高患者的整体免疫功能，同时促进局部血液循环，有利于免疫活性细胞在局部的聚集，提高局部的免疫应答。

灸疗时应先嘱患者每晚洗脚，削去表面角质层。操作时应注重治神和守神，初次灸疗艾炷宜小，次数宜多，动作柔和而敏捷。当足部同时有多个疣体时，只需灸治发病最早的疣体(母疣)。临床观察发现，母疣治愈后，多数子疣会在半个月内逐渐消退，此乃正气复、邪气退、瘀血通的表现。

二十、鸡眼

鸡眼是因长期被挤压或者摩擦而发生的圆锥形鸡眼状角质增生物。祖国医学亦称为"鸡眼"和"肉刺"。

病因病理

鸡眼是由长期摩擦和受压引起的圆锥形角质层增厚，有角质中心核，尖端深入皮内，基底露于外面。多见于青年人或小孩，好发于足底及足趾，患者站立或行走时，鸡眼可压迫局部的感觉神经，而引起剧烈疼痛，致使病人走路艰难，当去除局部压迫或摩擦的病因后，多数鸡眼可逐渐变软，恢复为正常皮肤。

中医学认为，鸡眼是由于人体某些部位长期被挤压或摩擦而致气血郁结，再感染毒邪，如慢性角化脱屑型足癣等，使得肌肤失润所致。可见黄豆大小的淡黄色角质增生，呈楔形嵌入真皮。

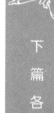

诊断要点

1. 症状：皮损呈粟粒至豌豆大小，微黄，圆形或长椭圆形，质坚实，略低于皮面，表面光滑，有明显皮纹和压痛。

2. 部位：好发于摩擦及受压部位，以足底、趾间等处多见，偶见于手掌及手指。

3. 病史：鞋履不适，长时间摩擦受压，足畸形，长期步行者易发本病。

治疗方法

▎方一▎

1. 取穴　病灶。

2. 方法　用化脓灸法。将艾绒搓成锥状、如黄豆大艾炷，引燃直接放在鸡眼上，当艾炷燃至患者感觉还可以承受，并出现灼痛时，可用镊子将艾炷夹去，连续灸3～8炷，以局部皮肤出现红晕或发黄为度，每天灸1次，6天为1个疗程。一周后鸡眼逐渐出现无菌性化脓反应(可用消毒针刺破放出脓液，用酒精棉按压一会儿)，灸疮结痂自然脱落。

▎方二▎

1. 取穴　病灶。

2. 方法　用隔药灸法。治疗时局部洗净，取少许冰片，放在鸡眼眼部。点燃艾条，对准鸡服处熏灸，艾条距鸡眼约0.5～1cm，使鸡眼根部有烧灼感，根据各人忍受能力的强弱来决定灸治时间的长短，一般熏灸1分钟，反复熏灸5~6分钟为1次，每日或隔日1次。

方三

1. 取穴　病灶。

2. 方法　用温和灸法。患者用温水浸泡患足5~8分钟后擦干，将鸡眼膏贴敷于鸡眼处，24小时后取下，用无菌手术刀将鸡眼处软化的角质层尽量割去，以不出血、切割时不引起疼痛为度。然后点燃艾条，对准鸡眼熏烤，以不烧伤、患者能耐受为度，连续灸30~50分钟，每日1次。连续治疗15天左右即可治愈。

方四

1. 取穴　病灶。

2. 方法　用直接灸法。将艾绒根据鸡眼大小搓成大小适合的艾炷，点燃后放在患部直接灸2~3壮，1周后根据情况选择是否再灸1次。

治疗效果

☞ 李贵岳用"方一"治疗36例，痊愈30例，基本痊愈4例，好转2例。36例全部有效（见《中华医药学杂志》，2003年第12期）。

☞ 余萍如用"方二"法治疗82例、132只鸡眼中治愈120只，3次以内治愈者94只，3~7次治愈者26只，好转者12只。治愈率为90.9%，有效率为100%（见《中国针灸》，1997年第3期）。

☞ 徐秀香用"方三"治疗18例，均治愈，无1例复发（见《中国民间疗法》，2004年第7期）。

☞ 任佳滨用"方四"治疗63例，经过2次治疗，治愈60例，好转3例，总有效率达100%（见《国医论坛》，2008年第2期）。

处方荟萃

1. 李良如用直接灸法。施灸前在皮肤上涂一层万花油，把艾炷直接放在母鸡眼(最早出现的称母鸡眼)上施灸，当艾炷燃烧到1/3~1/2，病人感灼痛时，立即更换艾炷再灸，每次灸3~6壮，每周1次。主治巨型鸡眼（见《针灸临床杂志》，2003年第12期）。

2. 用隔姜灸法。先令患者用温水浸泡足部，并用刀片略将鸡眼表面角化层部分切除。将鲜生姜切成厚约2mm的薄片，直径1.5~2cm为宜。在姜片中心处用针穿刺数个小孔，然后贴置鸡眼上。将艾绒制成花生米大小圆锥形艾炷置姜片中心从上端点燃，燃至以不能耐受热度时，更换新炷续灸，连灸3~5壮。每日1次，7次为1个疗程。

按语

单纯使用鸡眼膏贴敷治疗鸡眼，疗效一般，治疗不彻底，容易复发，而用手术切除治疗创伤大，增加病人的痛苦，应用灸法则可取长补短，既无创伤，疗效又显著，治疗又彻底，可有助于活血化瘀、消肿止痛，配合鸡眼膏贴敷及角质层切割，既经济又方便，值得在临床中推广。

　　病人也可用一些简单的方法进行灸治, 睡前将纸烟、艾条、香条或易燃木棒点着, 靠近鸡眼处熏灼, 有灼痛感时可稍远离。表面硬化的, 可用火头点触患处。每次熏烤3分钟, 然后用热的淡盐水浸泡患处30分钟, 连用数日, 鸡眼能自行脱落。

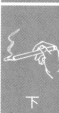

第十七章　五官科疾病

第一节　眼科疾病

一、麦粒肿

麦粒肿是眼睑腺体因细菌感染引起的急性化脓性炎症,发生在睑缘毛囊皮脂腺的称外麦粒肿,发生在睑板腺的称内麦粒肿。中医称为"针眼"、"土疳"。

病 因病理

眼睑有两种腺体,在睫毛根部的叫皮脂腺,其开口于毛囊;另一种靠近结膜面埋在睑板里的叫睑板腺,开口于睑缘,麦粒肿就是这两种腺体的急性化脓性炎症。引起麦粒肿的细菌多为金黄色葡萄球菌,所以麦粒肿多为化脓性炎症。

中医认为本病是由于外感风热毒邪,或脾胃热毒上攻,壅阻于胞睑所致,反复发作者,多为脾胃伏热。

诊 断要点

1. 眼睑皮肤局限性红、肿、热、痛,邻近球结膜水肿。

2. 3~5天后形成脓肿,出现黄色脓头。外麦粒肿发生在睫毛根部皮脂腺,表现在皮肤面;内麦粒肿发生在睑板腺,表现在结膜面。破溃排脓后疼痛缓解,红肿消退。

3. 重者伴有耳前、颌下淋巴结大及压痛,全身畏寒,发热等。

治 疗方法

‖方一‖

1. 取穴　合谷、后溪、丘墟、太冲,风热外袭加灸风池;属热毒上攻加灸足窍阴;属脾胃蕴热加灸解溪;属脾胃虚弱加灸足三里。

2.方法　用艾炷灸法。先将施灸部位涂以少量大蒜汁或凡士林,以增加黏附作用,再放上艾炷点燃,当艾炷燃剩2/5左右,病人感到灼痛时,马上用镊子将艾炷夹去或压灭,更换新艾炷再灸。艾灸患侧,重者双侧同时施灸,每穴灸3壮。

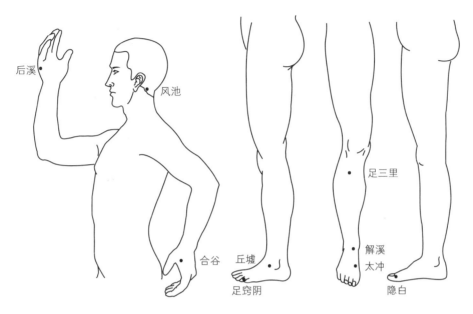

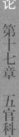
▌方二▌

1.取穴　后溪穴。

2.方法　用麦粒灸法。将艾绒捏成麦粒大的艾炷或用自贴艾粒、艾炷,病在左侧灸右后溪,在右眼灸左侧后溪。行直接灸,待艾炷烧为灰烬,再加灸1~2炷,连续灸至3壮。

▌方三▌

1.取穴　眼部。

2.方法　用核桃壳灸。以半圆形核桃壳作为施灸隔物,另将铁丝弯成眼镜框形,再用胶布缠绕以便隔热;并在鼻托处固定一艾条铁丝架,向前水平伸出,弯至双眼正中位置。施灸前先将核桃壳放入用开水浸泡的菊花液中约10~20分钟,取出后将核桃壳半圆球面朝外,套在患侧眼镜圈内给患者带上。患侧灸架上插1寸艾条,点燃施灸。日灸1次,每次灸2段,以患处有温热感为宜;过烫可调节眼镜框与眼的距离,注意防止艾灰落于面部。

▌方四▌

1.取穴　合谷、攒竹、瞳子髎、二间、身柱、隐白。

2.方法　用壮医药线点灸法。取2号药线,施灸时持线对着火端,露出线头,露出部分以略长于拇指端即可,施灸时点一次火灸一壮,在线头火星晕旺时迅速灸灼穴位,不要平按,要使线头圆火着穴。每天灸1次,5天为一疗程,治疗1~2个疗程。灸后局部有灼热感或痒感,患者不要用手搓揉,以免抓破继发感染。

805

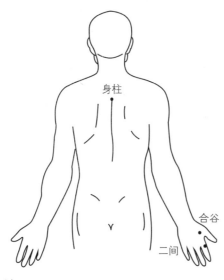
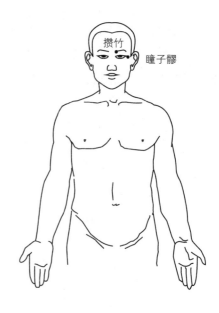

治 疗 效 果

☞ 叶华芳用"方一"治疗9例,经艾灸1次,2天而愈3例,3天而愈6例(见《广西中医药》,1994年第6期)。

☞ 李史光用"方二"治疗50例,轻者只灸1次即愈;重者施灸2次后可根治(引自"39健康网")。

☞ 有人用"方三"治疗50例,痊愈43例(施灸1~3次痊愈30例,4~6次12例,6次以上1例),占86%;其余7例也均有明显好转(引自"百病贴吧")。

☞ 冯桥用"方四"治疗42例,对照组25例,分别痊愈32、10例,好转9、12例,无效1、3例,总有效率97.6%、88.0%(引自《中国中医药信息杂志》,2000年第6期)。

处 方 荟 萃

1. 用悬灸法。穴位:耳垂眼穴。取穴方法:将耳垂齐屏间切迹以下纵横各作三等分,眼穴在正中。将药用艾条点燃后,对准耳垂眼穴熏烤,以患者可以忍受为度。每次5分钟,每日上下午各1次。

2. 黄琼用灯芯灸法。取灯芯草4~8cm,一端浸入植物油(桐油、菜油、香油、麻油均可)中约1cm,点燃前用卫生纸吸去灯芯草上的浮油,或轻轻抖去浮油,以防蘸油过多,施术者用手拇指、食指捏住灯芯草上1/3处,即可点火,火焰不要过大。患者紧闭眼睛,左手固定病灶,右手用灯火灸灼红肿硬块顶端。每天灸灼1次,一般2天后痊愈(见《中医外治杂志》,2007年第6期)。

3. 用点灸法。先寻找反应点,多分布于肩胛间区。令病人反坐在靠背椅上,暴露背部,仔细寻找,多为隆起如粟粒状之丘疹,或呈卵圆形,散在数个,但不高出皮肤,直径略大。如在肩胛区未能寻得,可扩大至背部1~12胸椎至腋后范围内寻找。如找不到反应点,则取膏肓穴。取灯芯草一段，蘸以香油或其他植物油适量，点燃后对准反应点迅速灸灼一下，此时可听到"啪"的一声响，表明施灸成功，此为1壮。灸处可有小块灼伤，宜保持清洁。灸处一般5天左右结痂脱落，不留斑痕。每次只灸1壮（引自"百度百科"）。

按语

本疗法治疗麦粒肿以早期治疗效果好，无硬结形成的早期麦粒肿，轻者只灸1次即愈；重者施灸2次后可根治。一般在施灸后第1天，如未成脓的麦粒肿可自行消退，不会再成脓；如已成脓在施灸后第2天开始溃脓，3天后把脓排净，局部不留疤痕。已形成明显硬结的吸收较慢，病程稍长；少数病变进入化脓期者，经灸治破溃出脓后可愈。

在使用"方二"时，如用施灸多次的核桃壳，不如新的疗效好。个别不能坚持来门诊治疗的患者，让其将灸器带回家如法施灸并增至每日2次，效果更佳。

本病在未酿脓时可以配合热敷，用干净毛巾浸入热水后拧干敷患处以助消散，每次15~20分钟，1天1次，切忌挤压以防造成局部感染。

壮医药线点灸时，刺激量的大小以点灸壮数及点灸手法轻重而定，及根据病情轻重、患者年龄、体质强弱等而定。施灸手法的轻重是以施灸时火星接触穴位时间短者为轻，以火星接触穴位时间长为重，因此对于年老体弱及儿童病例、病情轻者，应快速扣压，珠火接触穴位即灭的轻手法；相反，对于年轻、体质壮实而病情较重者则用缓慢扣压，珠火较长时间接触穴位的重手法。麦粒肿患处点灸一般不超过7壮，以免灼伤皮肤。

二、近视

近视是眼睛看不清远物、却能看清近物的症状。中医称为"能近怯远"。

病因病理

现代医学认为形成近视是由多种因素导致的。近年来许多证据表明环境和遗传因素共同参与了近视的发生：长时间近距离看物，使眼球中睫状肌失去弹性晶状体而导致晶状体不能复原，眼球的前后径过长，致使来自远方物体的平行光线在视网膜前即聚焦，此后光线又开始分散，到视网膜时形成扩散光点以致视物模糊，于是发生近视。

中医学认为，肝肾精血亏虚，心脾阳气不足，脏腑功能失常，以致目系失养，功能减退，是近视发生发展之本；而用眼太过，目系劳损，经络气血涩滞，则是近视发生发展之标。

诊断要点

1. 近视力正常，远视力低于1.0，但能用凹球透镜矫正。小于–3D为轻度近视，–3D～–6D为中度近视，–6D以上为高度近视。

2. 青少年远视力在短期内下降，休息后视力又有提高，使用阿托品麻痹睫状肌后，检影近视度数消失或小于0.5D，为假性近视。

3. 眼底检查，中度以上轴性近视，视乳头颞侧出现弧形斑，高度近视眼底易发生退行性变性、黄斑出血、萎缩斑等。

疗方法

▌方一▐

1. 取穴　局部。

2. 方法　用核桃壳灸法。先将核桃壳用铅丝制成眼镜架, 然后将其放入预先准备好的菊花水中浸泡1小时, 待晾干后, 将清艾条剪成1.5cm长的艾条段, 插在上面灸治, 每次1壮, 连续5次为1个疗程。

▌方二▐

1. 取穴　攒竹、鱼腰、丝竹空、瞳子髎、球后、承泣、睛明。

2. 方法　用悬灸法。患者坐位闭目, 医者立于患者前侧面, 将点燃之药艾置于灸具中, 手持灸具对准患者眼部进行悬灸, 先灸眼周穴位, 待眼周皮肤微发红发热后, 对准眼睛进行灸疗, 两眼交替进行。药艾离眼的距离以患者自觉舒适为度。每次灸疗20分钟, 每日1次, 12次为1个疗程。

▌方三▐

1. 取穴　睛明、承泣、瞳子髎、攒竹、四白、印堂和耳郭前后各穴; 配穴为风池、大椎、肝俞、肾俞、光明和合谷等穴。

2. 方法　用雷火灸法。点燃灸药顶端, 随时吹掉药灰, 保持红火, 灸至皮肤潮红、感觉发热为度。先眼部各穴灸约2分钟, 再围绕眼睛慢慢旋转各灸1分钟。接着对准耳郭旋转各穴灸1分钟。最后灸配穴, 先风池、大椎, 后肝俞、肾俞、光明和合谷, 每穴灸2分钟。1次总计灸20分钟为宜。每日治疗1~2次, 10次为1个疗程, 1疗程5~10天视力无变化, 行第2疗程。视力提高到5.0后, 改为1周巩固治疗1次, 连续4次后, 改为每月1次, 逐停止治疗。

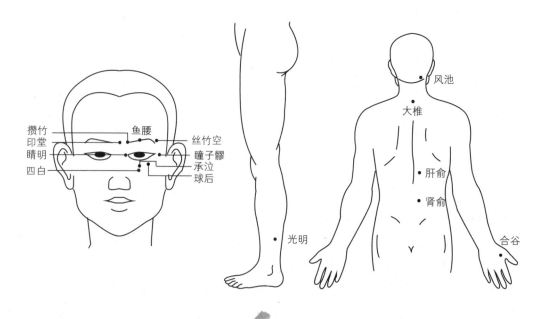

治疗效果

☞ 邵亚萍用"方一"治疗50例，对照组30例，结果分别显效5、3例，进步40、20例，无效5、7例，有效率90.0%、76.6%（见《上海针灸杂志》，1999年第5期）。

☞ 李杜军用"方二"治疗482只眼，对照组476只眼，显效132、76只眼，有效284、216只眼，无效66、184只眼，总有效86.31%、61.35%（见《上海针灸杂志》，2004年第11期）。

☞ 任新民用"方三"治疗143例，显效55例，有效82例，无效6例（见《针灸临床杂志》，1997年第1期）。

处方荟萃

1. 张仁用悬灸法。取穴睛明、承泣、瞳子髎、攒竹、四白、印堂；配穴：肝俞、肾俞。每次主配穴均取。点燃纯艾条顶端，先对眼部主穴各穴灸约2分钟，用温和灸法，手执艾条在距穴6~7cm处固定不动，随时吹掉艾灰，保持燃端红火，灸至皮肤微红，感觉发热为度。再以顺时针方向，围绕眼睛慢慢旋转，作回旋灸，每圈约1分钟，灸3圈。最后灸配穴，每穴灸2分钟。每次总计灸20分钟为宜。每日治疗1次，10次为1疗程。若视力无变化，可行第2疗程。视力提高后，改为1周巩固治疗1次，连续4次后，改为每月1次，逐渐停止（见《大众医学》，2007年第5期）。

2. 单桂敏用温灸器灸。患者取坐位或卧位，在眼部温灸器里面放置专用艾条点燃，可以在眼周穴位来回艾灸，自己感觉微热或周围皮肤潮红，然后艾灸睛明、鱼腰、瞳子髎、四白，每穴艾灸3~5分钟。然后可以用单眼艾灸盒艾灸风池和大椎穴。每天艾灸1次，10天为1个疗程（见《中华养生保健》，2009年第6期）。

按语

灸疗治疗近视主要是通过刺激眼周穴位及眼肌，从而有明显的眼肌调节反射发生。通过针刺可增进眼部的血液循环，营养眼部神经肌肉，调节紧张痉挛，消除视力疲劳，恢复正常机能，从而起到防治近视的目的。并且轻、中度近视治疗效果较好，而高度近视治疗效果较差，因此早期治疗是疗效的关键。

学生们的单纯性近视眼发生发展的根本原因是学生过多看近物造成的。所以，限制过度看近物，是防治近视的根本。训练看远，是防治近视的辅助手段，在艾灸期间，不要过度用眼，免得疗效不佳。

熨眼法是治疗近视眼的辅助方法，就是用双手劳宫穴所在部位热敷眼睛。先将双手搓热，然后闭眼，空掌捂在眼睛上，多停留一会儿即可。每天1次，1次21遍，可以明目祛风，去目瘴。如果我们长时间在电脑前工作，可采用熨眼法，这对眼睛的休息调节很有好处。

三、弱视

凡眼部无明显器质性病变，以功能性因素为主所引起的远视力小于或等于0 8，且不

下篇 各论 第十七章 五官科疾病

能矫正者均列为弱视。相当于中医学"视瞻昏渺"的范畴。

 因病理

现代医学认为,弱视是一种从视网膜神经节细胞开始至视力中枢的视觉传导系统及中枢全领域的功能及形态异常引起,产生弱视的因素为视觉剥夺,双眼相互作用及脑皮质的主动抑制。

中医认为本病为先天禀赋不足,脾胃虚弱,气血生化乏源或肝肾精血亏虚,终导致真精亏少,神光发越无力,目失濡养,视物不明。

 断要点

1. 远视力、近视力正常,屈光不正者可矫正后提高视力,非屈光不正,视力不能提高。

2. 只发生在幼儿阶段,2个月至6岁,可以追寻到原因:形觉剥夺、屈光不正、抑制等。光觉、色觉一般正常。

3. 多为单眼,如果是交替视,一般不会出现弱视。

4. 弱视眼大多中心凹注视力下降,常为旁中心注视。

5. 拥挤现象,由于尚在视觉发育期,弱视患者侧方抑制。

疗方法

‖ 方一 ‖

1. 取穴　眼部。

2. 方法　用温和灸法。把长约4cm艾炷点燃固定在特定容器内,置于眼前1cm,患儿闭目接受治疗。随着灸炷的燃烧,眼周温度逐渐升高,患儿感到双目温热,直至灸柱燃尽。每日1次,每次约30分钟。连续治疗30天为1个疗程。达到基本治愈后,行巩固治疗改为每周治疗3次,连续1个月后,改为每周1次,连续3个月逐渐停止治疗。

‖ 方二 ‖

1. 取穴　百会、睛明。

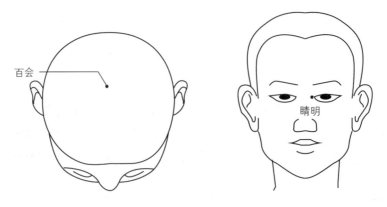

2. 方法　用悬灸法。施灸时将艾条的一端点燃,对准应灸的腧穴,距皮肤2~3cm处进

行熏烤。熏烤使患者局部有温热感而无灼痛为宜，至皮肤出现红晕为度。每日2次，每次10分钟，10天为1个疗程，每疗程间间隔2天。治疗中每1~2个月复诊1次，根据两眼视力的变化及时调整遮盖比例和训练时间，每半年睫状肌麻痹验光1次，调整眼镜度数。

治疗效果

☞ 王军用"方一"治疗134只眼，对照组130只眼，治愈率分别为83.6%、66.2%（见《临床针灸杂志》，2006年第4期）。

☞ 王瑛璞用"方二"治疗72只眼中治愈56只眼，进步14只眼，无效2只眼，总有效率97, 22%（见《吉林中医药》，2008年第2期）。

处方荟萃

赵时碧用雷火灸法。灸疗部位双眼、双耳、额部、双耳心；穴位：双侧睛明、鱼腰、瞳子髎、四白、合谷、风池、风府、脾俞、肝俞、肾俞、足三里、大椎。患者取坐位，头直立勿仰。点燃1支灸药，装入单头式灸具内，距离皮肤2~3cm，双眼先闭合，平行移动，灸双眼部，每一个来回为1次，每10次为1壮，每壮之间用手压一下眼部，灸至皮肤发红，深部组织发热；然后用雀啄法，距离皮肤2cm，灸双侧睛明、鱼腰、瞳子髎、四白，每雀啄10次为1壮，每壮之间用手压一下，每穴各灸3壮。张开双眼，眼平视前方，艾火距离皮肤2~3cm，平行移动一个来回为1次，每10次为1壮，每壮之间用手按压一下，灸8壮，熏额部8壮；熏双耳前后，用螺旋形法，距离皮肤2~3cm，每旋转8次为1壮，每壮之间用手按压一下，灸至前后耳郭发红；然后再用雀啄法，雀啄耳心，雀啄8次为1壮。每耳心各雀啄3壮，然后患者闭目，重复前面闭目熏眼法1次(熏及点穴位)。用雀啄法，距离皮肤2cm，加灸双侧合谷、风池、风府、脾俞、肝俞、肾俞、足三里、大椎，每雀啄8次为1壮，每壮之间用手压一下，每穴各雀啄8壮。每天灸1次，每周为1个疗程，可以灸2~5个疗程，以后寒暑假可灸1个疗程做保健，可以灸至儿童到16岁（见《中国雷火灸疗法》，2008年上海世纪出版股份有限公司远东出版社出版）。

按语

在正确矫正屈光不正与严格遮盖的基础上，灸疗联合综合训练治疗弱视切实可行、安全有效，可以缩短疗程，提高疗效，提高治愈率。成年弱视患者仍可采用上法灸疗，可以达到缓解眼部疲劳，弱视程度不再加深，在一定情况下，弱视程度还可以下降。从临床效果看，弱视治疗效果与其程度、年龄呈显著相关，弱视程度越轻，疗效越高，年龄越小，疗效越好，对屈光不正性或屈光参差性弱视，远视效果较好近视疗效差。应该一进步借鉴先进的研究方法，如：荧光眼底血管造影术、视觉电生理检测技术，把治疗弱视的灸疗研究深入，为灸疗治疗弱视的推广和应用提供理论基础。

四、青光眼

青光眼是由于眼内压升高而引起的视乳头凹陷、视野缺损、视力损害甚至导致失明的严重眼病,属中医学的"绿风内障"、"青风内障"范畴。

因病理

青光眼是一种严重损害视力的常见病之一,病因至今也未完全了解。是以眼内压增高为特征的眼病,有原发性、继发性和先天性之区别,青光眼严重时眼底会出血,分急性和慢性眼底出血。由于眼内压升高而引起的视乳头凹陷、视野缺损、视力损害甚至导致失明。

中医学认为,本病与风、火、痰等邪导致眼部气血失调,气机血阻,目中玄府闭塞,神水滞积而引起。

诊断要点

1. 瞳神散大,风轮气色混浊,呈哈气状,隐隐呈淡绿色,抱轮红赤。

2. 发病急骤,视力锐减,头眼剧烈疼痛,恶心呕吐。

3. 眼压升高可至6.7~10.7kPa(50~80mmHg),前房浅,房角关闭。

4. 本病应与瞳神紧小、天行赤眼相鉴别。

治疗方法

▌方一▐

1. 取穴　肝俞。

2. 方法　用化脓灸法。患者取仰卧位,穴位常规消毒。取利多卡因1ml,穴处皮肤局麻后用自制底部直径0 5cm的锥形艾炷直接置于穴位上,点燃后待其自烬,艾灸以穴位处皮肤有灼伤为度,灸2~4壮。擦净艾炷灰烬,胶布密封,2天后清除灸疮处的皮肤,再次敷以胶布,促其化脓3~4天后即可清疮除脓,局部做消毒处理。穴处形成一直径0.8~1cm、深0.2~0.3cm的灸疮,待其自行干燥结痂,约2个月后结痂脱落,形成瘢痕。

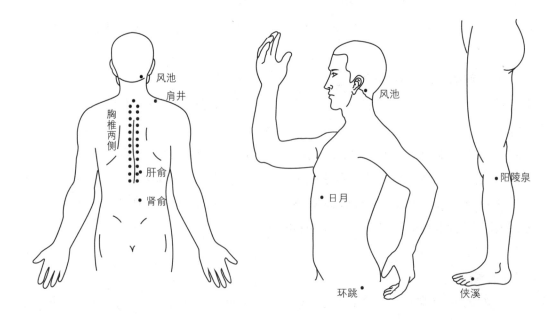

【方二】

1. 取穴　胸椎及其两侧,足少阳经如风池、肩井、日月、环跳、阳陵泉、侠溪等处。

2. 方法　用温和灸法。在患者胸椎及两侧以及足少阳经穴进行按压,找到压痛点,将艾条一端点燃,熏灸痛点,令患者感到灼热为度,使灸感向上行走。灸治10分钟左右,每天治疗1次,10次为1个疗程。

治疗效果

☞ 梁德斐用"方一"治疗孔某,男,21岁,患急性青光眼双目失明1个月,用"方一"治疗第5天左眼有视力,7天右眼有视力,1月后视力恢复(见《浙江中医杂志》,1995年第1期)。

☞ 有人用"方二"治疗倪某,男,老年,患青光眼,两眼昏蒙,入夜有彩圈,至阳穴压痛,灸感抵脑后,自觉明朗,灸16次,症状轻快(引自"39健康网")。

处方荟萃

1. 用温和灸法。点燃艾卷,置于施灸穴位上方,调整至温度适合时即固定不移,灸至皮肤稍有红晕即可,一般需5~10分钟。选用的基本穴位有:太阳、阳白、翳风、合谷。热邪甚者加曲池;肝肾不足者加肝俞、三阴交;气血不足者加足三里。每日施灸1~2次,灸时注意艾卷与皮肤及双目要保持一定距离,以免产生不良后果(引自"中国中医药报")。

2. 赵时碧用雷火灸法。治疗部位眼部、双耳;穴位:翳风、合谷、睛明、鱼腰、四白。患者坐位,头勿后仰。点燃1支药,固定在单头灸具上,距离眼部3~5cm,先闭目,平行来回双眼,每一个来回为1次,每8次为1壮,每壮之间用手压一下眼部,灸至皮肤发红,深部组织发热为度,大约要灸10壮;然后以小旋转方式分别灸两只眼,每旋转8次为1壮,每眼各灸8壮,每壮之间用手压一下眼部;灸睛明、鱼腰、四白,用雀啄法,距离皮肤2cm,每雀啄6次为1壮,共灸6壮,每壮之间用手压一下眼部;灸双耳前后,距离皮肤3cm,灸至耳部发红为度,每壮之间用手压一下眼部;再灸双耳心,距离耳孔2cm,每雀啄8次为1壮,各灸4壮,每壮之间用手压一下眼部;再灸翳风、合谷,距离皮肤2~3cm,每雀啄6次为1壮,每壮之间用手压一下,每穴各灸6壮(见《中国雷火灸疗法》,2008年上海世纪出版股份有限公司远东出版社出版)。

按语

针灸能降低眼压,改善临床症状,改善青光眼患者的球后血流状况,可能加速患眼受损视网膜功能的恢复。

使用雷火灸法时应注意,眼底正出血期,不灸眼部及眼部穴位、耳部穴位;眼部间歇期出血,尽快在不出血期使用雷火灸治疗,实践证明,眼部间歇性出血就会消失。

青光眼也可在胸椎及其两侧出现压痛反应,足少阳经,如风池、肩井、日月、环跳、阳陵、侠溪等处均能出现压痛反应。用"方二"灸疗有一定的效果,可以推理青光眼的发生,与厥阴少阳的风木关系当有所联系。熏灸时患者自觉灸感传导为佳,或向头部或向眼球,多可即时感到明朗。

五、白内障

白内障，是以睛珠混浊、视力缓降、渐至失明为主要症状的慢性常见眼病。中医学称之为"圆翳内障"、"银内障"。

病因病理

凡是各种原因，如老化、遗传、局部营养障碍、免疫与代谢异常、外伤、中毒、辐射等，都能引起晶状体代谢紊乱，导致晶状体蛋白质变性而发生混浊，此时光线被混浊晶状体阻扰无法投射在视网膜上，就不能看清物体。吸烟和类固醇激素是诱发白内障的危险因素，饮食质量以及暴露于日光也参与白内障的形成。

中医理论认为本病多因年老体衰，肝肾不足，精血亏虚，且失濡养；或脾胃虚弱，运化失常，清气不能上升，晶珠失于濡养，渐致混浊。轻者视物如隔云雾，重者视物不见。

诊断要点

1. 白内障最主要的症状是视物模糊，可有怕光、看物体颜色较暗或呈黄色，甚至复视及视物变形等症状。

2. 随着白内障的发展，可导致因晶体核屈光指数改变而致的核性近视，由于近视度数增加需要经常更换近视眼镜。

3. 如白内障继续发展，最后即会导致视力逐渐下降至丧失。

4. 散瞳检查可以协助确诊。

治疗方法

‖ 方一 ‖

1. 取穴　局部。

2. 方法　用核桃壳灸法加针刺法。将核桃从中缝切成两半，去仁，留完整的1/2大的核桃壳备用。取柴胡12g，石斛、白菊花、蝉蜕、密蒙花、薄荷、谷精草、青葙子各10g，用细纱布包裹，放入药锅里，加冷水600ml，浸泡60分钟，然后用火煎至水沸后5分钟，将核桃壳放入药液里，浸泡30分钟后方可取用。用直径2mm左右的细铁丝弯成眼镜框架样式，或者直接用金属眼镜架，在镜框前外侧各加一铁丝，弯成直角，与镜架固定在一起，以挂艾条用。镜框四周用胶布包好隔热，以免灼伤眼周皮肤。眼镜框视核桃壳大小可调整。取25mm长清艾条2段，插入镜框前铁丝上再取两个完整的半个核桃壳，镶入镜框，以便扣在眼上不漏气，从内侧点燃艾条，将镜架戴到眼上，务必让核桃壳扣在病眼上，燃尽为止。针刺取睛明、承泣、丝竹空、合谷、阳陵泉、光明、太冲等，先针患侧，用平补平泻法，留针20分钟，中间行针1次，两侧交替使用，每日1次，10次为1个疗程。

【方二】

1. 取穴　局部。

2. 方法　用中药熏灸法。采用山东省潍坊医疗器械厂生产的白内障治疗仪。中药：黄芪、菊花、山药、石斛、当归、杞子、决明子各30g，桃花、丹参、茺蔚子、珍珠母各15g，水煎取药液500ml，加冰片1g，麝香0.5g。核桃自中央剖开，去仁用皮，在上述药液中浸泡24小时待用，治疗仪中置艾饼、核桃皮，通电加热，熏灸患眼，每次1小时，每日1次，10天为1个疗程。

【方三】

1. 取穴　睛明、四白、承泣、瞳子髎、阳白、丝竹空。

2. 方法　用雷火灸法。患者取坐位，头稍后仰，闭目，医师站立患者前侧方用艾条灸，取穴使眼部皮肤发热微红。然后灸风池、耳心、耳垂、翳风，再配大椎、肾俞穴。每日1次，20～30分钟，每次用药艾条半支，6天为1个疗程。

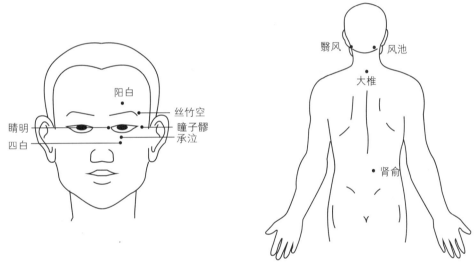

治疗效果

☞ 袁志太用"方一"治疗50例，痊愈28例54只眼，显效10例、17只眼，有效6例、11只眼，无效6例、10只眼。总有效率为89%（见《上海针灸杂志》，1998年第3期）。

☞ 赵长涛用"方二"治疗34例，显效10例，有效15例，无效9例，总有效率76.53%（见《中医外治杂志》，2000年第6期）。

☞ 俞克惠用"方三"治疗总计150只眼，有效118只眼，占78.7%（见《上海针灸杂志》，2000年第6期）。

处方荟萃

李菊琦用核桃壳灸加耳穴压丸。药液配制：党参12g，川芎10g，黄芪10g，夜明砂10g，石斛10g，升麻6g，谷精草10g，枸杞12g，山萸肉10g，石菖蒲10g，白菊花10g，密蒙花10g，用纱布包在一起，放入药锅内，倒1000ml温开水浸泡1小时，过滤去渣。将核桃壳(壳须是完整的两半，有裂痕者不用)在药液中浸泡30分钟取出。用细铁丝制成一副眼镜形架子，镜框外方分别用铁丝弯一直角形的钩，高和底长均约2cm，其上插一1.5寸长的药艾炷，点燃。在镜框上套上浸泡过的核桃壳，戴在患眼前，病人取端坐位，每次灸30分钟，灸时以眼前有温热感为宜，每次灸毕嘱患者自行按摩睛明、攒竹、太阳、四白等穴10分钟。并使眼球向上、向内、向外旋转16次。配穴酌取3~4个，以王不留行籽贴敷，每日自行按压3~4次，每次每穴按压2~3分钟。每次仅取一侧耳，左右交替。隔核桃壳灸每日1次，耳穴压丸每周换贴2次。灸15次为1个疗程(见《江西中医药》，1991年第5期)。

按语

本法可改善局部血液循环及晶体的营养，提高蛋白抗氧化能力，在一定程度上延缓了白内障的发展，有助于视力在一定程度上的恢复，防止晶状体进一步混浊，但对已经混浊的部分不易改善，与西药白内停相比疗效更好，同时，不失为一种治疗未熟期白内障的好方法。但单用隔核桃灸，疗效时常也不太理想，应辅以针刺及药物疗法，在成熟时也有必要进行手术治疗。

在治疗的同时，应加强用眼卫生，平时不用手揉眼，不用不洁手帕、毛巾擦眼、洗眼。用眼过度后应适当放松，久坐工作者应间隔1~2小时起身活动10~15分钟，举目远眺，或做眼保健操。要有充足的睡眠，及时消除疲劳。

六、眼睑下垂

由于提上睑肌功能不全或丧失，或其他原因所致的上睑部分或全部不能提起，遮挡部分或全部瞳孔者称上睑下垂。中医亦称"上胞下垂"，"睑废"，"侵风"，"雕目"。

病因病理

先天性为先天发育畸形，多为双侧，可为常染色体显性或隐性遗传。后天性动眼神经麻痹所致、Müller肌的功能障碍或因颈交感神经受损所致、重症肌无力症、外伤损伤动眼神经或提上睑肌；Müller肌及眼睑本身的疾病，如重症沙眼、睑部肿瘤等，使眼睑重量增加而引起机械性上睑下垂。也有因癔病引起的上睑下垂。

中医学认为，本病有先天、后天之分。气虚不能上提，血虚不能养筋为其主要病因病机。可因先天禀赋不足，肝肾两虚；肌腠空疏，风邪客于胞睑，阻滞经络，气血不和；脾虚气弱，中气不足，筋肉失养，经筋弛缓，以致胞睑松弛无力而下垂。

诊断要点

1. 病史及原发病的相应症状。有否晨轻暮重表现。

2. 平视时，上睑覆盖角膜上缘超过3mm以上或平视时两眼睑裂大小差别大于2mm。

3. 尽量开大睑裂时，出现"抬眉""皱额"现象，双眼患病者有仰视姿势。

4. 严重者，视力下降，产生弱视。

5. 检查提上睑肌肌力、Bell氏现象、跟随运动及眼球运动等。

治疗方法

方一

1. 取穴　百会，涌泉（双）穴。

2. 方法　用隔姜灸法。选准穴后，取一枚大小适宜的姜，用刀切成厚度为0.2cm的薄片，放置百会穴上，然后取艾绒一小撮放在姜片上点燃，嘱病人闭目静坐，如觉热甚可稍移动姜片，灸完百会穴后，方可加熏灸涌泉穴（双）。每次灸15分钟，日2次，10天为1个疗程，一般可在2个疗程内痊愈。

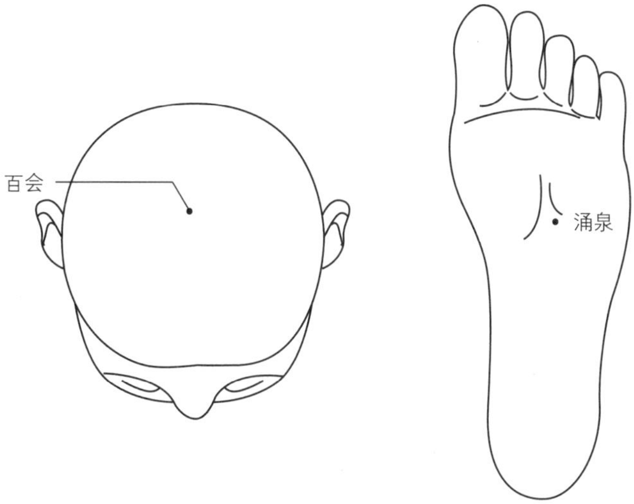

方二

1. 取穴　阳白，足三里，三阴交。

2. 方法　用直接无瘢痕灸法。每穴灸5壮，壮如黄豆大，每天1次，10次为1个疗程；疗程间隔1周。

方三

1. 取穴　攒竹、阳白透鱼腰、丝竹空、承泣、下关，头痛加头维、神庭、上星，远部取合谷、足三里、三阴交。

2. 方法　用针刺加温针法。针刺得气后夹电极，以疏密波、弱电量为主、低频率，时间为20～40分钟，每日1次，10次为1个疗程，面部用TDP照射，距离为40～50cm，以局部微红为度，针刺治疗后稍休息，用1cm的艾条插在毫针上点燃，插艾条的穴位分别为阳白穴、下关穴，每个穴位用2炷，每天1次，10天为1疗程。主治外伤性眼睑下垂。

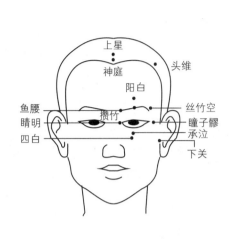

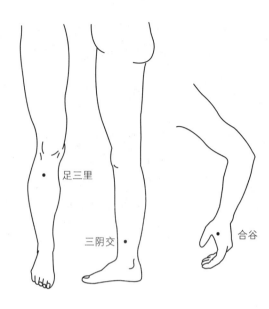

治 疗效果

☞ 吴春光用"方一"治疗50例，1个疗程痊愈26例，有效24例，2个疗程后全治愈（见《针刺研究》，1992年第4期）。

☞ 连远义用"方一"治疗36例，痊愈者8例，好转24例，另有4例无效（见《针灸临床杂志》，2004年第9期）。

☞ 李丽琼用"方三"配合穴位注射治疗外伤性眼睑下垂32例，治愈18例，好转12例，无效2例，总有效率90.6%（见《云南中医中药杂志》，2007年第3期）。

处 方荟萃

邱仙灵用温和灸加针刺法。取穴：百会、气海、关元，用艾条点燃后熏灸穴位，各灸10分钟，然后针刺攒竹透鱼腰、阳白、丝竹空、足三里等，以提眼肌。每天1次，10次为1个疗程。好转后常灸关元、足三里二穴，巩固治疗（见《针灸临床杂志》，1997年第6期）。

按 语

上眼睑下垂有先天后天之别，以后天效为佳。病程越短，治愈率越高，最快一周内恢复正常。通过临床观看不论病程长短，用上法治之疗效均佳。

由于灸火虽微，内攻却强，古人有"少火生气，壮火食气"之诫，诚者斯言！临床实践中宜细壮微火稍灸，徐徐以图之，切不可操之过急，以免欲速则不达。而患者则应树立战胜病魔之信心，不可轻言放弃，医患精诚团结，紧密配合，持之以恒，则纵为顽疾，亦自有良效。

第二节 耳鼻喉科疾病

一、耳鸣

耳鸣是指患者自觉耳内鸣响，如蝉鸣声或潮声，为患者的一种主观症状。中医归属于"耳鸣"范畴。

病因病理

耳鸣一般可分为两大类：一是耳源性疾病，即与耳部疾病有关，往往伴有听力下降，如由耳毒性药物、病毒感染、内耳供血不足等引起。二是非耳源性疾病，这类病人除了有耳鸣外，常伴有相应疾病的其他症状，如心血管疾病、高血压病、糖尿病、脑外伤等。耳鸣常常出现在疾病的其他症状之前。

中医学认为，耳鸣的发生主要是耳窍闭塞所致，多因急性热病，反复感冒，导致邪热蒙窍；或因痰火、肝热上扰，以及体质久病，气血不能上濡耳窍，与肝、胆、脾、肾等脏腑功能失调有关。

诊断要点

1. 患者感到耳朵里有一些特殊的声音如"嗡嗡"、"嘶嘶"声或尖锐的哨声等，但周围却找不到相应的声源。

2. 耳鸣表现多种多样，有的为一侧耳鸣，有的则为两侧；有的间歇出现，有的持续不停；轻者安静时方觉耳鸣，重者身处闹市时都感到吵闹不安。耳鸣使人心烦意乱、坐卧不安，严重者可影响正常生活和工作。

治疗方法

▌方一▌

1. 取穴　听宫、听会、完骨、天柱穴。

2. 方法　用隔药饼灸法。将石菖蒲、郁金、半夏、冰片按2:2:1:1的比例称取，先将前3味药粉碎后过80目筛，取其细粉，再加入冰片。然后将生姜压取汁与上述药粉和匀搅拌成硬膏状，制成直径4cm、厚0.5cm的药饼备用。再取优质艾叶弹成艾绒，取艾绒少许，碾制成直径2cm的小艾炷备用。常规消毒后，在穴位上放备好的药饼各1枚，放置做好的小艾炷，点燃艾炷，使其充分燃烧，燃烧完毕后再更换1壮。每日1次，每次每穴各灸6壮，15次为1个疗程。

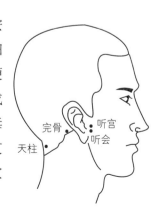

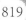

▌方二▐

1. 取穴　耳道。

2. 方法　用隔苇管灸法。取长5cm,直径约0.8cm的底节苇管段,一端用刀削成半个鸭嘴形。因为苇管本身干燥易燃而不能直接灸,故先用冷水将削好的苇管泡透,备用。用时将苇管齐端对准外耳道口,四周用干棉花团围住外耳道口固定苇管,以免苇管掉下来,用优质艾绒做成黄豆粒大小的艾炷,放在苇管鸭嘴形的端上,用线香点燃艾炷。泻法用嘴轻轻吹向外耳道方向,补法则让艾炷自然燃尽。皆使外耳道内有温热感为宜。艾炷燃灭为1壮,然后去掉艾灰更换艾炷再施灸,每次5~9壮。施灸过程中避免艾灰落到身上灼伤衣服或者皮肤。每天1次,10次为1个疗程。

▌方三▐

1. 取穴　耳道。

2. 方法　用针刺加吹灸法。患者仰卧,常规针刺侠溪、中渚、翳风、听会穴,得气后留针30分钟,在此期间施行吹灸法。吹灸操作:取清艾条1支,点燃一端对准外耳道,距耳郭3.3cm进行熏灸,同时顺着艾条燃烧端向耳道内轻吹气,力度以患者耳深部有温热感为宜。患者如感耳郭有灼热感则拉大距离,或者以有孔纸片覆盖耳郭,向耳道再行吹灸。在施灸前应先用消毒棉签拭净外耳道,有脓液滴入过氧化氢溶液水灌洗,再以消毒棉签将外耳道拭净。每次施灸时间为30分钟,每日1次,10日为1个疗程。主治中耳炎所致耳鸣。

▌方四▐

1. 取穴　听会。

2. 方法　用针刺加温针法。患者取健侧向下侧卧位或坐位。主穴:侠溪、中渚、翳风、听会。配穴:风邪袭络型取风池、外关;痰浊积聚型取丰隆、足三里;肝肾阴虚型取太溪、三阴交。针刺得气后留针30分钟。在此期间在听会穴施温针灸3壮,施灸前应先用消毒棉签拭净外耳道,有脓液者滴入过氧化氢溶液灌洗,再以消毒棉签将外耳道拭净,每日1次,20日为1疗程。主治中耳炎所致耳鸣。

治疗效果

☞ 马胜用"方一"治疗56例,治愈38例,好转17例,无效1例,总有效率98.2%(见《中国针灸》,2001年第10期)。

☞ 袁志太用"方二"配合针刺治疗180例,经过2个疗程治疗后,痊愈112例,好转30例,有效22例,无效16例。总有效率为91.1%(见《上海针灸杂志》,2009年第2期)。

☞ 孟仕贵用"方三"治疗50例,对照组30例,痊愈32、11例,好转9、6例,无效9、13例,总有效率82.0%、56.7%(见《河北中医》,2000年第3期)。

☞ 王卉用"方四"治疗34例中,痊愈15例,显效10例,有效6例,无效3例,总有效率为91.18%(见《江苏中医药》,2010年第2期)。

张勇用针刺加温和灸法。主穴取听宫、听会、耳门、百会；配穴取翳风、中渚。邪毒外犯配风池、外关；肝胆湿热配太冲、丘墟；痰火郁结配丰隆、曲池；肾经亏损配肾俞、太溪；脾虚湿困配脾俞、胃俞、足三里、丰隆。针刺得气后，虚证用补法，实证用泻法，百会穴针刺得气后，医生手持艾条，距穴约2~3cm，用温和灸灸至病人感局部发热。时间在10分钟左右。每次主穴必取，配以2至4个配穴。每天1次，10天为1个疗程（见《中国民间疗法》，2000年第6期）。

按语

在临床上可发现绝大部分耳鸣患者在枕、颈部软组织附着处有明显的压痛点。治疗时配合枕、颈部针刺或用温针法(枕骨上项线、颈椎小关节、横突缺盆穴、肩外腧穴等部位)，常可收到更为理想的疗效。这可能与枕、颈部针刺有效地改善了局部血液循环，解除了病变肌肉的痉挛，缓解了对椎动脉的压迫，并最终改善了耳蜗的微循环有关。

用"方三"吹灸法结合体针治疗耳鸣其疗效明显优于单纯的体针疗法，且操作简便易行。同时，当施以吹灸时，艾火热力可经耳道直达鼓膜及鼓室，患者常感耳深部有温热舒适的感觉，对中耳炎引起的耳部疼痛及堵塞感等症状亦有明显改善作用。

本法对突发性耳鸣疗效较好，且越早介入治疗越好，老年性耳鸣因患者年老体虚，正气不易恢复，疗效最差。另外，治疗耳鸣还应重视饮食、情志、起居各方面的调节，日常生活中做到适劳逸，慎喜怒，避房事，重养生，如此，治疗与调摄相结合，才能达到更好效果。

二、突发性耳聋

突发性耳聋为一常见的特殊类型的感觉神经性聋。中医归属于"暴聋"范畴。

病因病理

病毒感染是引起本病的最常见原因，但临床医生及大多数专家认为，本病与患者血管痉挛、血液呈易凝状态或与微循环障碍有关。有学者检测发现，本病患者的血液黏度增高，由此认为与血液流变学有密切关系，血液黏度增高，造成内耳微循环障碍是引起该病的重要原因之一。

中医学认为暴厥耳聋每与肾阴不足，肝阳亢逆有关。《临证指南医案》邹时乘按："盖耳为清空之窍，清阳交会流行之所，易受风热火郁之邪，与水衰火实，肾虚气厥者，皆能失聪。"

诊断要点

1. 突然耳聋，发于晨起、睡眠或工作中，患者能准确说出耳聋的时间及当时的情况。

2. 感觉耳聋严重，实际上并不一定是重度的。

3. 原因不明或不确切。

4. 耳聋前后多有耳鸣发生。

5. 耳聋前后有些患者有眩晕、恶心、呕吐症状,其特点为无眩晕发作史。

治疗方法

1. 取穴　主穴取患侧耳门、听宫、听会、翳风。配穴取足临泣、中渚、太溪、肾俞,均取双侧。

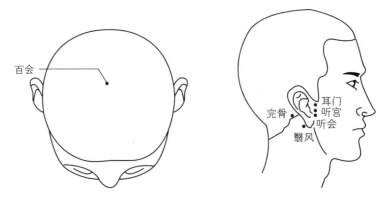

2. 方法　用针刺加温和灸法。患者一般取端坐位,先针刺耳门、听宫、听会、翳风。针刺此4穴时运用手法力争使针感传至耳中,以求最佳效果。耳门、听宫、听会3穴配艾灸,以3壮为度,翳风不灸,留针30分钟。再根据不同证候选配足临泣、中渚、太溪、肾俞,或泻或补,随证而需,一般不留针。隔日1次,10次为1个疗程。主治突发性耳聋。

1. 取穴　耳门、听宫、听会、翳风、完骨、外关。取患侧丰隆、太冲、太溪均取双侧,眩晕加百会。

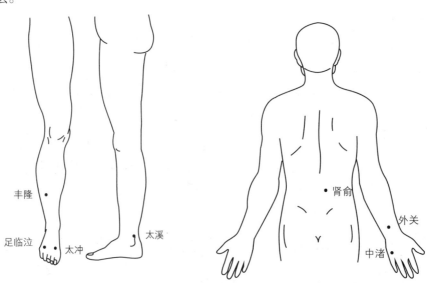

2．方法　用电针加温灸法。针刺得气后接电针，留针30分钟，出针处点燃2支清艾条，对准耳前和耳后穴位，距离皮肤2~3cm，旋转灸，行单数，速吹灰，每次灸15分钟，每日1次，眩晕加百会温和灸法10分钟，每日1次，10次为1个疗程，疗程间休息2天。共治疗3个疗程。

治 疗效果

☞ 叶建国用"方一"治疗12例，3例在1个疗程内治愈，6例在2个疗程内治愈，2例在3个疗程内治愈，1例未愈，治愈率为91.7%（见《上海针灸杂志》，2003年第6期）。

☞ 奚玉凤用"方二"治疗46例，对照组44例，痊愈10、4例，显效17、6例，有效13、20例，无效6、14例，总有效率为87.96%、68.18%（见《江苏中医药》，2008年第7期）。

处 方荟萃

康晓利用针刺加苍术灸法。主穴取水沟、内关、百会，次穴取翳风、听宫、外关、耳门，配合中药苍术灸耳。针刺翳风、听宫、外关3穴，针刺至适当深度后，施以平补平泻法；针刺水沟、内关，采用强刺激久留针；百会穴每星期针刺2次；耳门向下透听宫、听会，即一针透三穴，行平补平泻法。留针20~30分钟，每日1次。苍术艾灸耳（苍术削成下尖上平式，插耳内，艾烧之，耳有微热为度），每日1次，每次15分钟。每星期治疗5次，10次为1个疗程，疗程间休息2天（见《上海针灸杂志》，2009年第10期）。

按 语

艾灸能改善耳周组织血液循环，刺激人体穴位内生物分子的氢键，产生受激相干谐振吸收效应，通过神经体液系统调节人体细胞所需的能量。能明显降低突发性耳聋患者的血浆黏度、红细胞压积、纤维蛋白原含量，起到活血化瘀的作用。

患者应注意身体保健避免长期接触噪声，预防老年性心血管疾病；饮食要清淡、营养均衡，养成良好的生活习惯，慎用耳毒性药物，滥用药物引起的耳聋也是一个不容忽视的问题。

三、化脓性中耳炎

化脓性中耳炎系由化脓性致病菌侵入引起的中耳黏膜的炎症性病变。本病中医学称之为"聤耳"、"脓耳"。

病 因病理

现代医学认为，本病是化脓性细菌侵入鼓室所致。如急性上呼吸道感染、急性传染病，均可使炎症向咽鼓管蔓延而发本病。在污水中游泳或跳水，不适当的咽鼓管吹张、擤鼻等，也可导致细菌循咽鼓管侵入中耳。此外鼓膜外伤、穿刺或置管时，致病菌亦可由外耳道直接侵入中耳。感染后，中耳黏膜充血、水肿，鼓室内积脓而压力增加向外突，可形成鼓膜穿孔、流脓。慢性化脓性中耳炎多因上述急性炎症失治或误治，迁延所致。

中医学认为，实证多为肝胆火盛，邪热外侵，结聚耳窍，蒸灼耳膜，血肉腐败，则生脓汁；虚证多由脾虚失健，湿浊不化，停聚耳窍，或肾元亏损，余邪未清，邪毒停聚而致。

诊断要点

1. 耳胀闷，疼痛、听力下降。

2. 中耳有脓或有脓液流出。

3. 急性期伴有全身症状：发热、恶寒、头痛等全身中毒症状。

4. 耳镜：急性期，鼓膜沿槌骨柄周边充血，继之弥漫充血、增厚，界标不清，鼓膜失去光泽。鼓室积脓，鼓膜向外膨出，活动受限，破溃，形成穿孔、溢脓；慢性期可见鼓膜有穿孔，分泌物可有臭味。

治疗方法

■方一■

1. 取穴　翳风。

2. 方法　用温和灸法。取艾条1支，燃着一端在距翳风穴3cm处重灸至局部红润，有灼热感即止，灸前先用消毒棉签拭净外耳道脓液，滴入双氧水灌洗，并用消毒棉签拭净，然后再灸，灸后放置引流条，以便排脓，每日1次至痊愈。

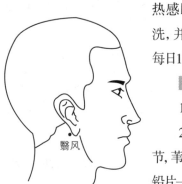

翳风

■方二■

1. 取穴　耳孔。

2. 方法　苇管灸器灸法。选冬日收割的成熟苇管5~8cm长的1节，苇管口直径在0.4~0.8cm，苇管的一端削成斜坡形，斜面上放置薄铅片一块以防炭火，另一端用胶布封贴以插入耳孔内用，斜坡形端放置艾绒用。先用3%双氧水或稀白醋(白醋加冷开水各半)洗涤耳道，用小棉签彻底清除外耳道脓液及坏死组织，然后将耳炎散(取蚕茧剪碎后置瓦上煅存性，研细末；又取紫珠干叶及枯矾，分别研细末；另取猪胆汁，文火熬干成块，研为末，过120孔筛。上药按1:2:1:2比例混匀，装瓶密闭备用)少量均匀地吹入耳内，每日1次。苇管灸器内端插入耳孔内并用胶布固定，然后取半个花生仁大小的一撮细艾绒置于灸器斜口处，用细香点燃，温度以耳部感温热能耐受为宜，灸完1壮，再换1壮，每次灸3~10壮，每日1次，10次为1个疗程。

治疗效果

☞ 杨海燕用"方一"治疗102例，99例痊愈，治愈率为97%，平均艾灸3次痊愈，其中灸治数最少1次，最多5次(见《实用医技》，2001年第8期)。

☞ 钱松林用"方二"治疗99只患耳，经治1个疗程后，61耳痊愈，33耳好转，5耳无效，痊愈率61.6%，总有效率94.9%(见《浙江中医杂志》，1992年第4期)。

夏秀用雀啄灸法。取翳风穴，施灸前先用消毒棉签蘸过氧化氢溶液将外耳道拭净，然后点燃艾条，在距翳风穴(患侧)皮肤约3cm处熏灸，灸至穴周围皮肤潮红，按之有烙热感即止，时间在1分钟左右，1次／天，5次为1个疗程。嘱患者每天用过氧化氢溶液清洁外耳道2次。主治急性中耳炎（见《中国误诊学杂志》，2008年第11期）。

【按语】

使用"方二"治疗时，在吹入耳炎散前，一定要先清洗干净耳道，以防脓痂堵住病损区，使药物与病区充分接触。小儿施灸时，要相对固定头部，防止艾火烧伤皮肤及烧到衣物，并要注意观察面部表情，掌握好施灸壮数。

治疗前应注意清洗外耳道脓性分泌物，保持外耳道干燥清洁。在治疗期间，嘱患者食用清淡、易消化食物，多饮水，高热者应卧床休息。

四、慢性鼻炎

慢性鼻炎是鼻腔黏膜和黏膜下层的慢性炎症。中医称为"鼻窒"。

【病因病理】

现代医学把本病分为单纯性鼻炎和肥厚性鼻炎。其发病原因很多，多由急性鼻炎演变而来，环境因素，如气温的突然变化、空气过于干燥、通风不良、空气污染、粉尘烟雾以及有害气体长期刺激，也可导致本病。小儿营养不良、维生素A、维生素C缺乏与全身抵抗力下降，易患本病。

中医学认为本病是由于外感六淫之邪，或热邪窒肺使肺气不宣，肺窍闭塞所致。

【诊断要点】

1. 慢性单纯性鼻炎：鼻黏膜肿胀，表面光滑、湿润，一般呈暗红色。鼻甲黏膜柔软而富有弹性，探针轻压可凹陷，但移开探针则凹陷很快复原，特别在下鼻甲为明显。若用1%~2%麻黄素液作鼻黏膜收缩，则鼻甲迅速缩小，总鼻道或下鼻道有黏液性或脓性分泌物。

2. 慢性肥厚性鼻炎：①下鼻甲明显肥大，或下鼻甲与中鼻甲均肥大，常致鼻腔堵塞。鼻腔底部或下鼻道有黏液性或黏脓性分泌物。②黏膜肿胀，呈粉红色或紫红色，表面不平，或呈结节状或桑葚状，尤以下鼻甲前端及其游离缘为明显。探针轻压凹陷不明显，触之有硬实感。③局部用血管收缩剂后黏膜收缩不明显。

【治疗方法】

┃方一┃

1. 取穴　下关。

2. 方法　用温针法。取28号3寸毫针,经常规消毒后,直刺入下关穴约2寸,得气后取长约1.5cm的艾条套在针柄上灸之,共灸两壮。每次只取一侧穴,两侧穴位交替,每日1次,10次为1个疗程,每疗程之间间隔8天。主治慢性鼻炎。

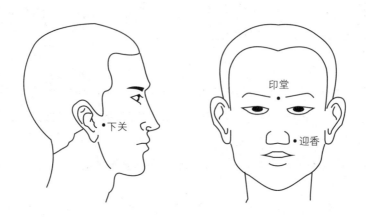

‖方二‖

1. 取穴　迎香、列缺。

2. 方法　用温和灸法。患者取平卧位,充分暴露穴位,用清艾条作灸材;点燃艾条一端后,灸火约离皮肤5~10cm。采用温和灸法,使患者局部有温热感而无灼痛为宜;每穴7~8分钟,以局部皮肤呈红晕为度;每日1次,两组穴位交替应用。灸治2周为1个疗程。灸迎香穴时采取仰卧位,并用纸片遮住眼睛。

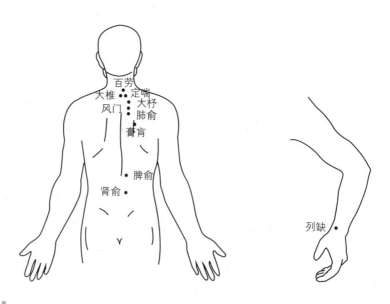

‖方三‖

1. 取穴　印堂。

2. 方法　用冷灸法。斑蝥(南方大斑蝥或黄黑小斑蝥均可生用),去足翅,研细末,瓶贮备用。取斑蝥粉适量,以水醋或蜂蜜调为糊状(不宜太稀,以免流溢他处)。印堂穴擦洗干净,患者取仰坐位或仰卧位。取胶布一小块,中间剪一黄豆粒大小的孔,先贴于印堂穴处,然后将药物直接涂于小孔之内,外以胶布贴盖,24小时后去掉,1次不愈者,1周后重复使用。

▌方四▐

1. 取穴　选取膀胱经背俞和督脉上的穴位,如大椎、百劳、大杼、风门、肺俞、定喘、膏肓、肾俞、脾俞等。

2. 方法　用天灸法。取生半夏、细辛、白芥子、薄荷、川椒、附子、甘遂、延胡、麻黄、麝香等,研末,姜汁调和成膏状,做成直径1cm大小的药丸,将药丸用4cm×4cm的胶布固定在穴位上。每次选取5～6个穴位,交替取穴。先用捣碎的姜末擦穴,至穴位发红,以患者自觉穴位发热、辣为度。再用灸架将艾条固定在穴位上方,温和灸至穴位潮红为度。最后将准备好的药丸用胶布敷贴在穴位上,成人保留6～12小时,儿童保留2～4小时,以皮肤起小水疱为佳。如有的患者未贴至12小时,已觉痒痛难忍或有小水疱,可提前取下所敷药丸,反应不明显者可稍延长敷贴时间。分别于三伏天初、中、末伏各治疗1次,1年为1个疗程。

治 疗效果

☞ 沈国伟和用"方一"治疗单纯性鼻炎82例,肥厚性鼻炎42例,分别痊愈68、14例,显效10、16例,好转4、8例,无效0、4例(见《中国针灸》,1995年第2期)。

☞ 张淑哲用"方二"治疗102例,痊愈48例,占47.06%;好转53例,占51.96%;无效1例,占0.98%(见《中国针灸》,1996年第8期)。

☞ 郭凤梅用"方三"治疗慢性鼻炎120例,痊愈110例,显效8例,无效2例,有效率98.3%(见《基层医学论坛》,2009年第1期)。

☞ 范达用"方四"治疗213例,显效96例,占45.07%;好转94例,占44.13%;无效23例,占10.80%。总有效率89.20%(见《中医外治杂志》,2007年第1期)。

处 方荟萃

1. 杜碧燕用隔姜灸法。取迎香、印堂。将直径约1.5cm、厚2cm的生姜片用火柴棒扎数十小个孔后放在穴位上,用艾绒做成枣核太小的艾炷,置于姜片上,每穴灸5壮,每天1次,10次为1个疗程,休息2天再行下个疗程。肺虚邪滞者配合指针合谷(双)、列缺(双);气滞血瘀者配合指针外关(双)、太冲(双),用拇指按压穴位36下,产生酸胀感为度,每天1次(见《针灸临床杂志》,1998年第5期)。

2. 王云用隔姜灸法。上颌窦炎取鼻通(上迎香);额窦炎取攒竹、印堂。结合体征取压痛点为中心。取大生姜切成约1.5mm厚薄片,中间以针刺孔,放于腧穴或患部,上置艾炷灸之,不时稍作上下左右移动,以不灼伤皮肤为度,待皮肤潮红后,在姜片下添加少量白芷粉,使药力直达病所,又能缓冲皮肤灼热,共起协同治疗作用。主治慢性副鼻窦炎(见《中

3. 用温和灸法。在印堂、神庭、左右阳白四个穴连线十字交叉处取额中穴,术者右手如持笔写字状拿灸用艾条使艾条与局部皮肤成45度角,将艾条点燃端对准穴位处,距皮肤约3cm,于额中穴处施顺时针方向缓慢地由中心向外做旋转式温和灸30分钟,以局部温热、泛红但不致烫伤为度,患者自觉有温热感向四周扩散为佳(也可以以见患者额部微微汗出时即可停灸),灸毕令患者在诊室内避风休息30分钟后再离开。每日1次,患者一般多可在连续灸治10次内治愈。主治额窦炎(引自"针情依灸网")。

（按语）

使用"方一"时,针刺成人一般为2寸左右,儿童一般为1.5寸左右。达到一定深度后,不宜进行大幅度提插,可通过捻转来加速得气。得气感觉传至耳根部,然后以小段艾条套在针柄上灸之,当患者觉得艾条火力旺猛时,可用1只小硬纸板将艾条与面部隔开,以防局部烫伤。

使用"方三"时,应注意:斑蝥为剧毒药品,有强烈的发赤、发疱作用,外贴面积不宜过大,尤其注意不要让药物误入眼内或口中,以免发生意外。发疱的大小,一方面与患者对本品的敏感程度有关;另一方面,病情越重,发疱越大,反之则小。在疗效上,发疱作用明显,疗效较优。

五、过敏性鼻炎

过敏性鼻炎是一种鼻黏膜变态反应性炎症,是耳鼻咽喉科的常见病和多发病。祖国医学称之为"鼻鼽"或"鼽嚏"。

（病）因病理

现代医学认为本病为IgE介导的鼻黏膜I型变应性炎症,鼻黏膜持续性炎症和高反应性是本病的重要特征,其基本病理为毛细血管扩张、通透性增高和腺体分泌增加,促进组胺形成、释放及嗜酸粒细胞的浸润等。

中医学认为,由于肺气虚,卫表不固,腠理疏松,风寒乘虚而入,犯及鼻窍,邪正相搏,肺气不得通调,津液停聚,鼻窍壅塞,遂致喷嚏,流清涕。

（诊）断要点

1. 常年性发病。

2. 病程至少1年。

3. 症状:以阵发性鼻痒、连续喷嚏、鼻塞、流清涕等为主要症状。

4. 专科检查:鼻黏膜多为苍白,少充血,鼻甲肿胀,发作时有较多清稀黏液或水样分泌物。

治疗方法

方一

1. 取穴　热敏腧穴。

2. 方法　用热敏灸法。在头面部、腹部及腰背部热敏化高发区寻找热敏点实施灸疗，多数出现在迎香、大椎、肺俞、上印堂、风池、神阙、肾俞区域，先回旋灸1分钟温热局部气血，继以雀啄灸1分钟加强敏化，循经往返灸1分钟激发经气，再施以温和灸发动感传、开通经络，当某穴位出现透热、扩热、传热、局部不热(或微热)远部热、表面不热(或微热)深部热或其他非热感等(如酸胀、压、重等)感传时，即是热敏化穴，在此穴灸至感传消失、皮肤灼热为止。其他穴位灸法同前，每日1次，10天为1个疗程。

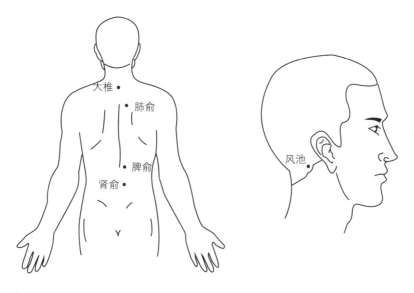

方二

1. 取穴　大椎、肺俞（双侧）、脾俞（双侧）、肾俞（双侧）。

2. 方法　用隔姜灸法。鲜生姜切成直径大约2~3cm，厚约0.3cm的薄片，中间以针刺数孔，置于选定的穴位，上面再放置艾炷点燃灸之，当患者感觉灼痛时，则换炷再灸，以灸至局部皮肤潮红湿润为度。1次／天，10天为1个疗程，间隔5天再行第2个疗程。

方三

1. 取穴　上星。

2. 方法　用隔药饼灸法。患者取坐位，分开正中头发，取研好的药面15g（将白术、黄芪、防风、白芥子，按1∶2∶1∶0.5的比例称取，诸药烘干、粉碎后过80目筛，装瓶备用），以姜汁、醋调成糊状，制成直径2cm，厚0.5cm的药饼，置上星穴上，然后将艾绒制成直径1.0cm的艾炷置于药饼上，点燃艾炷，使其燃烧，每穴每次灸5壮。以上方法每日1次，每周治疗6次，连续治疗4周。

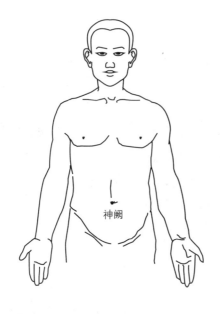

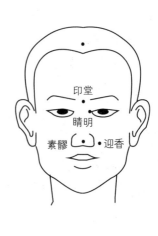

印堂

睛明

素髎 •迎香

神阙

▌方四▐

1. **取穴**　上星、素髎、印堂、迎香、睛明。

2. **方法**　用雷火灸法。(1)从上星至素髎穴、从印堂至左右侧迎香穴各灸60次左右，速度以每秒一个来回为宜。(2)S型灸整个前额60次。(3)雀啄法灸印堂、睛明、迎香、上星穴及双侧鼻孔，每穴30次。(4)灸耳郭的前后面至发红发热，各40次，雀啄法灸耳心30次。(5)雀啄法灸双侧合谷30次。全部步骤完成耗时约25分钟。两组均以7天为1个疗程，连续治疗3个疗程。

🈴 疗效果

☞ 杨淑荣用"方一"治疗60例，对照组60例，显效28、20例，有效23、18例，无效9、22例，总有效率85.0%、63.3%(见《中国针灸》，2008年第2期)。

☞ 罗仁瀚用"方二"治疗40例，对照组30例，痊愈32、15例，显效4、5例，有效4、5例，无效0、5例，总有效率100%、73.3%(见《长春中医药大学学报》，2008年第2期)。

☞ 安杨用"方三"治疗32例，对照组30例，分别显效16、15例，有效11、9例，无效5、6例，总有效率84.38%、80%(见《陕西中医》，2010年第2期)。

☞ 赵颜俐用"方四"治疗60例，对照组60例，分别显效43、35例，有效15、21例，无效2、4例，总有效率96.67%、93.33%(见《中国中医急症》，2007年第6期)。

处 方荟萃

1. 杨骏用电针加温针法。用28号1.5寸毫针顺印堂督脉循行方向刺入皮下，深达鼻根部，另取1寸毫针由鼻梁向鼻根针刺。针刺得气后接电针仪，连续波频率2~100Hz混频刺激，电流强度以患者可感受并无不适感为度。在电针刺激的基础上在印堂穴针柄上插入2cm左右清艾条行温针灸，灸至鼻腔感到发热，时间30分钟，每日1次，连续治疗5次以上，最多连续治疗15次（见《江苏中医药》，2007年第2期）。

2. 范达用天灸法。取生半夏、细辛、白芥子、薄荷、川椒、附子、甘遂、延胡、麻黄、麝香等，研末，姜汁调和成膏状，做成1cm直径大小的药丸，将药丸用4cm×4cm的胶布固定在穴位上。选取膀胱经背俞和督脉上的穴位，如：大椎、百劳、大杼、风门、肺俞、定喘、膏肓俞、肾俞、脾俞等，每次选取5~6个穴位，每次治疗交替取穴。先用捣碎的姜末擦穴，至穴位发红，以患者自觉穴位发热、辣为度。再用灸架将艾条固定在穴位上方，温和灸至穴位潮红为度。最后将准备好的药丸用胶布敷贴在穴位上，成人保留6~12小时，儿童保留2~4小时，以皮肤起小水疱为佳。如有的患者未贴至12小时，已觉痒痛难忍或有小水疱，可提前取下所敷药丸，反应不明显者可稍延长敷贴时间。分别于天初、中、末伏各治疗1次，连续3年为1个疗程（见《中医外治杂志》，2007年第1期）。

按语

隔药饼灸除一般灸的作用外，还能通过皮肤组织对药物吸收发挥药理效应，既有局部治疗作用，又有全身调节效果。研究结果显示隔药饼灸治变应性鼻炎与鼻炎康疗效相当，具有确切的疗效，对本病局部症状的改善效果明显，对全身症状也有改善作用。治疗期间对照组部分病人出现嗜睡、头晕及心悸症状，而治疗组患者则感觉神清气爽，无不良反应。

治疗期间，应避免诱发因素，过敏性鼻炎的发生主要与变应原的致敏作用密切相关。故对于已明确的变应原，应尽可能脱离接触。花粉症患者，在花粉播散期应减少户外活动，常年性鼻炎者要改善居室环境，断养猫狗，换掉地毯、羽毛被褥，减少室内尘土，室内通风及晾晒衣物等措施皆有裨益。平时应注意锻炼身体，增强体质，防止受凉。同时宜注意观察，寻找诱因，发现诱发因素，应尽量祛除或避免。

六、鼻出血

鼻出血是由多种原因引起的鼻部出血症状，中医称为"鼻衄"。

病因病理

本病发病原因有鼻外伤、鼻腔黏膜干燥、鼻腔毛细血管扩张以及鼻部肿瘤，全身原因则可见于高热、血液病、月经代偿性鼻出血、维生素C缺乏及化学物质中毒等疾病。

中医学认为，多由肺经热盛，上壅鼻窍；或胃火、肝火上逆，虚火上炎，灼伤鼻窍脉络，血溢脉外而为衄；也可因脾不统血而致。

诊断要点

1. 以鼻腔出血为主要症状，一般发病急，出血严重者可致休克。

2. 气候干燥、恼怒、饮酒、鼻部外伤等所致或诱发。

3. 鼻腔检查有出血病灶。

4. 应与出血性疾病、肿瘤引起的鼻出血相鉴别。

治疗方法

方一

1. 取穴　少商穴。

2. 方法　用艾灸法。点燃艾条(应急时也可用香烟)，对准穴位，距离以患者感到温热为度，用雀啄灸或回旋灸，灸到直至病人鼻出血停止。

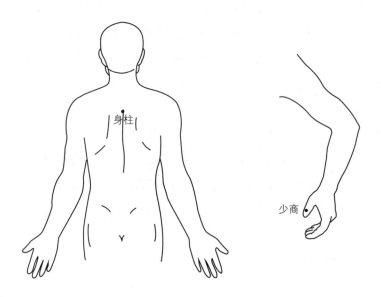

方二

1. 取穴　印堂、囟会。

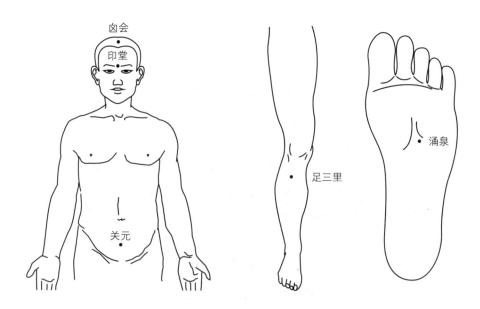

2. 方法　用艾炷灸法。让病人取静坐姿势,将筷尖大小的艾炷放在印堂穴的皮肤上,点燃之后,切勿随意移动,燃烧的艾条燃尽而患者感到灼热,甚至有些疼痛时立即用指甲将火压灭。随即取上头顶部囟会穴艾灸,疗法同上。

▌方三▌

1. 取穴　涌泉。若患儿伴气血两虚,悬灸关元、足三里。

2. 方法　用悬灸法。点燃艾条的一端,熏灸患儿涌泉穴,灸时,医者将手指放在穴旁感受温度,以温热为宜,并使热力内透,持续10分钟。每日1次。主治小儿鼻出血。

▌方四▌

1. 取穴　少商、身柱。

2. 方法　用火柴灸法。少商每次取一侧,两侧轮取。划燃火柴后迅速点灸穴区,瞬时离穴,以听到"啪"的一声即可,灸后局部出现米粒大疤痕,一般不需处理。每日1次,3次为1个疗程。

治疗效果

☞ 徐生浩用"方一"治疗患者,女,35岁,右侧鼻子大出血,多方治疗不效,即用香烟2支点燃,用雀啄法熏灼双侧少商穴,经过5分钟后,出血即止(见《上海针灸杂志》,2002年第4期)。

☞ 英杰用"方二"治疗30例,治愈16例,显效12例,无效2例(见《中国民族医药杂志》,2002年第7期)。

☞ 赵妍敏用"方三"治疗32例患儿,经1次治疗后,25例鼻出血停止,5例经2次治疗、2例经3次治疗后鼻出血均停止(见《中国针灸》,2007年第1期)。

☞ 王玉顺用"方四"治疗84例,结果痊愈66例,有效10例,无效8例,总有效率为90.5%(见《浙江中医杂志》,1990年第8期)。

处方荟萃

1. 孙城用温和灸法。取穴风府。取艾条一支,点燃艾条,熏灸风府穴,距离以患者感到温热为宜,灸至血止即可(见《哈尔滨中医》,1990年第2期)。

2. 肖少卿用温和灸法。取穴上星,用点燃的艾条熏灸,以患者感到温热为宜,同时,将大蒜捣烂如泥,贴敷涌泉穴,灸15分钟(见《中国灸法治疗学》,1996年宁夏人民出版社出版)。

按语

针灸效果不显,或出血部位居中或渗血面较大者,可采用鼻腔填塞法配合治疗。

反复出血,且出血点清楚,可用烧灼法,破坏出血部组织,封闭血管,达到止血的目的。

对鼻部急性大量出血的患者,要详细了解现病史及过去史,找出病因对症治疗。而对继发的鼻出血，虽能暂时缓解出血症状，仍应以治疗原发病为主以尽全功。

七、慢性咽炎

慢性咽炎为咽部黏膜下及淋巴组织的弥漫性炎症，属中医的"虚火咽痹"范畴。

病因病理

慢性咽炎的病因往往与急性咽炎反复发作、扁桃腺炎及口腔牙病、鼻部疾病有关，也与职业因素、有毒气体、粉尘刺激、嗜烟酒辛辣及自身免疫力减低和过敏体质有关。

中医学认为虚火喉痹多由于脏腑亏损，肺肾阴虚而致病。津液不足，阴虚火旺，虚火上炎，熏蒸咽喉，久灼肌膜，气血滞流，咽喉失于濡养。

诊断要点

1. 病史：常有急性咽炎反复发作史，或因鼻病长期张口呼吸及烟酒过度、环境空气干燥、粉尘和刺激性气体污染等有关。

2. 症状：咽部不适，或疼或痒或干燥感、灼热感、烟熏感、异物感等；刺激性咳嗽，晨起用力咳出分泌物，甚或作呕。病程2个月以上，常因受凉、感冒、疲劳、多言等原因致症状。

3. 检查：咽部慢性充血，加重。呈暗红色，或树枝状充血；咽后壁淋巴滤泡增生，或咽侧索肿大；咽黏膜增生肥厚，或干燥、萎缩、变薄，有分泌物附着，据上述各症状及1项或1项以上检查所见，即可诊断。

治疗方法

▌方一▌

1. 取穴　耳尖（以右耳尖为主）、天突、廉泉、鱼际、商阳、太溪、列缺、照海。

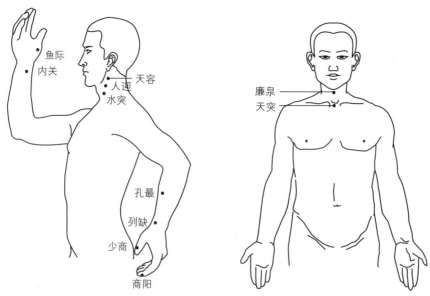

2. 方法　用万应笔点灸法。使用周氏万应点灸笔点灸，第一天为3小时1次，直至咽部症状好转后改为1日2次，每次每穴点灸5~8下。7天为1个疗程。

▌方二▐

1. 取穴　天突穴。

2. 方法　用椿树皮灸。病人仰卧位，取新鲜椿树皮一块，约3cm×3cm大，里面朝下，老皮朝上放在胸骨柄上方凹陷正中处，取艾条2支，点燃后稳火灸30分钟，每日1次，5天为1个疗程，注意防止烧伤，疗效不佳者可加灸大椎穴30分钟。

▌方三▐

1. 取穴　以颈局部取穴为主，一线：任脉颈段，其中以廉泉、天突穴为主。二、三线：胃经颈段左右各一线，其中以人迎、水突，加小肠经天容为主。急性咽炎加灸少商；慢性咽炎加灸太溪。

2. 方法　用三线灸法。患者仰靠坐位或仰卧位，一手持镜子对照颈部，一手持点燃的无烟灸条，先灸一线，后灸二、三线及其他穴位。方法采用小幅度悬灸，距离以病人能忍受为度，要求热力深达病位，如病人感觉病位像有泉水涌出，效果最佳，每次30分钟，6次为1个疗程。

▌方四▐

1. 取穴　主穴取三阴交。肺胃阴虚者配鱼际、孔最、足三里；肺肾阴虚者配太溪、照海；气滞血瘀者配内关、血海。

2. 方法　用温针法。患者平卧，取三阴交，进针后施平补平泻手法，得气后在针尾插上3cm长艾条施灸，每次每穴灸2~3壮，隔日1次，10次为1个疗程。其余配穴施平补平泻，得气后留针30分钟，每隔10分钟行针1次。

治疗效果

☞ 李建山用"方一"治疗58例，痊愈32例，占67.24%；显效11例，占18.87%；好转6例，占10.34%；无效2例，占3.46%，总有效率为86.55%（见《针灸学报》，1992年第50期）。

☞ 徐恒庆用"方二"治疗42例，治愈28例，有效10例，无效1例，总有效率90.2%（见《中国民间疗法》，1997年第1期）。

☞ 廖海清用"方三"治疗慢性咽炎112例，痊愈90例，显效20例，无效2例，总有效率99%（见《上海针灸杂志》，1998年第3期）。

☞ 俞国桥用"方四"治疗28例，基本痊愈8例，显效10例，好转5例，无效5例，有效率为82%（见《上海针灸杂志》，1995年第5期）。

血海

足三里

三阴交

太溪

照海

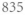

1. 陈颖之用悬灸法。取穴涌泉穴，用清艾条作灸材，点燃艾条施灸涌泉穴，灸火离皮肤5~10cm。采用温和悬灸法，使患者局部有温热感而无灼痛为宜；施灸30分钟，以局部皮肤呈红晕为度，每日灸治1次（见《浙江中医药大学学报》，2009年第2期）。

2. 诸剑芳用天灸法。药饼制作：取延胡索、细辛、甘遂、白芥子各12g，研末后用适量的新鲜姜汁调匀，制成直径2cm、厚0.5cm左右的药饼，取0.1g左右的麝香置于药饼的表面为药引。取穴：天突、肺俞（双）、心俞（双）、膈俞（双）。于每年伏天的头伏、二伏、三伏11点前贴敷。嘱患者于午后1时取下敷贴膏，如热辣感不强可适当延长贴敷时间，如热辣刺痛感太强，难以忍受则提早取下，以免皮肤起疱。连续3年为1个疗程，疗程满后可继续治疗仍有效（见《浙江中医杂志》，2008年第7期）。

3. 李丁霞用雷火灸法。治疗组均用赵氏雷火灸法，灸下颌部、颈前部：双耳部对准耳壳反复旋转数次，灸红后再对准耳心啄式灸3分钟左右；灸风池、风府；灸1~7颈椎；灸双手合谷。每日1次，每次灸疗30分钟（见《中国中医药杂志》，2004年第3期）。

接悟

使用"方三"时应注意防止烫伤；灸颈部时不宜说话和吞咽动作；灸条燃后的灰烬及时去掉，以保证效力；若热力一次不能透达病位，不可强求，多灸几次逐渐达到。

治疗期间绝对禁食烟酒、辛辣、炙炒等刺激性食物，保持心情愉快，切勿忧思恼怒，以免气郁化火伤阴。

临床上对TDP神灯是否能替代灸法有争议，陈颖之曾用TDP神灯照射涌泉穴以治疗慢性咽炎，取其同气相求与引火归原之意，发现30分钟后症状反而加重，改用悬灸涌泉穴30分钟后症状有改善（见《浙江中医药大学学报》，2009年第2期）。

赵氏雷火灸治慢性咽炎对咽部炎症有明显的抑制作用，用药后咽部灼热疼痛症状可有明显好转，继续治疗2~3周，可使大部分症状缓解和消失。赵氏雷火灸对局部体征的改变十分明显，4~6个月后随访可见患者壁黏膜较前光滑润，淋巴滤泡减少或消退。

八、慢性咽喉炎

慢性咽喉炎为咽喉部黏膜、黏膜下及其淋巴组织的慢性炎症，属于中医学"喉痹"、"梅核气"、"郁证"等范畴。

病因病理

要是由于急性咽喉炎治疗不彻底而反复发作，转为慢性，或是因为患各种鼻病，鼻窍阻塞，长期张口呼吸，以及物理、化学因素，颈部放射治疗等经常刺激咽部所致。全身各种慢性疾病，如贫血、便秘、下呼吸道慢性炎症、心血管疾病等也可继发本病。

中医学认为，本病发病与肝心脾三脏有关，多数患者由于延治或误治，病程较长，致邪热羁留或虚火上炎，炼津为痰，肺络受阻，气血运行不畅，痰浊、瘀血、气郁互结，阻滞咽喉而发病。

诊断要点

1. 自觉咽部不适，干、痒、胀，分泌物多而灼痛，易干恶，有异物感，咯之不出，吞之不下。

2. 以上症状在说话稍多，食用刺激性食物后、疲劳或天气变化时加重。

3. 呼吸及吞咽均不畅通有异物阻挡。

4. 咽部慢性充血加重，呈暗红色，或树枝状充血；咽后壁淋巴滤泡增生，或咽侧索肿大；咽黏膜增生肥厚，或干燥、萎缩、变薄，有分泌物附着。

治疗方法

┃方一┃

1. 取穴　扶突、天突。

2. 方法　用悬灸法。施灸时将艾条的一端点燃，对准腧穴，距皮肤2~3cm处进行熏烤。熏烤使患者局部有温热感而无灼痛为宜，至皮肤出现红晕为度。每天1次，每次20分钟，10次为1个疗程。主治顽固性慢性咽喉炎。

┃方二┃

1. 取穴　涌泉。

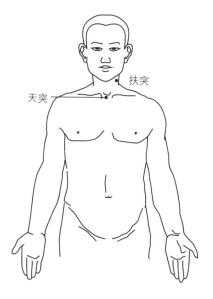
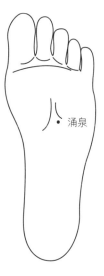

2. 方法　用隔姜灸法。取白术、黄芪、百合、生地、半夏、胆南星，按2：2：1：1：2：1比例称取，烘干粉碎过80目筛备用。患者俯卧位，暴露双足底，再取瓶装备用药面20g，用姜汁调成糊状，制成直径5cm、厚1cm的药饼，置双涌泉穴上，然后将艾绒制成直径2.0cm的艾炷置于药饼上，点燃艾炷，使其燃烧，每穴每次灸5壮。以上方法每日1次，每周治疗5次，连续治疗4周。主治慢性喉炎。

治疗效果

☞ 黄红星用"方一"治疗54例，治愈23例，好转27例，无效4例，有效率92.6%（见《医学理论与实践》，2001年第4期）。

☞ 马胜用"方二"结合针刺法治疗60例，对照组30例，治愈47、13例，好转11、10例，未愈2、7例，总有效率96.7%、76.6%（见《中国针灸》，2007年第7期）。

处方荟萃

蔡关元用蜡灸法。取咽喉穴（左手大拇指掌面末端横纹中点，有压痛点，男患者左手穴位比右手穴位痛，女患者右手穴位比左手痛），将蜡烛点着后，把烛油滴在左手咽喉穴上。滴数滴后，蜡烛油稍冷凝，再用左手持蜡，把烛油滴在右手咽喉穴。各灸1~3次。坚持数日（见《家庭中医药》，2008年第3期）。

按语

蜡灸法是一种简单有效的方法，一般坚持治疗数日，患者会感到咽部一次比一次舒服，症状一天比一天好转，不久就可痊愈。如果你是长期用声者，在工作前不妨在左右两手的咽喉穴处，滴上几滴蜡烛油，会感到自己的音色更纯美，声音更洪亮，并且没有疲劳感。但蜡灸后，千万不要立刻喝冰冷的饮料或过烫的热茶，以免损伤咽喉和声带。

治疗时应消除各种致病因素，如治疗全身性疾病，治疗鼻窦炎。注意营养，增强体质锻炼。避免刺激性食物及烟酒，在有粉尘或刺激性气体环境中工作者应戴口罩。同时应注意平时注意不要吸烟喝酒，少吃或不吃煎炸、辛辣刺激性食物，如油条、麻团、炸糕、辣椒、大蒜、胡椒粉等。

使用灸法时，可以配合进行雾化吸入治疗，对干燥、干咳等症状有一定的好处。

九、咽部异感症

患者感到咽喉部不适、发堵、似有异物感，医学上叫咽喉部异感症，也叫咽喉部神经官能症。中医称咽异感症为"梅核气"。

病因病理

咽异感症，是以咽部异常感为主要表现，由精神因素为主引起的身心疾病。引起咽异常感的病因较多，主要有器质性因素与精神性因素。精神性因素可以诱发人体心理与生理状态正负效应失衡，导致病人过度紧张、情绪改变，从而引起或加重咽异物感，使之成为一种挥之不去的强迫症状，发展成为心身性疾病。咽异感症由精神性因素引起，以往曾称为"癔球症"、"神经官能症"或"咽部神经官能症"。

中医学认为，本病病机复杂，以"气"为关键，脏腑病机与肝胆、脾胃、心关系密切，气血津液病机与气滞、痰凝、血瘀关系密切。常因情志不遂，肝气郁滞，痰气互结，停聚咽喉所致。

诊断要点

1. **咽异常感**：咽异常感症状因人而异，多呈咽异物感，如败絮、树叶、头发、线头粘着感，如痰粘着感，或如梅核、食物等各种异物梗阻感，蚁行感等，也可呈压迫感、紧束感、缩窄感、呼吸不畅，或吞咽障碍感，但饮食无障碍，少数患者甚至呈肿胀感、灼热感、干燥感、疼痛感等等。

2. **精神症状**：咽异感症病人多有精神紧张、焦虑症状，特别是恐癌症状。

3. **检查**：各种检查，咽喉部位基本正常。有的患者病人可以存在某些病变体征，其中较常见的为咽后壁淋巴滤泡增生、咽侧索增生、舌根扁桃体肥大、腭扁桃体肿大、悬雍垂延长等改变。

治疗方法

方一

1. **取穴**　人迎。

2. **方法**　用发疱灸法。处方：斑蝥12g，血竭、乳香、没药、全蝎、玄参各2g，麝香、上梅片各1g。共研细末，瓶贮备用。先在双侧人迎穴上用龙胆紫点记，次取小块胶布中心剪出小孔贴穴上，再挑药末如绿豆大置小孔中，盖较大胶布固定。夏天贴2~3小时即起小疱，冬天贴6小时起疱，起疱后揭去胶布，以消毒针头抽出黄水，涂龙胆紫，盖敷料固定。每隔5~7天换贴1次，第2次贴上人迎，第3次贴下人迎。

方二

1. **取穴**　少商、鱼际、太渊、列缺、孔最、尺泽、云门、中府、足三里、内关、天突、局部梅花穴。

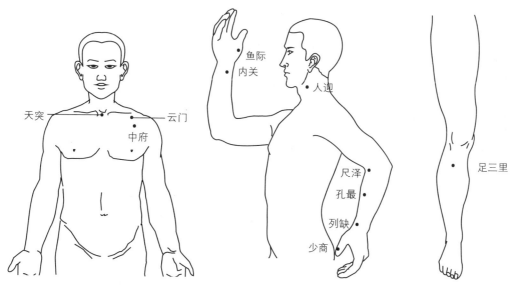

2.方法　用壮医药线点灸法。除天突穴外均取双侧，取中号药线1根，将线头在酒精灯上点燃，吹灭药线的火苗，快速用线头的火星对准穴位，直接点接于穴位上，灸处有轻微灼热感。每穴灸1~2壮，每日1次，5天为1个疗程，休息2天，再进行第2个疗程，共治疗2个疗程。

治疗效果

☞ 詹泰来用"方一"治疗62例，41例经过发疱灸3次，6例发疱灸2次，12例发疱灸4次，3例发疱灸5次，近愈加显效率为74%，总有效率为91.9%（见《湖南中医杂志》，1992年第3期）。

☞ 宋兴武用"方二"治疗16例中自觉咽喉异物感清失者9例，异物感减轻者5例，无明显变化者2例（见《广西中医药》，1997年第6期）。

处方荟萃

用隔姜灸法。穴位取膻中、中脘、脾俞，取生姜一块，切成厚约0.3cm厚的姜片，大小可据穴区部位所在和选用的艾炷大小而定，中间用针穿刺数孔。施灸时，将其放在穴区，上置大或中等艾炷，点燃。待病人局部有灼痛感时，略略提起姜片，或更换艾炷再灸。共灸3~5壮，必要时1日1次，5~7次1个疗程。

按语

壮医药线点灸疗法有以下取穴原则：寒手热背肿在梅，痿肌痛沿麻络央，唯有痒疾抓长子，各疾施灸不离乡。本病患者均有咽喉异物感，如物梗阻，但检查均未发现明显器质性病变。治疗中选用患部皮肤的局梅穴（局部梅花样穴），为肿在梅取穴原则的体现，可以取得良好的效果。

本病患者宜少食煎炒和有刺激性的食物，戒咽，不少病人无决心戒烟，以致治疗效果极差，故慢性咽炎必须戒烟，避免过多用声讲话，注意休息，减少操劳，适当锻炼身体，有全身性疾病者应积极治疗，坚持用温的淡盐水在睡前及饭后含漱，对咽黏膜有很好的保养作用。

十、梅尼埃病

梅尼埃病又称"内耳眩晕症""膜迷路积水"，是以膜迷路积水为主的一种内耳疾病。本病属中医"眩晕"范畴。

病因病理

梅尼埃病的原因，现代医学一般认为是由于精神紧张、疲劳、变态反应性疾病、水盐代谢紊乱或内耳血管痉挛等因素引起自主神经功能紊乱，使内耳小动脉痉挛，血管壁渗透性增加，产生膜迷路淋巴积水所致。

中医学认为该病主要是由气血不足、痰浊中阻、肝阳上亢诸因素影响脑、髓功能而发生。

诊 断要点

1. 反复发作的剧烈眩晕,进行性听力减退,耳鸣,伴恶心、呕吐。

2. 发作期间出现规律性水平眼球震颤。

3. 有明显的缓解期。

4. 前庭功能试验减弱或迟钝。

5. 神经系统检查无异常发现。

治 疗方法

|方一|

1. 取穴　百会。

2. 方法　用直接灸法。用剪刀将百会穴部位的头发剪掉约2cm×2cm,常规消毒,将黄豆大艾炷直接施灸百会穴上,从炷顶点燃。待燃至无烟时,持厚纸片迅速将艾炷压熄。压时由轻到重,此时患者顿觉有热力从头皮渗入脑内的舒适感,一般1次施灸15壮,隔天1次。

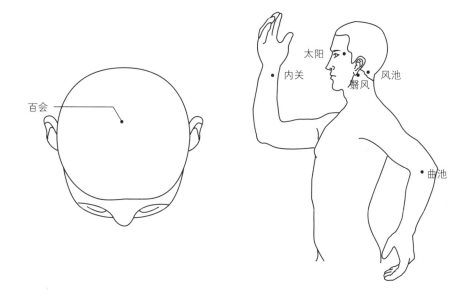

|方二|

1. 取穴　百会、内关、行间、太溪、足三里、三阴交、脾俞、肝俞、神庭、翳风、丰隆、中脘、关元。对气血虚弱者加刺关元;脾虚痰湿者加丰隆;肾虚者加太溪;肝阳上亢者加太冲。

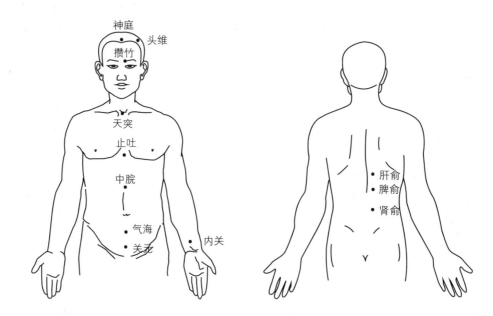

2. **方法**　用温针法。患者取坐位或平卧位，穴位皮肤常规消毒。每次百会必取，其他穴位选用4~6穴，针刺得气后，取约1.5cm长艾卷，套在针柄上，从下端点燃，直至艾条烧完为止，待针柄冷却后行第2壮，一般每穴施温针灸2~3壮，时间约30分钟。每日1次，5次为1个疗程。对于病重不能坐起者，先针风池、内关、足三里，采用平补平泻手法，留针30分钟。

▍**方三**

1. **取穴**　攒竹、百会、风池、太阳。伴胸闷呕吐者，加天突、止吐穴（鸠尾和膻中连线的中点处）、内关、足三里；高血压者，加下关元、曲池、足三里；气血不足者加脾俞、足三里、气海；肝阳上亢者，加风池、肝俞、肾俞、行间；痰浊内阻者，加丰隆、中脘、内关、解溪、头维。耳穴：肝、脾、肾、神门、眩晕点。

2. **方法**　用壮医药线点灸法。用2号药线，医者用右手食指和拇指持线一端，露出线头1~2cm点燃，轻轻地甩灭火焰，使之形成圆珠状火星。将火星对准穴位，直接点按于穴位上。一按火灭为1壮，一般每个穴位点灸1壮即可。每天点灸1次，6次为1个疗程，疗程间休息2天。

▍**方四**

1. **取穴**　耳孔。

2. **方法**　苇管灸器灸法。选冬日收割的成熟苇管5~8cm长的1节，苇管口直径0.4~0.8cm，苇管的一端作成斜坡形，斜面上放置薄铅片一块以防炭火，另一端用胶布封贴，胶布封贴端作插入耳孔内用，斜坡形端作放置艾绒用。苇管灸器内端插入耳孔内并用胶布固定，尔后取半个花生仁大小的一撮细艾绒置于灸器的斜口处，用细香点燃，温度以耳部感温热能耐受为宜，灸完1壮，再换1壮，每次灸3~10壮，每日1次，10次为1个疗程。

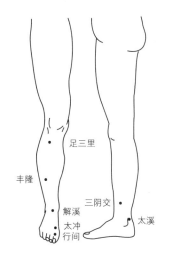
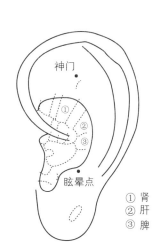

① 肾
② 肝
③ 脾

治疗效果

☞ 张荣伟用"方一"治疗44例，治愈33例，占75.0%；好转10例，占22.7%；无效1例，占2.3%。有效率为97.7%（见《针灸临床杂志》，2003年第9期）。

☞ 杨卫军用"方二"48例患者中痊愈46例，无效2例。其中1个疗程内痊愈者26例，2个疗程痊愈15例，3个疗程痊愈5例。治疗2次症状消失者28例。总有效率达95.8%（见《中国针灸》，2008年第5期）。

☞ 林辰用"方三"治疗67例，对照组63例，治愈49、31例，好转10、19例，无效8、13例，总有效率88%、79%（见《广西中医药》，2006年第4期）。

☞ 钱松林用"方四"治疗23例，经1~2个疗程治疗，临床治愈11例，占47.8%；好转7例，占30.4%；无效5例，占21.7%。总有效率为78.2%（见《江西中医药》，1992年第1期）。

处方荟萃

朱慎勇用温和灸法。取晕听区（双）、百会、神庭。针刺得气后接电针机，选用疏密波，中等刺激量，每次通电30~40分钟。采用灸架固定在百会上，使热力均衡，作用集中。每次施灸时间要求持续1小时以上。为了防止连续的施灸灼伤皮肤，下次施灸也可避开原穴，在其前后1cm处任选一点作为治疗点，会有同样效果（见《上海针灸杂志》，2005年第11期）。

按语

百会穴处麻木是本病的特殊反应点，也是施灸的依据，眩晕随着麻木消失而解除。故灸治也不必拘泥于古籍"百会不过七壮"之说，必须接连施灸，使百会穴处麻木转为疼痛，此时症状减轻,才算1个灸程,灸后一般不成脓,不需处理,2~4周后灸痂自行脱落。临床观察到百会穴的施灸时间一定要持续1小时以上,才能达到足够的灸量,否则,疗效不佳。此外,灸后卧床休息半个小时,会起到事半功倍的效果。

在百会用按压艾炷灸,是治疗本病一个常用方法,人们曾以艾条雀啄灸百会穴为对照,无此立竿见影之功效,提示压灸时较强烈的温热感,通过经络循行,气至病所,使邪气下降,清阳得升,以达定眩、止呕、聪耳、开窍之目的。灸压时,患者感到一股较强的温热气,从巅顶沿督脉迅速下移,随之头部立感轻松,顿觉眩晕减轻,耳鸣减弱,胃脘逆气下降,恶心症状消除。

本病发作时除积极灸治外,饮食宜低盐少水,低脂肪及中等量碳水化合物。忌食刺激性食物。

第三节　口腔科疾病

一、复发性口腔溃疡

复发性口腔溃疡亦称复发性口疮或阿弗他性口炎,是一种最常见的具有反复发作特性的口腔黏膜溃疡性损害,祖国医学称之为"口糜","口舌生疮"等。

病因病理

本病的发生,现代医学多认为属自身免疫性疾病,由精神、情绪、劳累、月经及其他慢性疾病等因素,刺激细胞免疫和体液免疫反应,使淋巴细胞释放细胞毒素因子,引起棘细胞变性又继发细菌或病毒感染而产生口腔黏膜溃疡。

中医学认为,本病与心、脾、肺、胃、肾等脏腑关系密切,由于口腔与咽喉、肺、胃相连,为诸经循行会聚之处,故无论外感、内伤均可在口腔黏膜出现病变,外邪以风、火、燥为多见,体质异常,素体阴虚,精神紧张,睡眠不足,阴液耗伤,虚火上炎为本病常见的发病因素。

诊断要点

1. 口腔黏膜长期反复出现孤立的圆形或圆形浅层小溃疡,可单发或多发在口腔黏膜的任何部位,局部有剧烈的烧灼疼痛。

2. 以唇黏膜、舌侧缘、舌尖、舌腹、颊黏膜最为常见。

3. 轻者可数月发作一次,重者间歇期逐渐缩短,发病期逐渐延长,甚至溃疡此愈彼起,长期不愈。

治疗方法

▌方一▌

1. 取穴　神阙。

2. 方法　用悬灸法。将艾条点燃，对准脐部进行悬灸，直到病人感到温热舒适，即将艾条燃端固定在一定高度，连续悬灸15分钟至局部发红为止。也可配用雀啄灸，每日1次，重者加灸1次。

▌方二▌

1. 取穴　①体穴：梅花穴（壮医特定穴，于溃疡边缘处取之）、三阴交、内关、颊车、地仓、合谷。②耳穴：下颌、神门、口。

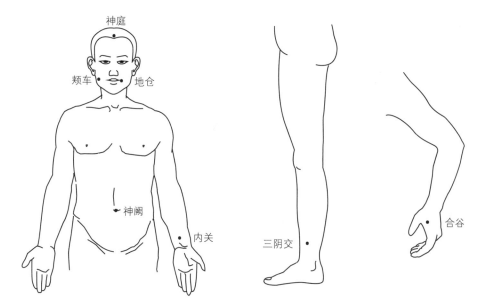

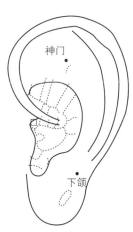

2. 方法　用壮医药线点灸法。用右手食指和拇指持线的一端，露出线头约2cm并点燃，扑灭火苗，留圆珠状炭火星，将有炭火星线头直接点按于穴位上，一按火星熄灭即起为一壮。点灸梅花穴及耳穴时，应将药线拉直，像扎针一样将线端炭火星点灸在溃疡处或穴位上，点灸梅花穴时，宜沿溃疡边缘红晕处及溃疡中心取穴。点灸1次／天，重者2次／天，每穴点灸1～3壮，重者采用重手法（火星接触穴位时间较长，刺激量较大）。连续治疗7天为1个疗程。

▌方三▌

1. 取穴　阿是穴。

2. 方法　用壮医药线点灸法。用2号线，以右手拇指、食指持线一端，露出线头1～2cm，亦可用丝线将药线绑在棉签上，露出线头1.5cm。将此线头在酒精灯上点燃,熄灭明火,使之形成圆球状炭火,随即将此火星对准点灸位点灸,火灭即为1壮。一般溃疡面在0.2cm²者1~2壮即可,溃疡面积>0.3cm²者以梅花形于患部周边红晕处及中心各点灸1壮。每天点灸1次,灸后有轻微灼热舒服感。

方四

1. **取穴** 神阙。

2. **方法** 用隔药灸法。药物制备:吴茱萸、细辛各3克,川黄连1克,冰片0.5克,研细过80目筛,混匀装瓶备用。首先清洁脐窝,取药粉0.5克,加食醋少许调成稀薄糊状,涂于脐部,复以清艾条点燃后,保持2~3cm距离进行悬灸,每晚1次,每次30分钟,再以胶布覆盖固定,24小时去除。发作期每日治疗1次,一般1~2次疼痛缓解,3~4次溃疡愈合。缓解期每隔5日治疗1次,1个月为1个疗程。

治 疗效果

☞ 张建勋用"方一"治疗30例,灸1~3次痊愈21例,占70%;5次痊愈5例,占16.7%;艾灸后病情减轻,停灸后复发2例,占6.7%;无效2例,占6.7%。总有效率为93.3%(见《医学理论与实践》,2004年第3期)。

☞ 宋宁用"方二"治疗38例,对照组30例,治愈29、8例,显效8、15例,无效1、7例,总有效率97.37%、76.67%(见《中国民族医药杂志》,2009年第11期)。

☞ 陈锦宏用"方三"治疗36例全部治愈。病程短者2次即愈,溃疡面大、病程长者亦不过5次即愈(见《中国社区医师》,2005年第20期)。

☞ 郭如冰用"方四"治疗60例,治愈20例,显效有效38例,无效2例,有效率96.6%(见《安徽医学》,1998年第3期)。

处 方荟萃

李抒云用温灸器灸法。在一直径8cm,高1.5cm的圆形木料的正中央,挖出一直径5cm的圆孔,上下贯通。另取1个直径7cm,高9cm的薄铁皮圆罐,在罐底部打10余个直径为4mm的小孔,用螺丝钉把圆罐的底部固定在圆木上,罐底正对圆孔。注意钉尖不能穿透圆木。病人取仰卧位,将自制的温灸器放在患者的神阙穴上。点燃一直径为3cm,高5cm的圆柱形大艾炷,充分燃烧1分钟后,放置于温灸器内施灸。连续施3壮,约需时40~60分钟。在施灸过程中,如患者感觉灼热不能忍受时,可左右或上下移动温灸器,或用手在穴位四周轻轻拍打,以减轻灼痛;亦可把温灸器向上抬起或用纸片作隔垫,以灸至局部皮肤充血、红晕,不致起疱为度。灸后皮肤红晕一般持续3~9小时后自行消退。每日灸1次,5次为1个疗程。休息3日后,可再作下1疗程(见《中国民间疗法》,2004年第4期)。

按 语

研究表明,艾灸通过神经—内分泌—免疫调节网络可改变机体特异性或非特异性免疫功能,改善微循环,使口腔黏膜得到充分营养,溃疡即可消退而愈合。

嘱患者平时要注意口腔卫生,避免进食刺激性食物,戒除不良嗜好,在日常生活活动中宜劳逸结合,加强身体锻炼,增强抗病能力。这些对预防口疮复发,亦有一定益处。

二、牙痛

牙痛是多种牙病或牙周疾病的常见症状,见于龋齿、牙周炎、牙髓炎等。中医称为"齿痛"。

病因病理

牙痛可由牙齿本身疾患、牙周组织及颌面某些疾病或因神经性疾病引起牙齿根部神经末梢受到刺激或牵涉而发生疼痛。

中医认为多因外感风热邪毒瘀阻牙龈或因胃火上扰牙床;或因肾阴亏损,虚火上炎而导致牙痛。

诊断要点

1. 牙齿疼痛,遇冷、热、酸、甜等刺激加重,咀嚼更甚。

2. 可伴龋齿、牙龈肿胀、出血等症状。

3. 牙髓炎者,牙痛反复发作,疼痛剧烈病人常以手扶腮;牙周病者牙齿松动,局部肿痛。

治疗方法

方一

1. 取穴　耳孔。

2. 方法　用熏灸法。将面粉加水适量调匀,制成环形饼(饼的内径据耳朵大小而定)2只,1只敷于患侧耳周(防烫伤耳周皮肤),电炉接上电源,待炉丝发红后撒上葱籽一小撮(要集中放),即刻利用陶杯(口朝下)收集葱籽燃烧后的烟气;收集满烟气后迅速将此杯置于预先敷好的面饼上(口向耳孔);当面饼过热时,换1另一只小饼,待陶杯冷却后换另一陶杯。如此3~5次即可。

方二

1. 取穴　颊车、地仓、下关、合谷、解溪。配穴:风火牙痛加曲池、风池、外关;胃火牙痛加二间、三间;虚火牙痛加太溪。

2. 方法　用壮医药线点灸法。用2号药线点灸,用拇、食指持线的一端,露出线头1~2cm,将线头在酒精灯上点燃,吹灭药线的火苗,快速用线头的火星对准穴位,顺应腕和拇指屈曲动作,拇指稳重而敏捷地将有火星线头直接点按于穴位上,火灭即起为1壮。灸处有轻微灼热感。每天治疗2次,3次为1个疗程。

方三

1. 取穴　合谷(健侧)、颊车、行间、太溪,均取患侧。

2. 方法　用点灸法。取灯芯草4～8cm，一端浸入植物油（桐油、菜油、香油、麻油均可）中约1cm，施术者用手拇指、食指捏住灯芯草上1/3处，即可点火，火焰不要过大。将点燃端向穴位移动，待火焰略变大，立即将浸油端垂直接触在穴位标志点，动作要迅速，一触即提起。第一次可有清脆的爆炸声，"叭"的一响，如无此声，应重复施灸1次。灼灸次数，一般每穴1～4次。灸后局部应保持清洁，防止感染。

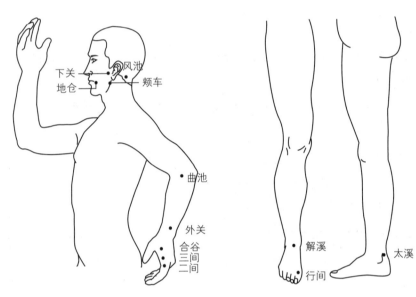

治疗效果

☞ 谢文武用"方一"治疗120例中，治疗1次痊愈者88例，治疗2次痊愈者30例，治疗3～5次痊愈者2例；总有效率达100%（见《中医外治杂志》，2001年第5期）。

☞ 韦立新用"方二"治疗20例，痊愈18例，显效2例，无效0例。总有效率为100%（见《针灸临床杂志》，1999年第9期）。

☞ 黄琼用"方三"治疗张某，男，左侧上下牙隐隐微痛半年余，反复发作，夜间较甚。检查左侧上下牙龈微红肿，舌质红。取灯火灸，1天1次。第2天疼痛减轻，治疗5天后牙痛止，随访半年未复发（见《中医外治杂志》，2007年第1期）。

处方荟萃

李贵用百药祖根15g，神蛙腿叶10g，蟾蜍5g共研细末，制成药烟20支。以其灸大椎、至阳、心俞、肝俞、脾俞、承扶、委中等穴。每日2次，每次每穴灸5～10分钟，1～7日即可获效，无任何副作用（见《中国民间疗法》，2003年第3期）。

按语

用"方三"也经常选用阿是穴。操作时灯芯草蘸油不宜过多，否则点燃后易滴在患者身上，造成烧伤。一般3～5天施灸1次，急性病症可1天1次。幼儿体弱，颜面部位施灸时点灼要轻。灸头部时,要将头发尽量分开,使灸治部位充分暴露,便于操作。灸火处有小块灼伤,应注意清洁,防止感染,一般灸后3天内少沾水,灸伤大约1周可愈合,严重不愈者,可外用烫伤膏以促使其愈合。

患者应忌食刺激性食物,如生冷、辛辣酸性食物等,平时应注意口腔卫生,养成良好卫生习惯,发现龋齿应及早治疗。

治疗的同时可取中药萹蓄100g(鲜品不拘多少)水泡当茶饮以配合治疗,可提高疗效。

三、颞颌关节炎

颞颌关节炎亦称颞颌关节功能紊乱综合征,属中医"骨痹"范畴。

病 因病理

西医认为多与精神因素,包括焦虑、易怒、紧张及失眠;关节负荷过重,夜间磨牙,紧张时咬牙习惯等有关。亦与长期单侧咀嚼的习惯,外伤、张口过大过久,经常咬硬物,突然寒冷刺激、不良坐姿等导致的咀嚼肌痉挛、关节韧带扭伤有关。另外,营养不良,内分泌失调与本病的发生也有一定关系。

中医认为人体受风寒之邪侵袭,致气血运行不畅,经脉受阻,气血瘀滞脉道,肌肉筋膜骨节失养或局部外伤,关节劳损,局部组织充血水肿,肌群、关节不协调的运动,都能导致颞颌关节功能紊乱。

诊 断要点

1. 临床症状:不同程度的张口受限,开口形偏斜或者S形运动,咀嚼时疼痛,关节区弹响或杂音。

2. 局部检查:外耳道前壁指诊两侧髁突在关节运动时不一致,患者耳屏前髁突压痛,开口形偏斜。

3. X线摄片:颞颌关节张闭口位片显示骨质未破坏。

治 疗方法

▌方一▌

1. 取穴　阿是穴

2. 方法　用隔姜灸法。取苍术500g、艾叶500g研末,装瓶备用,应用时将上述药粉捏成艾炷,将鲜生姜切成3~4mm厚的姜片,用针点刺许多小孔,再将适量的"苍艾粉"艾炷放置姜片上,点燃施灸。一般灸到患者觉热,局部皮肤红晕汗湿为度。如初灸1、2壮感觉灼痛,可将姜片稍提起,然后重新放上,这种灼痛不是真热,而是姜汁刺激所致,所以仍须以小艾炷灸之。如果疼痛难忍,可移动姜片,也可在姜片下垫纸片,然后再灸。每日1次,10次

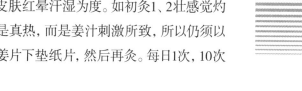

为1个疗程。

▌方二▌

1. 取穴　下关。

2. 方法　用温针法。患者取坐位或侧卧位，局部常规消毒，医者用28号40mm毫针，采用切指进针法刺入患侧下关穴，使针体与所刺入皮肤呈90度角，然后用捻转平补平泻手法，针刺得气后在针柄套上1.5~2cm长的艾条一段，将其近端点燃，待艾条完全熄灭后将灰烬取下，再套上艾条一段燃烧，如此重复3次，待火灭灰凉，将针取出，每日1次，治疗6次为1个疗程。未愈者休息3天，再进行第二个疗程。

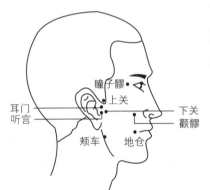

▌方三▌

1. 取穴　下关。

2. 方法　用药棉灸法。当归20g，川芎20g，红花10g，公丁香10g，乳香15g，没药15g，白芷10g，橘络10g。上药放入低度红曲酒（2000ml）中浸泡1~2个月备用。患者侧卧位，将脱脂棉少许蘸上药水，铺成直径2cm、厚0.3cm的薄片，置于患侧下关穴，上放麦粒大小的95%酒精棉一枚，然后点燃施灸。灸时，患者局部有温热感。熄火为1壮，每次灸5壮，每天1次，5次为1个疗程。

▌方四▌

1. 取穴　地仓、颊车、下关、上关、听宫、颧髎、瞳子髎、耳门。

2. 方法　用竹筒灸法。竹筒长约8.5cm、壁厚2mm、口径1.5~2cm，口周整齐、光滑，壁薄但不漏气，整个筒质轻、光滑，另一头为盲端。竹灸汤：羌独活、制二乌、苏叶、麻黄、防风、川花椒、秦艽、牛膝、桂枝、威灵仙、苍术、荆芥、川芎各15g，红花10g，艾叶60g，为1剂量。以布袋装好，放入煎药箱内（容积50cm×29cm×28cm），加水深至20cm，充（热）气（充气管为循环铁管），直至水沸，以药液不外溢，持续熬15分钟为限。将竹灸筒放入药液中1~2分钟。医者左手持大镊子，取出竹筒，右手戴棉纱手套，接拿竹灸筒底部，轻轻甩动，以排除筒内多余的药液。用密排法将8个竹灸筒分别吸附在患侧穴上，以吸附牢固为妥。时间30分钟，每日1次或隔日1次，10次为1个疗程。1剂药用2~3天即可更换。

治疗效果

☞ 邓江华用"方一"治疗30例患者，痊愈21例，显效6例，有效1例，无效2例，总有效率93.3%（见《上海针灸杂志》，2008年第6期）。

☞ 杨科容用"方二"治疗105例，临床痊愈74例，显效25例，有效6例，无效0例（见《四川中医》，1993年第10期）。

☞ 缪希寿用"方三"治疗51例，对照组36例，痊愈41、20例，好转8、9例，无效2、7

例，总有效率96.1%、80.6%（见《针刺研究》，1992年第4期）。

张志胜用"方四"治疗76例，对照组42例，分别治愈46、10例，显效27、14例，无效3、18例，有效率96.5%、57.14%（见《中国针灸》，2000年第1期）。

处方荟萃

1. 何秀花用温针法。采用75mm长、0.3mm粗的不锈钢毫针，穴取下关，颊车，得气后针柄上套置一段约1.2cm长艾条段施灸，灸3~5壮，灸后启针，听会、上关、合谷穴只针不灸。1次／天，40分钟／次，10次为1个疗程，共治疗2个程，疗程中间休息2~3天（见《中华临床医学杂志》，2007年第10期）。

2. 黄善根用温针法。患者侧卧，取"二关一宫"穴（上关、下关、听宫穴），常规消毒后，取75mm针分别对准以上三穴均直刺入1寸，行平补平泻手法，至患者局部有麻胀或胀痛感后，取一长约2cm艾条段套在针柄上在接近穴位的一端点燃，待艾炷完全燃尽毫针完全冷却后出针。每日针灸1次，5次为1个疗程（见《四川中医》，1999年第11期）。

按语

竹灸法简便易行，疗效可靠，无副作用。在治疗中个别患者局部可出现散在小水疱，一般不需特殊处理，次日能消散。若消散不完全，再竹灸时略微错开即可，不妨碍治疗。

临床上治疗本病方法较多，但毫针治疗组止痛持续时间短，疗效不稳定；单纯针刺治疗而不配合艾灸虽然也可以治愈本病，但是疗程明显延长，给患者增加了不必要的负担，局部封闭组主要利用其短暂麻醉作用，效果不持久，易复发。用温针法大部分患者经1次治疗后即可有明显效果，且方法简便，疗程较短，易于推广。

在治疗的同时，患者应注意饮食和咀嚼习惯，免受寒冷侵袭，解除思想顾虑，配合治疗，可提高疗效。

主要参考书目

1. 彭荣琛. 临症灸疗400法. 北京: 人民卫生出版社, 2009.

2. 王富春. 灸法捷要. 上海: 上海科学技术出版社, 2009.

3 林琳等. 灸疗治百病. 北京: 科学技术文献出版社, 2009.

4. 周促瑜等. 艾灸疗法. 湖北: 湖北科学技术出版社, 2003.

5. 林红. 中医民间灸法绝技. 成都: 四川科学技术出版社, 2007.

6. 刘静宇. 家用灸法治病小窍门. 北京: 中国中医药出版社, 1993.

7. 漆浩. 艾灸养生祛病法. 北京: 北京体育大学出版社, 1995.

8. 张京英. 神奇艾灸术家庭艾灸保健. 南京: 江苏科学技术出版社, 1994.

9. 穆腊梅. 实用保健灸法. 武昌: 华中理工大学出版社, 1994.

10. 肖少卿. 中国灸法治疗学. 银川: 宁夏人民出版社, 1996

11. 谢锡亮. 谢锡亮灸法. 北京: 人民军医出版社, 2007

12. 张奇文. 中国灸法大全. 北京: 人民卫生出版社, 2004.

13. 刘冠军. 中医灸疗集要. 南昌: 江西科学技术出版社, 1991.

14. 周荣. 实用图示艾灸疗法. 北京: 学苑出版社, 2006.

15. 程爵棠. 艾灸疗法治百病. 北京: 人民军医出版社, 2009.

中国穴位灸疗大全